Índice

2

¡¡ZATCH BELL!! versión íntegra

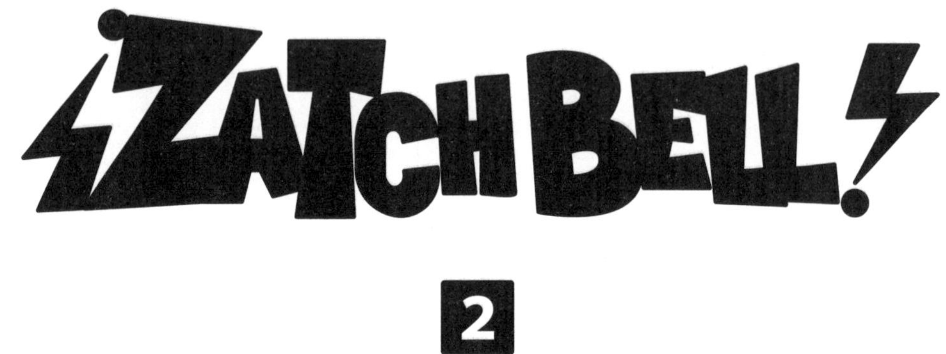

2

MAKOTO RAIKU

Traducción de

María Ferrer Simó

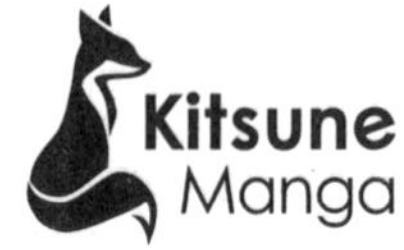

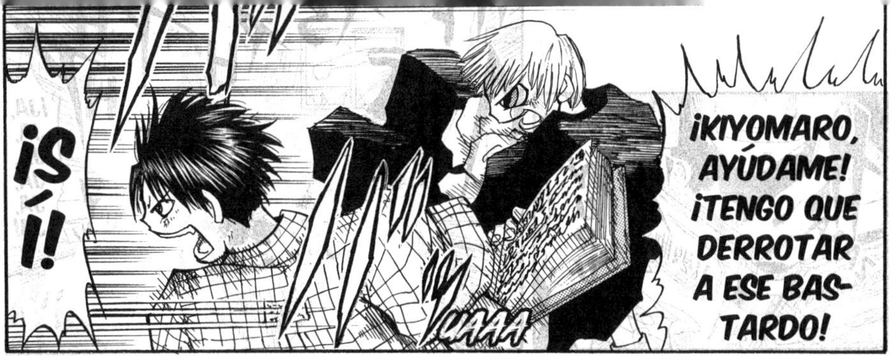

¡ZAKER!

NIVEL 20. ESPERANZA MÁS ALLÁ DE LOS CÁLCULOS

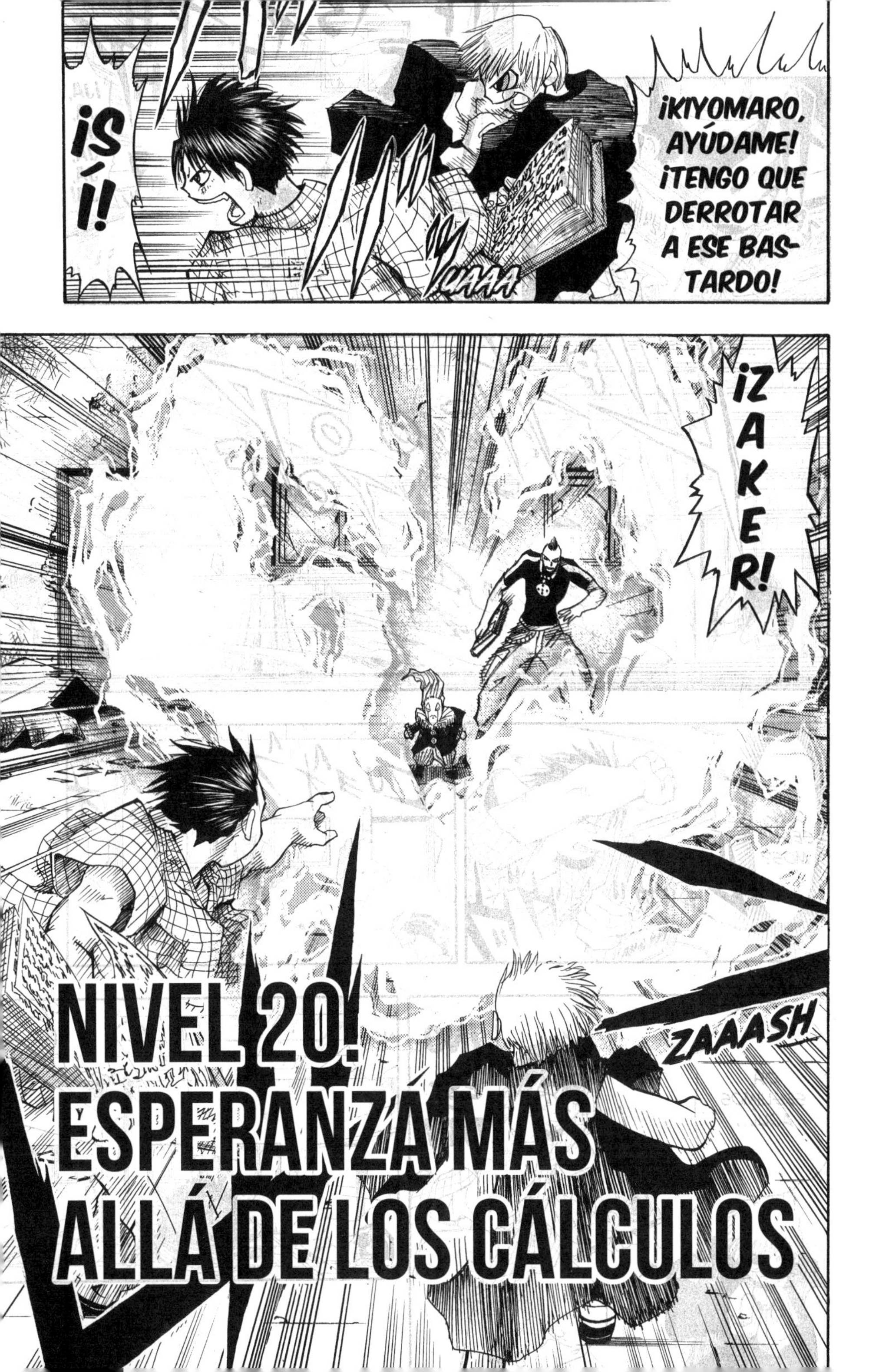

ZAAASH

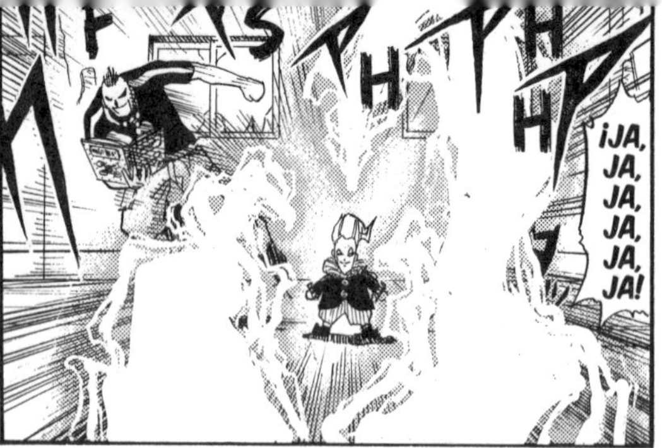
¡JA, JA, JA, JA, JA, JA!

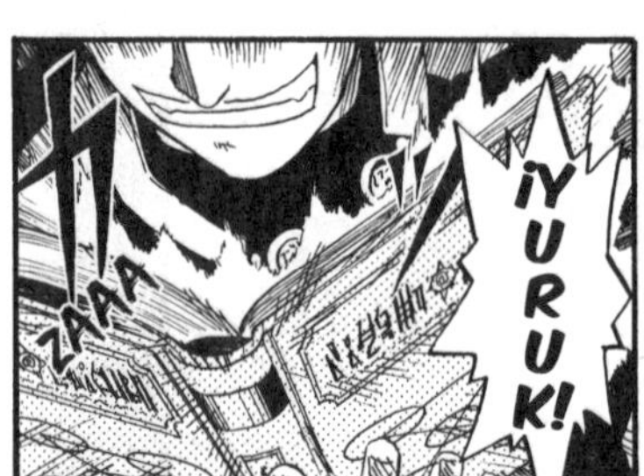
¡YURUK!

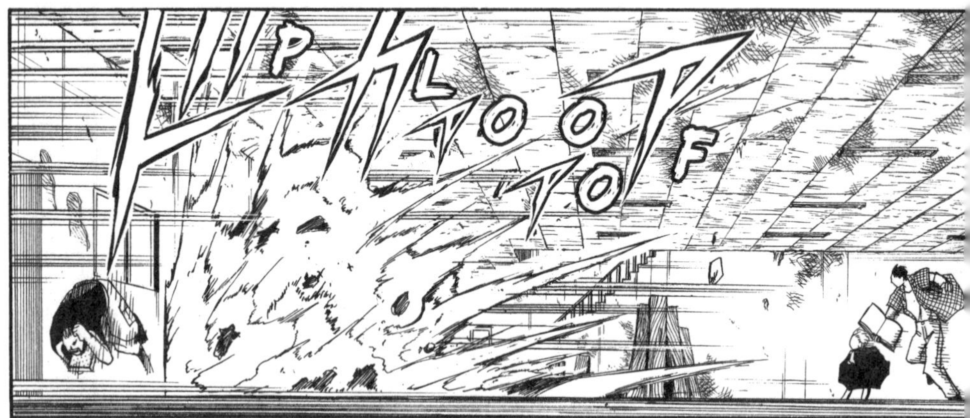

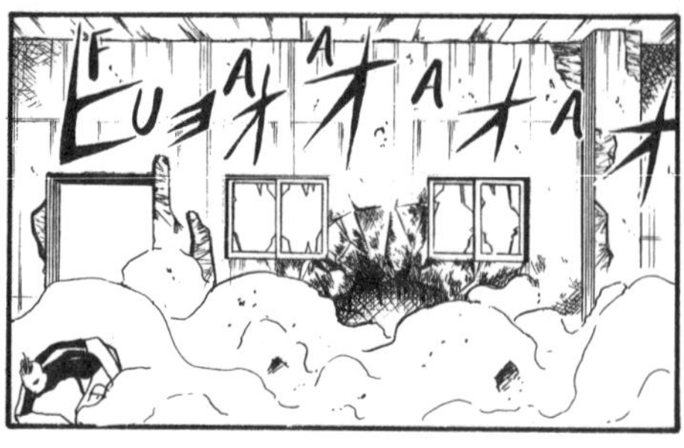

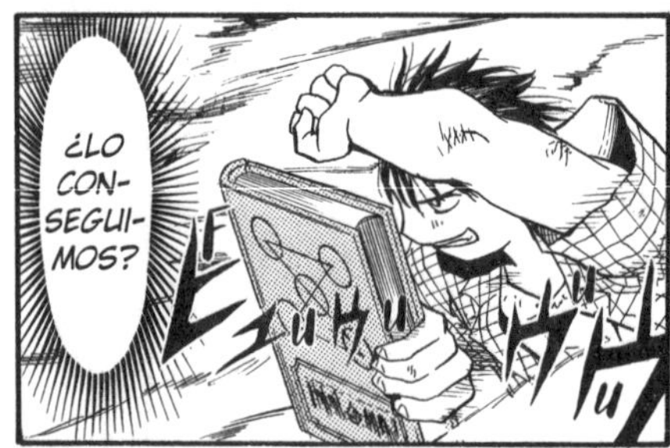
¿LO CON-SEGUI-MOS?

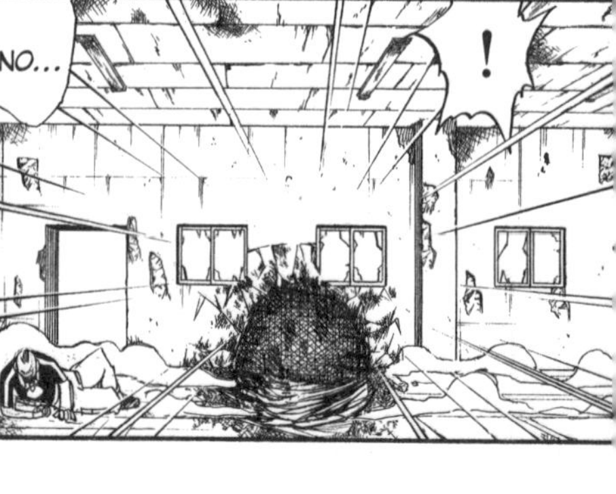
NO...
!

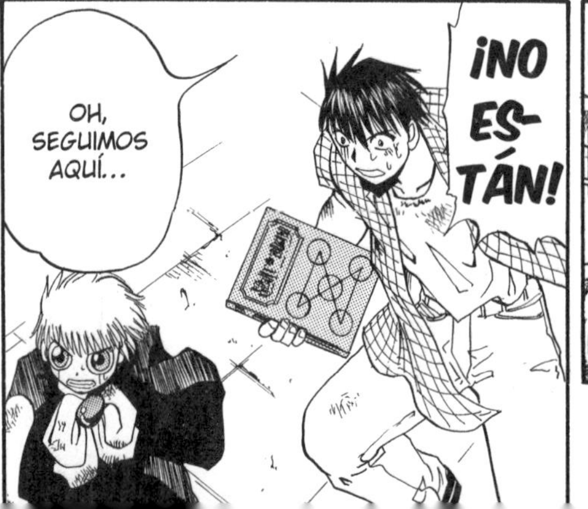
¡NO ES-TÁN!
OH, SEGUIMOS AQUÍ...

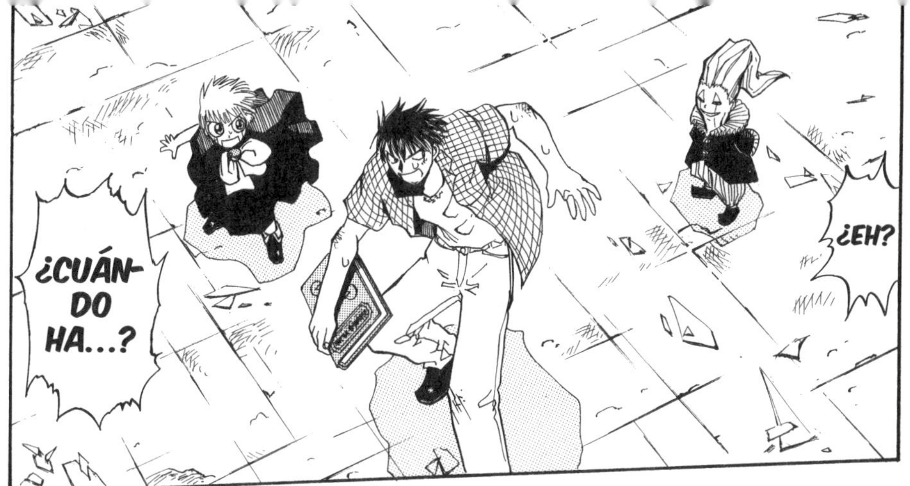
¿EH?
¿CUÁNDO HA...?

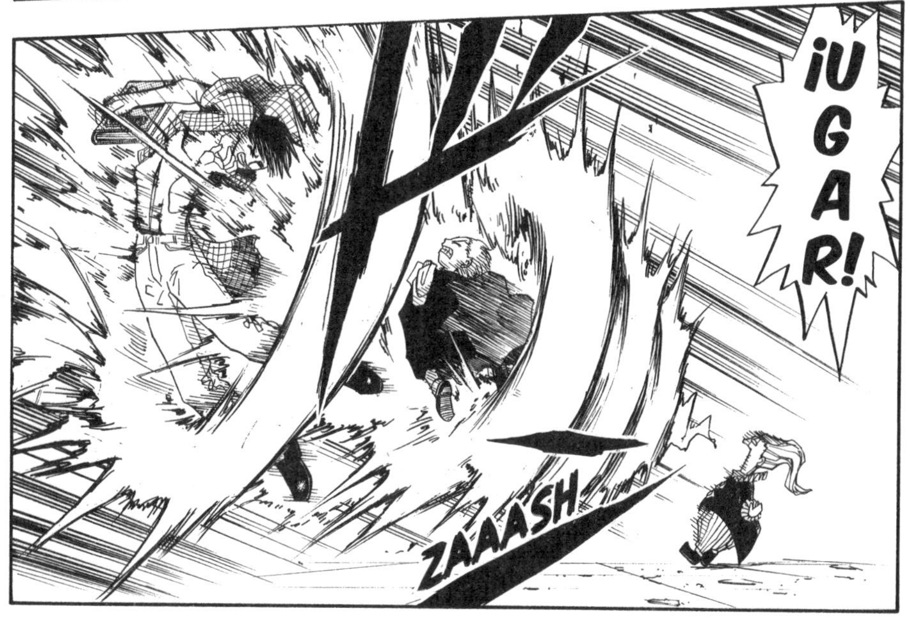
¡UGAR!
ZAAASH

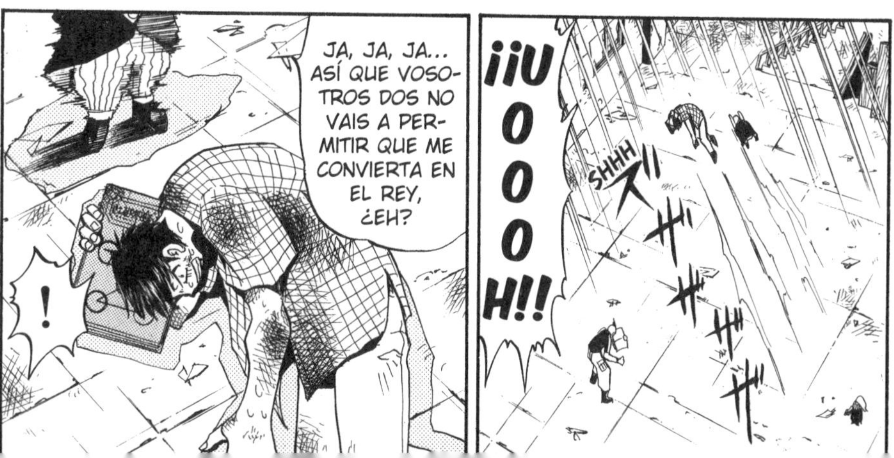
¡¡UOOOOH!!
SHHH
JA, JA, JA... ASÍ QUE VOSOTROS DOS NO VAIS A PERMITIR QUE ME CONVIERTA EN EL REY, ¿EH?
!

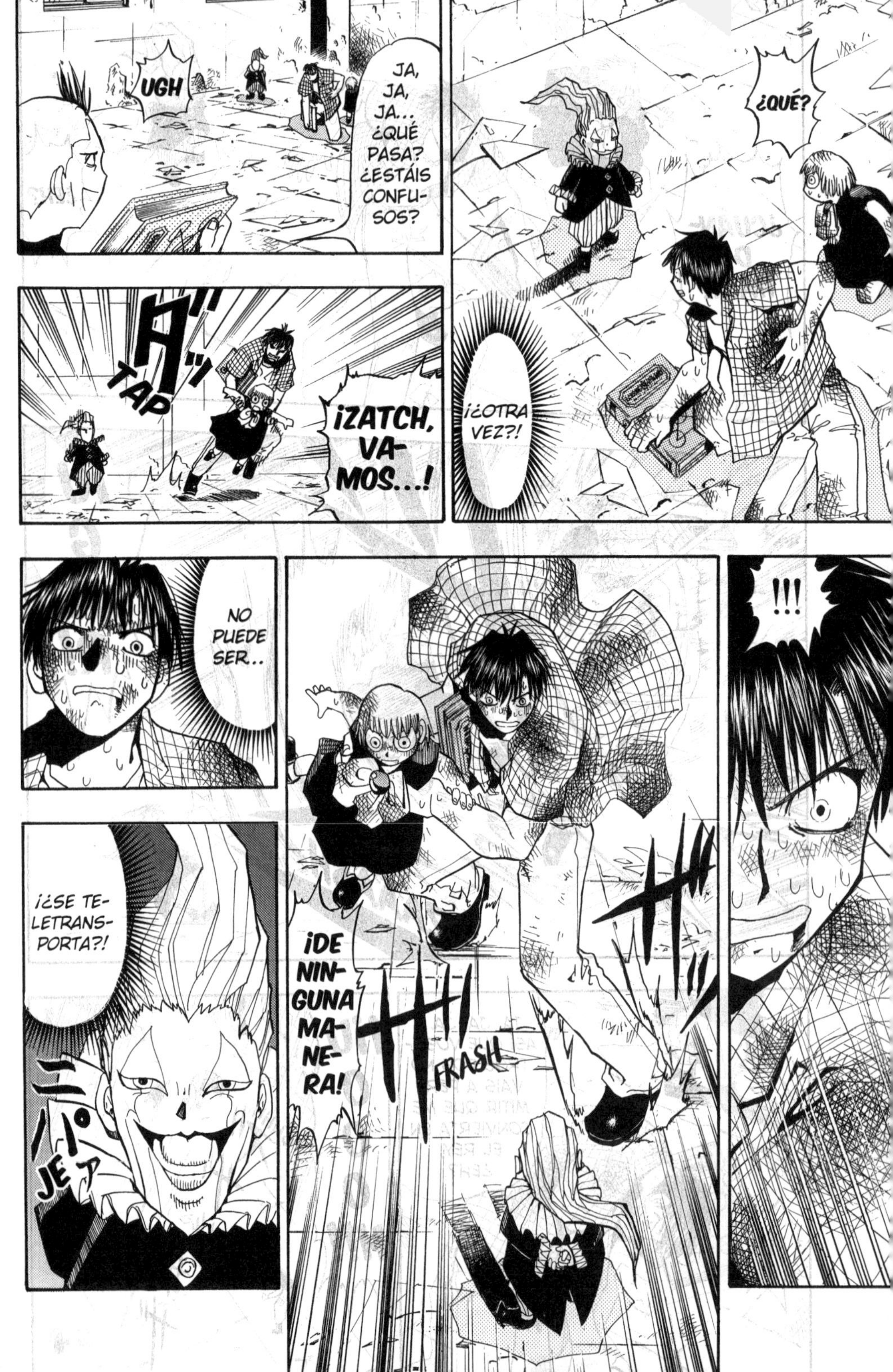
¿QUÉ?
UGH
JA, JA, JA... ¿QUÉ PASA? ¿ESTÁIS CONFUSOS?
¡¿OTRA VEZ?!
¡ZATCH, VAMOS...!
TAP
!!!
¡DE NINGUNA MANERA!
FRASH
NO PUEDE SER...
¡¿SE TELETRANSPORTA?!
JE

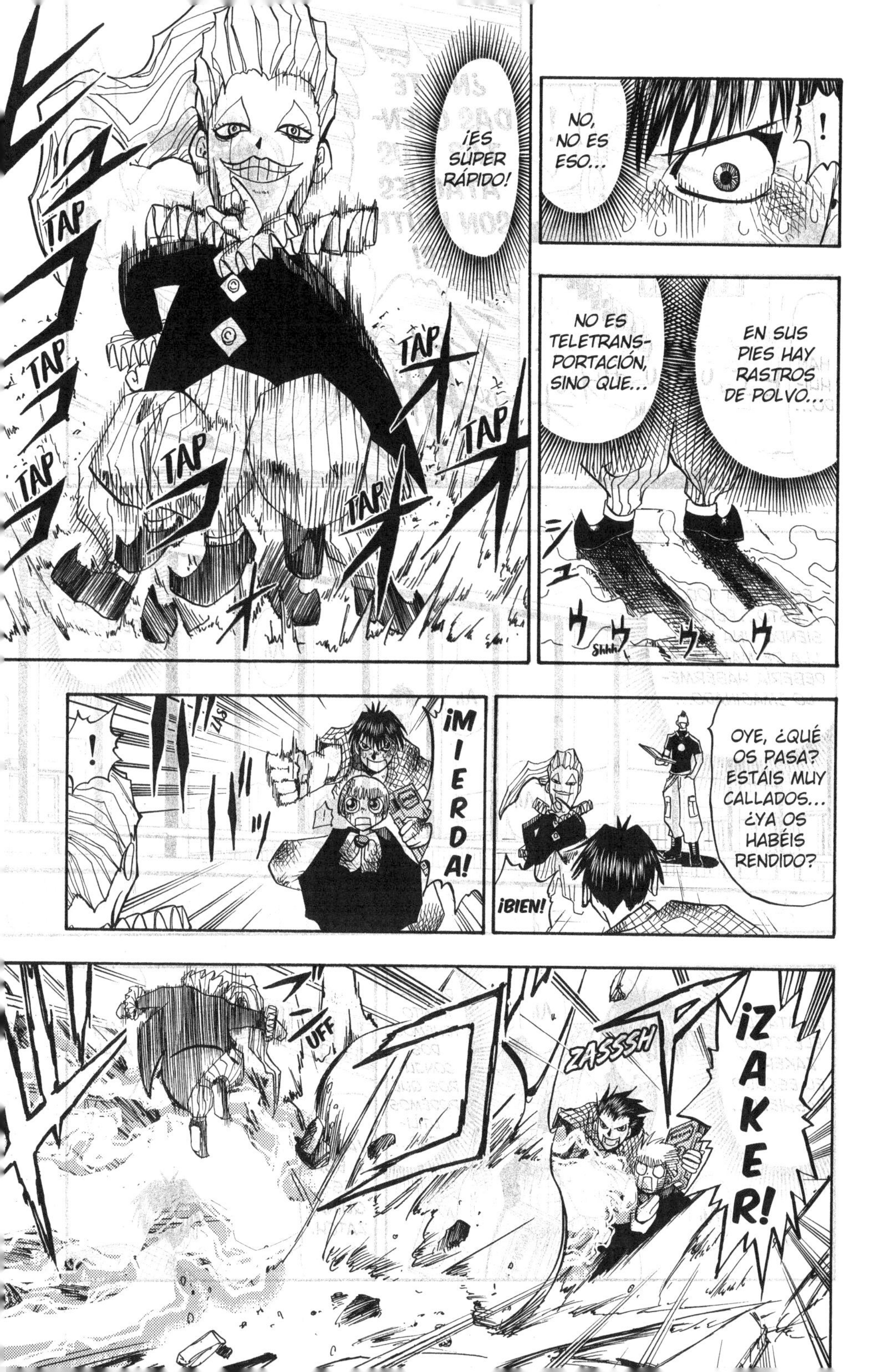

NO, NO ES ESO...

EN SUS PIES HAY RASTROS DE POLVO...

NO ES TELETRANSPORTACIÓN, SINO QUE...

Shhh

¡ES SÚPER RÁPIDO!

TAP TAP TAP TAP TAP TAP TAP TAP

OYE, ¿QUÉ OS PASA? ESTÁIS MUY CALLADOS... ¿YA OS HABÉIS RENDIDO?

¡BIEN!

¡MIERDA!

ZAS

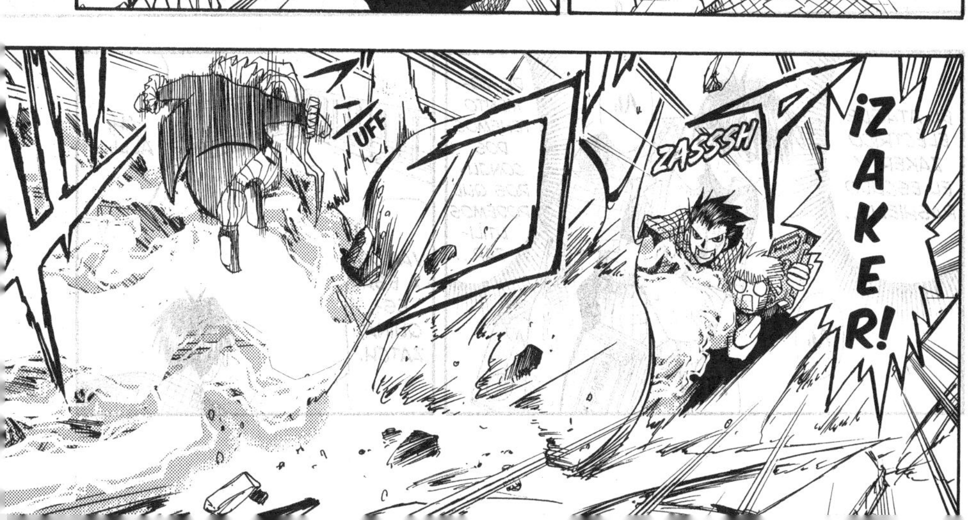

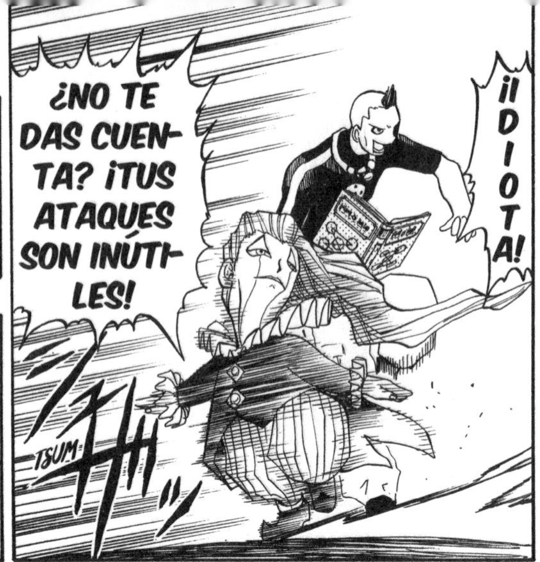
¿NO TE DAS CUENTA? ¡TUS ATAQUES SON INÚTILES!
¡IDIOTA!
TSUM

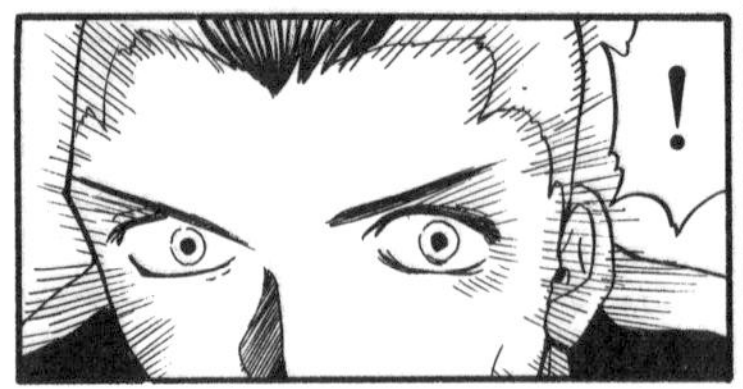
!

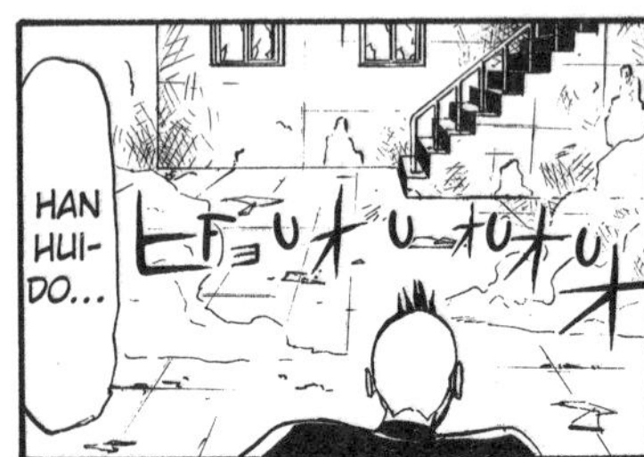
HAN HUIDO...

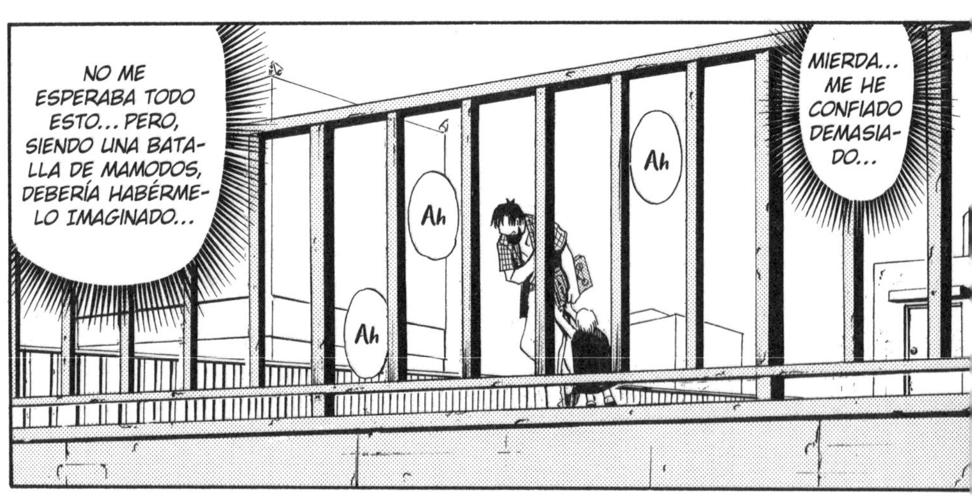
MIERDA... ME HE CONFIADO DEMASIADO...
Ah
Ah
Ah
NO ME ESPERABA TODO ESTO... PERO, SIENDO UNA BATALLA DE MAMODOS, DEBERÍA HABÉRMELO IMAGINADO...

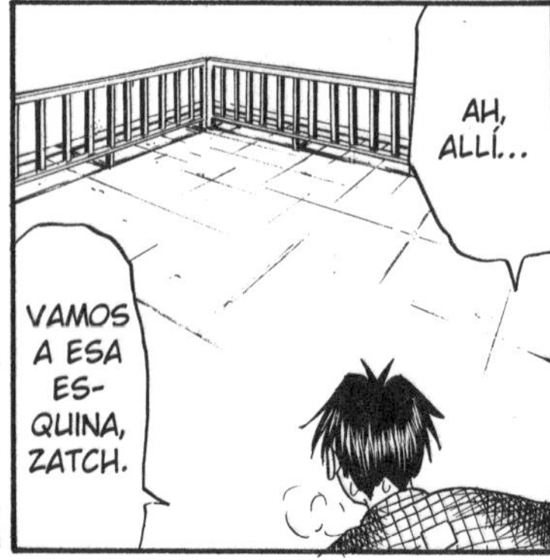
AH, ALLÍ...
VAMOS A ESA ESQUINA, ZATCH.

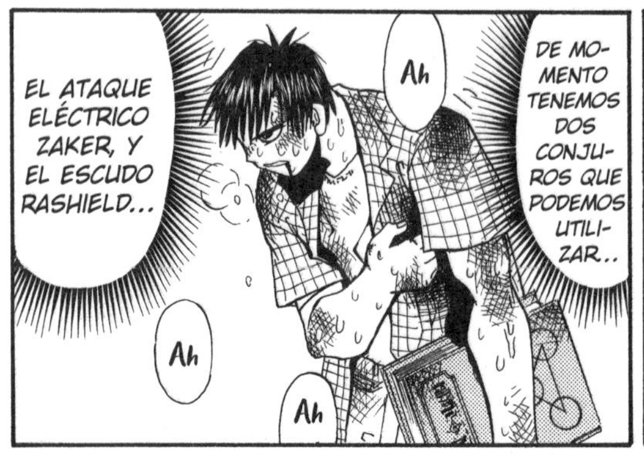
DE MOMENTO TENEMOS DOS CONJUROS QUE PODEMOS UTILIZAR...
Ah
EL ATAQUE ELÉCTRICO ZAKER, Y EL ESCUDO RASHIELD...
Ah
Ah

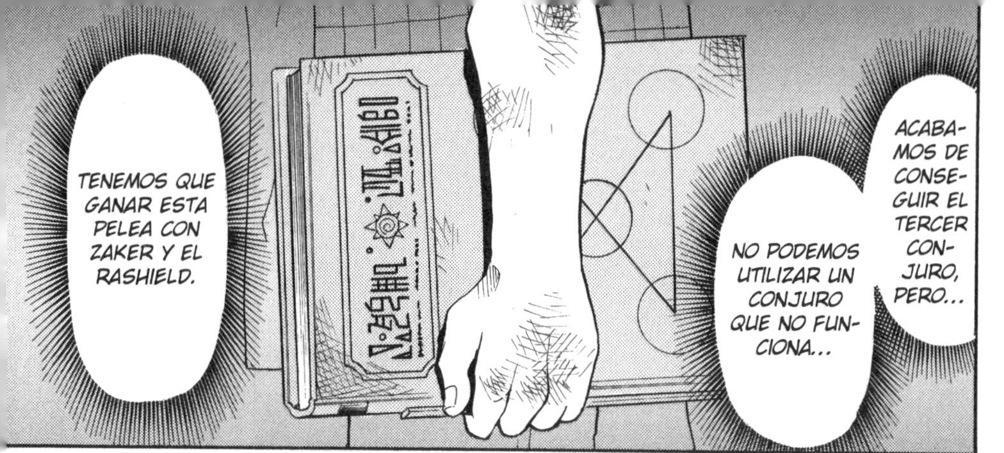
ACABAMOS DE CONSEGUIR EL TERCER CONJURO, PERO...
NO PODEMOS UTILIZAR UN CONJURO QUE NO FUNCIONA...
TENEMOS QUE GANAR ESTA PELEA CON ZAKER Y EL RASHIELD.

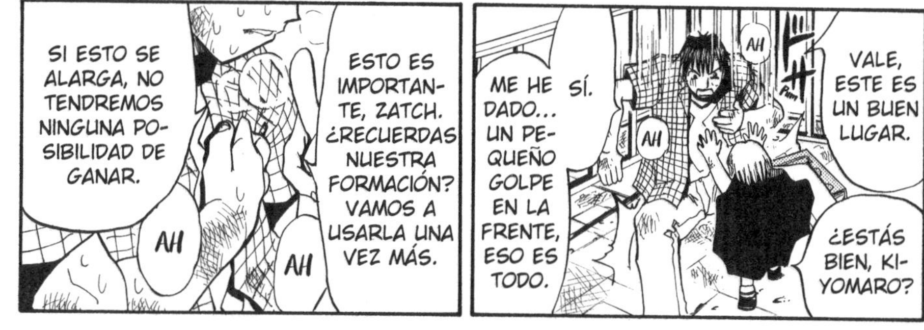
VALE, ESTE ES UN BUEN LUGAR.
¿ESTÁS BIEN, KIYOMARO?
AH
SÍ.
AH
ME HE DADO... UN PEQUEÑO GOLPE EN LA FRENTE, ESO ES TODO.
ESTO ES IMPORTANTE, ZATCH. ¿RECUERDAS NUESTRA FORMACIÓN? VAMOS A USARLA UNA VEZ MÁS.
SI ESTO SE ALARGA, NO TENDREMOS NINGUNA POSIBILIDAD DE GANAR.
AH
AH

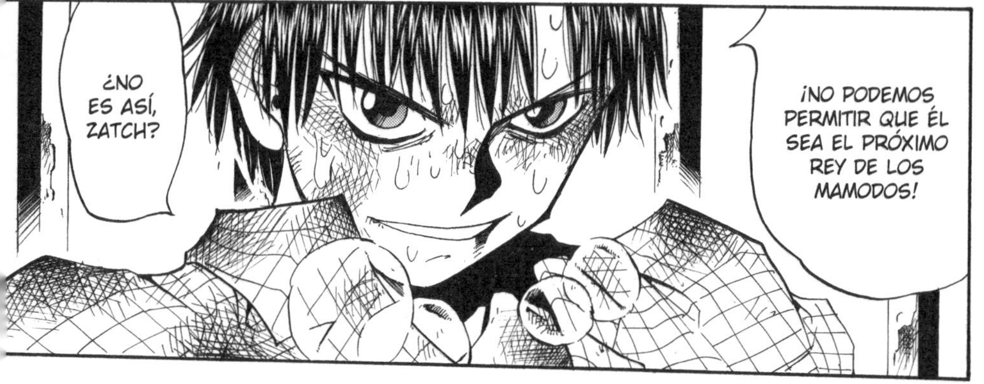
¡NO PODEMOS PERMITIR QUE ÉL SEA EL PRÓXIMO REY DE LOS MAMODOS!
¿NO ES ASÍ, ZATCH?

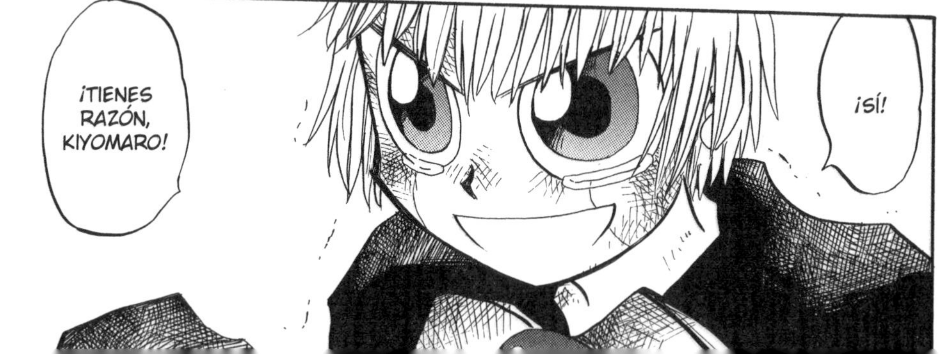
¡SÍ!
¡TIENES RAZÓN, KIYOMARO!

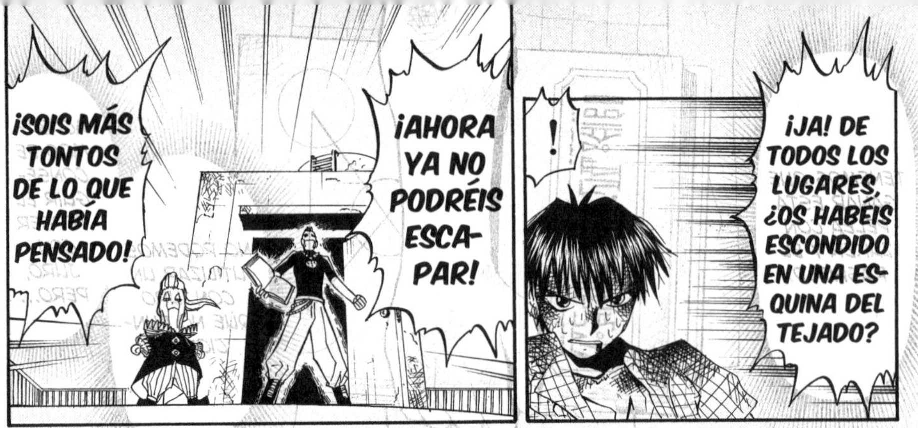
¡JA! DE TODOS LOS LUGARES, ¿OS HABÉIS ESCONDIDO EN UNA ESQUINA DEL TEJADO?
!
¡AHORA YA NO PODRÉIS ESCAPAR!
¡SOIS MÁS TONTOS DE LO QUE HABÍA PENSADO!

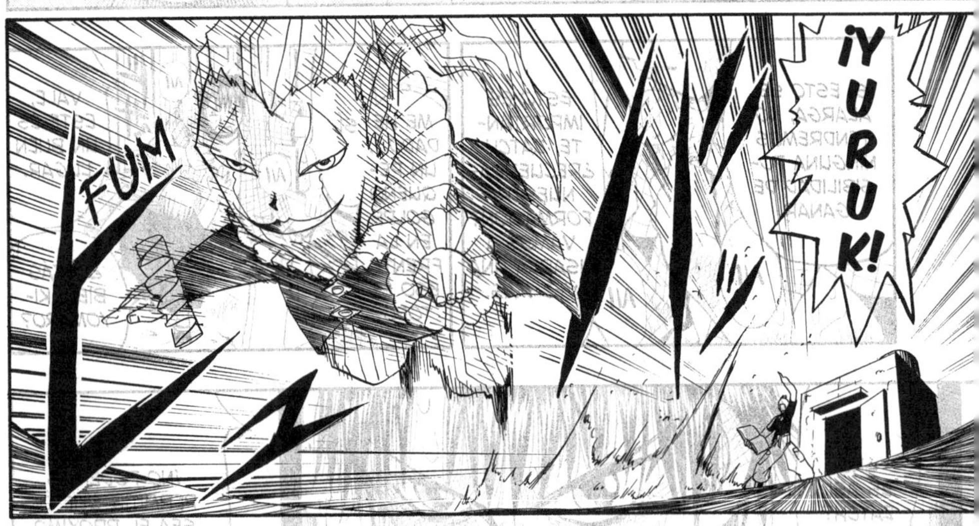
¡YURUK!
FUM

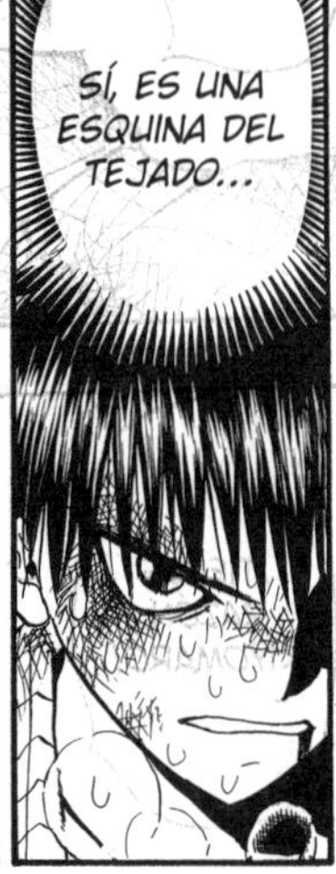
SÍ, ES UNA ESQUINA DEL TEJADO...

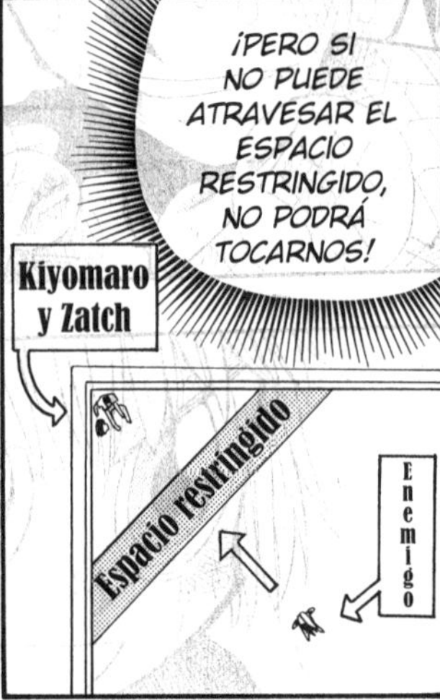
¡PERO SI NO PUEDE ATRAVESAR EL ESPACIO RESTRINGIDO, NO PODRÁ TOCARNOS!
Kiyomaro y Zatch
Espacio restringido
Enemigo

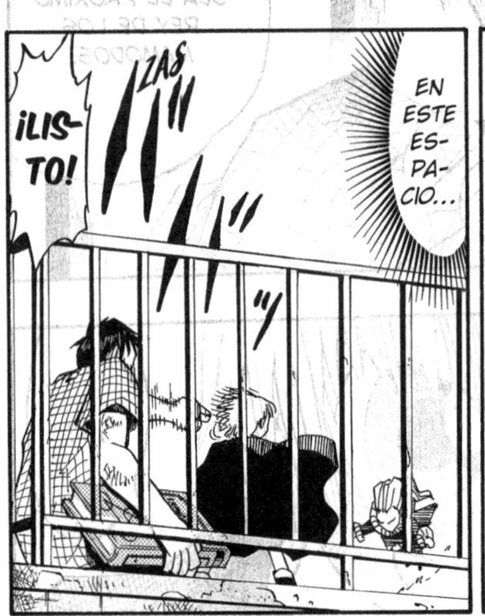
EN ESTE ESPACIO...
¡LISTO!
ZAS

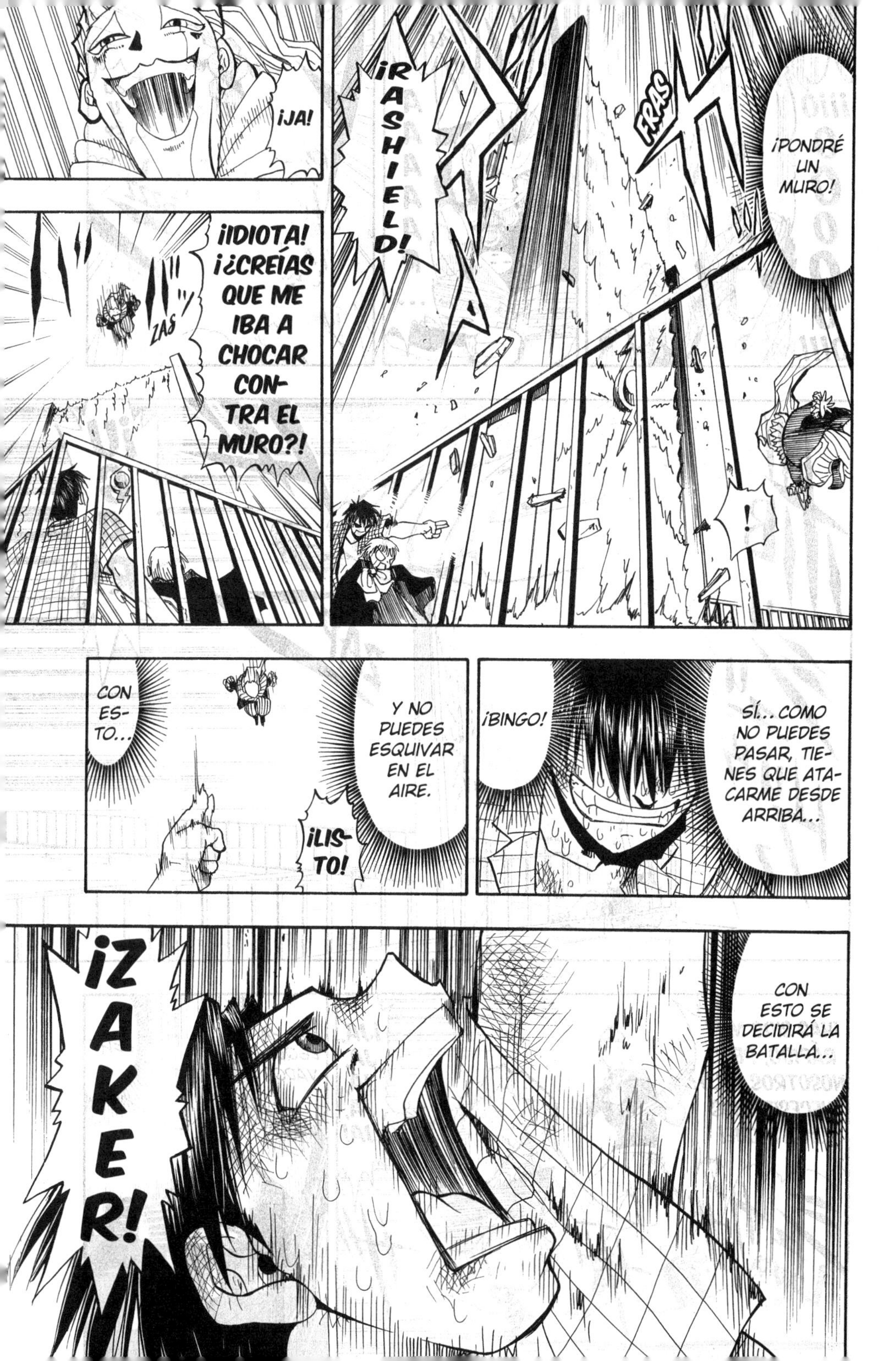

¡PONDRÉ UN MURO!
FRAS
¡RASHIELD!
!
¡JA!
¡¡IDIOTA! ¡¿CREÍAS QUE ME IBA A CHOCAR CONTRA EL MURO?!
ZAS
SÍ... COMO NO PUEDES PASAR, TIENES QUE ATACARME DESDE ARRIBA...
¡BINGO!
Y NO PUEDES ESQUIVAR EN EL AIRE.
¡LISTO!
CON ESTO...

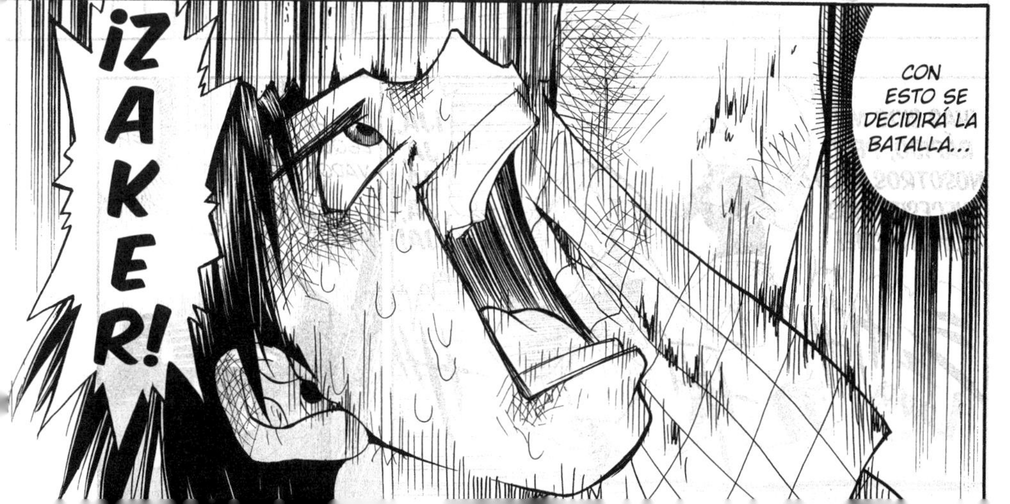

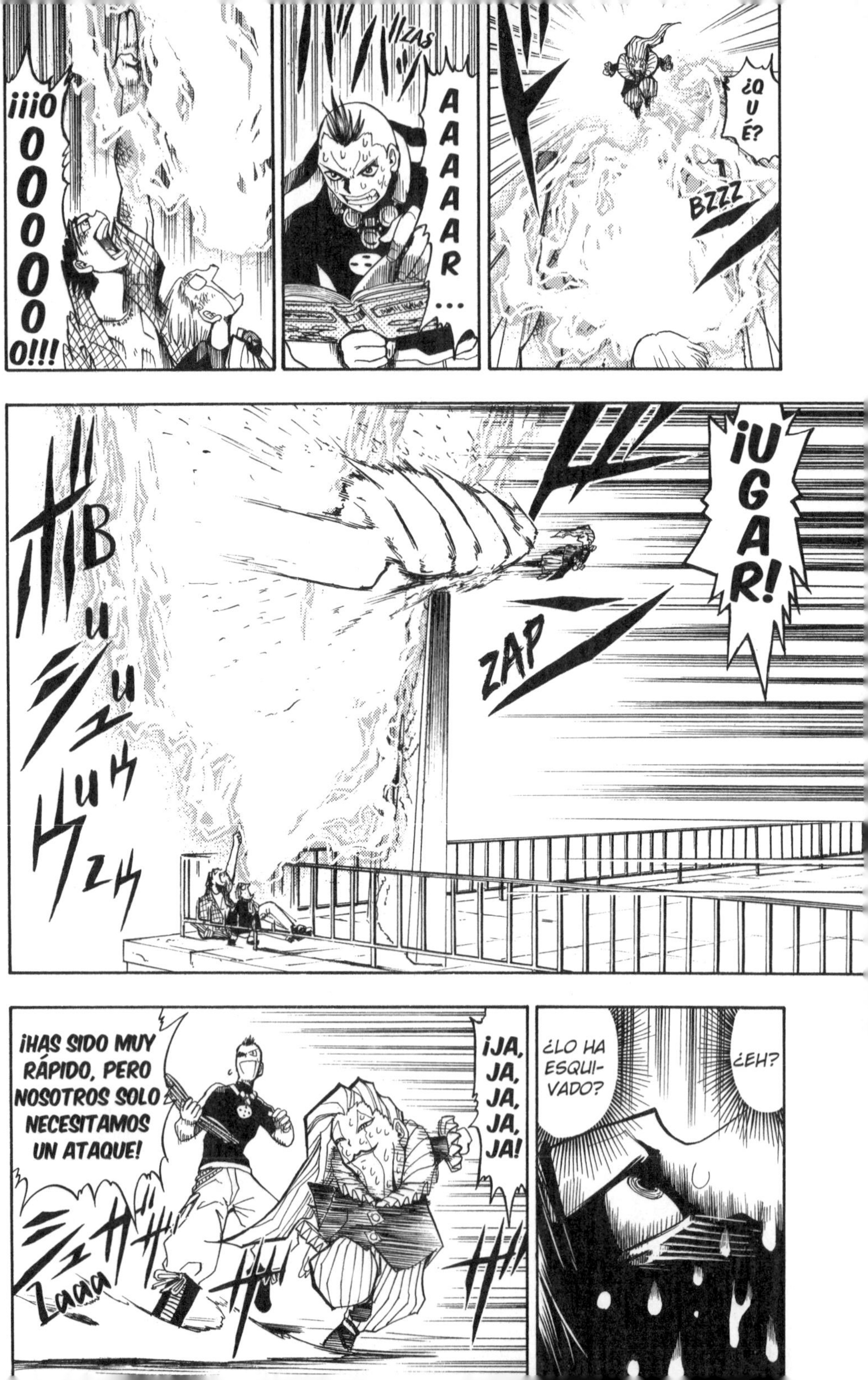

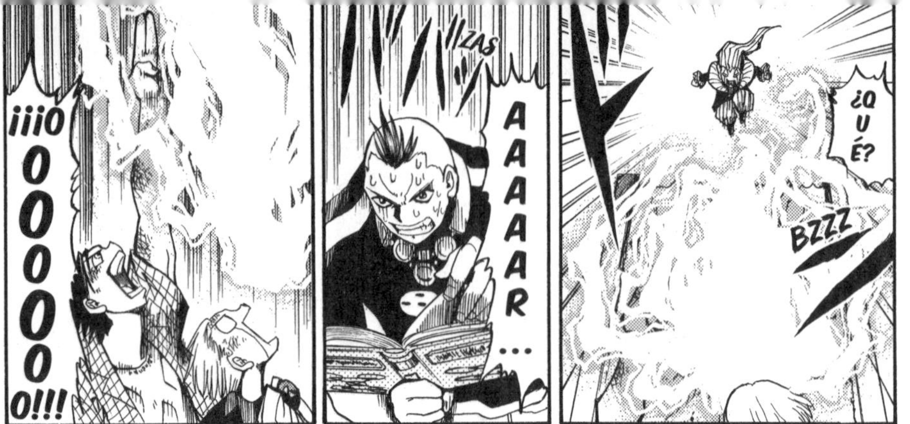
¿QUÉ?
BZZZ
ZAS
AAAAAAR...
¡¡¡OOOOOOOOO!!!

¡UGAR!
ZAP

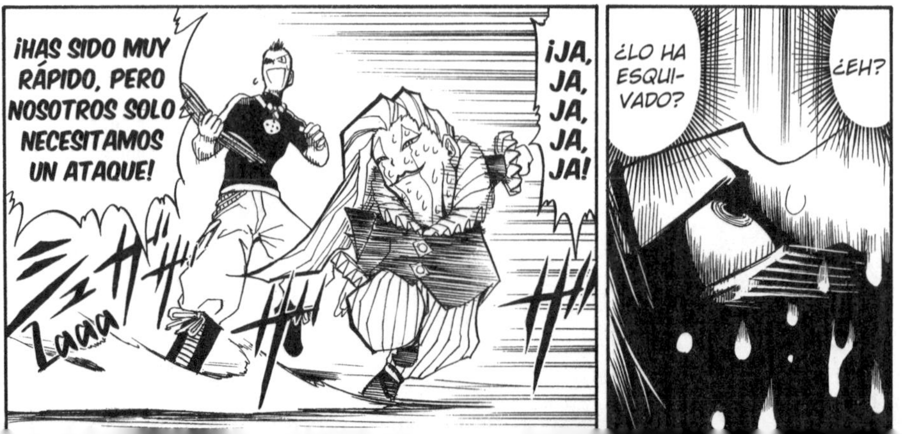
¿EH?
¿LO HA ESQUIVADO?
¡JA, JA, JA, JA, JA!
¡HAS SIDO MUY RÁPIDO, PERO NOSOTROS SOLO NECESITAMOS UN ATAQUE!
Zaaa

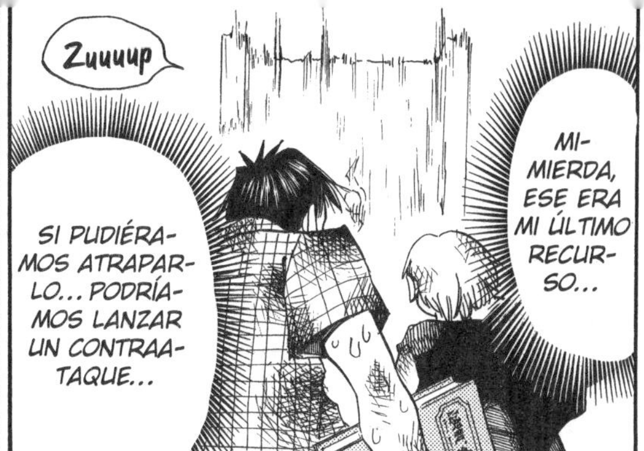
Zuuuup
MI-
MIERDA,
ESE ERA
MI ÚLTIMO
RECUR-
SO...
SI PUDIÉRA-
MOS ATRAPAR-
LO... PODRÍA-
MOS LANZAR
UN CONTRAA-
TAQUE...

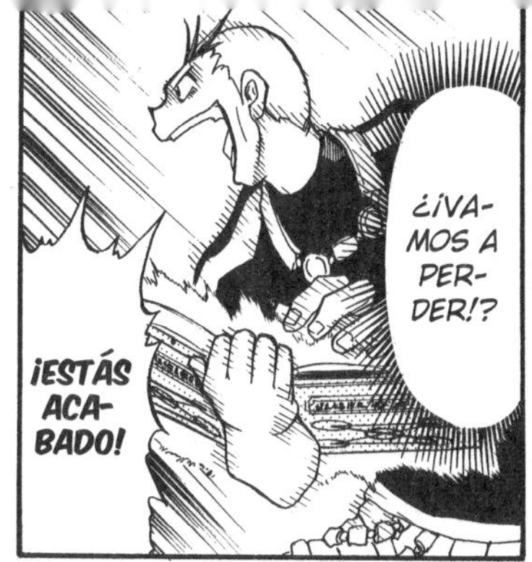
¿¡VA-
MOS A
PER-
DER!?
¡ESTÁS
ACA-
BADO!

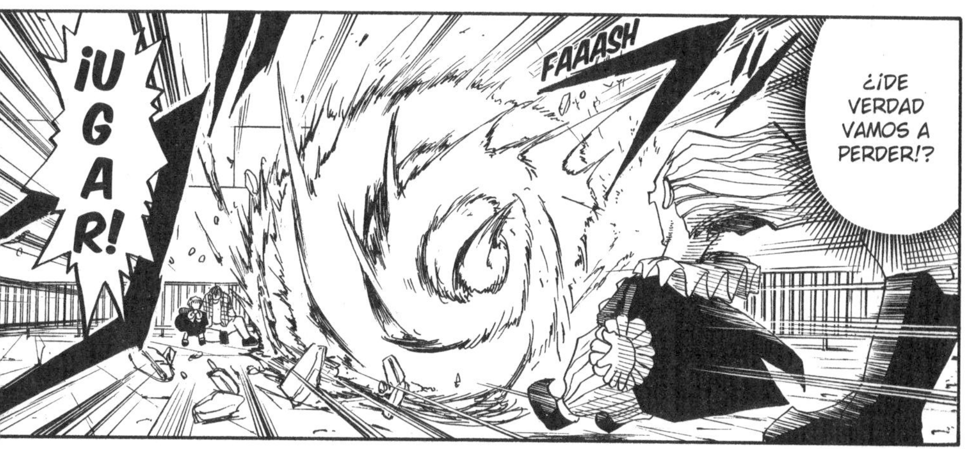
¿¡DE
VERDAD
VAMOS A
PERDER!?
FAAASH
¡UGAR!

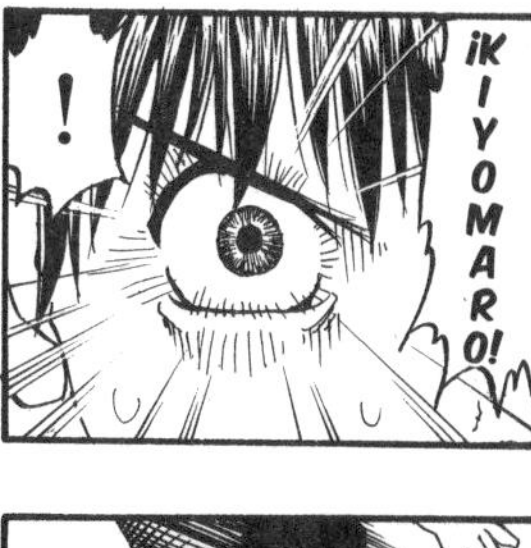
¡KIYOMARO!
!

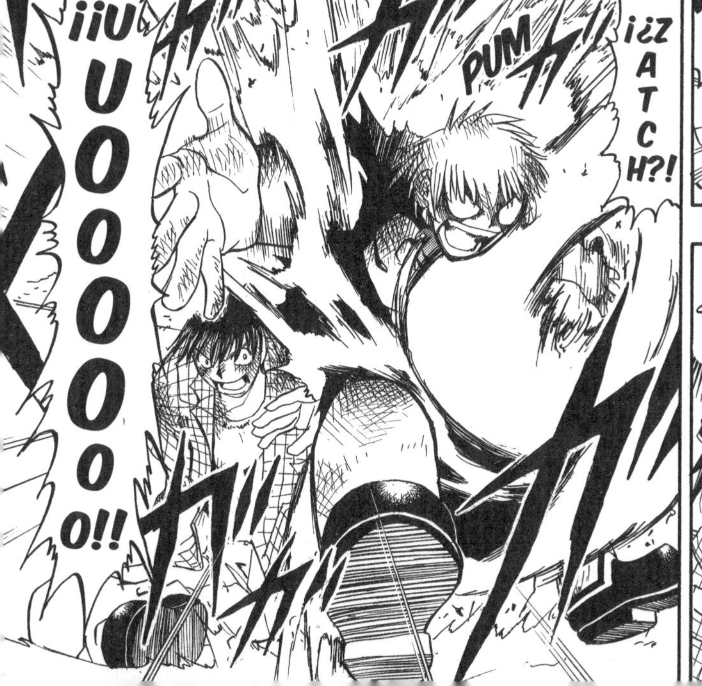
¡¿ZATCH?!
PUM
¡¡UUOOOOOOOOO!!

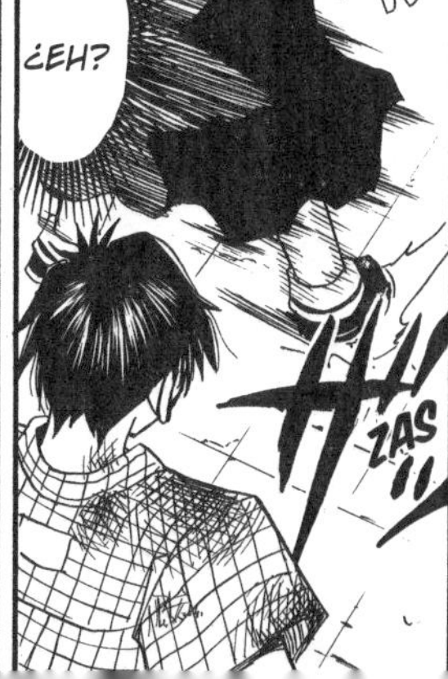
¿EH?
ZAS
¡¡

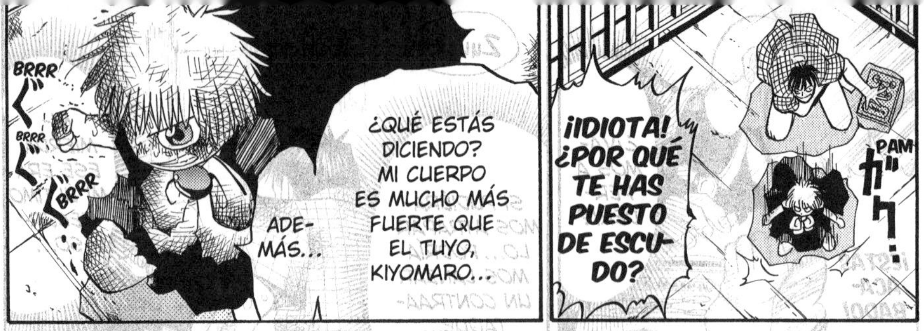
¡¡IDIOTA! ¿POR QUÉ TE HAS PUESTO DE ESCUDO?
PAM
¿QUÉ ESTÁS DICIENDO? MI CUERPO ES MUCHO MÁS FUERTE QUE EL TUYO, KIYOMARO...
ADEMÁS...
BRRR
BRRR
BRRR
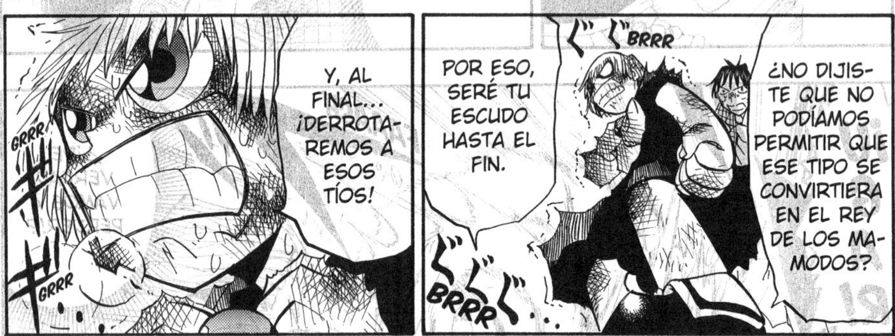
¿NO DIJISTE QUE NO PODÍAMOS PERMITIR QUE ESE TIPO SE CONVIRTIERA EN EL REY DE LOS MAMODOS?
BRRR
POR ESO, SERÉ TU ESCUDO HASTA EL FIN.
BRRR
Y, AL FINAL... ¡DERROTAREMOS A ESOS TÍOS!
GRRR
GRRR
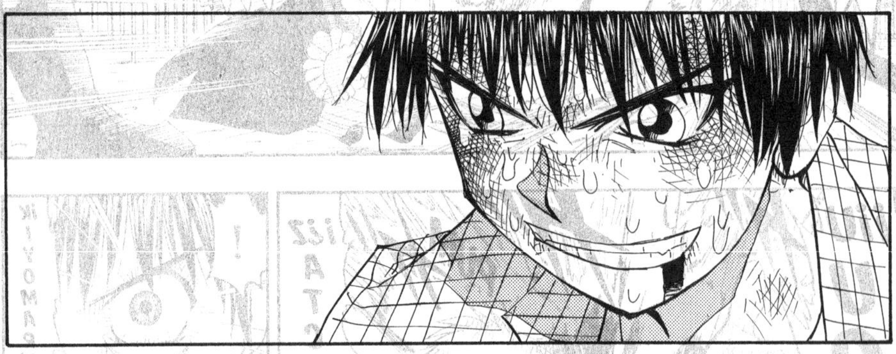
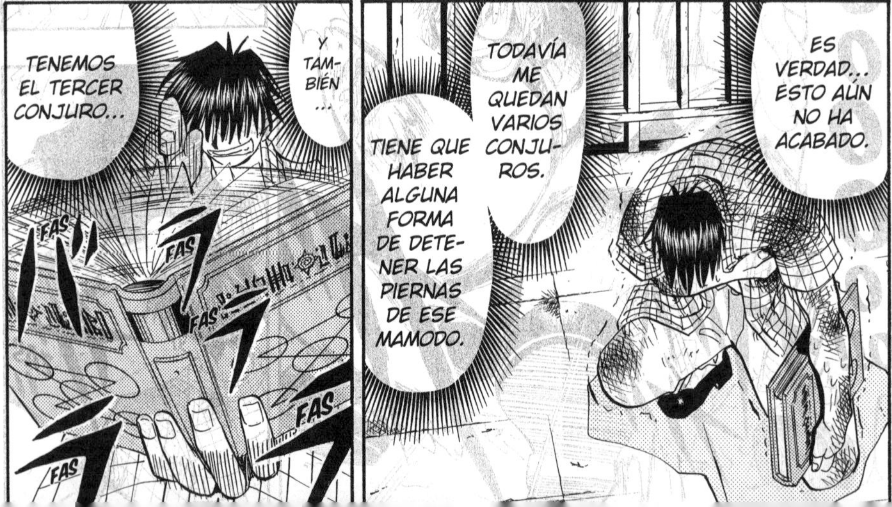
ES VERDAD... ESTO AÚN NO HA ACABADO.
TODAVÍA ME QUEDAN VARIOS CONJUROS.
TIENE QUE HABER ALGUNA FORMA DE DETENER LAS PIERNAS DE ESE MAMODO.
Y TAMBIÉN...
TENEMOS EL TERCER CONJURO...
FAS
FAS
FAS
FAS
FAS

¡ESPERANZA MÁS ALLÁ DE LOS CÁLCULOS!
ZAAA

VAMOS A DETENER A ESE MAMODO, ZATCH.
SI EL TERCER CONJURO NO FUNCIONA... ¡SEGUIREMOS PROBANDO CONJUROS HASTA QUE LA ENERGÍA DE NUESTROS CORAZONES SE AGOTE!

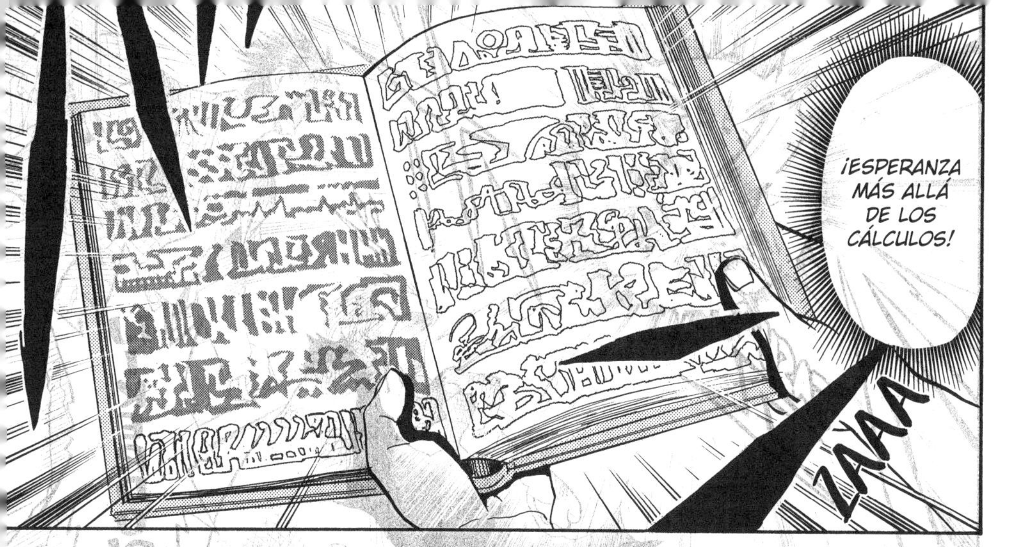

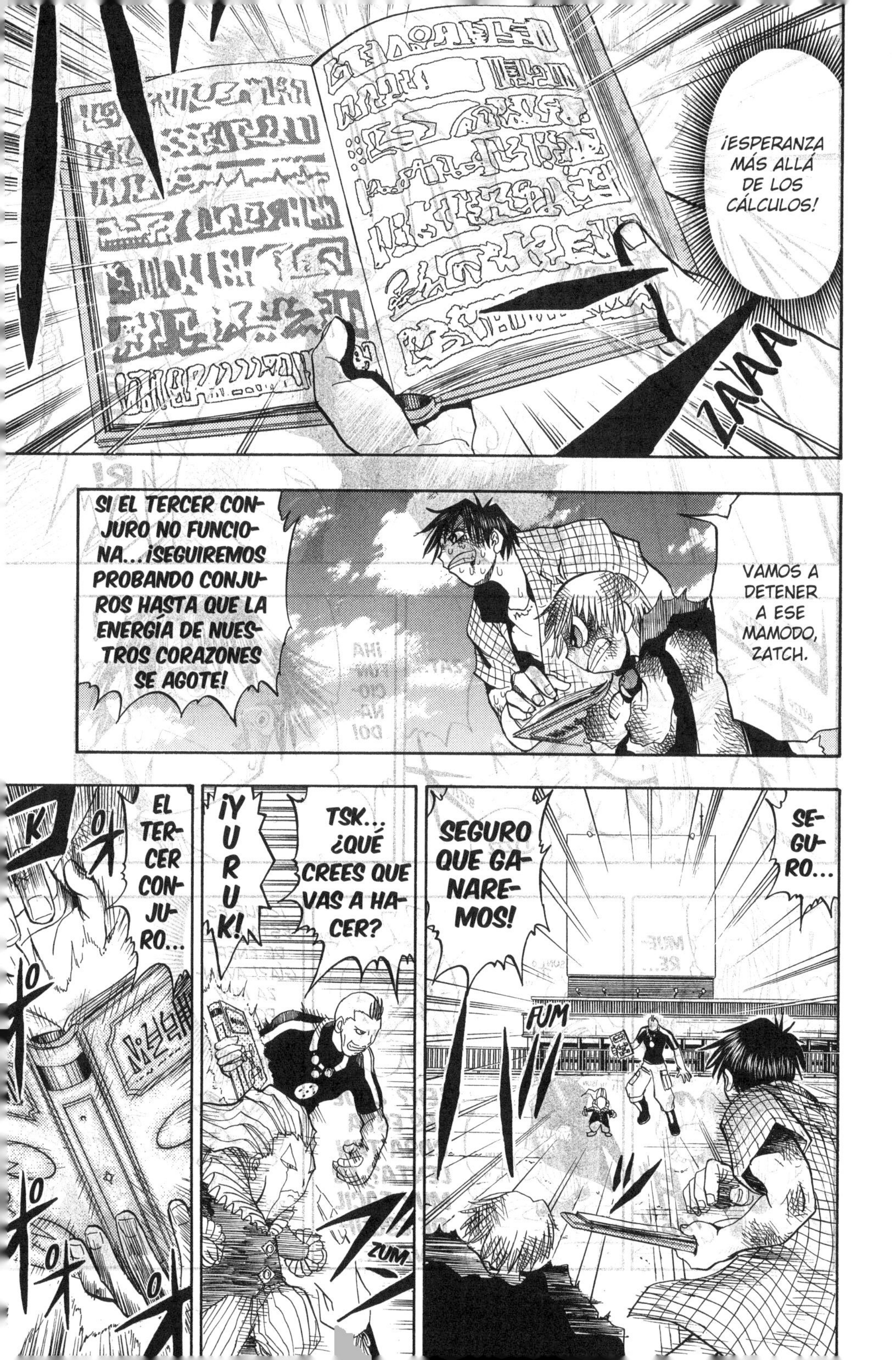

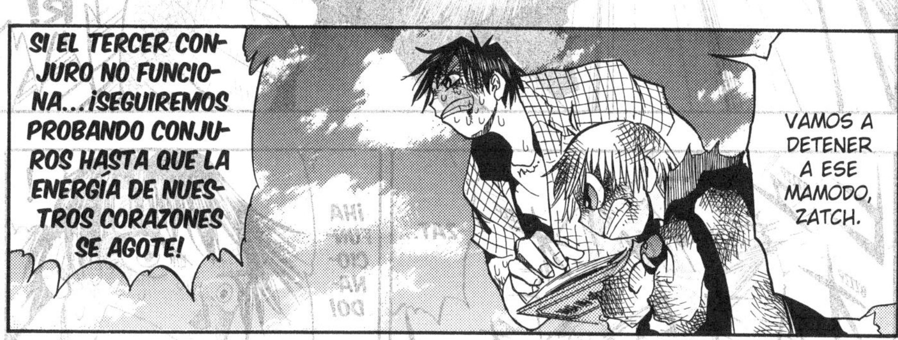

SEGURO...
SEGURO QUE GANAREMOS!
FUM
TSK... ¿QUÉ CREES QUE VAS A HACER?
¡YURUK!
ZUM
EL TERCER CONJURO...
KO

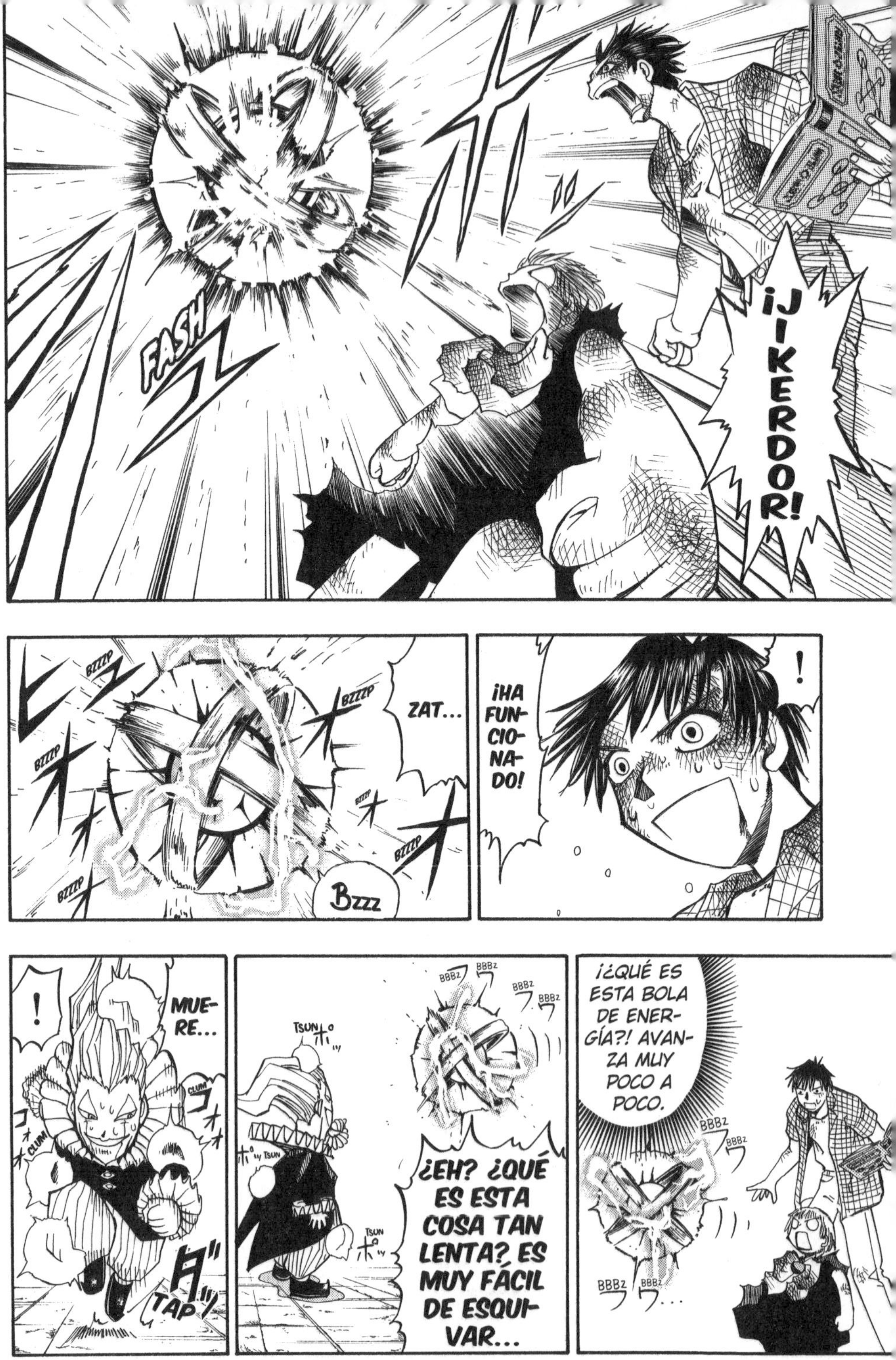

¡JIKERDOR!

FASH

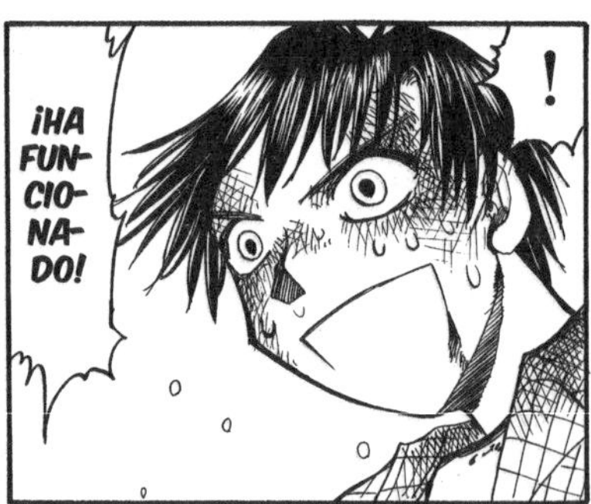

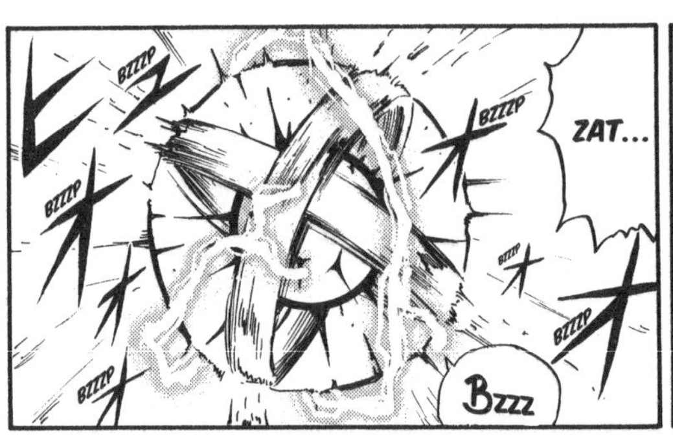

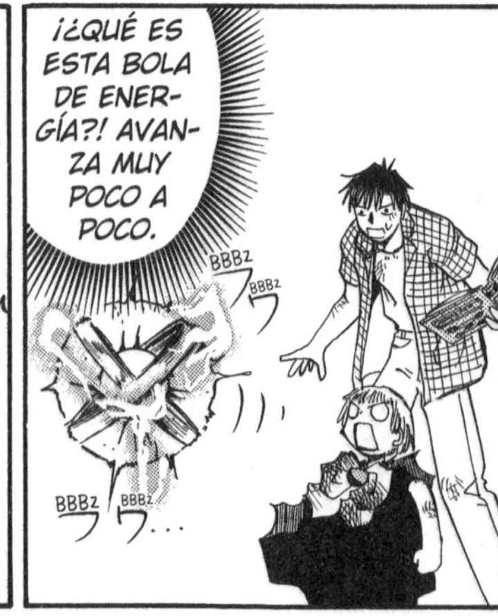

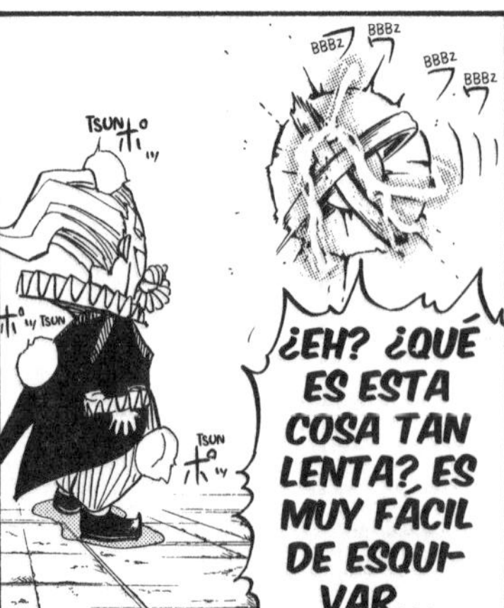

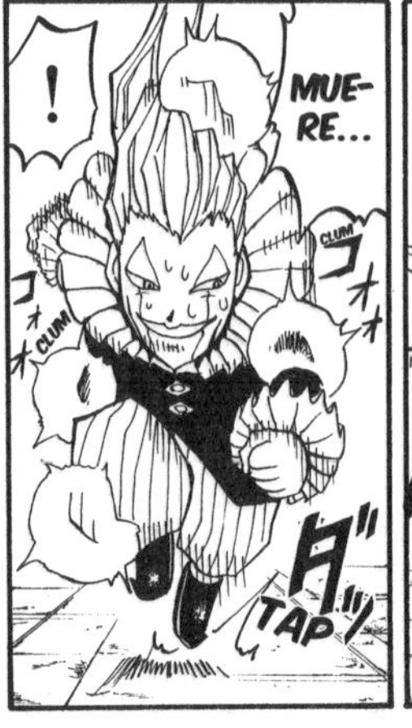

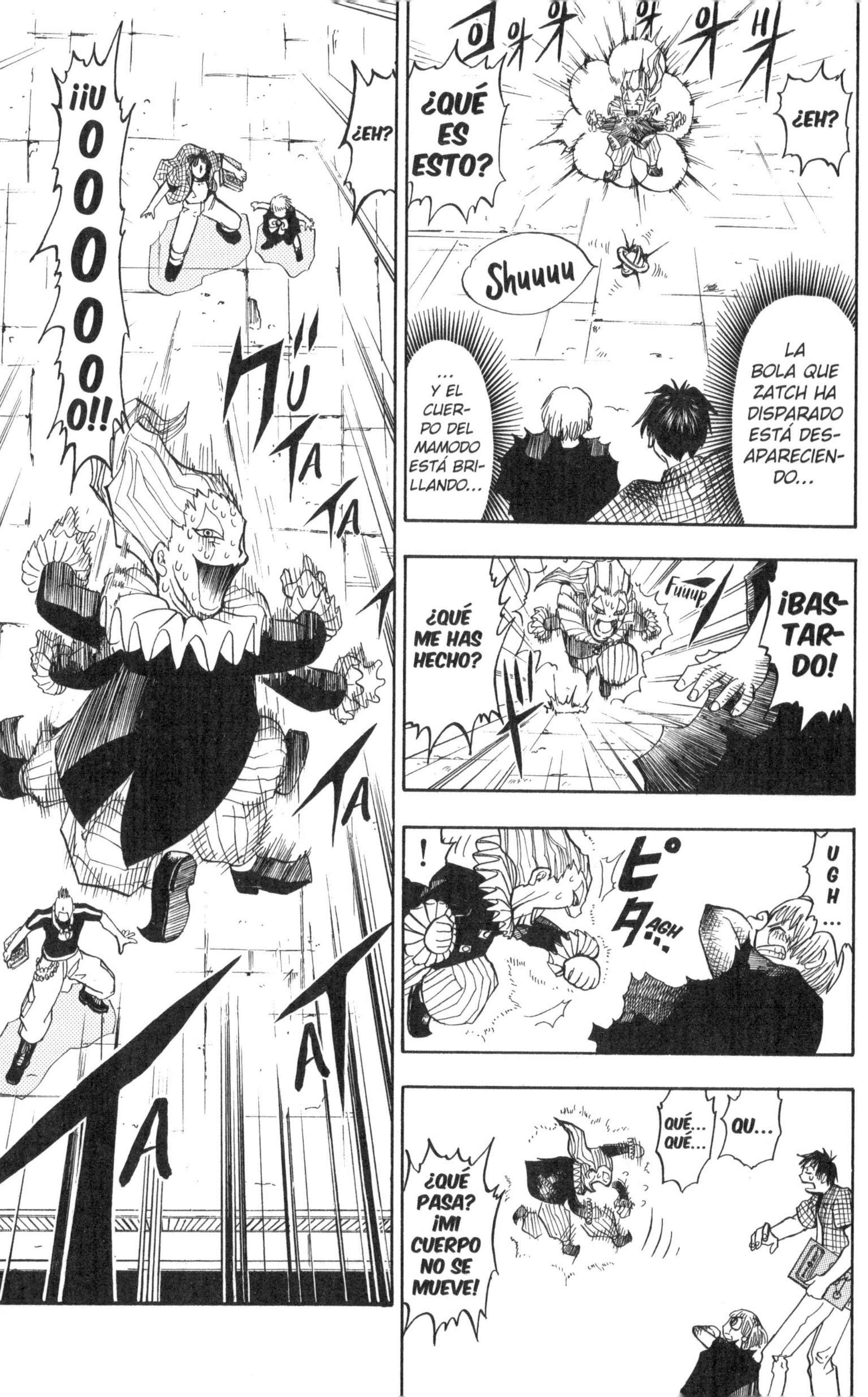
¿EH?
¿QUÉ ES ESTO?
Shuuuu
LA BOLA QUE ZATCH HA DISPARADO ESTÁ DES-APARECIEN-DO...
... Y EL CUER-PO DEL MAMODO ESTÁ BRI-LLANDO...
¡BAS-TAR-DO!
Fúuup
¿QUÉ ME HAS HECHO?
UGH...
AGH...
!
QU...
QUÉ... QUÉ...
¿QUÉ PASA? ¡MI CUERPO NO SE MUEVE!
¿EH?
¡¡UOOOOOOOOOO!!

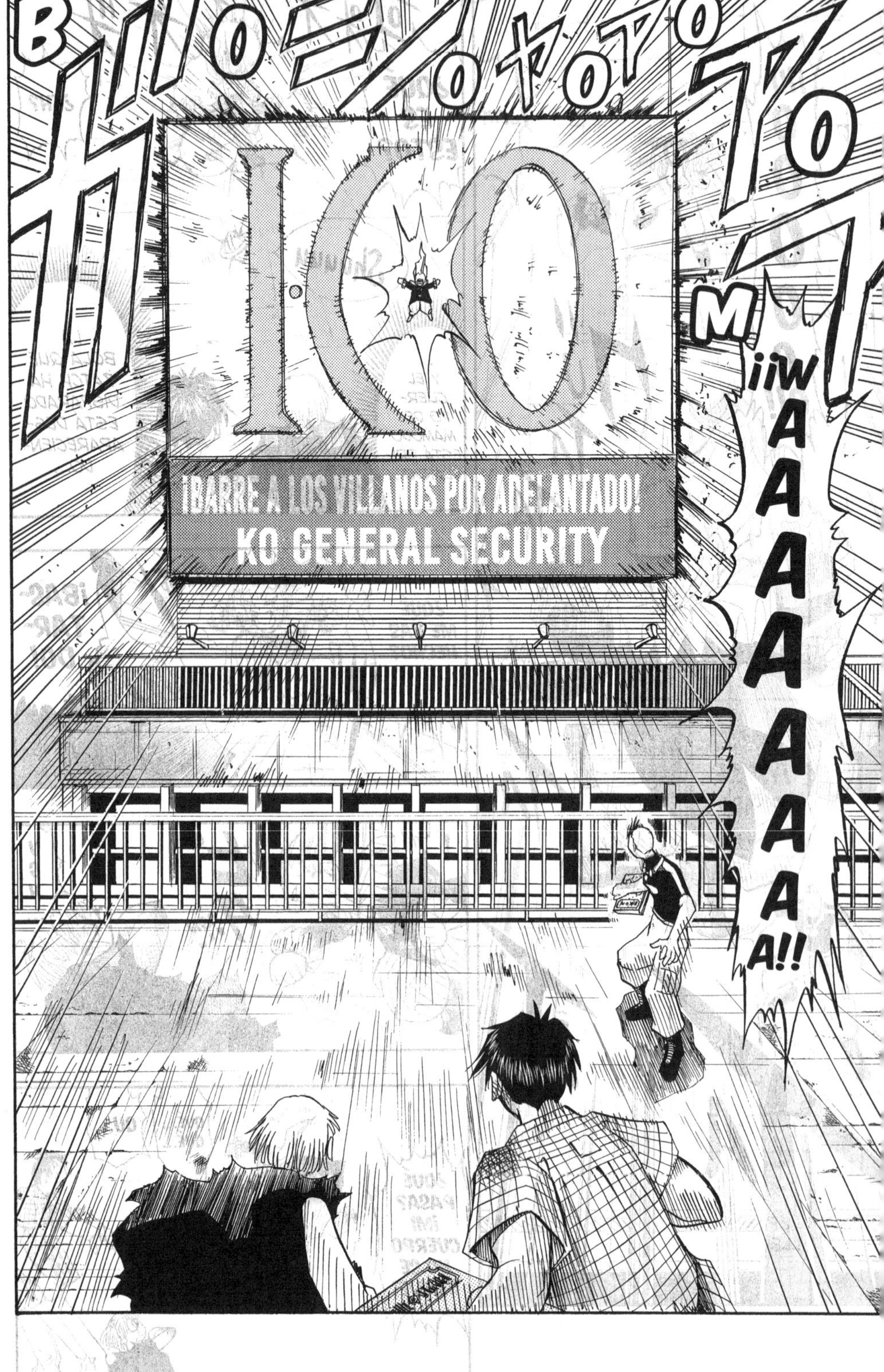
BOOOOOOOOOM
KO
¡BARRE A LOS VILLANOS POR ADELANTADO!
KO GENERAL SECURITY
M
¡¡WAAAAAAAAAAA!!

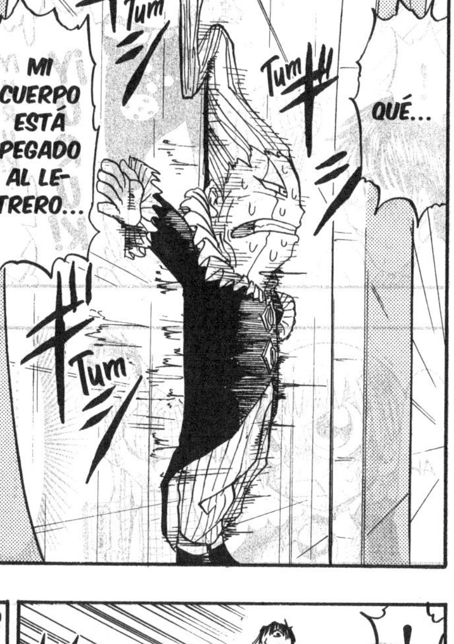
Tum
Tum
QUÉ...
MI CUERPO ESTÁ PEGADO AL LETRERO...
Tum

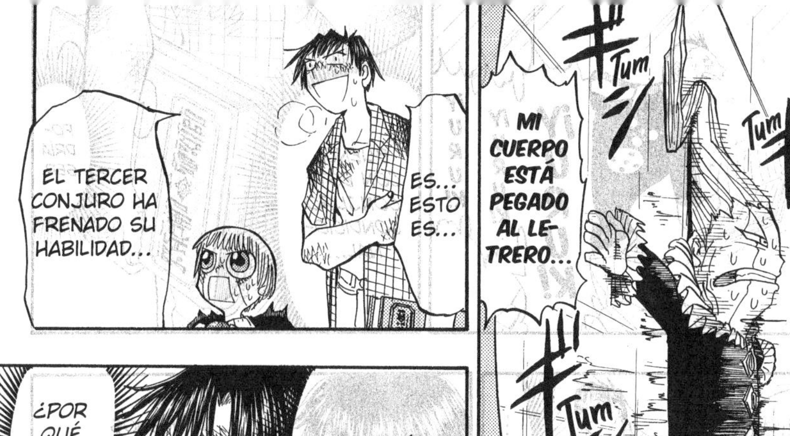
ES... ESTO ES...
EL TERCER CONJURO HA FRENADO SU HABILIDAD...

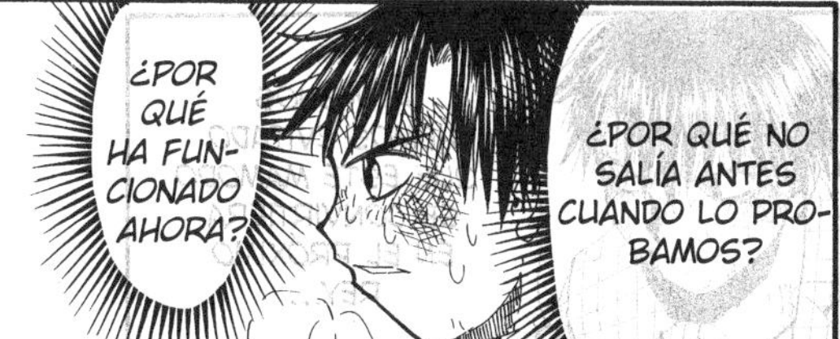
¿POR QUÉ NO SALÍA ANTES CUANDO LO PROBAMOS?
¿POR QUÉ HA FUNCIONADO AHORA?

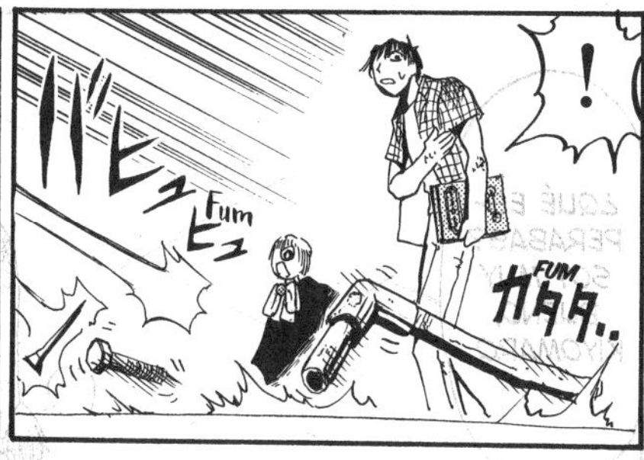
!
Fum
FUM

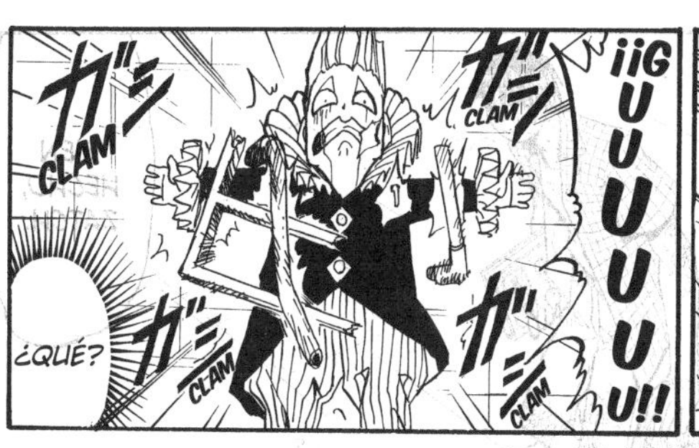
¡¡GUUUUUUU!!
CLAM
CLAM
CLAM
CLAM
¿QUÉ?

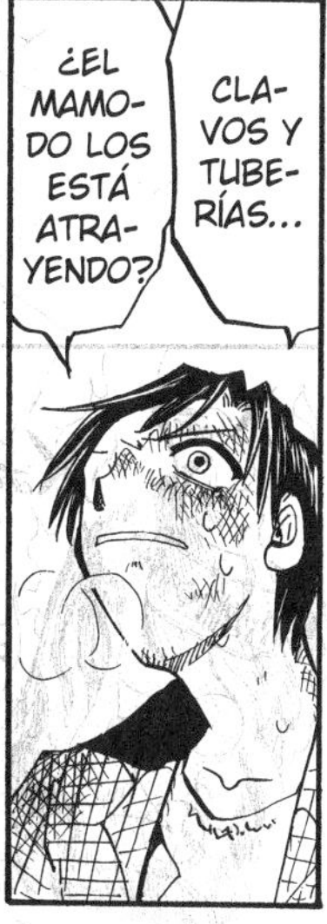
CLAVOS Y TUBERÍAS...
¿EL MAMODO LOS ESTÁ ATRAYENDO?

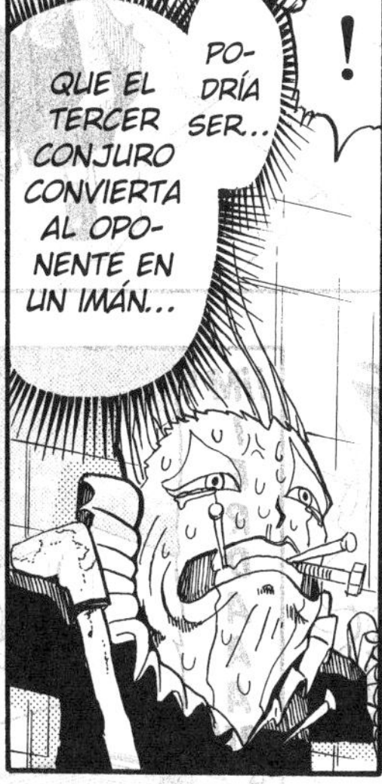
!
PODRÍA SER...
QUE EL TERCER CONJURO CONVIERTA AL OPONENTE EN UN IMÁN...

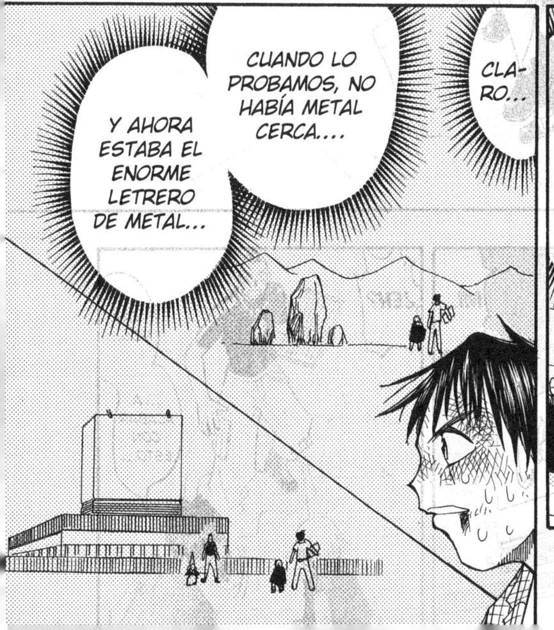
CLARO...
CUANDO LO PROBAMOS, NO HABÍA METAL CERCA....
Y AHORA ESTABA EL ENORME LETRERO DE METAL...

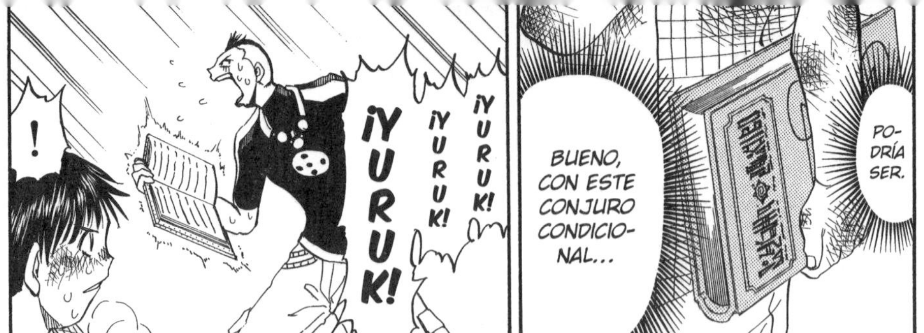
PODRÍA SER.
BUENO, CON ESTE CONJURO CONDICIONAL...
¡YURUK!
¡YURUK!
¡YURUK!
!

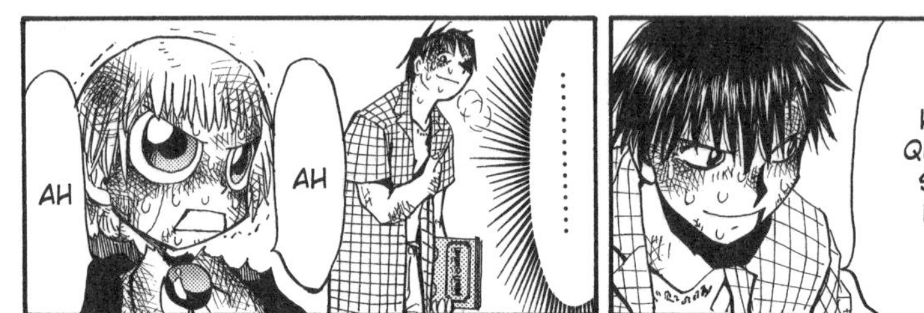
AL MENOS HEMOS EVITADO QUE ESTE MAMODO SE CONVIRTIERA EN EL PRÓXIMO REY...
....
AH
AH

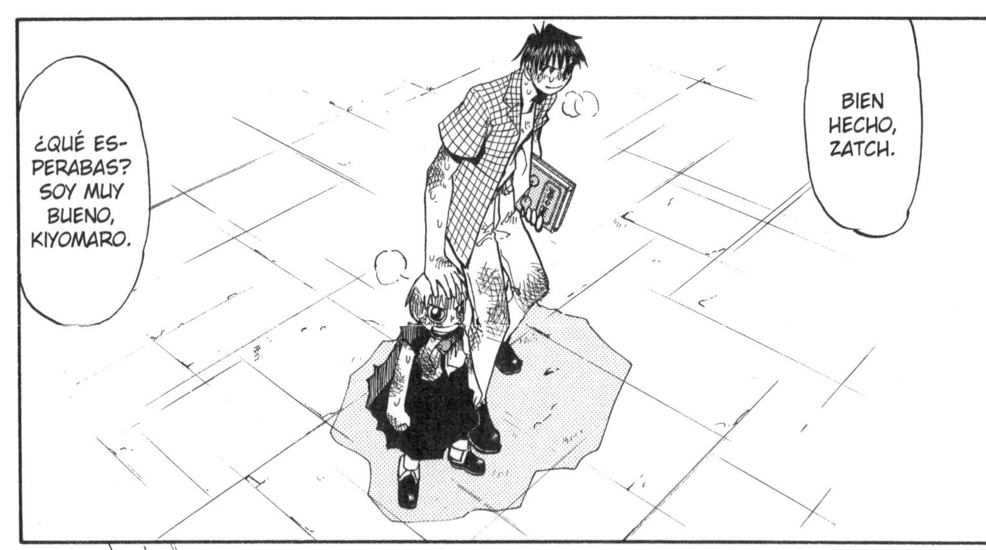
BIEN HECHO, ZATCH.
¿QUÉ ESPERABAS? SOY MUY BUENO, KIYOMARO.

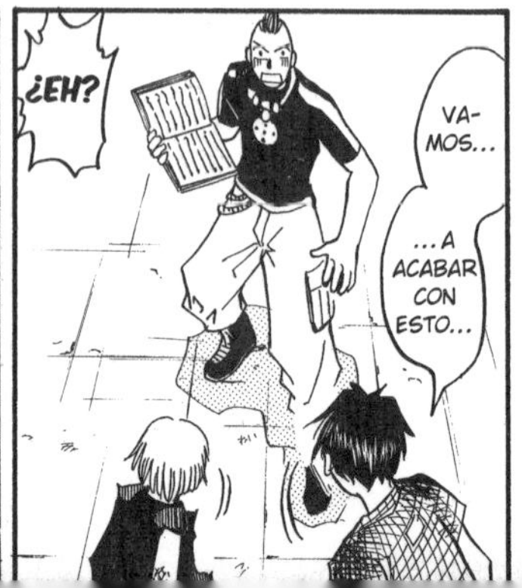
VAMOS...
...A ACABAR CON ESTO...
¿EH?

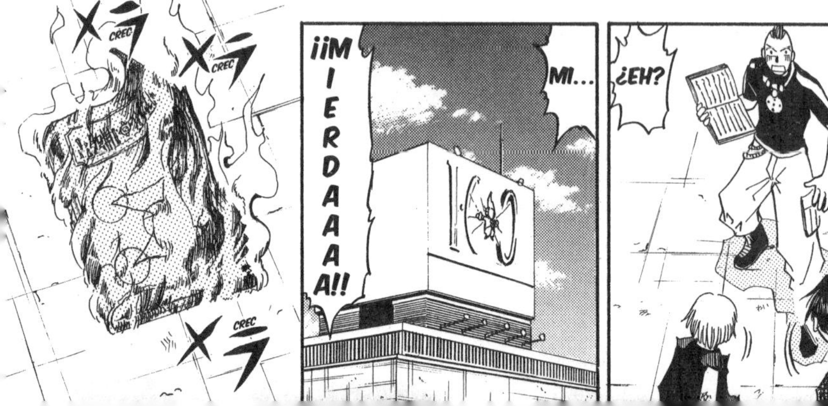
MI...
¡¡MIERDAAAAA!!
CREC
CREC
CREC

NIVEL 21.
EL CURRY DE LA AMISTAD

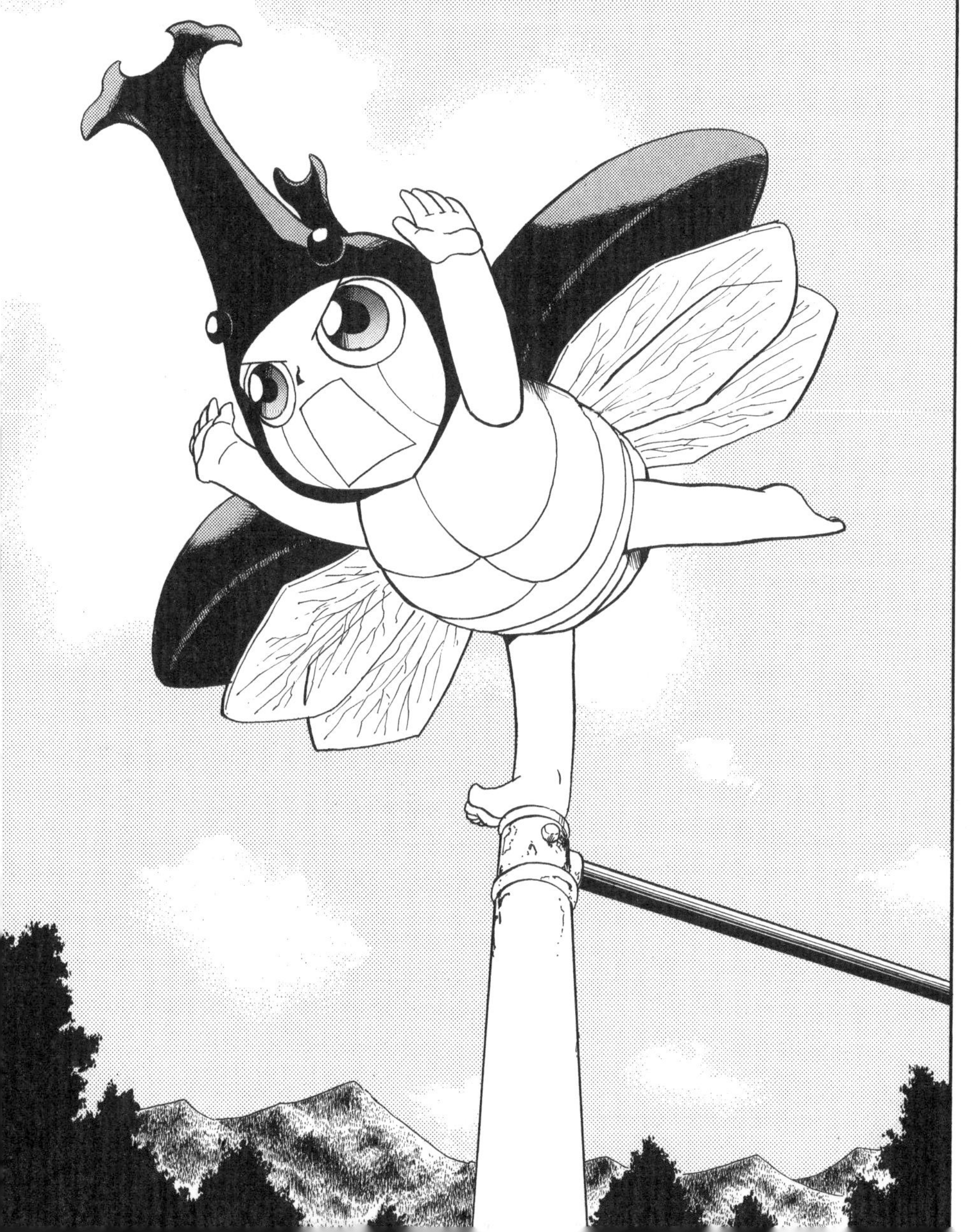

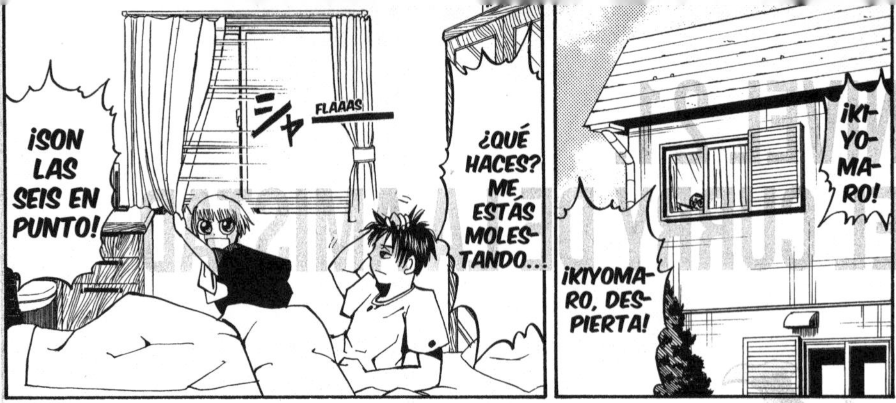
¡KI-YO-MA-RO!
¡KIYOMA-RO, DES-PIERTA!
シャ
FLAAAS
¿QUÉ HACES? ME ESTÁS MOLES-TANDO...
¡SON LAS SEIS EN PUNTO!

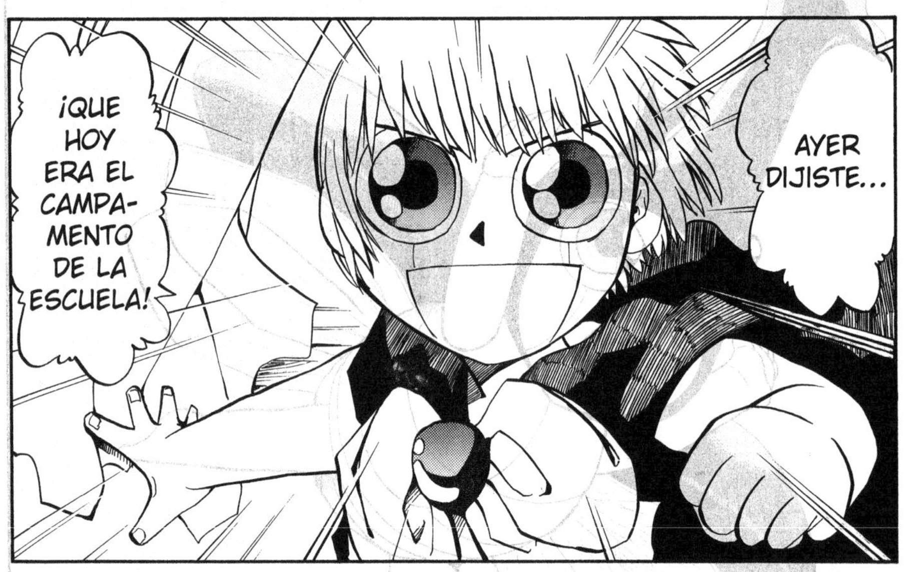
AYER DIJISTE...
¡QUE HOY ERA EL CAMPA-MENTO DE LA ESCUELA!

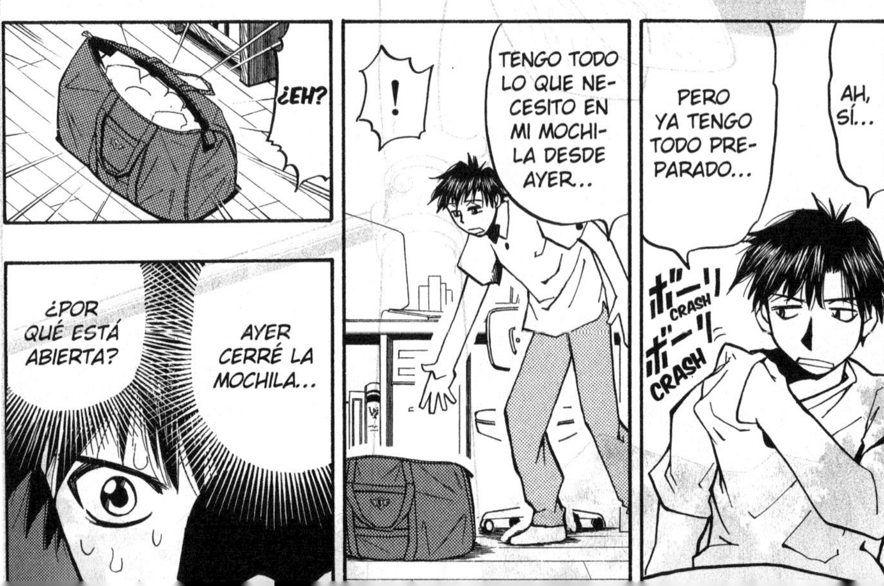
AH, SÍ...
PERO YA TENGO TODO PRE-PARADO...
ボーリ
CRASH
ボーリ
CRASH
TENGO TODO LO QUE NE-CESITO EN MI MOCHI-LA DESDE AYER...
!
¿EH?
AYER CERRÉ LA MOCHILA...
¿POR QUÉ ESTÁ ABIERTA?

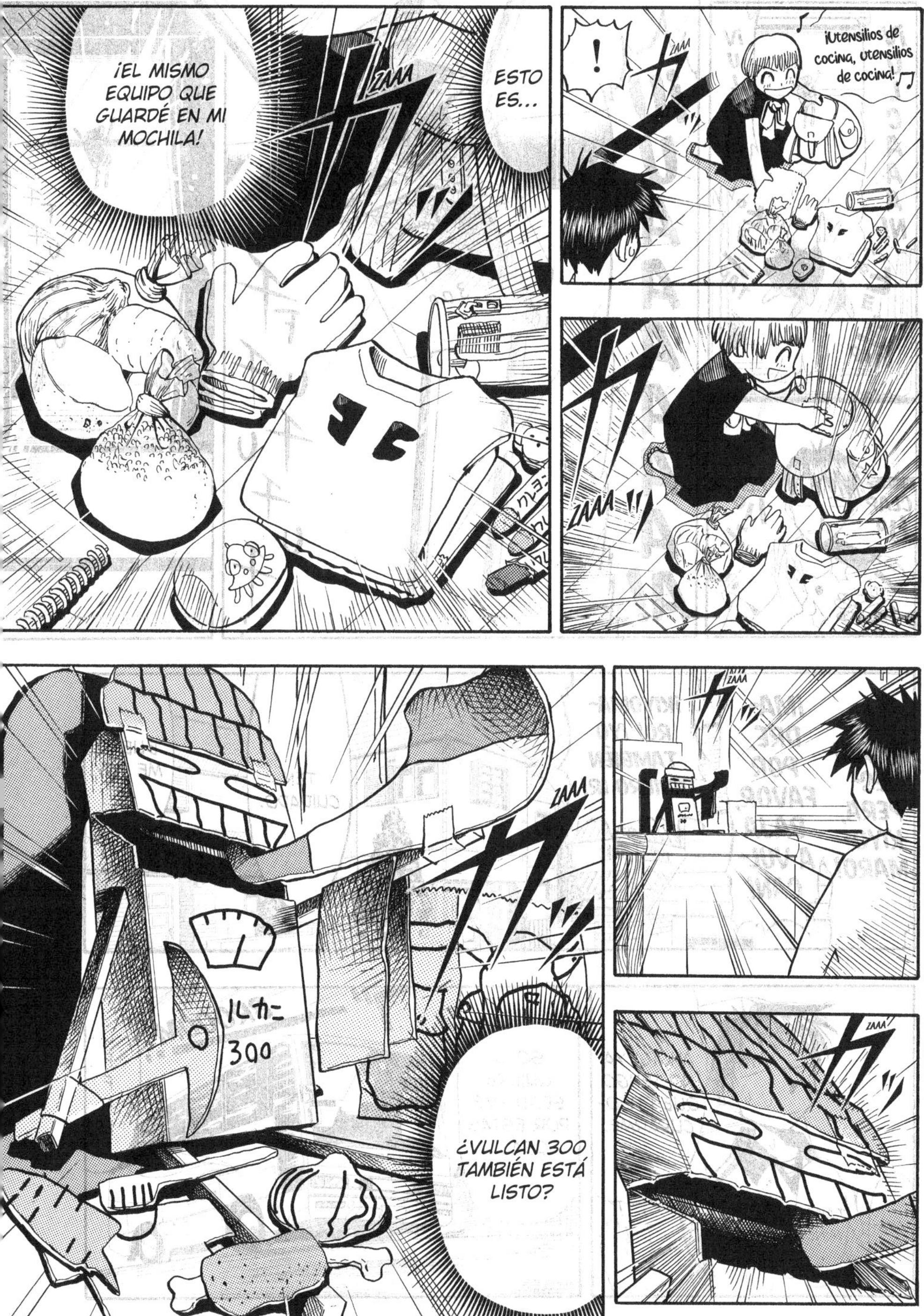

¡Utensilios de cocina, utensilios de cocina!
!
ZAAA
ZAAA
ESTO ES...
¡EL MISMO EQUIPO QUE GUARDÉ EN MI MOCHILA!
ZAAA
ZAAA
ZAAA
¿VULCAN 300 TAMBIÉN ESTÁ LISTO?
ZAAA

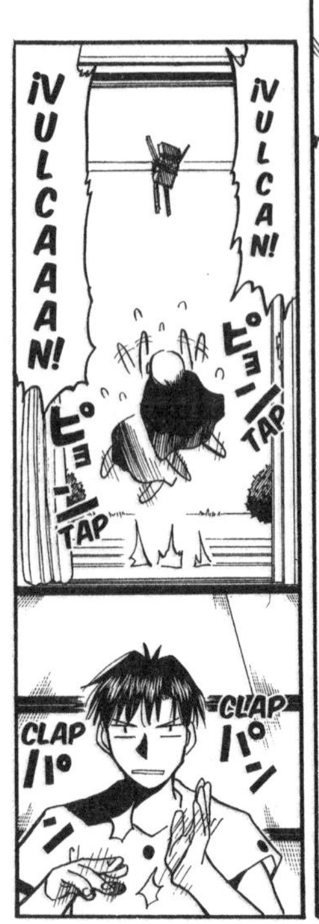
¡VULCAN!
¡VULCAAAAAN!
ピョン TAP
ピョン TAP
CLAP パン
CLAP パン

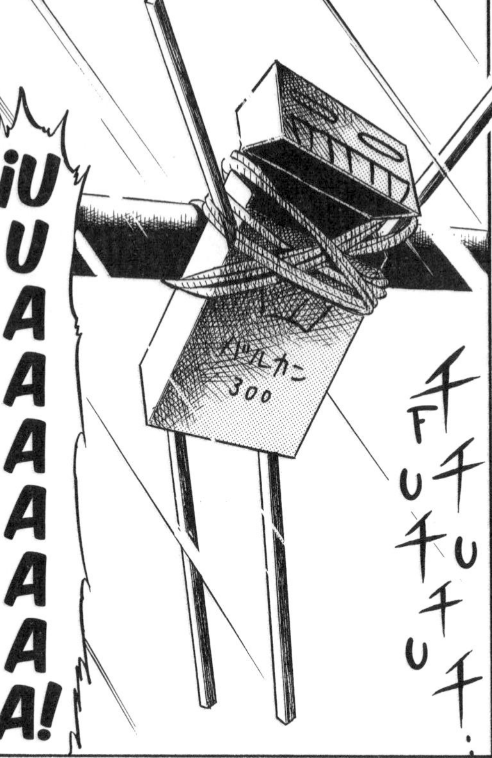
¡UUAAAAAAAAA!
バルカン 300
FUフUフUフUフ…

FUフUフUフUフ…

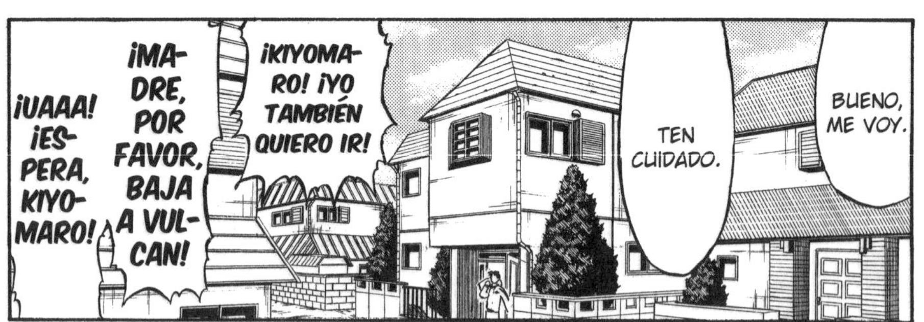
BUENO, ME VOY.
TEN CUIDADO.
¡KIYOMARO! ¡YO TAMBIÉN QUIERO IR!
¡MADRE, POR FAVOR, BAJA A VULCAN!
¡UAAA! ¡ESPERA, KIYOMARO!

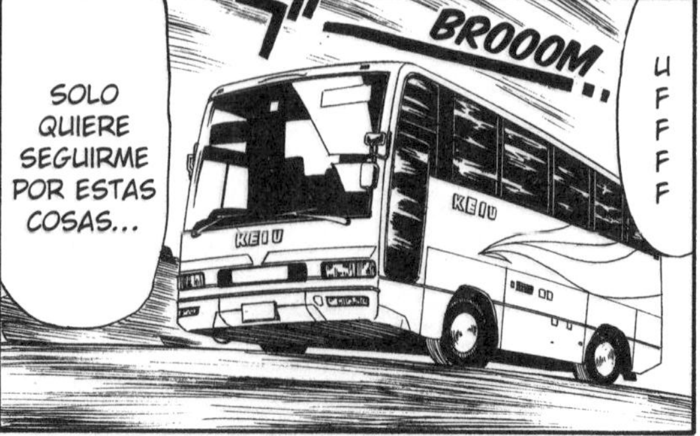
BROOOM..
UFFFF
SOLO QUIERE SEGUIRME POR ESTAS COSAS...

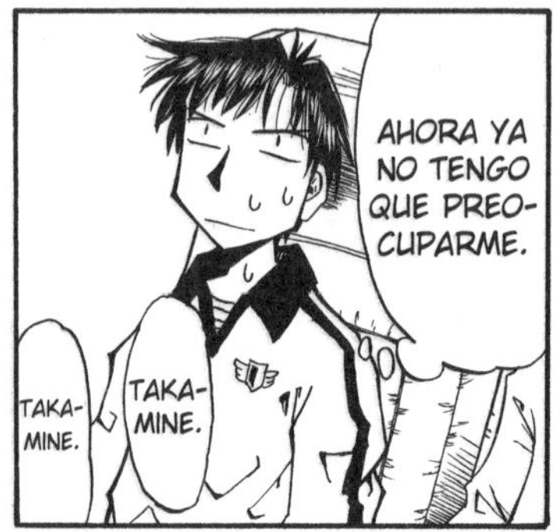
AHORA YA NO TENGO QUE PREOCUPARME.
TAKAMINE.
TAKAMINE.

¡ESTOS DÍAS VAMOS A TRABAJAR DURO!
EEEH... ¡SÍ, MIZUNO! HABLANDO DE ESO... AUNQUE ESTEMOS EN EL CAMPAMENTO...

Herido por la pelea contra Fein
CREO QUE HABÉIS TOMADO MUCHAS DECISIONES VOSOTROS SOLOS MIENTRAS ESTUVE ENFERMO...

¿QUIÉNES SON LAS "PERSONAS ENCARGADAS DEL CURRY"?
2年2組
カレー係

JU, JU, JU, JU... ¡ESO ES DECISIÓN DE LA ESCUELA!
TAKAMINE...
TSUM

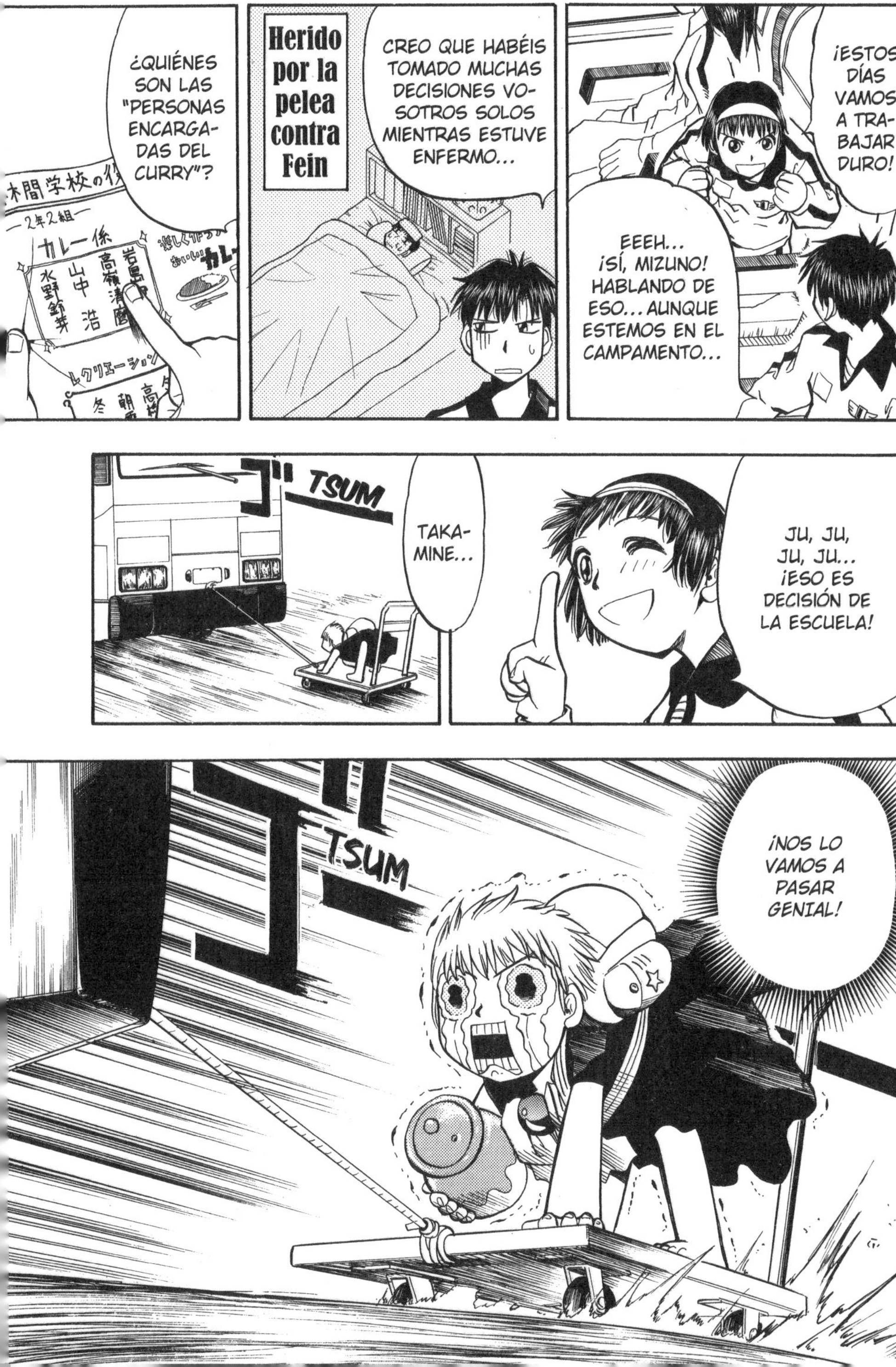

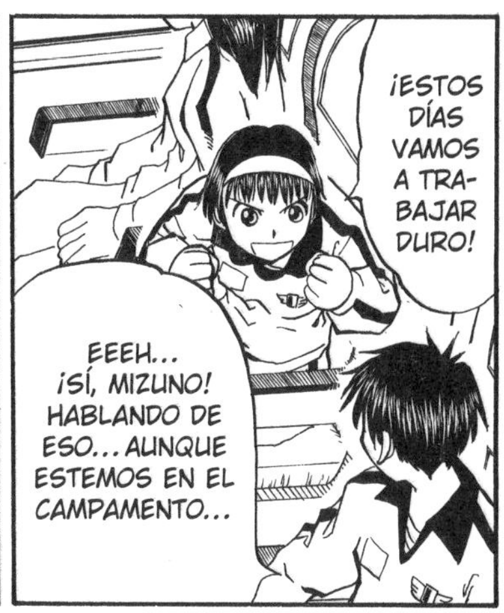

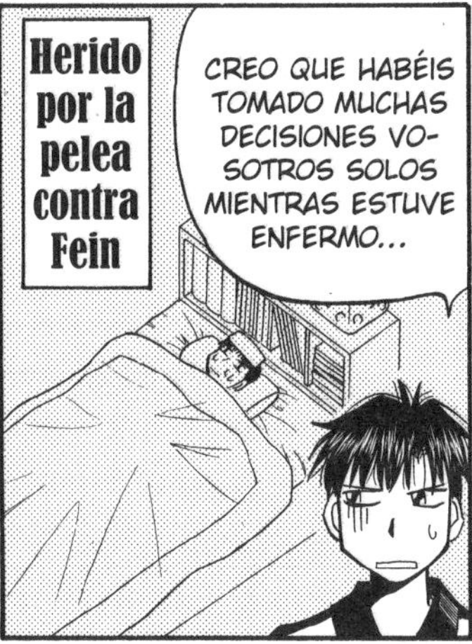

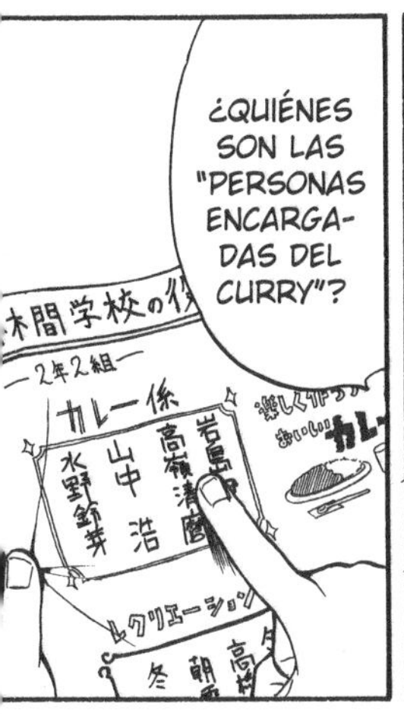

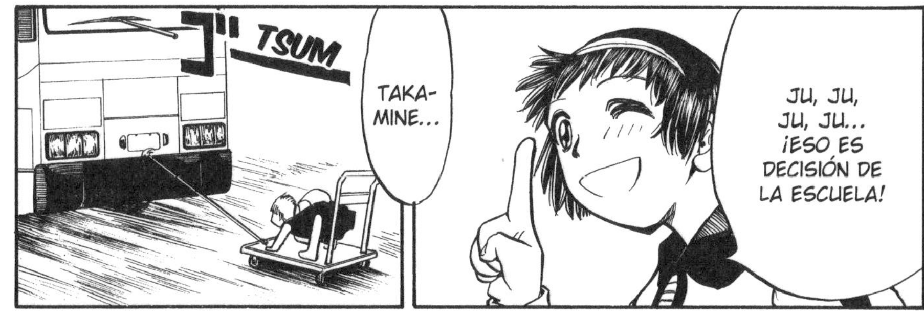

TSUM

¡NOS LO VAMOS A PASAR GENIAL!

MUY BIEN, GUARDAD LAS MOCHILAS EN VUESTRAS CABAÑAS.
VOSOTROS VAIS A PREPARAR LA CENA, SUPERVISADOS POR LOS PROFESORES.

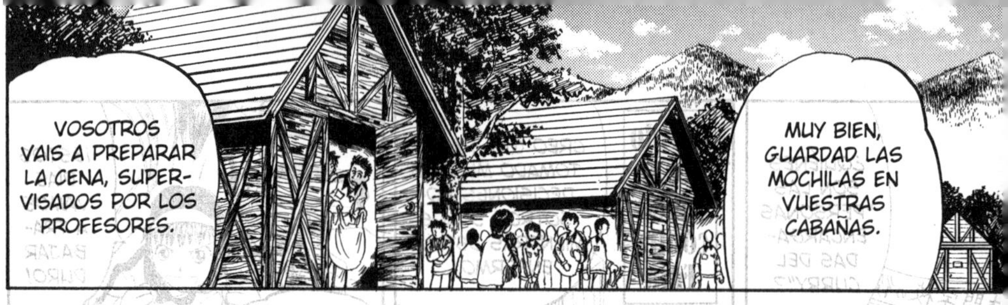

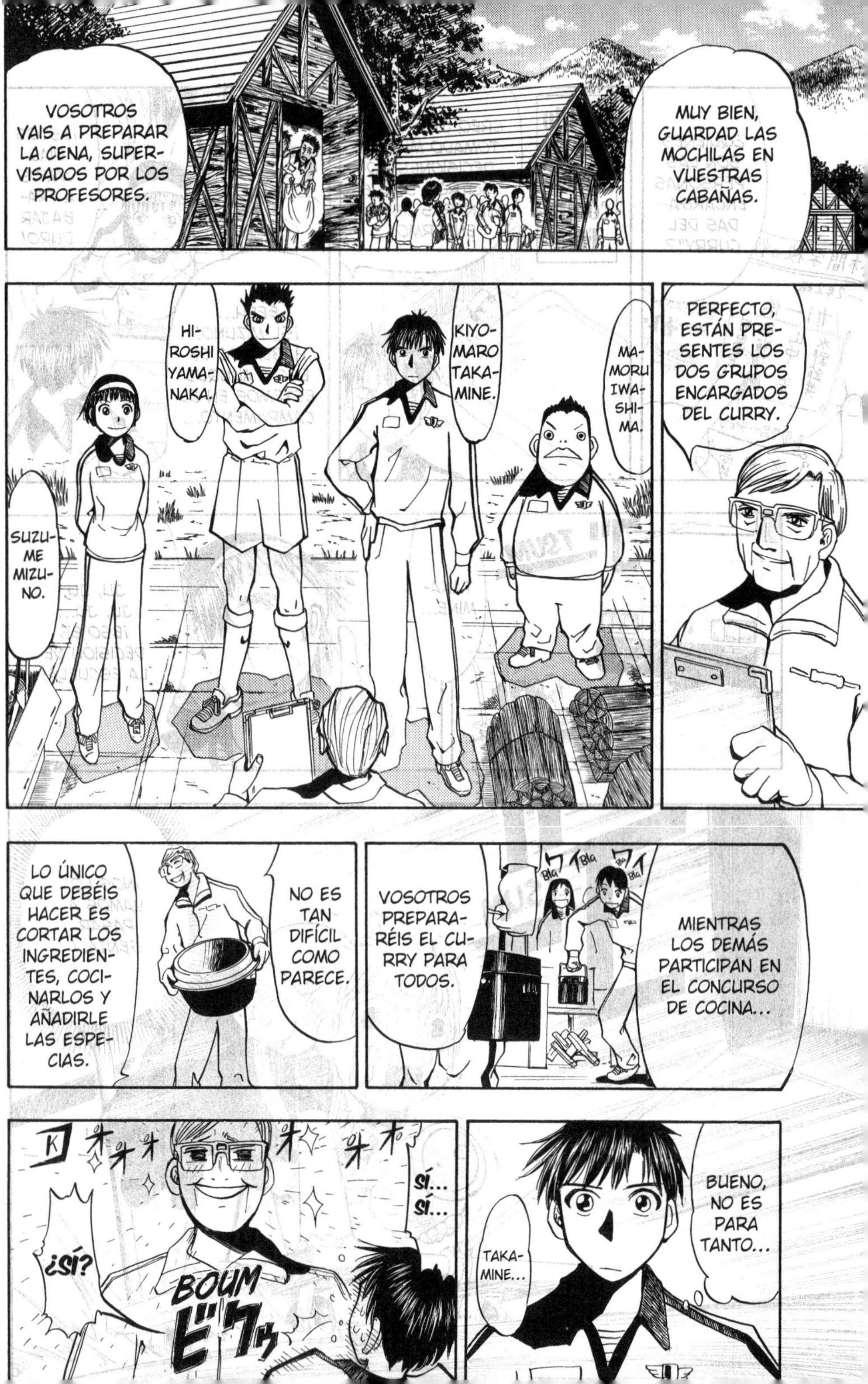

PERFECTO, ESTÁN PRESENTES LOS DOS GRUPOS ENCARGADOS DEL CURRY.

MAMORU IWASHIMA.

KIYOMARO TAKAMINE.

HIROSHI YAMANAKA.

SUZUME MIZUNO.

MIENTRAS LOS DEMÁS PARTICIPAN EN EL CONCURSO DE COCINA...
BLA BLA BLA
VOSOTROS PREPARARÉIS EL CURRY PARA TODOS.
NO ES TAN DIFÍCIL COMO PARECE.
LO ÚNICO QUE DEBÉIS HACER ES CORTAR LOS INGREDIENTES, COCINARLOS Y AÑADIRLE LAS ESPECIAS.

BUENO, NO ES PARA TANTO...
TAKAMINE...
SÍ... SÍ...
¿SÍ?
BOUM

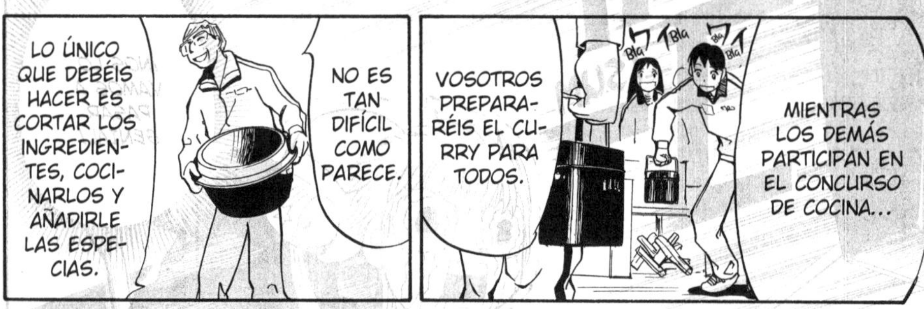

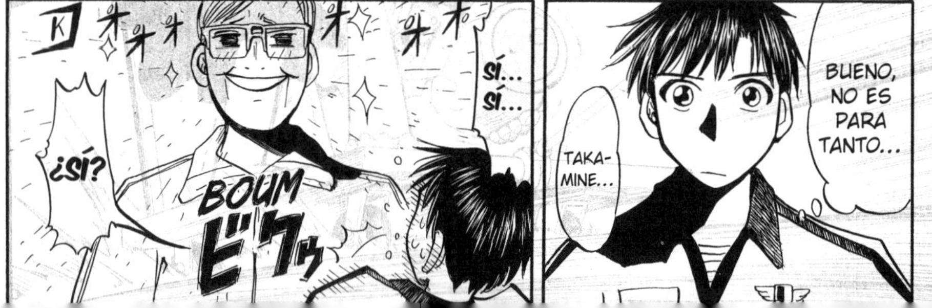

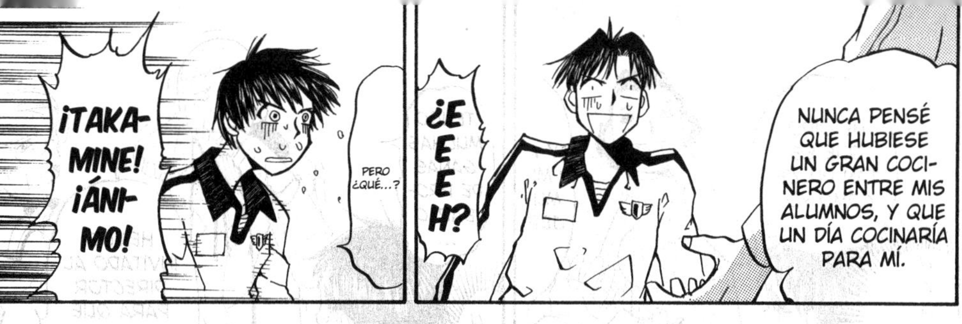
NUNCA PENSÉ QUE HUBIESE UN GRAN COCINERO ENTRE MIS ALUMNOS, Y QUE UN DÍA COCINARÍA PARA MÍ.
¿EEEEH?
PERO ¿QUÉ...?
¡TAKAMINE! ¡ÁNIMO!

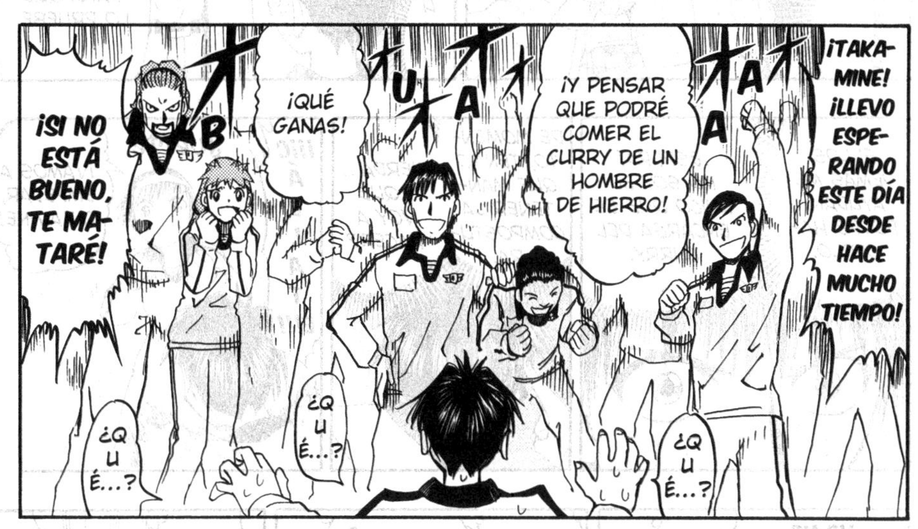
¡TAKAMINE! ¡LLEVO ESPERANDO ESTE DÍA DESDE HACE MUCHO TIEMPO!
AA
¡Y PENSAR QUE PODRÉ COMER EL CURRY DE UN HOMBRE DE HIERRO!
UA
¡QUÉ GANAS!
B
¡SI NO ESTÁ BUENO, TE MATARÉ!
¿QUÉ...?
¿QUÉ...?
¿QUÉ...?

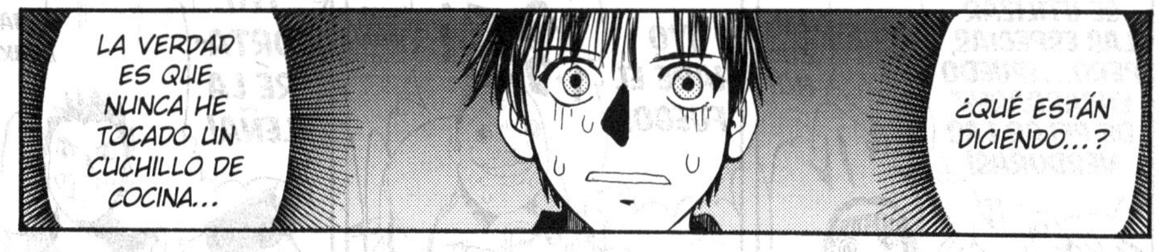
¿QUÉ ESTÁN DICIENDO...?
LA VERDAD ES QUE NUNCA HE TOCADO UN CUCHILLO DE COCINA...

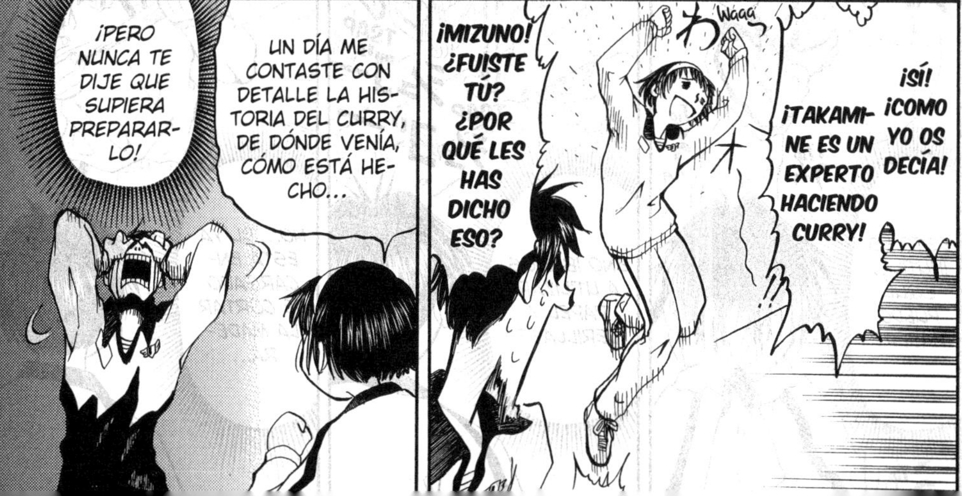
¡SÍ! ¡COMO YO OS DECÍA!
¡TAKAMINE ES UN EXPERTO HACIENDO CURRY!
Wááá
¡MIZUNO! ¿FUISTE TÚ? ¿POR QUÉ LES HAS DICHO ESO?
UN DÍA ME CONTASTE CON DETALLE LA HISTORIA DEL CURRY, DE DÓNDE VENÍA, CÓMO ESTÁ HECHO...
¡PERO NUNCA TE DIJE QUE SUPIERA PREPARARLO!

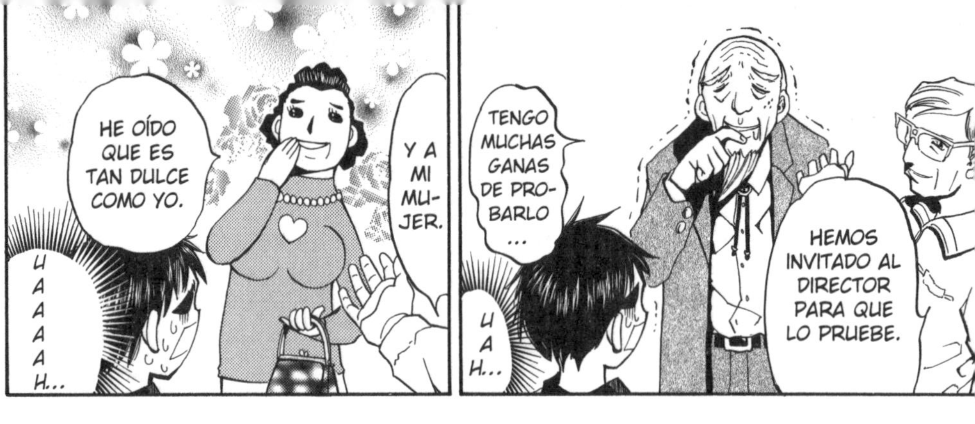
HEMOS INVITADO AL DIRECTOR PARA QUE LO PRUEBE.
TENGO MUCHAS GANAS DE PROBARLO...
UAH...
Y A MI MUJER.
HE OÍDO QUE ES TAN DULCE COMO YO.
UAAAAAAH...

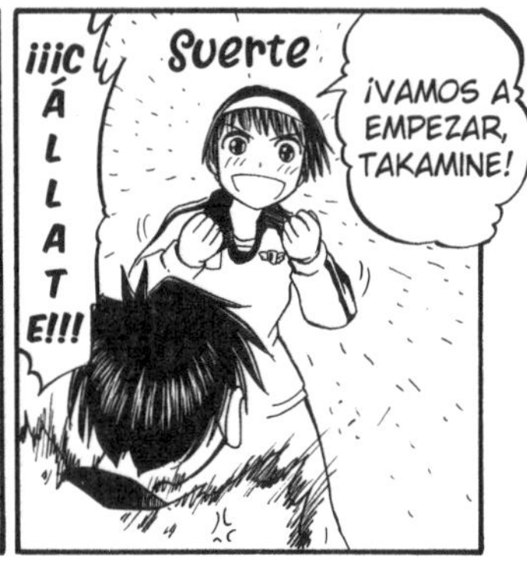
Suerte
¡VAMOS A EMPEZAR, TAKAMINE!
¡¡¡CÁLLATE!!!

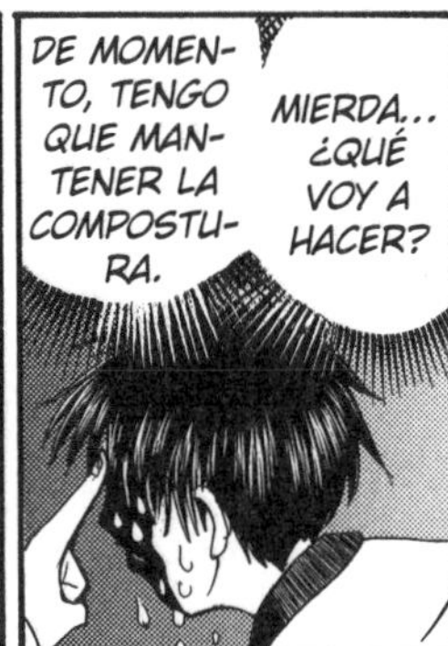
MIERDA... ¿QUÉ VOY A HACER?
DE MOMENTO, TENGO QUE MANTENER LA COMPOSTURA.

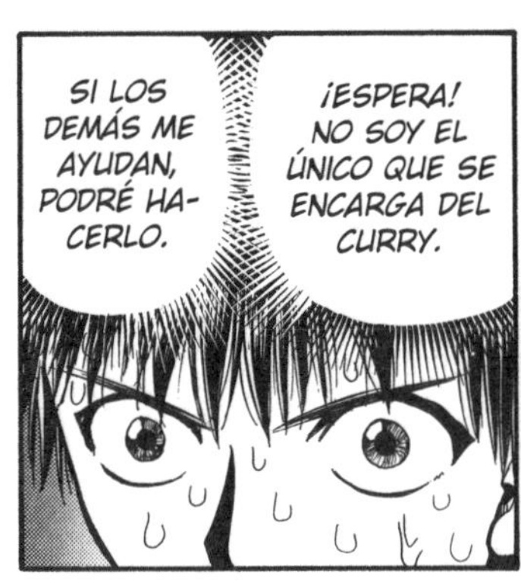
¡ESPERA! NO SOY EL ÚNICO QUE SE ENCARGA DEL CURRY.
SI LOS DEMÁS ME AYUDAN, PODRÉ HACERLO.

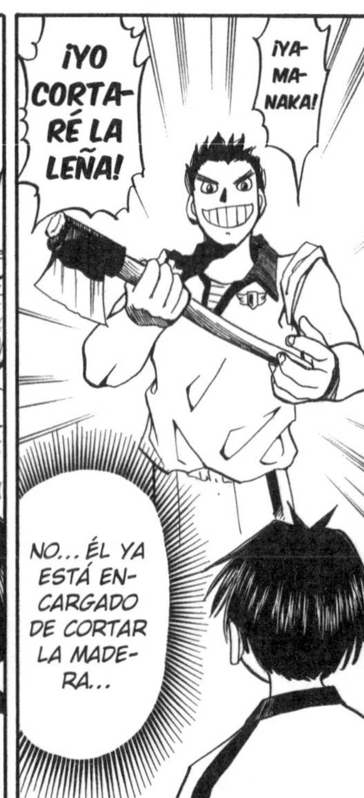
¡YAMANAKA!
¡YO CORTARÉ LA LEÑA!
NO... ÉL YA ESTÁ ENCARGADO DE CORTAR LA MADERA...

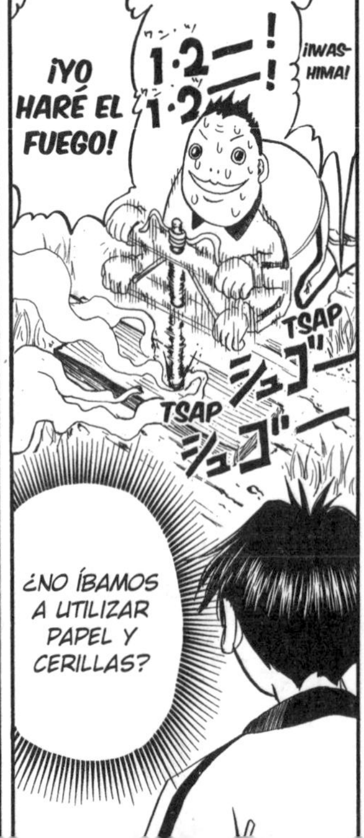
¡WASHIMA!
1·2 1·2
¡YO HARÉ EL FUEGO!
TSAP
TSAP
¿NO ÍBAMOS A UTILIZAR PAPEL Y CERILLAS?

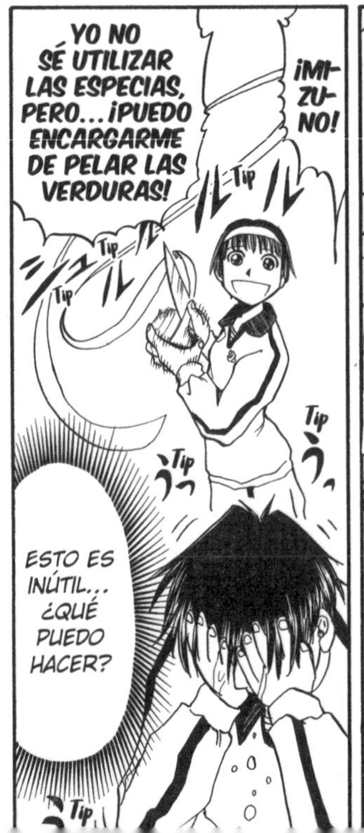
¡MIZUNO!
YO NO SÉ UTILIZAR LAS ESPECIAS, PERO... ¡PUEDO ENCARGARME DE PELAR LAS VERDURAS!
Tip
Tip
Tip
Tip
Tip
ESTO ES INÚTIL... ¿QUÉ PUEDO HACER?
Tip

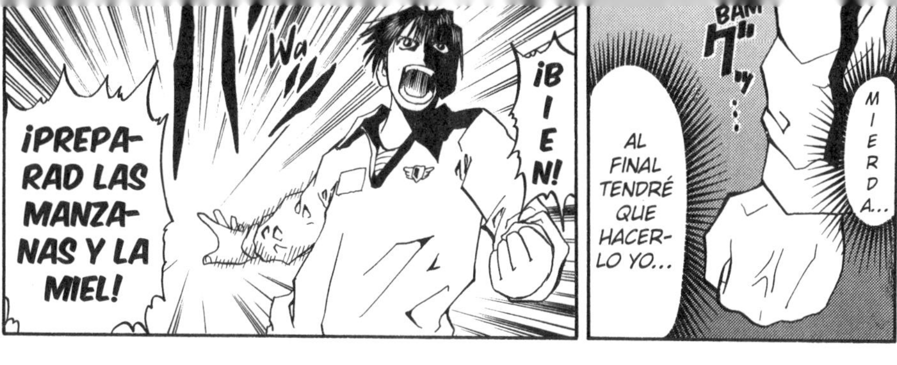
MIERDA...
AL FINAL TENDRÉ QUE HACERLO YO...
BAM
Wa!!
¡BIEN!
¡PREPARAD LAS MANZANAS Y LA MIEL!

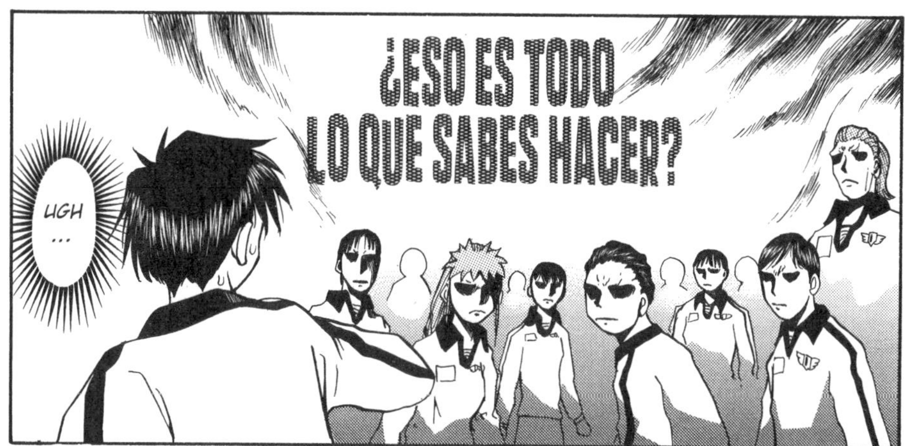
¿ESO ES TODO LO QUE SABES HACER?
UGH...

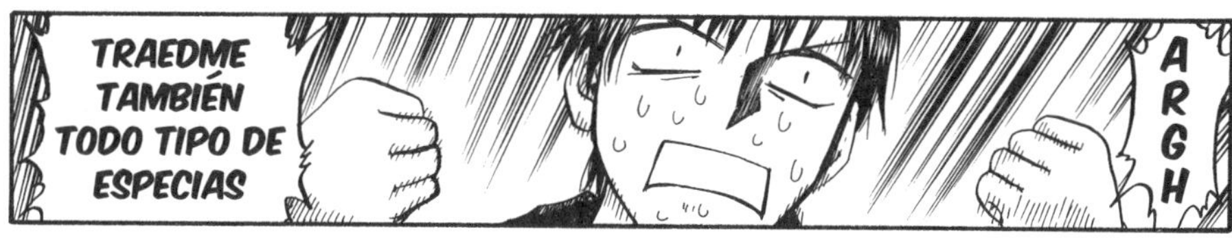
ARGH
TRAEDME TAMBIÉN TODO TIPO DE ESPECIAS

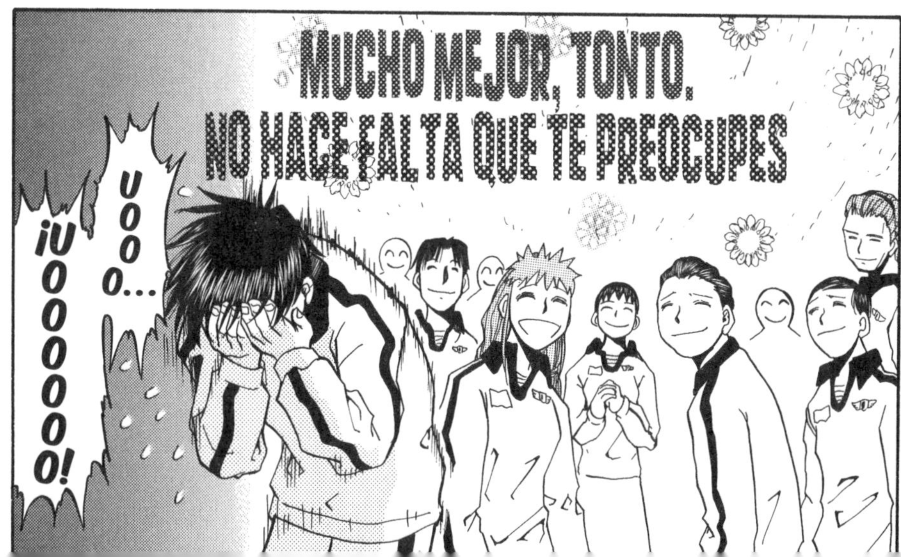
MUCHO MEJOR, TONTO.
NO HACE FALTA QUE TE PREOCUPES
UOOO...
¡UOOOOOOOO!

BIEN... AHORA YA NO ESTOY TAN NERVIOSO...
PASE LO QUE PASE...

CON UN BUEN CURRY, CONDIMENTOS Y ESPECIAS...
¡SABRÁ APETITOSO, SIN DUDA!

¡SÍ! SEGURO QUE SI LO INTENTO...
¡CONSEGUIRÉ UN BUEN CURRY!
¡VAMOS!

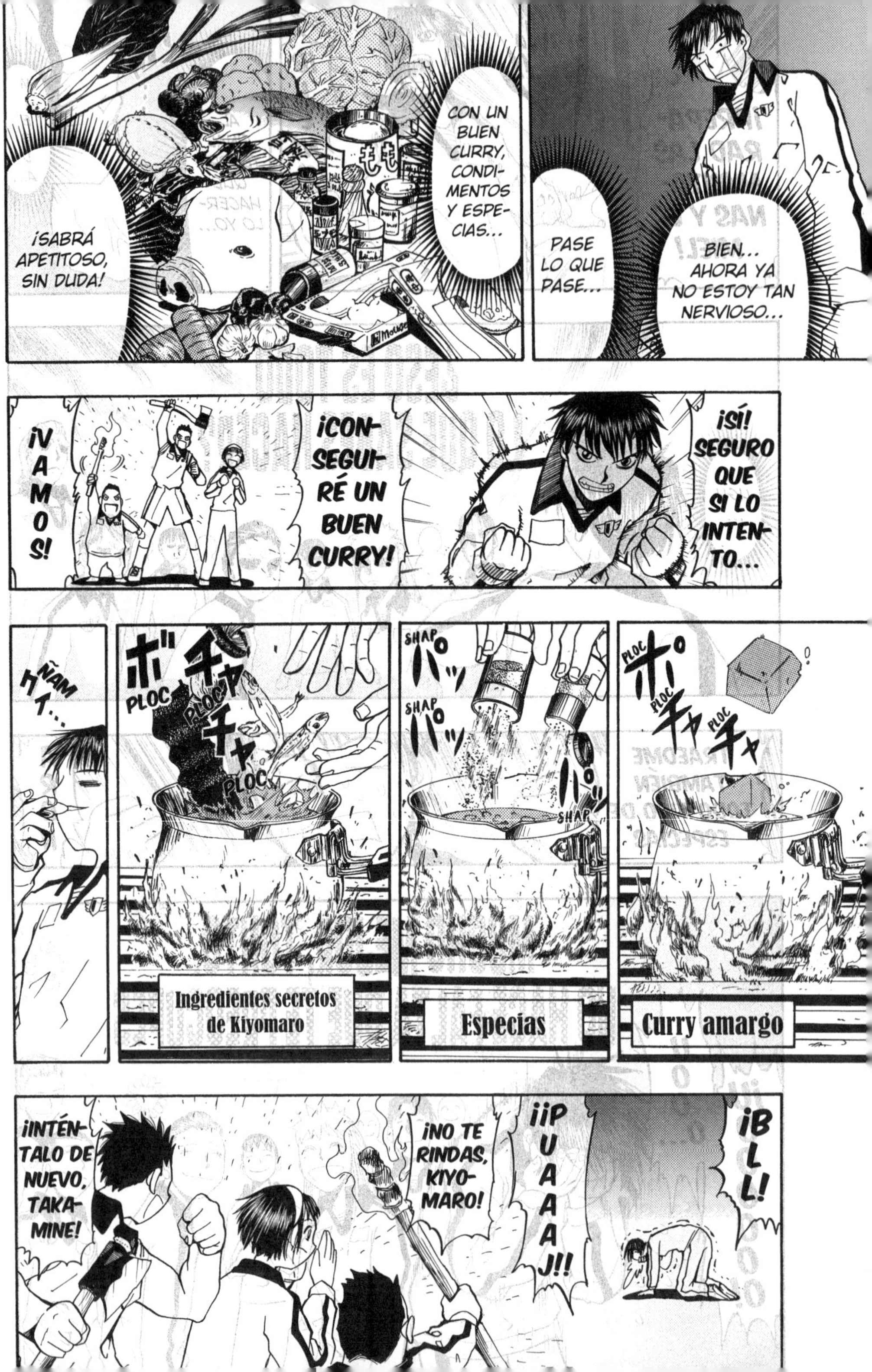

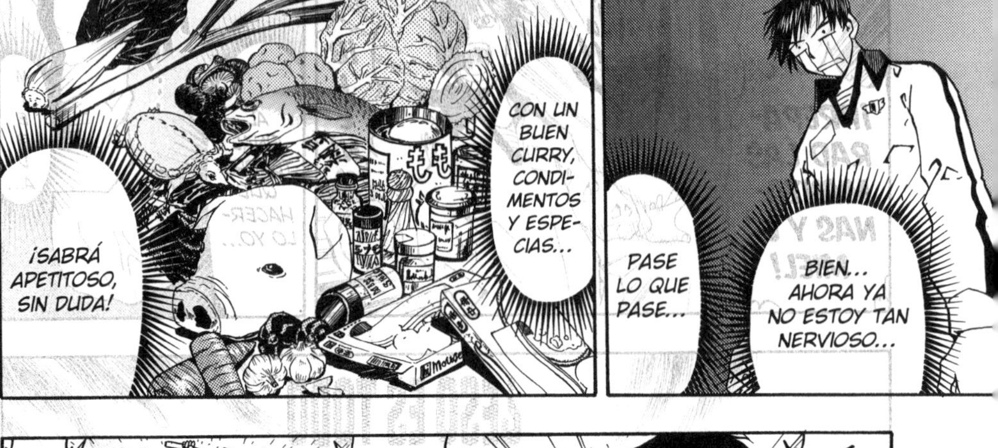

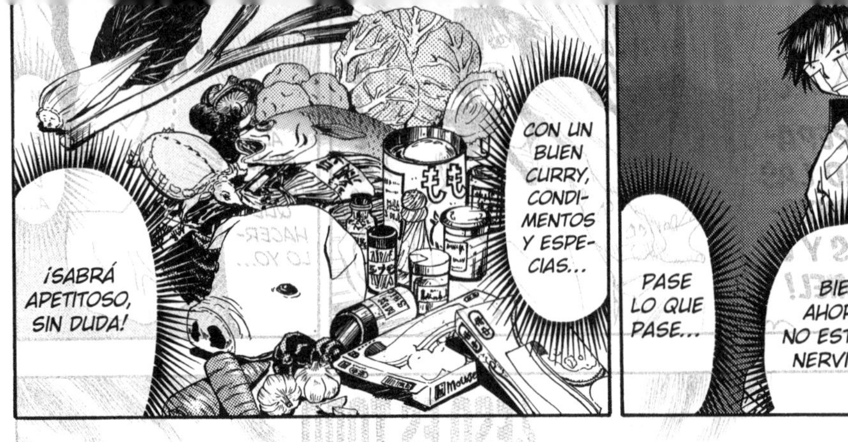

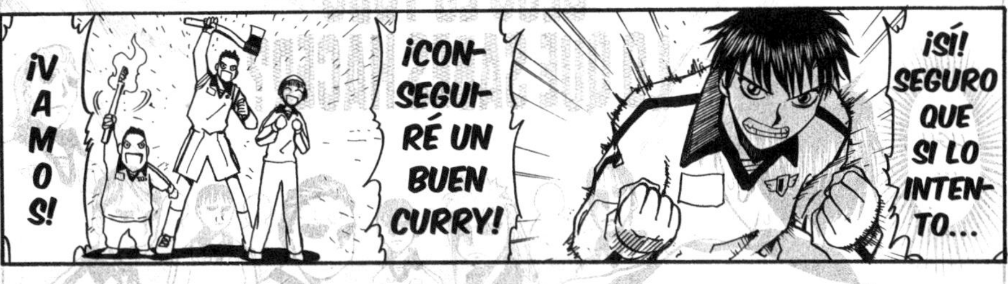

PLOC PLOC PLOC

Curry amargo

SHAP SHAP SHAP

Especias

PLOC PLOC PLOC

Ingredientes secretos de Kiyomaro

ÑAM

¡BLL!
¡¡PUAAAAJ!!
¡NO TE RINDAS, KIYOMARO!
¡INTÉNTALO DE NUEVO, TAKAMINE!

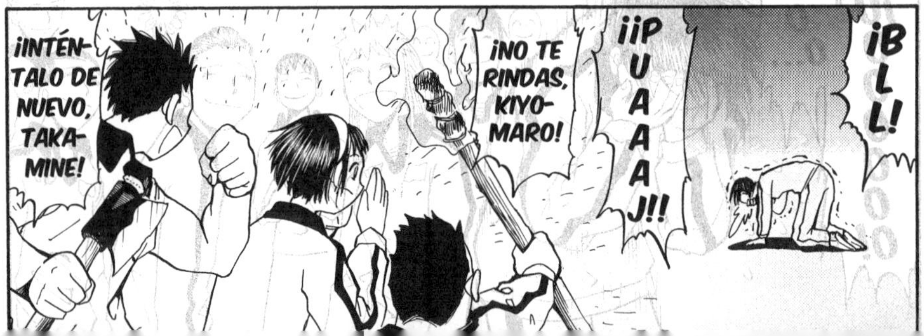

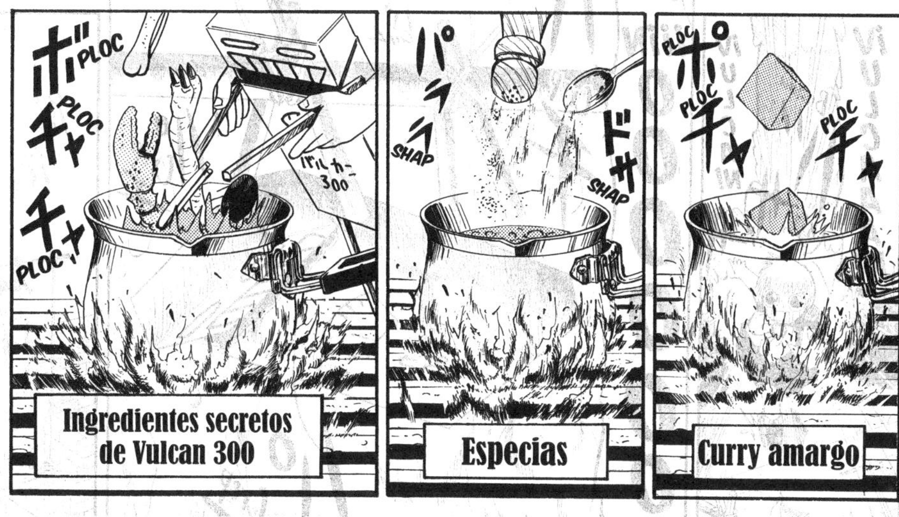
ボゴ PLOC
チャ PLOC
チャ PLOC
バルカン300
Ingredientes secretos de Vulcan 300
パラ SHAP
ドサ SHAP
Especias
ポ PLOC
チャ PLOC
チャ PLOC
Curry amargo

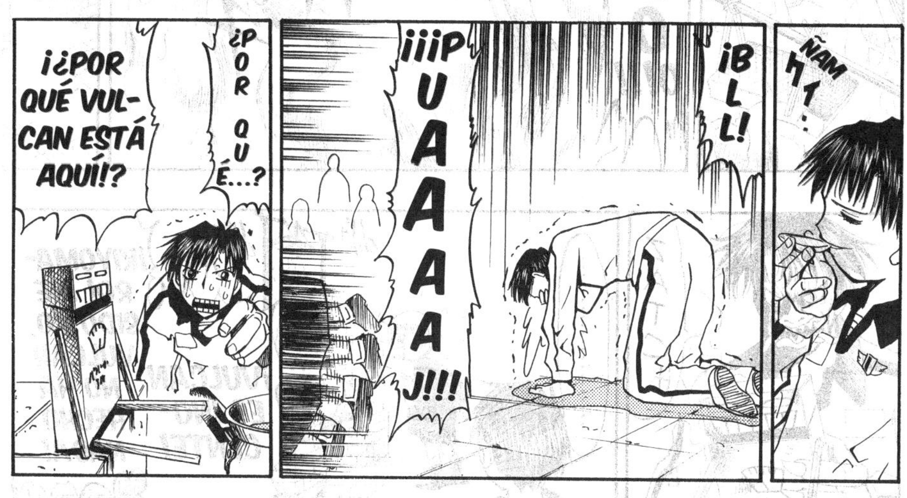
¡¿POR QUÉ VULCAN ESTÁ AQUÍ!?
¿POR QUÉ...?
¡¡¡PUAAAAAJ!!!
¡BLL!
ÑAM
パク...

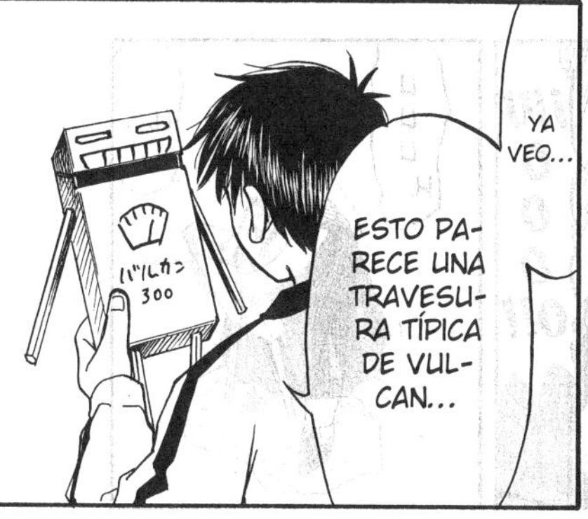
バルカン 300
YA VEO...
ESTO PARECE UNA TRAVESURA TÍPICA DE VULCAN...

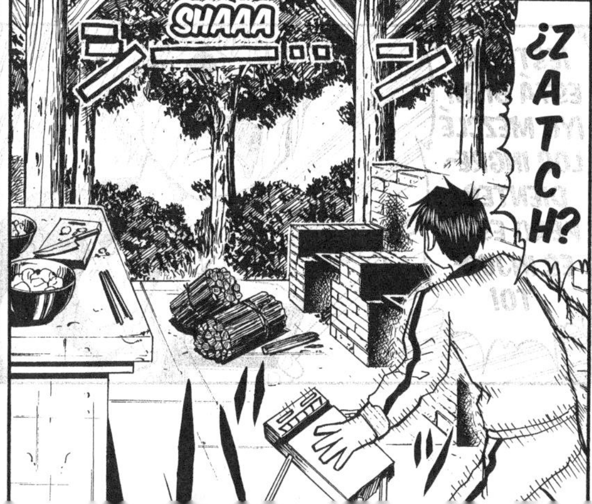
SHAAA
¿ZATCH?

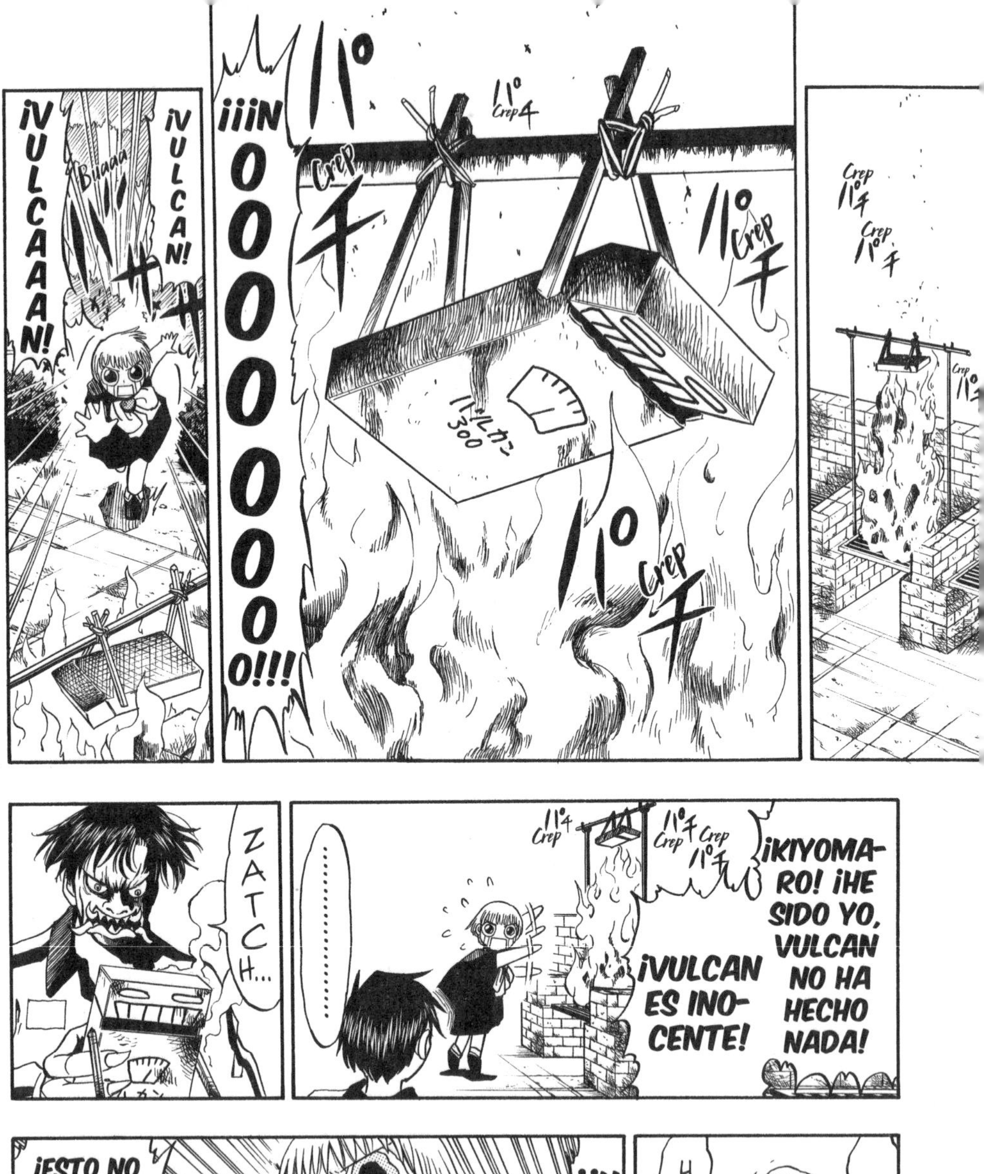

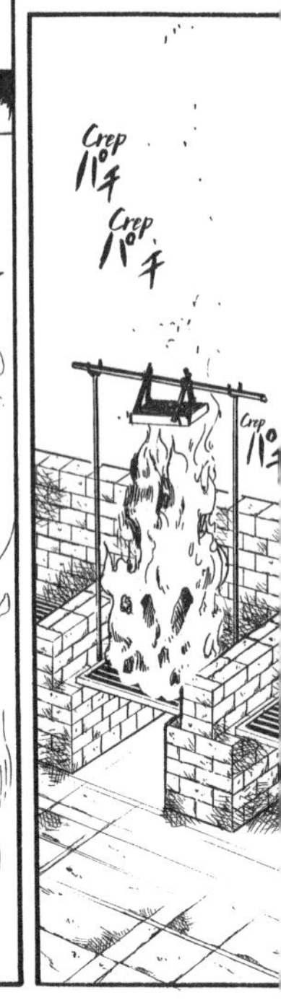

Crep
¡¡¡NOOOOOOOOOO!!!
Crep
Crep
Crep
バルカン300

¡VULCAN!
¡VULCAAAAN!
Buaaa

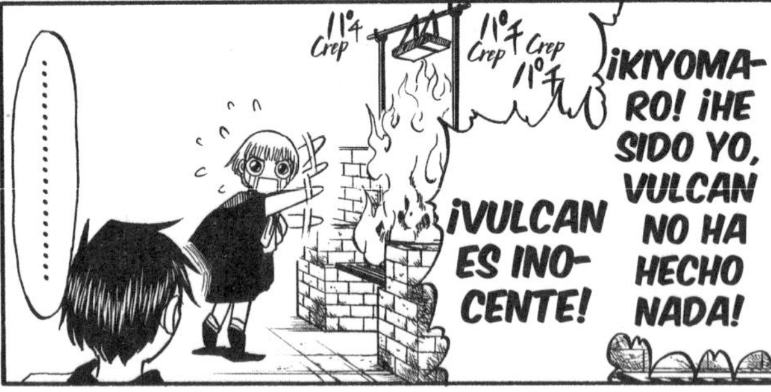

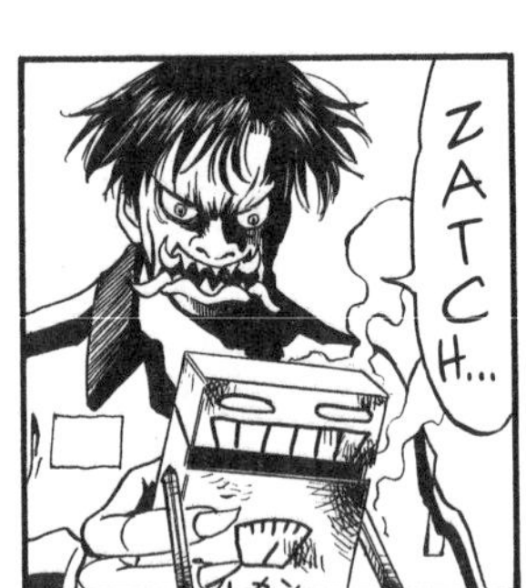

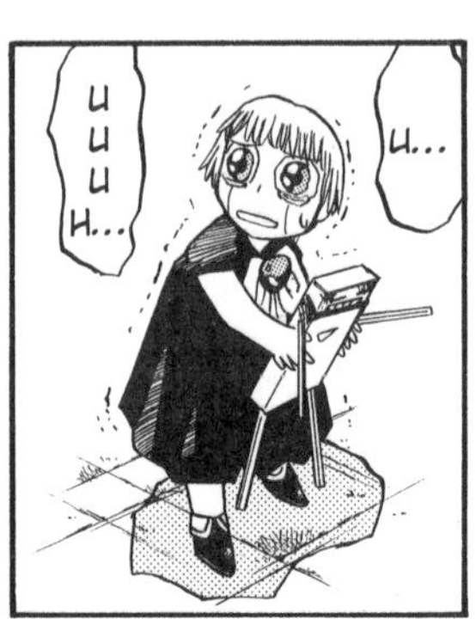

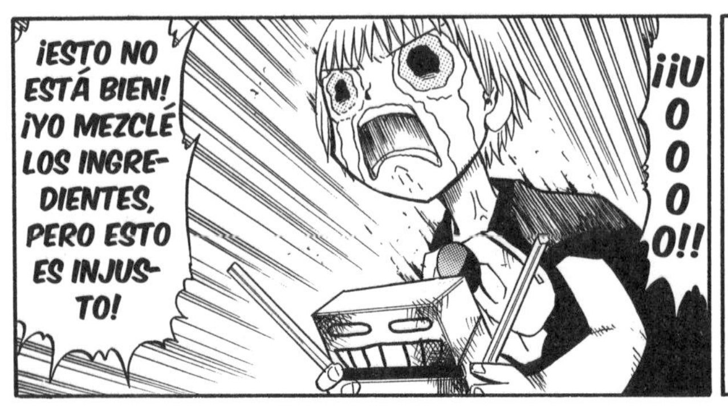

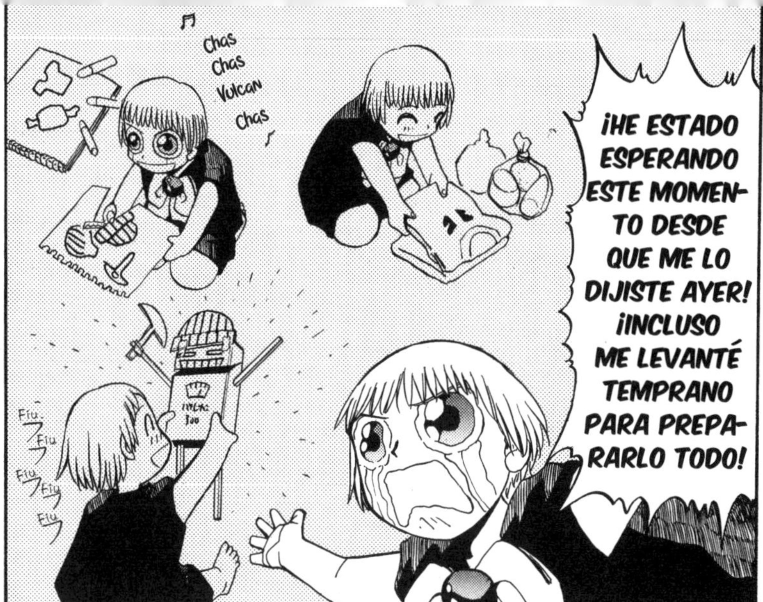
¡HE ESTADO ESPERANDO ESTE MOMENTO DESDE QUE ME LO DIJISTE AYER! ¡INCLUSO ME LEVANTÉ TEMPRANO PARA PREPARARLO TODO!
Chas
Chas
Vulcan
Chas
Fiu
Fiu
Fiu
Fiu
Fiu

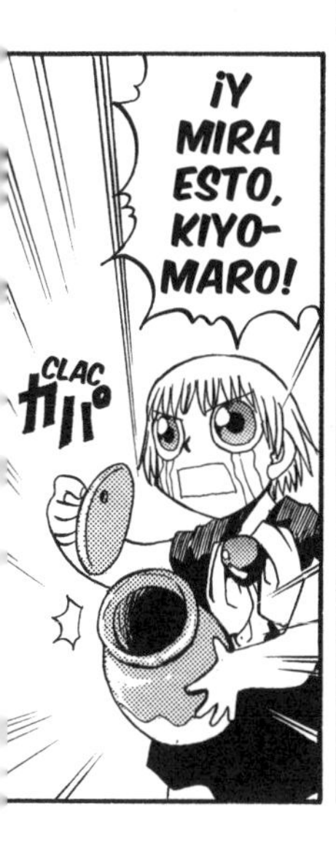
¡Y MIRA ESTO, KIYOMARO!
CLAC

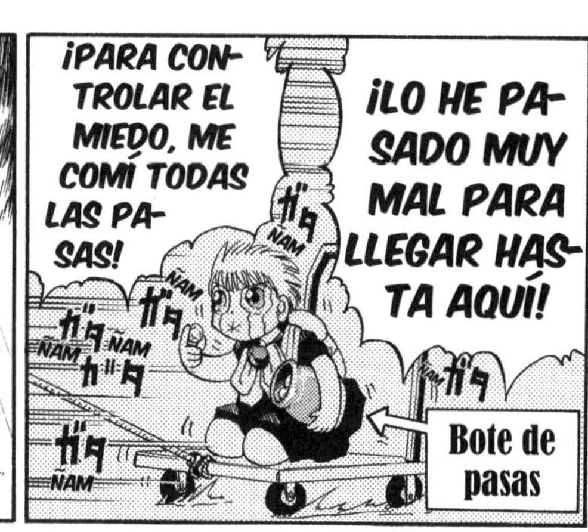
¡LO HE PASADO MUY MAL PARA LLEGAR HASTA AQUÍ!
¡PARA CONTROLAR EL MIEDO, ME COMÍ TODAS LAS PASAS!
ÑAM
ÑAM
ÑAM
ÑAM
ÑAM
ÑAM
Bote de pasas

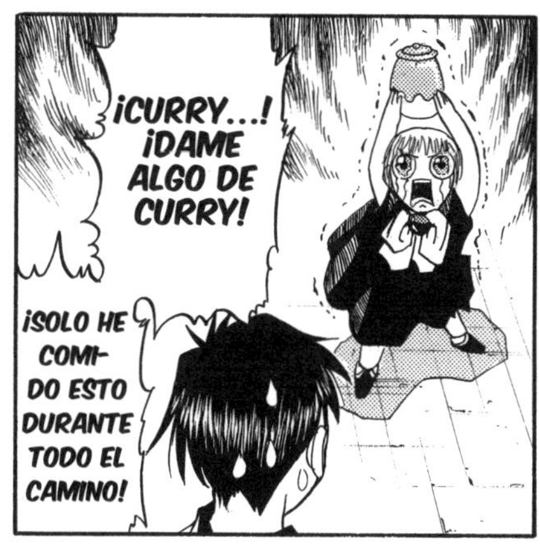
¡CURRY...! ¡DAME ALGO DE CURRY!
¡SOLO HE COMIDO ESTO DURANTE TODO EL CAMINO!

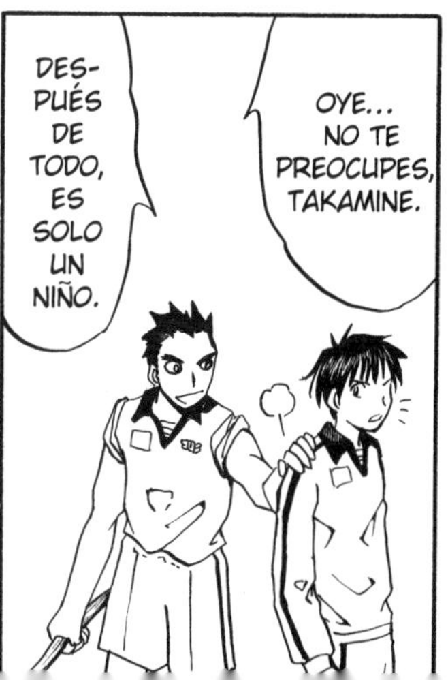
OYE... NO TE PREOCUPES, TAKAMINE.
DESPUÉS DE TODO, ES SOLO UN NIÑO.

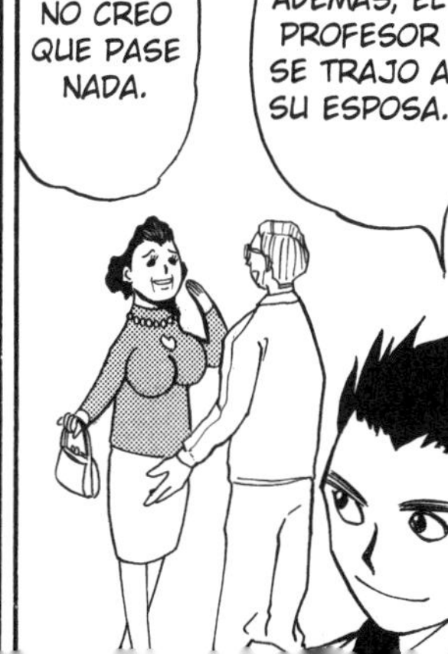
ADEMÁS, EL PROFESOR SE TRAJO A SU ESPOSA.
NO CREO QUE PASE NADA.

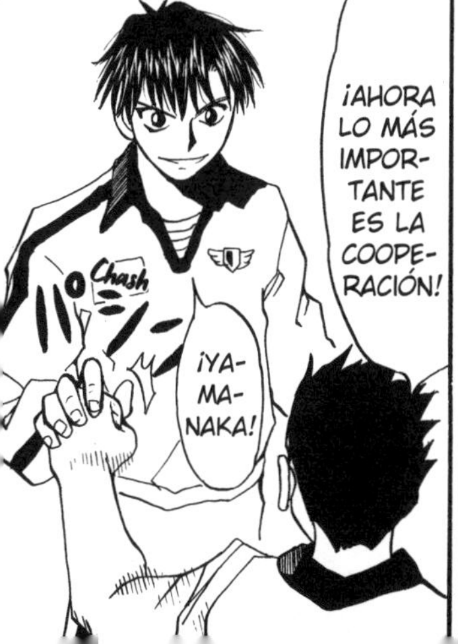
¡AHORA LO MÁS IMPORTANTE ES LA COOPERACIÓN!
¡YAMANAKA!
Chash

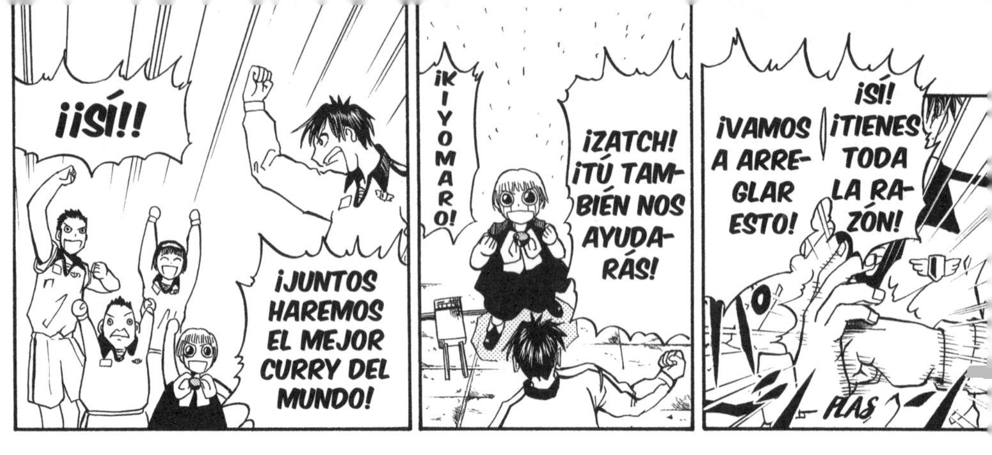
¡SÍ! ¡TIENES TODA LA RAZÓN!
¡VAMOS A ARREGLAR ESTO!
FLAS
¡ZATCH! ¡TÚ TAMBIÉN NOS AYUDARÁS!
¡KIYOMARO!
¡¡SÍ!!
¡JUNTOS HAREMOS EL MEJOR CURRY DEL MUNDO!
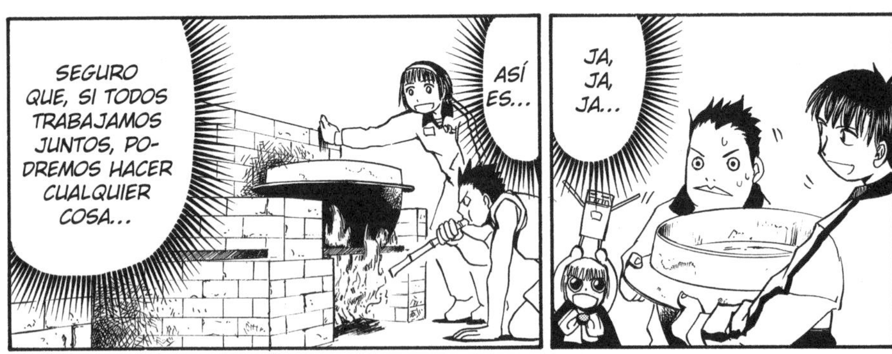
JA, JA, JA...
ASÍ ES...
SEGURO QUE, SI TODOS TRABAJAMOS JUNTOS, PODREMOS HACER CUALQUIER COSA...
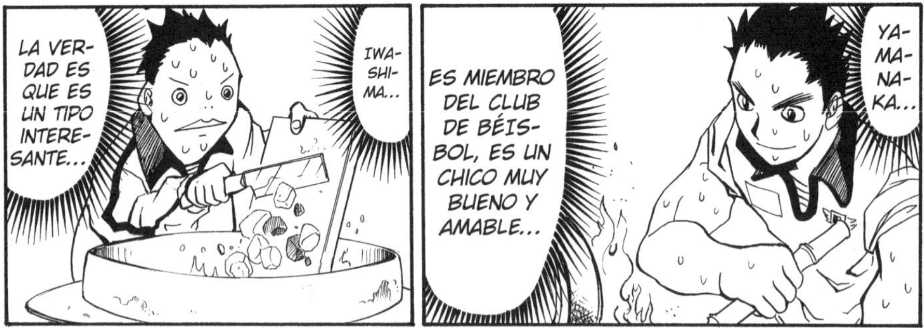
YAMANAKA...
ES MIEMBRO DEL CLUB DE BÉISBOL, ES UN CHICO MUY BUENO Y AMABLE...
IWASHIMA...
LA VERDAD ES QUE ES UN TIPO INTERESANTE...
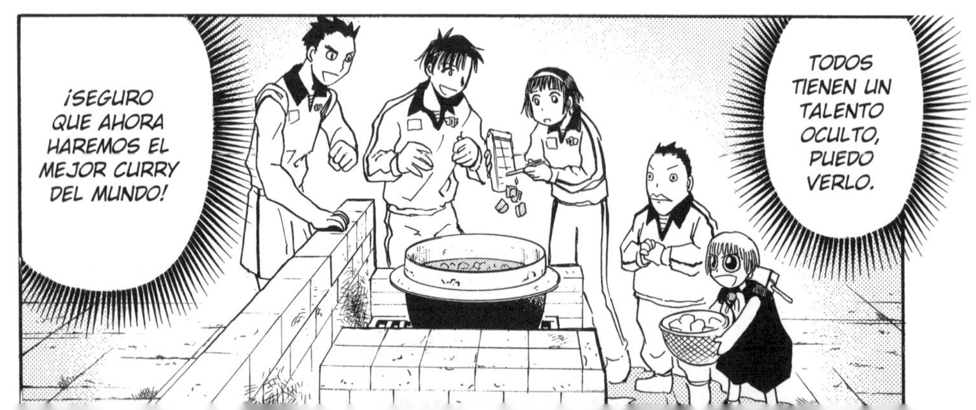
TODOS TIENEN UN TALENTO OCULTO, PUEDO VERLO.
¡SEGURO QUE AHORA HAREMOS EL MEJOR CURRY DEL MUNDO!

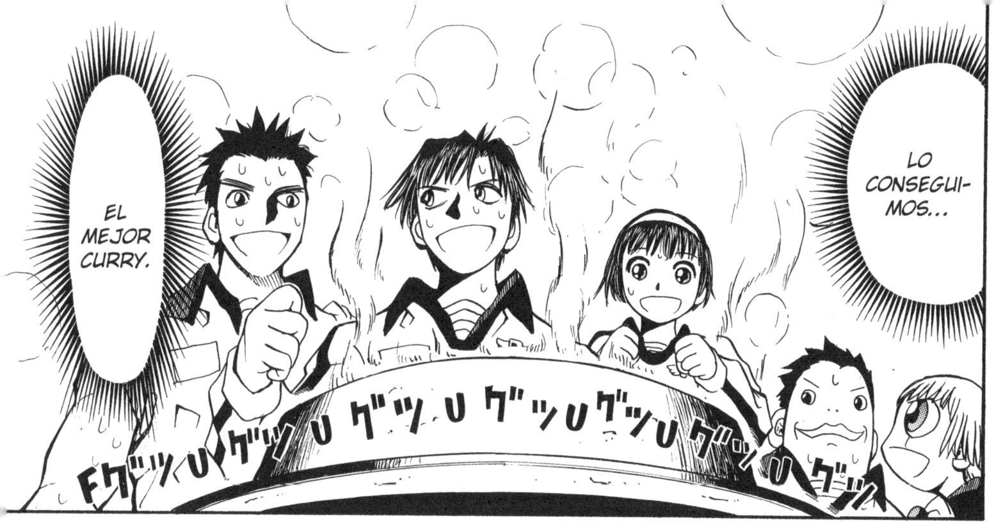
LO CONSEGUI-MOS...
EL MEJOR CURRY.

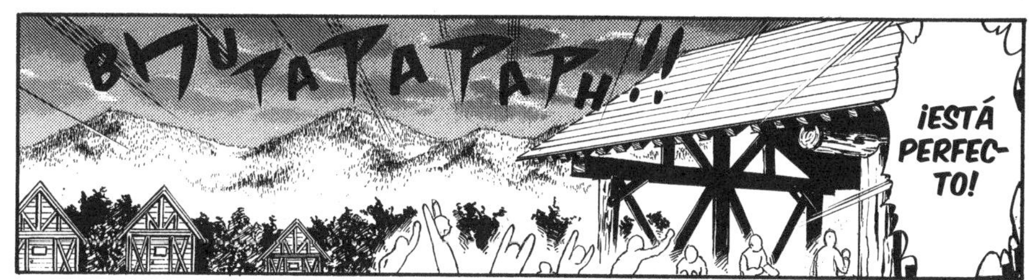
¡ESTÁ PERFEC-TO!

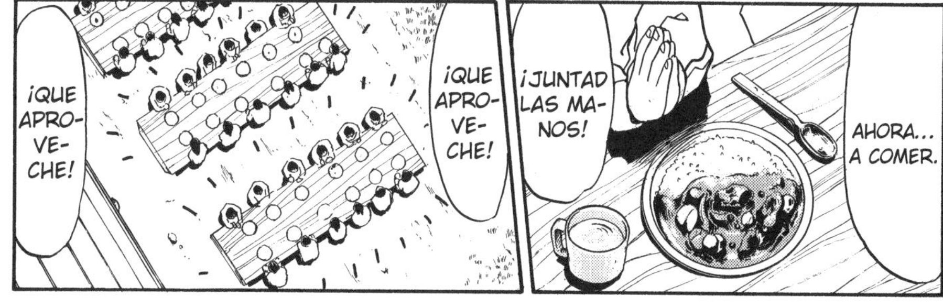
AHORA... A COMER.
¡JUNTAD LAS MA-NOS!
¡QUE APRO-VE-CHE!
¡QUE APRO-VE-CHE!

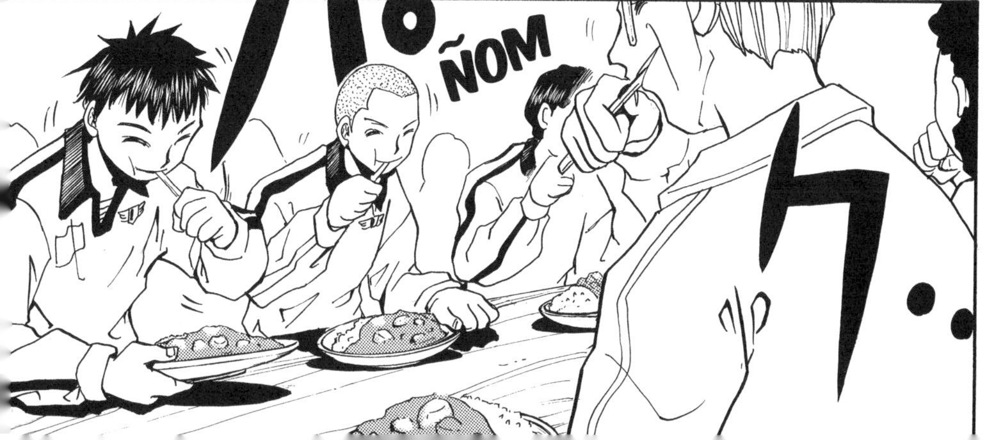
ÑOM

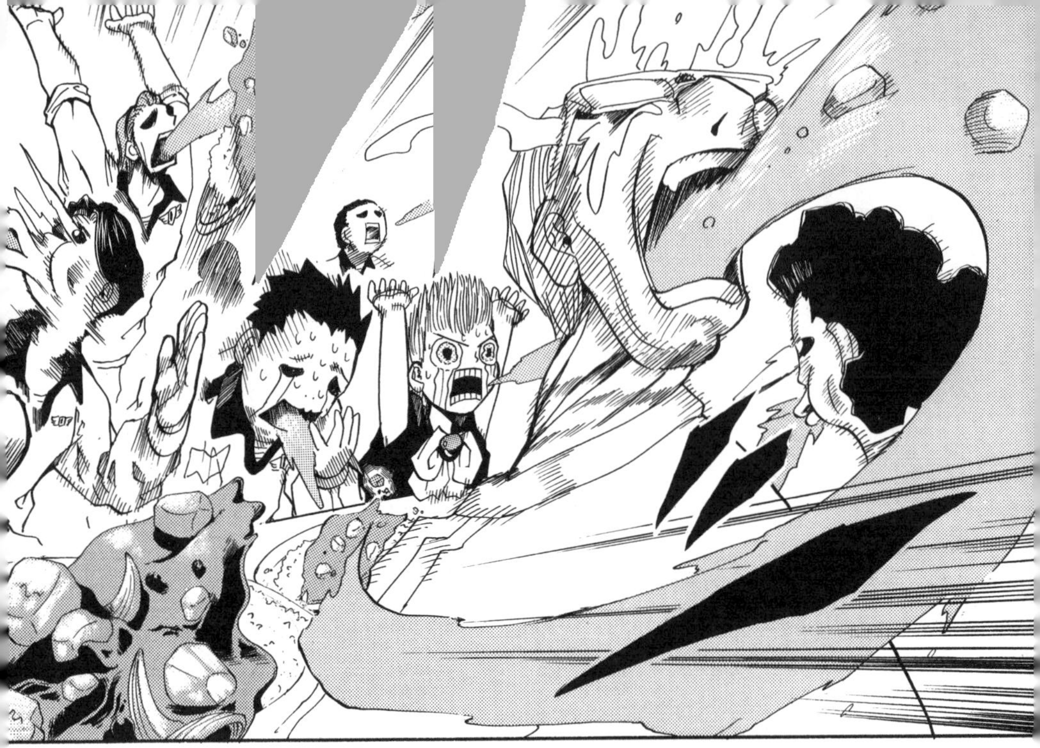

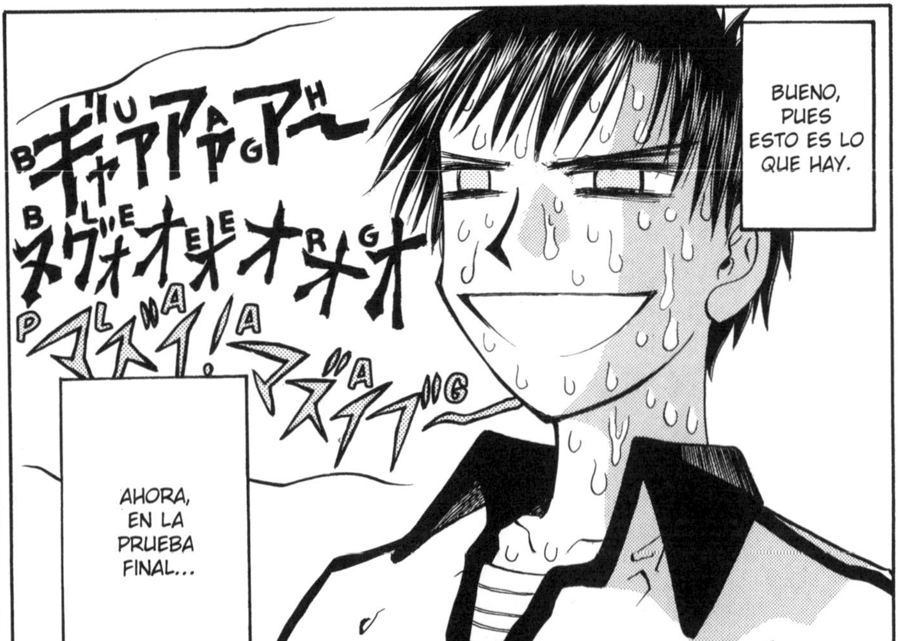

BUENO, PUES ESTO ES LO QUE HAY.

AHORA, EN LA PRUEBA FINAL...

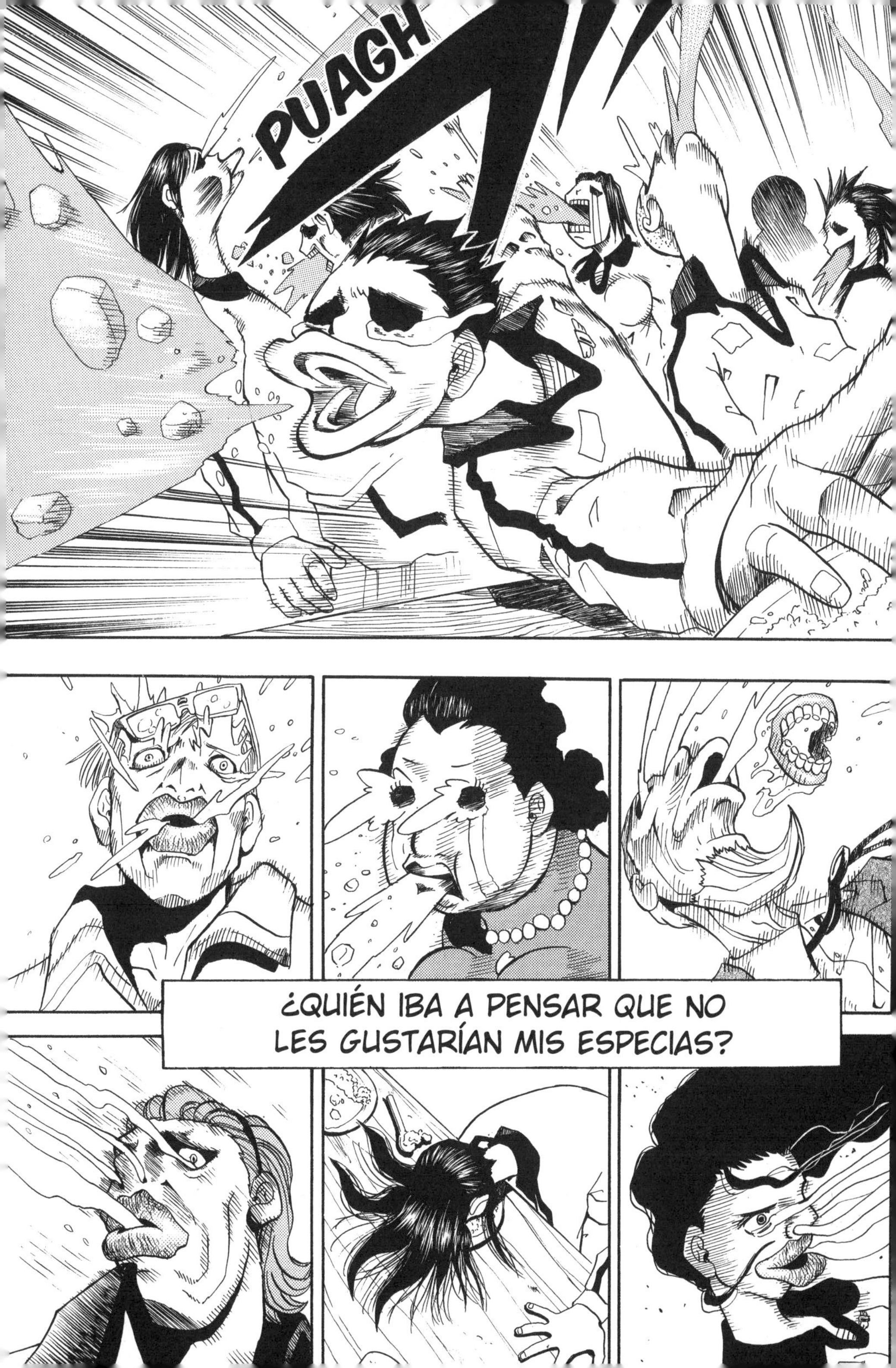
PUAGH
¿QUIÉN IBA A PENSAR QUE NO LES GUSTARÍAN MIS ESPECIAS?

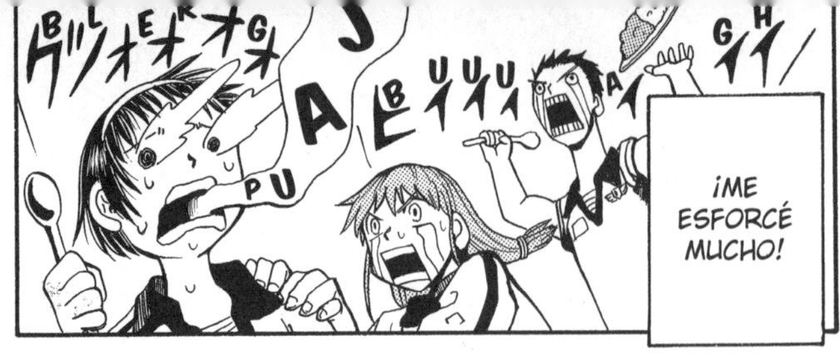
¡ME ESFORCÉ MUCHO!

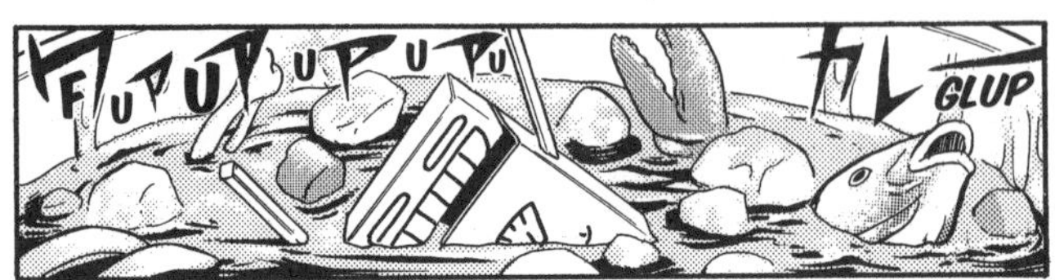
GLUP

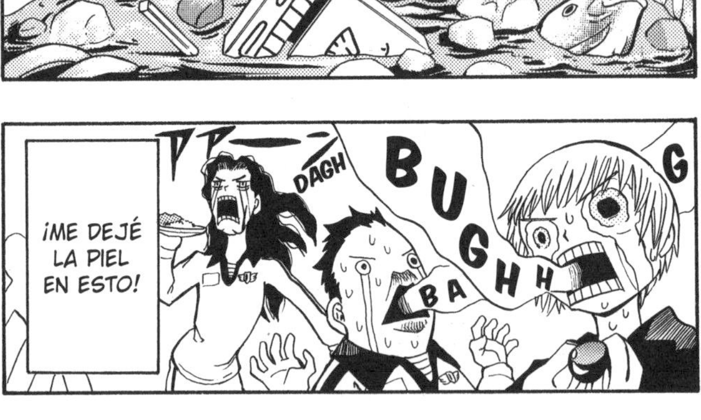
¡ME DEJÉ LA PIEL EN ESTO!
DAGH
BUGHH
BA

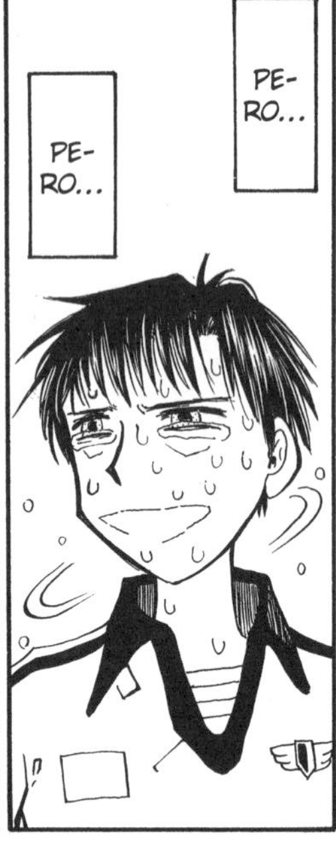
PERO...
PERO...

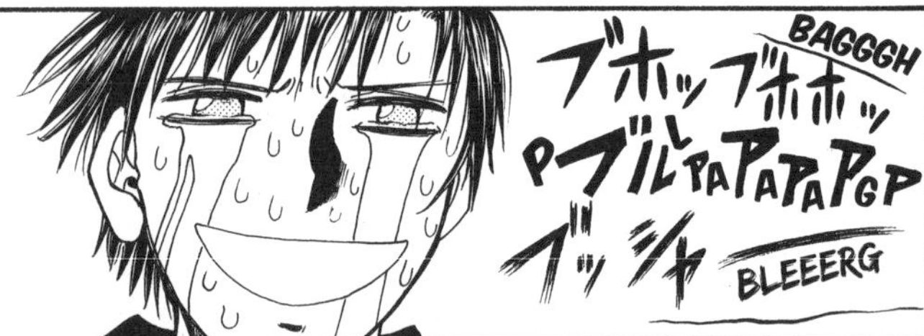
PARA LAS PERSONAS, A VECES ESFORZARSE NO ES SUFICIENTE.
BAGGGH
BLEEERG

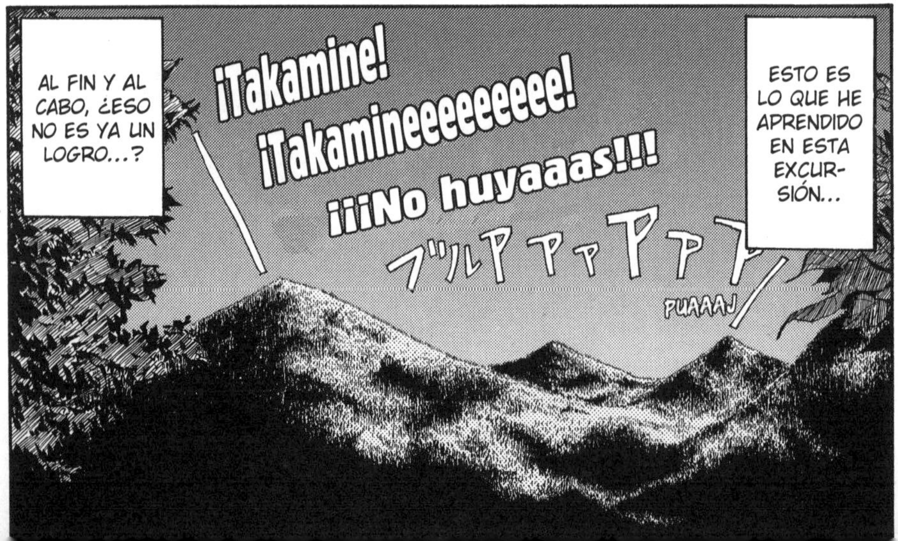
ESTO ES LO QUE HE APRENDIDO EN ESTA EXCURSIÓN...
AL FIN Y AL CABO, ¿ESO NO ES YA UN LOGRO...?
¡Takamine!
¡Takamineeeeeeeee!
¡¡¡No huyaaas!!!
PUAAAJ

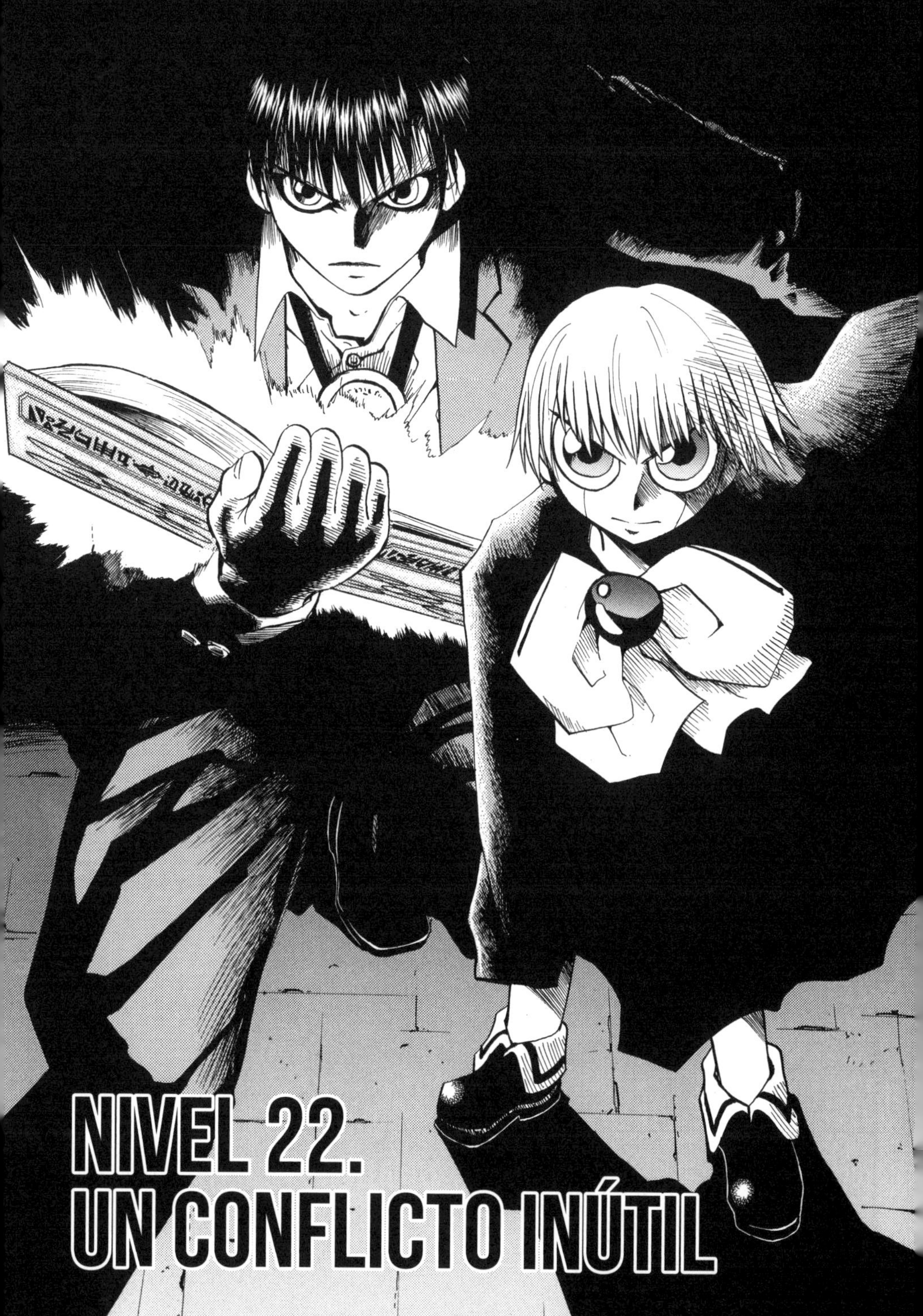
NIVEL 22.
UN CONFLICTO INÚTIL

ALEMANIA
¡RAJA FREE-ZUDO!
ゴ
FUUU

Orillas del río Rin.
8 de junio.

Verano en la ciudad.

ピキ

Shhh

コォォオォォォ
KOOOO

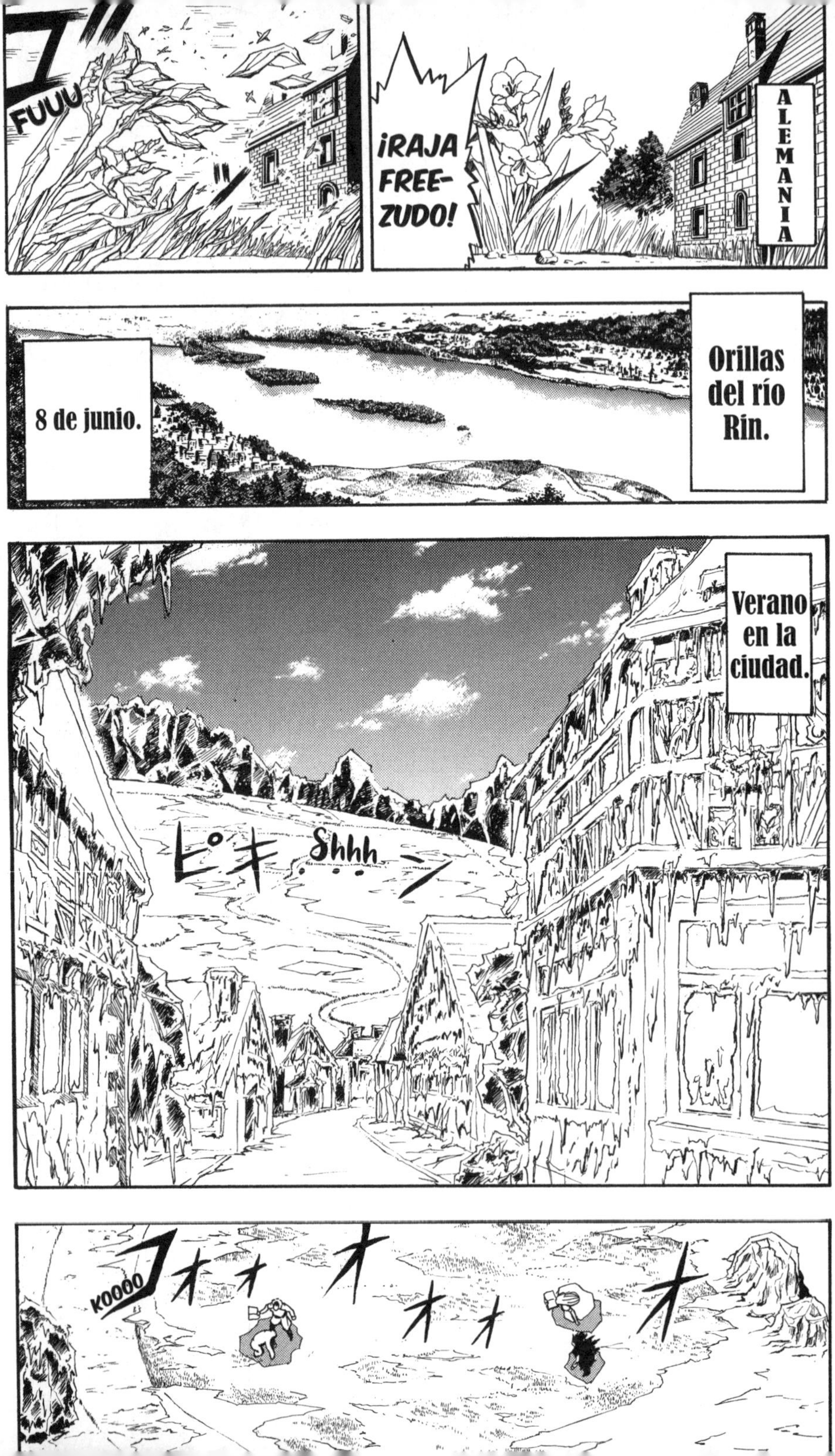

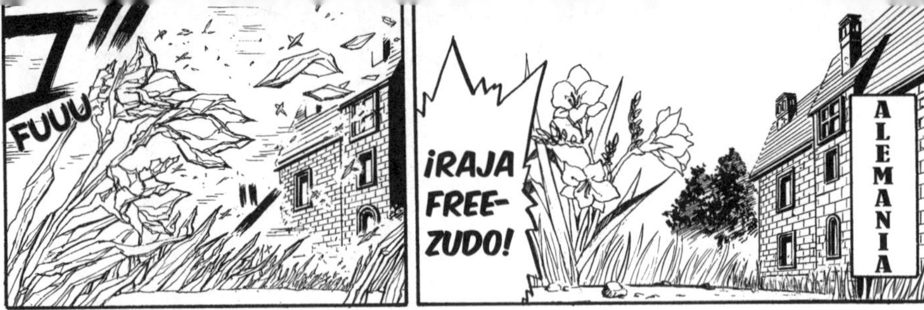

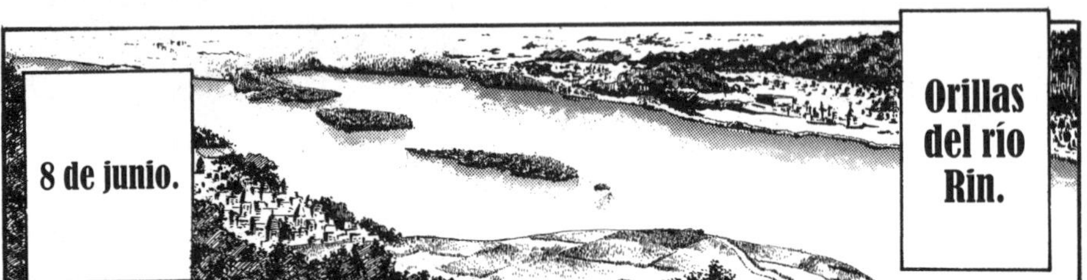

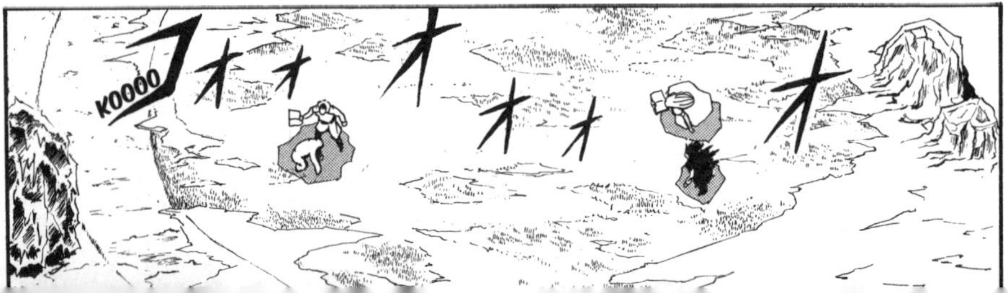

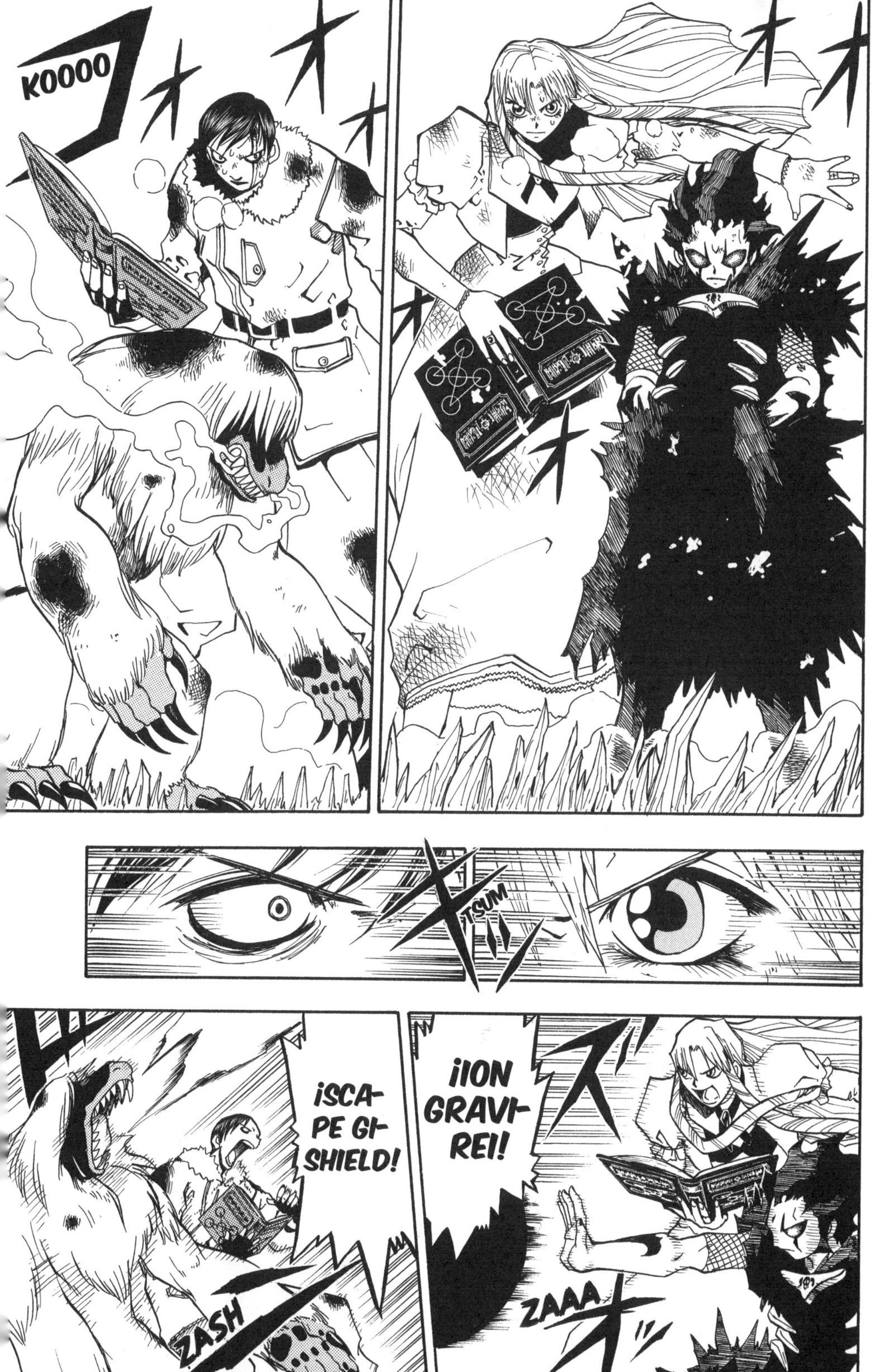

KOOOO
TSUM
¡¡ON GRAVI-REI!
ZAAA
¡SCA-PE GI-SHIELD!
ZASH

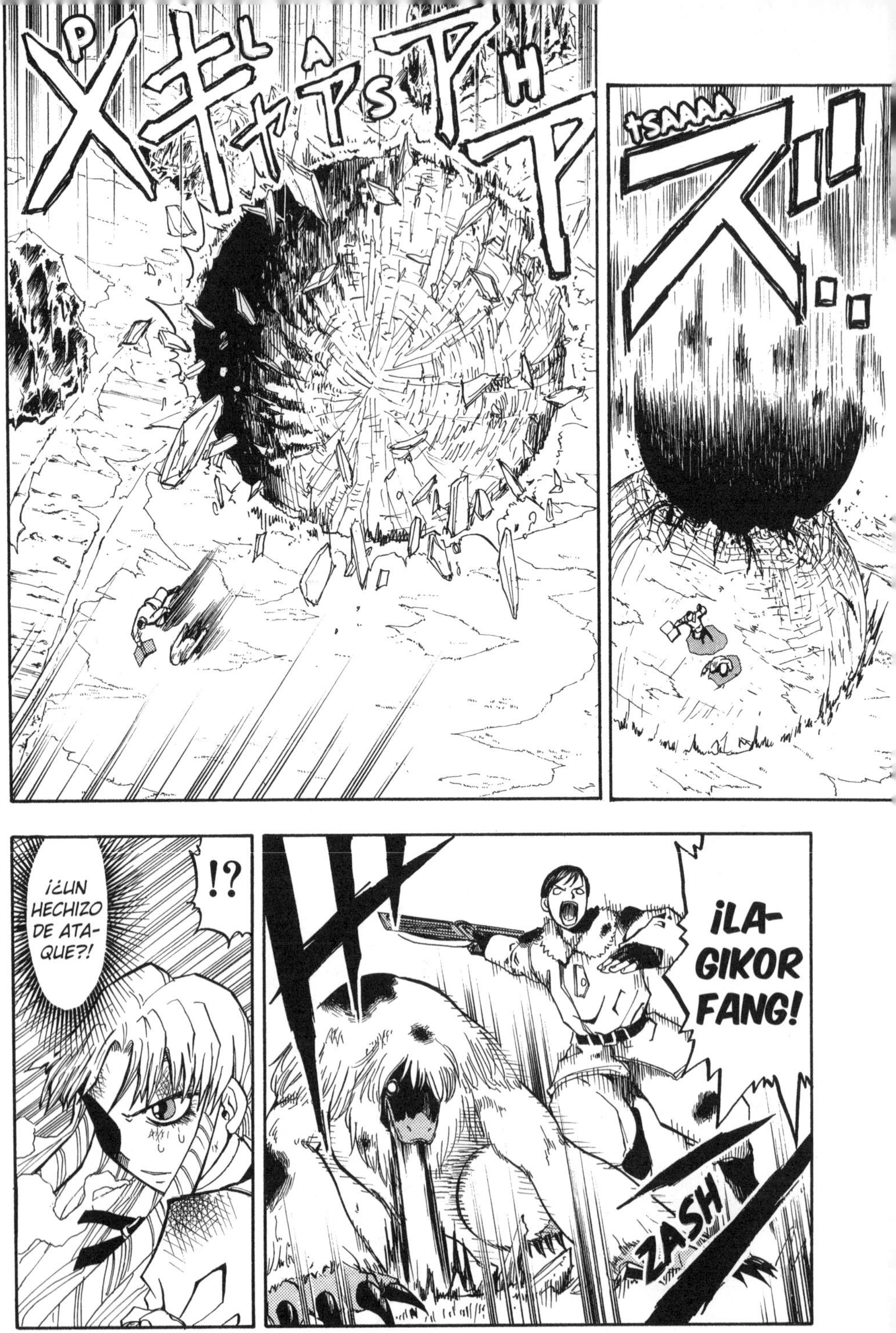

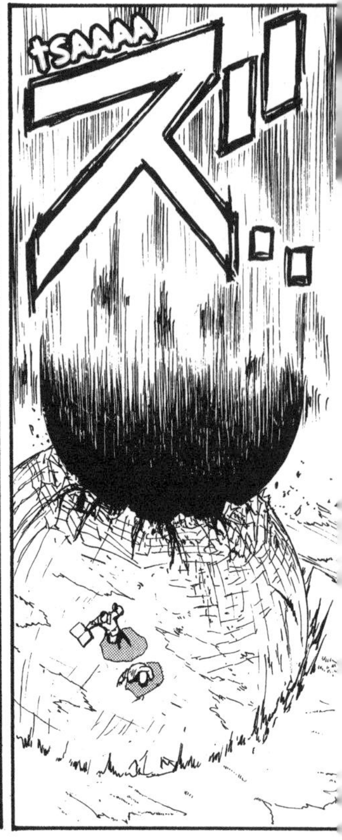

PLAPSH

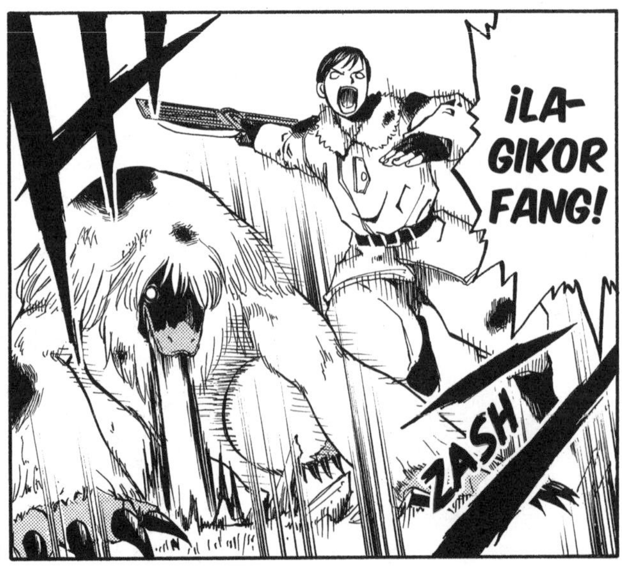

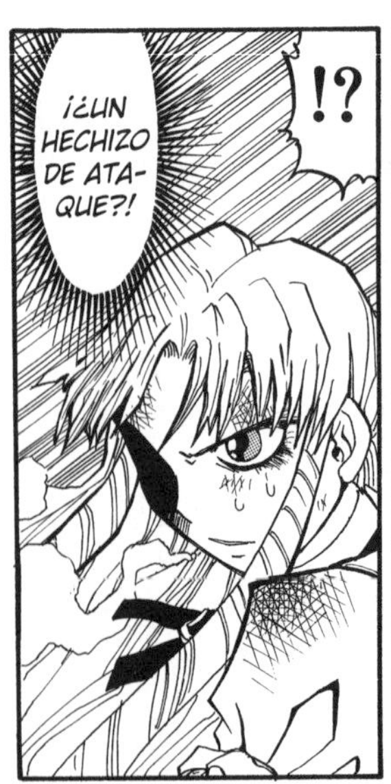

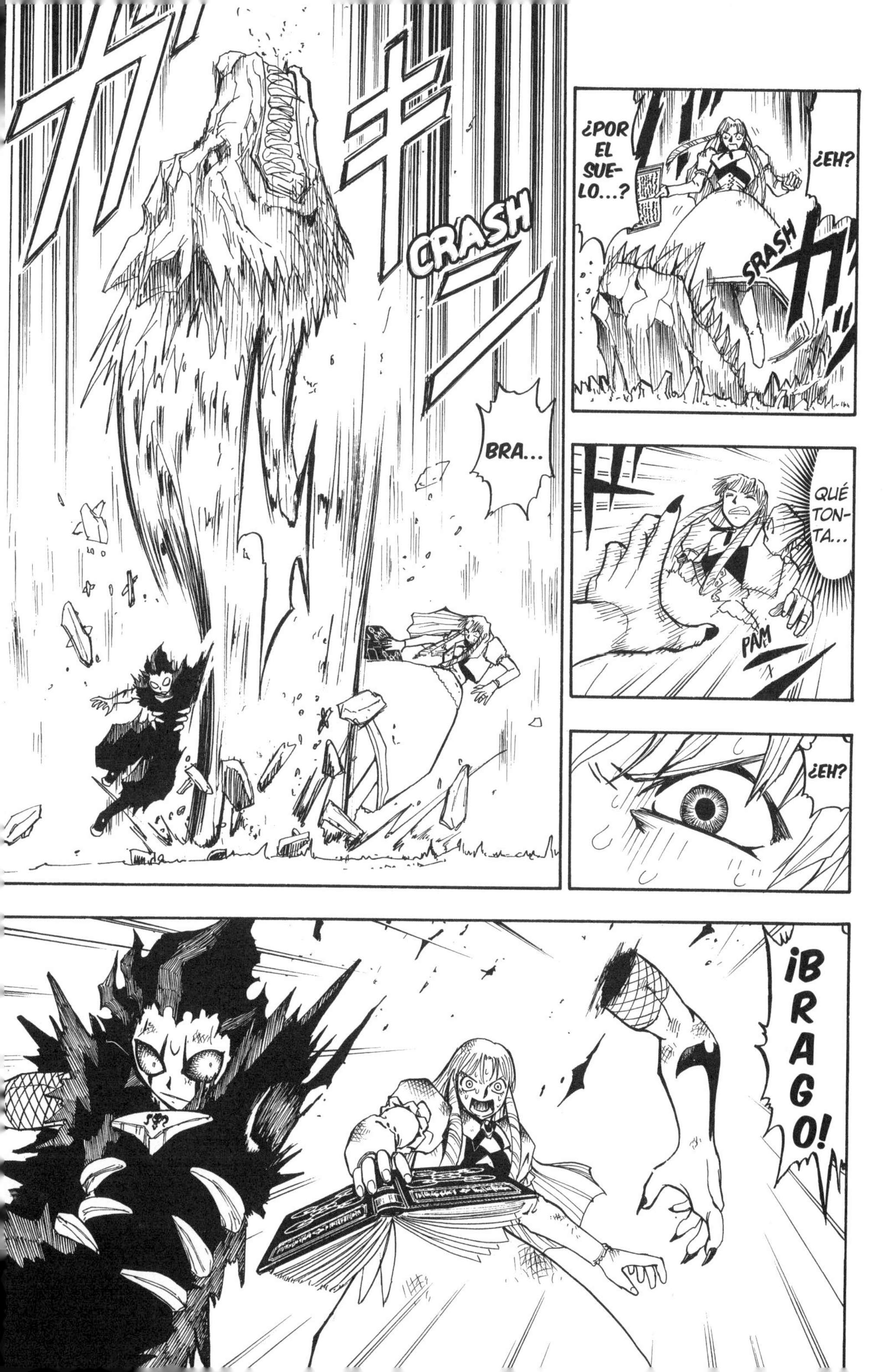

¿EH?
¿POR EL SUE-LO...?
SRASH
QUÉ TON-TA...
PAM
¿EH?
CRASH
BRA...

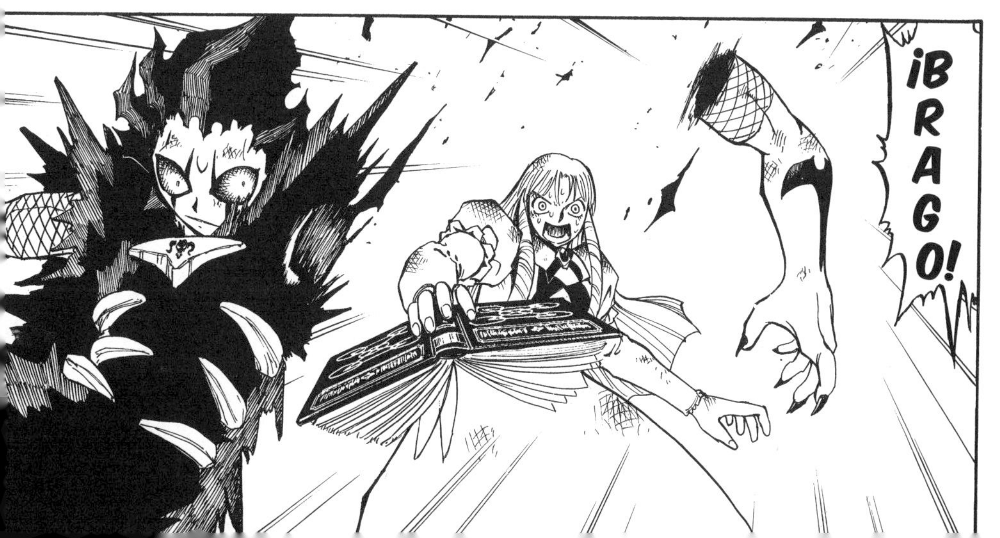

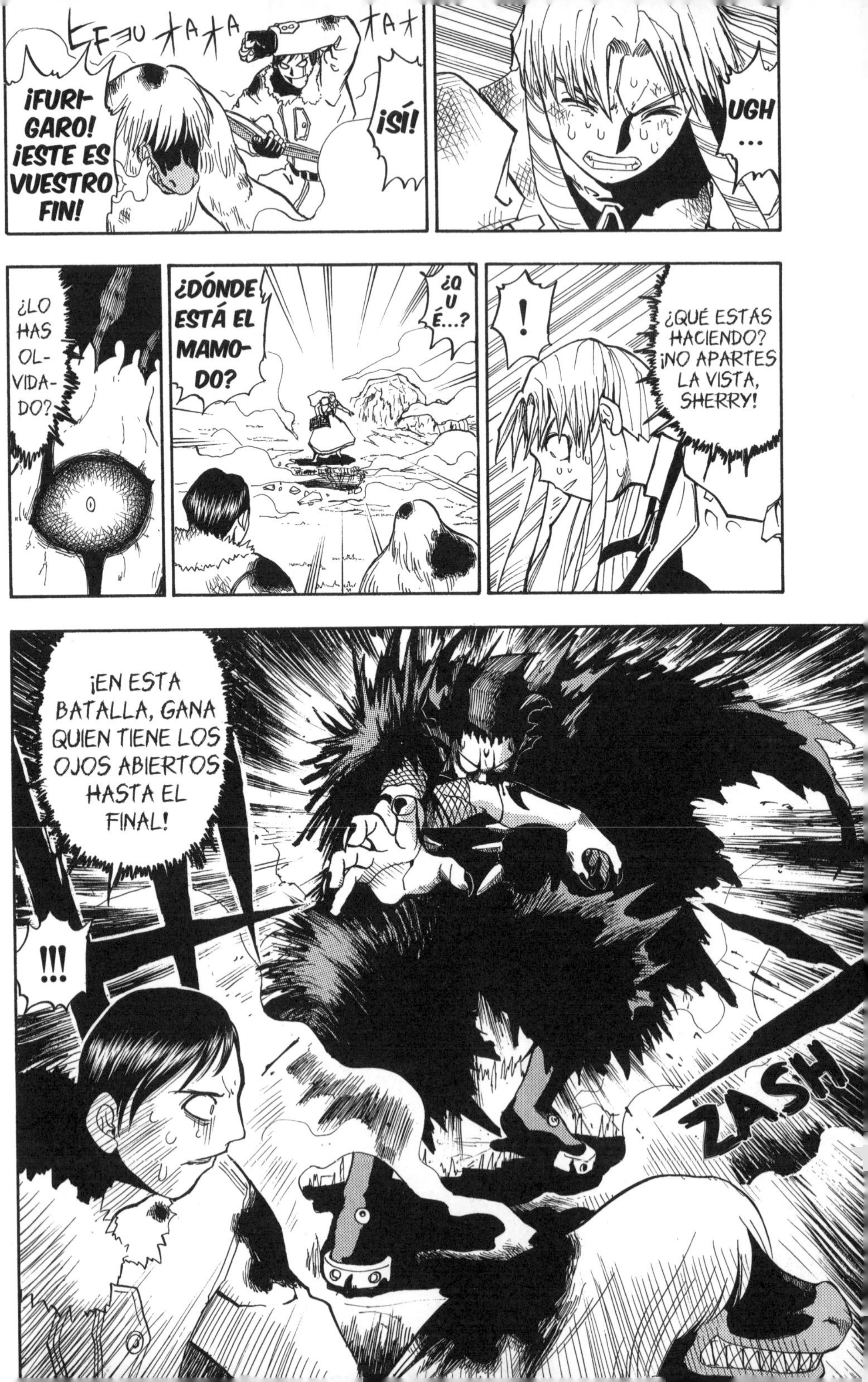

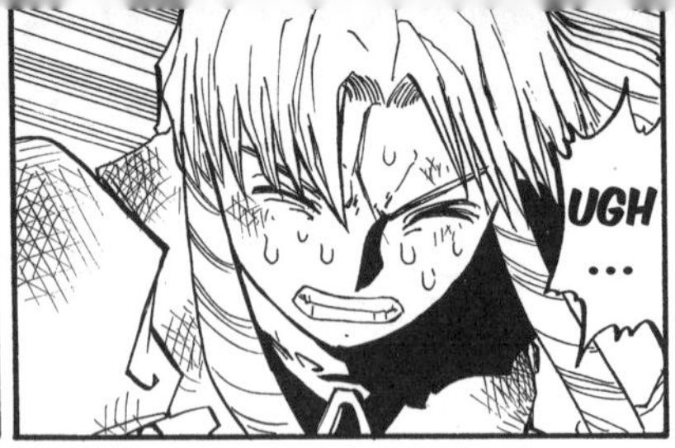

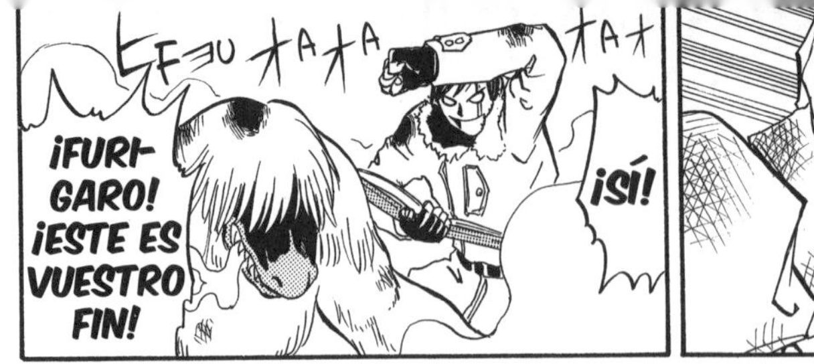

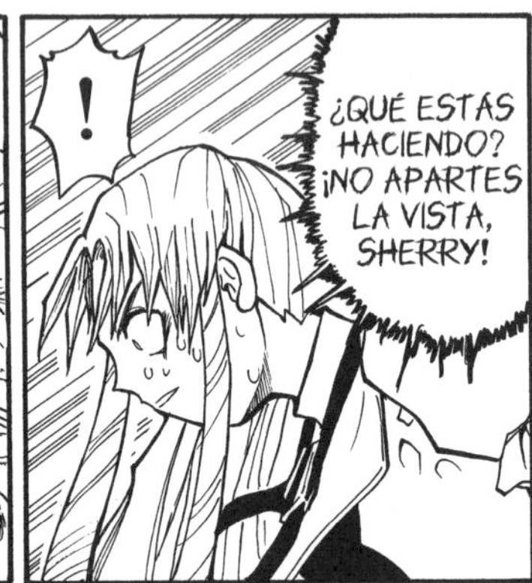

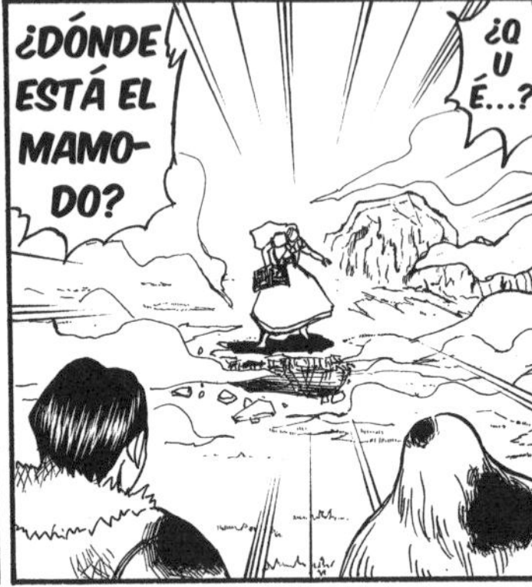

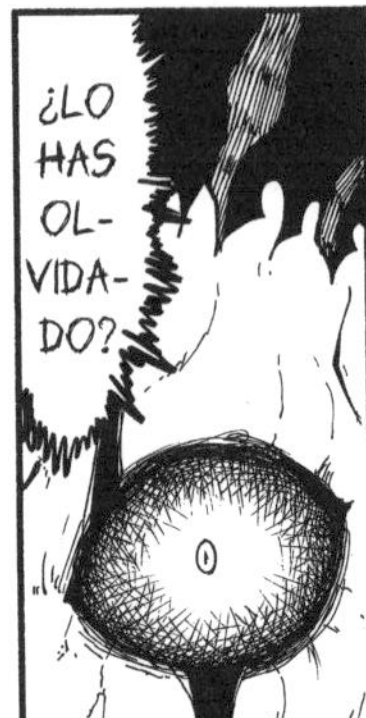

¡EN ESTA BATALLA, GANA QUIEN TIENE LOS OJOS ABIERTOS HASTA EL FINAL!

!!!

ZASH

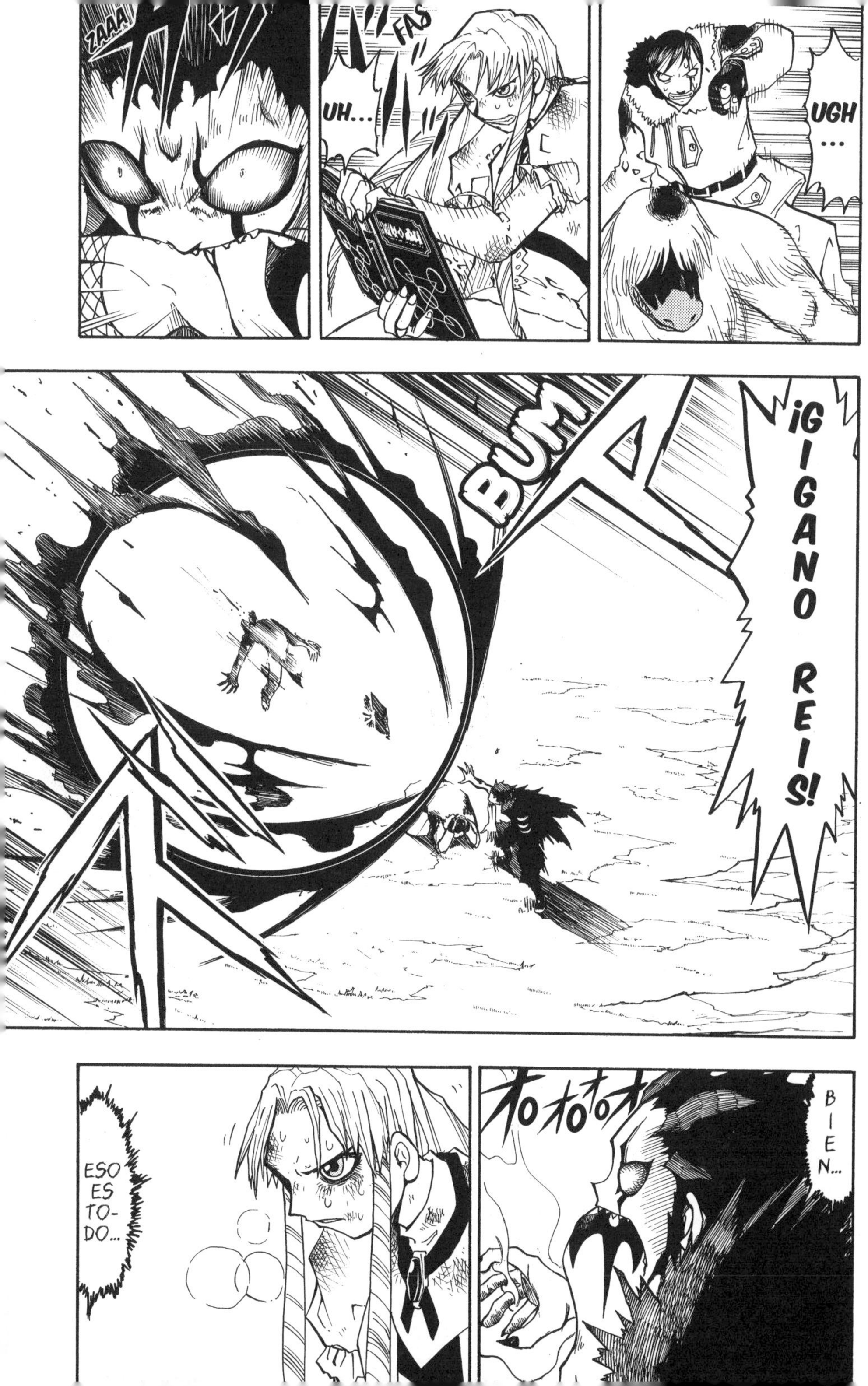

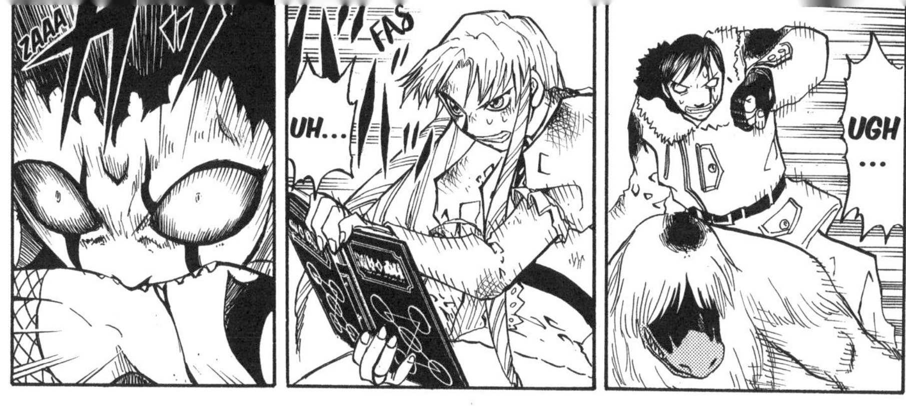

¡GIGANO REIS!
BUM

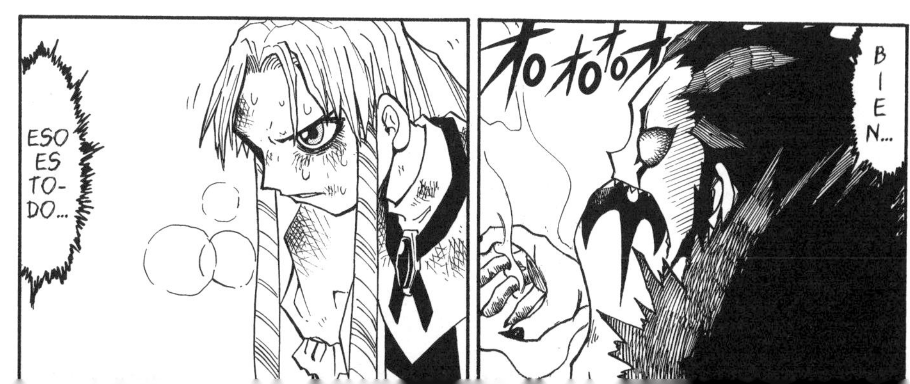

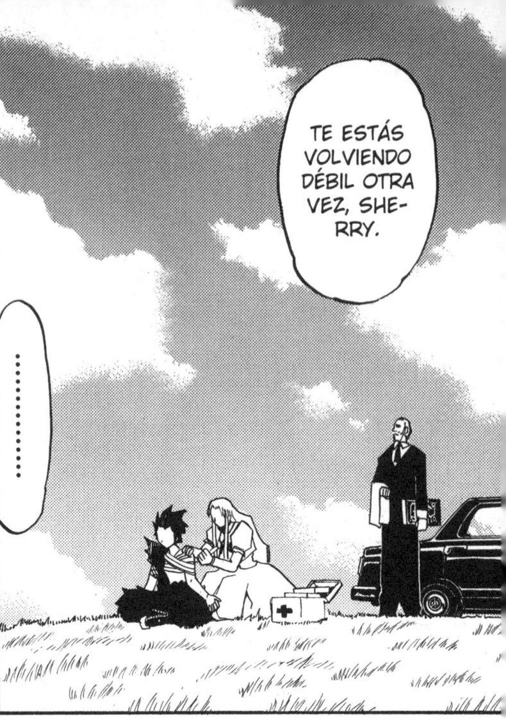
TE ESTÁS VOLVIENDO DÉBIL OTRA VEZ, SHERRY.
……………
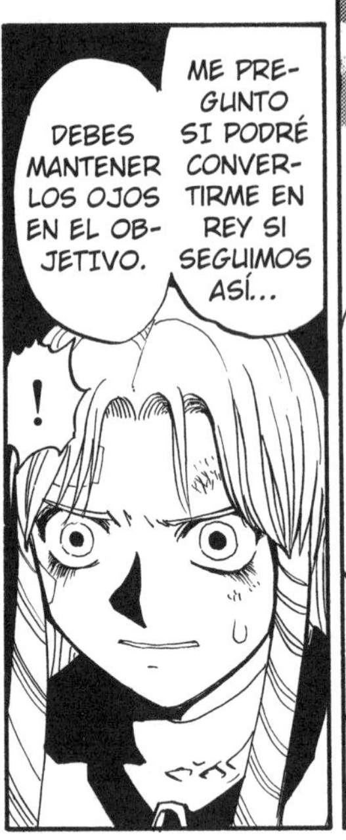
ME PREGUNTO SI PODRÉ CONVERTIRME EN REY SI SEGUIMOS ASÍ…
DEBES MANTENER LOS OJOS EN EL OBJETIVO.
!
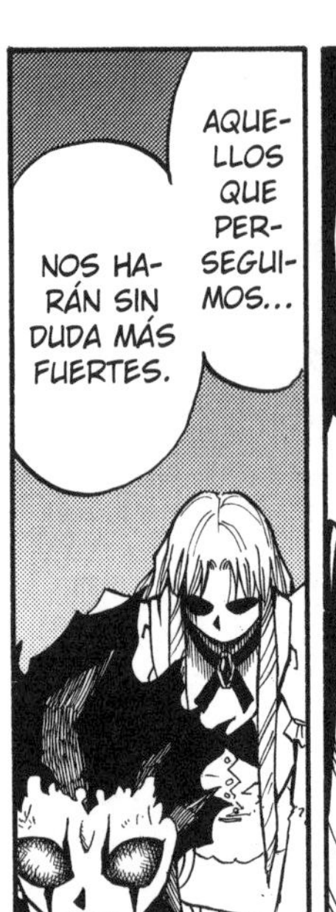
AQUELLOS QUE PERSEGUIMOS…
NOS HARÁN SIN DUDA MÁS FUERTES.
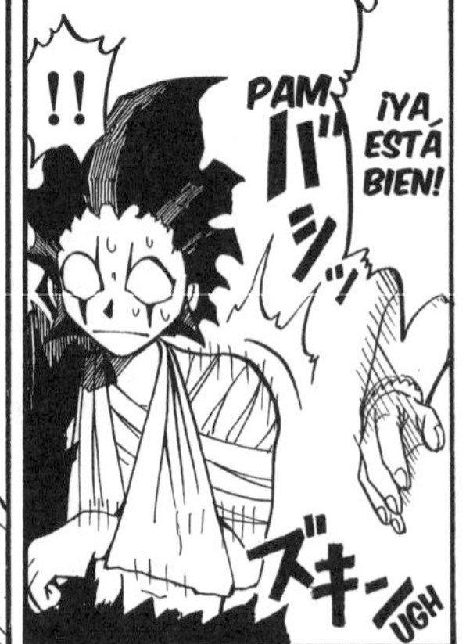
!!
PAM
¡YA ESTÁ BIEN!
UGH
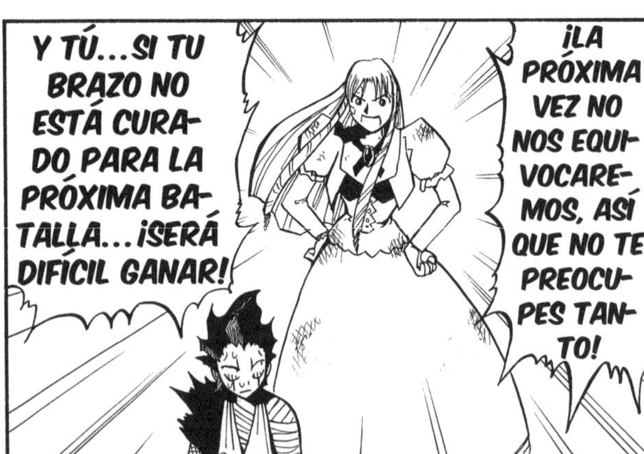
¡LA PRÓXIMA VEZ NO NOS EQUIVOCAREMOS, ASÍ QUE NO TE PREOCUPES TANTO!
Y TÚ…SI TU BRAZO NO ESTÁ CURADO PARA LA PRÓXIMA BATALLA…¡SERÁ DIFÍCIL GANAR!
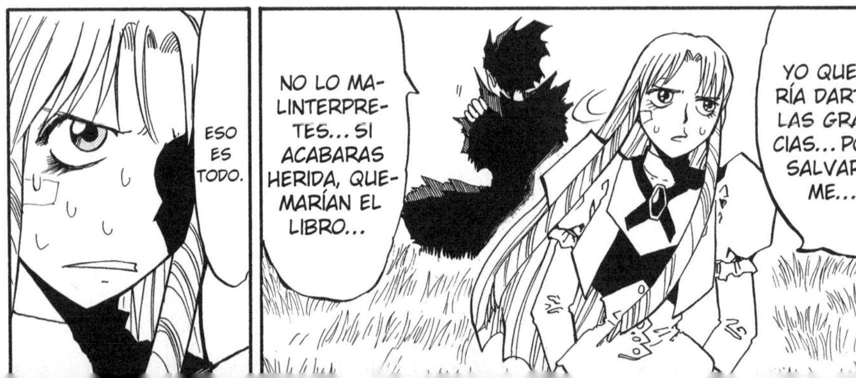
YO QUERÍA DARTE LAS GRACIAS…POR SALVARME…
NO LO MALINTERPRETES… SI ACABARAS HERIDA, QUEMARÍAN EL LIBRO…
ESO ES TODO.

¡T... TÚ! ¡AQUÍ ESTOY YO, SINTIÉNDOME MAL Y AGRADECIÉNDOTE LO QUE HAS HECHO...! ¡Y TÚ SIGUES CON ESA ACTITUD!
PARA YA...

COMO TE HE DICHO...
YA ESTÁN EMPEZANDO A APARECER LOS CONTRINCANTES MÁS FUERTES...

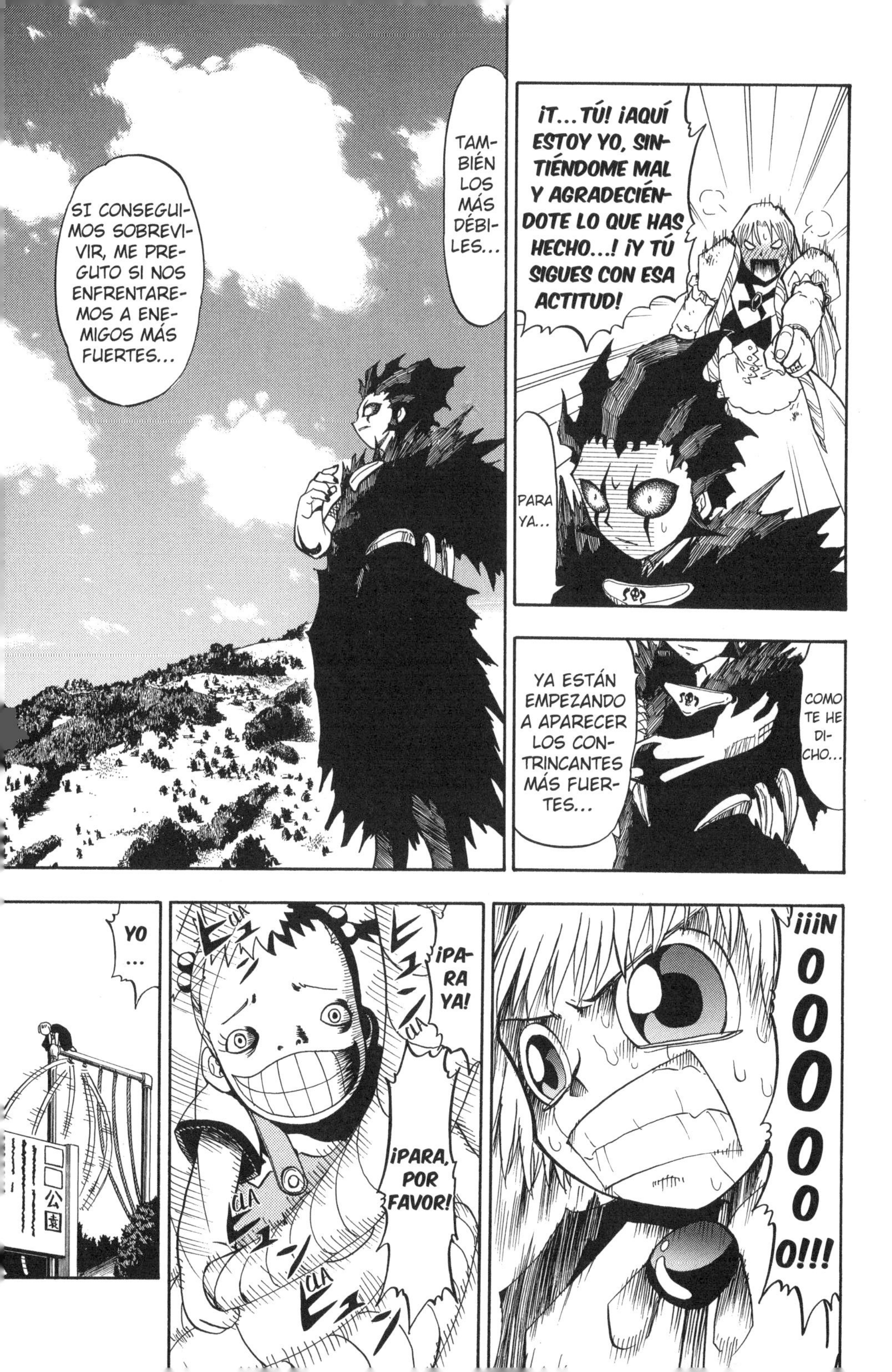

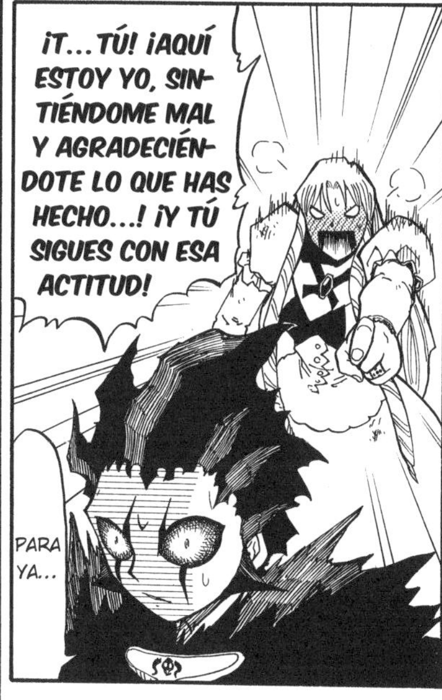

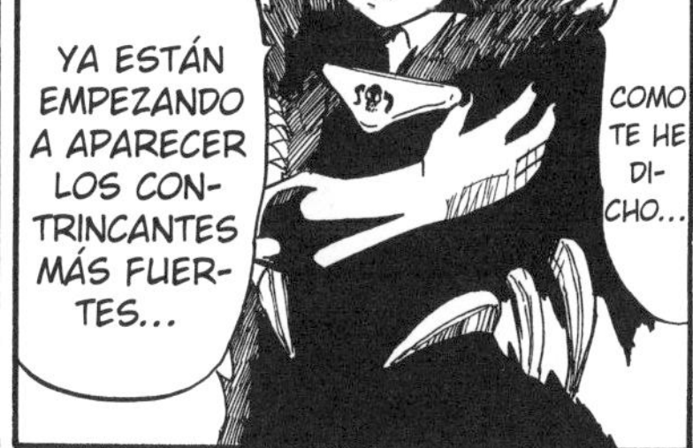

TAMBIÉN LOS MÁS DÉBILES...

SI CONSEGUIMOS SOBREVIVIR, ME PREGUTO SI NOS ENFRENTAREMOS A ENEMIGOS MÁS FUERTES...

¡¡¡NOOOOOOO!!!

¡PARA YA!
¡PARA, POR FAVOR!
CLA
CLA
CLA
CLA

YO ...
公園

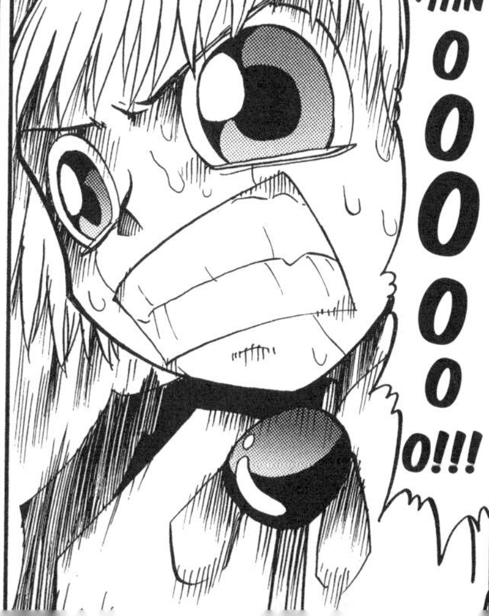

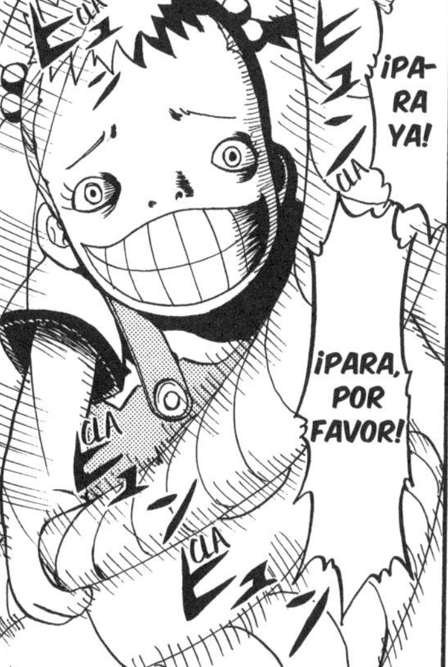

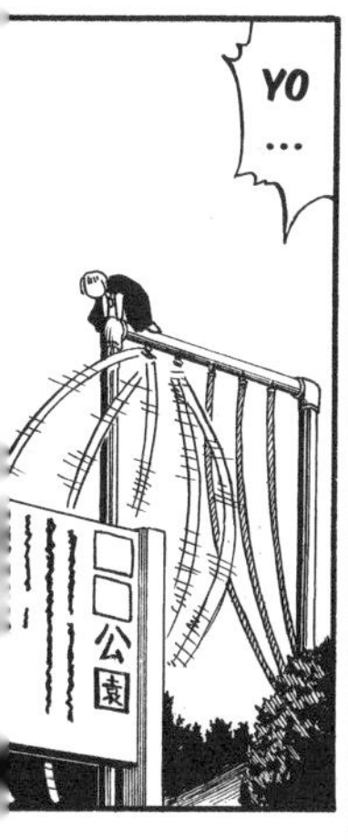

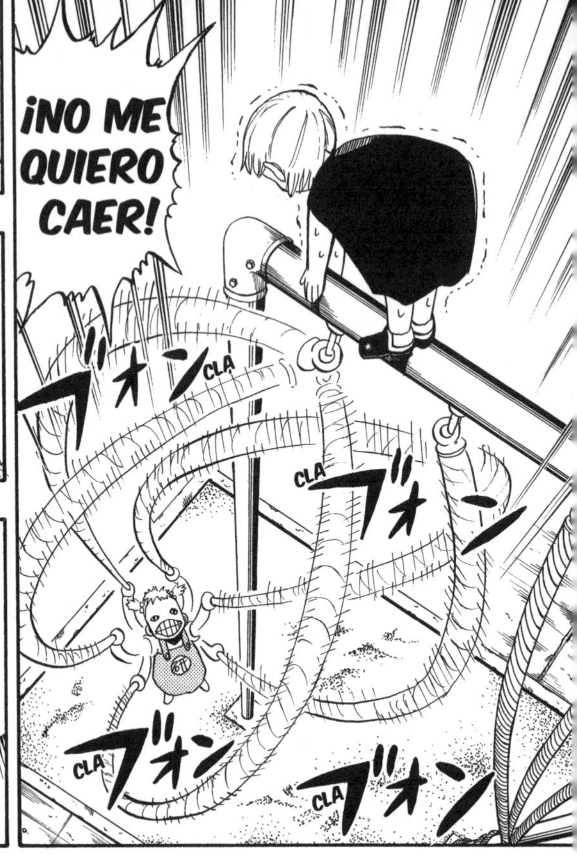
¡NO ME QUIERO CAER!
ブォン CLA
CLA ブォーン
CLA ブォン
CLA ブォン

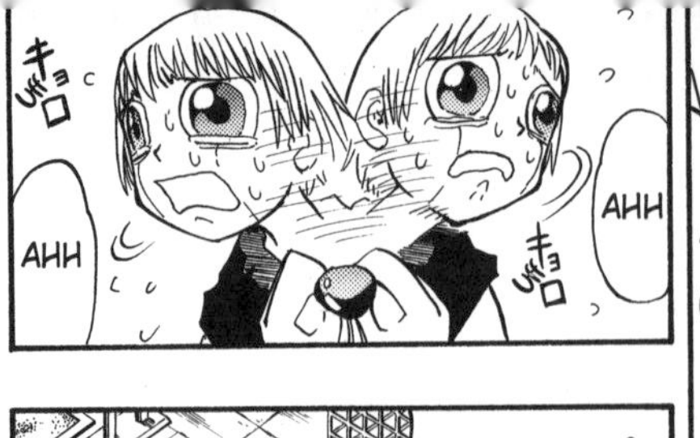
キョロ
AHH
キョロ
AHH

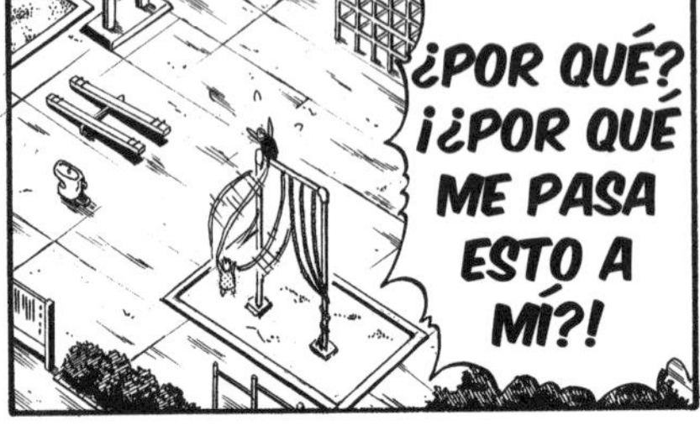
¿POR QUÉ? ¡¿POR QUÉ ME PASA ESTO A MÍ?!

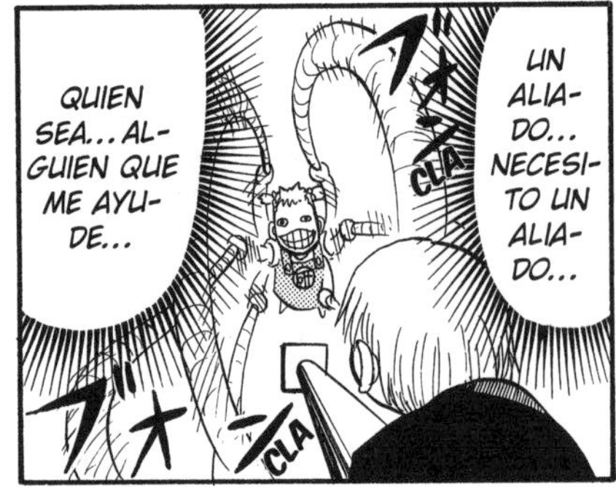
UN ALIA-DO... NECESI-TO UN ALIA-DO...
QUIEN SEA... AL-GUIEN QUE ME AYU-DE...
CLA
CLA

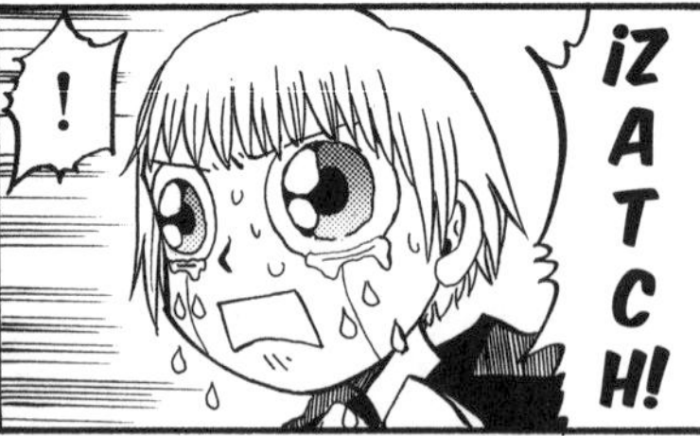
¡ZATCH!
!

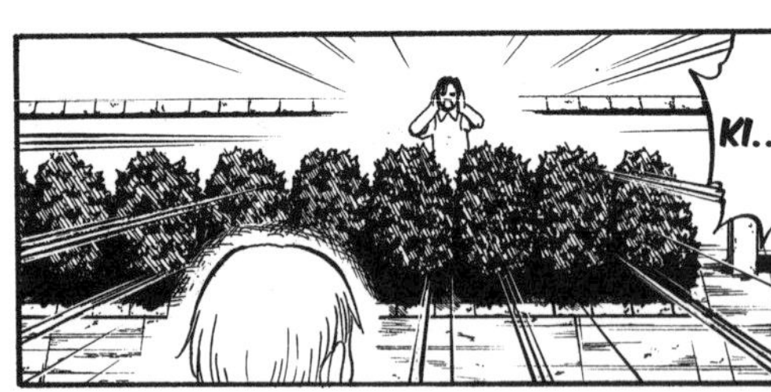
KI...

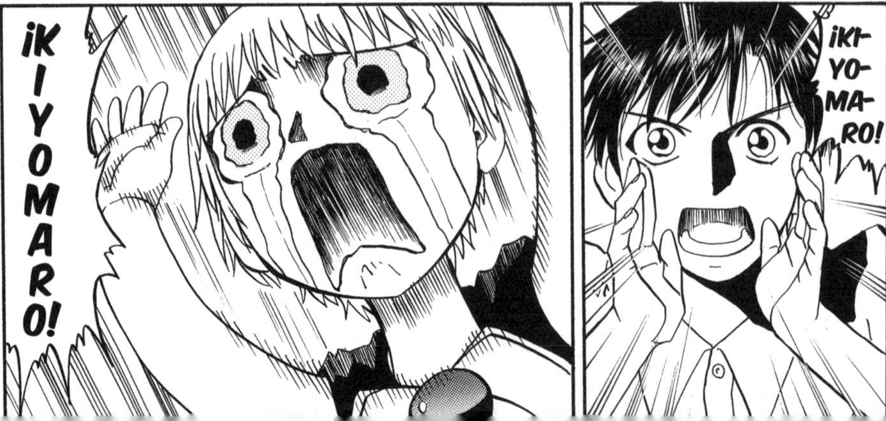
¡KI-YO-MA-RO!
¡KIYOMARO!

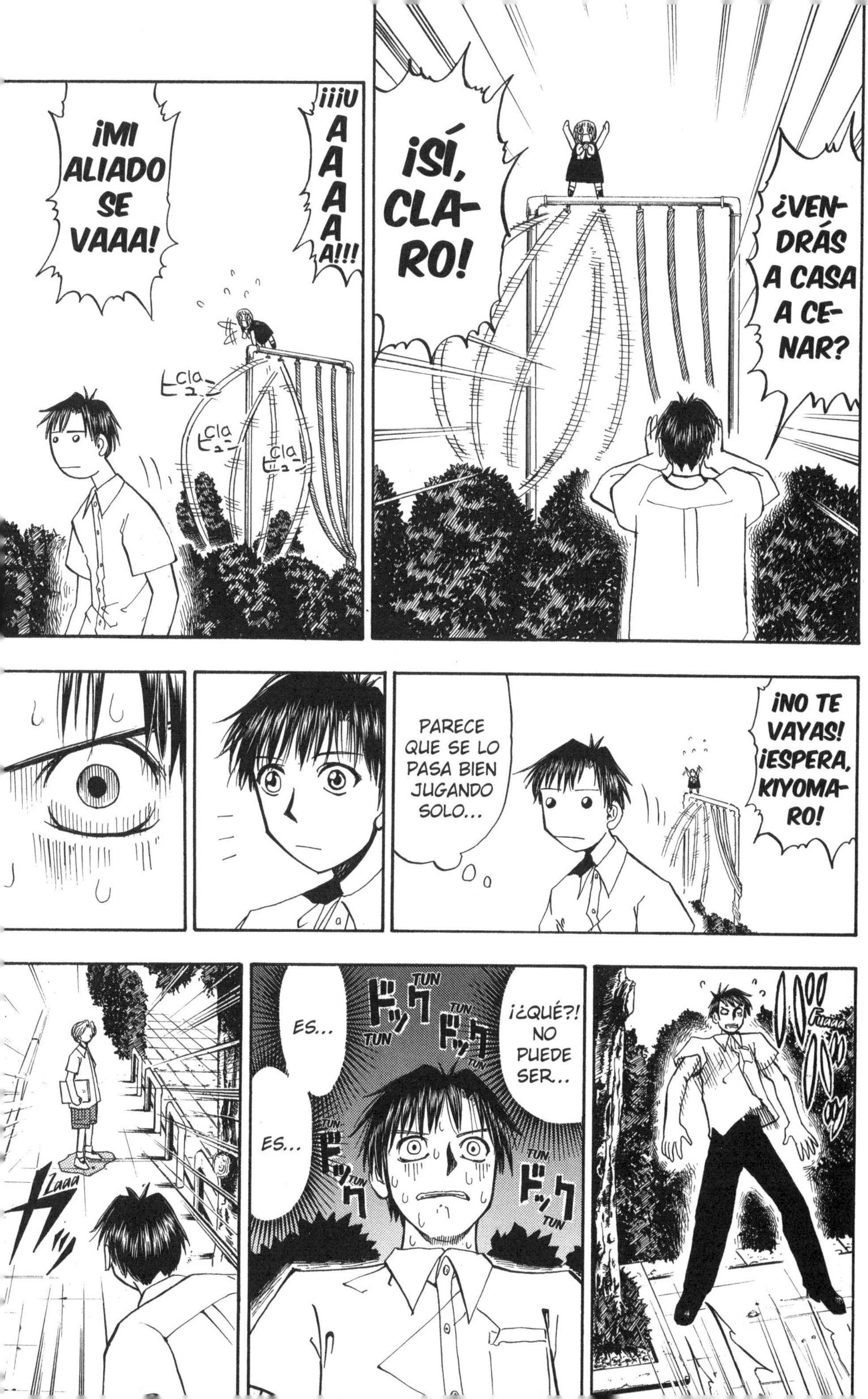

¿VENDRÁS A CASA A CENAR?
¡SÍ, CLARO!
¡¡¡UAAAAAA!!!
¡MI ALIADO SE VAAA!
cla
cla
cla

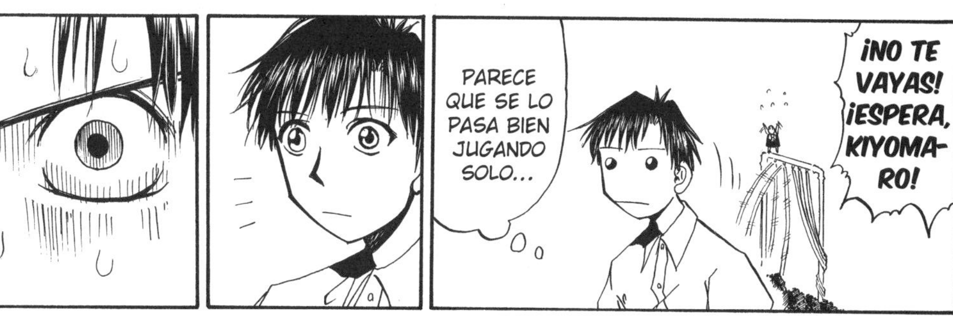

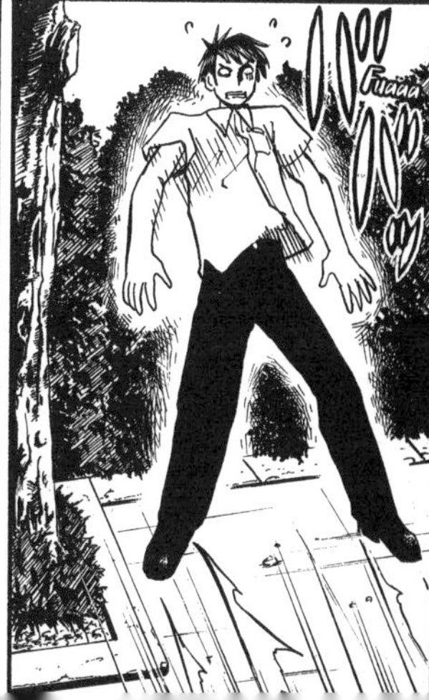

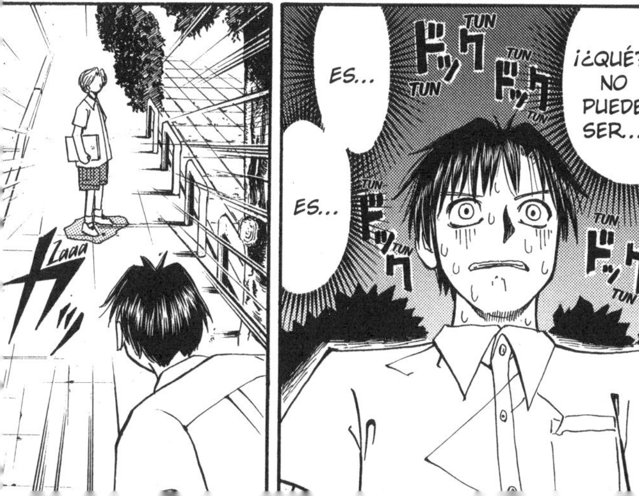

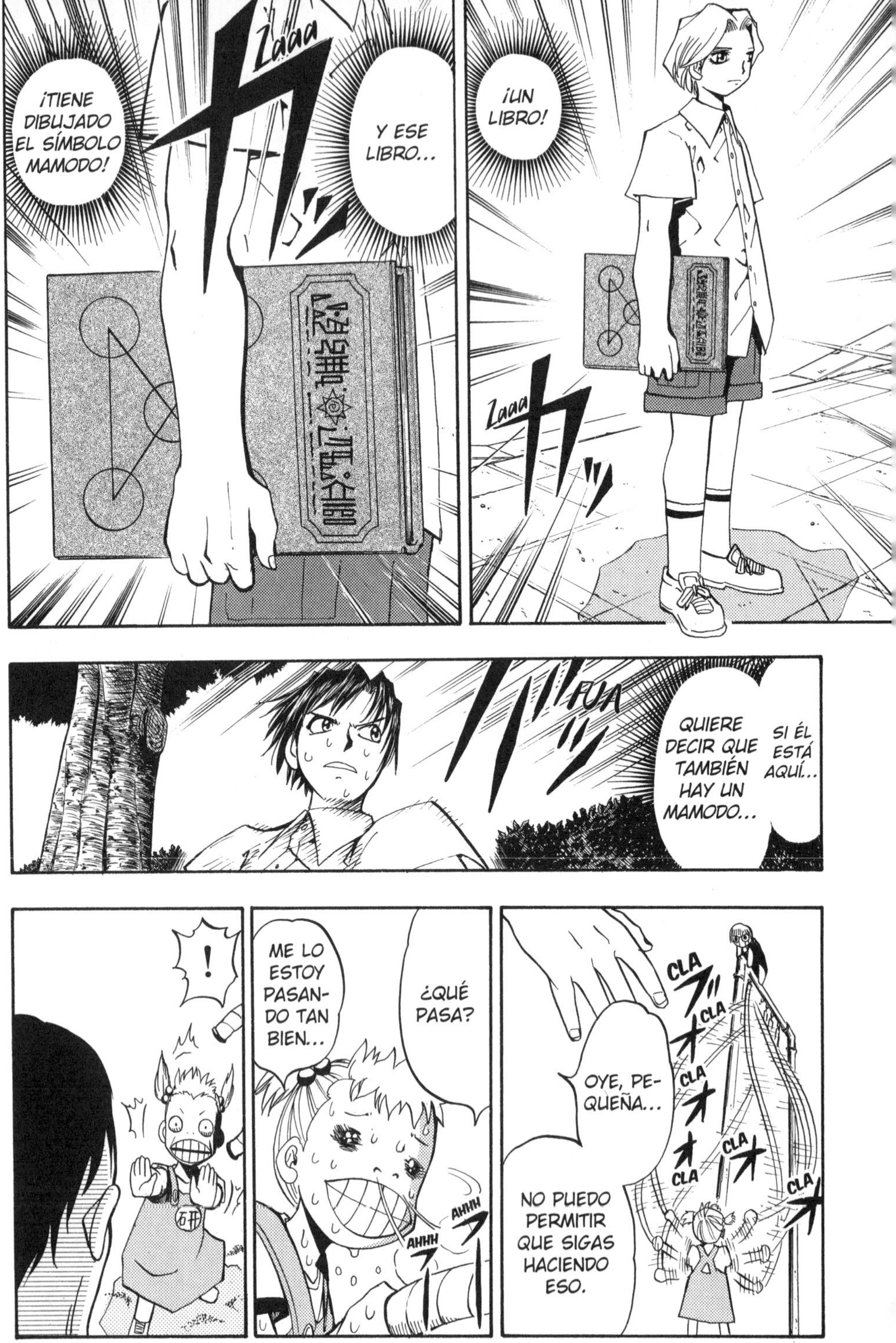

¡UN LIBRO!
Zaaa
Y ESE LIBRO...
¡TIENE DIBUJADO EL SÍMBOLO MAMODO!
Zaaa

SI ÉL ESTÁ AQUÍ...
QUIERE DECIR QUE TAMBIÉN HAY UN MAMODO...
FUA

CLA
CLA
CLA
CLA
CLA
CLA
OYE, PE-QUEÑA...
NO PUEDO PERMITIR QUE SIGAS HACIENDO ESO.
¿QUÉ PASA?
ME LO ESTOY PASANDO TAN BIEN...
AHHH
AHHH
!

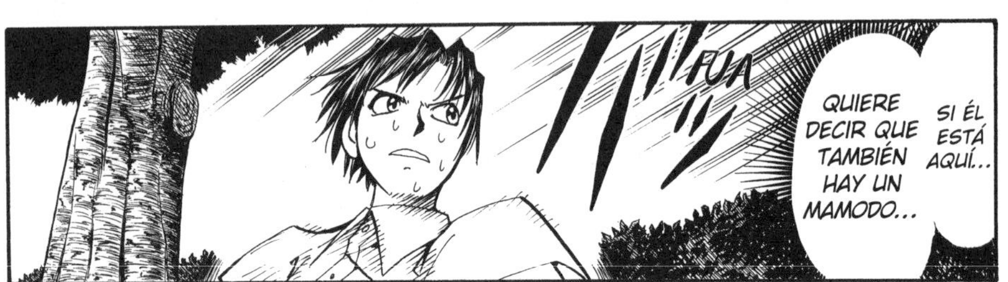

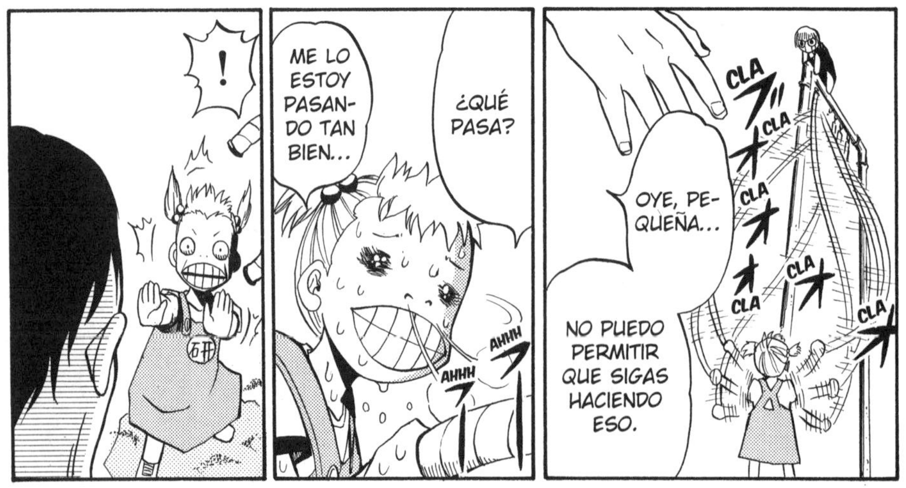

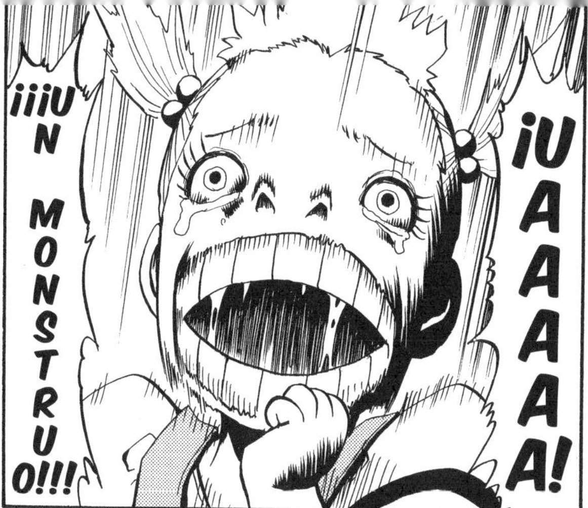
¡UAAAAAA!
¡¡¡UN MONSTRUO!!!
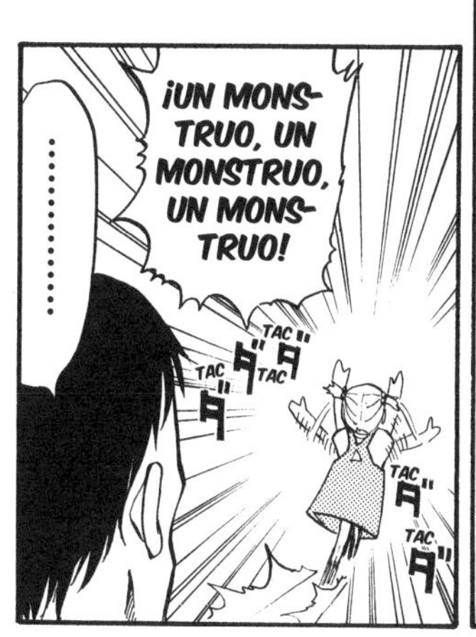
¡UN MONSTRUO, UN MONSTRUO, UN MONSTRUO!
TAC TAC TAC TAC
……
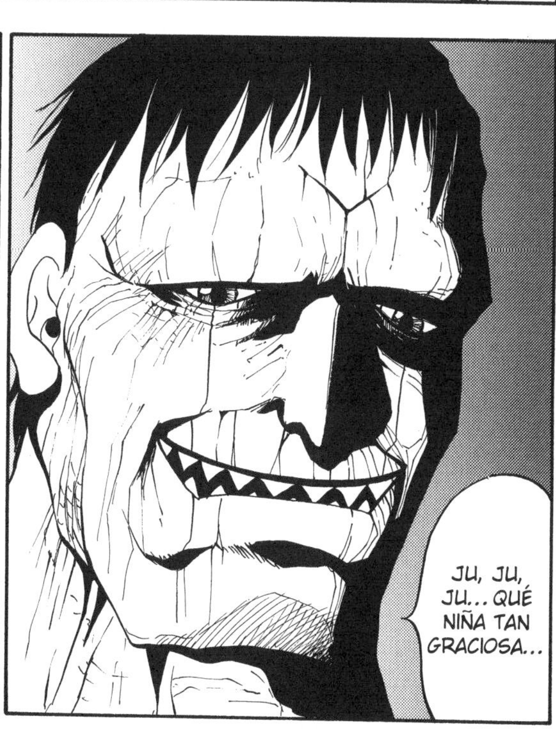
JU, JU, JU… QUÉ NIÑA TAN GRACIOSA…
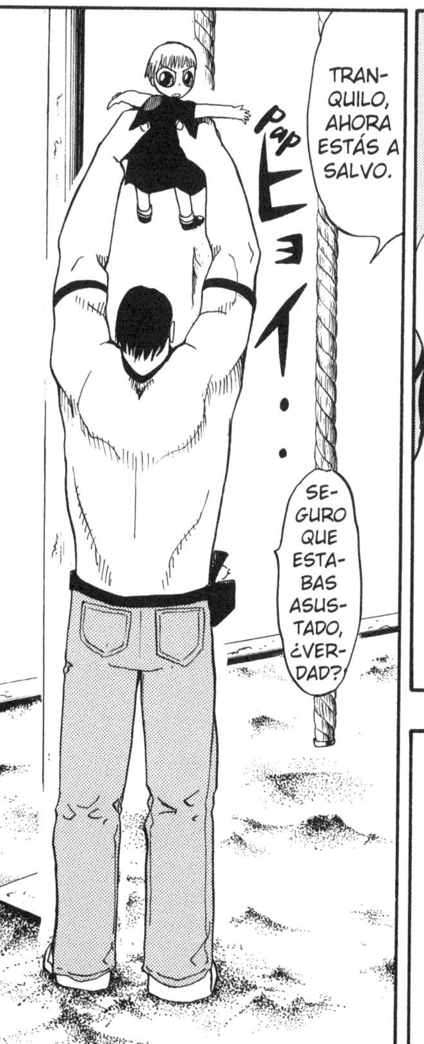
TRANQUILO, AHORA ESTÁS A SALVO.
Pap
SEGURO QUE ESTABAS ASUSTADO, ¿VERDAD?
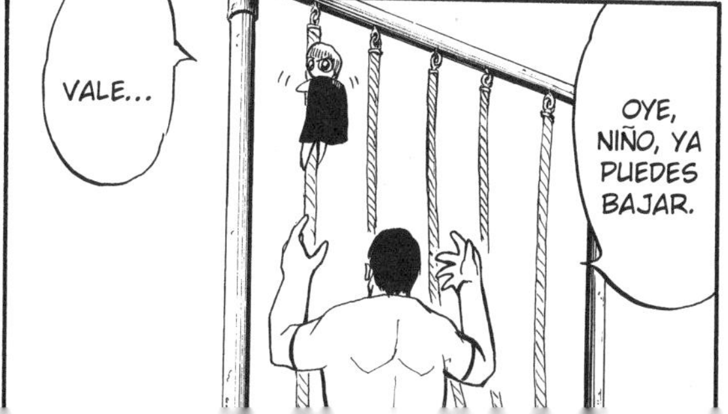
OYE, NIÑO, YA PUEDES BAJAR.
VALE…

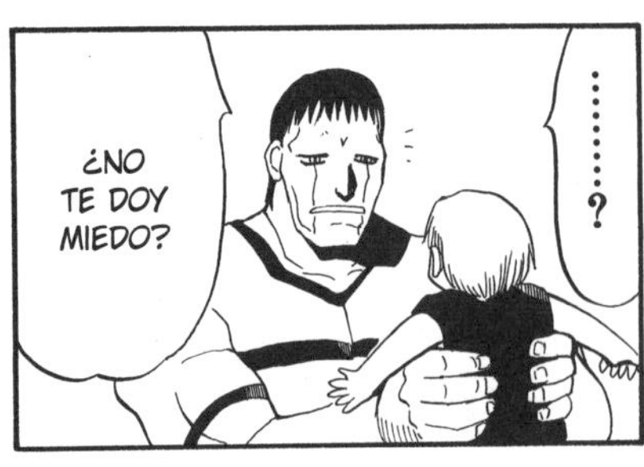
¿NO TE DOY MIEDO?
.......?

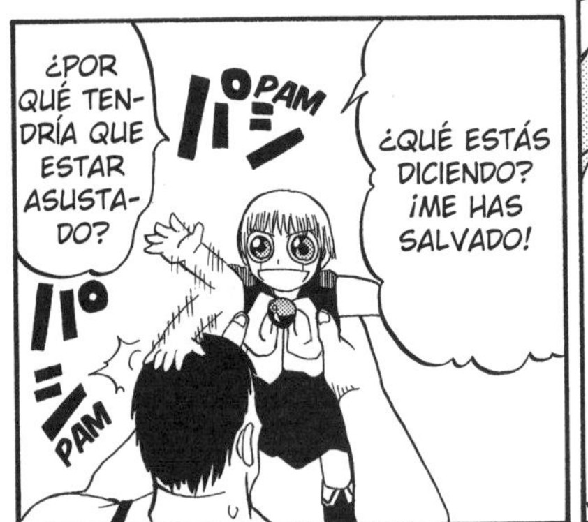
¿POR QUÉ TENDRÍA QUE ESTAR ASUSTADO?
PAM
PAM
¿QUÉ ESTÁS DICIENDO? ¡ME HAS SALVADO!

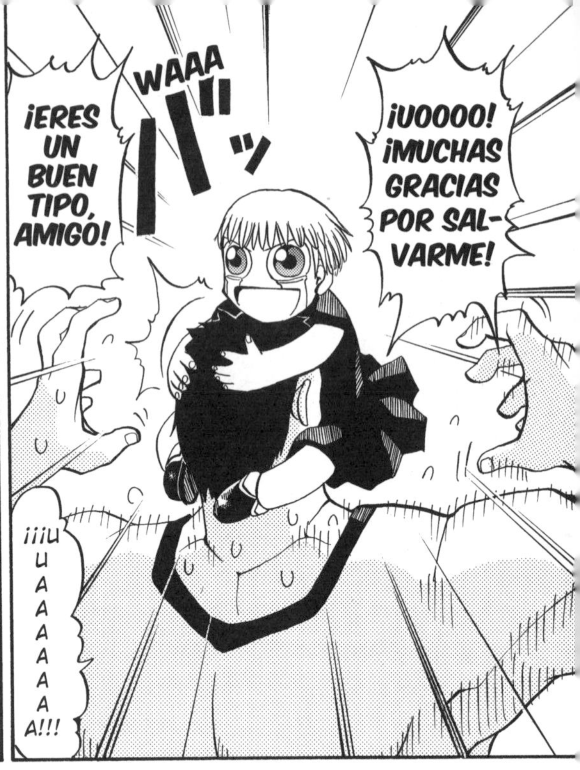
WAAA
¡ERES UN BUEN TIPO, AMIGO!
¡UOOOO! ¡MUCHAS GRACIAS POR SALVARME!
¡¡¡UUAAAAAAAAAA!!!

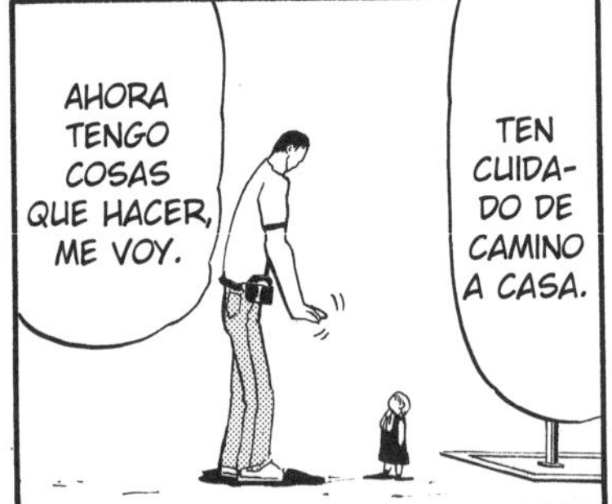
AHORA TENGO COSAS QUE HACER, ME VOY.
TEN CUIDADO DE CAMINO A CASA.

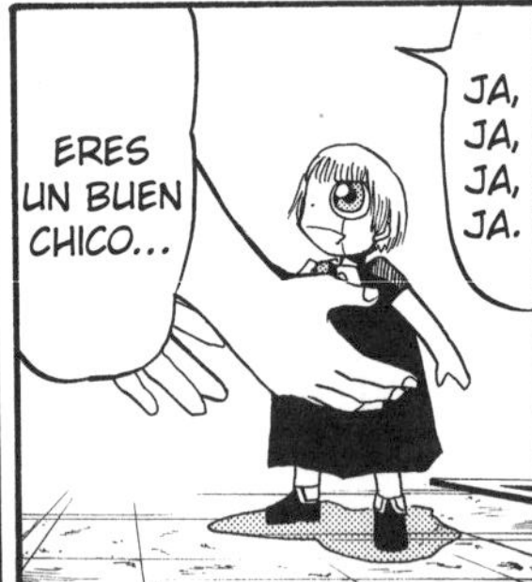
ERES UN BUEN CHICO...
JA, JA, JA, JA.

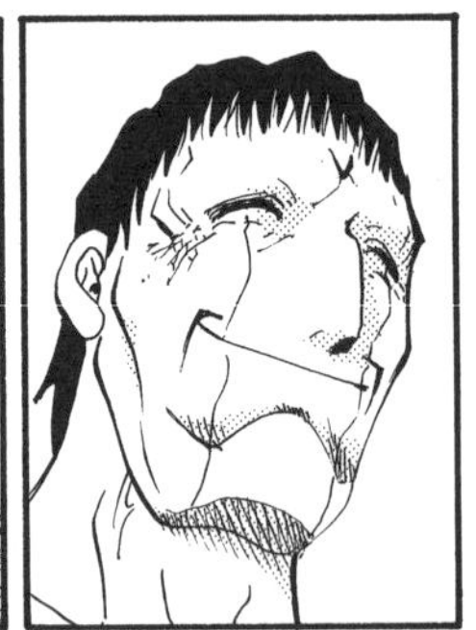

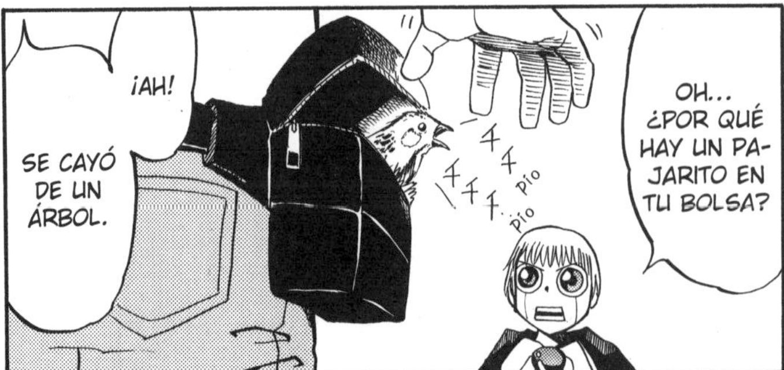
¡AH!
SE CAYÓ DE UN ÁRBOL.
Pio
Pio
OH... ¿POR QUÉ HAY UN PAJARITO EN TU BOLSA?

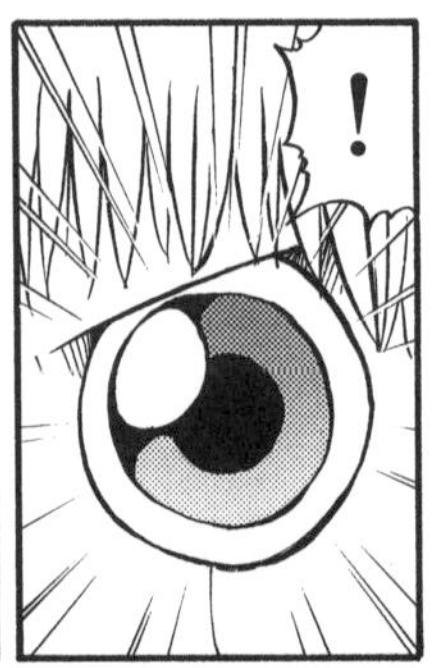
!

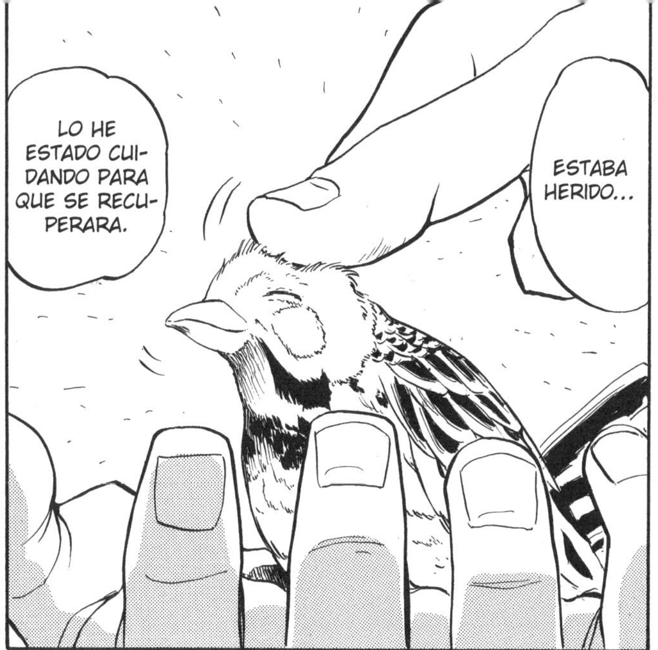
ESTABA HERIDO...
LO HE ESTADO CUIDANDO PARA QUE SE RECUPERARA.

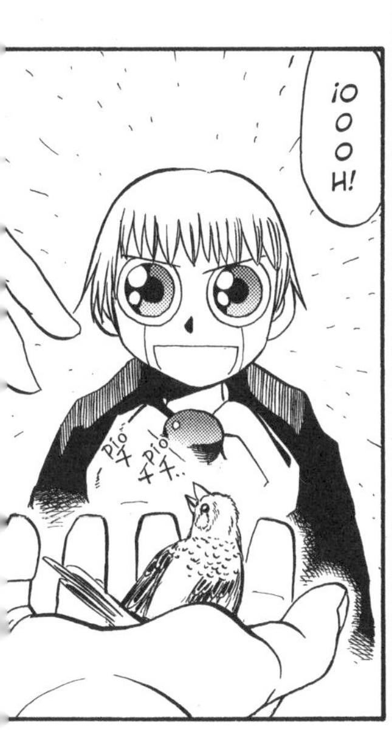
¡OOOH!
Pio
Pio

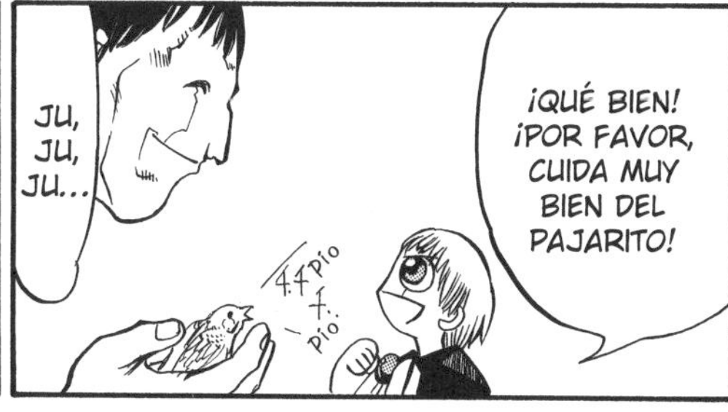
¡QUÉ BIEN! ¡POR FAVOR, CUIDA MUY BIEN DEL PAJARITO!
Pio
Pio
JU, JU, JU...

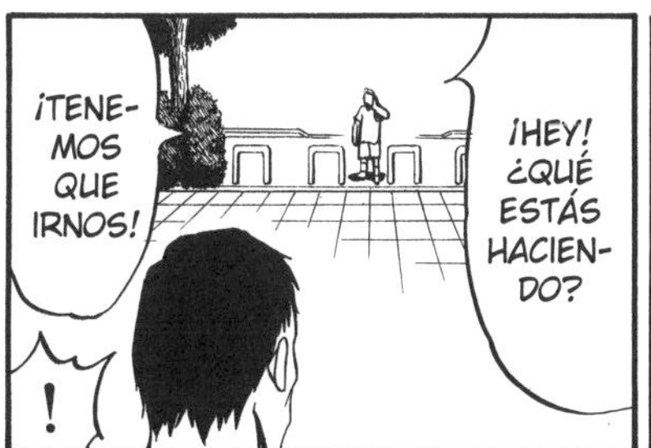
¡HEY! ¿QUÉ ESTÁS HACIENDO?
¡TENEMOS QUE IRNOS!
!

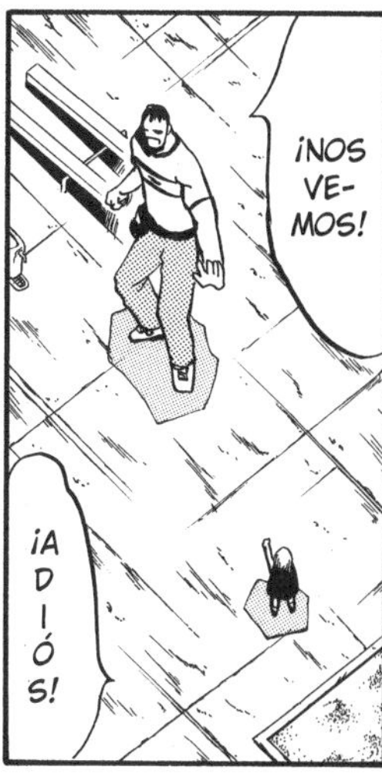
¡NOS VEMOS!
¡ADIÓS!

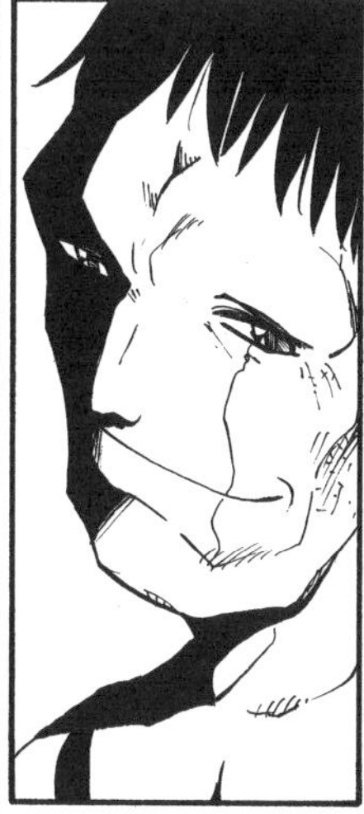

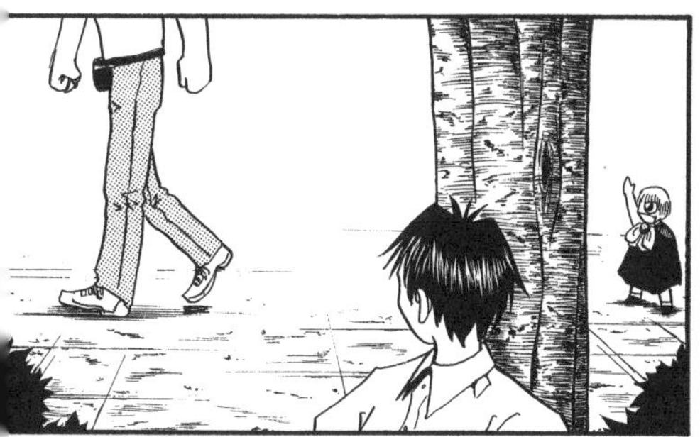

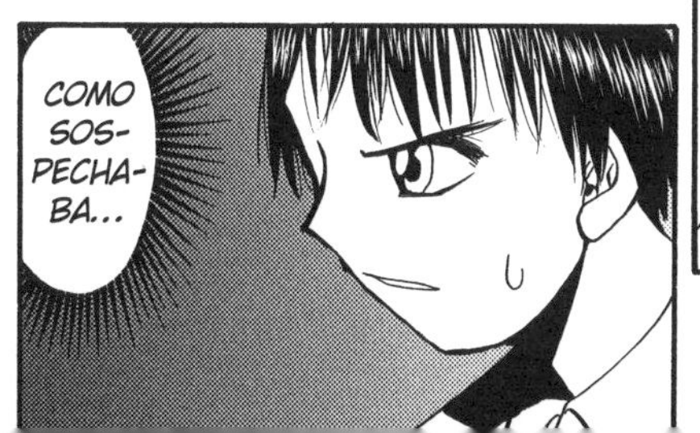
COMO SOSPECHABA...

ESE TIPO ES EL MAMODO DEL LIBRO.

LO SIENTO. ¿ADÓNDE VAMOS?
QUÉ TARDÓN.

LO QUE ME PREOCUPA...

ES EL CHICO...
HASTA AHORA NO PARECE QUE SEAN MALOS...

ESTÁ CUIDANDO DEL PÁJARO...
pio チチ...
チチ... pio

Y AYUDÓ A ZATCH CON EL PROBLEMA QUE TENÍA.
QUIÉN SABE...
QUIÉN SABE...

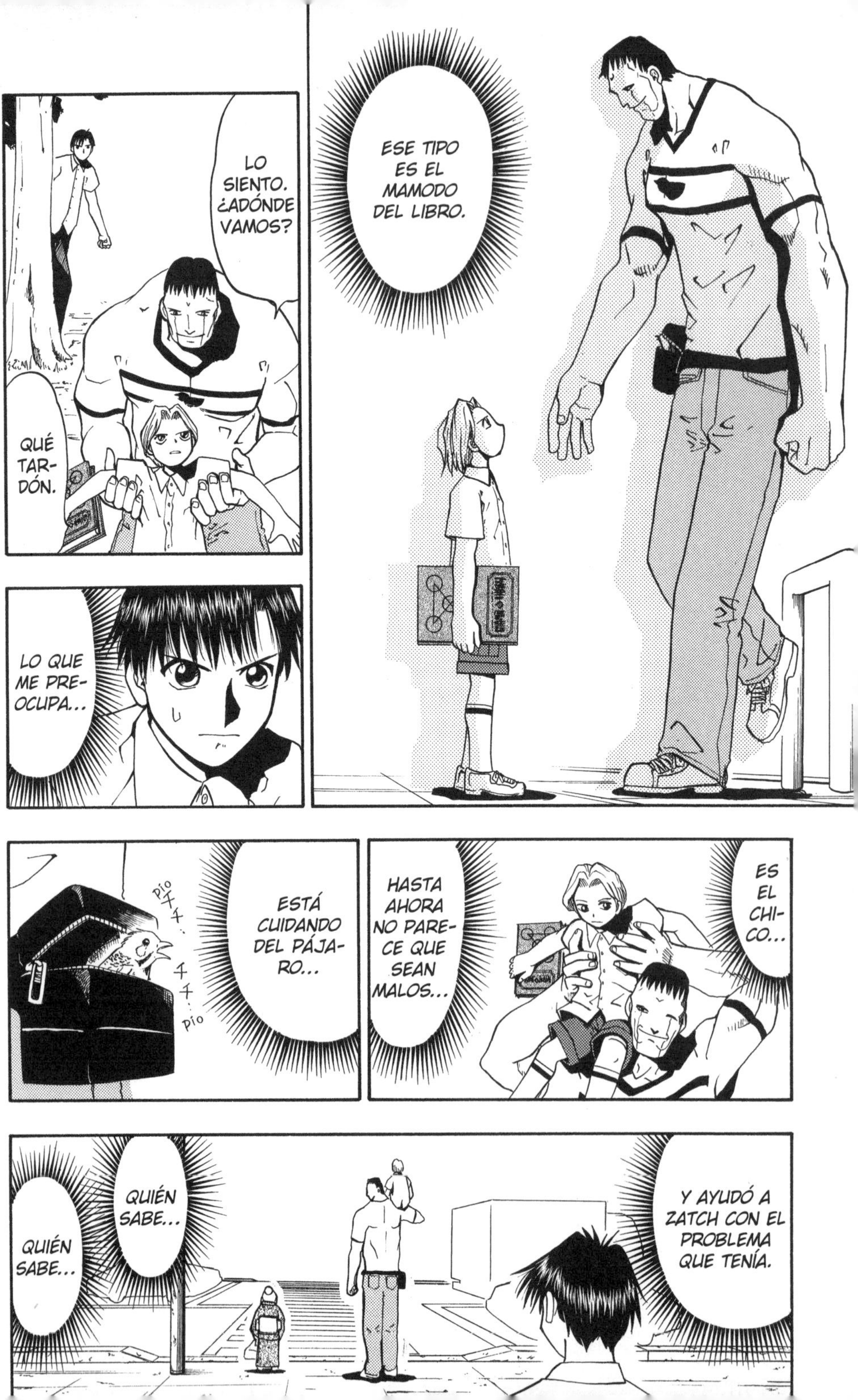

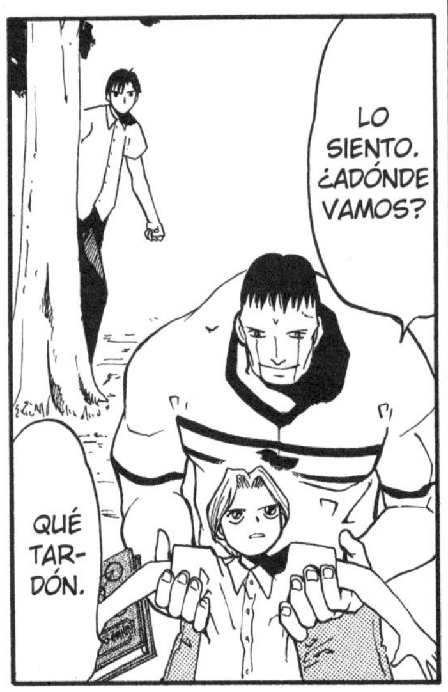

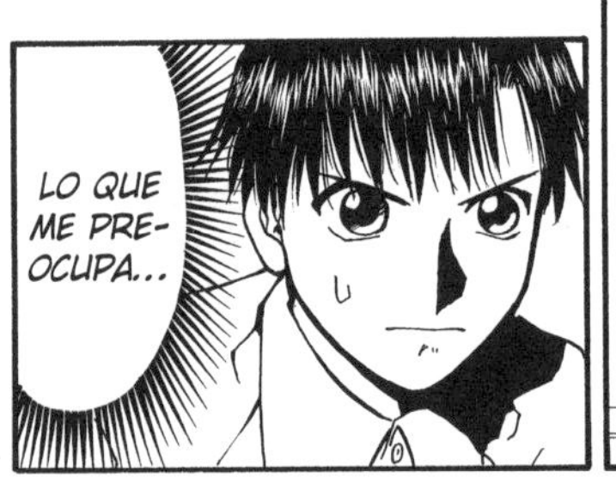

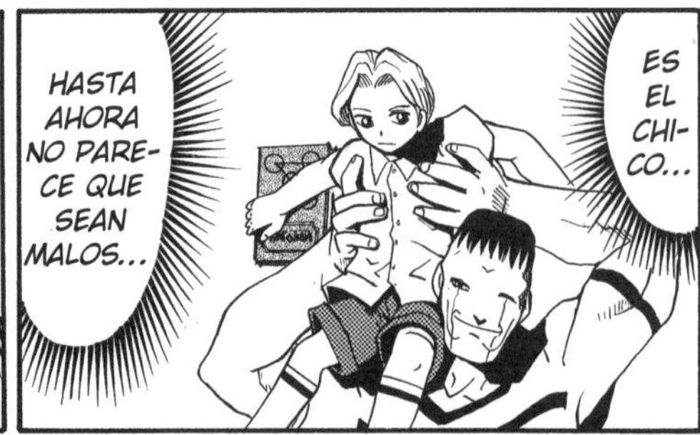

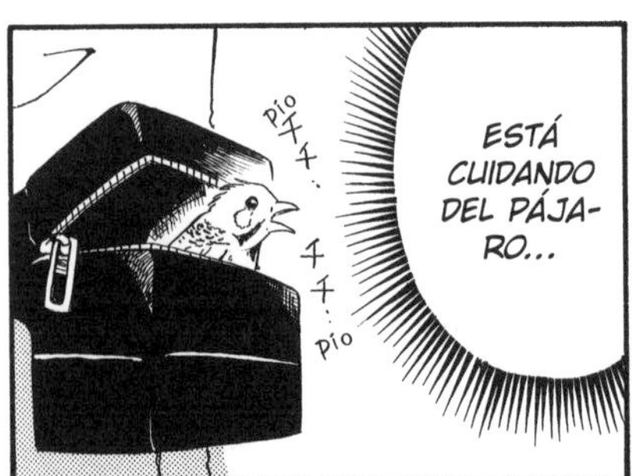

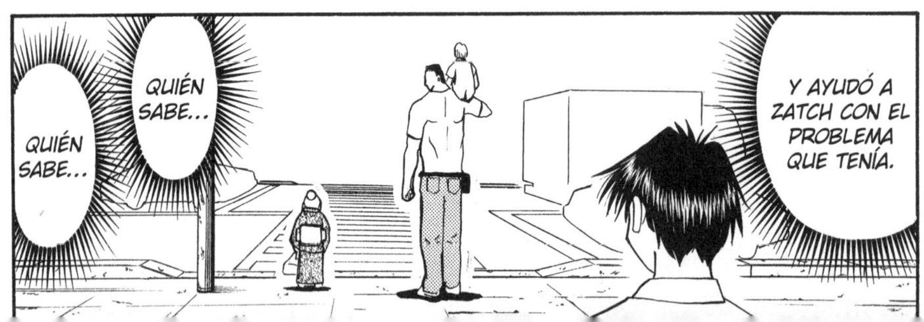

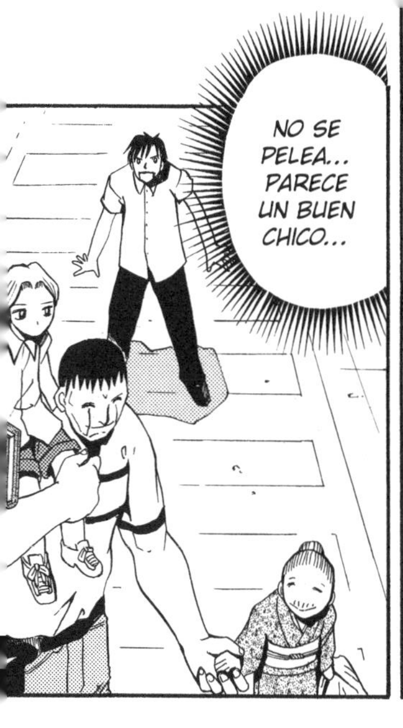
NO SE PELEA... PARECE UN BUEN CHICO...
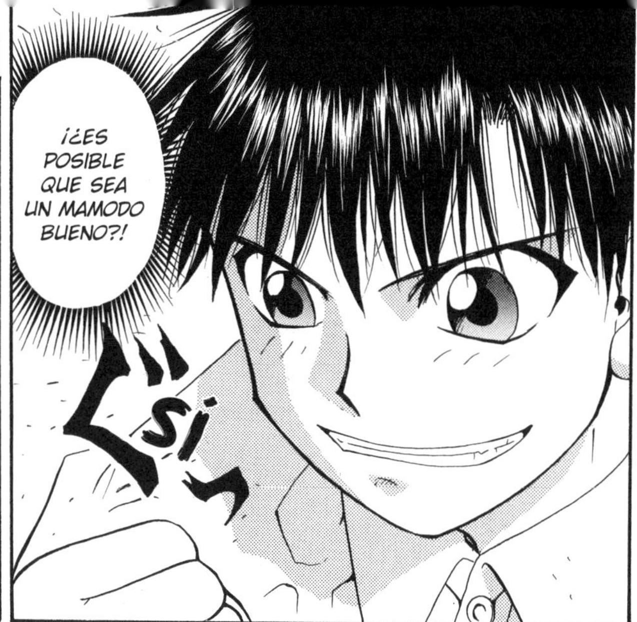
¡¿ES POSIBLE QUE SEA UN MAMODO BUENO?!
¡SÍ!
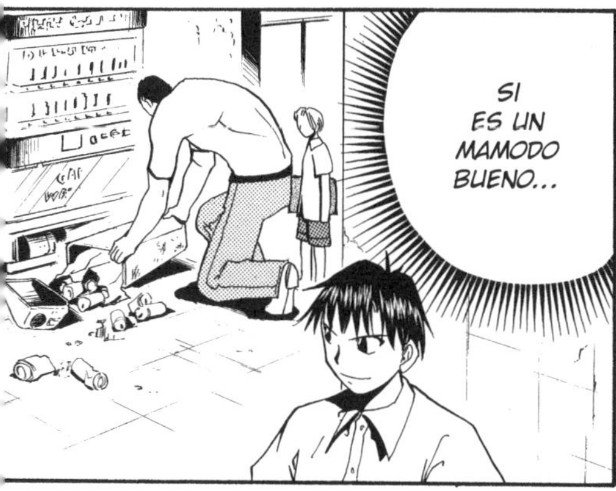
SI ES UN MAMODO BUENO...
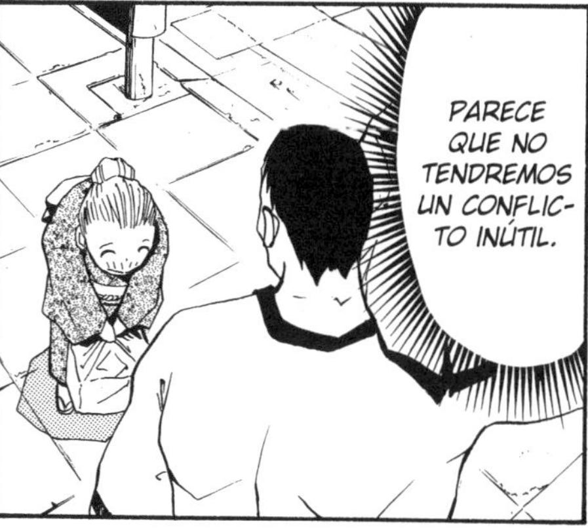
PARECE QUE NO TENDREMOS UN CONFLIC-TO INÚTIL.
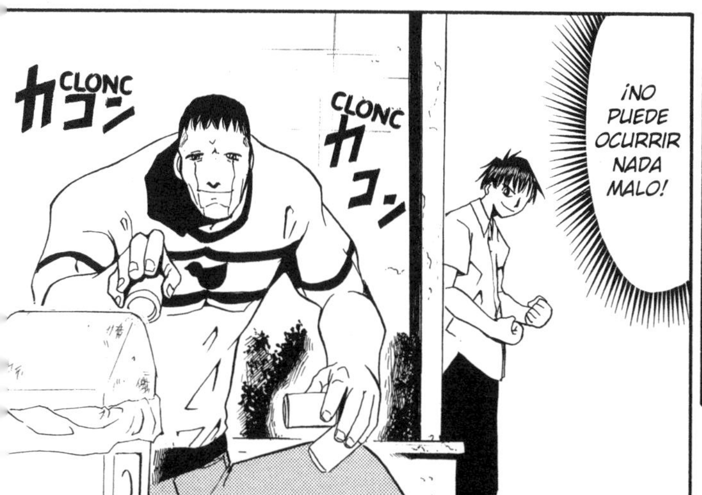
CLONC
CLONC
¡NO PUEDE OCURRIR NADA MALO!
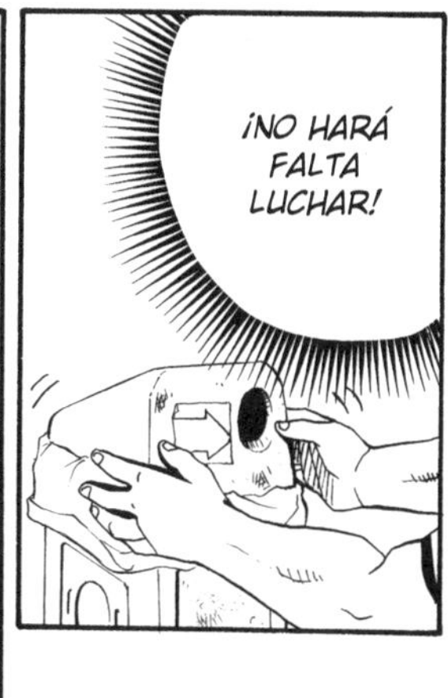
¡NO HARÁ FALTA LUCHAR!

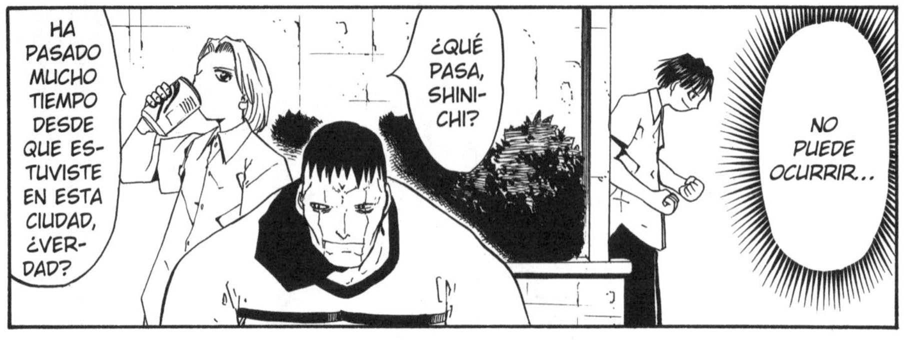
NO PUEDE OCURRIR...
¿QUÉ PASA, SHINICHI?
HA PASADO MUCHO TIEMPO DESDE QUE ESTUVISTE EN ESTA CIUDAD, ¿VERDAD?

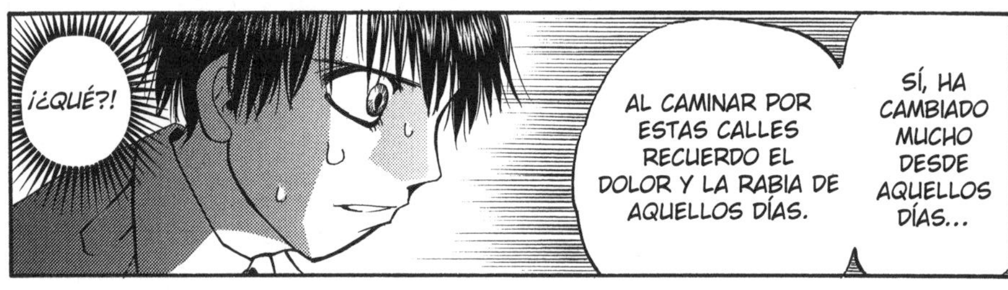
SÍ, HA CAMBIADO MUCHO DESDE AQUELLOS DÍAS...
AL CAMINAR POR ESTAS CALLES RECUERDO EL DOLOR Y LA RABIA DE AQUELLOS DÍAS.
¡¿QUÉ?!

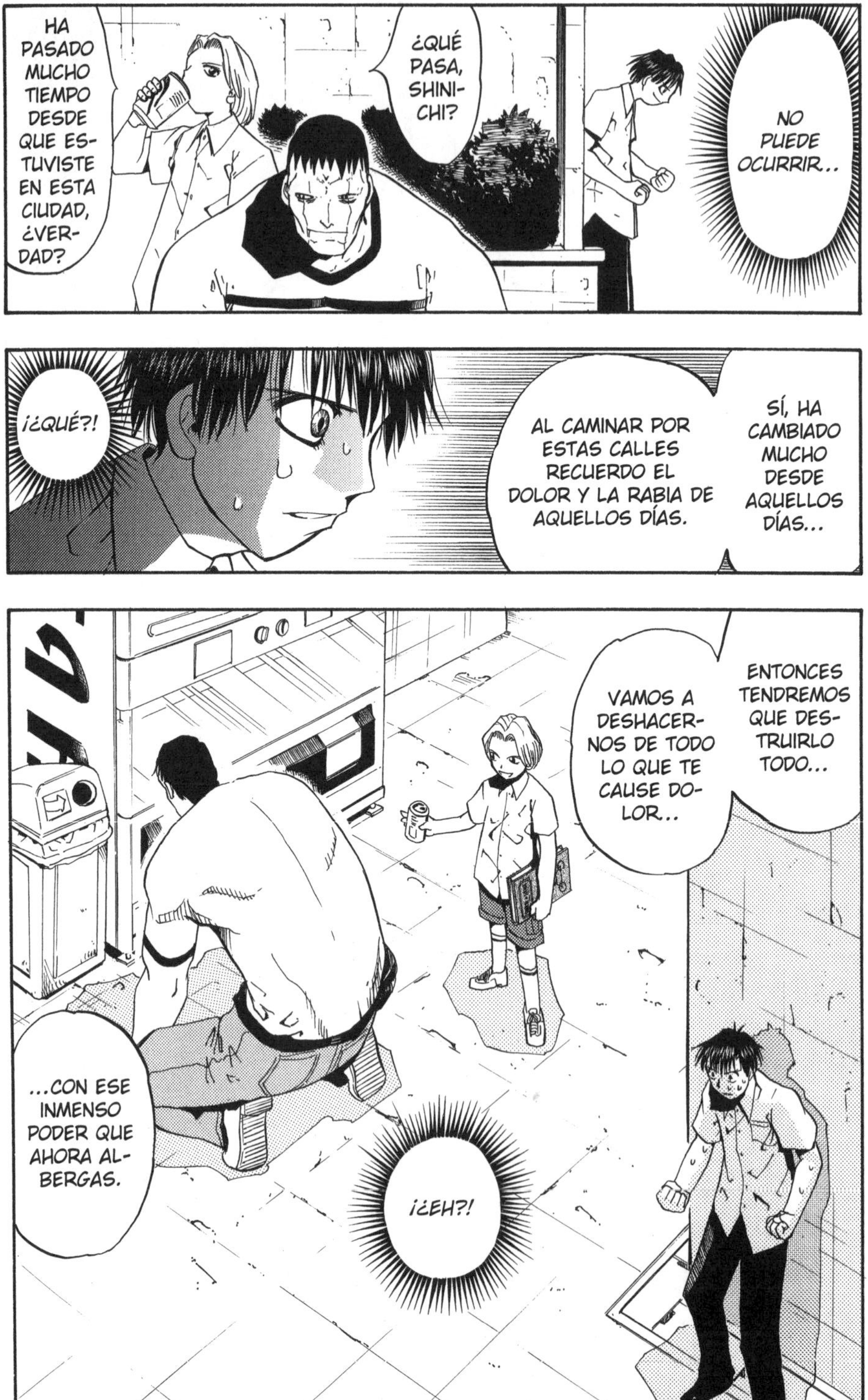

ENTONCES TENDREMOS QUE DESTRUIRLO TODO...
VAMOS A DESHACERNOS DE TODO LO QUE TE CAUSE DOLOR...
...CON ESE INMENSO PODER QUE AHORA ALBERGAS.
¡¿EH?!

NIVEL 23. EL DESEO DE MAMÁ

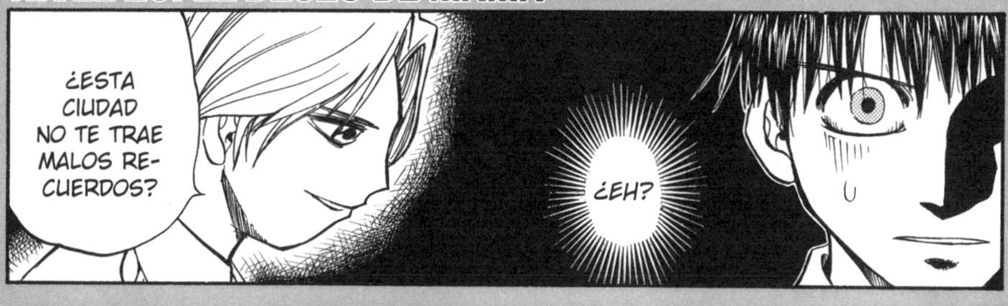

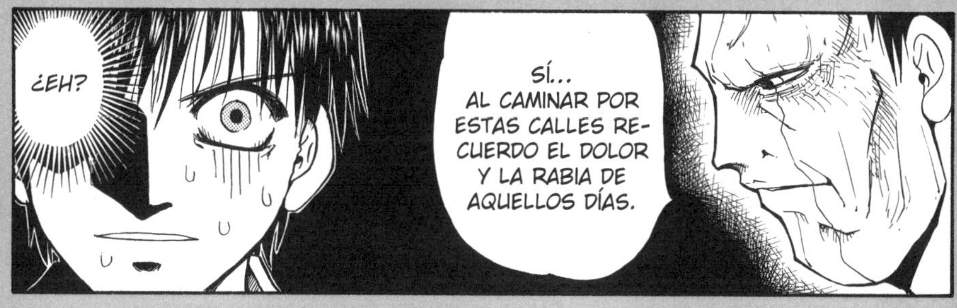

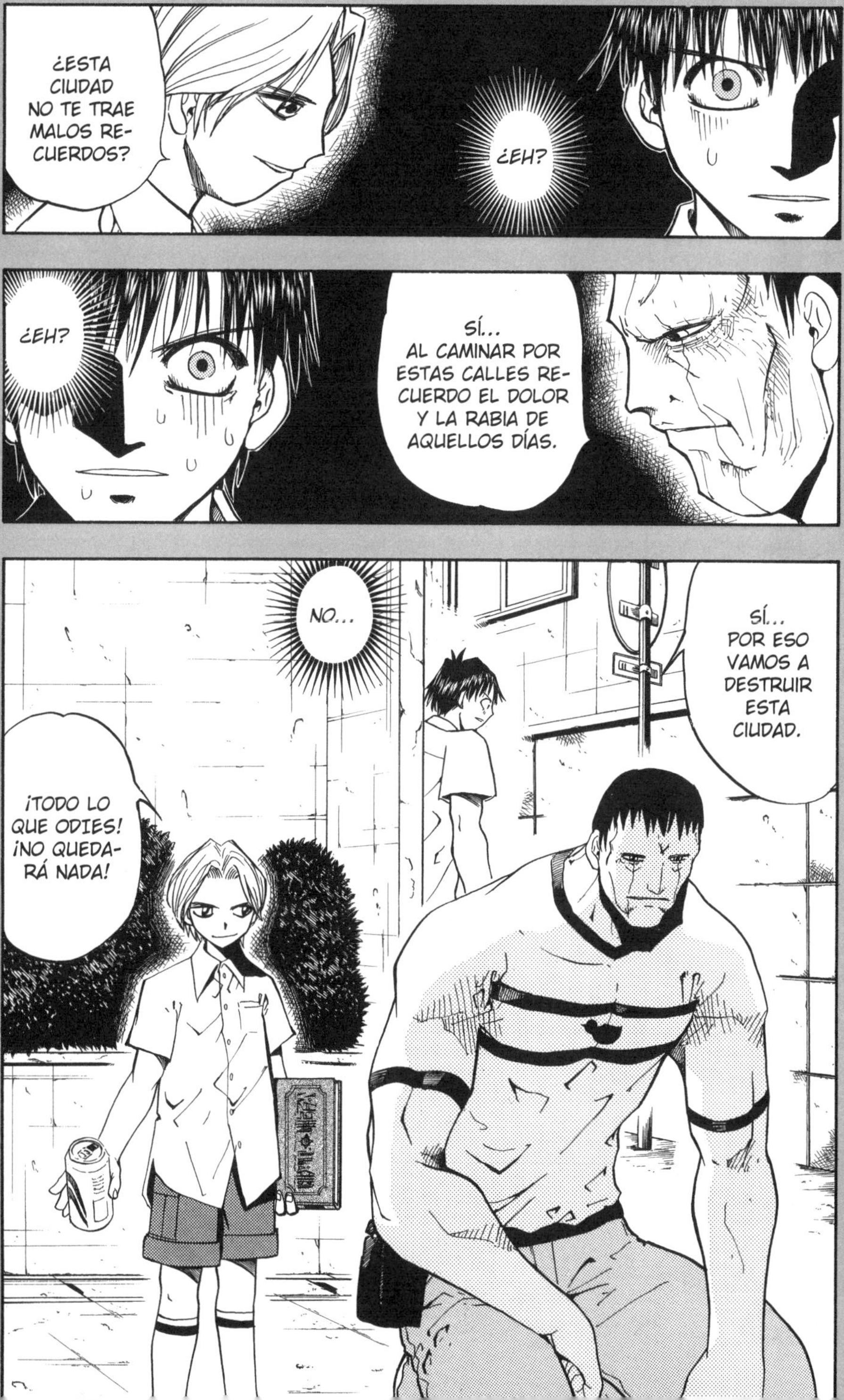

SÍ... POR ESO VAMOS A DESTRUIR ESTA CIUDAD.

NO...

¡TODO LO QUE ODIES! ¡NO QUEDARÁ NADA!

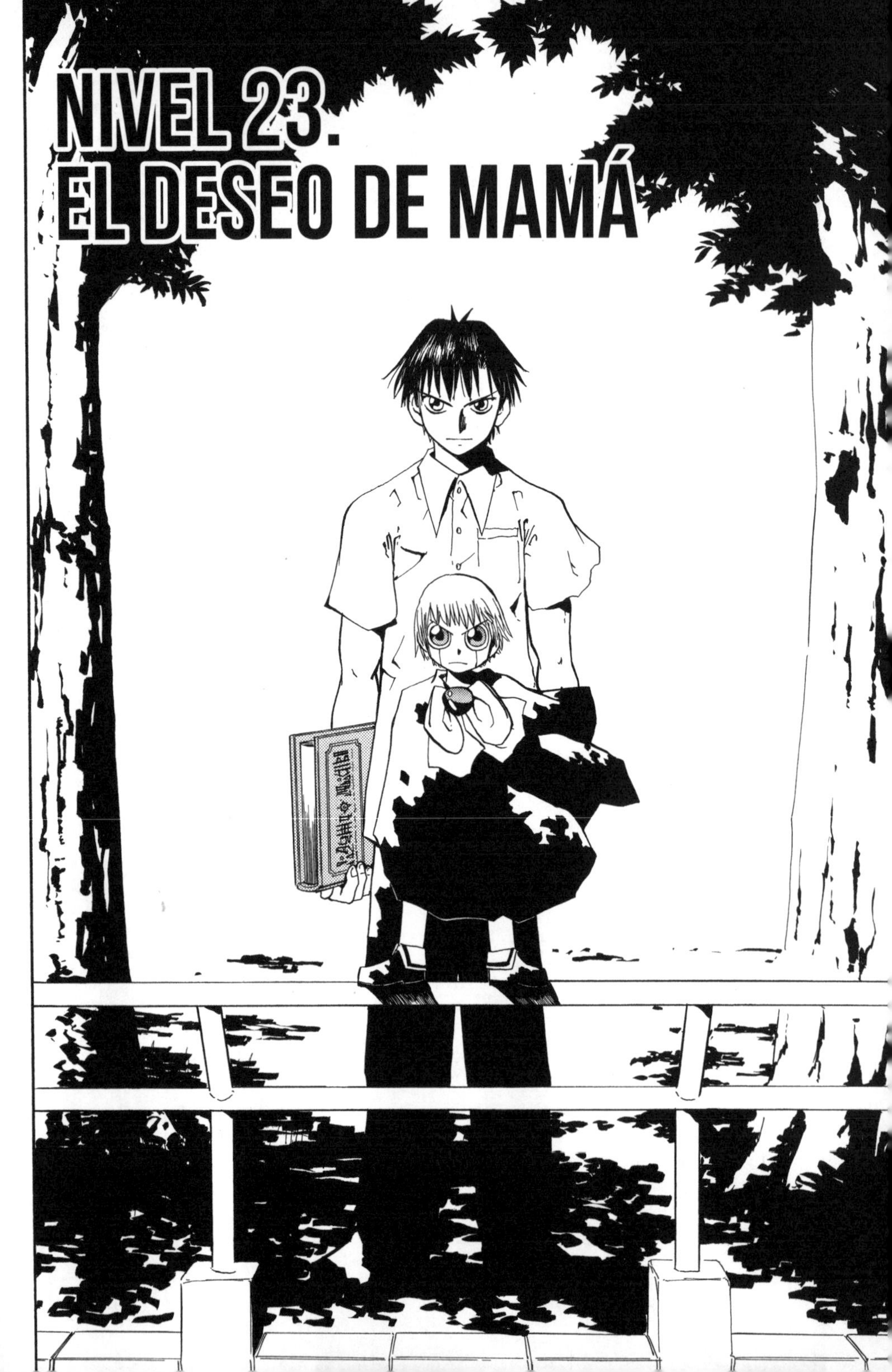
NIVEL 23.
EL DESEO DE MAMÁ

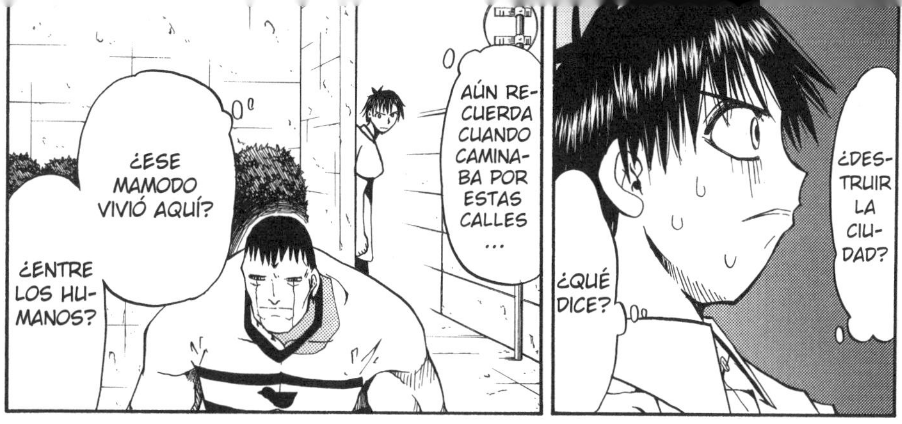
¿DESTRUIR LA CIUDAD?
¿QUÉ DICE?
AÚN RECUERDA CUANDO CAMINABA POR ESTAS CALLES...
¿ESE MAMODO VIVIÓ AQUÍ?
¿ENTRE LOS HUMANOS?

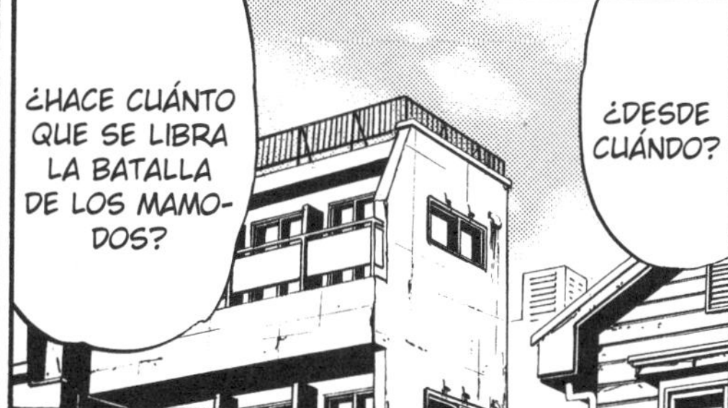
¿DESDE CUÁNDO?
¿HACE CUÁNTO QUE SE LIBRA LA BATALLA DE LOS MAMODOS?

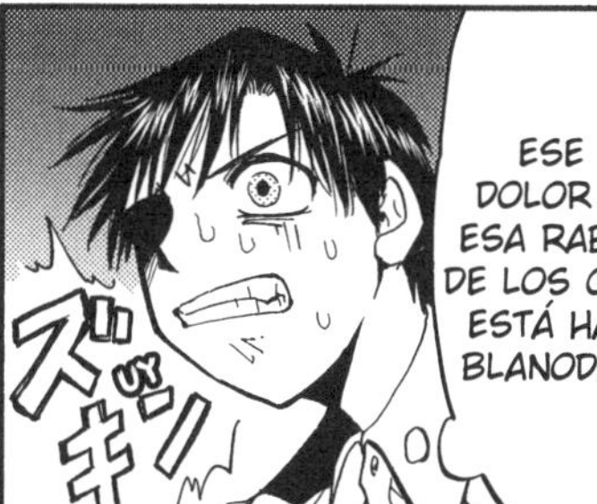
ESE DOLOR Y ESA RABIA DE LOS QUE ESTÁ HABLANOD...
ズキン
UY

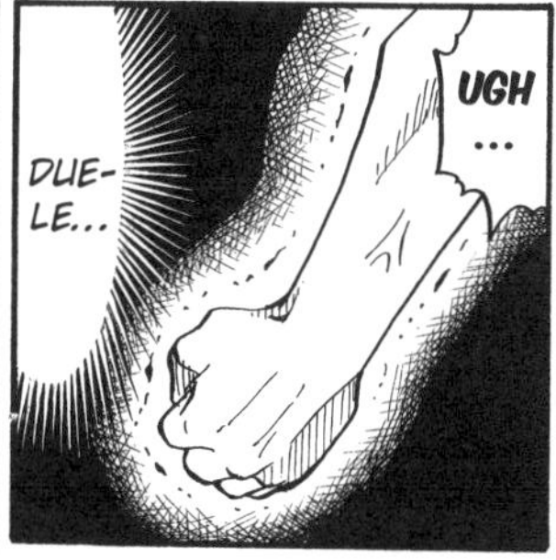
UGH...
DUELE...

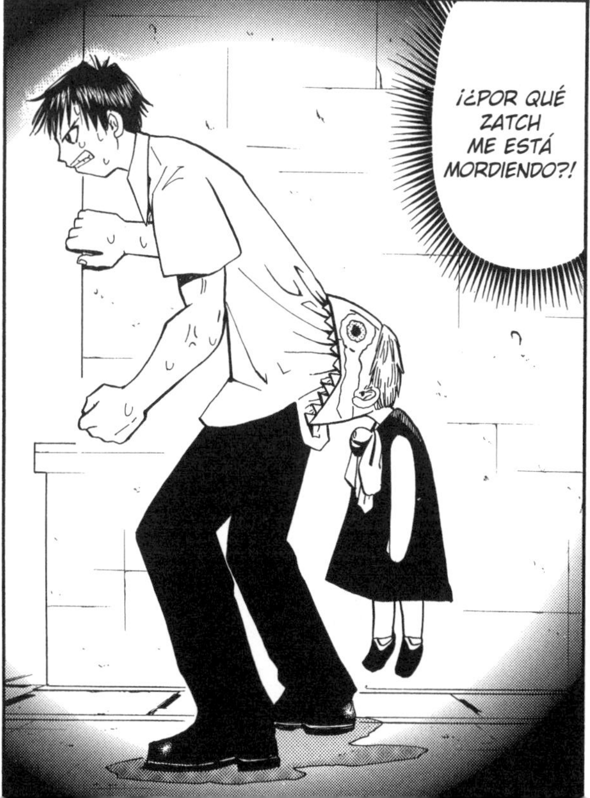
¡¿POR QUÉ ZATCH ME ESTÁ MORDIENDO?!

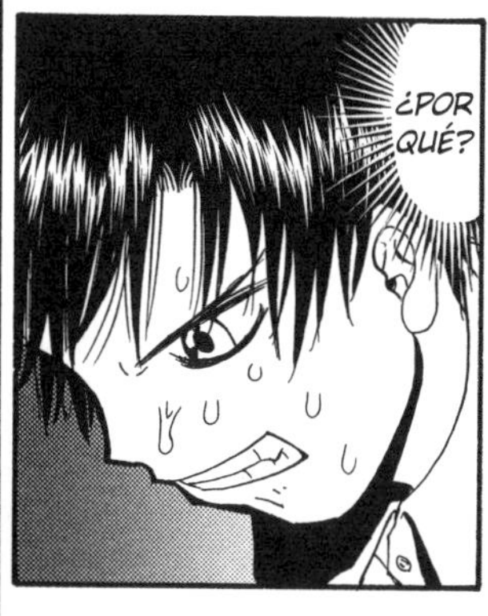
¿POR QUÉ?

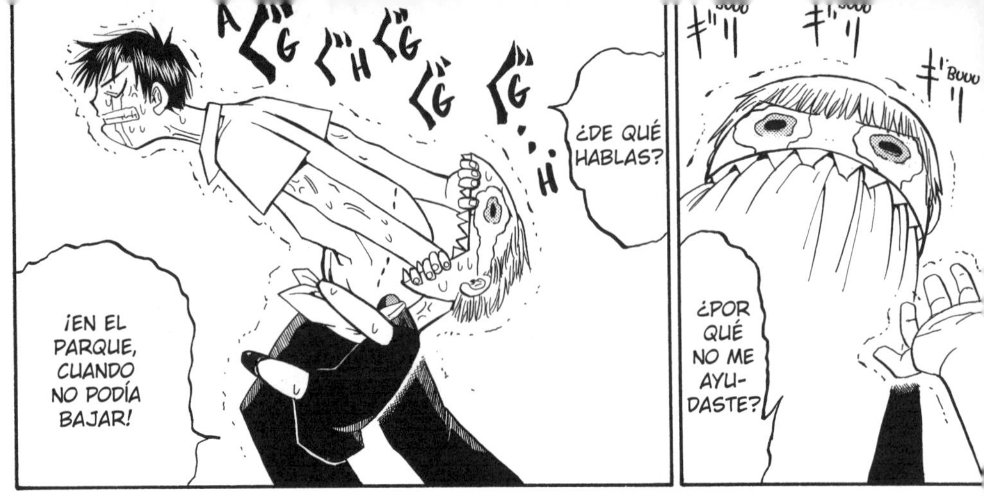
ギリ ギリ
ギリ BUUU
¿POR QUÉ NO ME AYUDASTE?
¿DE QUÉ HABLAS?
AGGHGGGG..H
¡EN EL PARQUE, CUANDO NO PODÍA BAJAR!

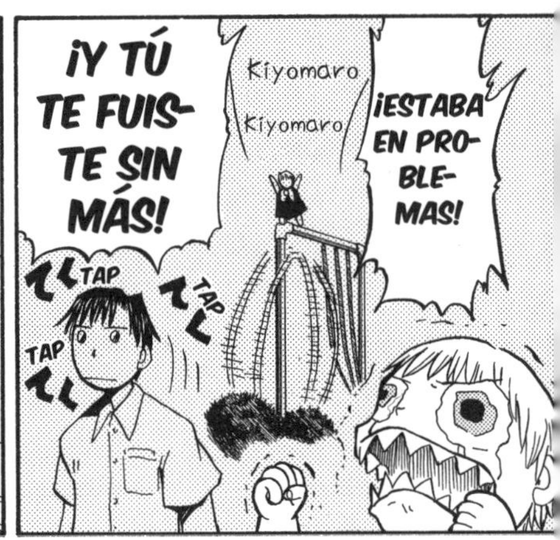
¡ESTABA EN PROBLEMAS!
Kiyomaro
Kiyomaro
¡Y TÚ TE FUISTE SIN MÁS!
てく TAP
てく TAP
てく TAP

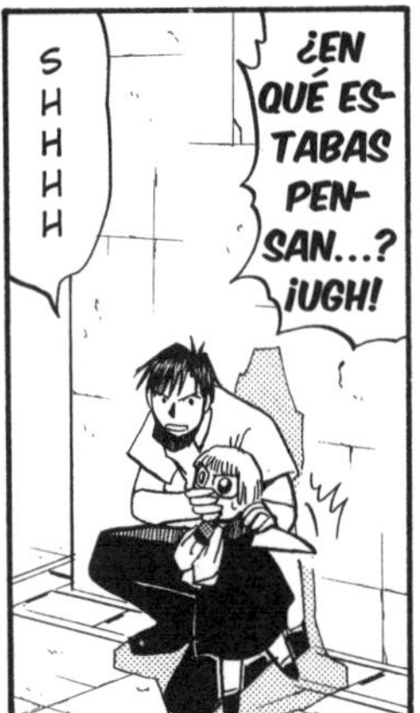
¿EN QUÉ ESTABAS PENSAN...? ¡UGH!
SHHHH

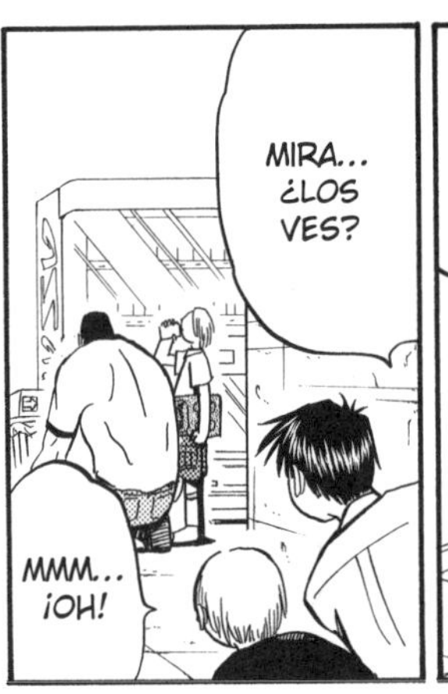
MIRA... ¿LOS VES?
MMM... ¡OH!

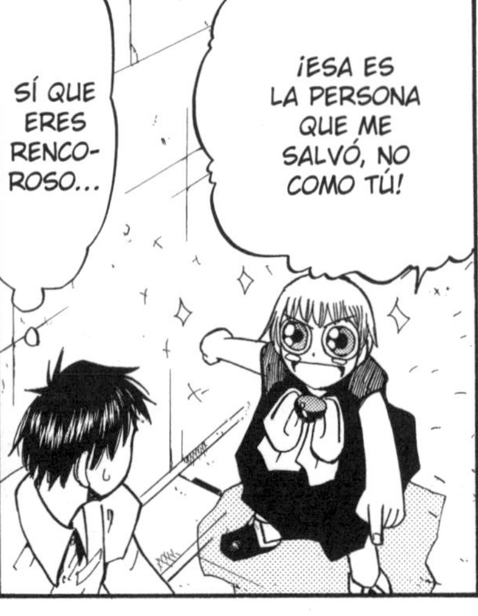
¡ESA ES LA PERSONA QUE ME SALVÓ, NO COMO TÚ!
SÍ QUE ERES RENCOROSO...

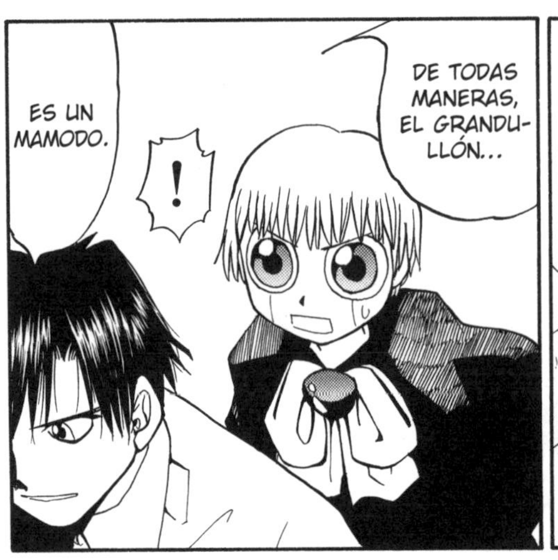
DE TODAS MANERAS, EL GRANDULLÓN...
!
ES UN MAMODO.

¡¿QUÉ?! ¡¿DE VERDAD?!
SÍ, MIRA EL LIBRO...

PARECE QUE ES UN MAMODO MALIGNO QUE QUIERE DESTRUIR TODA LA CIUDAD...
!!

¡ESO ES MENTIRA! ESTÁ CUIDANDO DE UN PAJARILLO...
YO TAMPOCO ME LO CREÍA...

¿POR QUÉ...?
¿POR QUÉ TENÍAMOS QUE ENCONTRARNOS CON ÉL, SI EN REALIDAD ES MALVADO...?

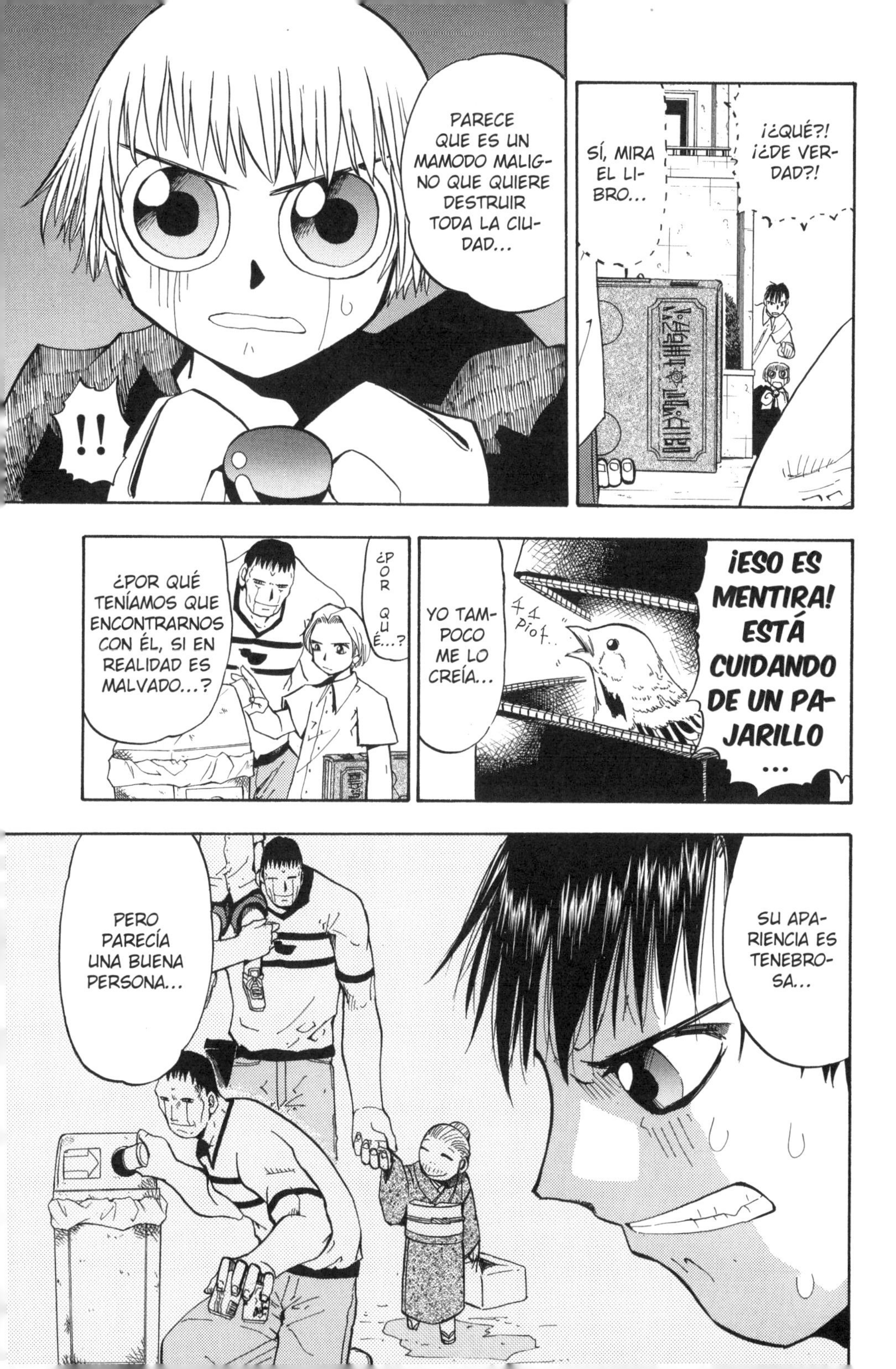

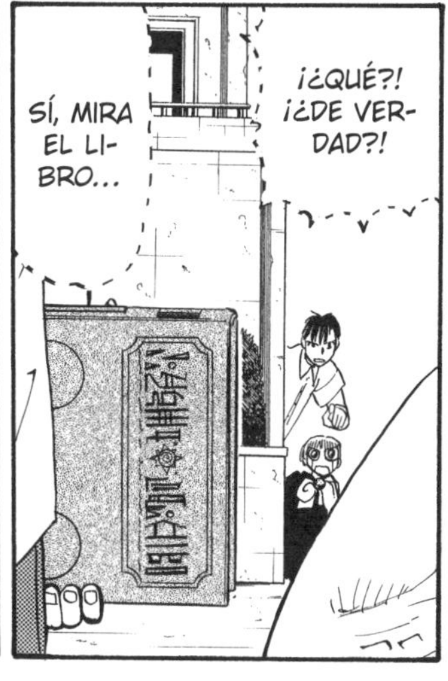

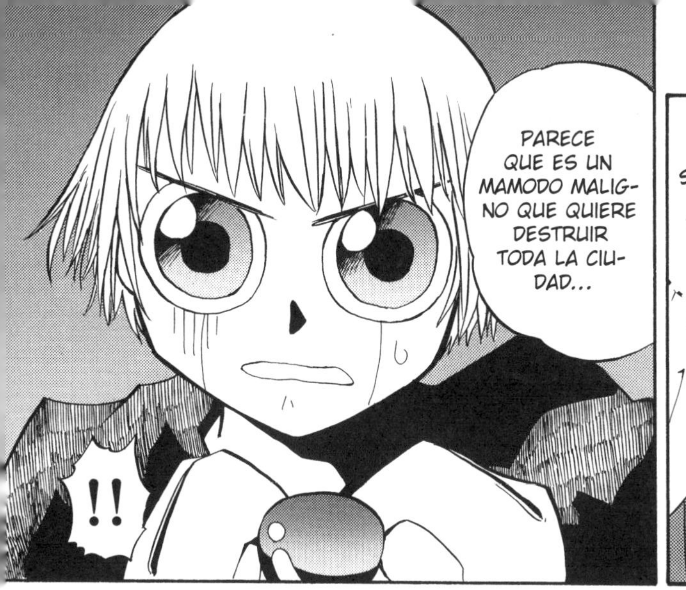

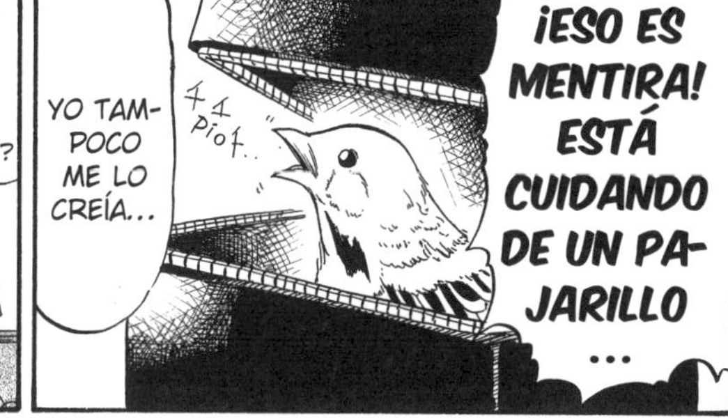

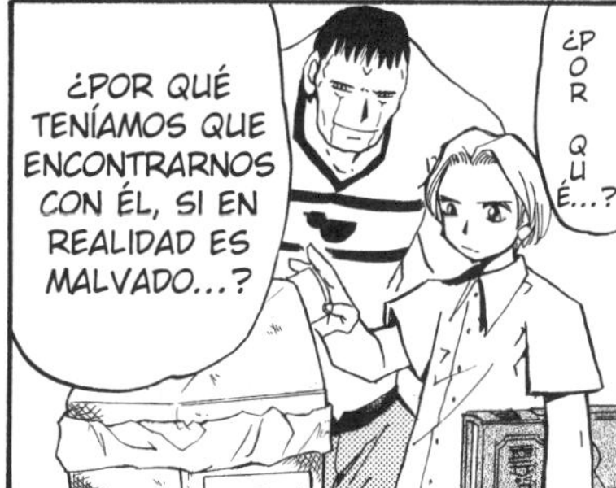

SU APARIENCIA ES TENEBROSA...

PERO PARECÍA UNA BUENA PERSONA...

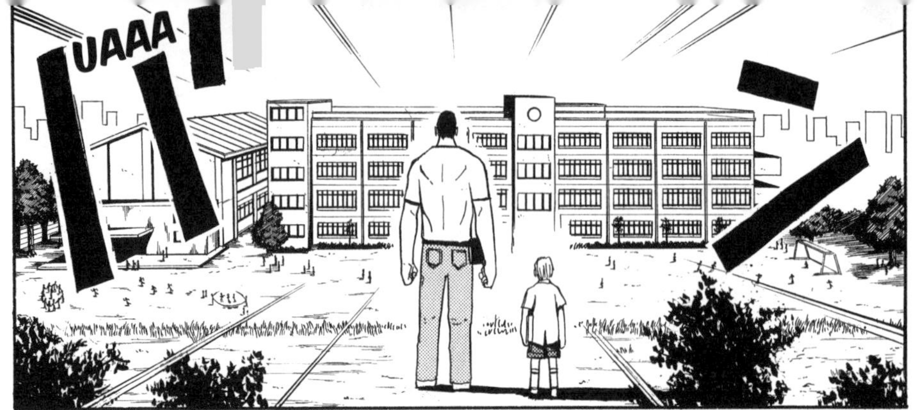
UAAA

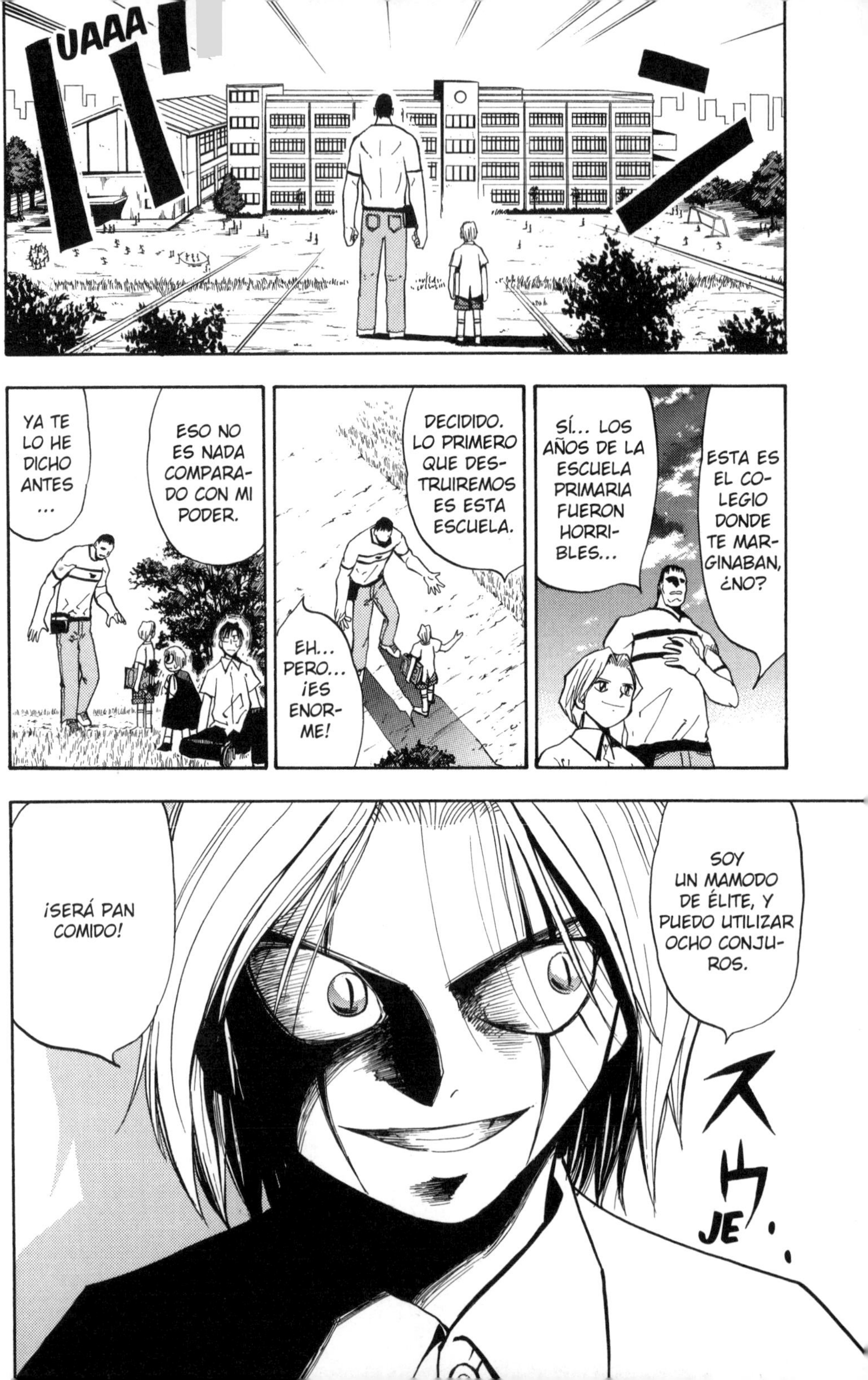

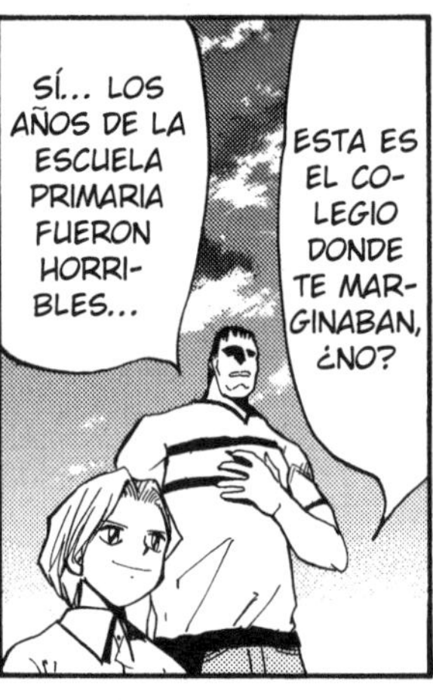
ESTA ES EL COLEGIO DONDE TE MARGINABAN, ¿NO?
SÍ... LOS AÑOS DE LA ESCUELA PRIMARIA FUERON HORRIBLES...

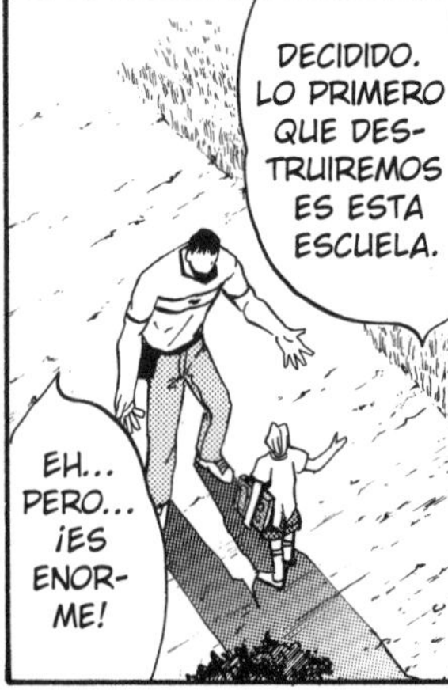
DECIDIDO. LO PRIMERO QUE DESTRUIREMOS ES ESTA ESCUELA.
EH... PERO... ¡ES ENORME!

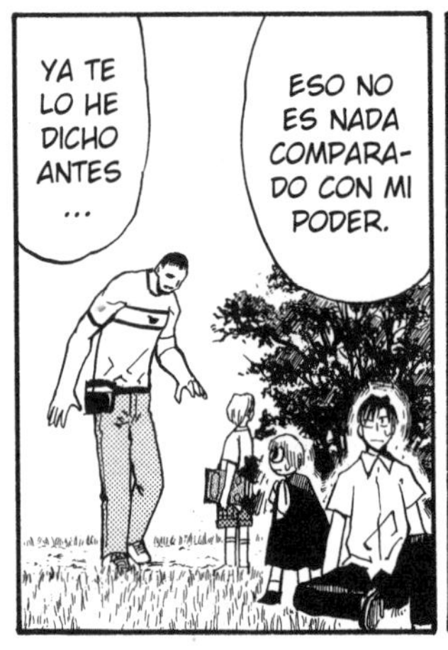
ESO NO ES NADA COMPARADO CON MI PODER.
YA TE LO HE DICHO ANTES...

SOY UN MAMODO DE ÉLITE, Y PUEDO UTILIZAR OCHO CONJUROS.
¡SERÁ PAN COMIDO!
JE...

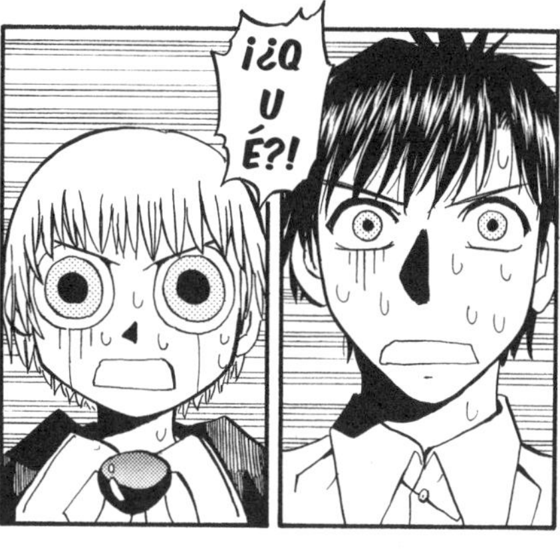
¡¿QUÉ?!

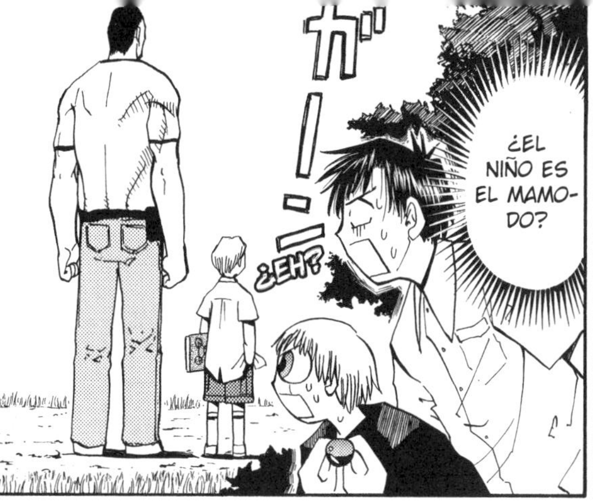
ガーーー
¿EL NIÑO ES EL MAMODO?
¿EH?

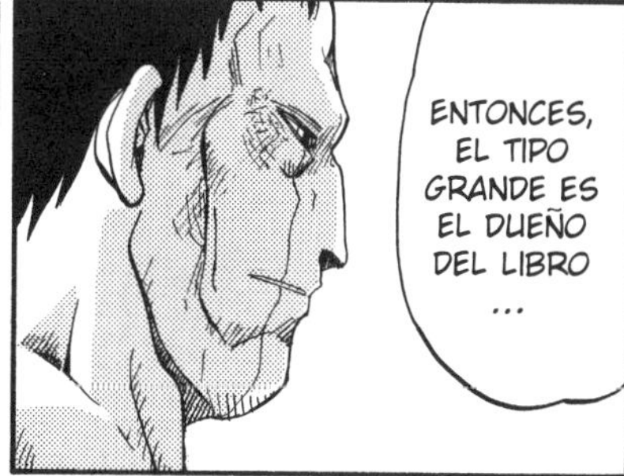
ENTONCES, EL TIPO GRANDE ES EL DUEÑO DEL LIBRO...

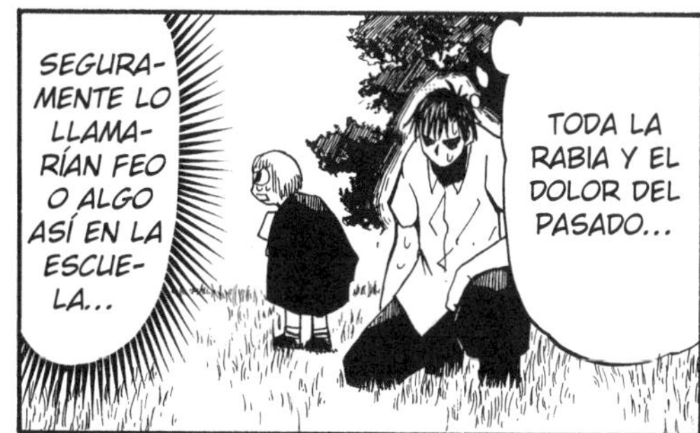
TODA LA RABIA Y EL DOLOR DEL PASADO...
SEGURAMENTE LO LLAMARÍAN FEO O ALGO ASÍ EN LA ESCUELA...

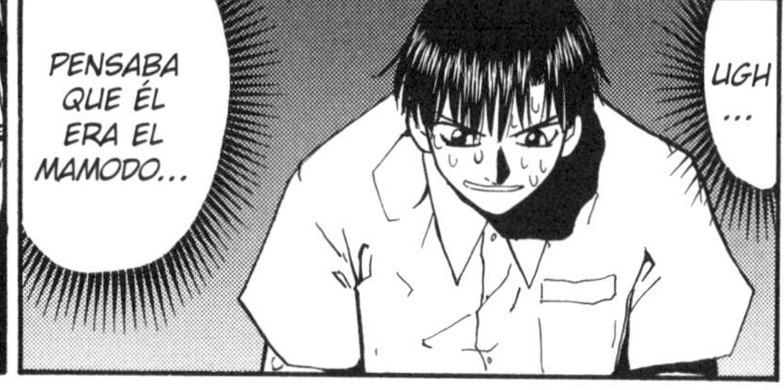
UGH...
PENSABA QUE ÉL ERA EL MAMODO...

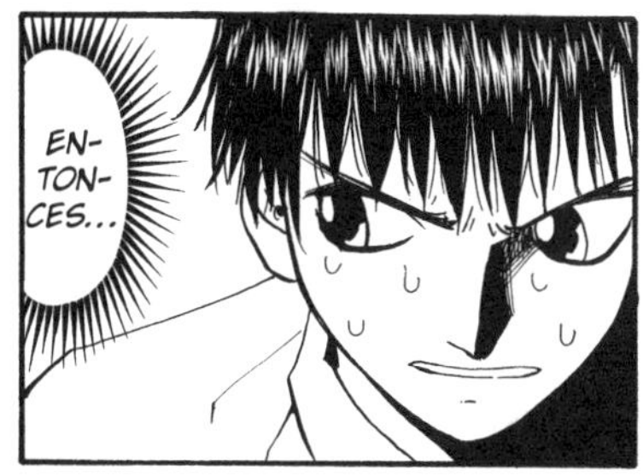
ENTONCES...

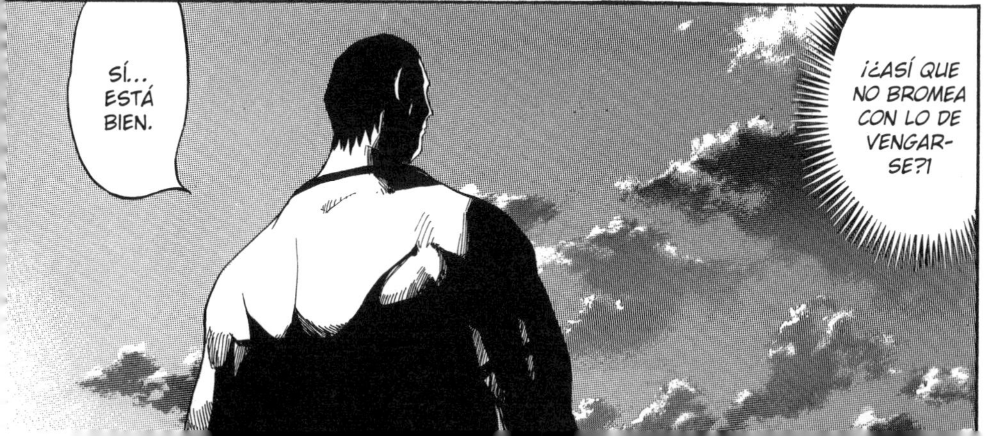
¡¿ASÍ QUE NO BROMEA CON LO DE VENGARSE?!
SÍ... ESTÁ BIEN.

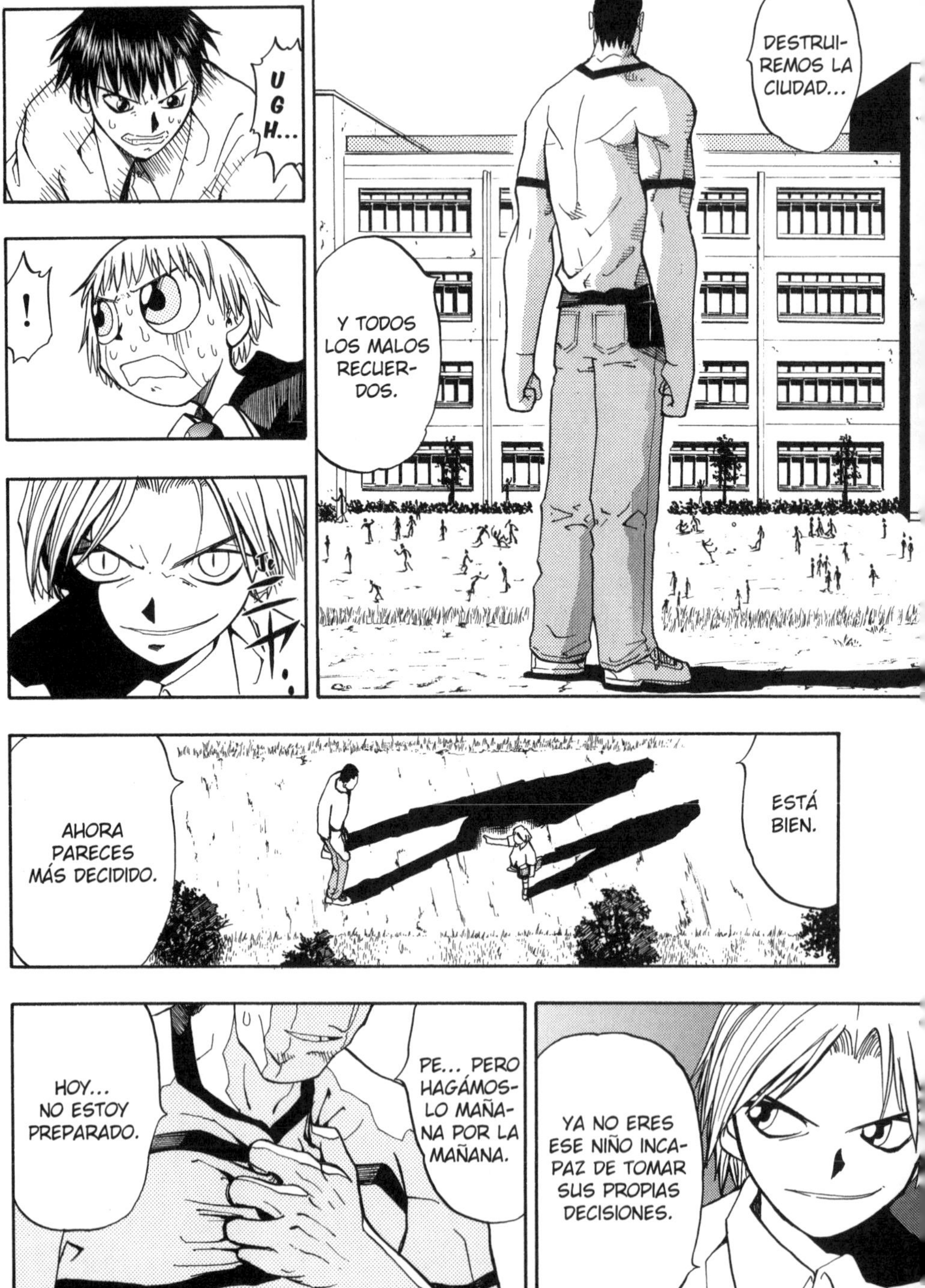

DESTRUIREMOS LA CIUDAD...
Y TODOS LOS MALOS RECUERDOS.
UGH...
!

ESTÁ BIEN.
AHORA PARECES MÁS DECIDIDO.

YA NO ERES ESE NIÑO INCAPAZ DE TOMAR SUS PROPIAS DECISIONES.
PE... PERO HAGÁMOSLO MAÑANA POR LA MAÑANA.
HOY... NO ESTOY PREPARADO.

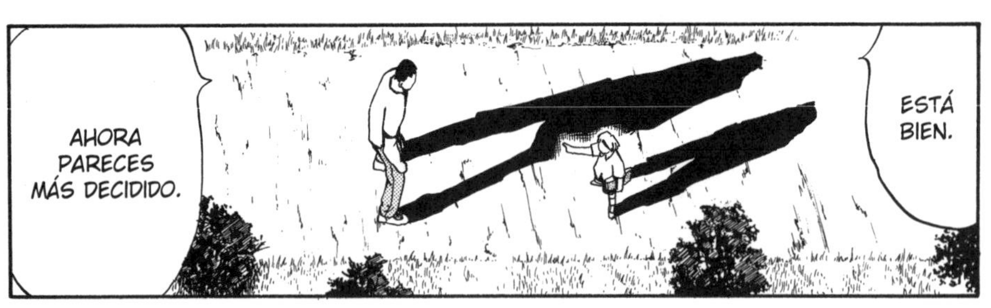

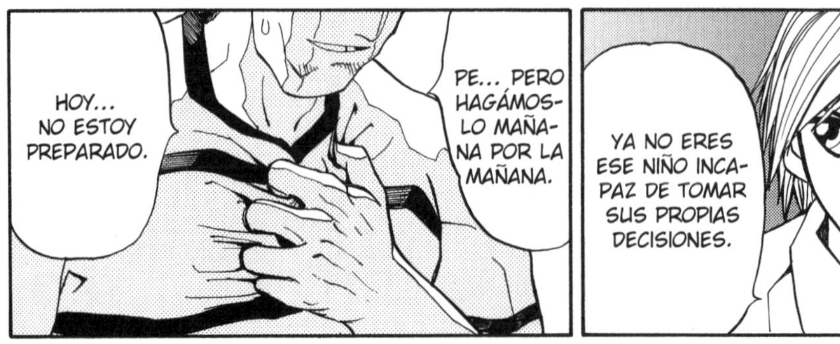

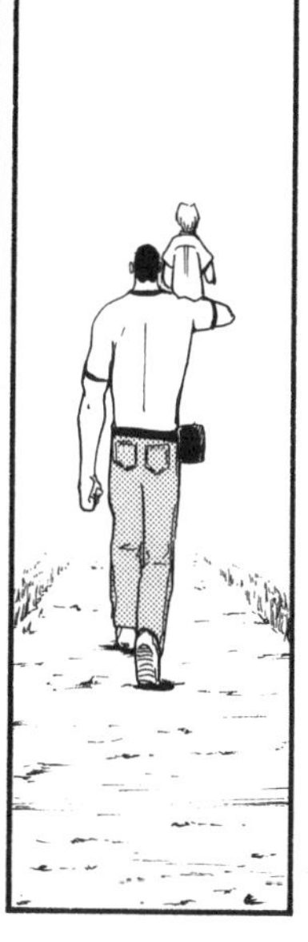
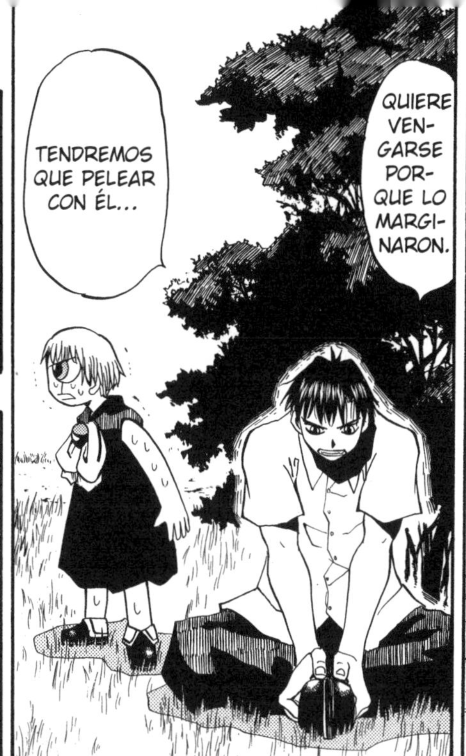
QUIERE
VEN-
GARSE
POR-
QUE LO
MARGI-
NARON.
TENDREMOS
QUE PELEAR
CON ÉL...
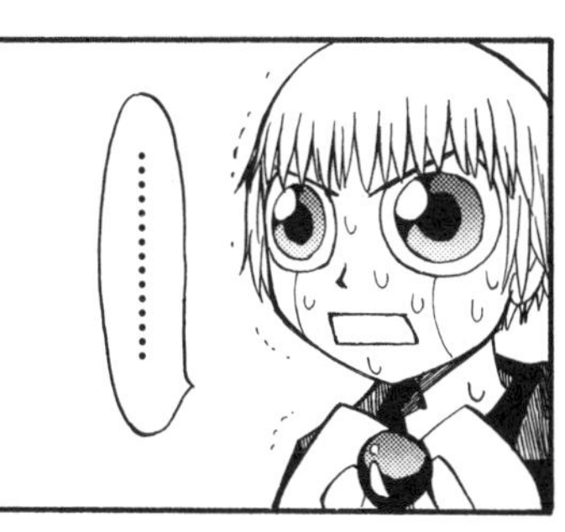
....
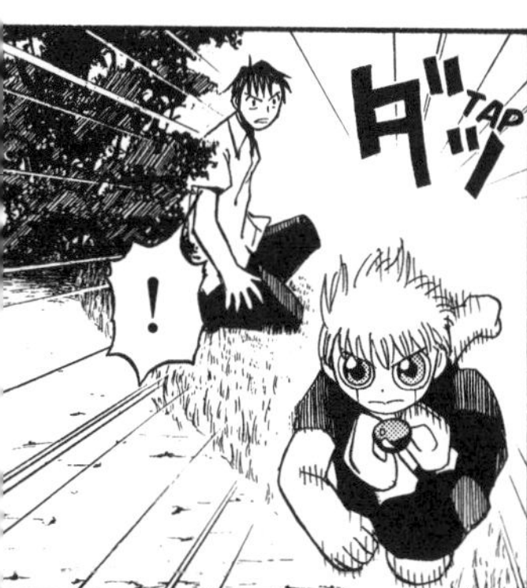
TAP
!
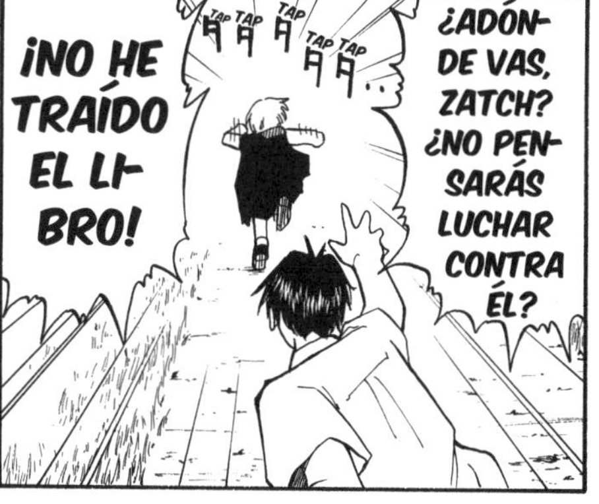
TAP TAP TAP TAP TAP
¿ADÓN-
DE VAS,
ZATCH?
¿NO PEN-
SARÁS
LUCHAR
CONTRA
ÉL?
¡NO HE
TRAÍDO
EL LI-
BRO!
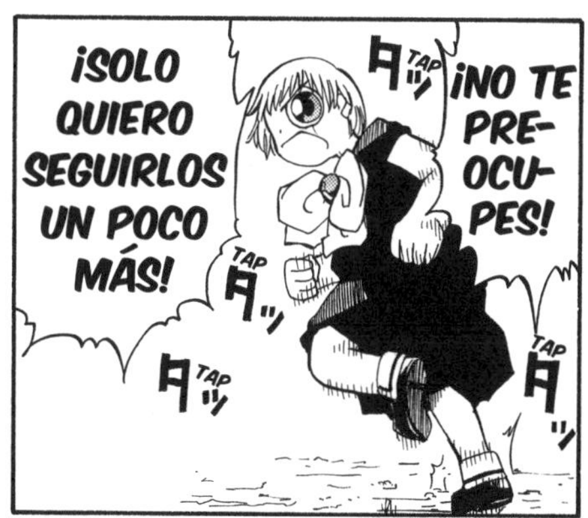
¡NO TE
PRE-
OCU-
PES!
¡SOLO
QUIERO
SEGUIRLOS
UN POCO
MÁS!
TAP
TAP
TAP
TAP
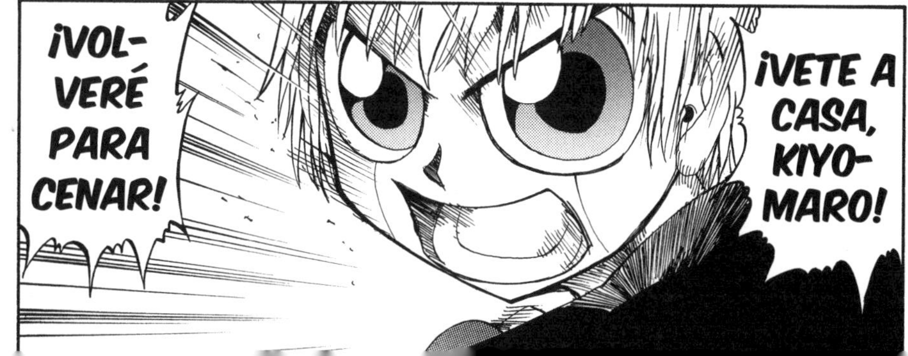
¡VETE A
CASA,
KIYO-
MARO!
¡VOL-
VERÉ
PARA
CENAR!

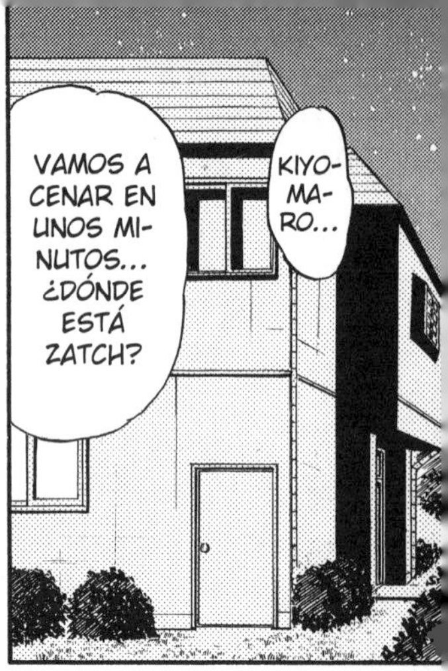
KIYOMARO...
VAMOS A CENAR EN UNOS MINUTOS... ¿DÓNDE ESTÁ ZATCH?

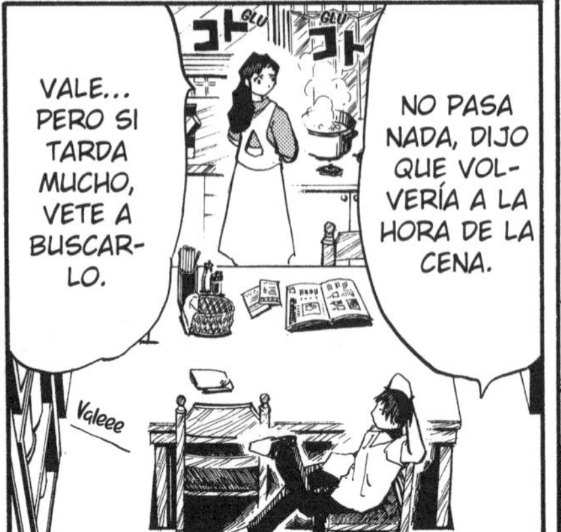
コト GLU
コト GLU
NO PASA NADA, DIJO QUE VOLVERÍA A LA HORA DE LA CENA.
VALE... PERO SI TARDA MUCHO, VETE A BUSCARLO.
Valeee

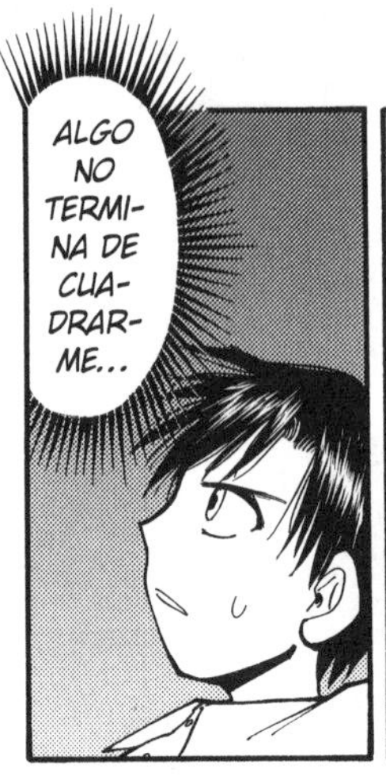
ALGO NO TERMINA DE CUADRARME...

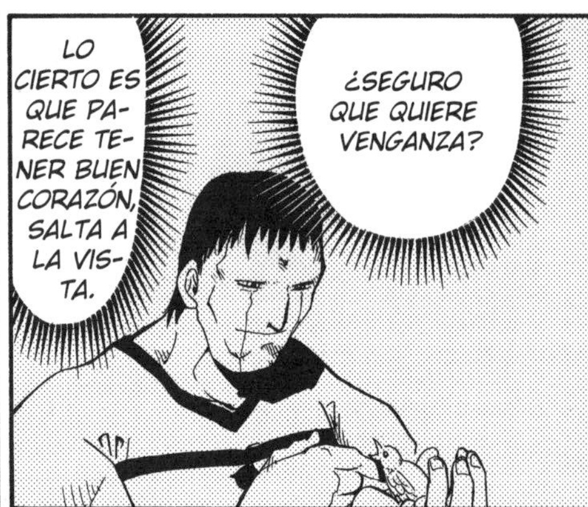
¿SEGURO QUE QUIERE VENGANZA?
LO CIERTO ES QUE PARECE TENER BUEN CORAZÓN, SALTA A LA VISTA.

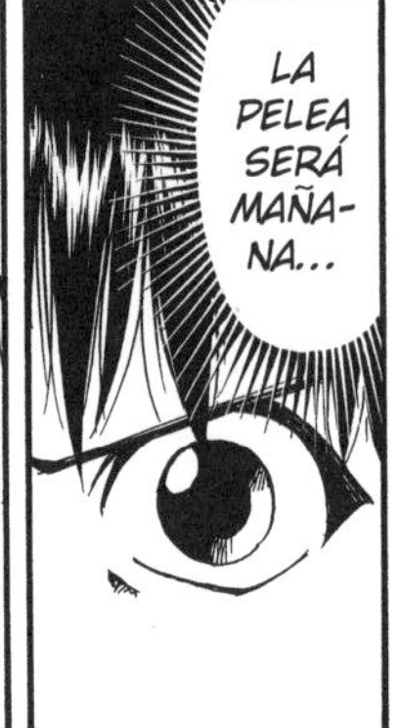
LA PELEA SERÁ MAÑANA...

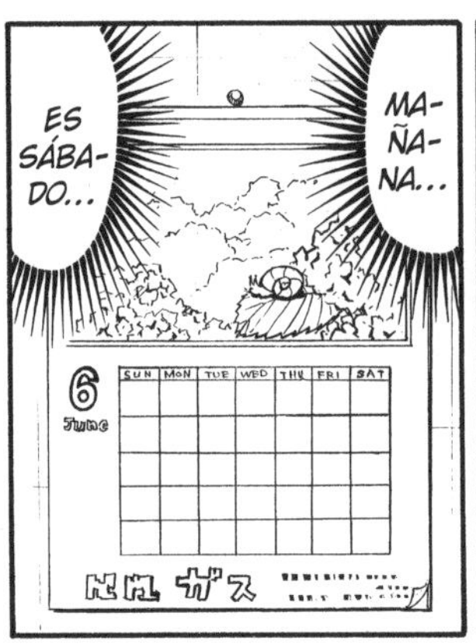
MAÑANA...
ES SÁBADO...
6
June
SUN MON TUE WED THU FRI SAT

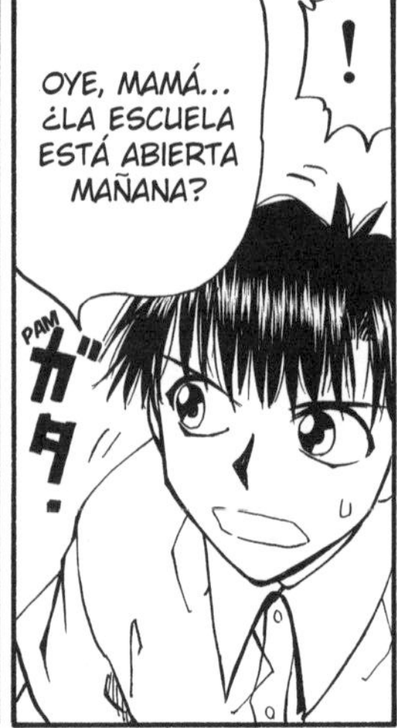
!
OYE, MAMÁ... ¿LA ESCUELA ESTÁ ABIERTA MAÑANA?
PAM
ガタ

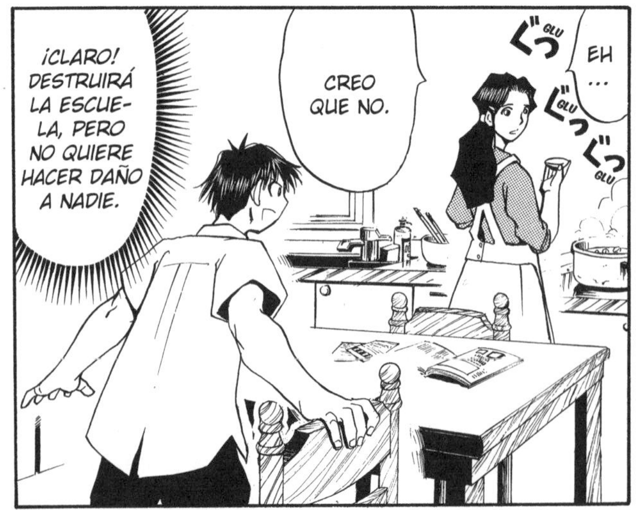
ぐつ GLU
EH...
ぐつ GLU
ぐつ GLU
CREO QUE NO.
¡CLARO! DESTRUIRÁ LA ESCUELA, PERO NO QUIERE HACER DAÑO A NADIE.

SI DE VERDAD ES BUENO…
ENTONCES… ¿POR QUÉ…?
"AHORA PARECES MÁS DECIDIDO".
¡POR EL NIÑO!
ESE BASTARDO…

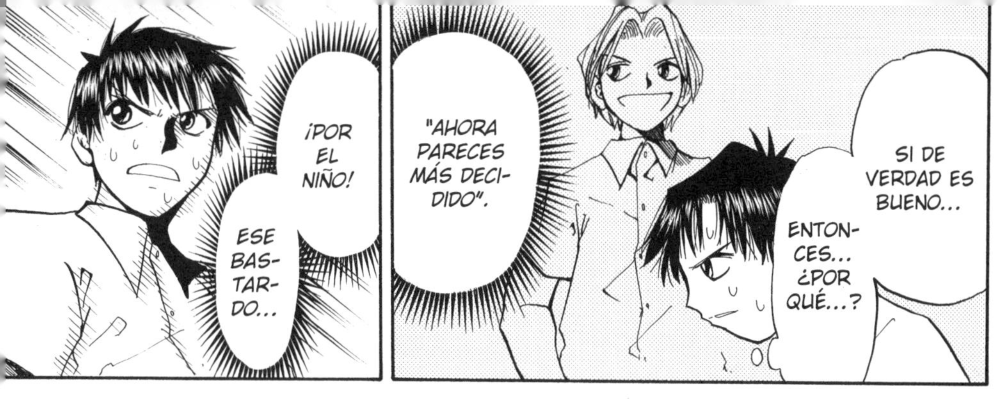

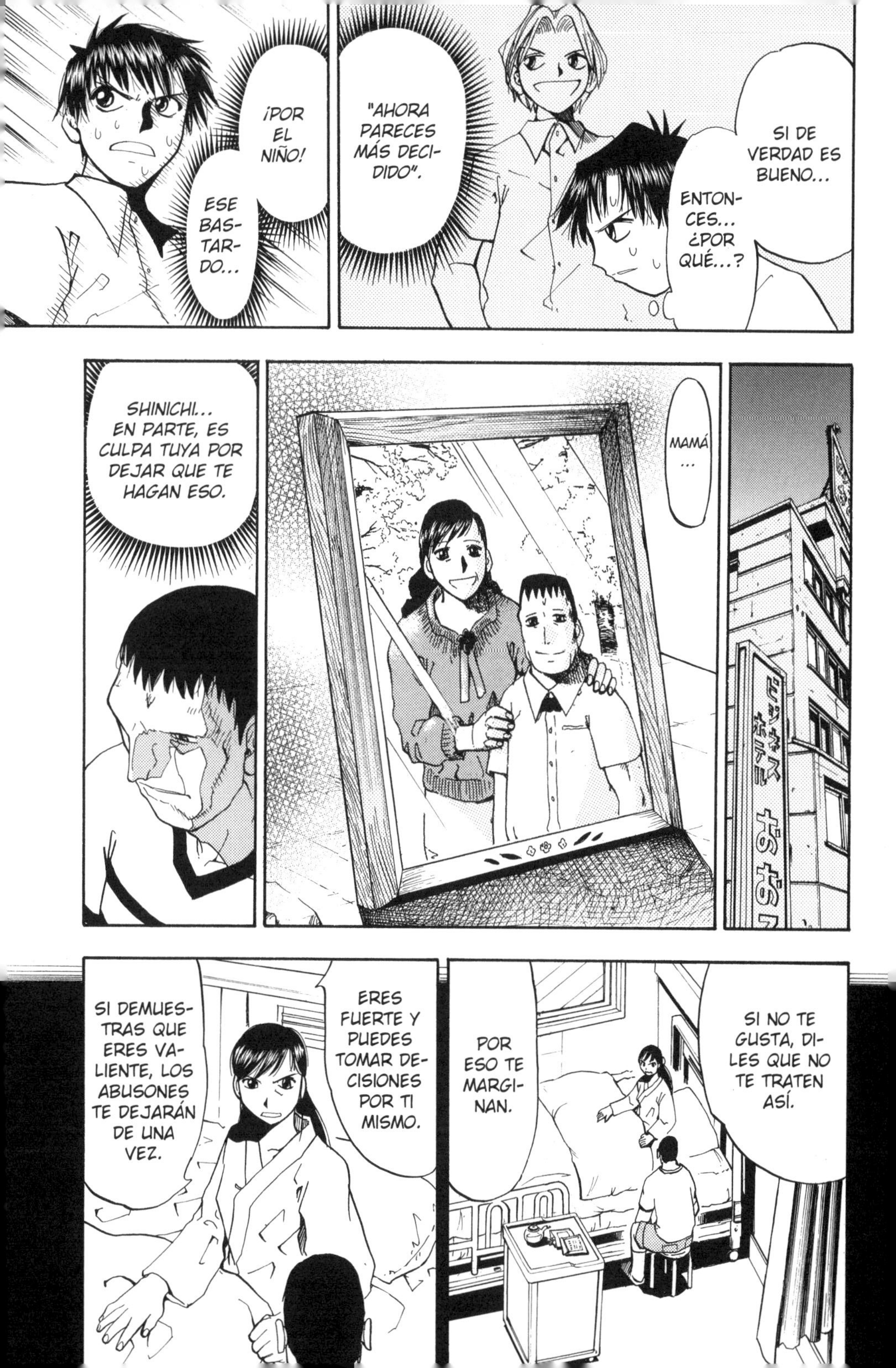

MAMÁ…

SHINICHI… EN PARTE, ES CULPA TUYA POR DEJAR QUE TE HAGAN ESO.

SI NO TE GUSTA, DILES QUE NO TE TRATEN ASÍ.
POR ESO TE MARGINAN.
ERES FUERTE Y PUEDES TOMAR DECISIONES POR TI MISMO.
SI DEMUESTRAS QUE ERES VALIENTE, LOS ABUSONES TE DEJARÁN DE UNA VEZ.

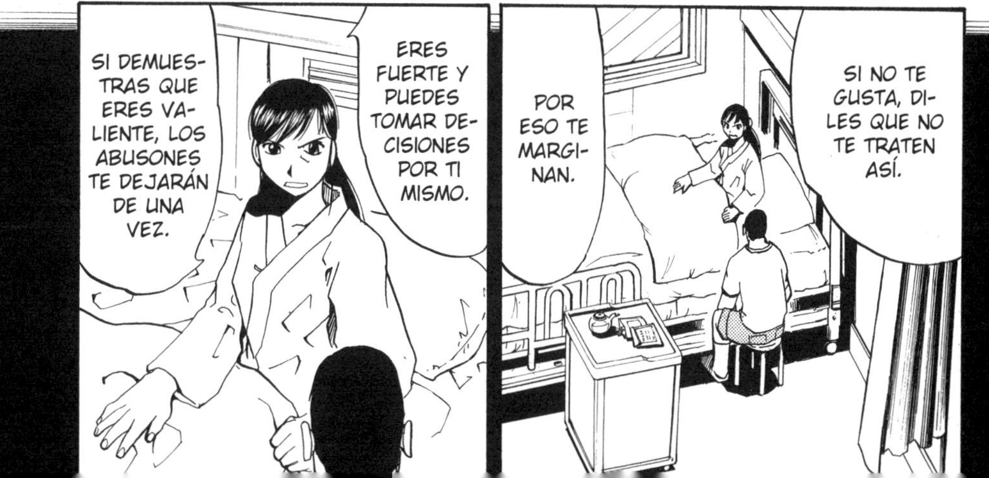

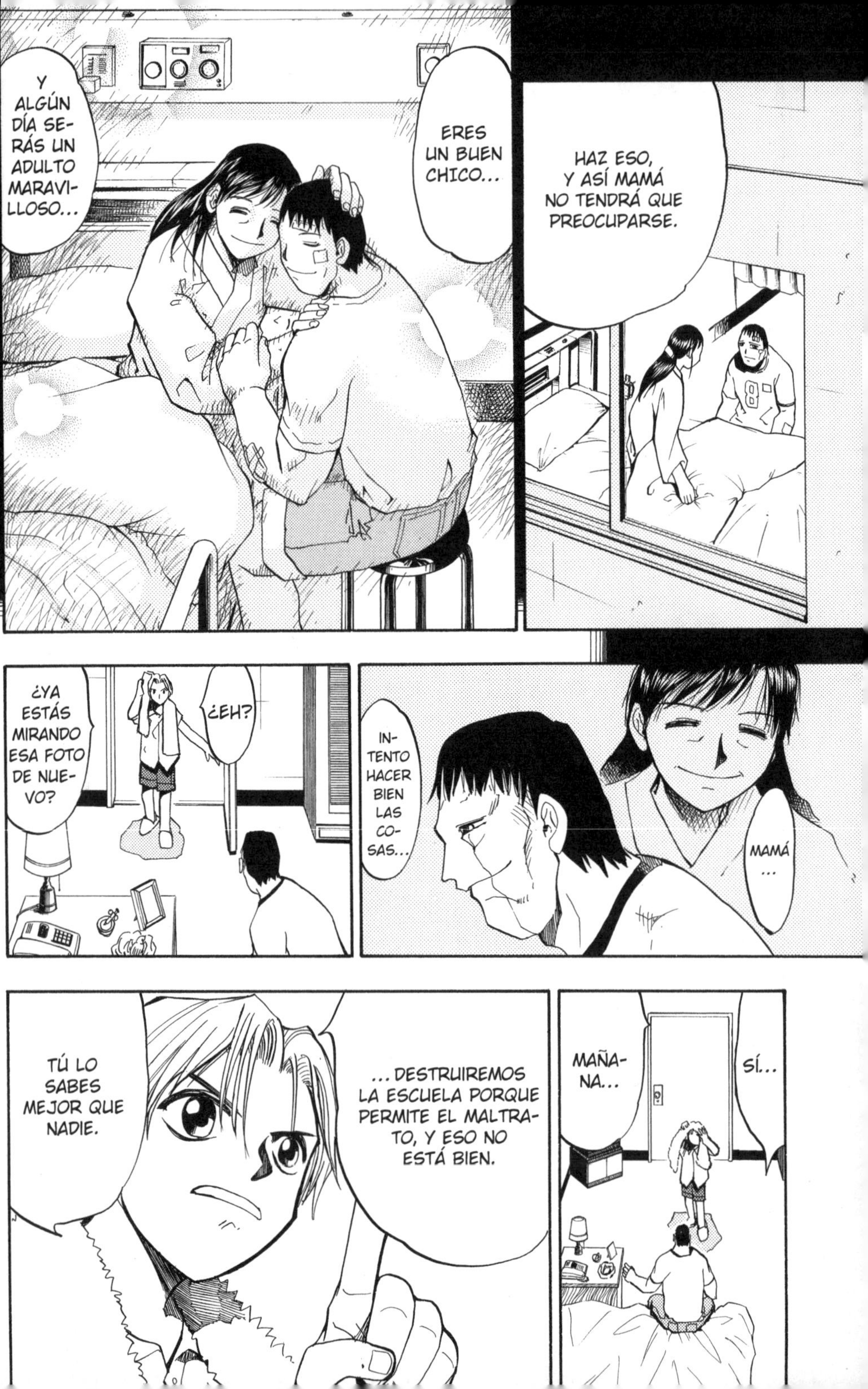

ERES UN BUEN CHICO...
Y ALGÚN DÍA SERÁS UN ADULTO MARAVILLOSO...
HAZ ESO, Y ASÍ MAMÁ NO TENDRÁ QUE PREOCUPARSE.
¿YA ESTÁS MIRANDO ESA FOTO DE NUEVO?
¿EH?
INTENTO HACER BIEN LAS COSAS...
MAMÁ...

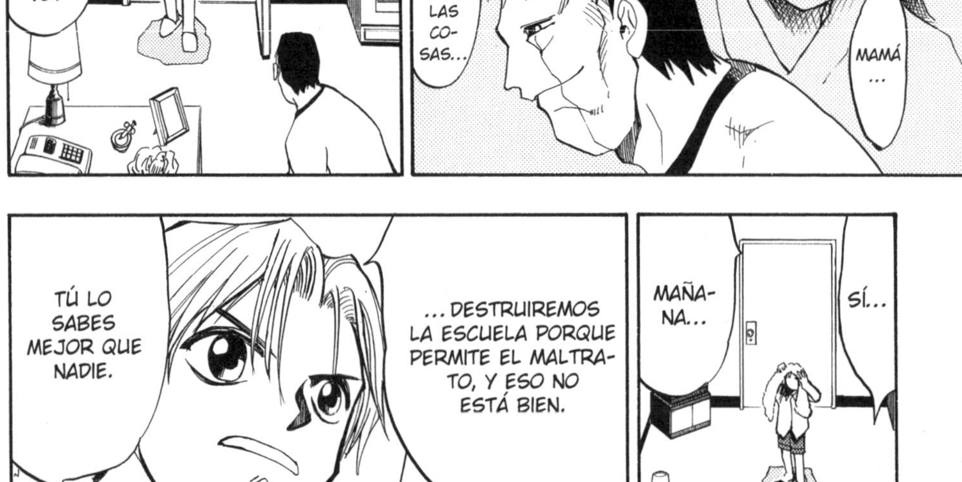
...DESTRUIREMOS LA ESCUELA PORQUE PERMITE EL MALTRATO, Y ESO NO ESTÁ BIEN.
TÚ LO SABES MEJOR QUE NADIE.
MAÑANA...
SÍ...

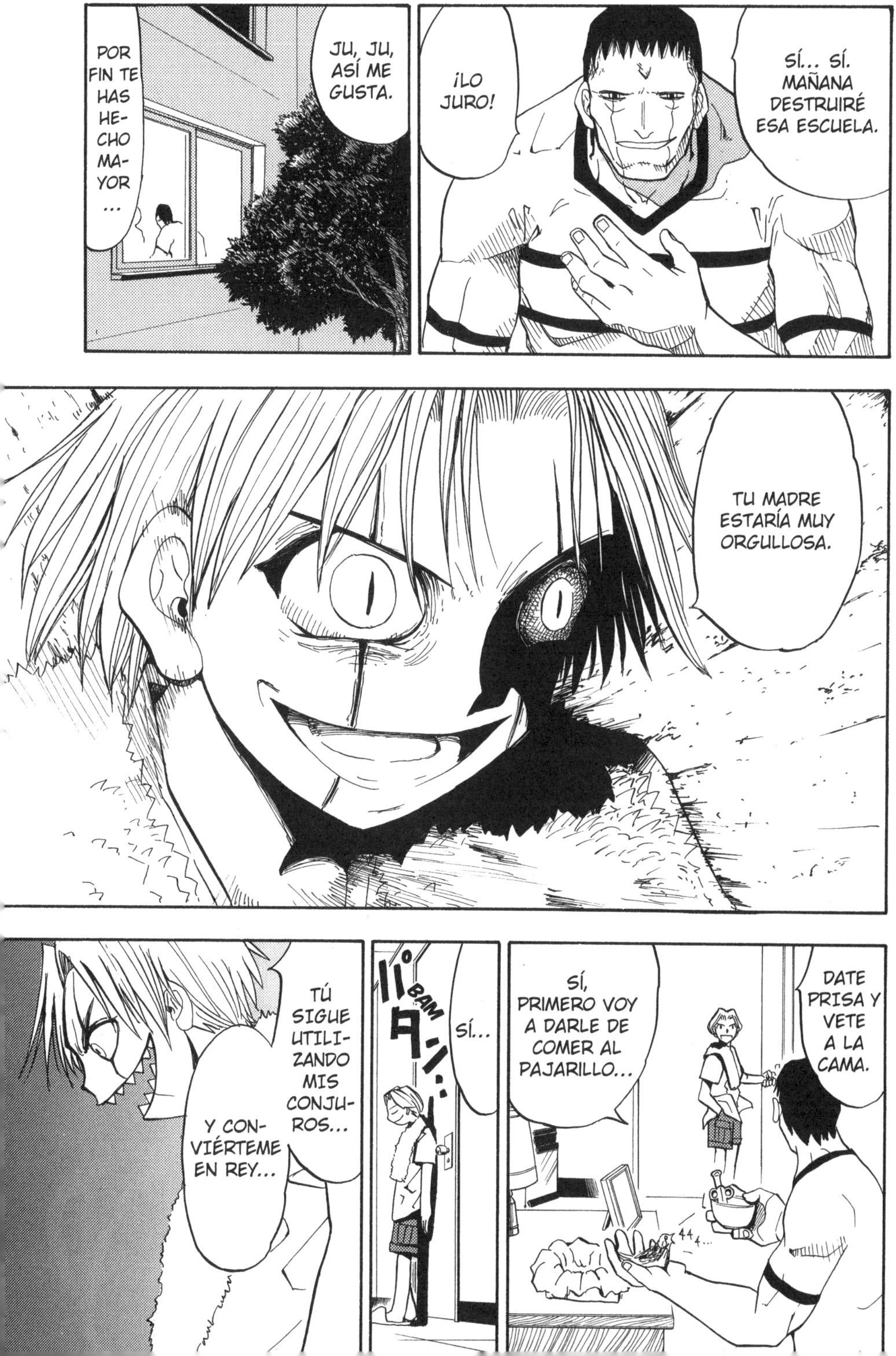

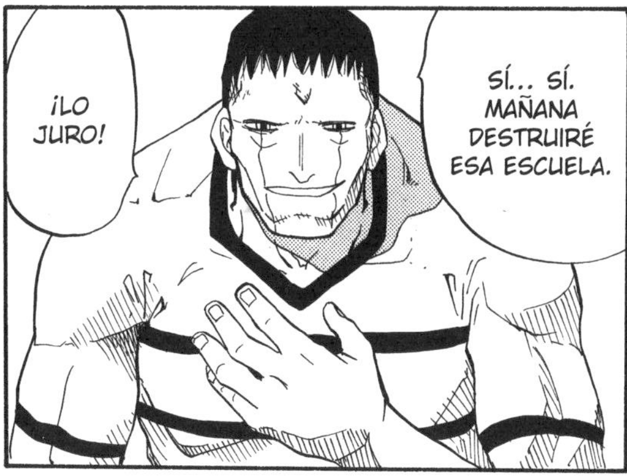
SÍ... SÍ. MAÑANA DESTRUIRÉ ESA ESCUELA.
¡LO JURO!

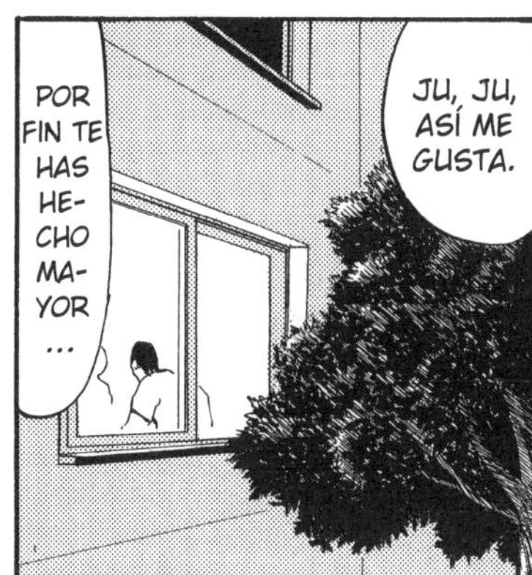
JU, JU, ASÍ ME GUSTA.
POR FIN TE HAS HECHO MAYOR...

TU MADRE ESTARÍA MUY ORGULLOSA.

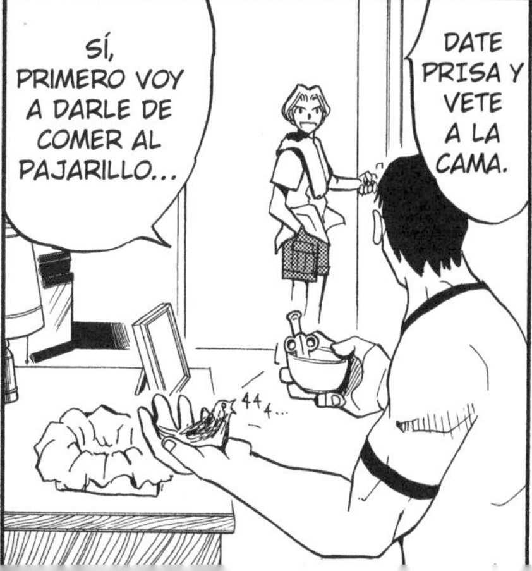
DATE PRISA Y VETE A LA CAMA.
SÍ, PRIMERO VOY A DARLE DE COMER AL PAJARILLO...

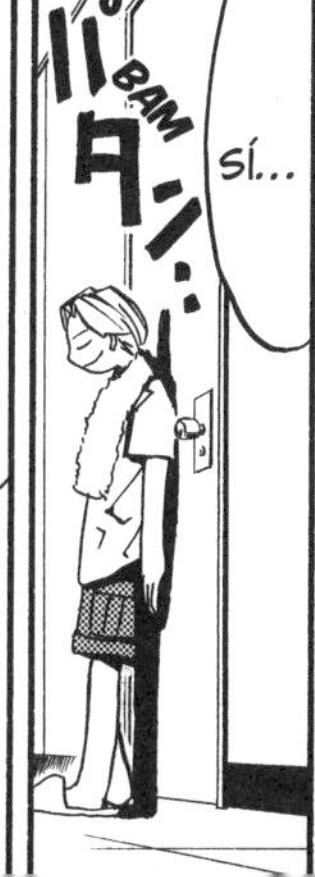
SÍ...
バタン
BAM

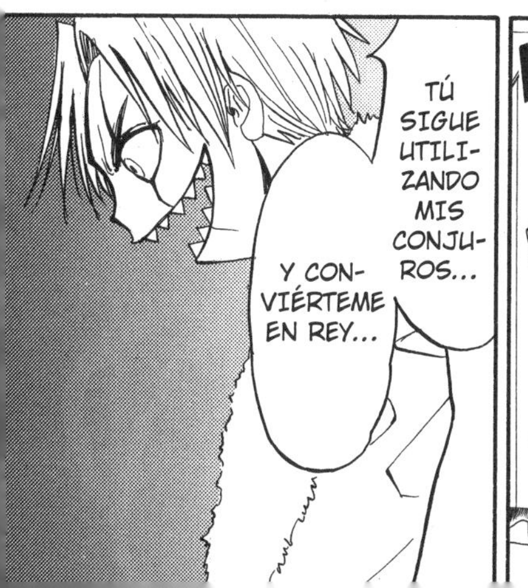
TÚ SIGUE UTILIZANDO MIS CONJUROS...
Y CONVIÉRTEME EN REY...

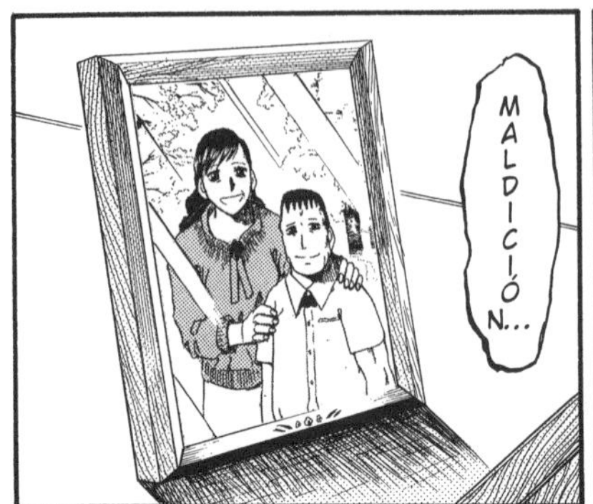

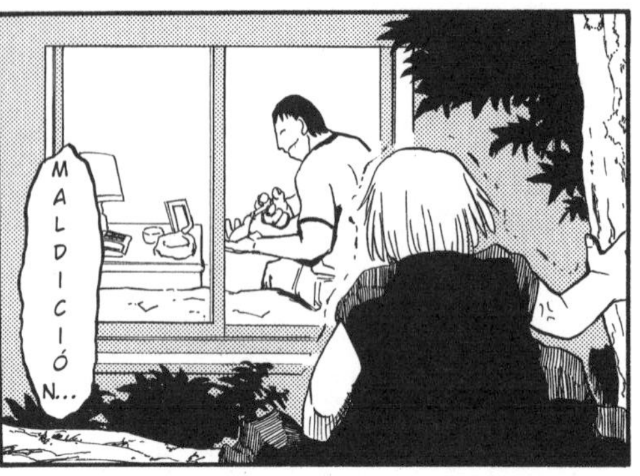

¡¡MALDICIÓN!!

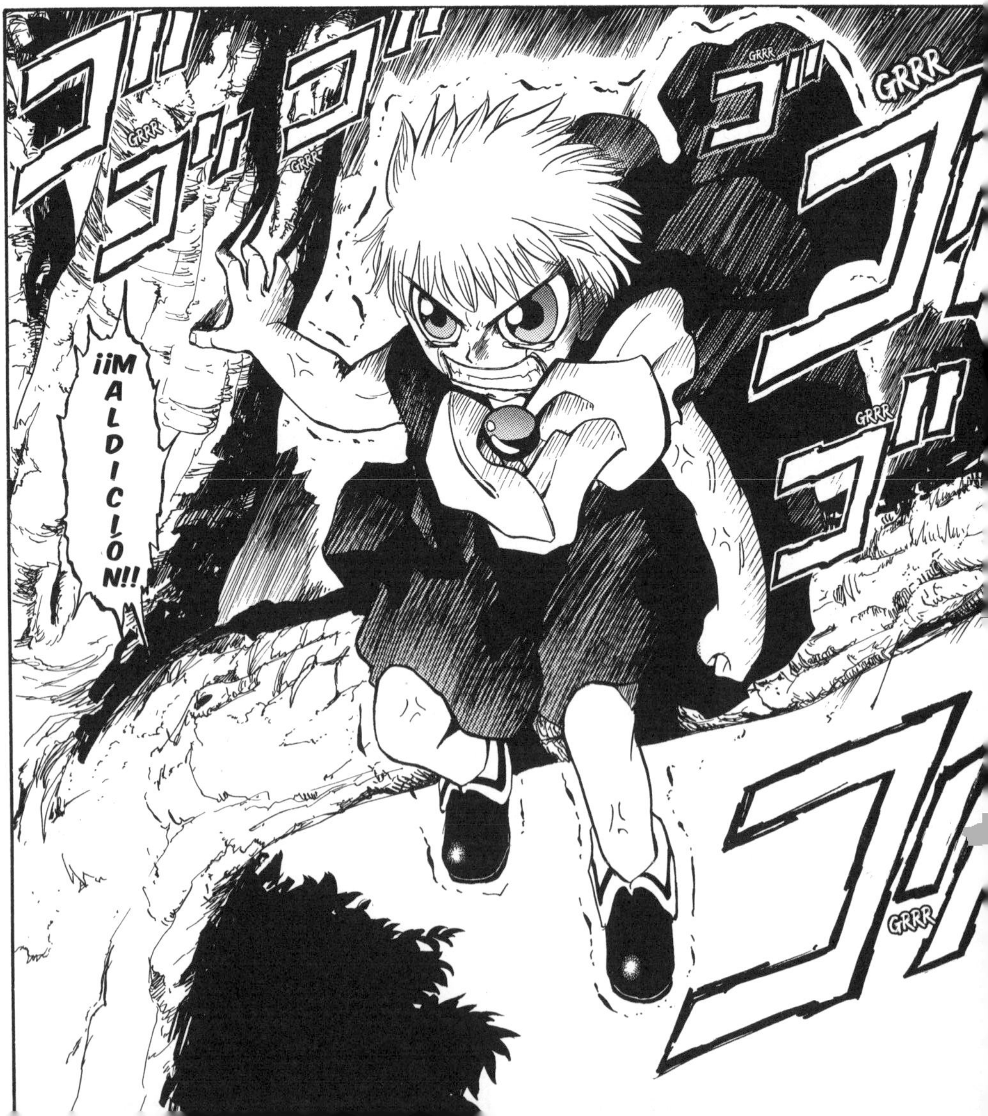

VAYA... MENUDA SORPRESA.
HA VALIDO LA PENA VENIR DESDE HOKKAIDO.

NUNCA IMAGINÉ QUE HUBIERA OTRO MAMODO EN ESTA CIUDAD...
TENÉIS UN LIBRO, POR LO QUE VEO.

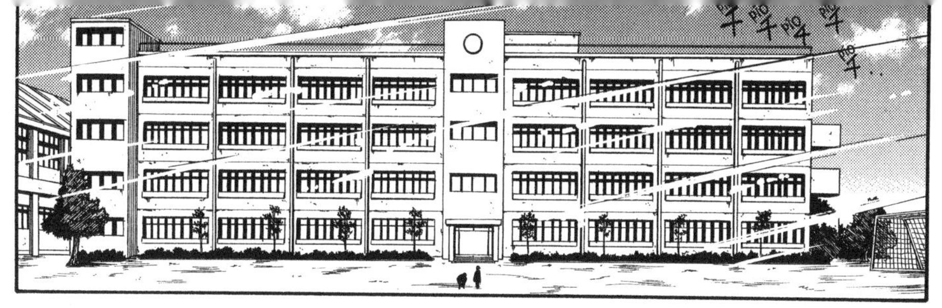

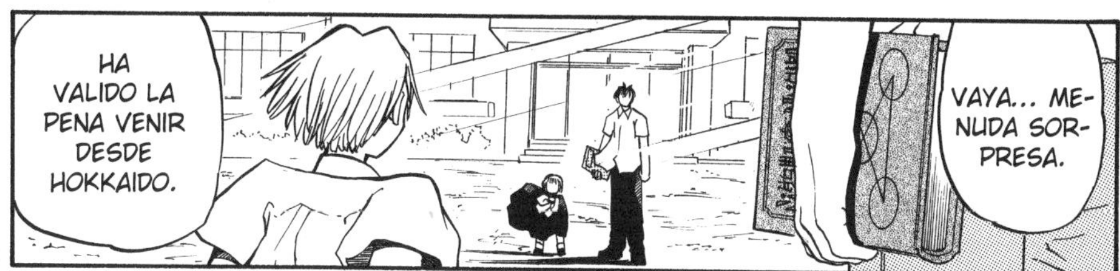

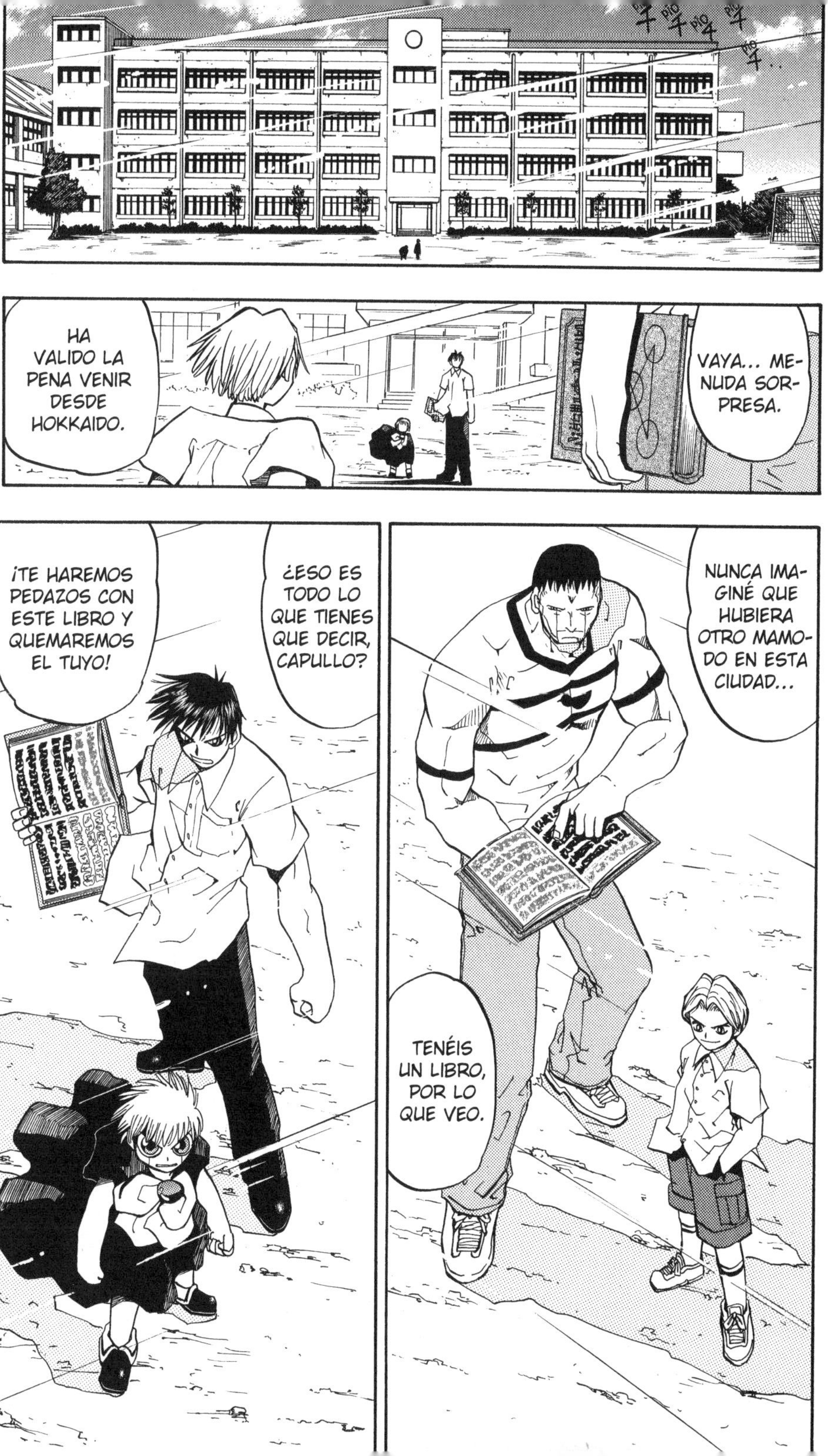

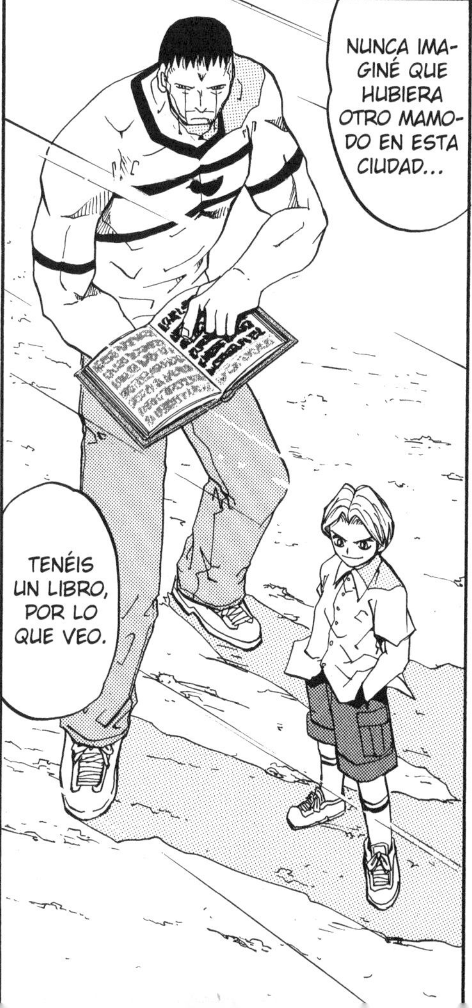

¿ESO ES TODO LO QUE TIENES QUE DECIR, CAPULLO?

¡TE HAREMOS PEDAZOS CON ESTE LIBRO Y QUEMAREMOS EL TUYO!

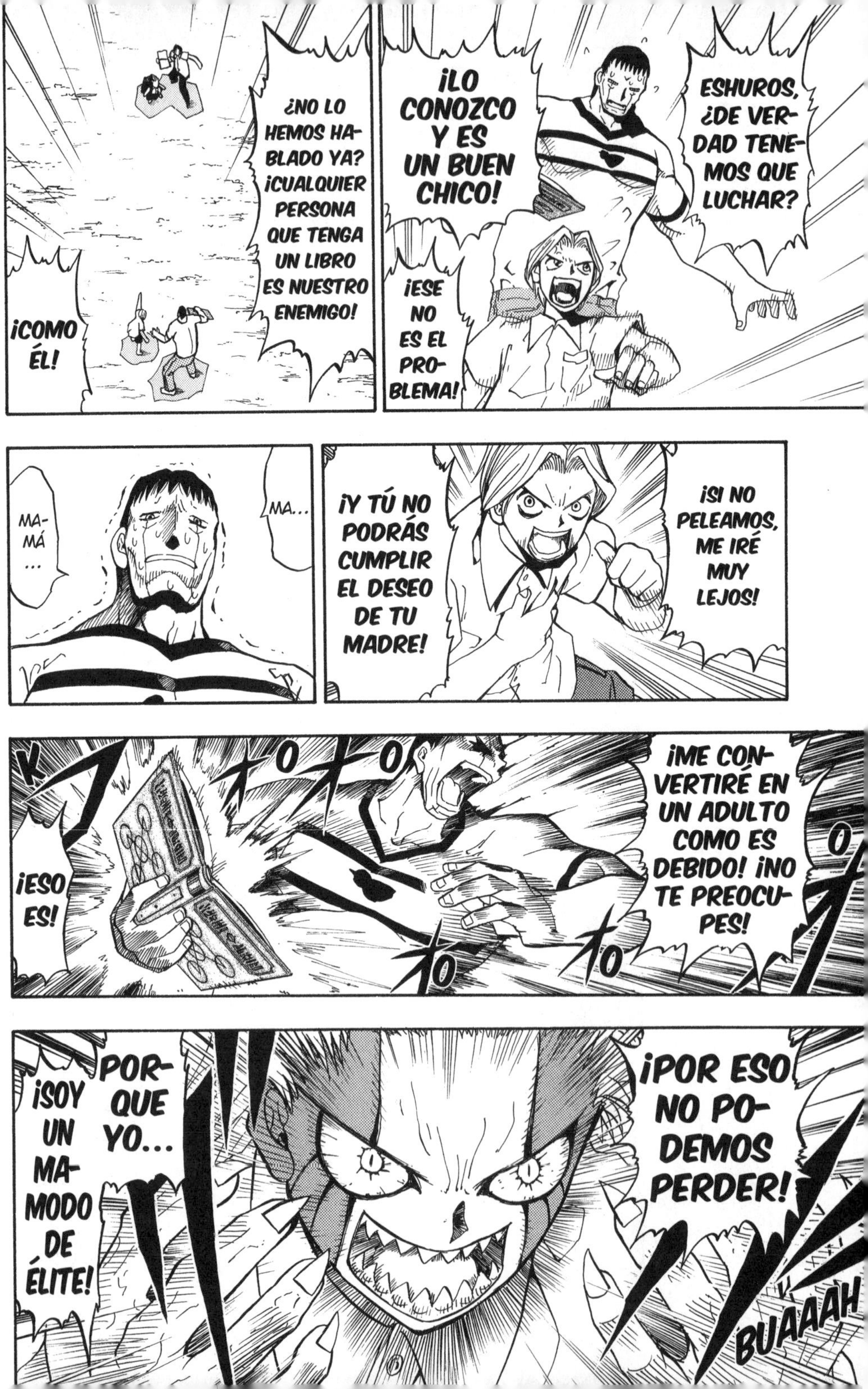

ESHUROS, ¿DE VERDAD TENEMOS QUE LUCHAR?

¡LO CONOZCO Y ES UN BUEN CHICO!

¡ESE NO ES EL PROBLEMA!

¿NO LO HEMOS HABLADO YA? ¡CUALQUIER PERSONA QUE TENGA UN LIBRO ES NUESTRO ENEMIGO!

¡COMO ÉL!

¡SI NO PELEAMOS, ME IRÉ MUY LEJOS!

¡Y TÚ NO PODRÁS CUMPLIR EL DESEO DE TU MADRE!

MA...

MAMÁ...

¡ME CONVERTIRÉ EN UN ADULTO COMO ES DEBIDO! ¡NO TE PREOCUPES!
¡ESO ES!

¡POR ESO NO PODEMOS PERDER!
PORQUE YO...
¡SOY UN MAMODO DE ÉLITE!
BUAAAH

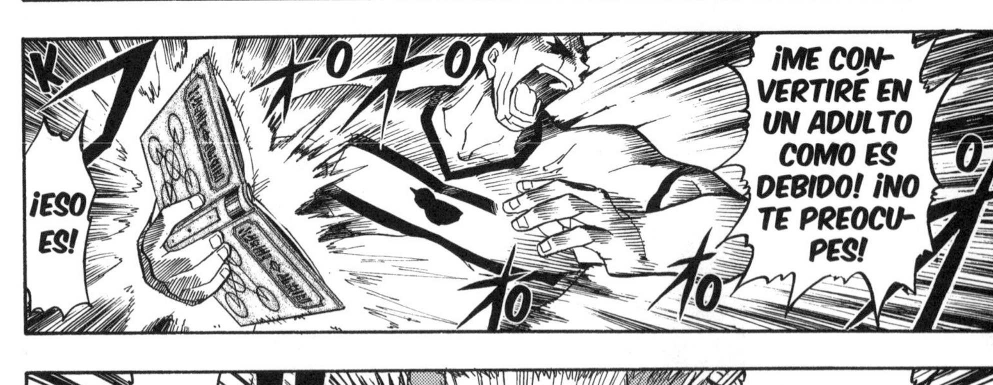

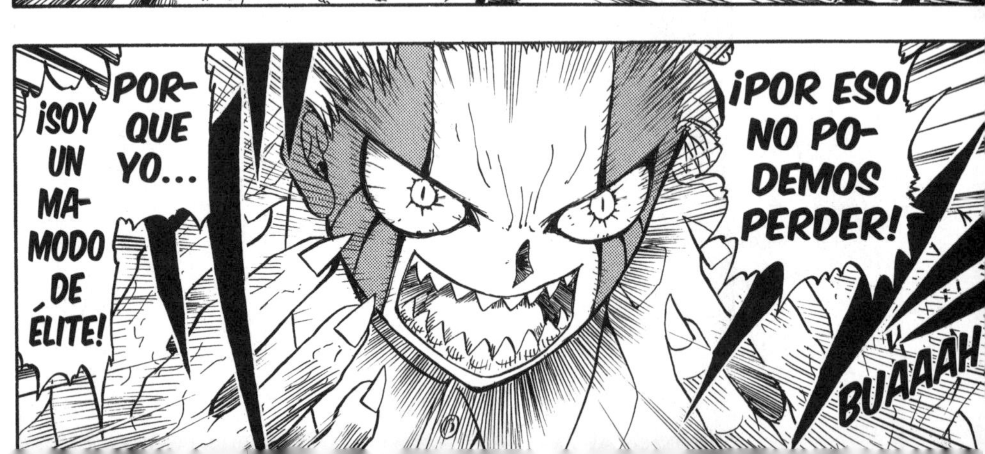

¡GROUNDAM!

PUM

YA NO ERES TAN GENIAL, ¿VERDAD, LIBRO ROJO?
¡NO SÉ QUÉ CLASE DE MAMODO SERÁS, PERO TE FALTAN AÑOS PARA PODER ALCANZARME!

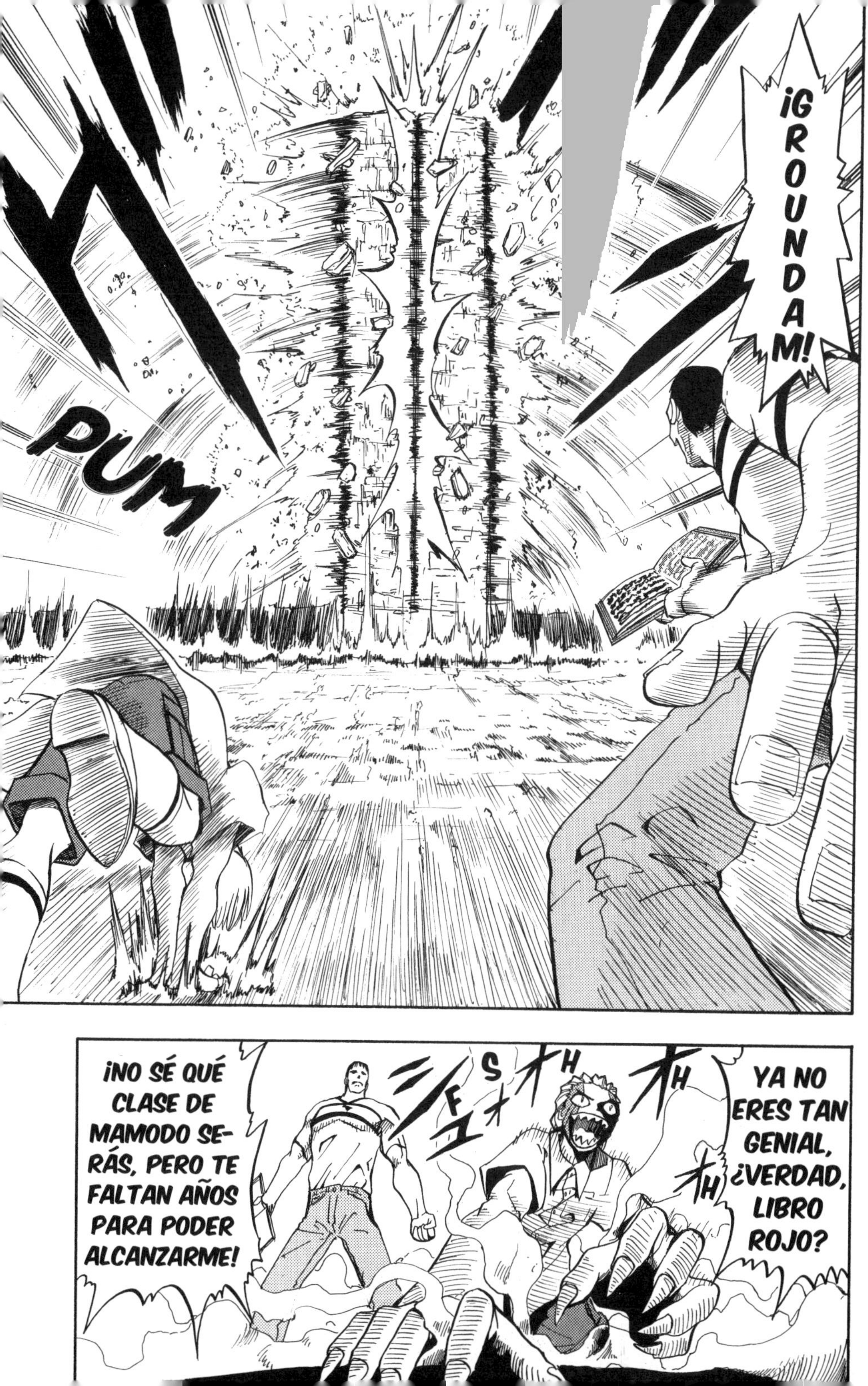

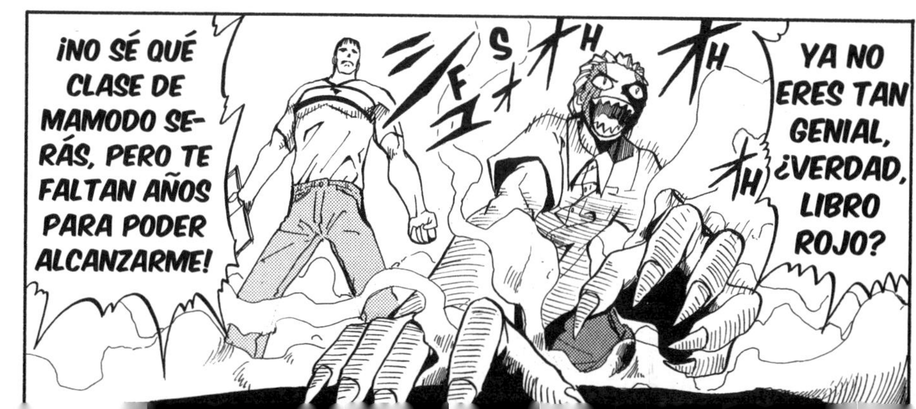

JU, JU, JU, JU...
NO SÉ SI SERÁS DE ÉLITE O NO...
¡PERO NO PUEDES SER EL REY DE LOS MAMODOS!
!

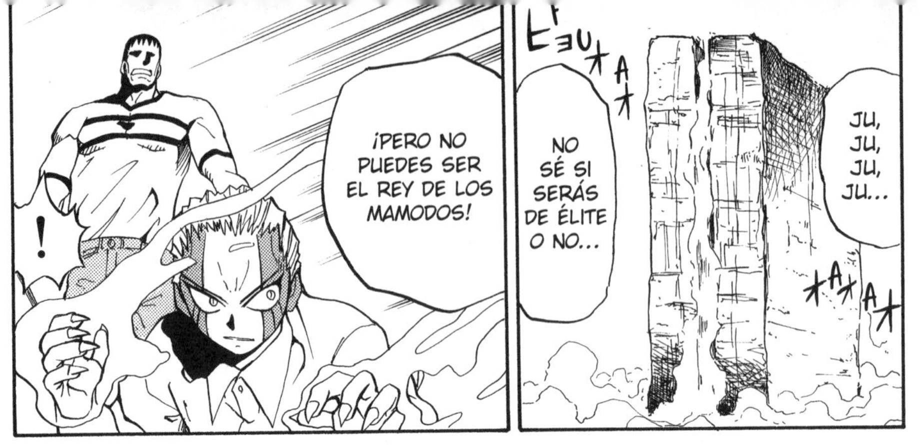

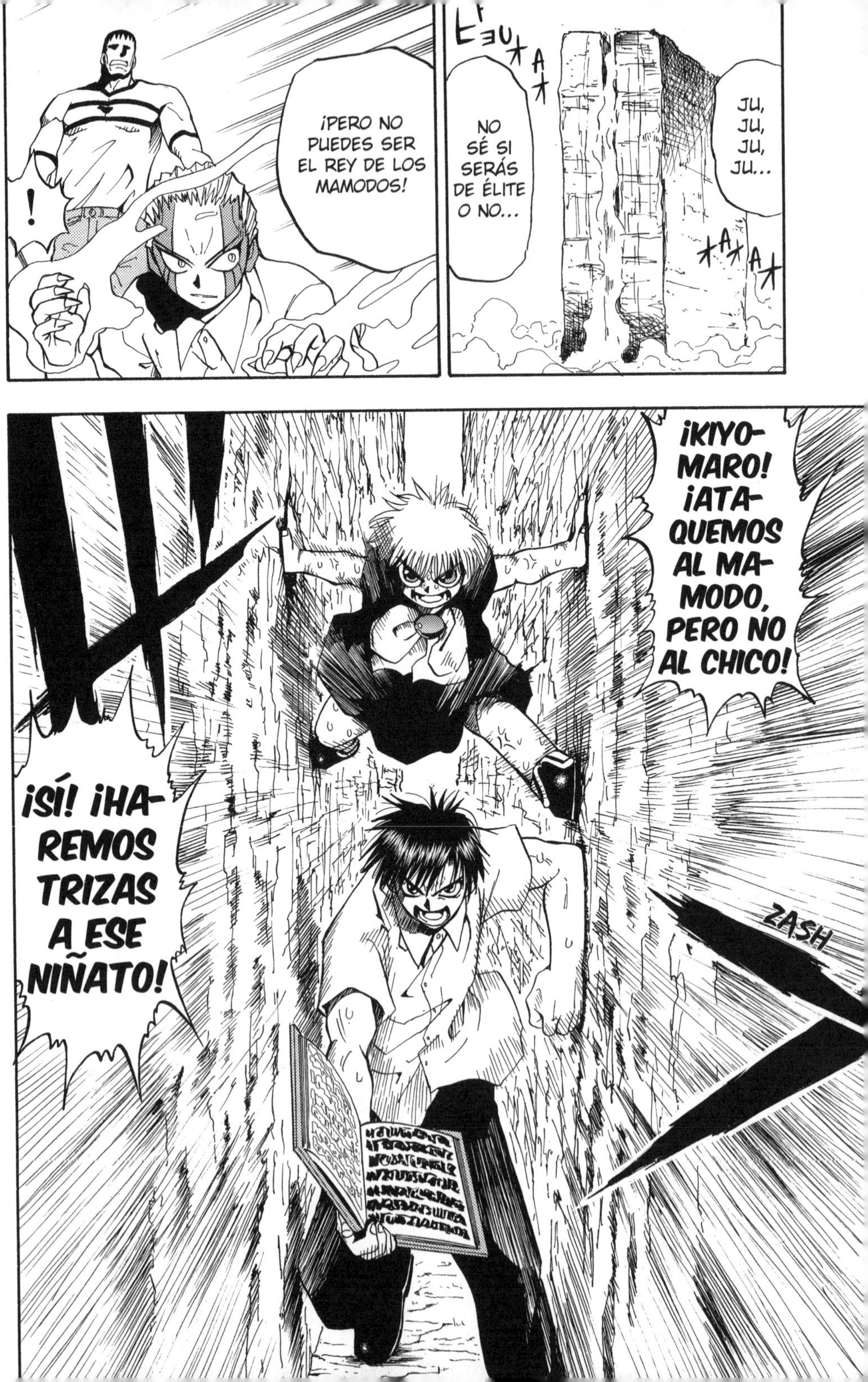

¡KIYOMARO! ¡ATAQUEMOS AL MAMODO, PERO NO AL CHICO!

¡SÍ! ¡HAREMOS TRIZAS A ESE NIÑATO!

ZASH

NIVEL 24. UN PODER LATENTE

ZATCH, ¿ESTÁS BIEN?
TENEMOS QUE LUCHAR...

¡CLARO! ¿CREES QUE ME IBA A APLASTAR UNA ROCA COMO ESTA?
EL MAMODO ESTÁ MANIPULANDO AL CHICO, QUE TIENE BUEN CORAZÓN...
GRRR

LE DIJO QUE ASÍ HARÍA FELIZ A SU MADRE...
LE HIZO PENSAR QUE DESTRUIR LA ESCUELA CUMPLIRÍA SU DESEO...
GRRR

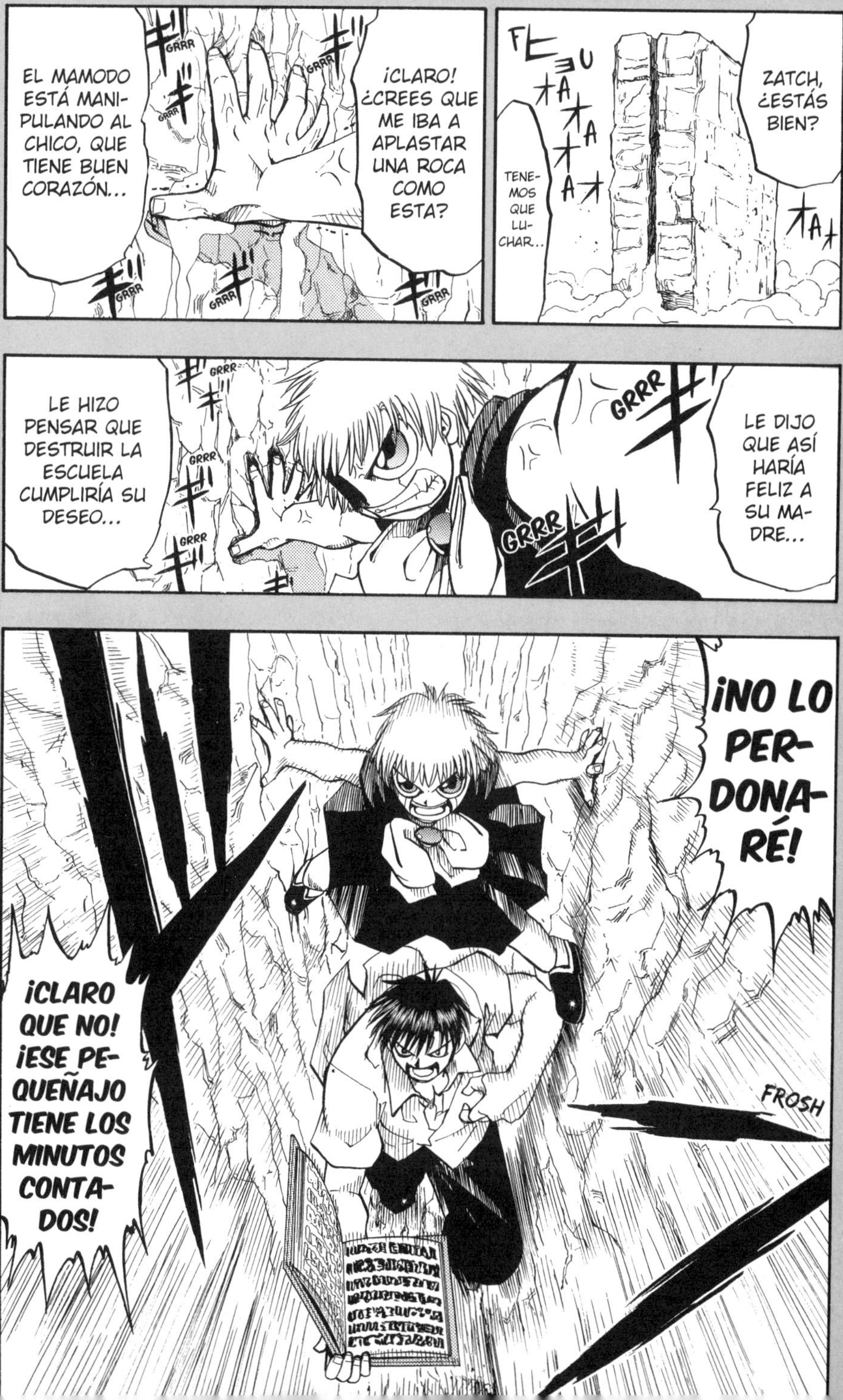

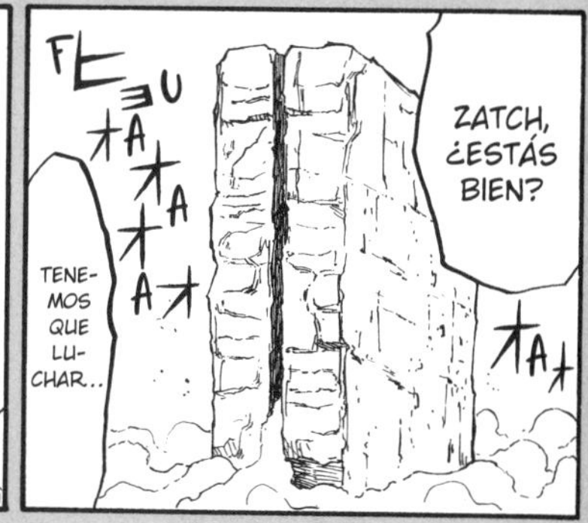

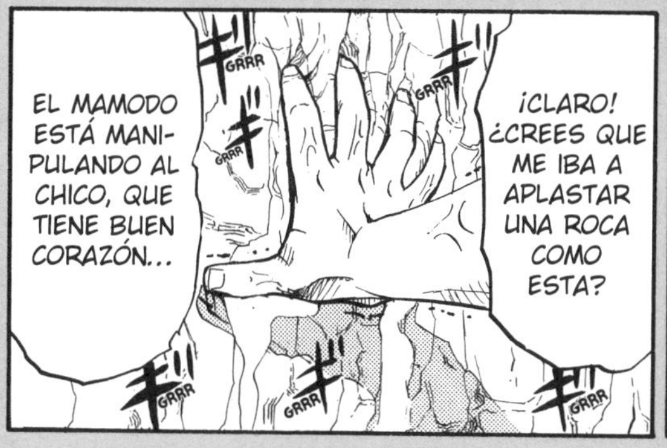

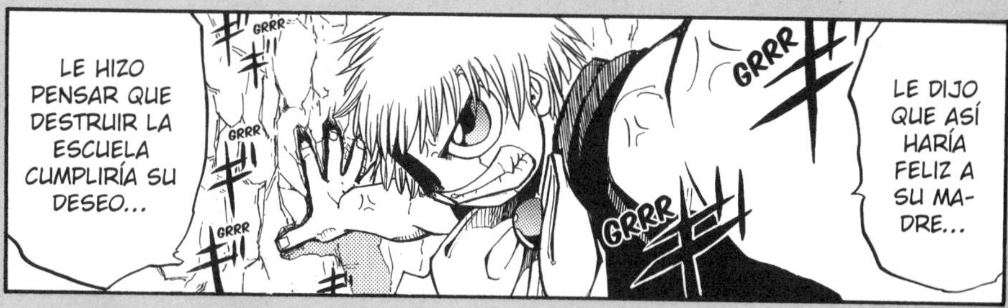

¡NO LO PERDONARÉ!

¡CLARO QUE NO! ¡ESE PEQUEÑAJO TIENE LOS MINUTOS CONTADOS!

FROSH

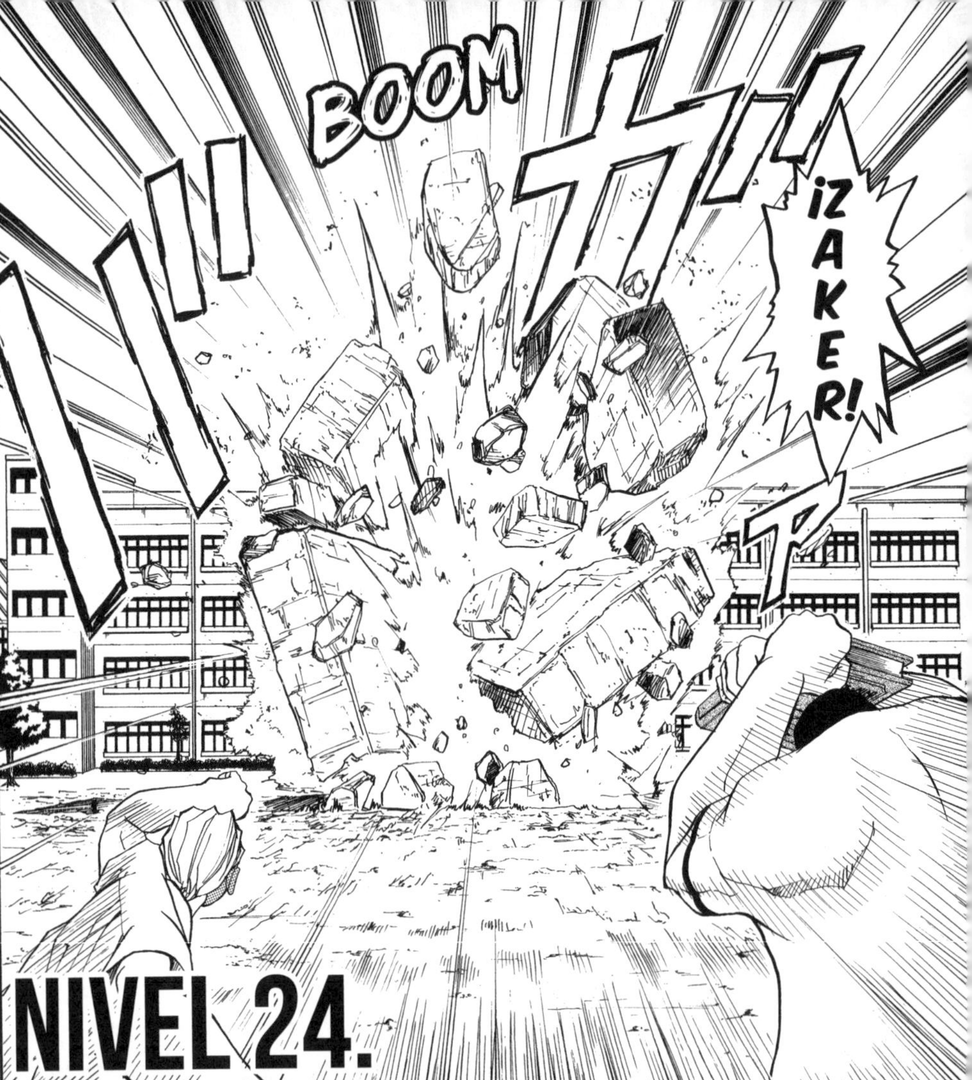

BOOM

¡ZAKER!

NIVEL 24. UN PODER LATENTE

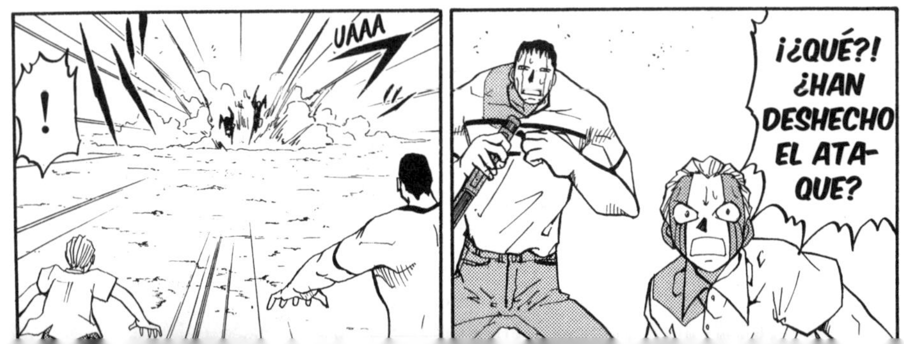

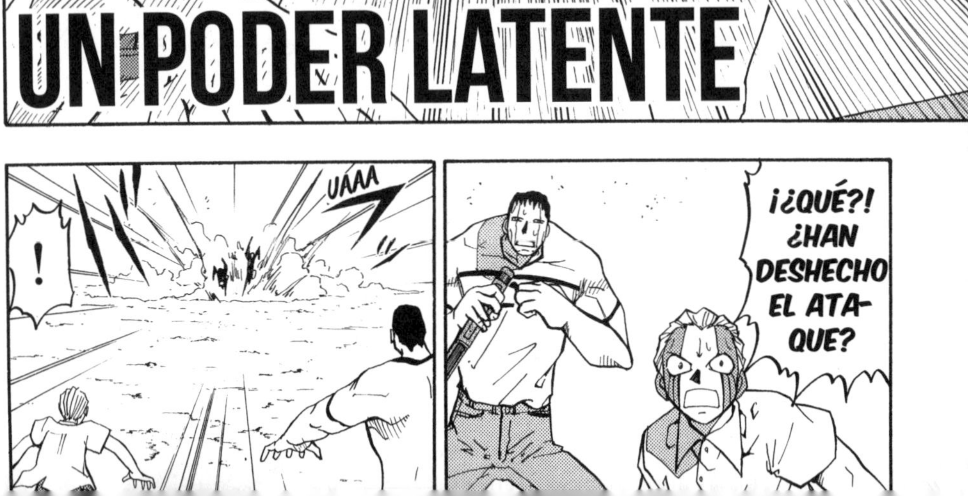

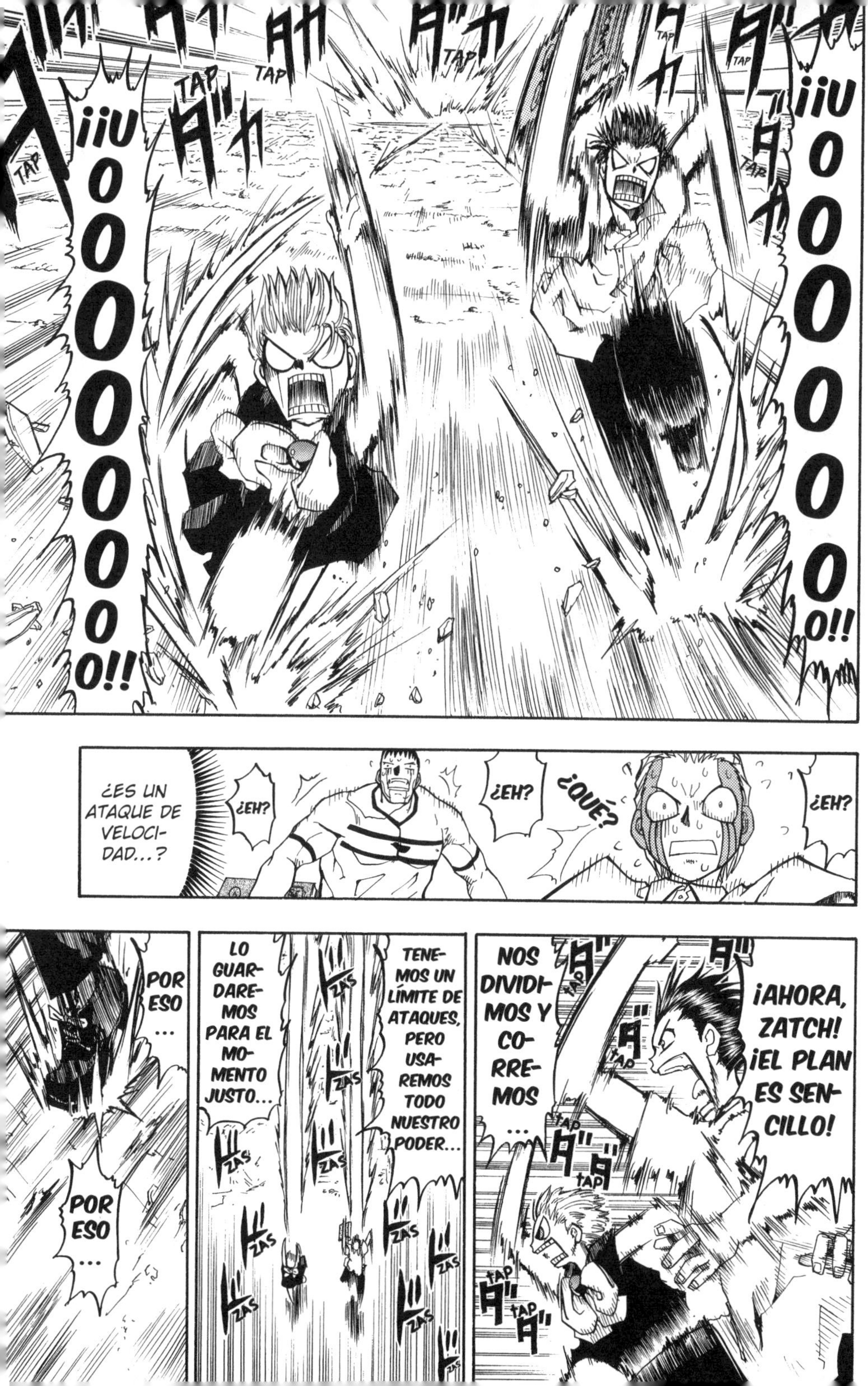

TAP TAP TAP TAP TAP TAP TAP

¡¡UOOOOOOOOO!!

¡¡UOOOOOOOOO!!

¿EH?

¿QUÉ?

¿EH?

¿EH?

¿ES UN ATAQUE DE VELOCIDAD...?

¡AHORA, ZATCH! ¡EL PLAN ES SENCILLO!
TAP TAP TAP TAP TAP
NOS DIVIDIMOS Y CORREMOS...
TENEMOS UN LÍMITE DE ATAQUES, PERO USAREMOS TODO NUESTRO PODER...
LO GUARDAREMOS PARA EL MOMENTO JUSTO...
ZAS ZAS ZAS ZAS ZAS ZAS ZAS ZAS ZAS ZAS
POR ESO...
POR ESO...

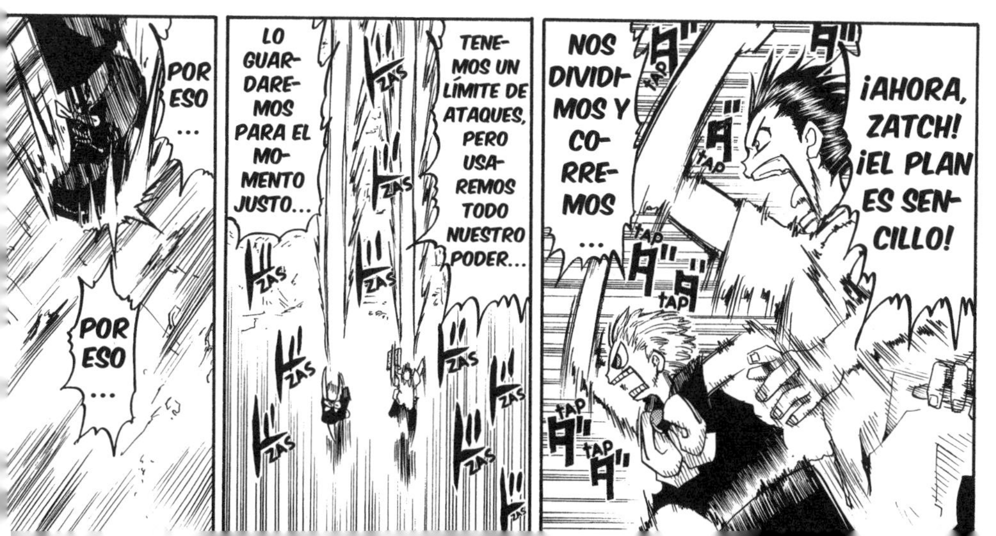

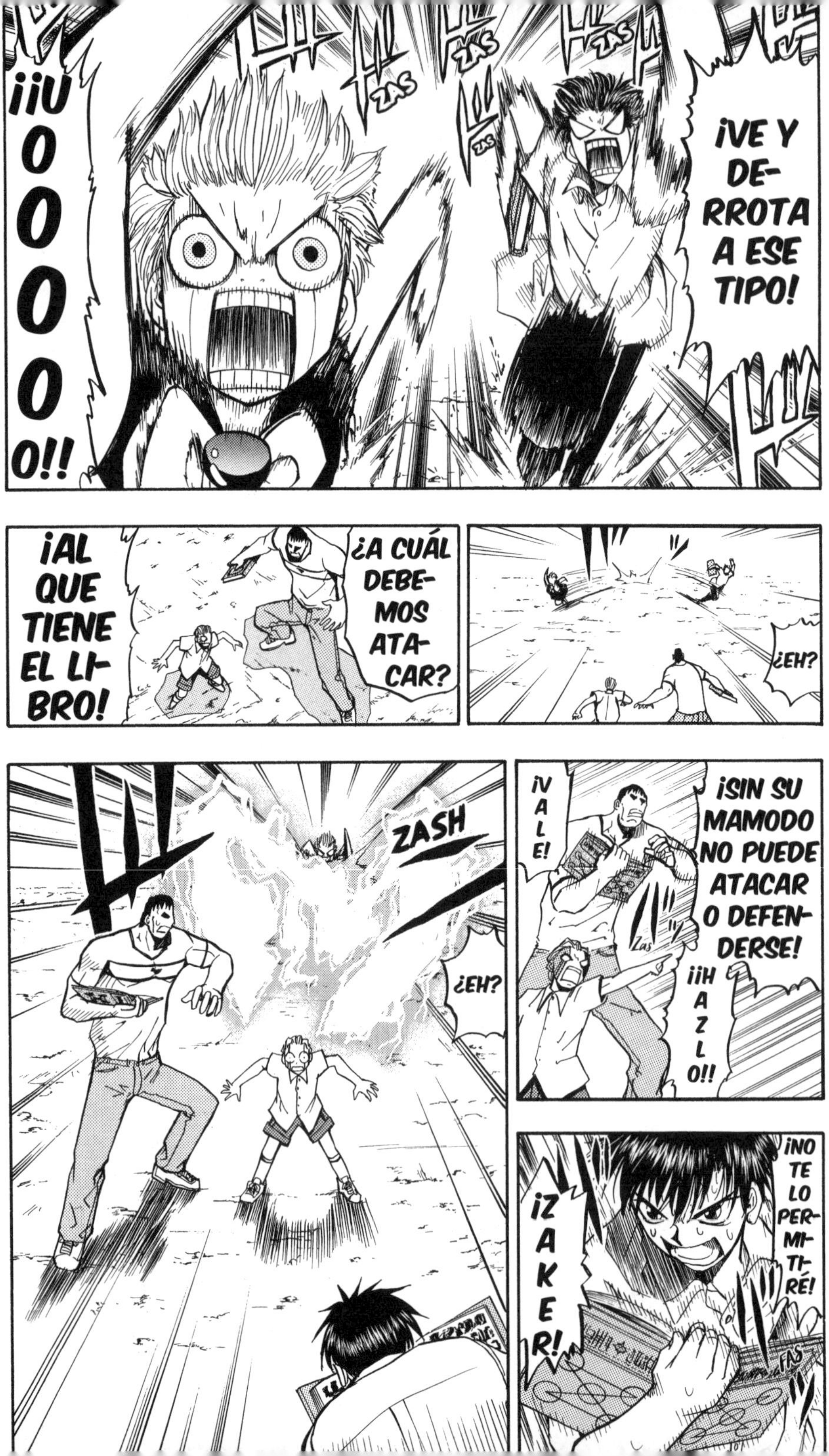

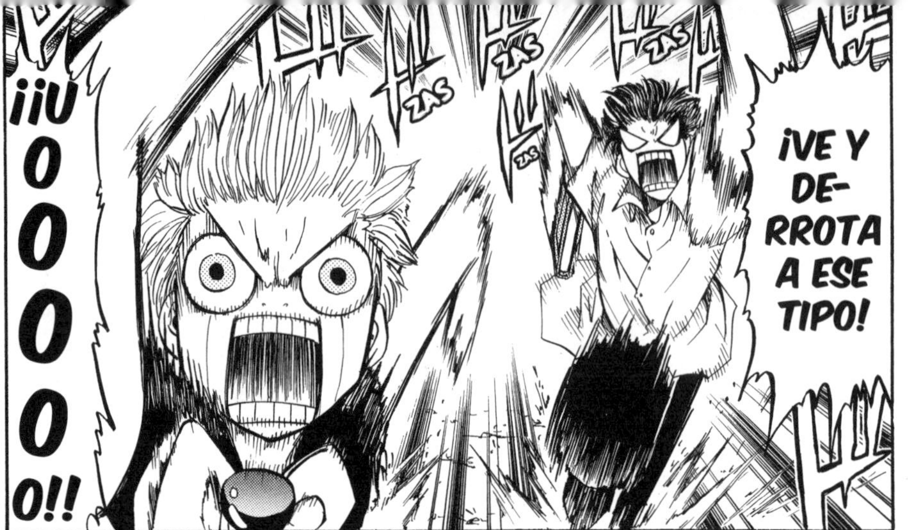
ZAS
ZAS
ZAS
ZAS
¡VE Y DERROTA A ESE TIPO!
¡¡UOOOOOOO!!

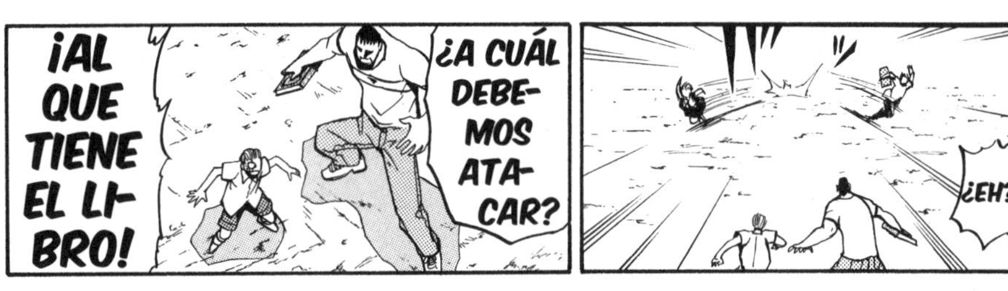
¿EH?
¿A CUÁL DEBEMOS ATACAR?
¡AL QUE TIENE EL LIBRO!

¡SIN SU MAMODO NO PUEDE ATACAR O DEFENDERSE!
¡¡HAZLO!!
Zas
¡VALE!
ZASH
¿EH?
¡NO TE LO PERMITIRÉ!
¡ZAKER!
FAS

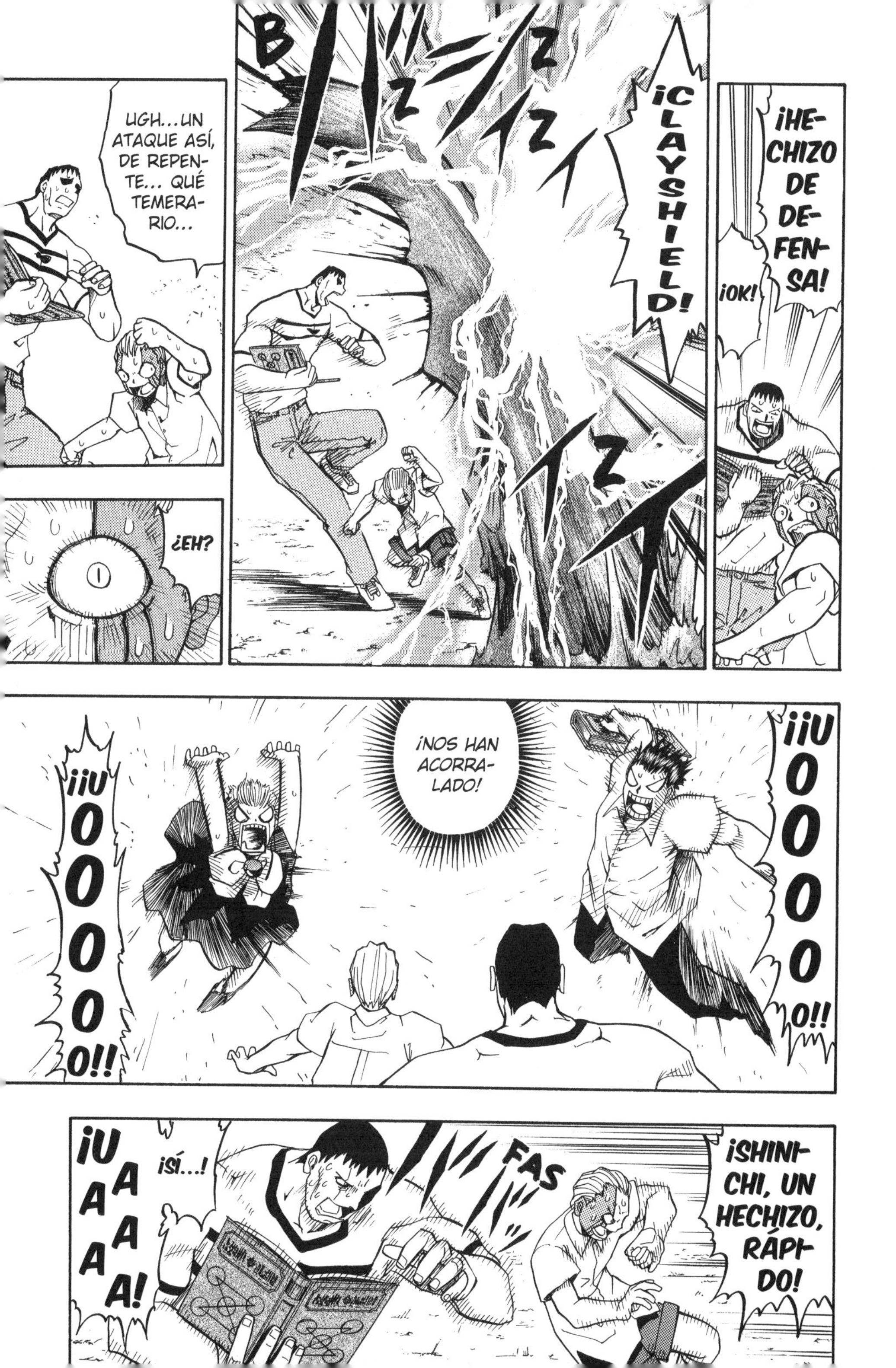

¡HE-CHIZO DE DE-FEN-SA!

¡OK!

¡CLAYSHIELD!

UGH... UN ATAQUE ASÍ, DE REPEN-TE... QUÉ TEMERA-RIO...

¿EH?

¡¡UOOOOOO!!
¡NOS HAN ACORRA-LADO!
¡¡UOOOOOO!!

¡SHINI-CHI, UN HECHIZO, RÁPI-DO!
FAS
¡SÍ...!
¡UAAAAAA!

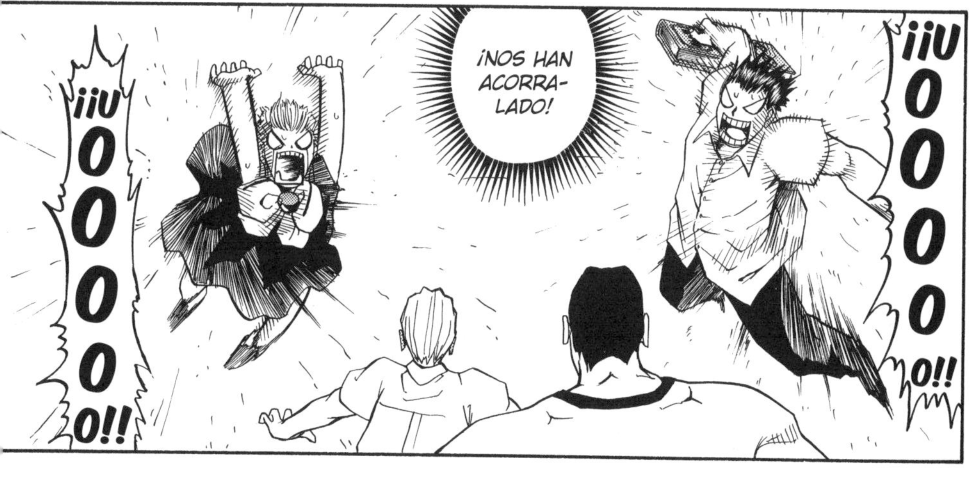

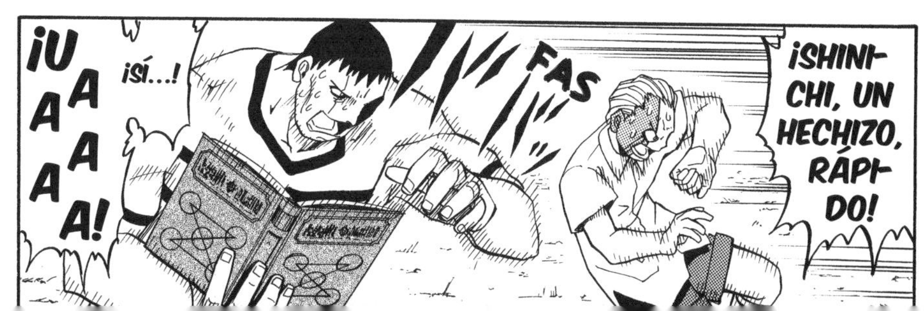

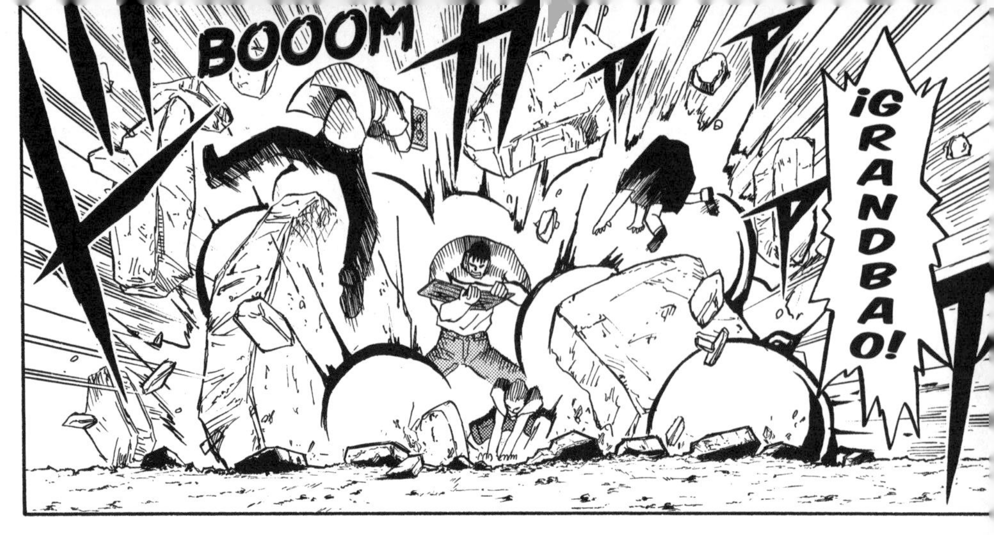

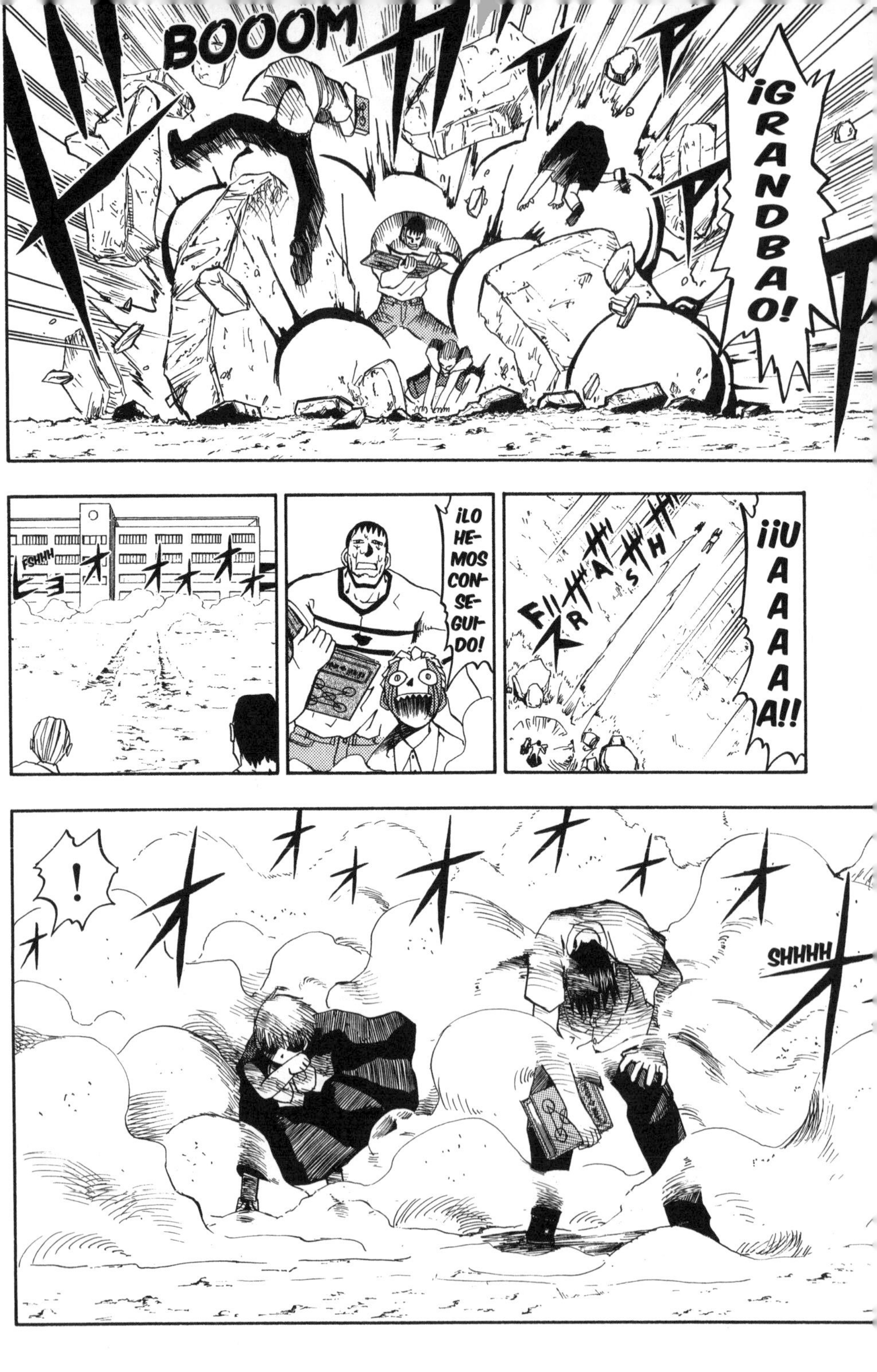

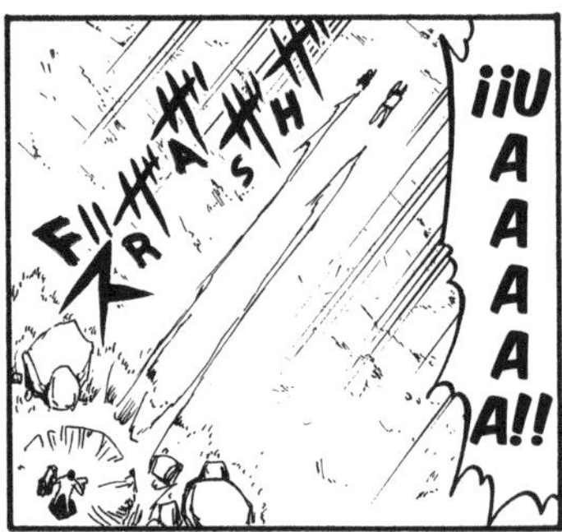

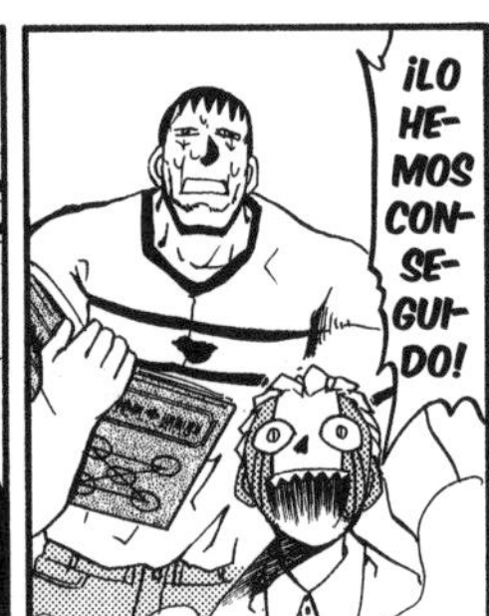

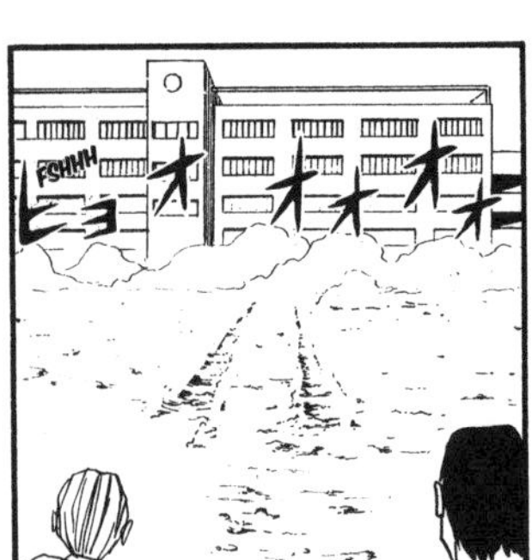

!
SHHHH

NO...

¡NO!

AH

AH

AH

AH

¡KIYOMARO! ¡ESTO AÚN NO HA ACABADO!
¡VOY A IR A POR ÉL, AYÚDAME CON LOS CONJUROS!
TAP
CÁLLATE...
NO TE DEJARÉ SOLO...

¡TÚ NO ERES EL ÚNICO...
... QUE QUIERE ACABAR CON ÉL!

¿CÓMO?
¿CÓMO PUEDE MANTENERSE EN PIE?

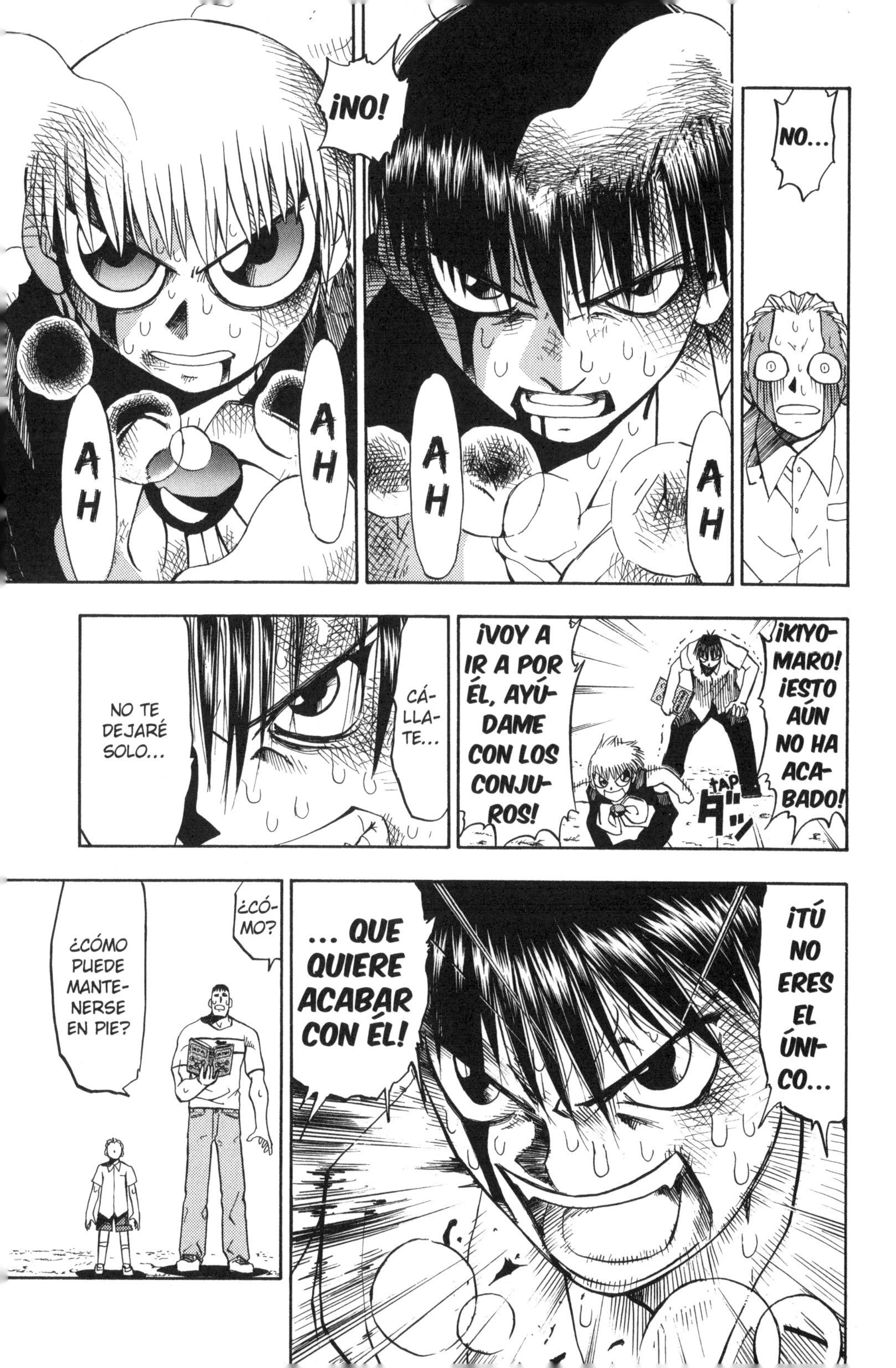

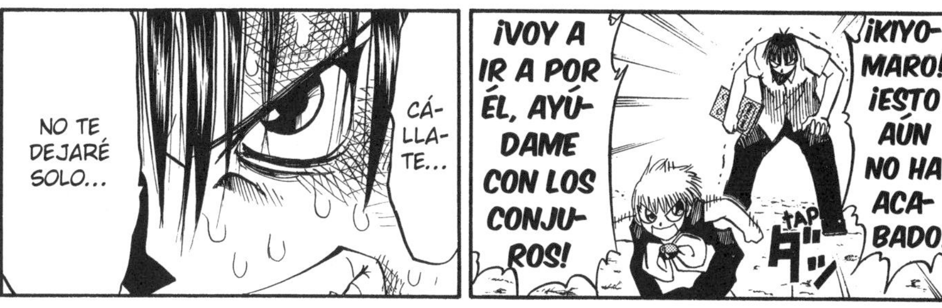

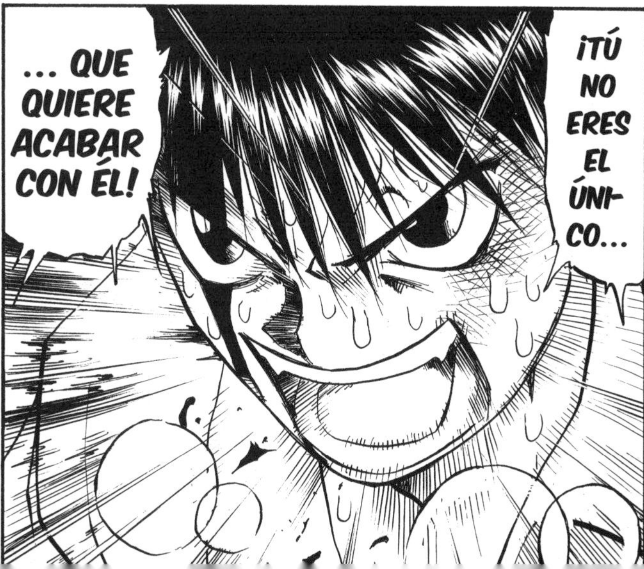

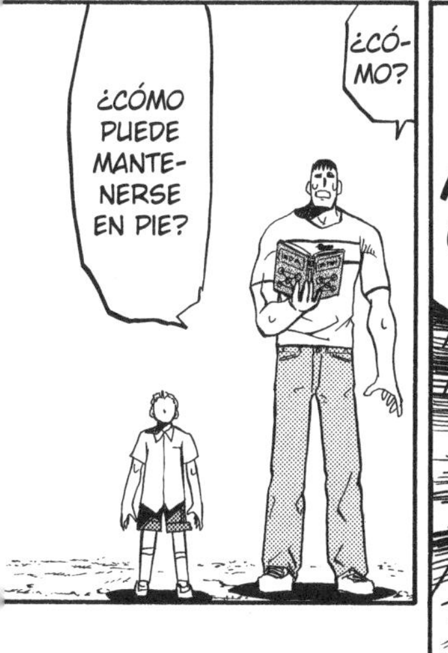

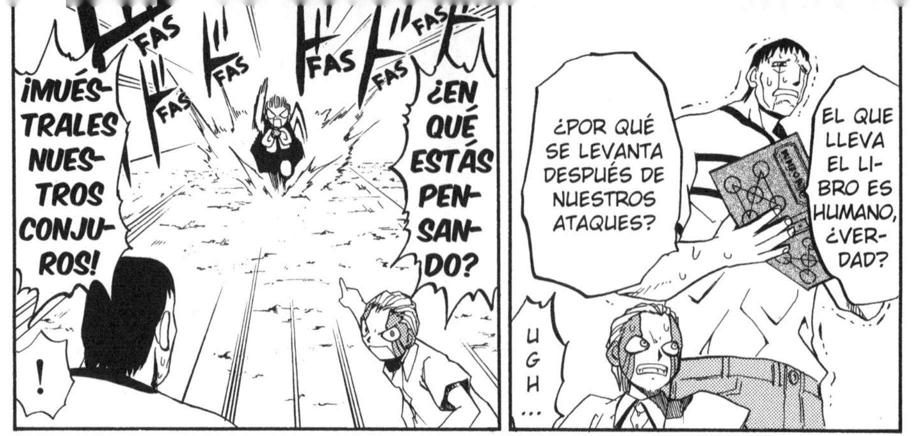

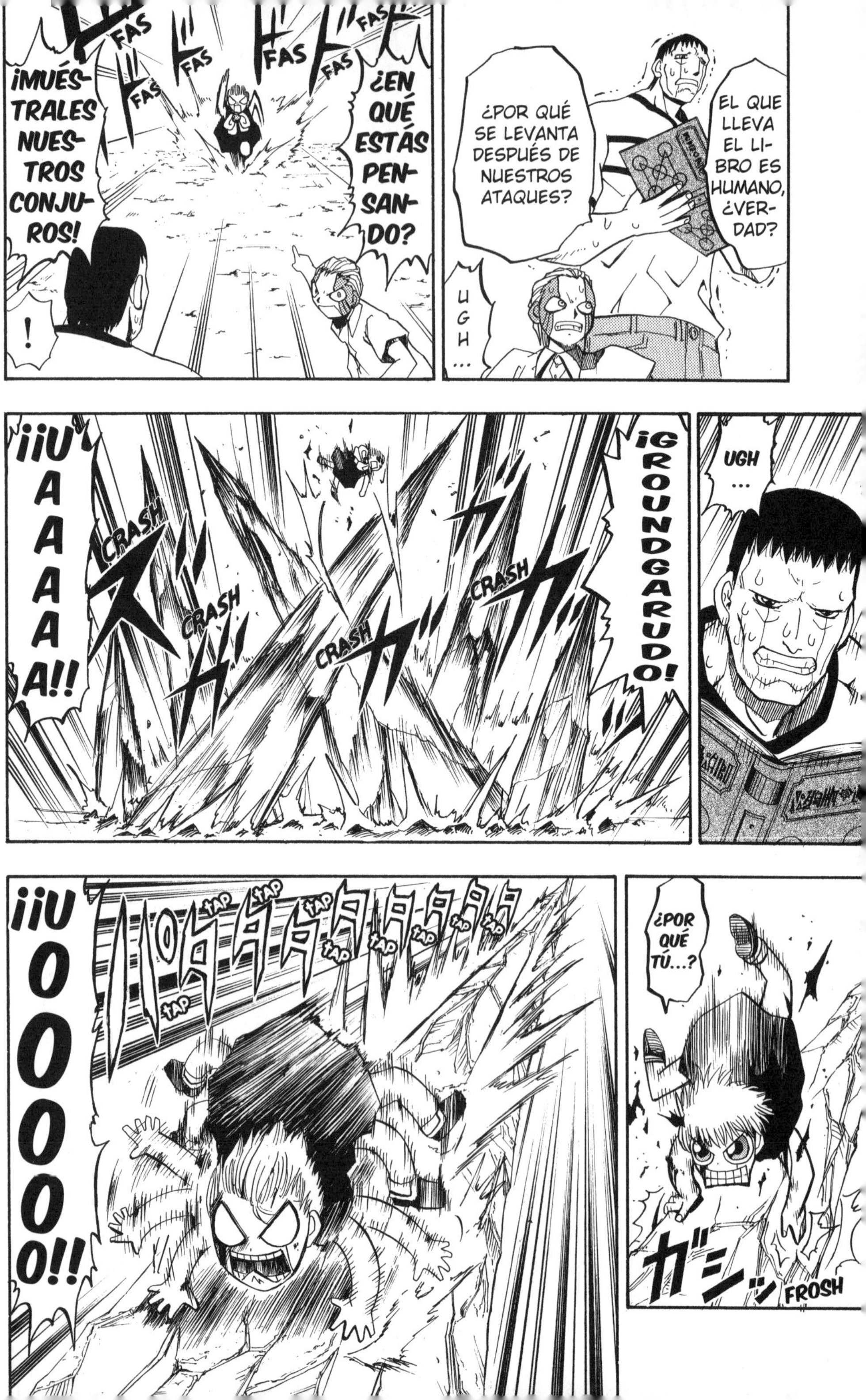

EL QUE LLEVA EL LIBRO ES HUMANO, ¿VERDAD?
¿POR QUÉ SE LEVANTA DESPUÉS DE NUESTROS ATAQUES?
UGH...
FAS FAS FAS FAS FAS FAS
¿EN QUÉ ESTÁS PENSANDO?
¡MUÉSTRALES NUESTROS CONJUROS!
!

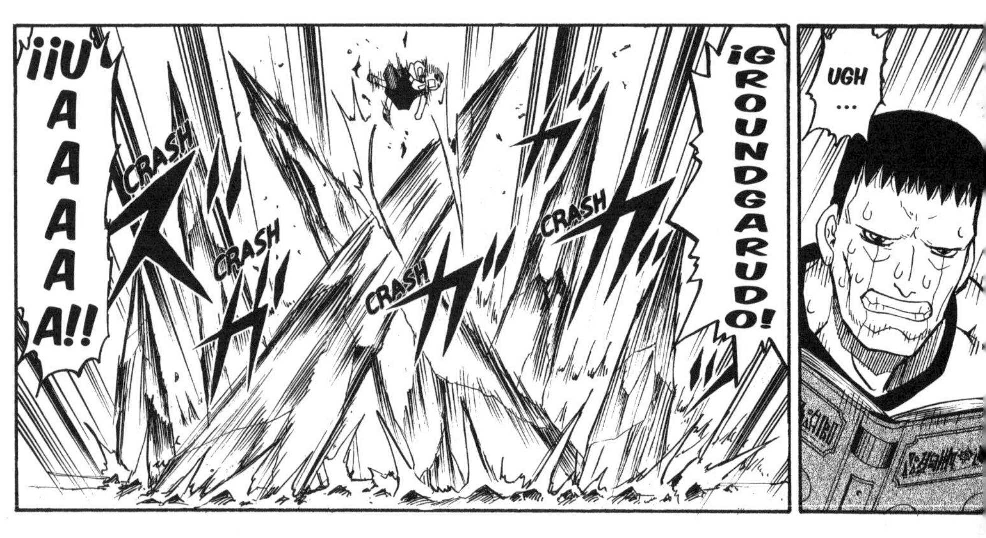

UGH...
¡GROUNDGARUDO!
CRASH CRASH CRASH CRASH
¡¡UAAAAAA!!

¿POR QUÉ TÚ...?
FROSH
TAP TAP TAP TAP TAP TAP TAP TAP TAP
¡¡UOOOOOOO!!

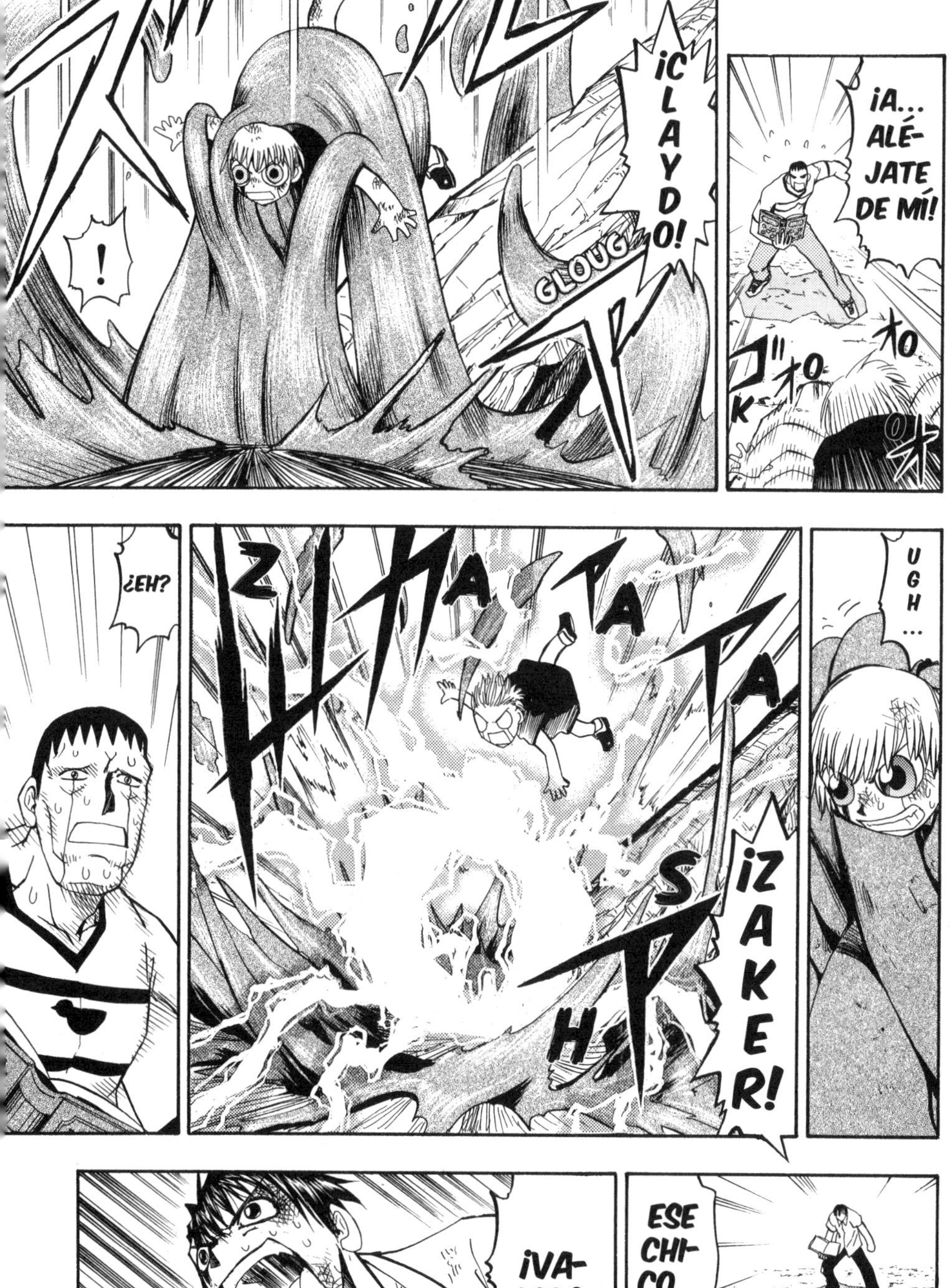
¡A... ALÉ-JATE DE MÍ!
KO
¡CLAYDO!
GLOUG
!
UGH...
¡ZAKER!
SH
ZI
HA
PA
TA
¿EH?
ESE CHI-CO...
¡VA-MOS, ZATCH!

¿POR QUÉ...? ¿POR QUÉ NO SE DE-TIENEN?
¿POR QUÉ SON TAN FUERTES?

¡HEY!
¿QUÉ ESTÁS HACIEN-DO, SHI-NICHI?

¡NOSOTROS TENEMOS MÁS CONJUROS! ¡PODEMOS VENCERLOS!

SI...
¿POR QUÉ?

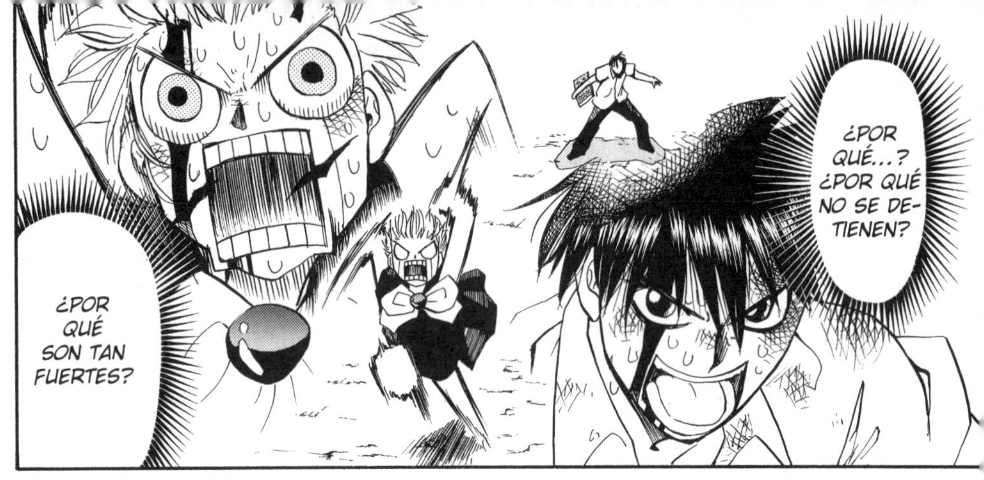

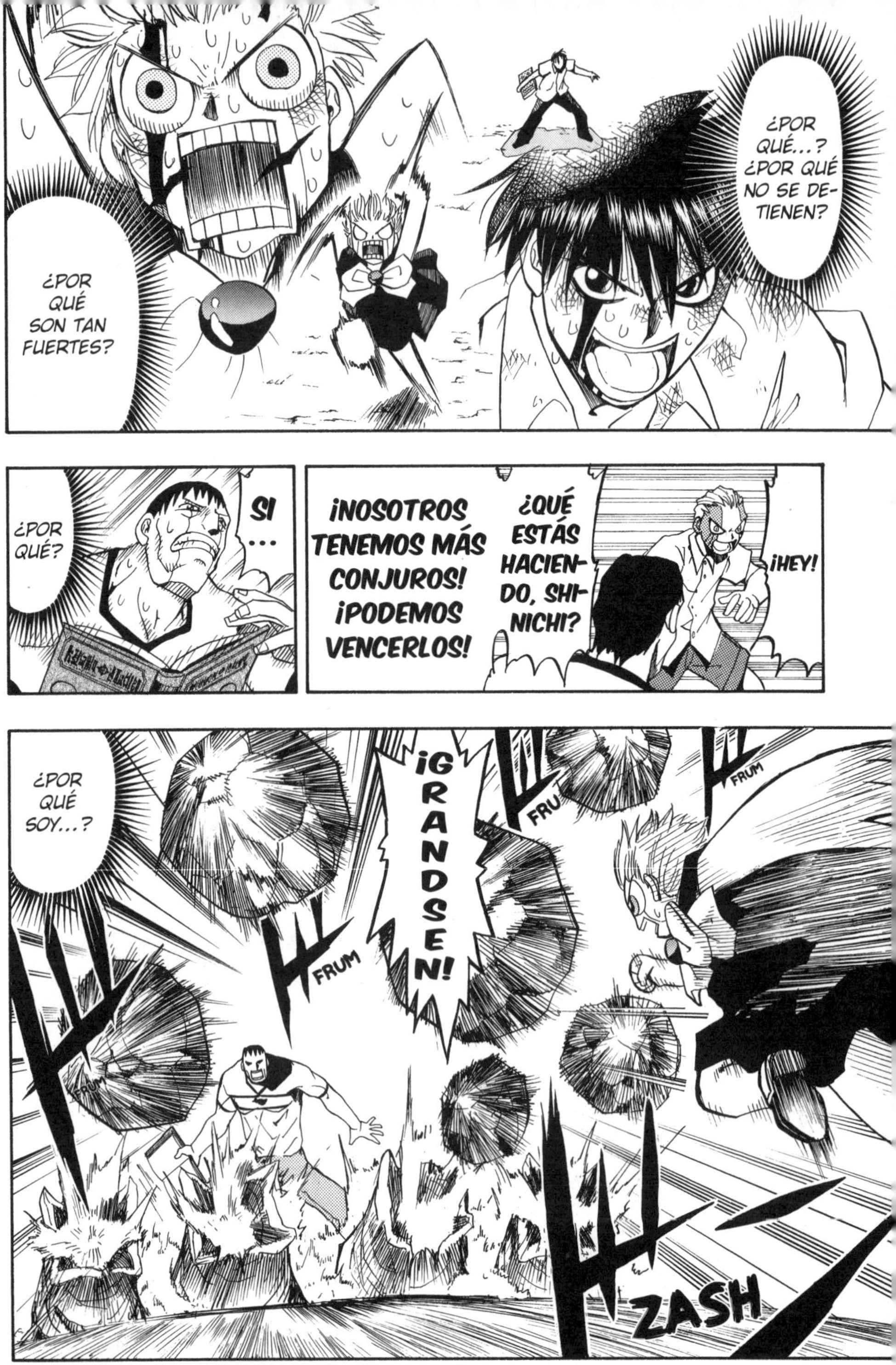

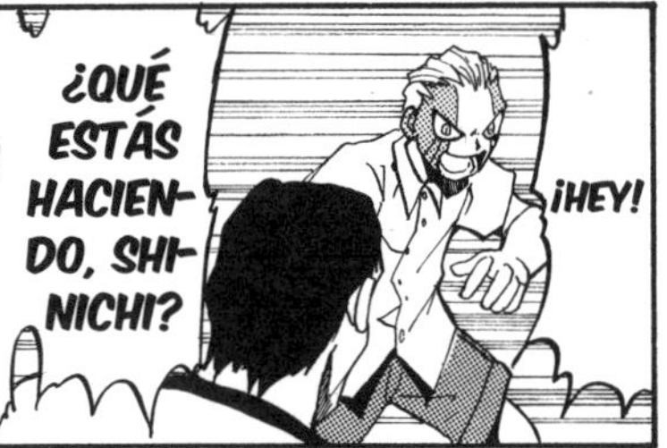

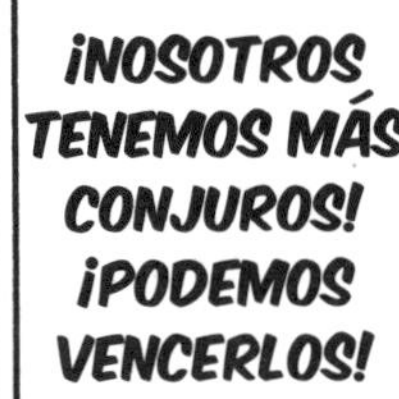

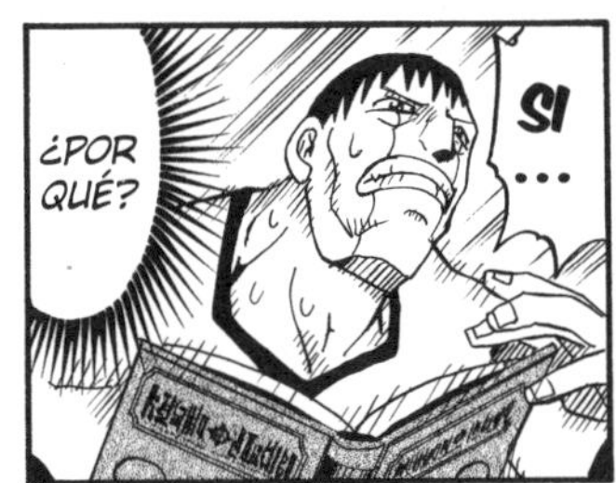

FRUM

FRU

¡GRANDSEN!

¿POR QUÉ SOY...?

FRUM

ZASH

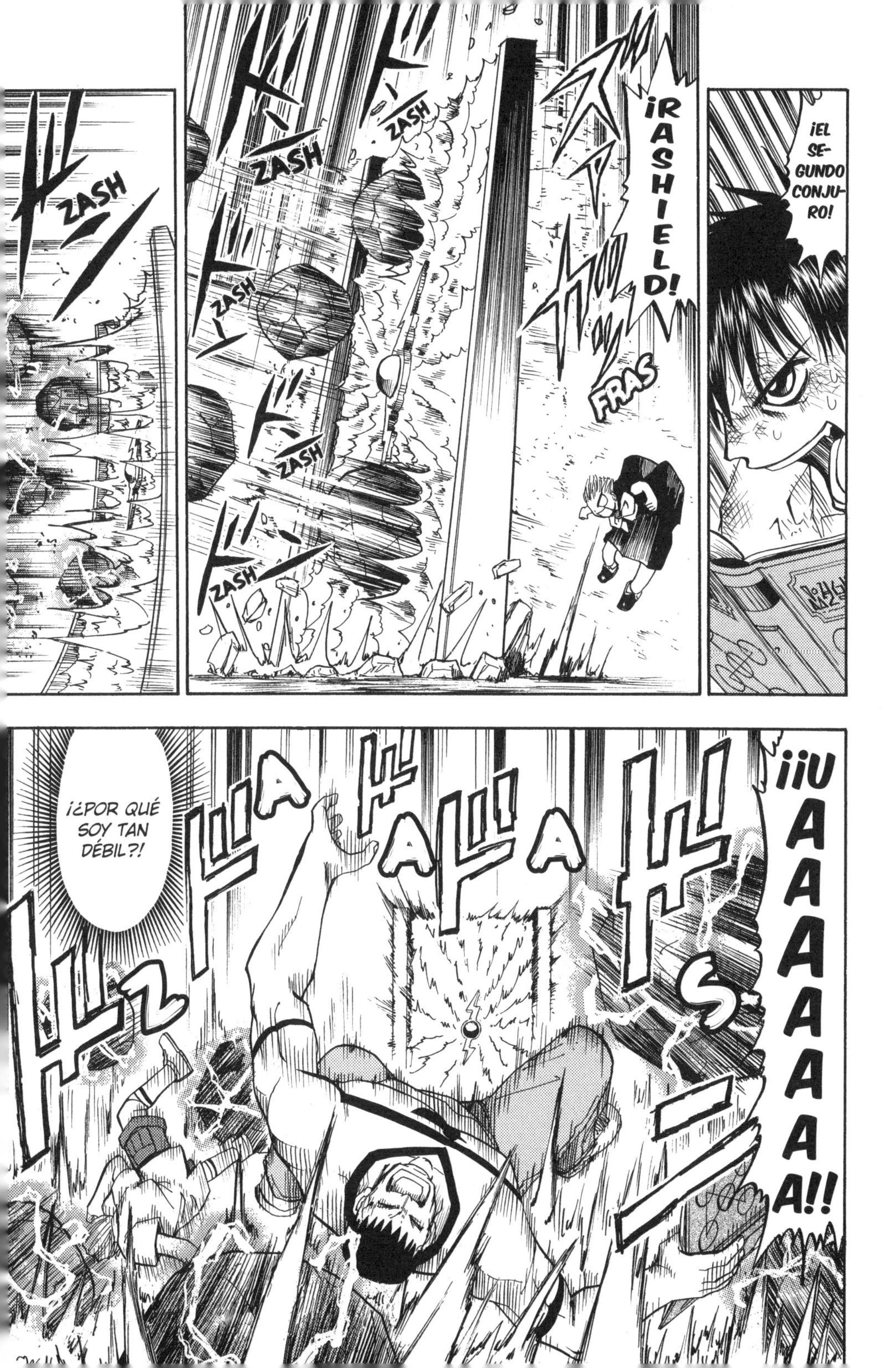

¡EL SEGUNDO CONJURO!

¡RASHIELD!

FRAS

ZASH

ZASH

ZASH

ZASH

ZASH

ZASH

ZASH

¡¡UAAAAAAAAA!!

¡¿POR QUÉ SOY TAN DÉBIL?!

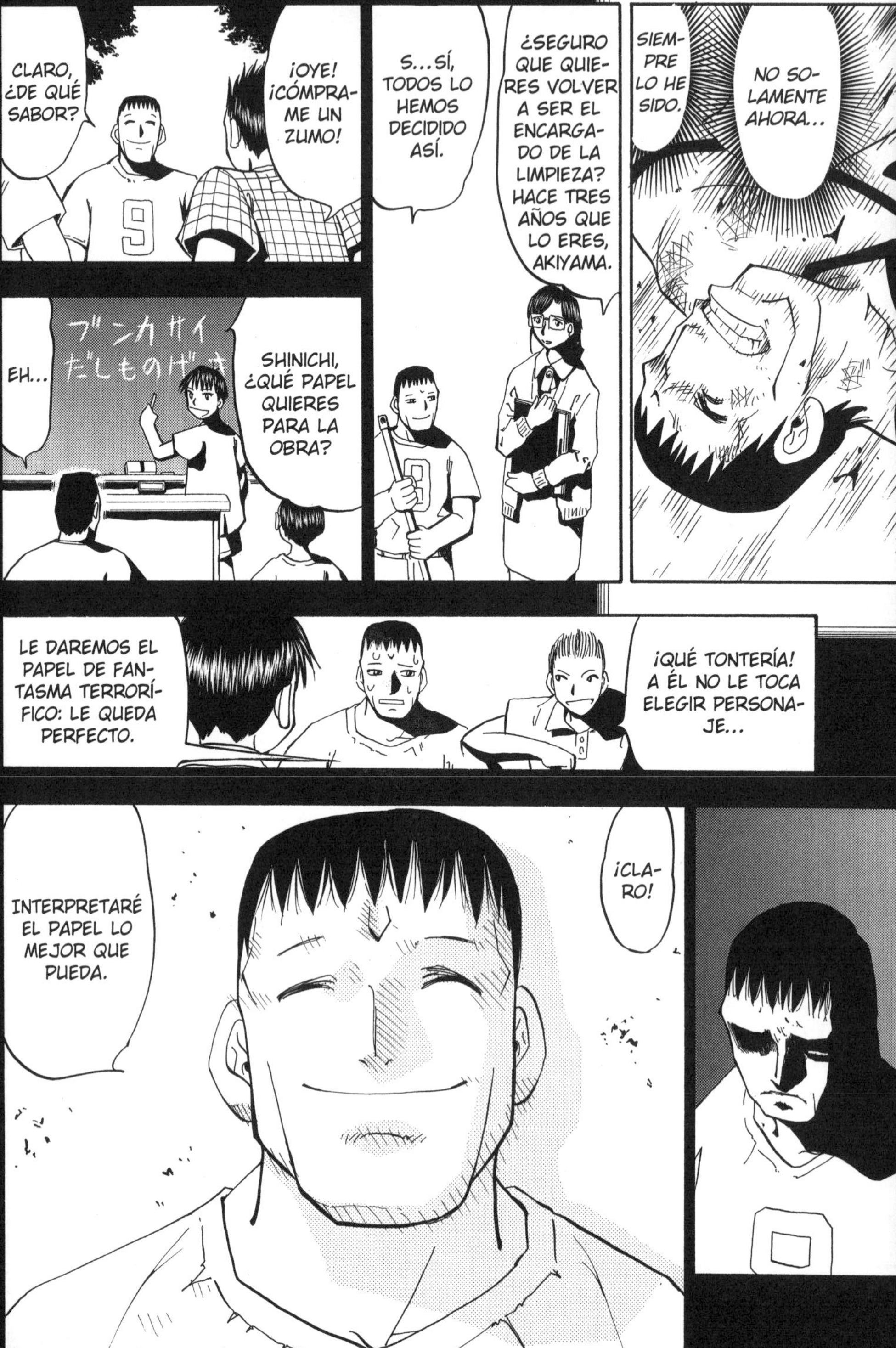
NO SOLAMENTE AHORA...
SIEMPRE LO HE SIDO.
¿SEGURO QUE QUIERES VOLVER A SER EL ENCARGADO DE LA LIMPIEZA? HACE TRES AÑOS QUE LO ERES, AKIYAMA.
S... SÍ, TODOS LO HEMOS DECIDIDO ASÍ.
¡OYE! ¡CÓMPRAME UN ZUMO!
CLARO, ¿DE QUÉ SABOR?
ブンカサイ
だしもの
SHINICHI, ¿QUÉ PAPEL QUIERES PARA LA OBRA?
EH...
¡QUÉ TONTERÍA! A ÉL NO LE TOCA ELEGIR PERSONAJE...
LE DAREMOS EL PAPEL DE FANTASMA TERRORÍFICO: LE QUEDA PERFECTO.
¡CLARO!
INTERPRETARÉ EL PAPEL LO MEJOR QUE PUEDA.

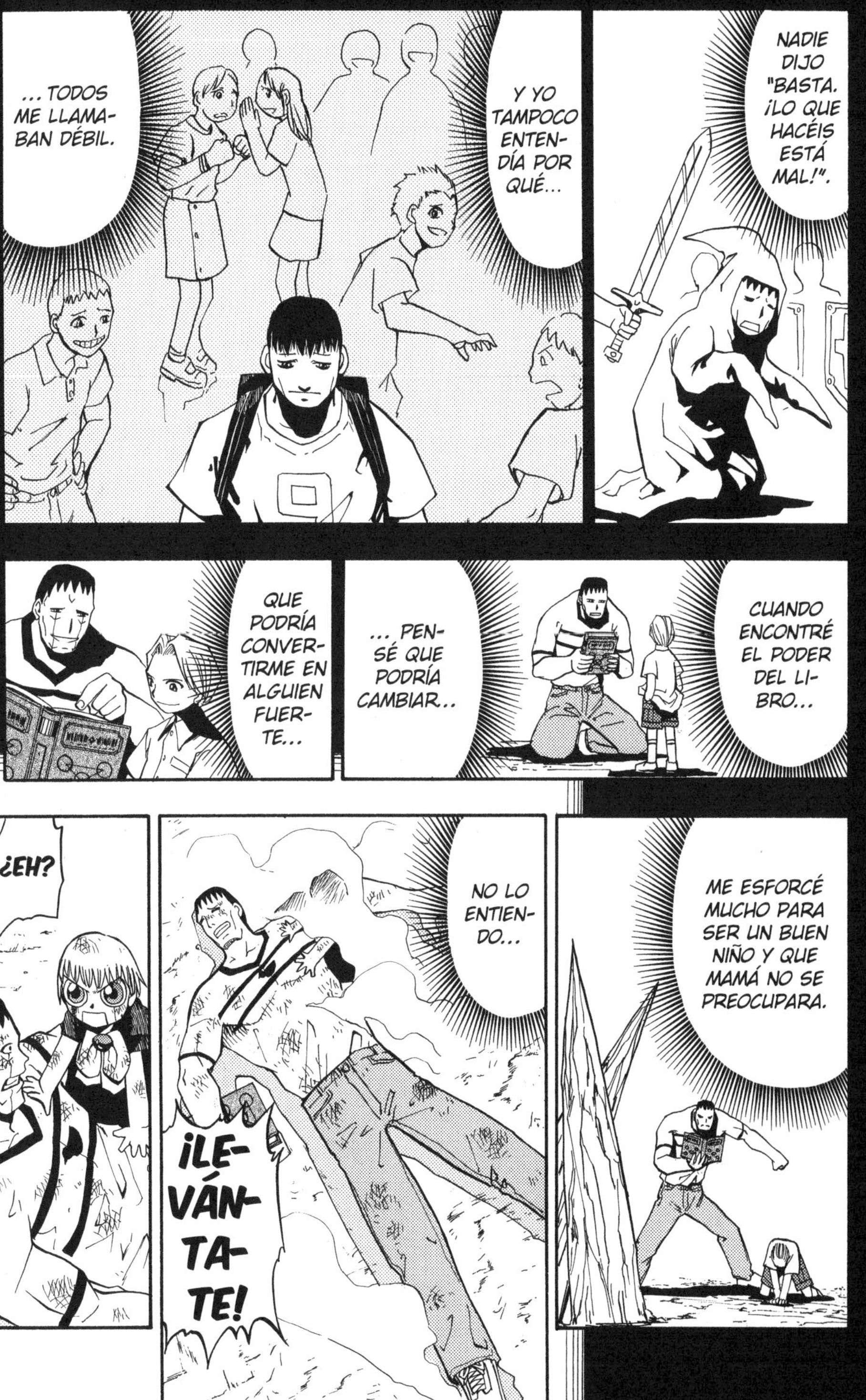

NADIE DIJO "BASTA. ¡LO QUE HACÉIS ESTÁ MAL!".

Y YO TAMPOCO ENTENDÍA POR QUÉ...

...TODOS ME LLAMABAN DÉBIL.

CUANDO ENCONTRÉ EL PODER DEL LIBRO...

... PENSÉ QUE PODRÍA CAMBIAR...

QUE PODRÍA CONVERTIRME EN ALGUIEN FUERTE...

ME ESFORCÉ MUCHO PARA SER UN BUEN NIÑO Y QUE MAMÁ NO SE PREOCUPARA.

NO LO ENTIENDO...
¡LEVÁNTATE!

¿EH?

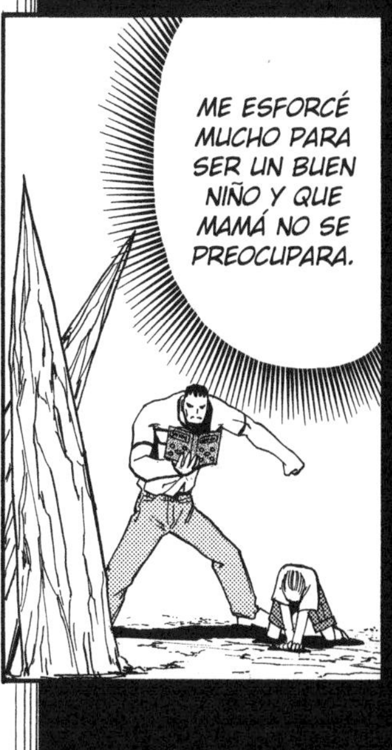

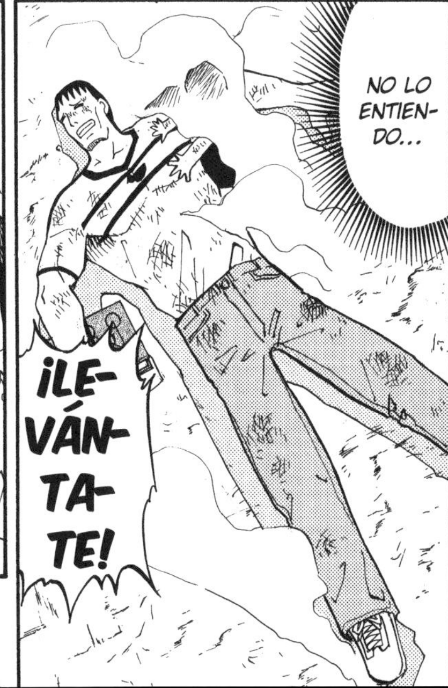

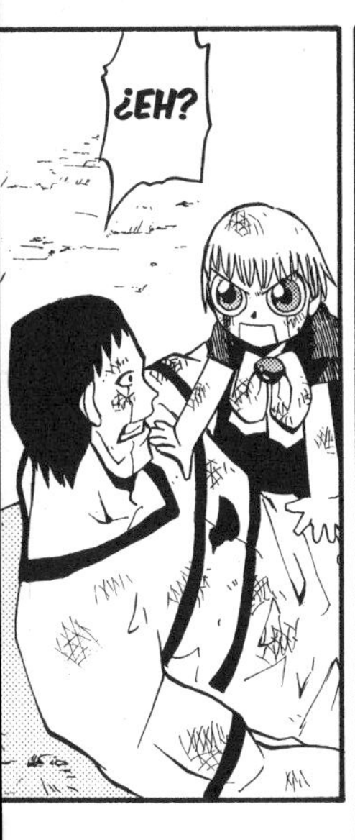

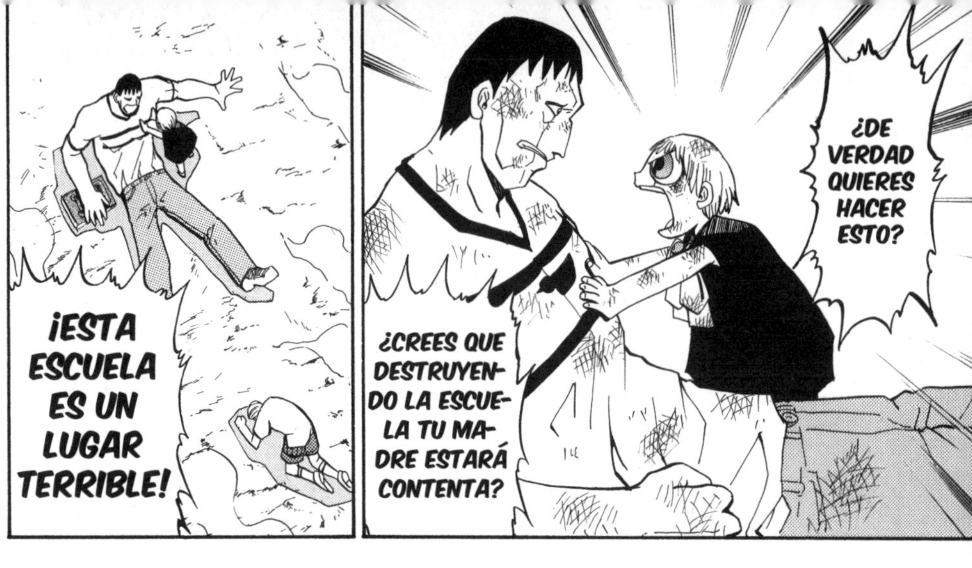

¿ACASO SABES CUÁNTA GENTE HAY EN LA ESCUELA?

ADEMÁS, TÚ NO LO SABES, PERO TODAVÍA HAY GENTE EN LA ESCUELA.

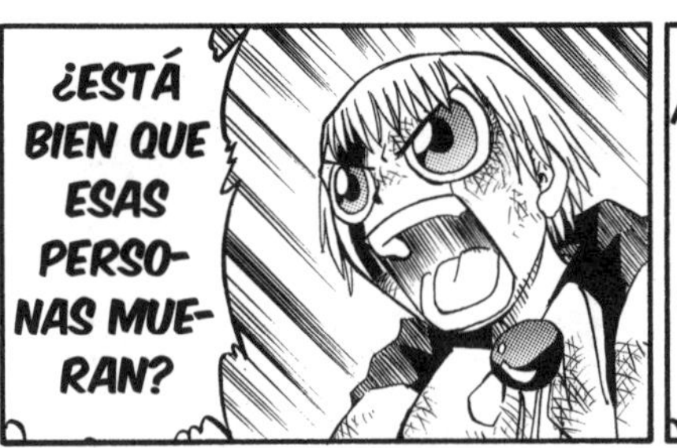

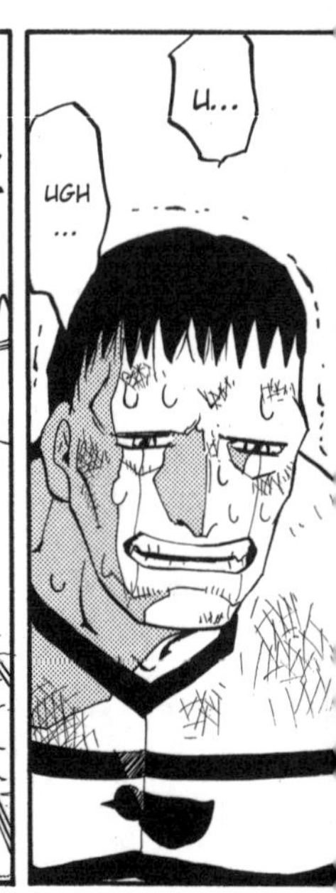

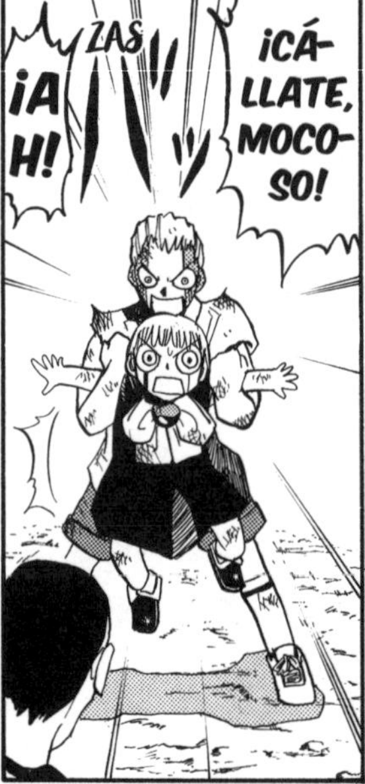

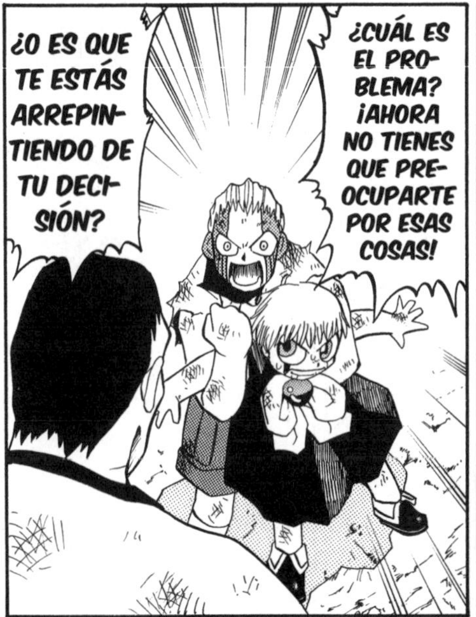

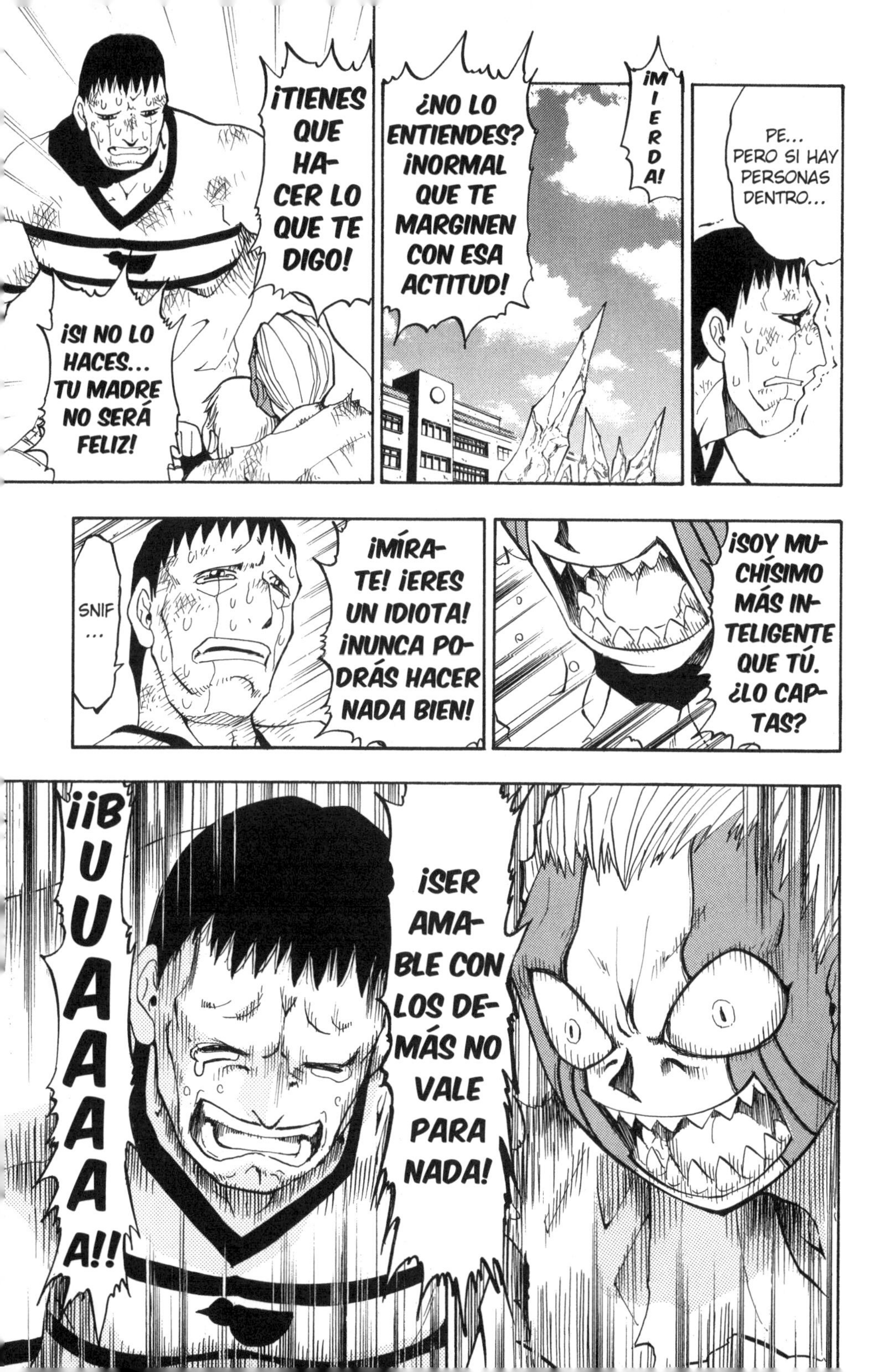

PE... PERO SI HAY PERSONAS DENTRO...

¡MIERDA!

¿NO LO ENTIENDES? ¡NORMAL QUE TE MARGINEN CON ESA ACTITUD!

¡TIENES QUE HACER LO QUE TE DIGO!

¡SI NO LO HACES... TU MADRE NO SERÁ FELIZ!

¡SOY MUCHÍSIMO MÁS INTELIGENTE QUE TÚ. ¿LO CAPTAS?

¡MÍRATE! ¡ERES UN IDIOTA! ¡NUNCA PODRÁS HACER NADA BIEN!
SNIF...

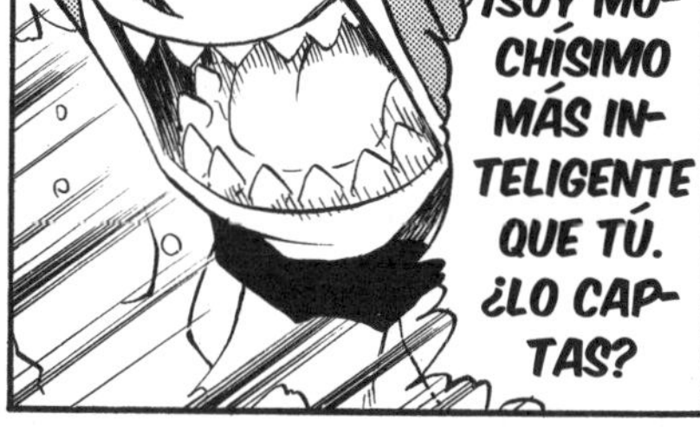

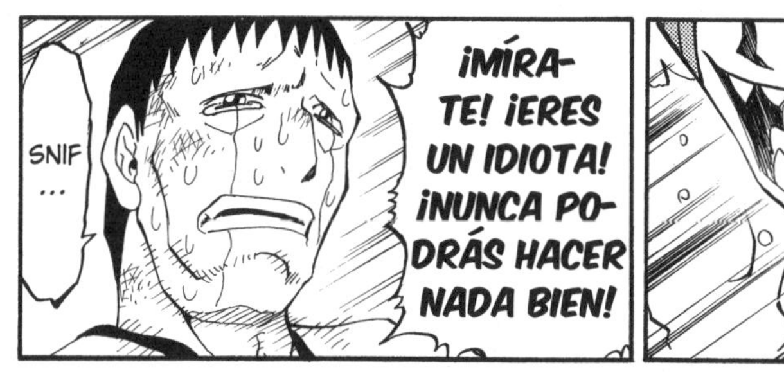

¡SER AMABLE CON LOS DEMÁS NO VALE PARA NADA!

¡¡BUUAAAAAAA!!

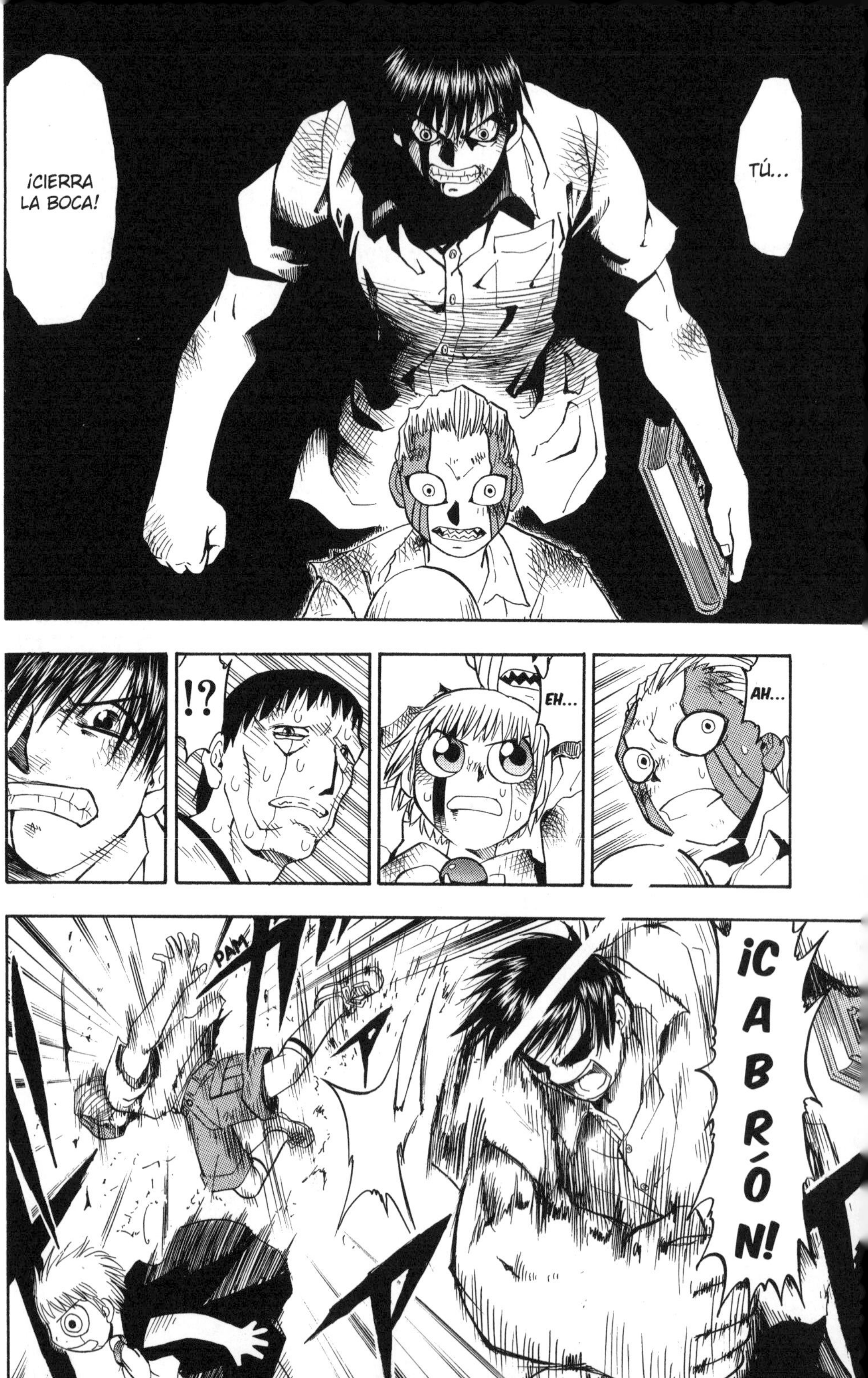

TÚ...

¡CIERRA LA BOCA!

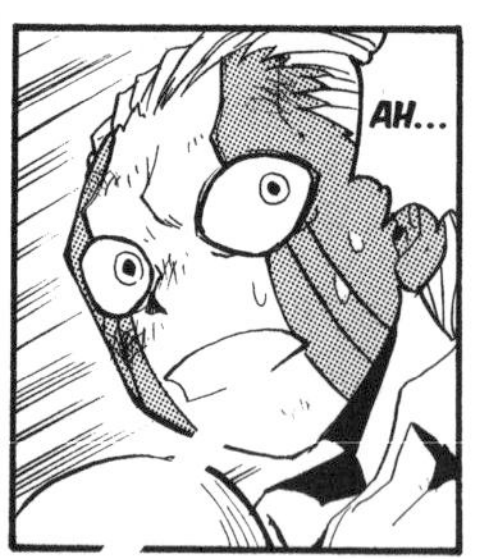

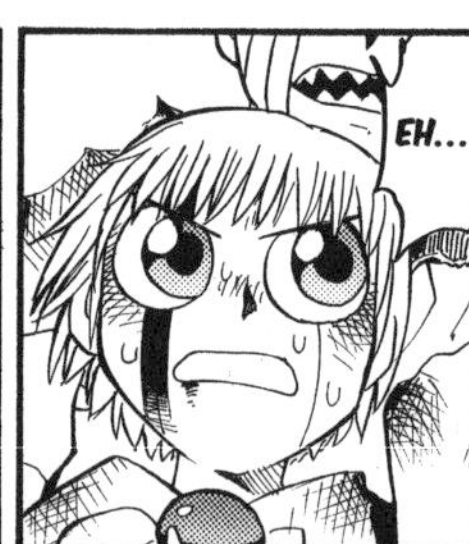

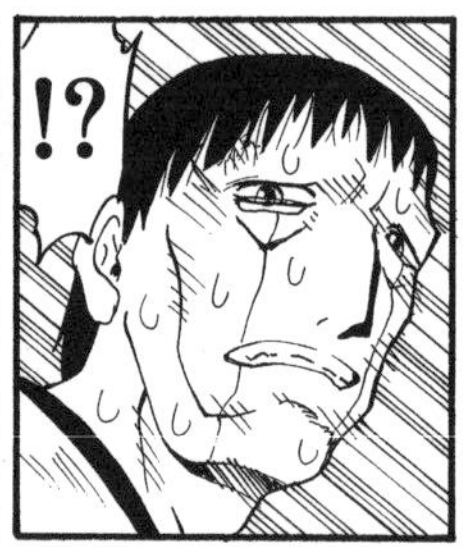

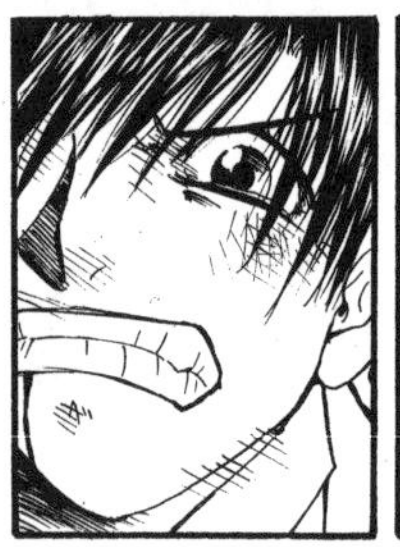

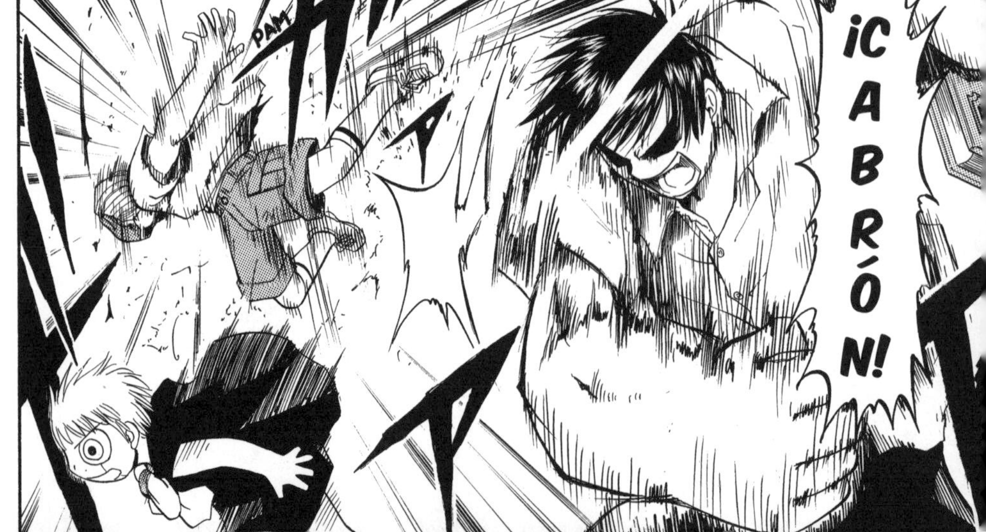

SHHH
¿EH?

¡QUÉ FUERZA TIENE ESE CHICO!
CON SUS PROPIAS MANOS...
¿NO VES QUE PLANEAS HACER COSAS HORRIBLES?
¡HA USADO TUS NOBLES SENTIMIENTOS HACIA TU MADRE!

YO...
ESA CLASE DE CHICO...

KIYOMARO...
"¡TÚ NO ERES EL ÚNICO QUE QUIERE ACABAR CON ÉL, ZATCH!".

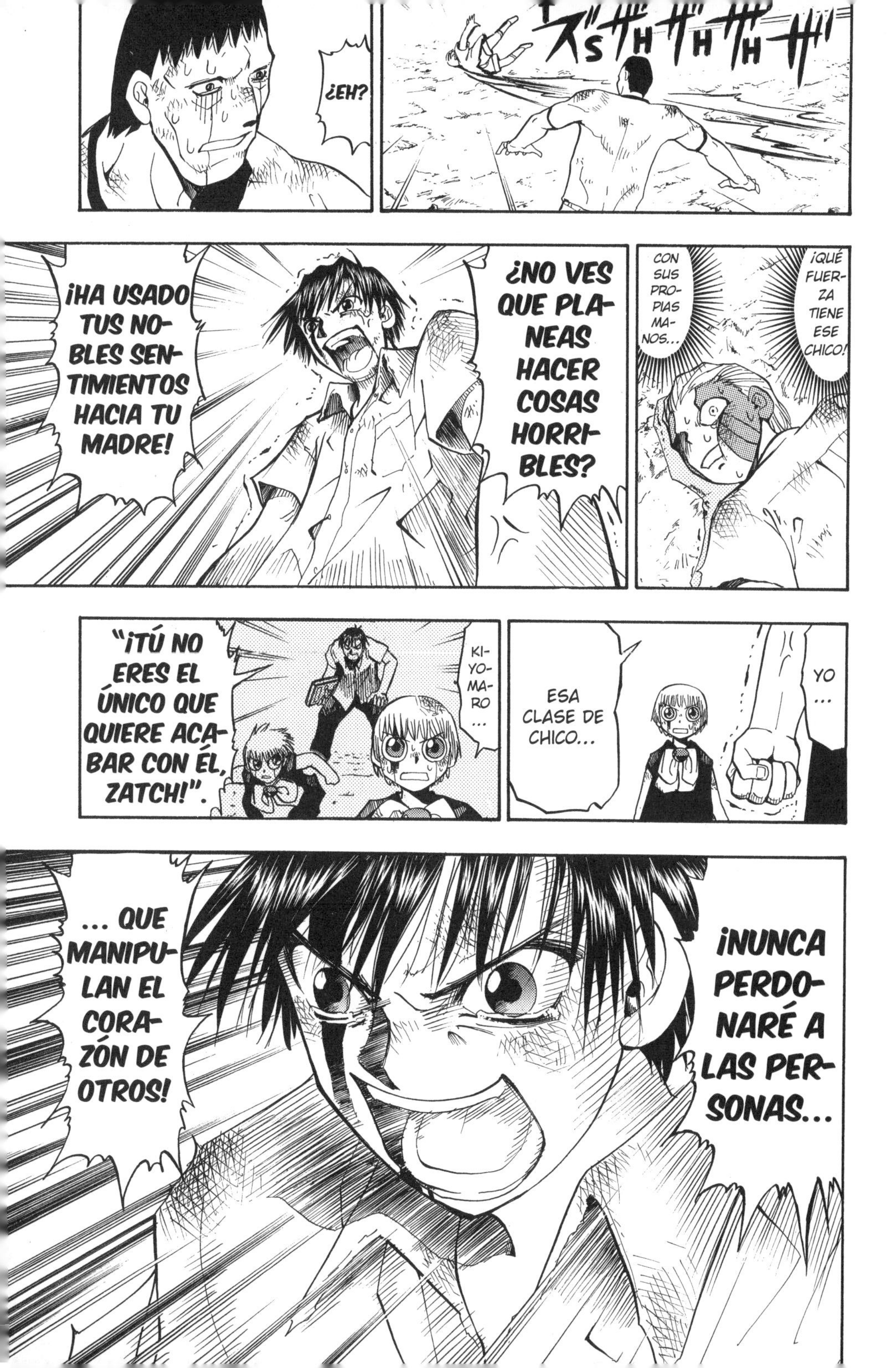

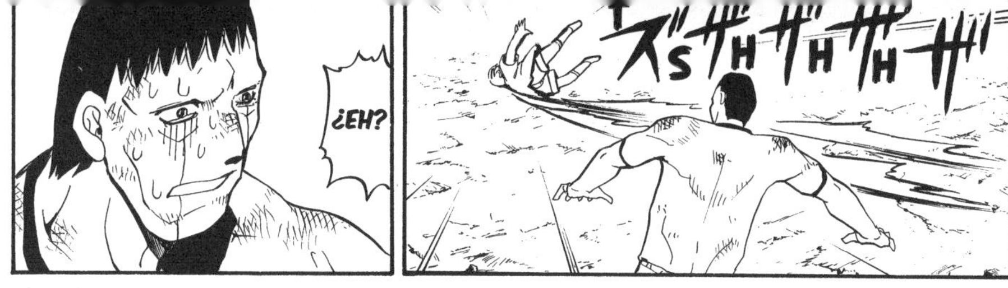

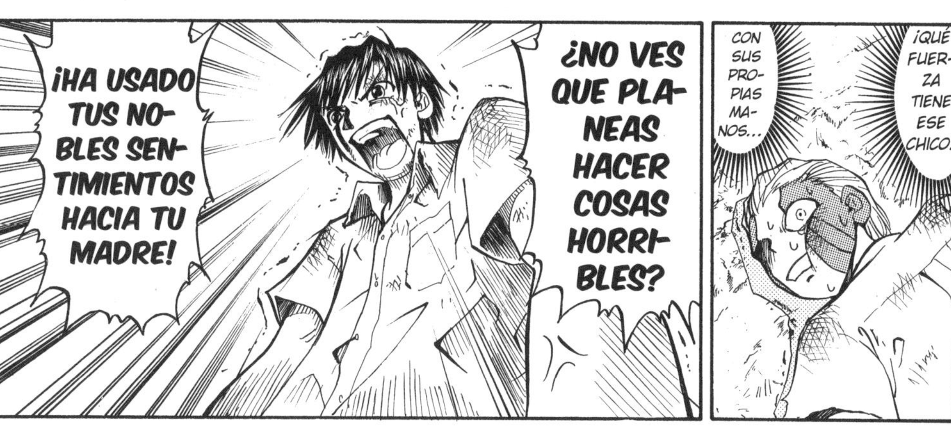

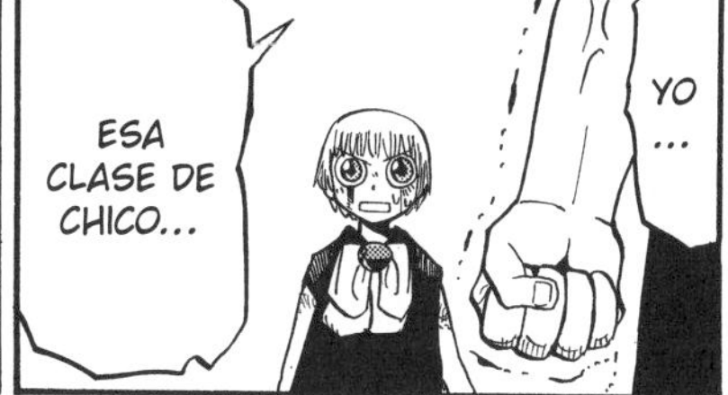

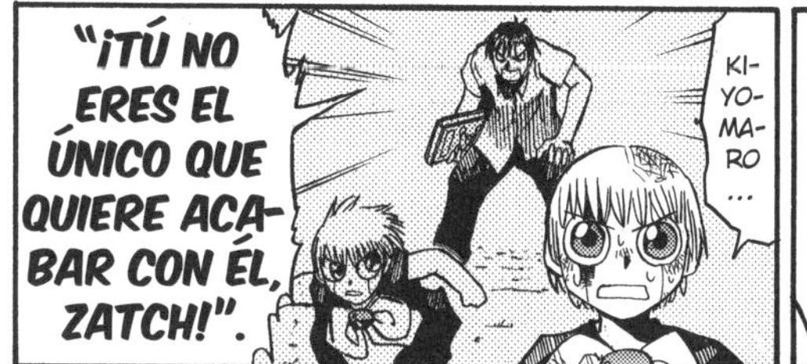

¡NUNCA PERDONARÉ A LAS PERSONAS...

... QUE MANIPULAN EL CORAZÓN DE OTROS!

¡DEBERÍAS TIRAR ESE LIBRO BIEN LEJOS!
....

MAMÁ, AHORA LO ENTIENDO...
ESTOS CHICOS TIENEN VERDADERA FUERZA DE VOLUNTAD...

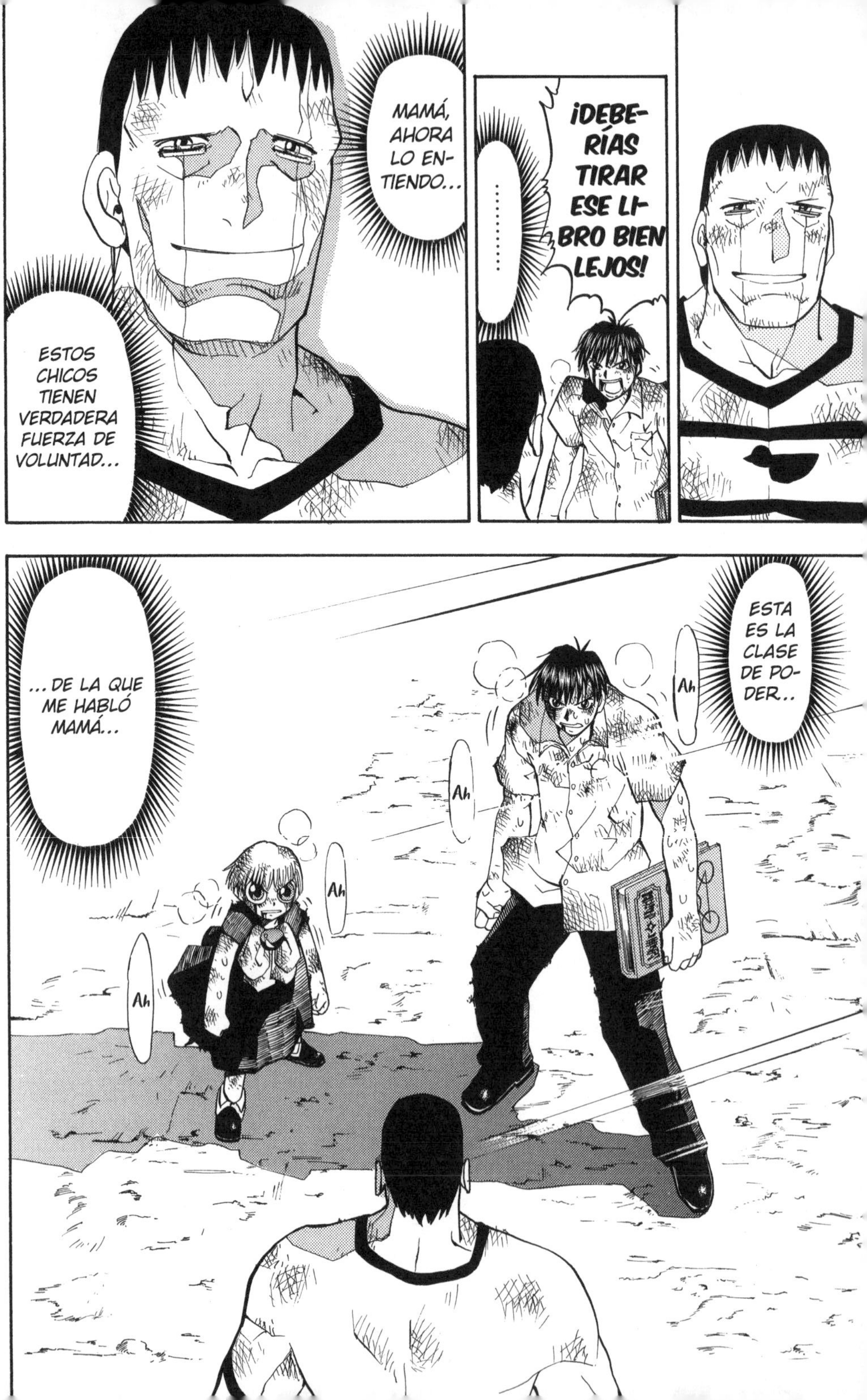

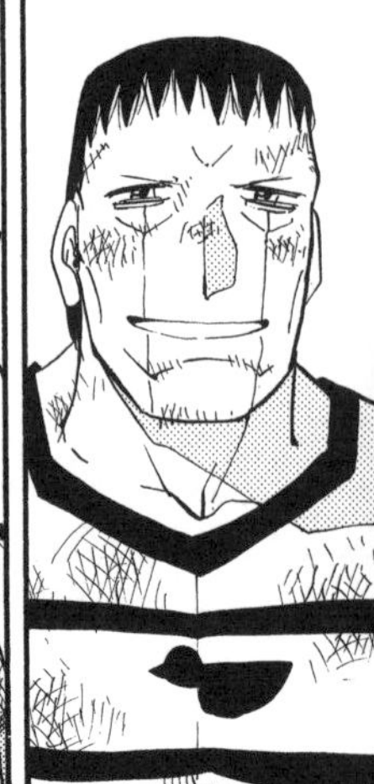

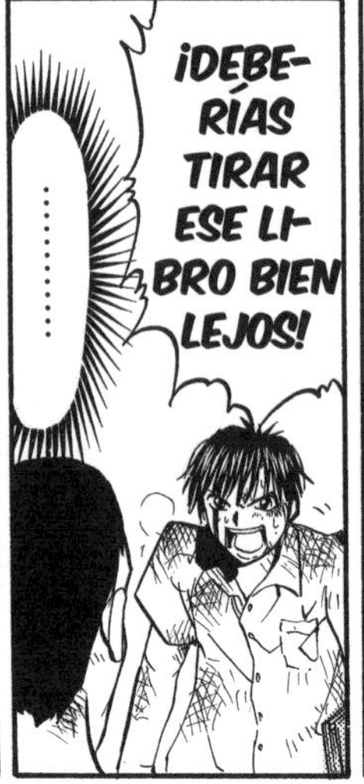

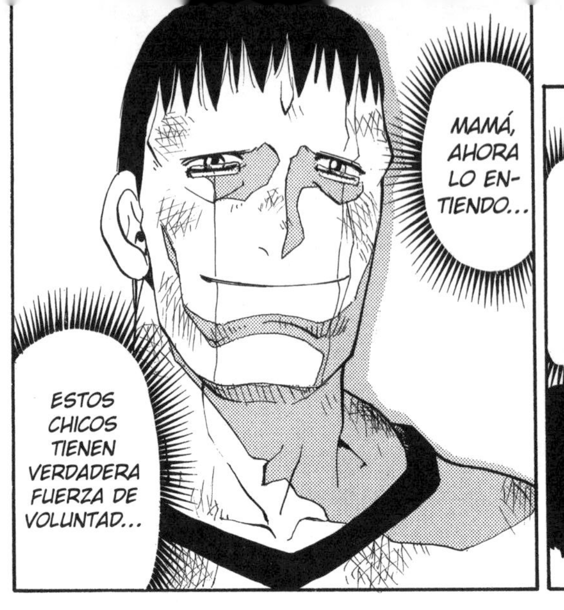

ESTA ES LA CLASE DE PODER...

Ah

Ah

Ah

Ah

...DE LA QUE ME HABLÓ MAMÁ...

NIVEL 25. MI VOLUNTAD

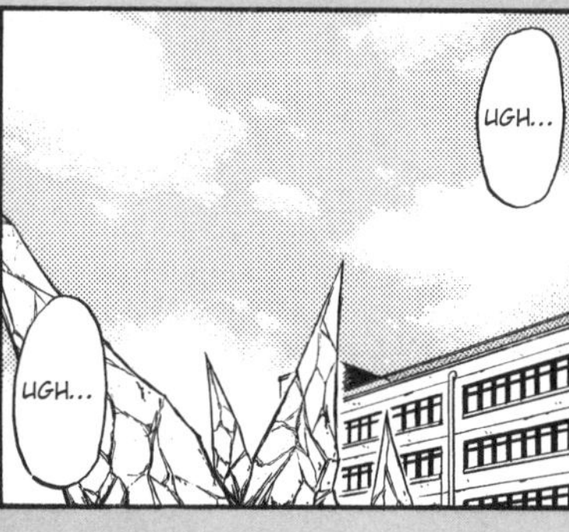

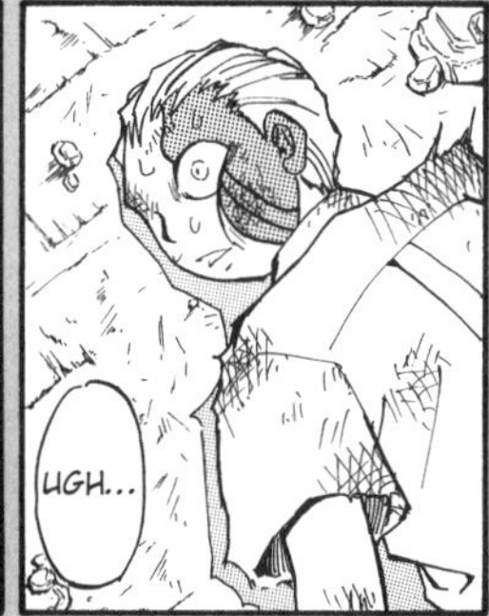

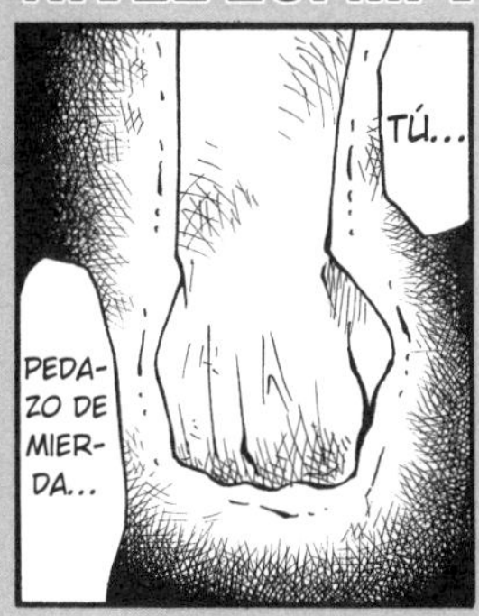

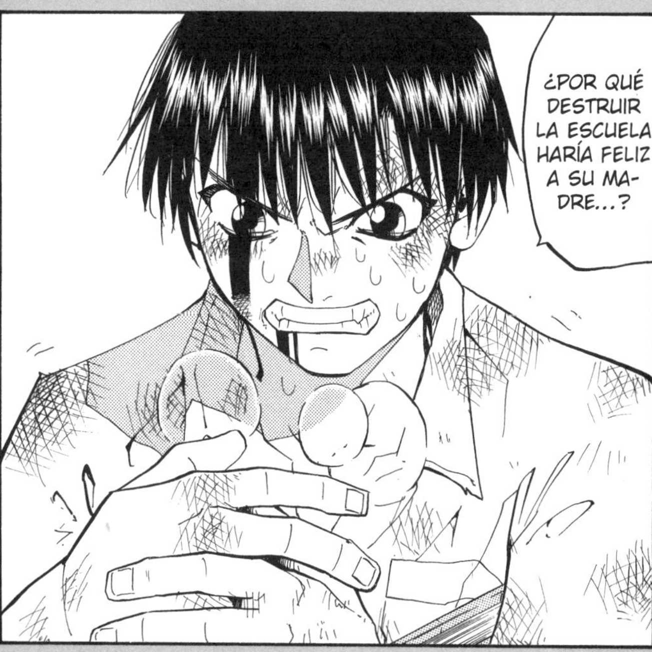

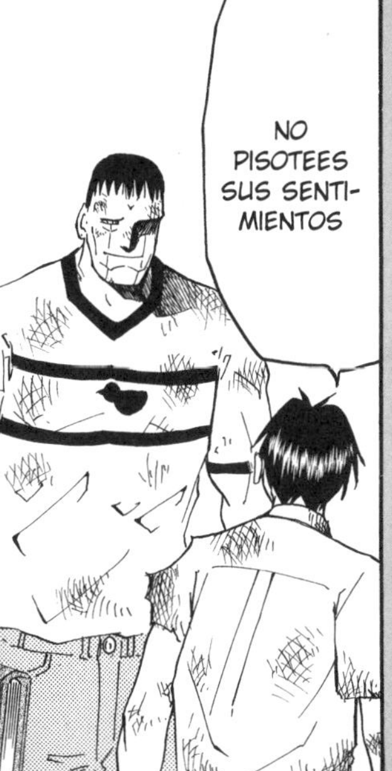

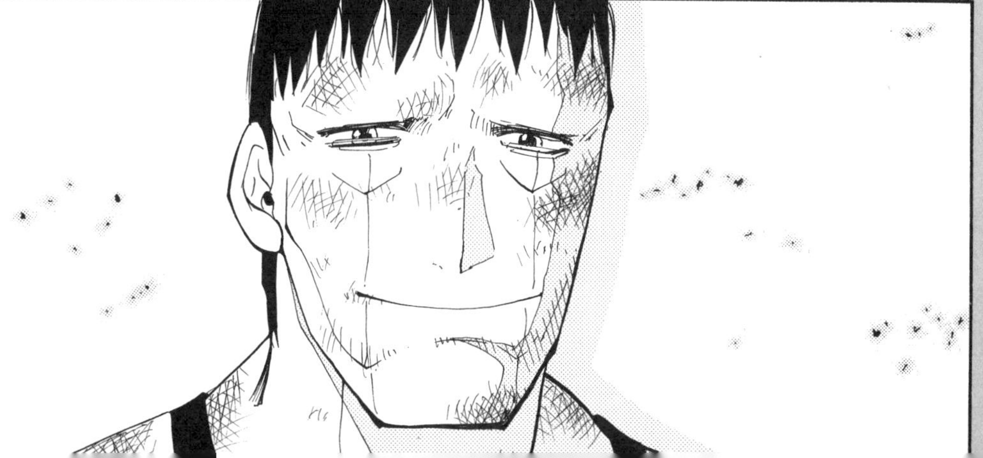

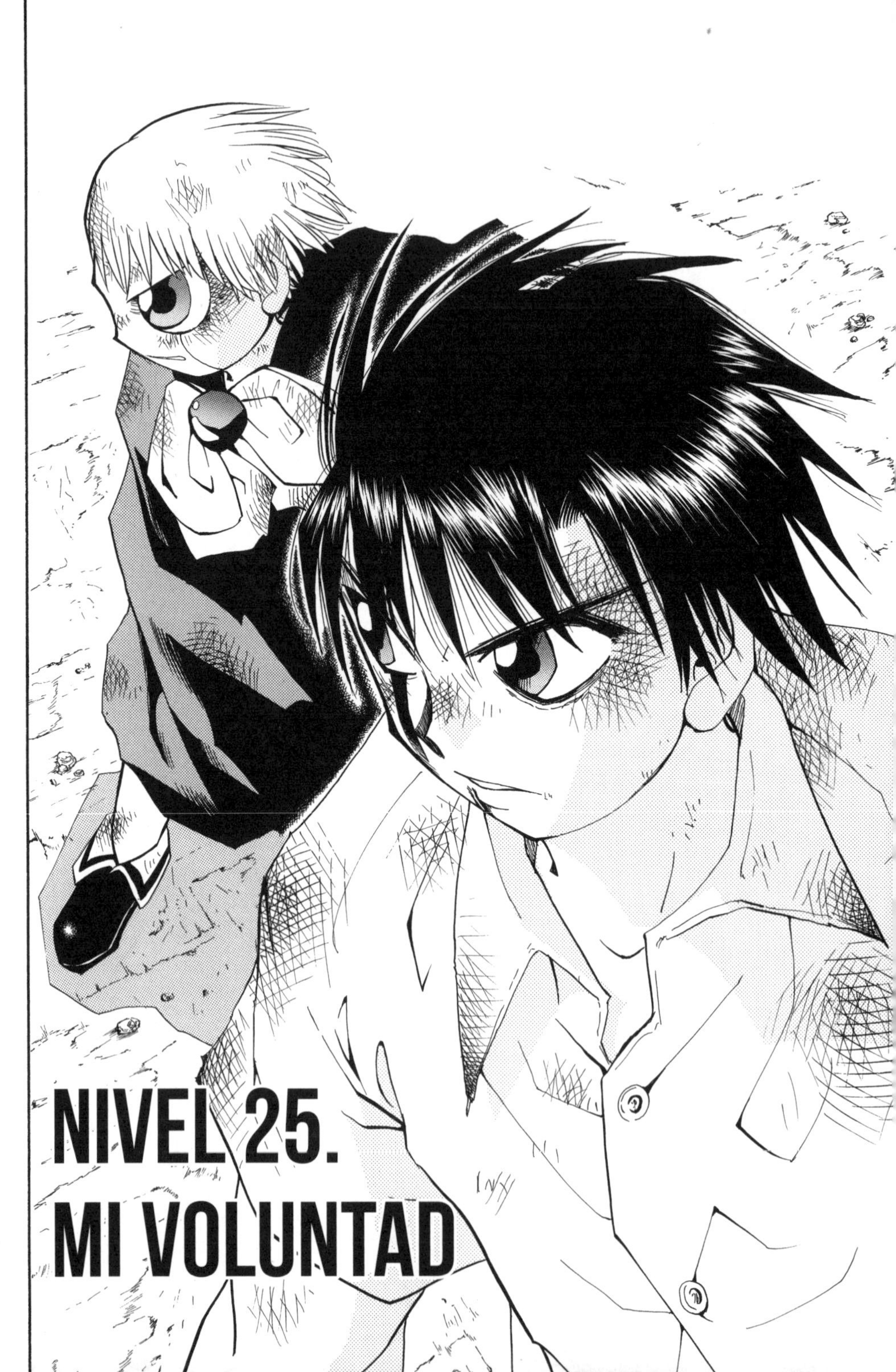
NIVEL 25.
MI VOLUNTAD

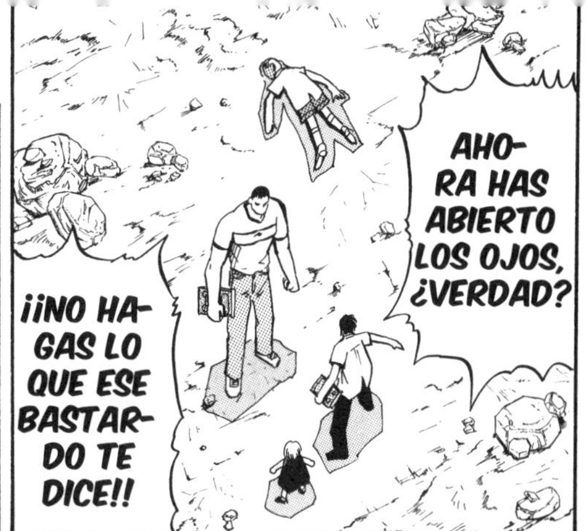
AHORA HAS ABIERTO LOS OJOS, ¿VERDAD?
¡¡NO HAGAS LO QUE ESE BASTARDO TE DICE!!
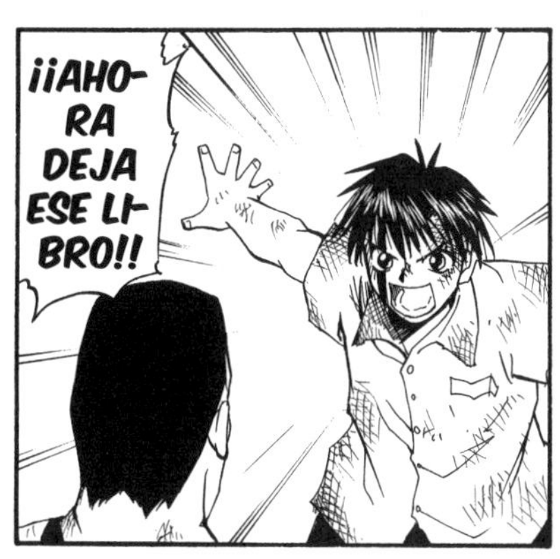
¡¡AHORA DEJA ESE LIBRO!!
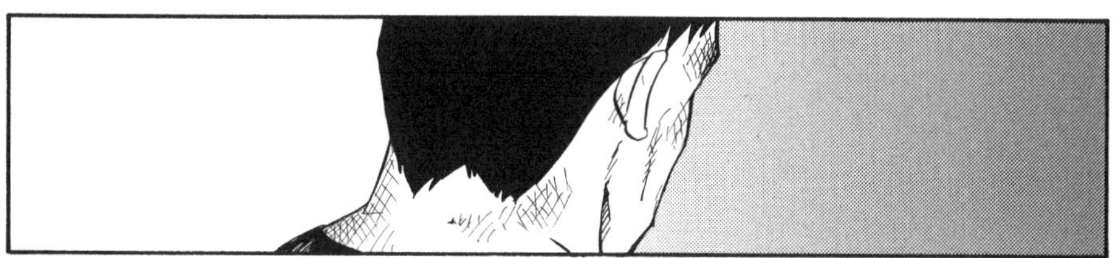
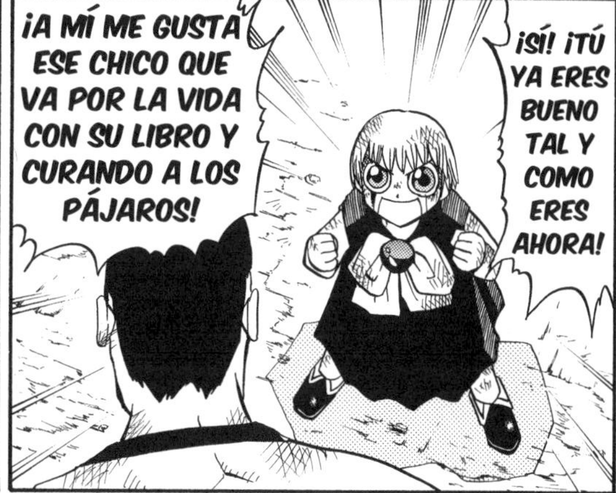
¡SÍ! ¡TÚ YA ERES BUENO TAL Y COMO ERES AHORA!
¡A MÍ ME GUSTA ESE CHICO QUE VA POR LA VIDA CON SU LIBRO Y CURANDO A LOS PÁJAROS!
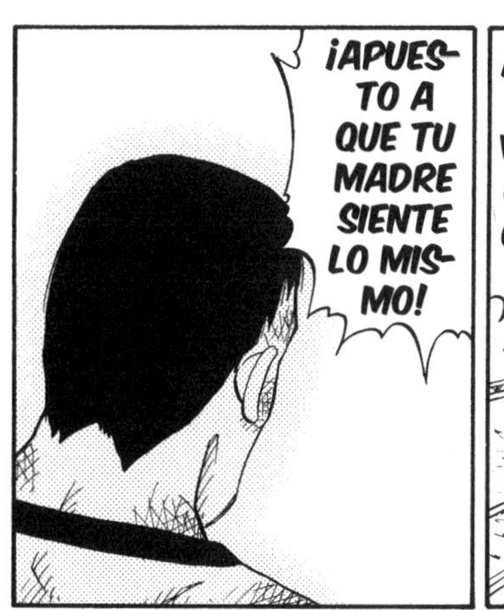
¡APUESTO A QUE TU MADRE SIENTE LO MISMO!
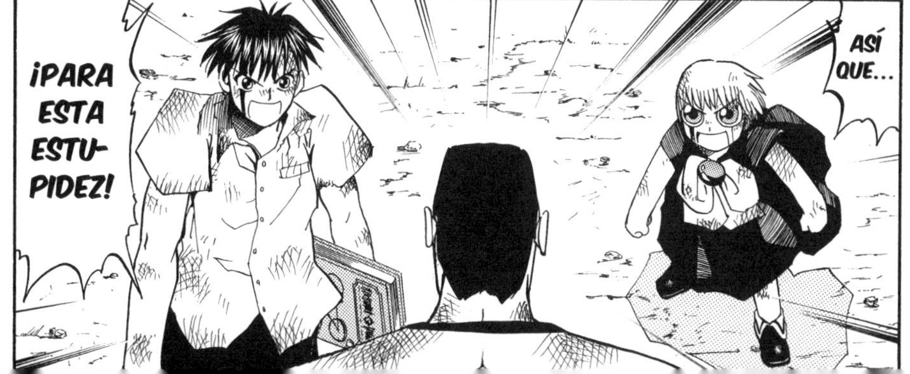
ASÍ QUE...
¡PARA ESTA ESTUPIDEZ!

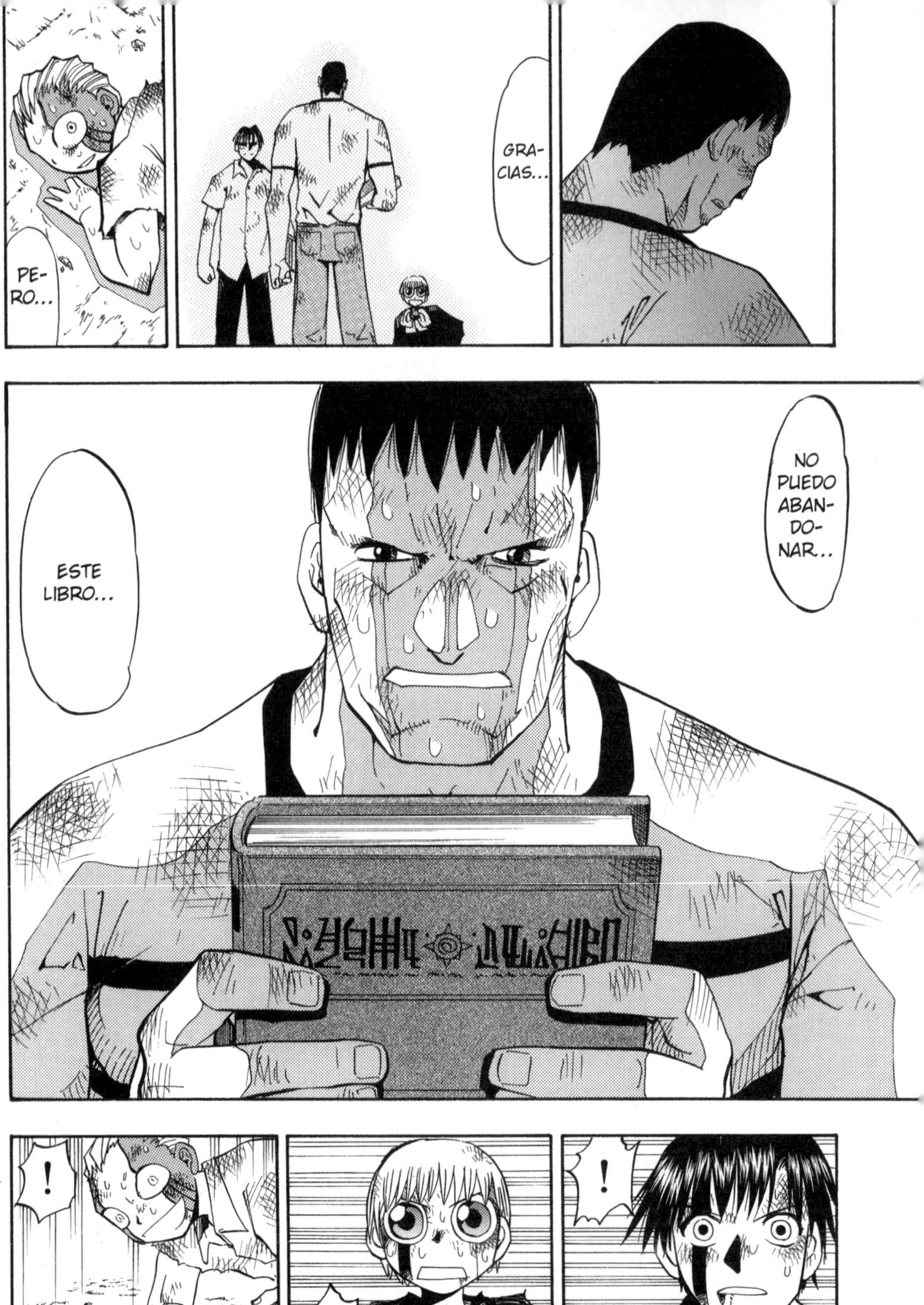

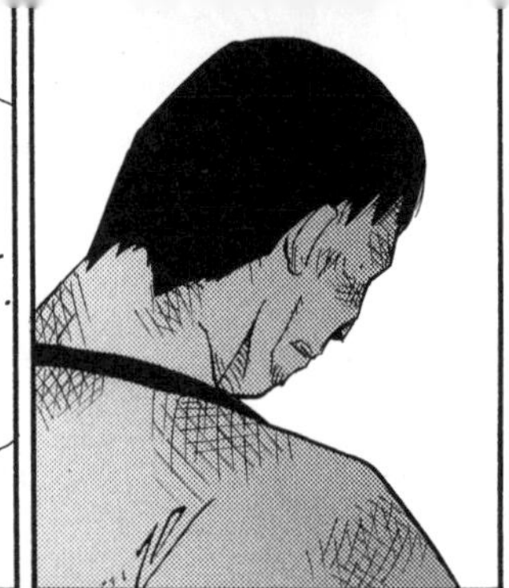
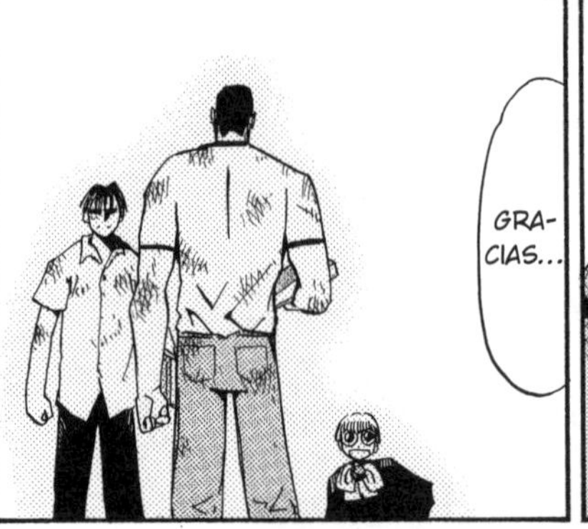

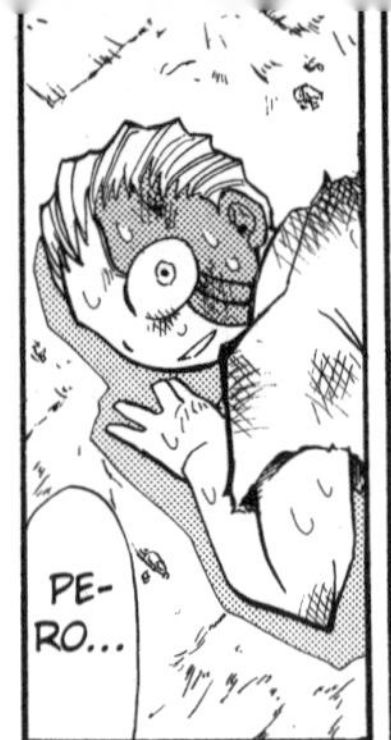

NO PUEDO ABANDONAR...

ESTE LIBRO...

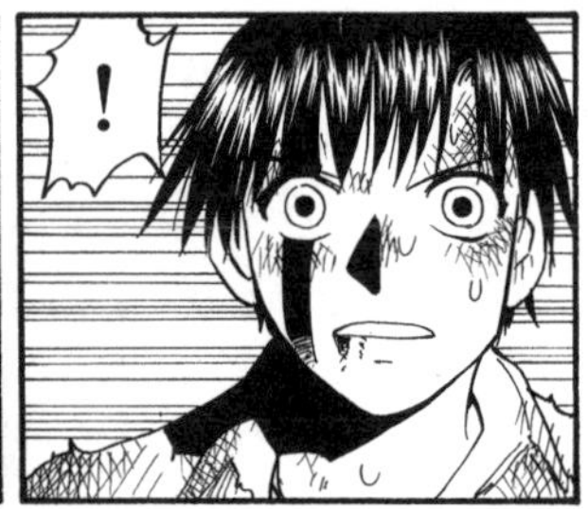

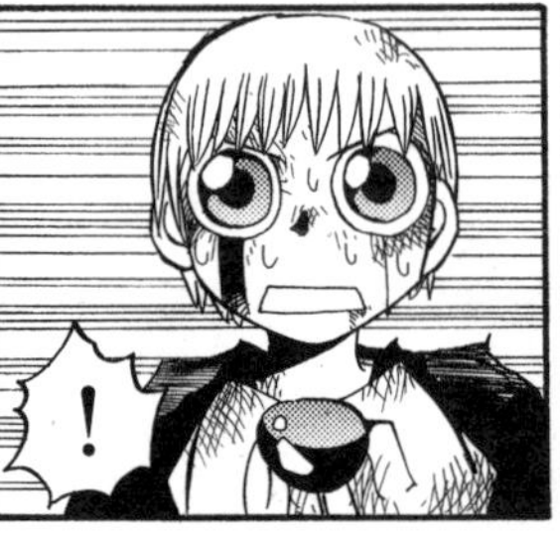

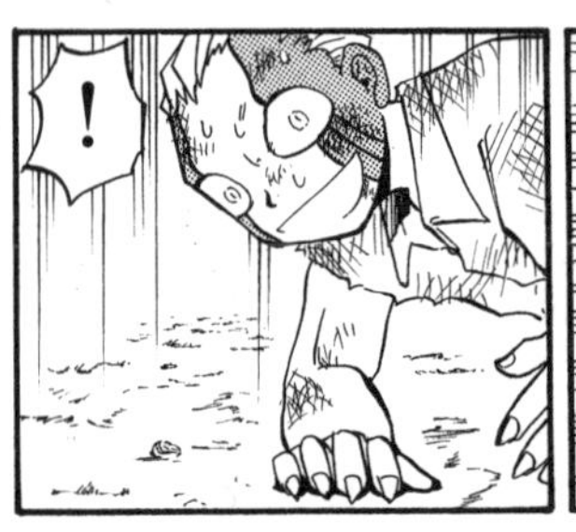

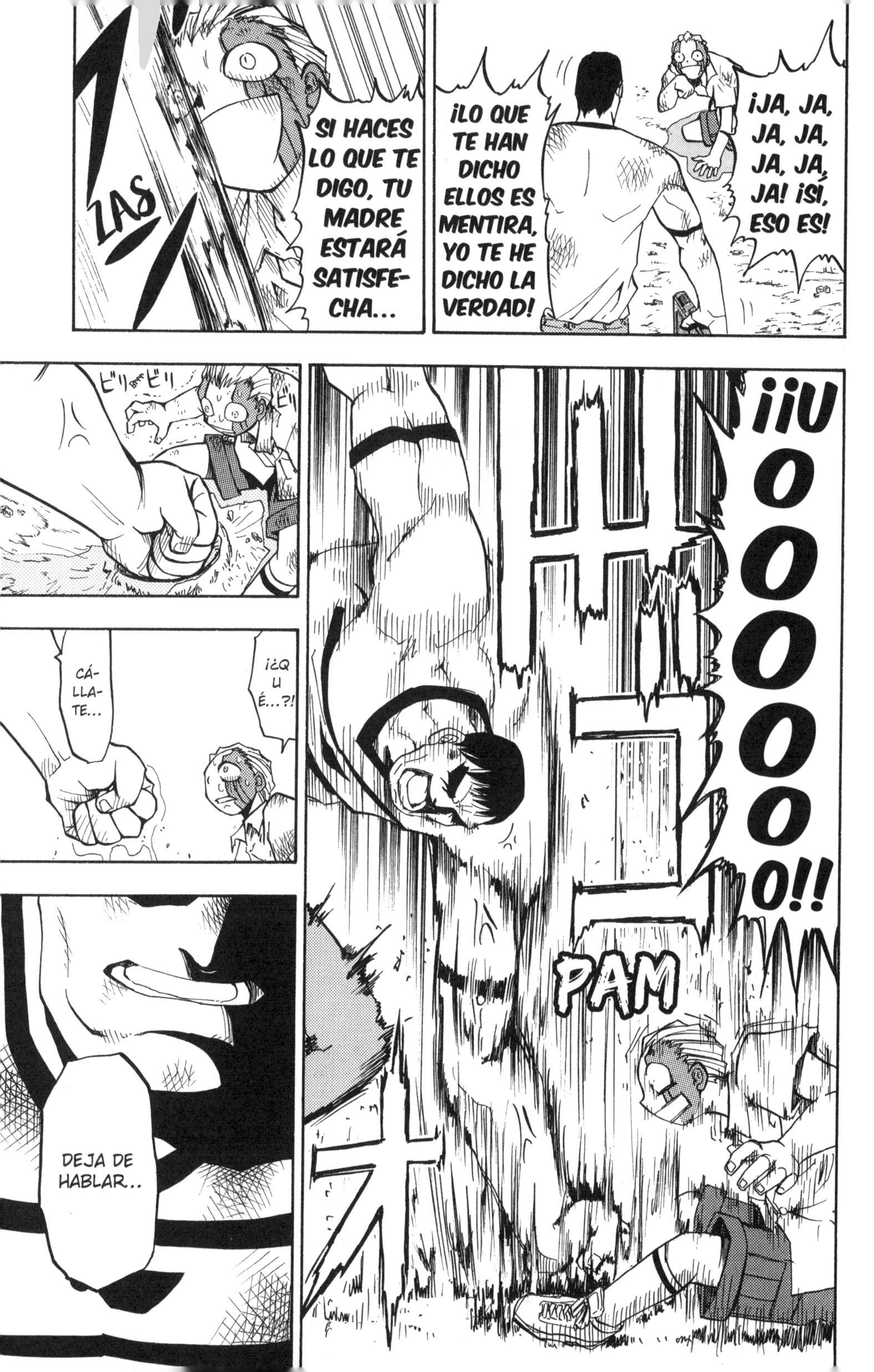

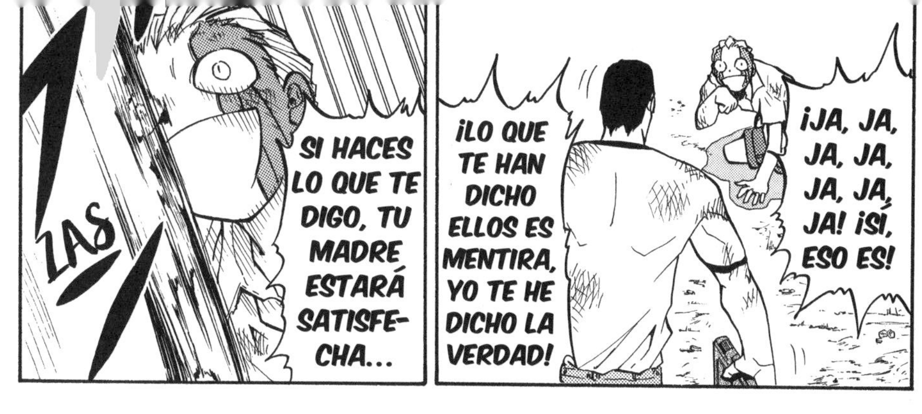
¡JA, JA, JA, JA, JA, JA, JA! ¡SÍ, ESO ES!
¡LO QUE TE HAN DICHO ELLOS ES MENTIRA, YO TE HE DICHO LA VERDAD!
SI HACES LO QUE TE DIGO, TU MADRE ESTARÁ SATISFE-CHA...
ZAS

ビリ ビリ
¡¿QUÉ...?!
CÁ-LLA-TE...
DEJA DE HABLAR..
¡¡UOOOOOOO!!
PAM

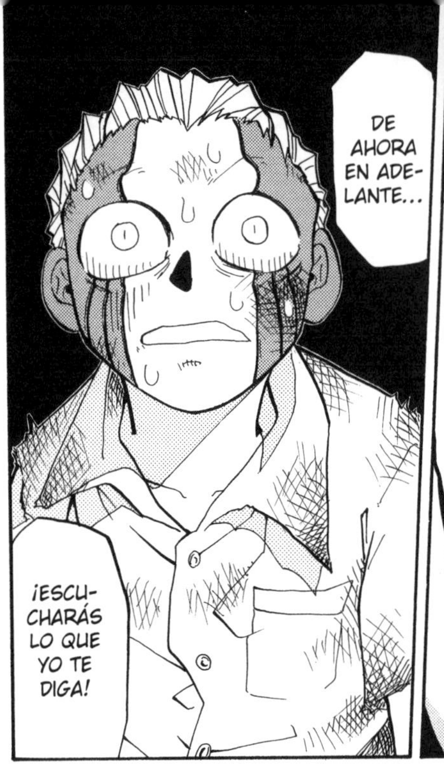
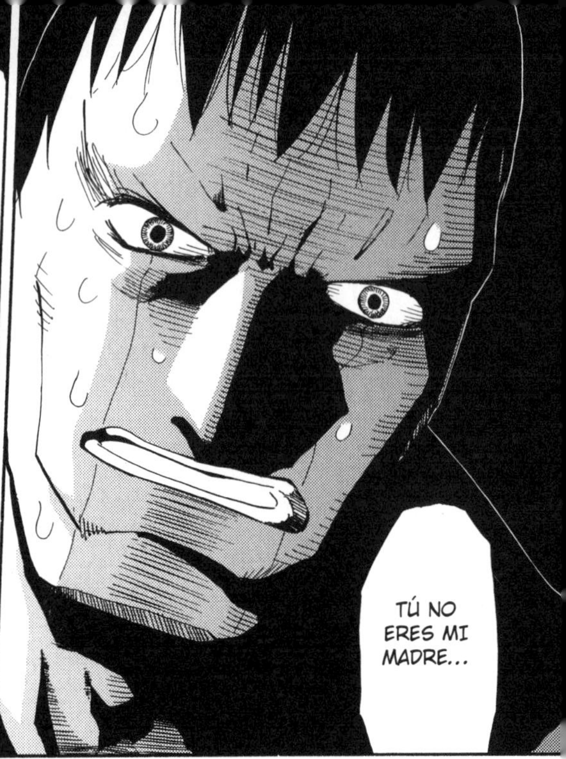
DE AHORA EN ADELANTE...
¡ESCUCHARÁS LO QUE YO TE DIGA!
TÚ NO ERES MI MADRE...
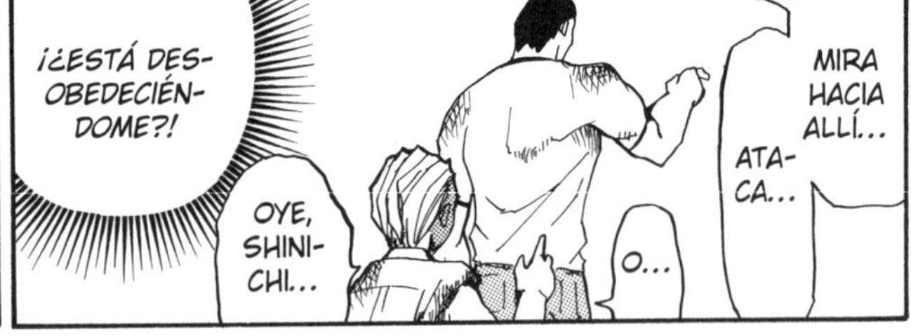
MIRA HACIA ALLÍ...
ATACA...
O...
¿¡ESTÁ DESOBEDECIÉNDOME?!
OYE, SHINICHI...
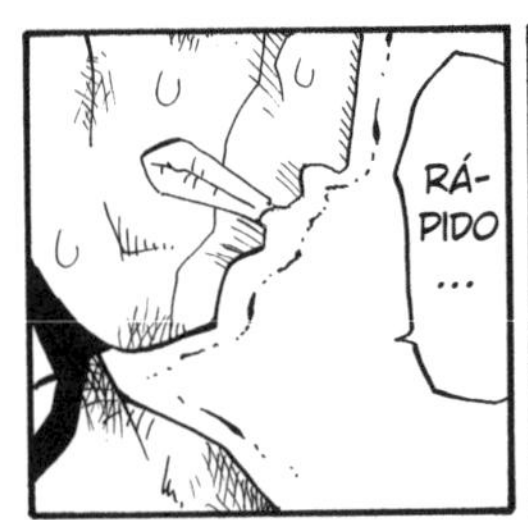
RÁPIDO...
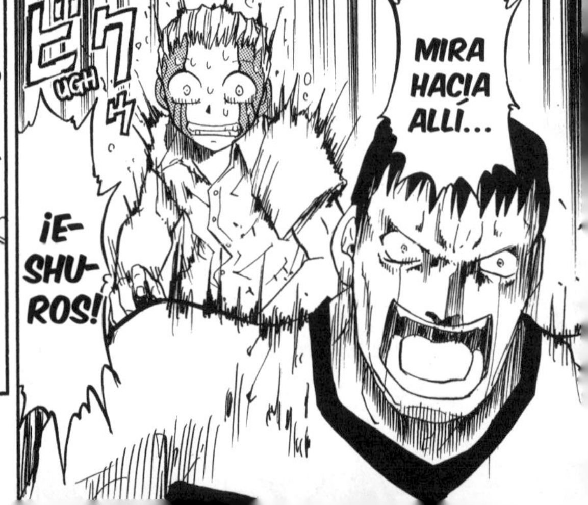
UGH
MIRA HACIA ALLÍ...
¡E-SHU-ROS!
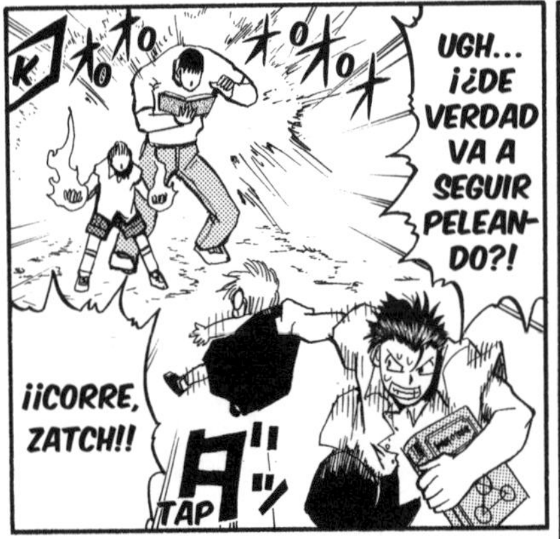
UGH... ¿¡DE VERDAD VA A SEGUIR PELEANDO?!
¡¡CORRE, ZATCH!!
TAP

¡¡GRANCRAG!!
CRASH

¡¡UOOOOOOO!!

MI... MIERDA...
¿QUÉ ESTÁ PASANDO...?

ESTE TIPO... ¡¿TODAVÍA NO SE HA DADO CUENTA DE QUE LO ESTÁ MANIPULANDO?!

LO SIENTO DE VERDAD...
HABÉIS HECHO TODO ESTO PARA AYUDARME Y OS HE TRAICIONADO...

PERO... ¡¡NECESITO CAMBIAR!!

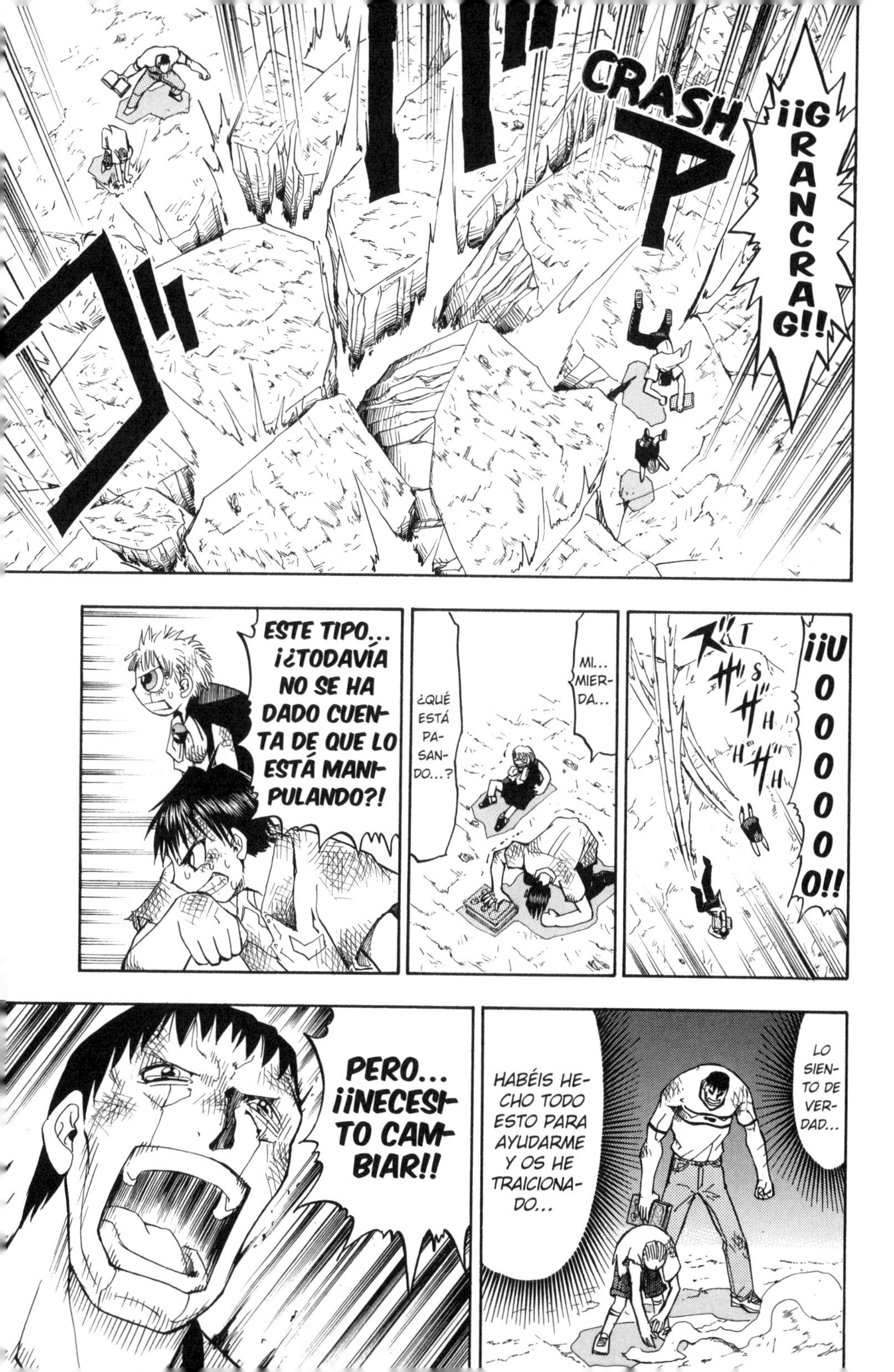

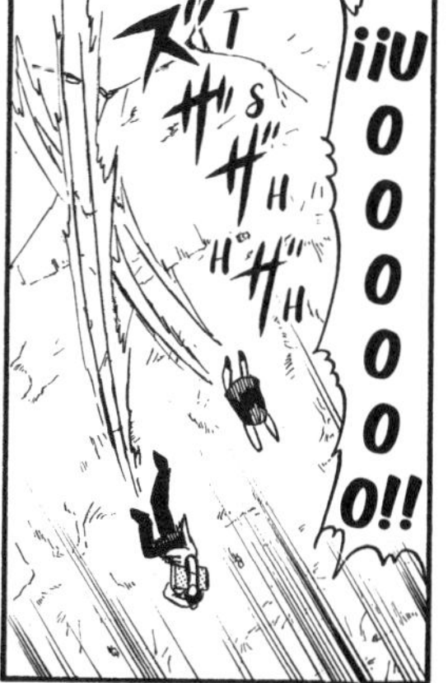

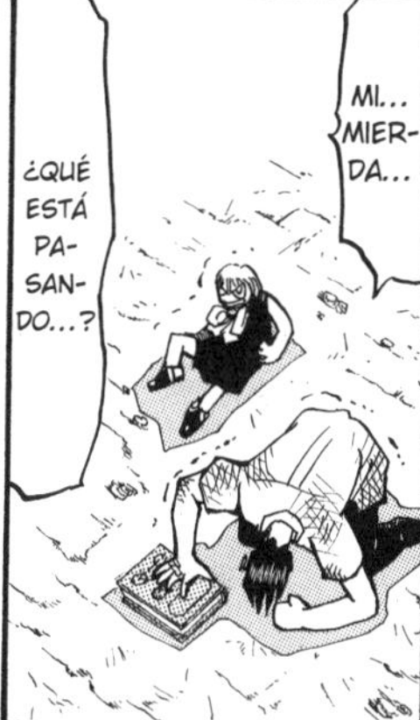

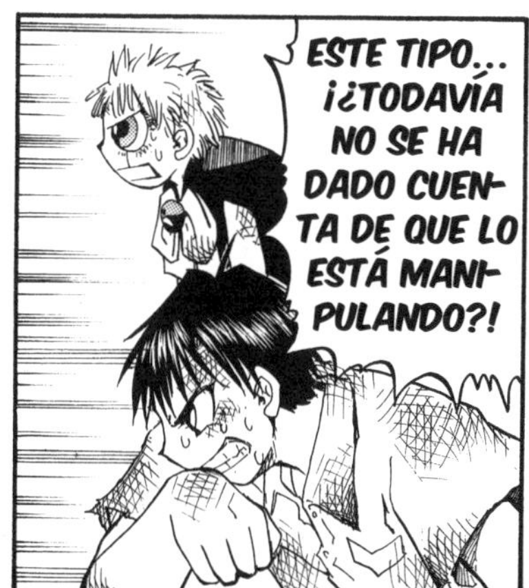

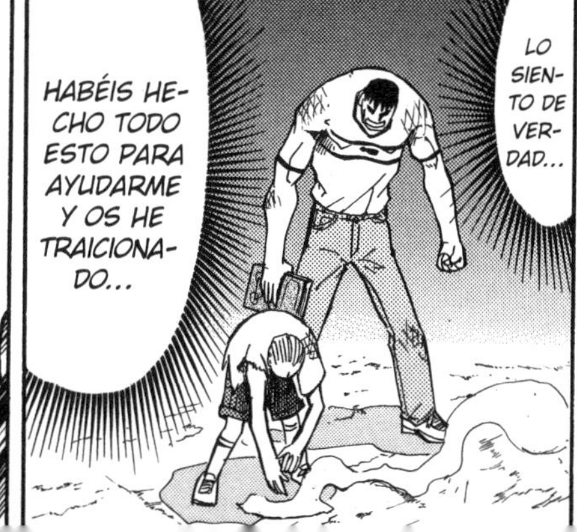

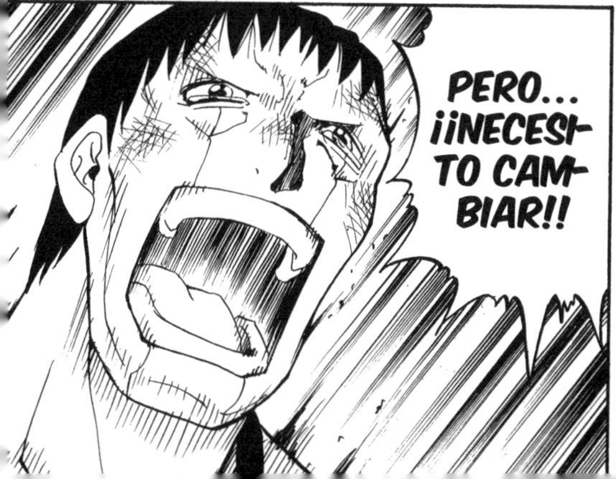

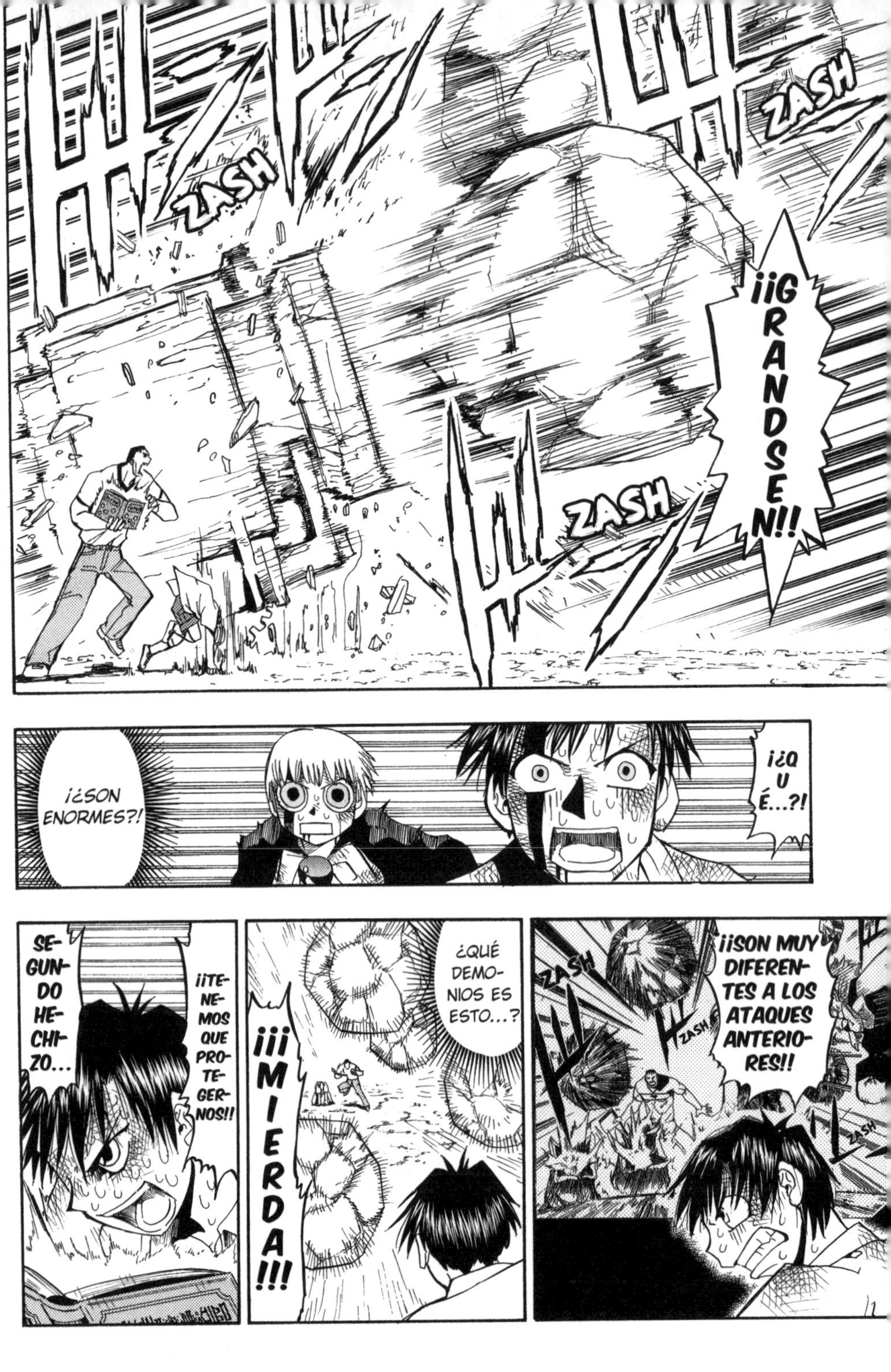

¡¡GRANDSEN!!
ZASH
ZASH
ZASH

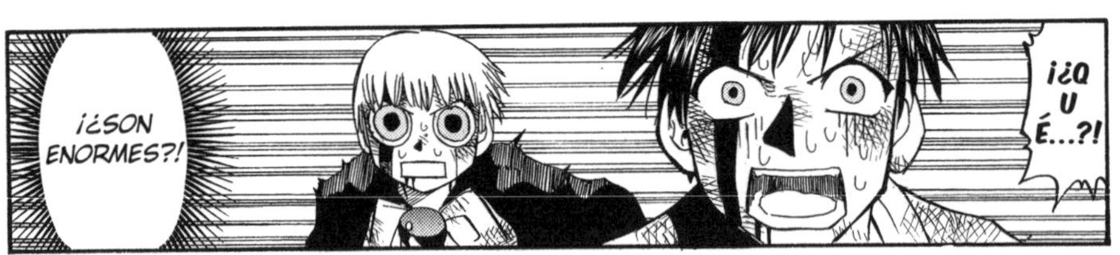

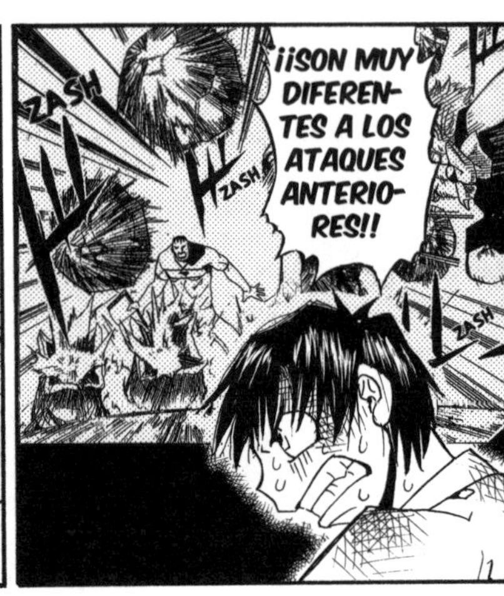

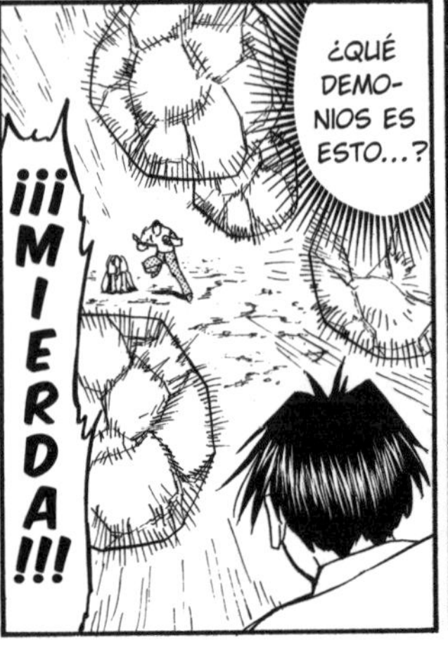

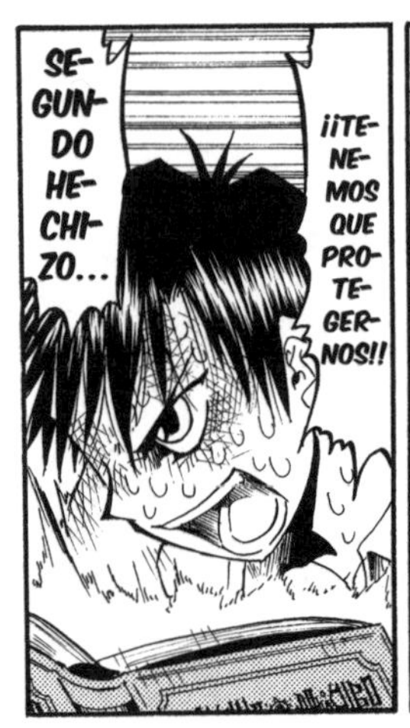

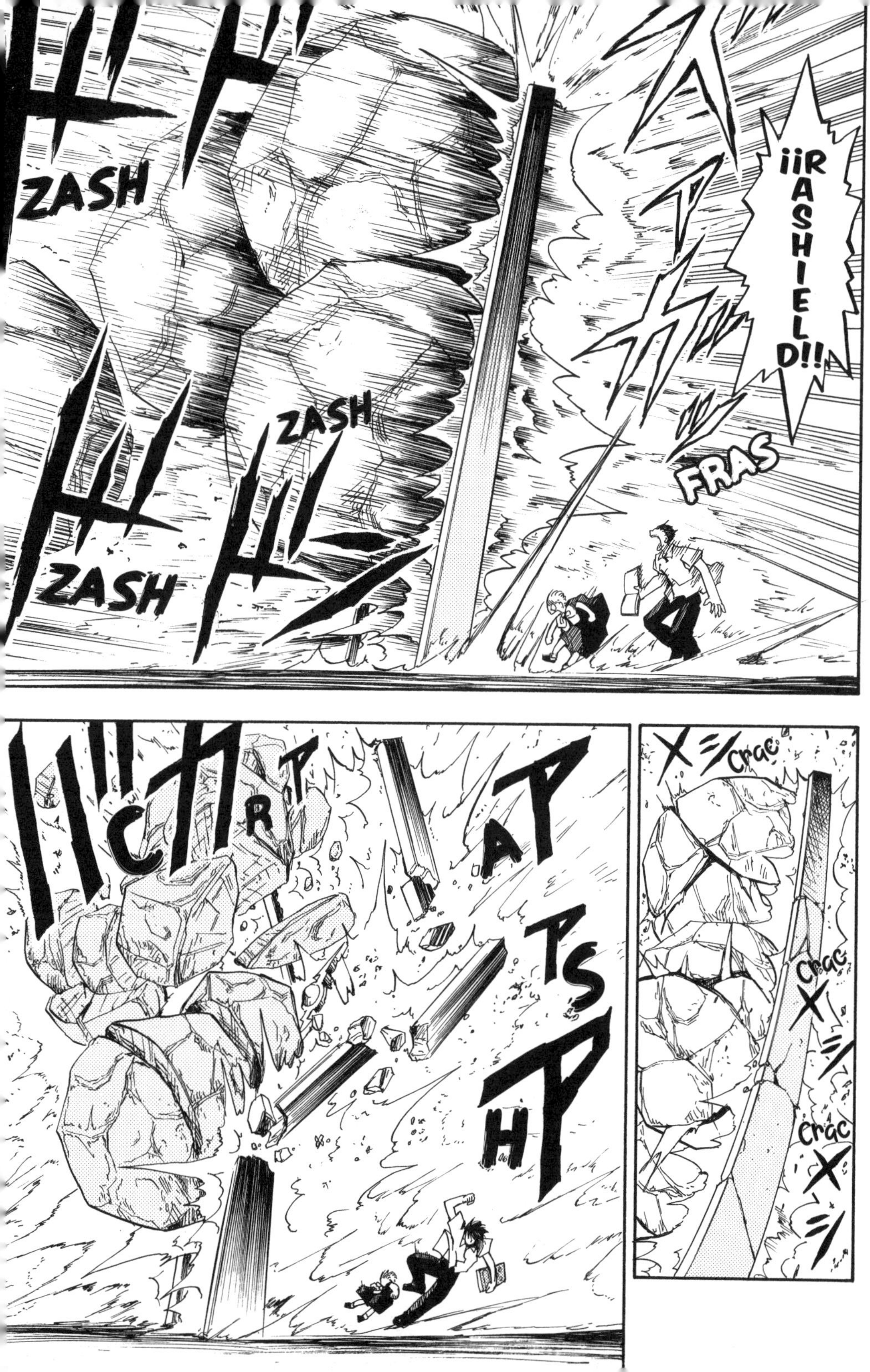

¡¡RASHIELD!!

FRAS

ZASH

ZASH

ZASH

Crac

Crac

Crac

CRAP

APSH

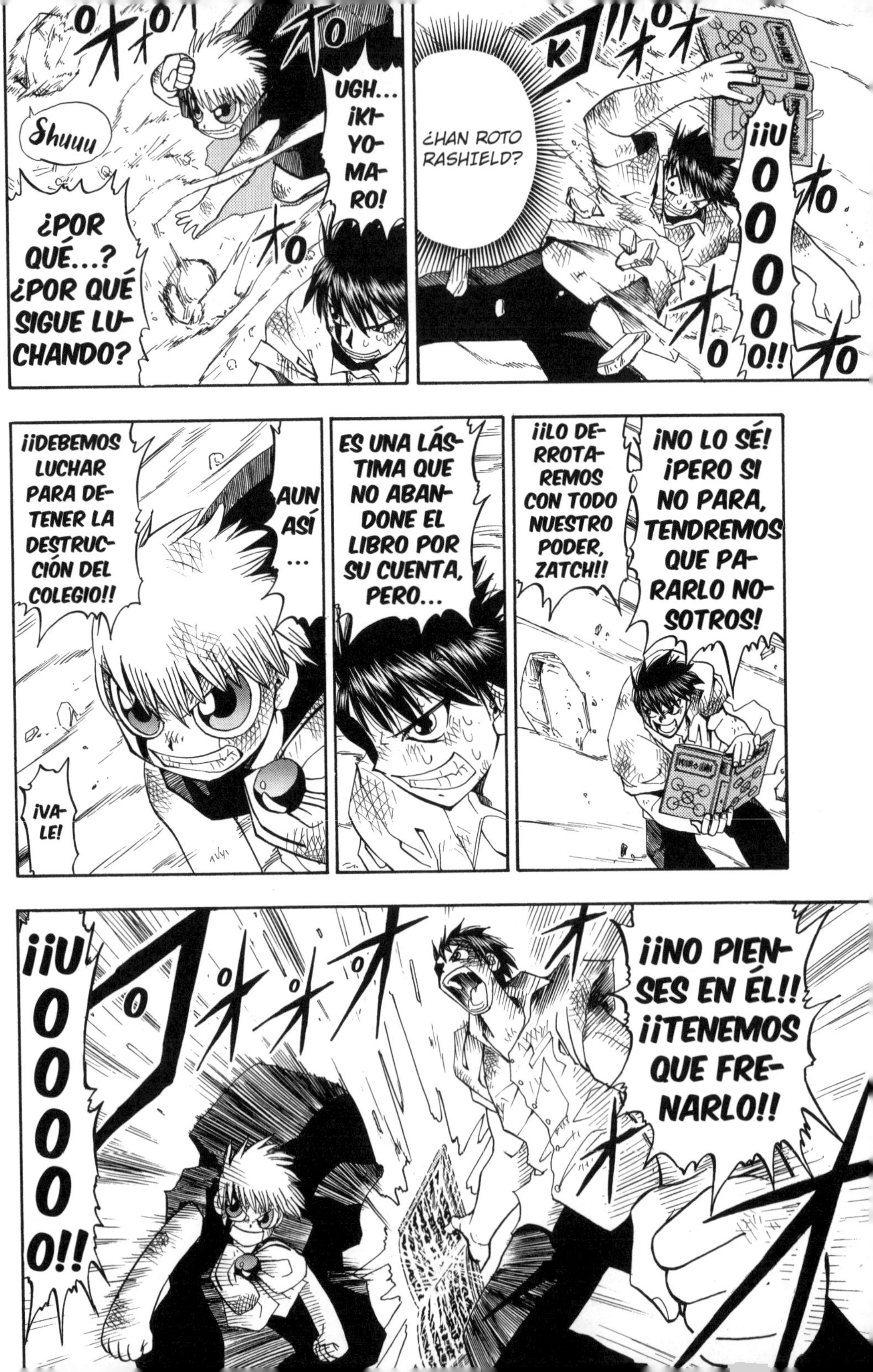

¡¡UOOOOOO!!

¿HAN ROTO RASHIELD?

UGH... ¡KIYOMARO!

Shuuu

¿POR QUÉ...? ¿POR QUÉ SIGUE LUCHANDO?

¡NO LO SÉ! ¡PERO SI NO PARA, TENDREMOS QUE PARARLO NOSOTROS!

¡¡LO DERROTAREMOS CON TODO NUESTRO PODER, ZATCH!!

ES UNA LÁSTIMA QUE NO ABANDONE EL LIBRO POR SU CUENTA, PERO...

AUN ASÍ...

¡¡DEBEMOS LUCHAR PARA DETENER LA DESTRUCCIÓN DEL COLEGIO!!

¡VALE!

¡¡NO PIENSES EN ÉL!! ¡¡TENEMOS QUE FRENARLO!!

¡¡UOOOOOOO!!

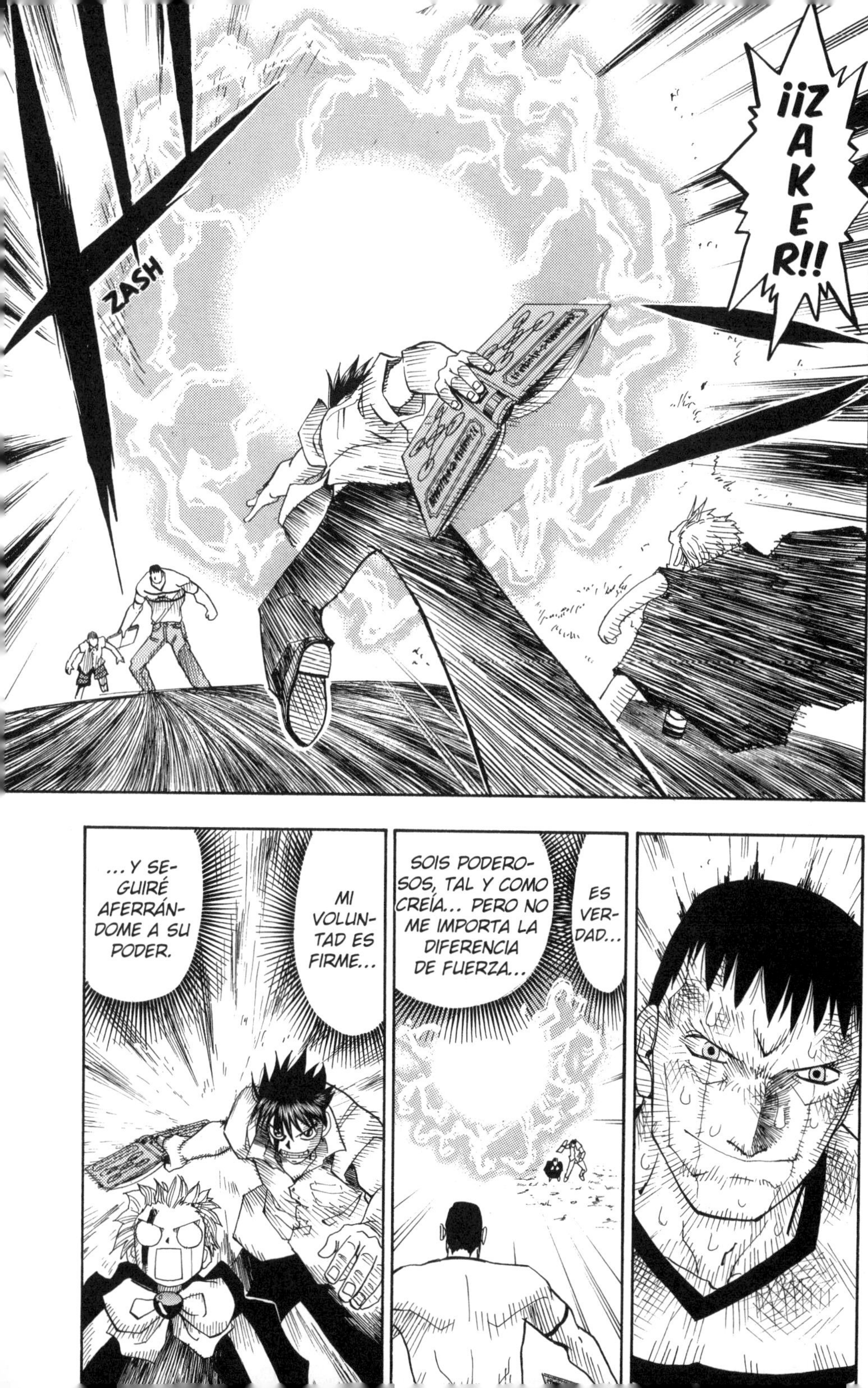

¡¡ZAKER!!
ZASH
ES VERDAD...
SOIS PODEROSOS, TAL Y COMO CREÍA... PERO NO ME IMPORTA LA DIFERENCIA DE FUERZA...
MI VOLUNTAD ES FIRME...
...Y SEGUIRÉ AFERRÁNDOME A SU PODER.

¡ERA ESTO!
¡ERA ESTO DE LO QUE ME HABLABA MAMÁ!

YO...
¡QUIERO DERROTARLOS!
K

Tac
ES ATERRADOR...
Tac tac
LUCHAR CONTRA GENTE TAN FUERTE COMO ELLOS ES REALMENTE ATERRADOR, PERO...

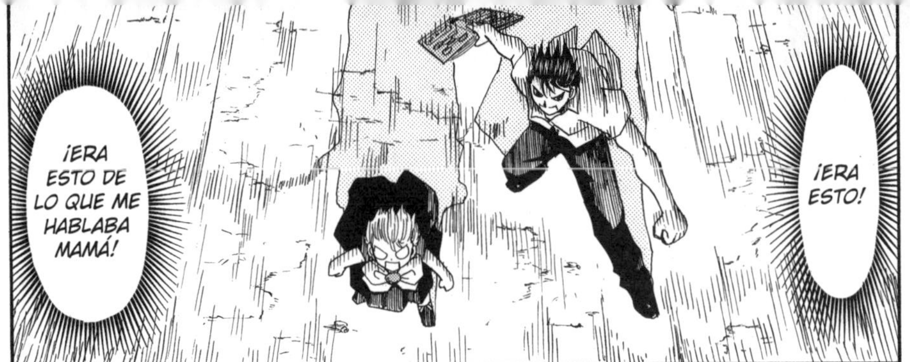

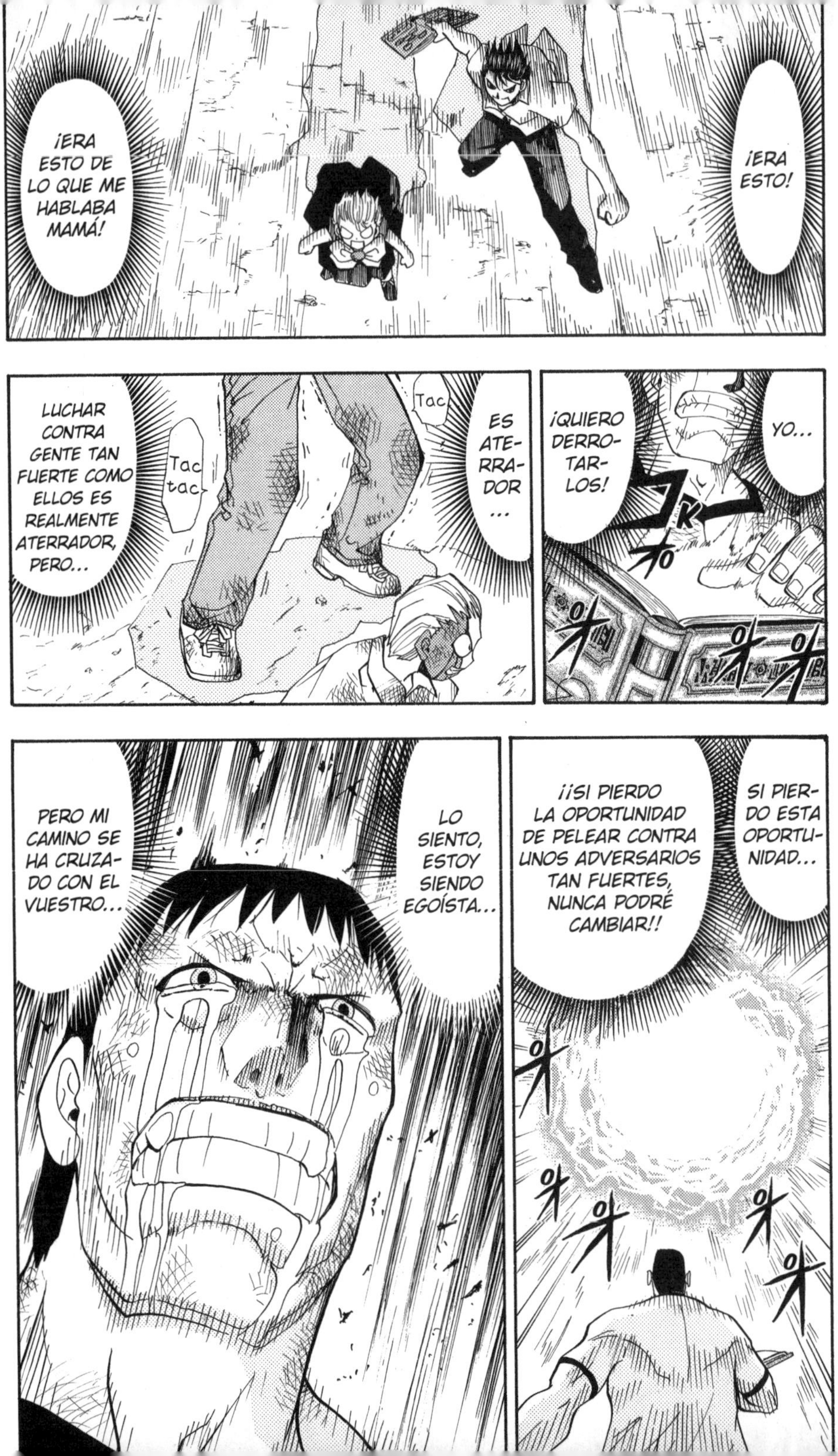

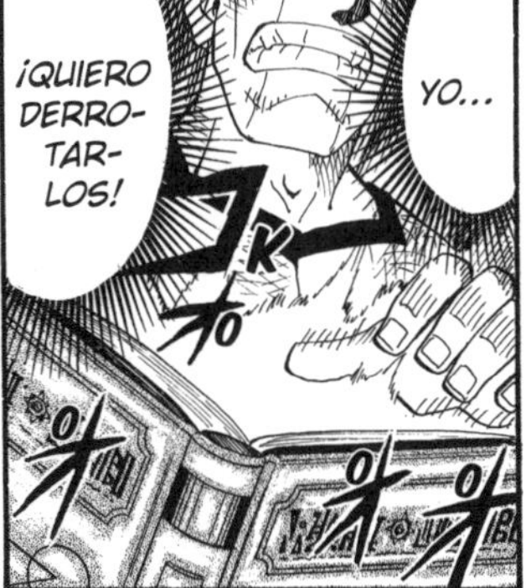

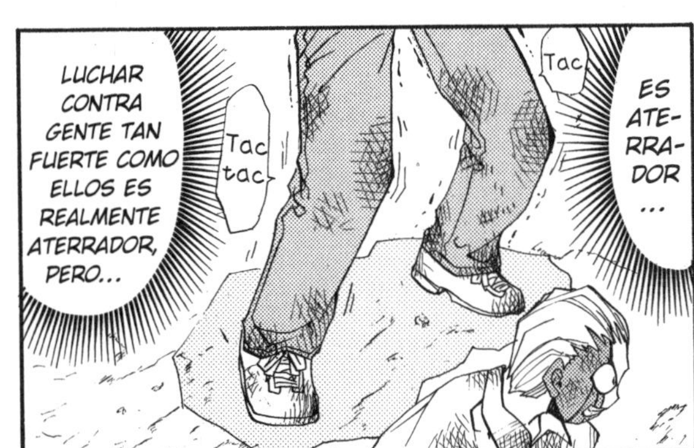

SI PIERDO ESTA OPORTUNIDAD...

¡¡SI PIERDO LA OPORTUNIDAD DE PELEAR CONTRA UNOS ADVERSARIOS TAN FUERTES, NUNCA PODRÉ CAMBIAR!!

LO SIENTO, ESTOY SIENDO EGOÍSTA...

PERO MI CAMINO SE HA CRUZADO CON EL VUESTRO...

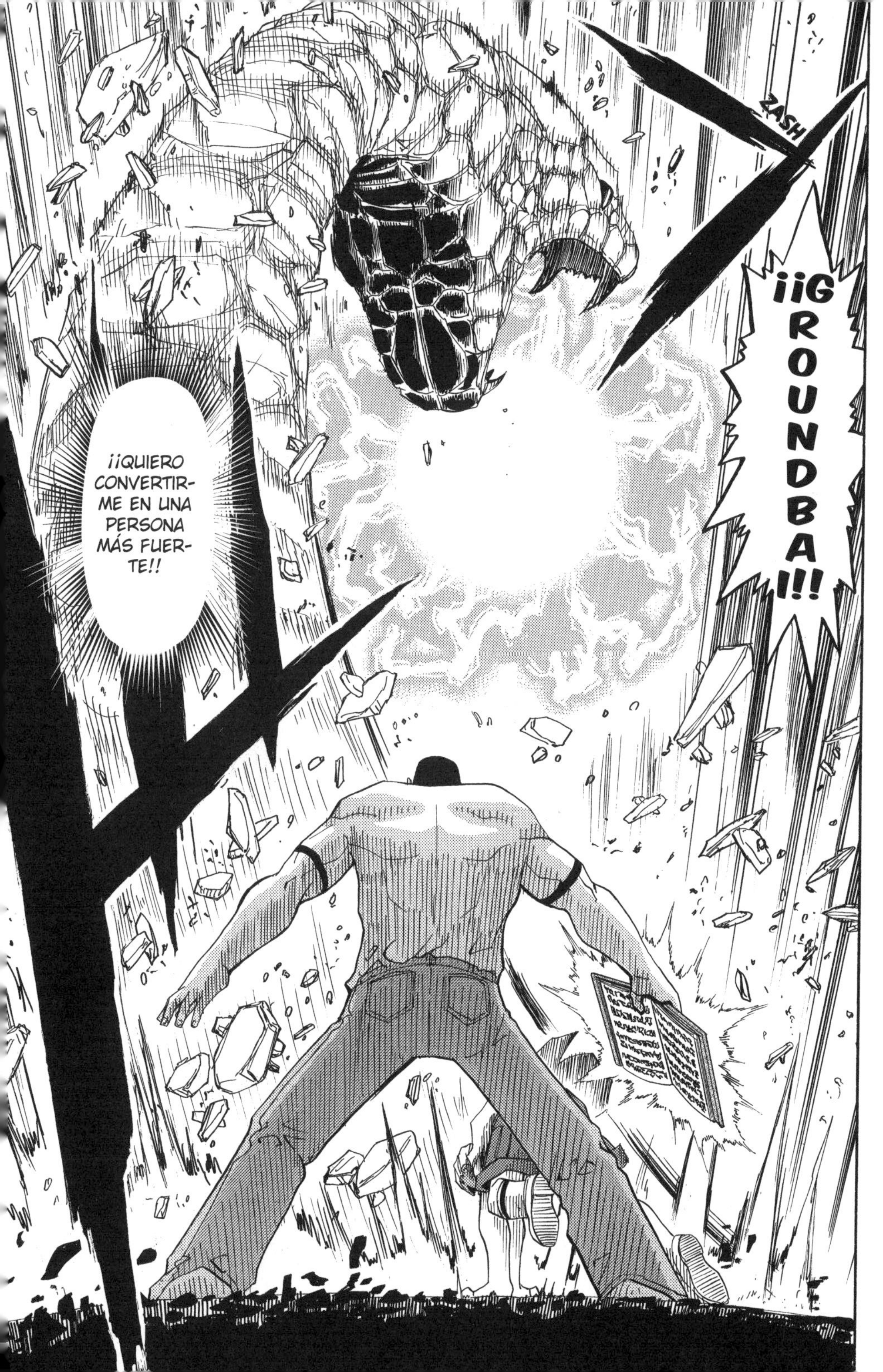
ZASH
¡¡GROUNDBAI!!
¡¡QUIERO CONVERTIRME EN UNA PERSONA MÁS FUERTE!!

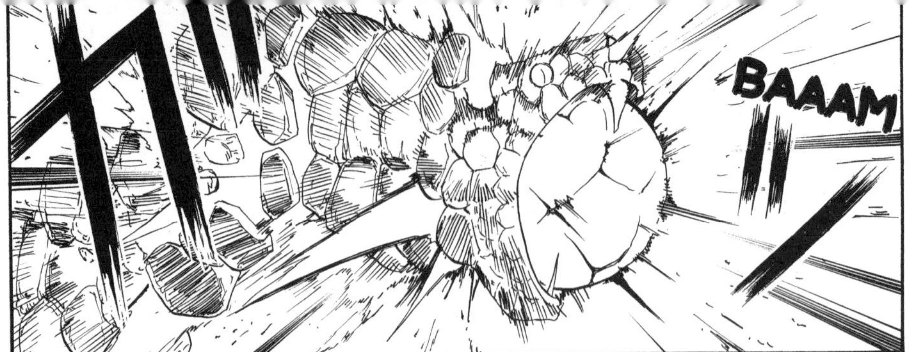
BAAAM

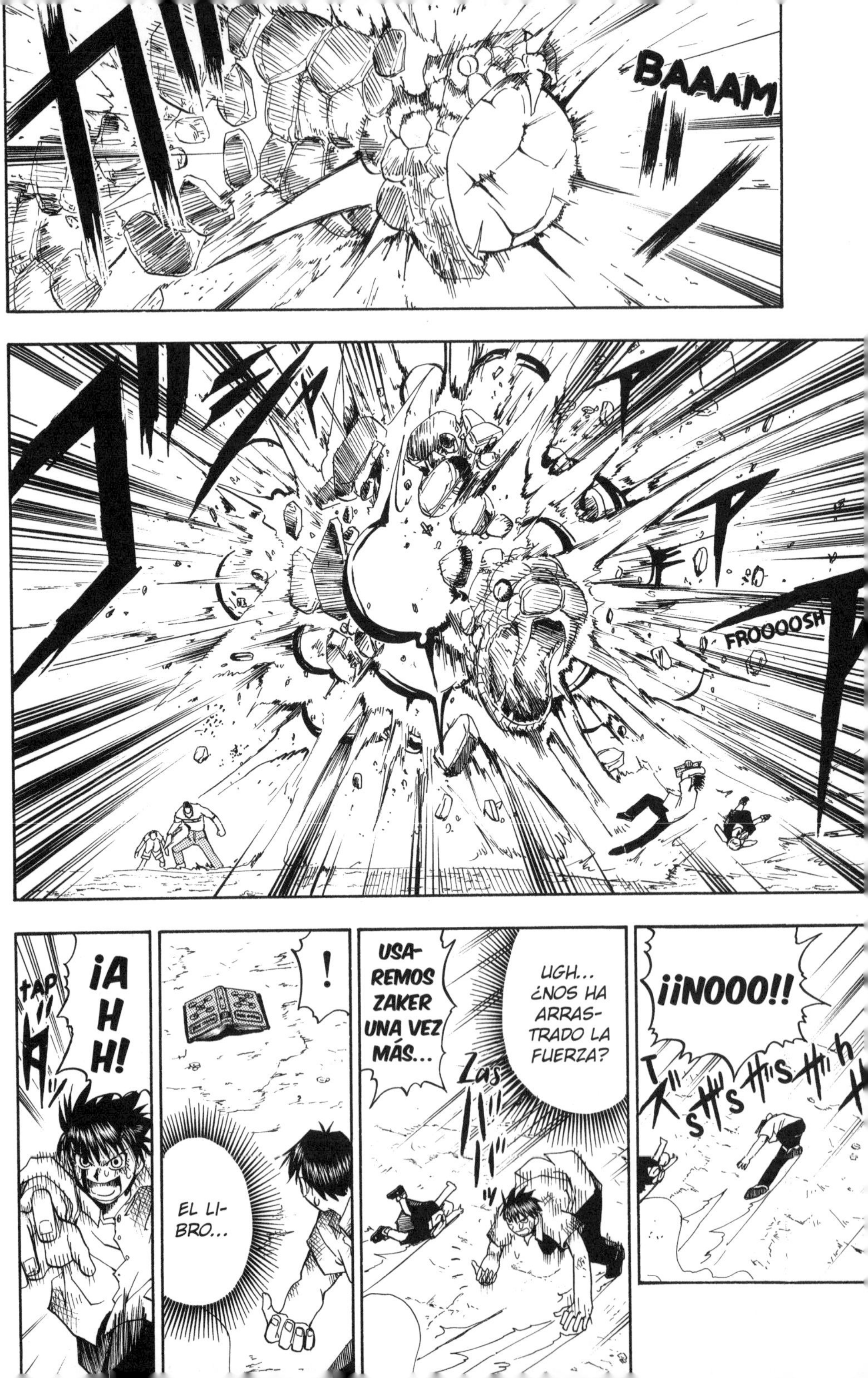

FROOOOSH

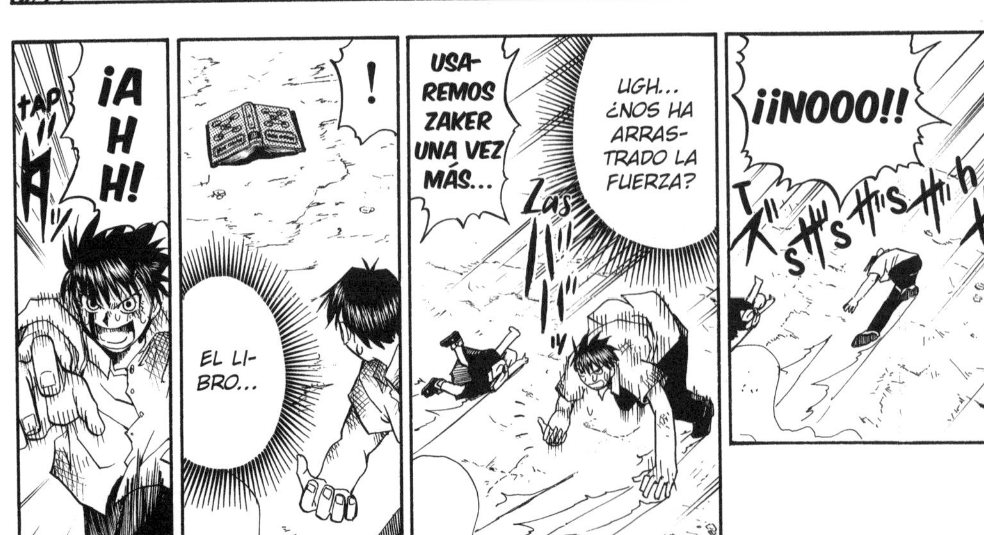
¡¡NOOO!!
UGH... ¿NOS HA ARRASTRADO LA FUERZA?
Zas
USAREMOS ZAKER UNA VEZ MÁS...
!
EL LIBRO...
¡AHH!
tap

FAS

OH, NO ...
ES MI FIN...
¡BIEN HECHO! ¡AHORA TERMINA CON ÉL, SHINICHI!
TAC

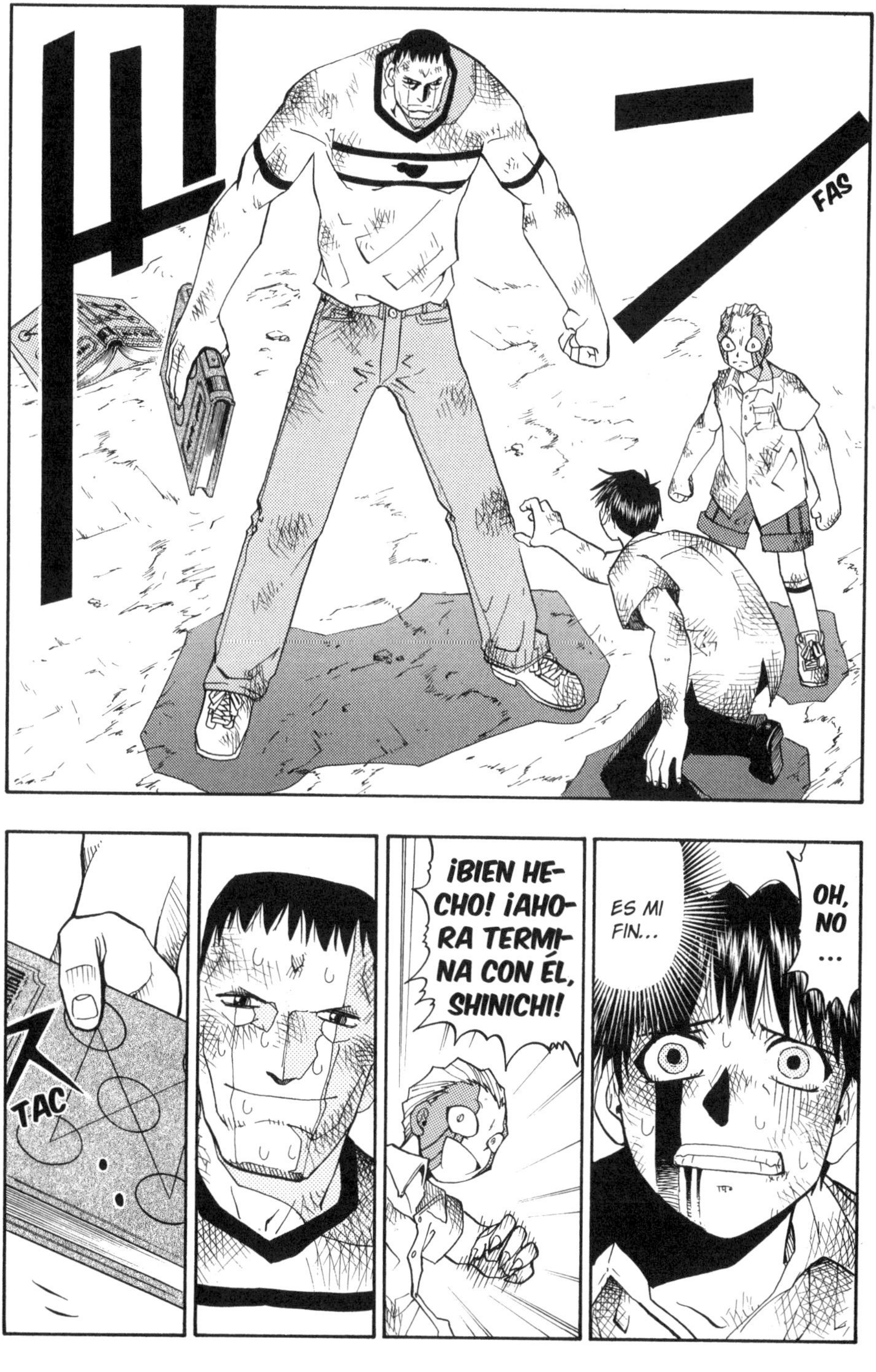

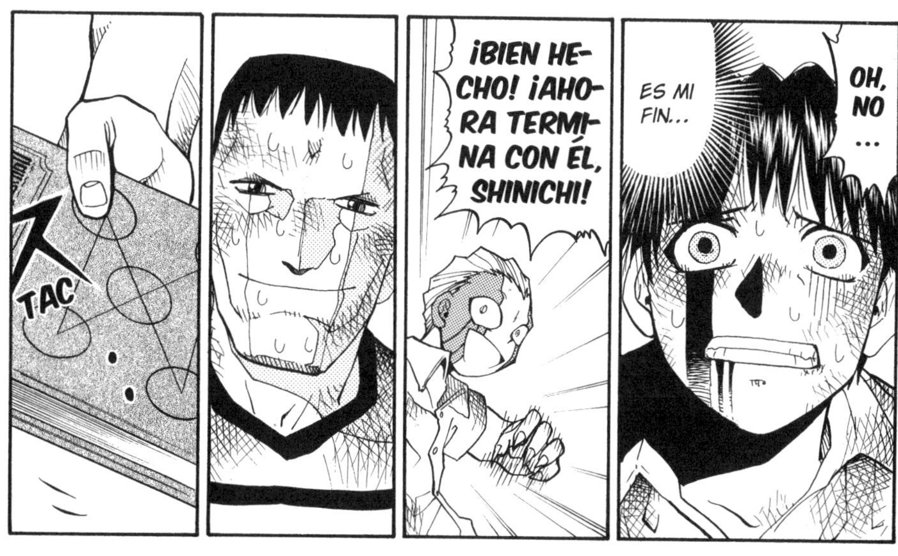

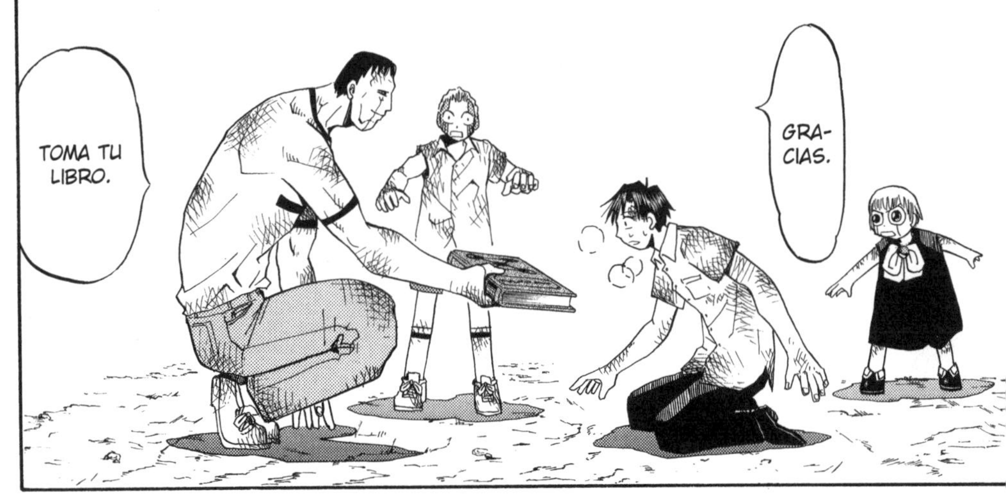
GRA-
CIAS.
TOMA TU LIBRO.

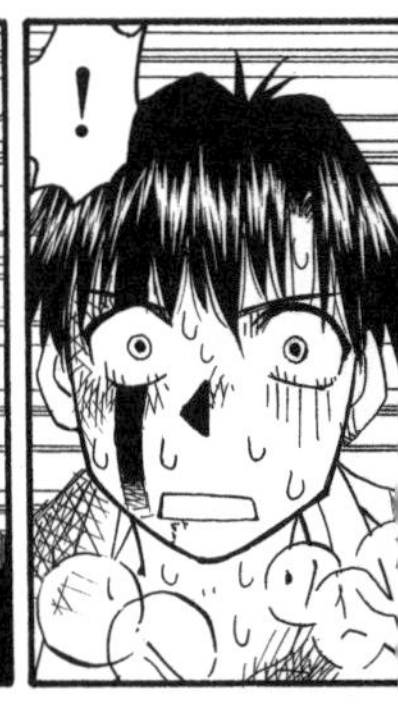
!

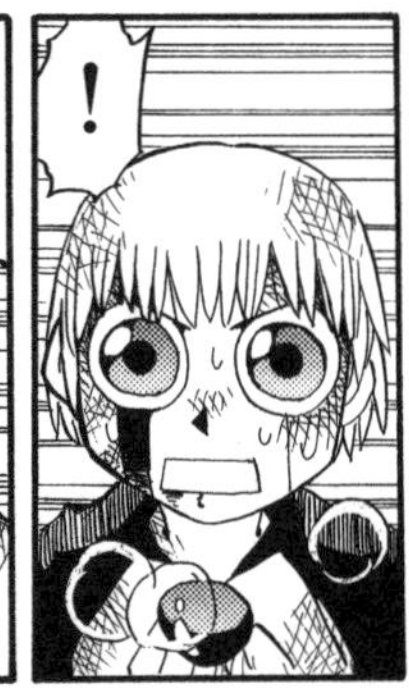
!

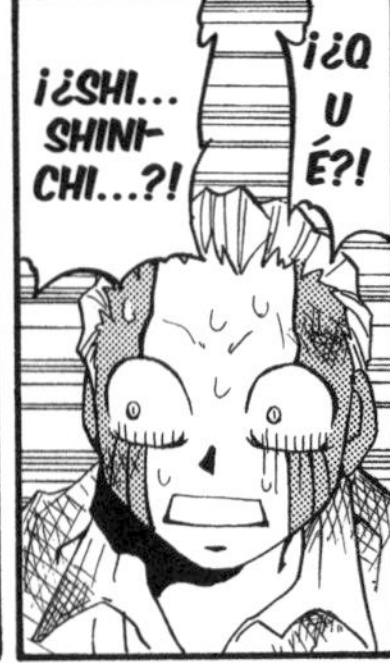
¡¿Q U É?!
¡¿SHI... SHINICHI...?!

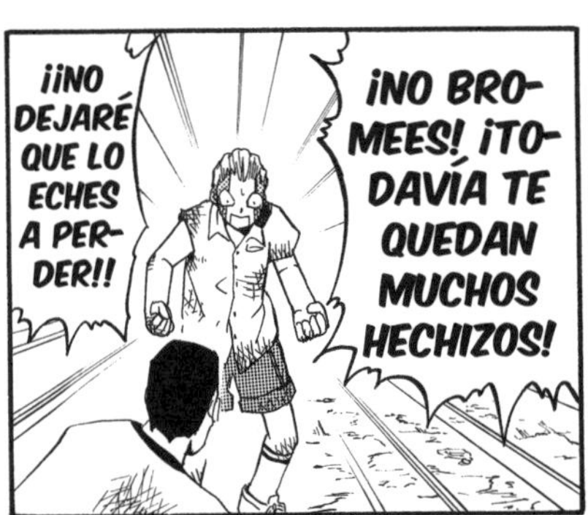
¡NO BROMEES! ¡TODAVÍA TE QUEDAN MUCHOS HECHIZOS!
¡¡NO DEJARÉ QUE LO ECHES A PERDER!!

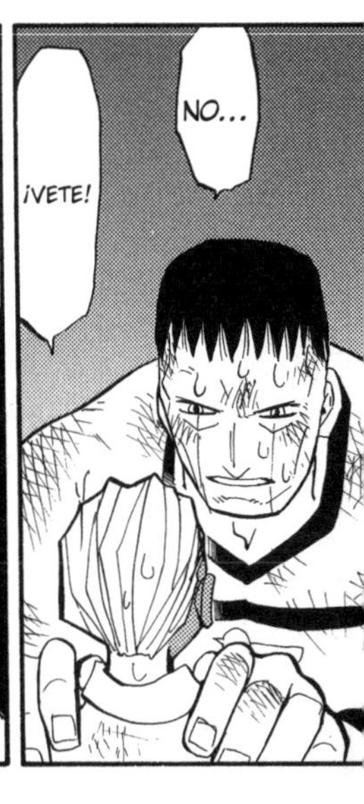
NO...
¡VETE!

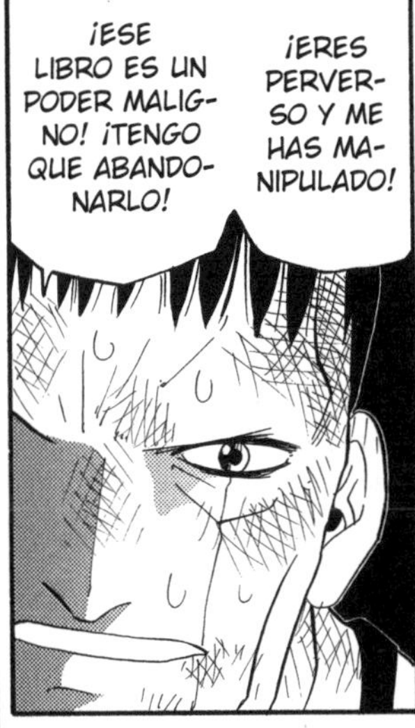
¡ERES PERVERSO Y ME HAS MANIPULADO!
¡ESE LIBRO ES UN PODER MALIGNO! ¡TENGO QUE ABANDONARLO!

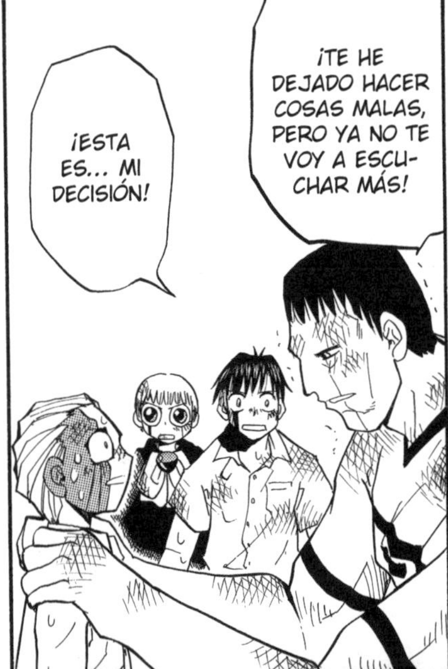
¡TE HE DEJADO HACER COSAS MALAS, PERO YA NO TE VOY A ESCUCHAR MÁS!
¡ESTA ES... MI DECISIÓN!

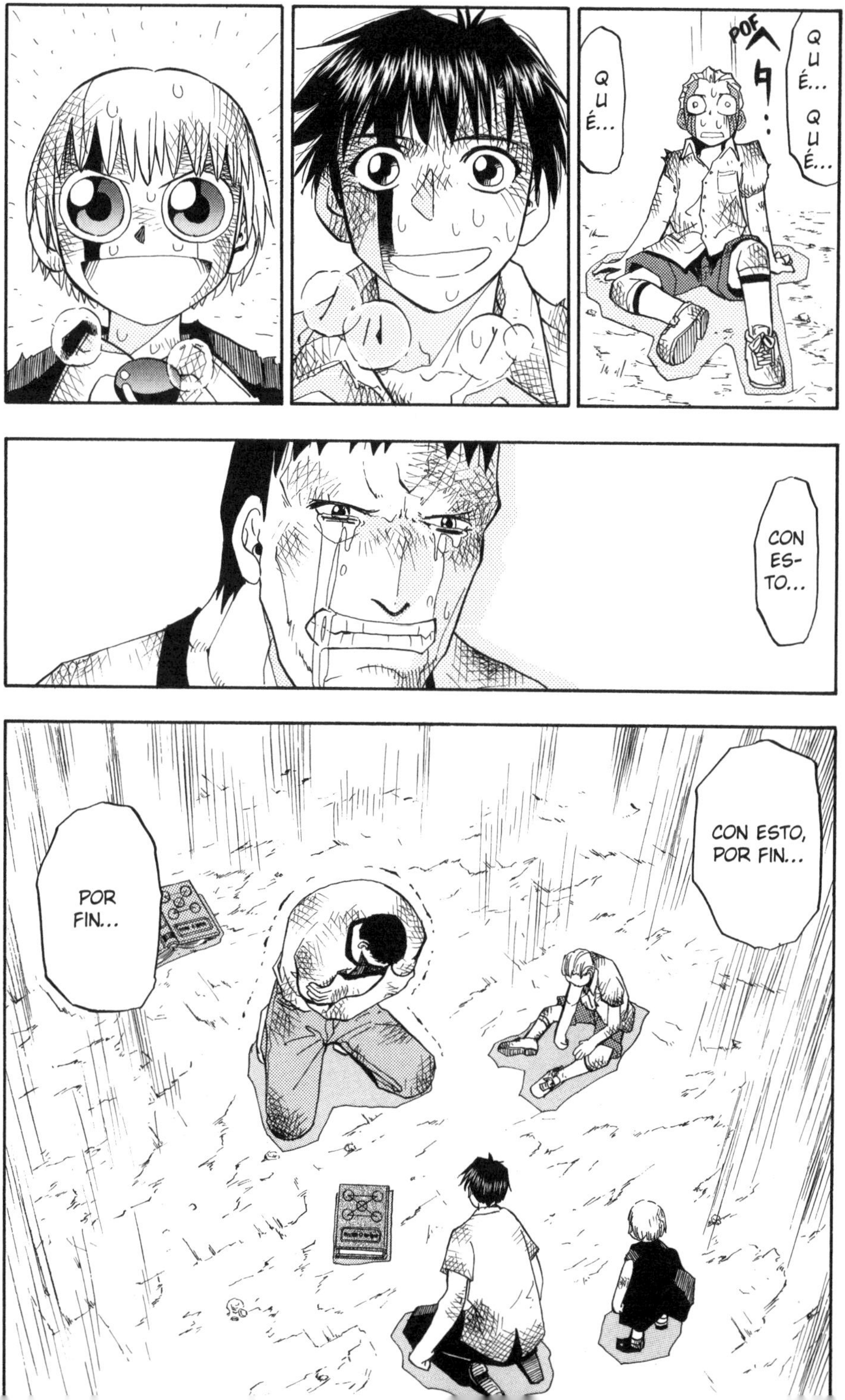

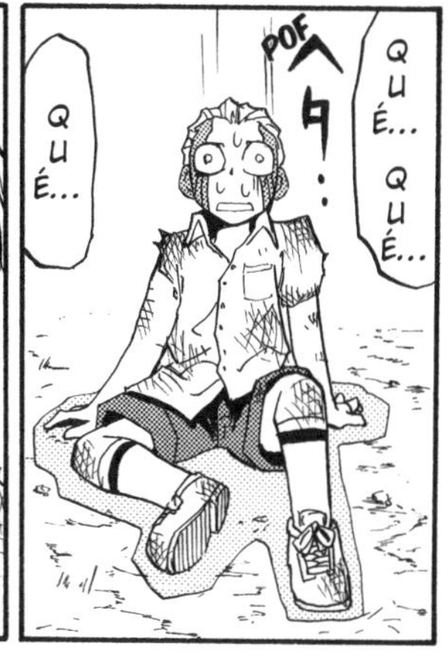

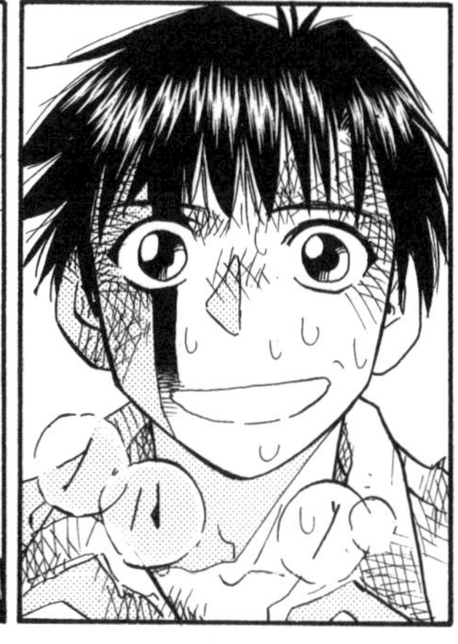

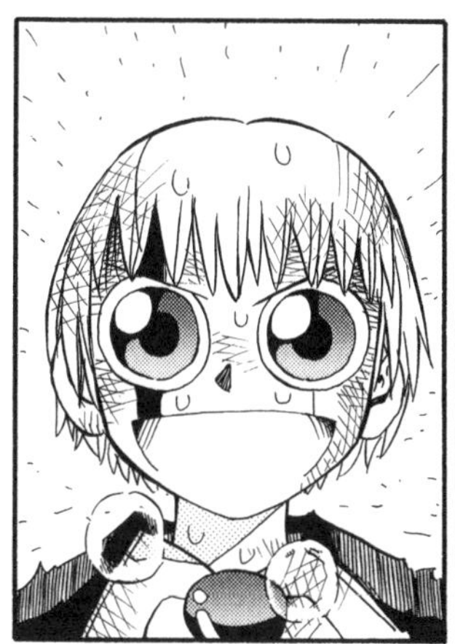

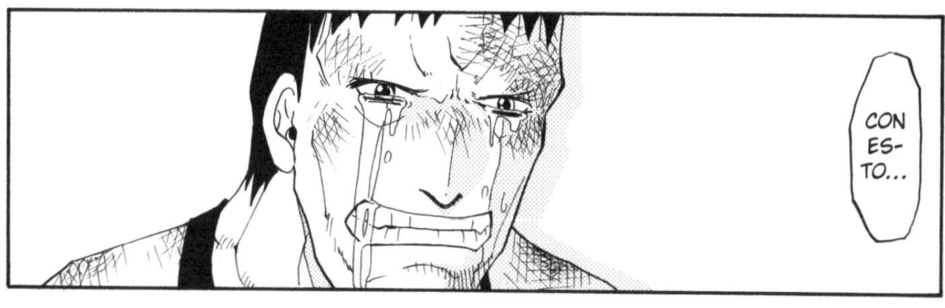

CON ESTO, POR FIN...

POR FIN...

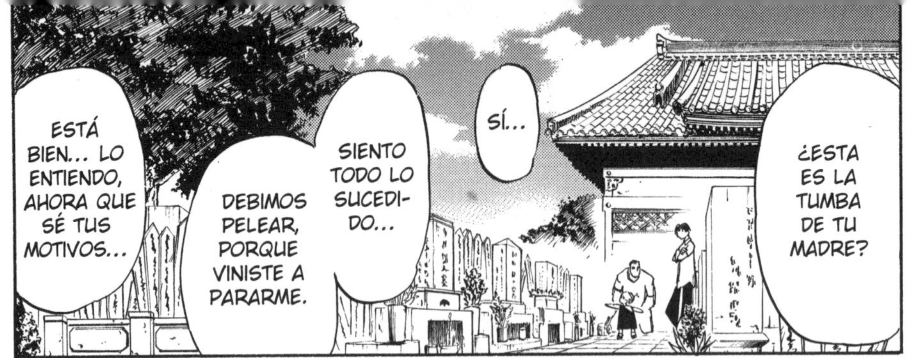
¿ESTA ES LA TUMBA DE TU MADRE?
SÍ...
SIENTO TODO LO SUCEDIDO...
DEBIMOS PELEAR, PORQUE VINISTE A PARARME.
ESTÁ BIEN... LO ENTIENDO, AHORA QUE SÉ TUS MOTIVOS...

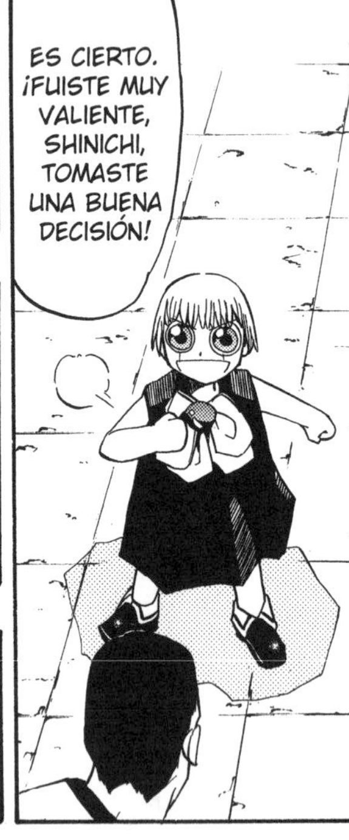
ES CIERTO. ¡FUISTE MUY VALIENTE, SHINICHI, TOMASTE UNA BUENA DECISIÓN!

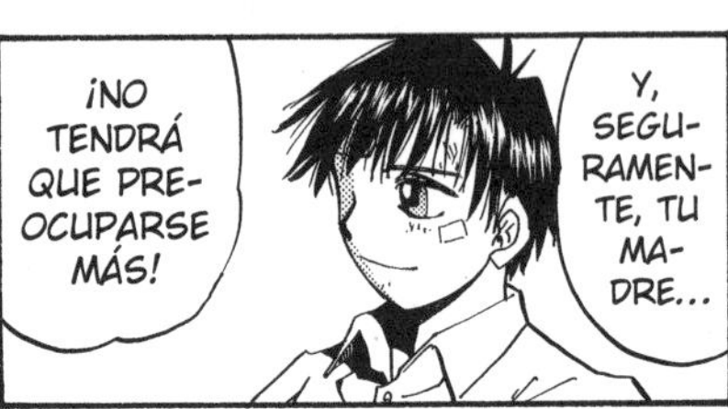
Y, SEGURAMENTE, TU MADRE...
¡NO TENDRÁ QUE PREOCUPARSE MÁS!

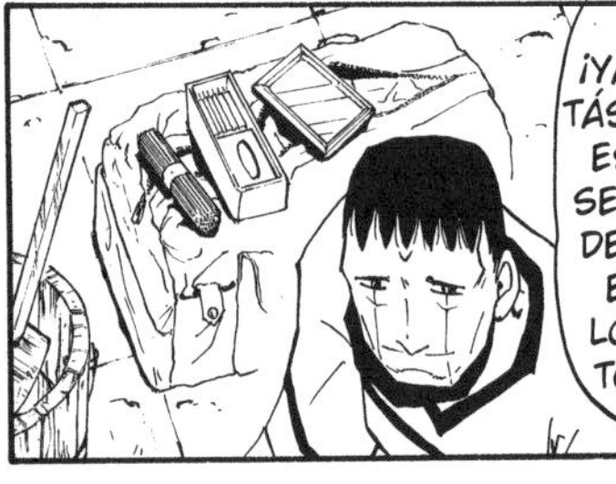
¡YA ESTÁS BIEN, ESTOY SEGURO DE QUE ELLA LO VIO TODO!

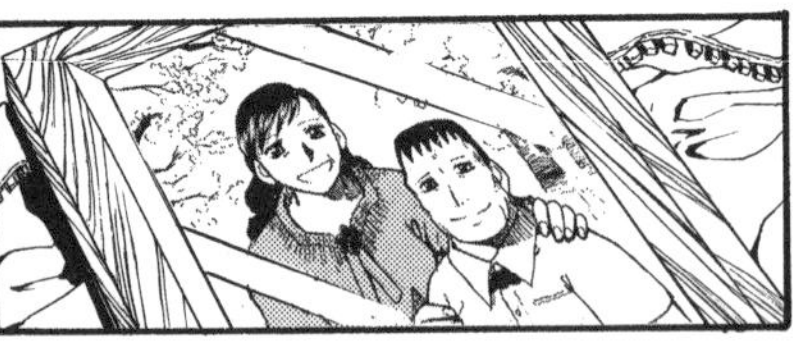

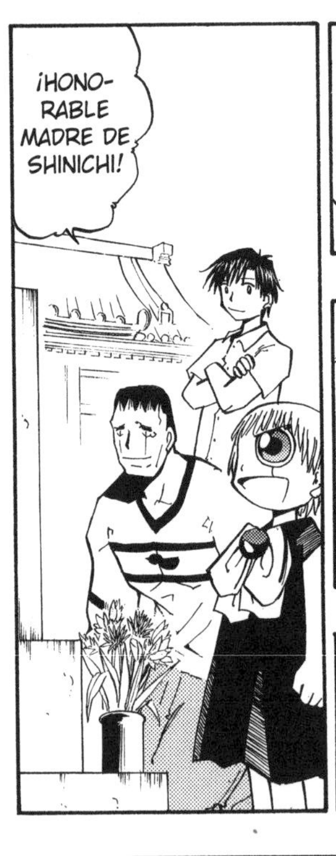
¡HONORABLE MADRE DE SHINICHI!

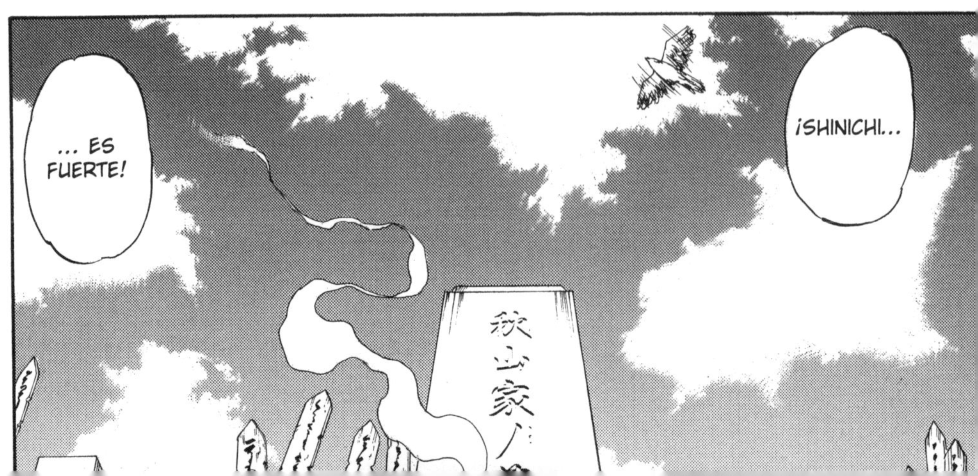
¡SHINICHI...
... ES FUERTE!
秋山家

NIVEL 26. UN KIYOMARO DIFERENTE

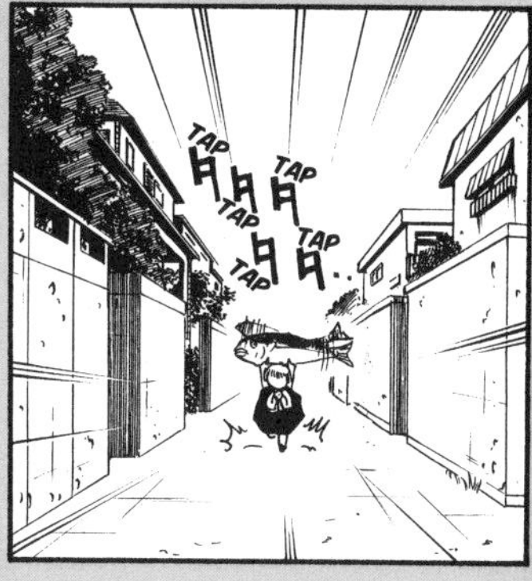

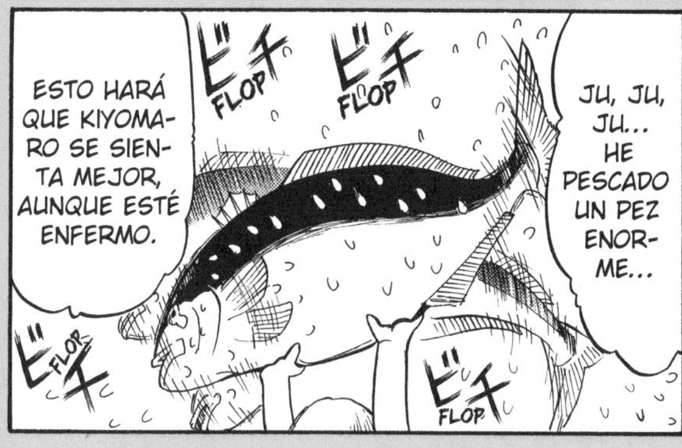

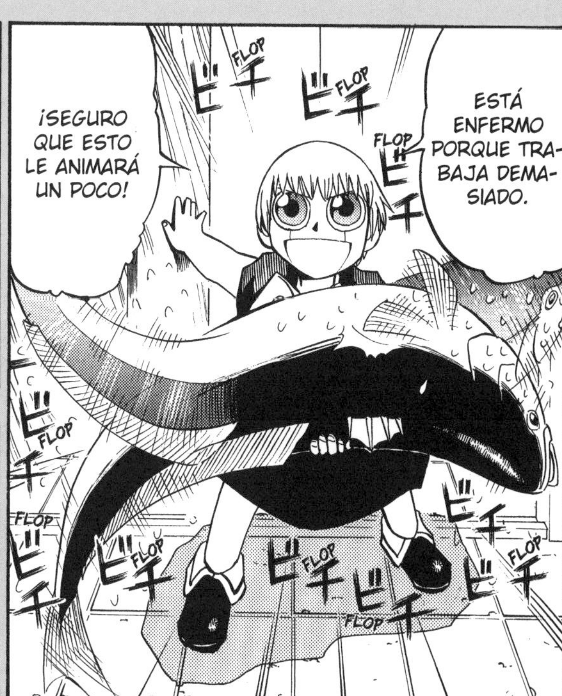

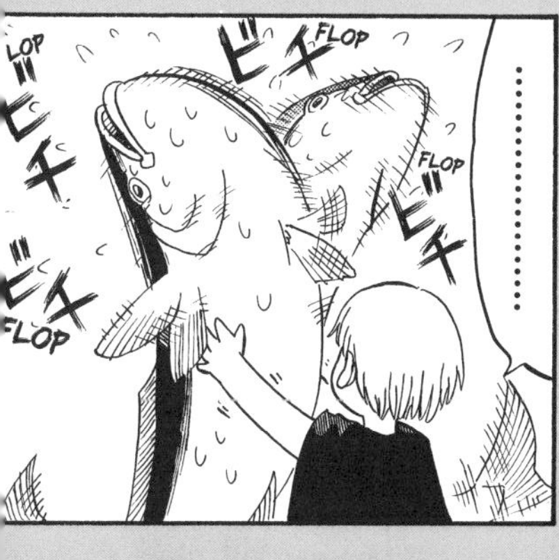

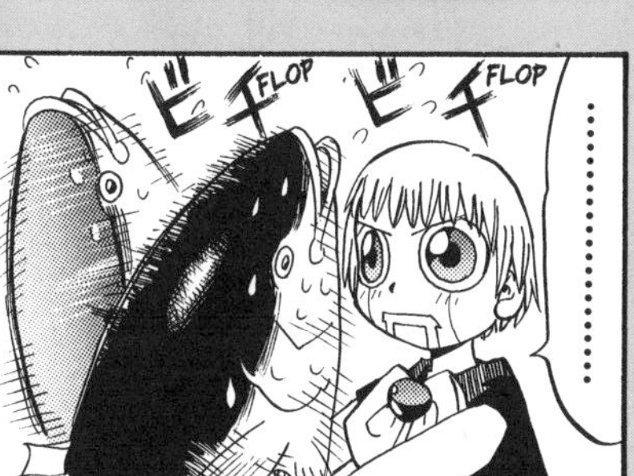

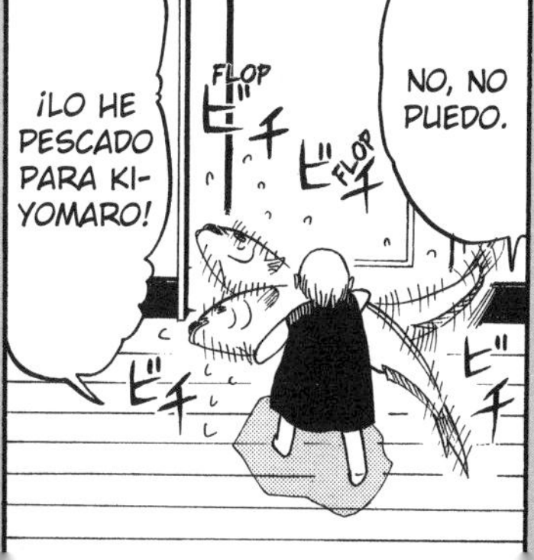

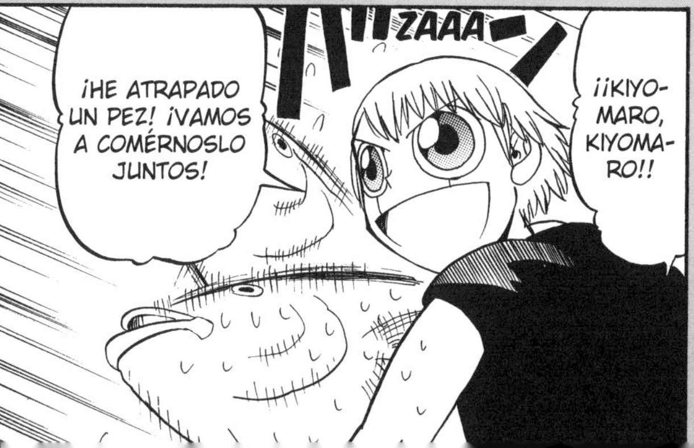

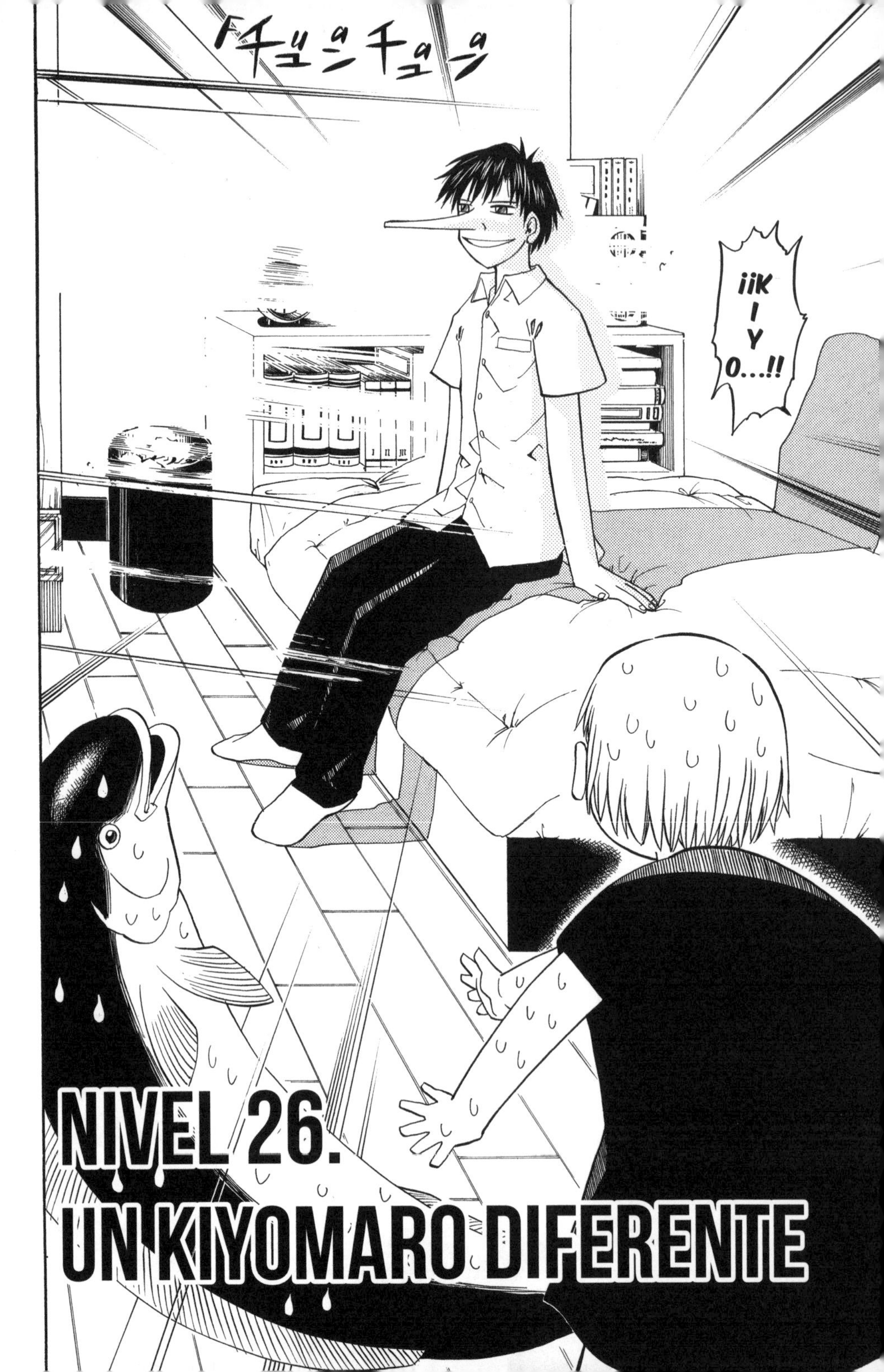

¡¡KIYO...!!
NIVEL 26.
UN KIYOMARO DIFERENTE

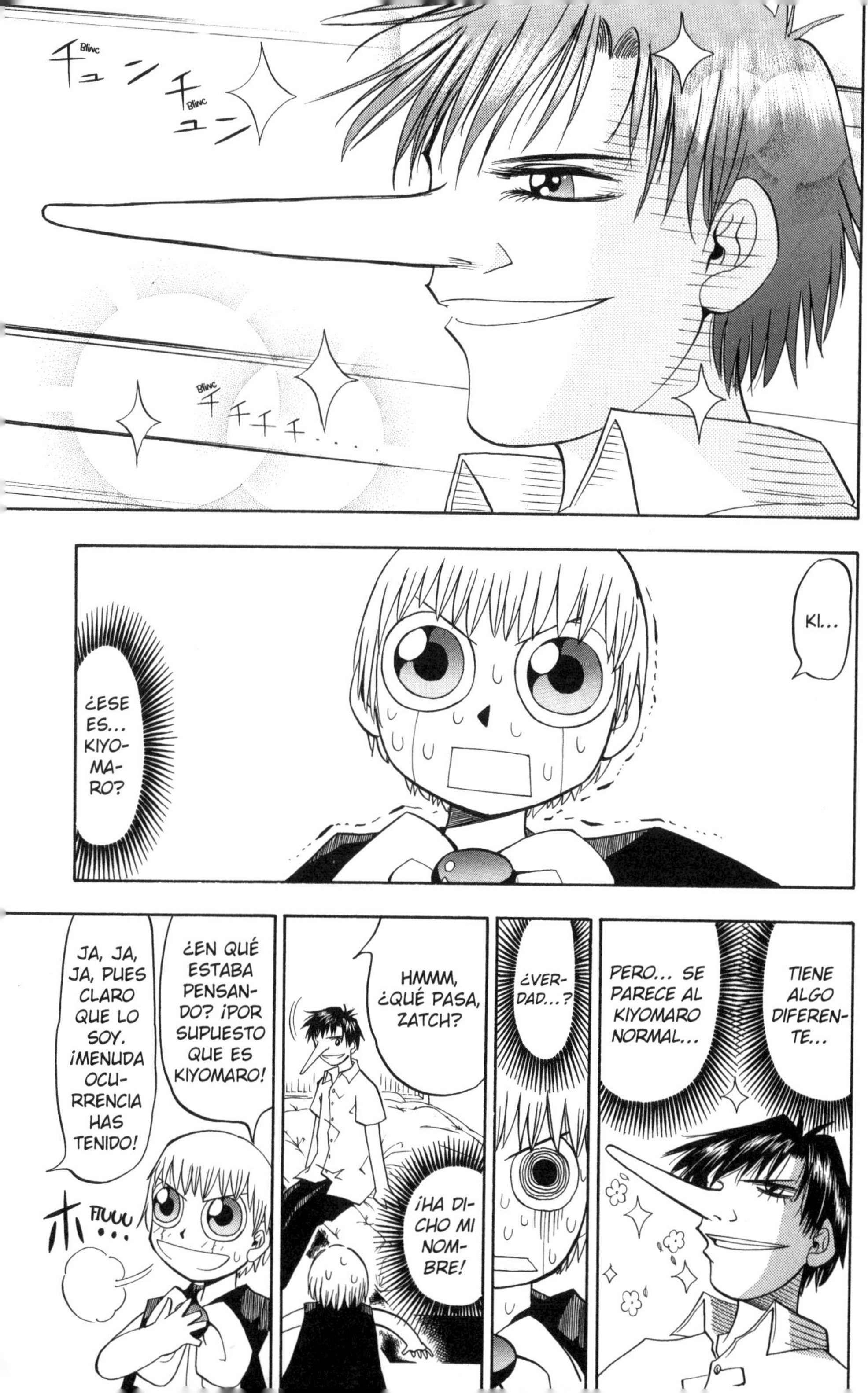

チュン Blinc
チュン Blinc
チチチチ Blinc

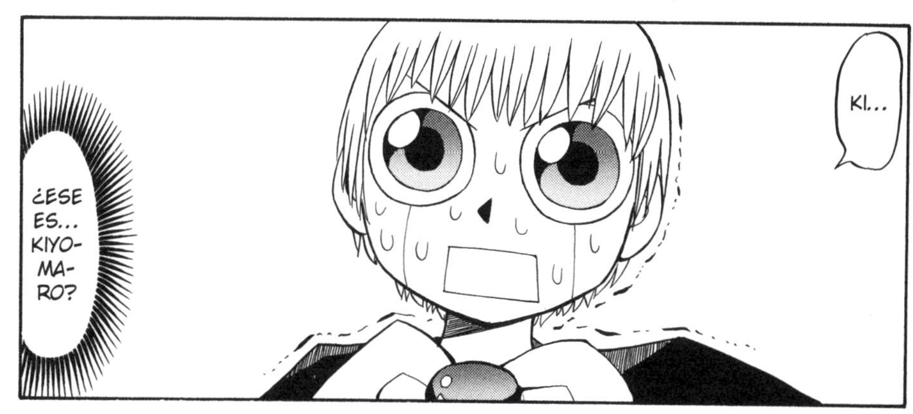

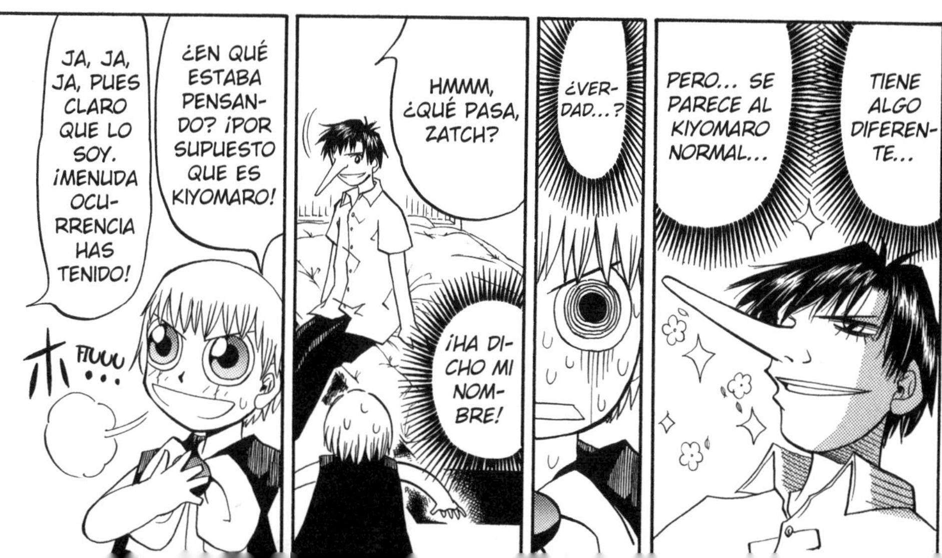

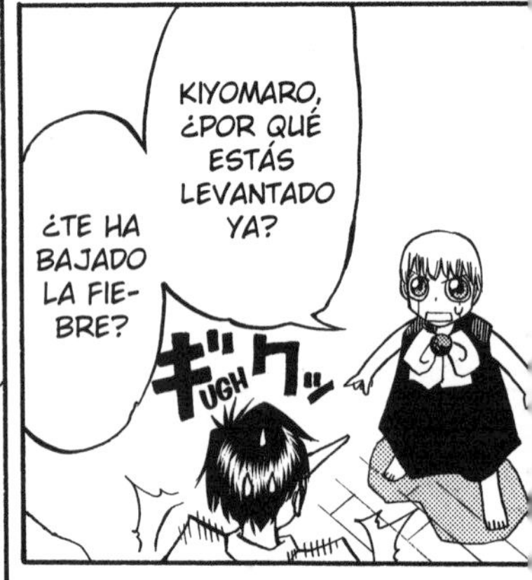
KIYOMARO, ¿POR QUÉ ESTÁS LEVANTADO YA?
¿TE HA BAJADO LA FIEBRE?
ギクッ
UGH

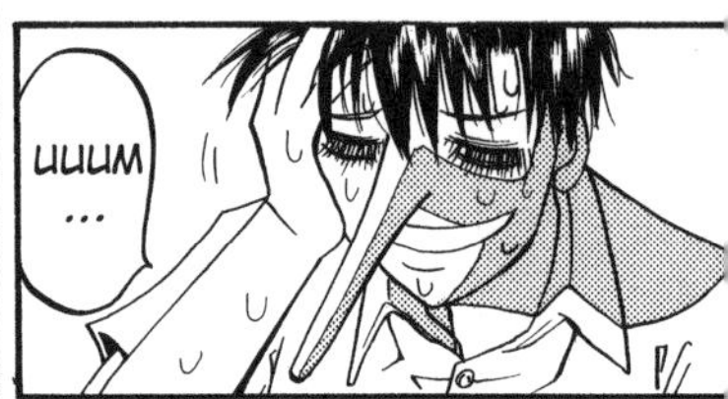
UUUM...

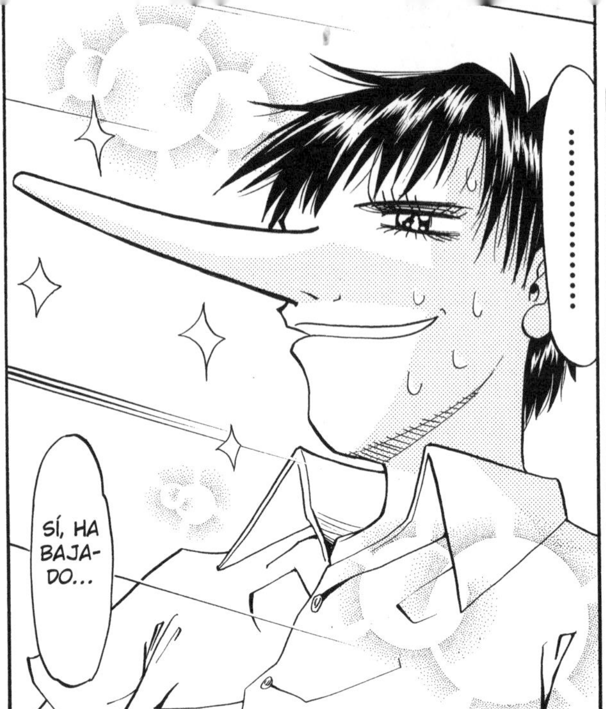
SÍ, HA BAJADO...

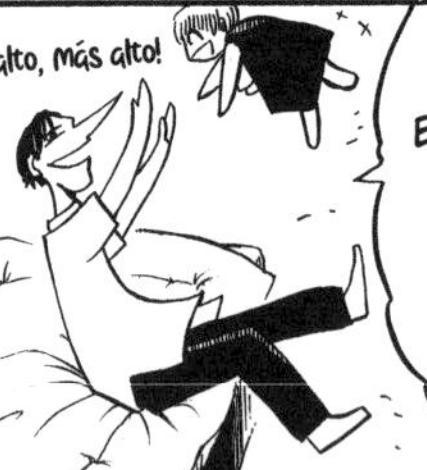
¡BUENO, EN ESE CASO, TODO PERFECTO! ¡QUÉ ALIVIO, KIYOMARO! ESTÁS CURADO...
¡Más alto, más alto!

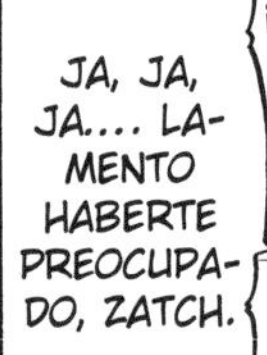
JA, JA, JA.... LAMENTO HABERTE PREOCUPADO, ZATCH.

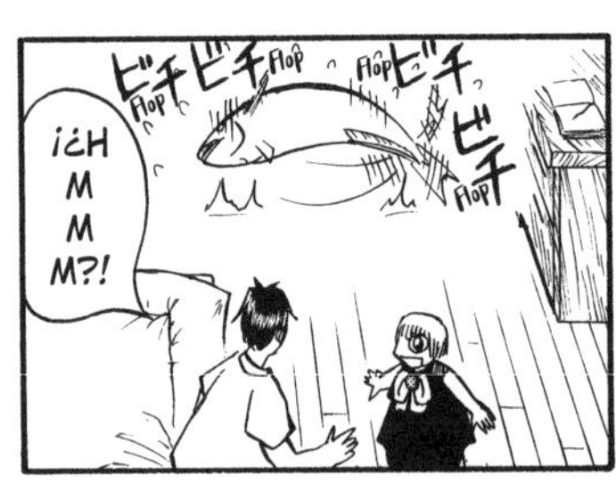
ビチビチ
Flop
¡¿HMMM?!

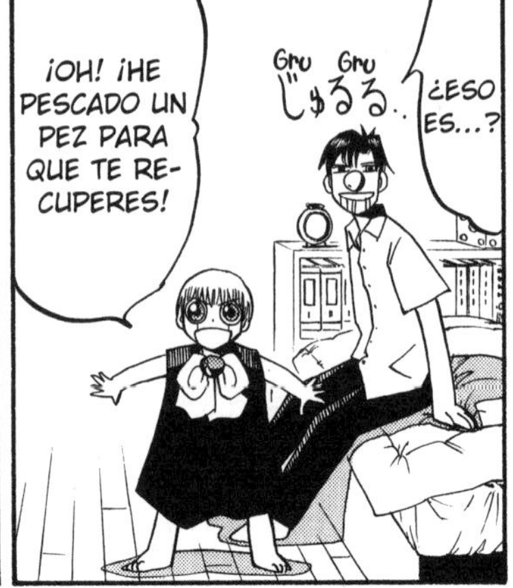
¿ESO ES...?
じゅるる
Gru Gru
¡OH! ¡HE PESCADO UN PEZ PARA QUE TE RECUPERES!

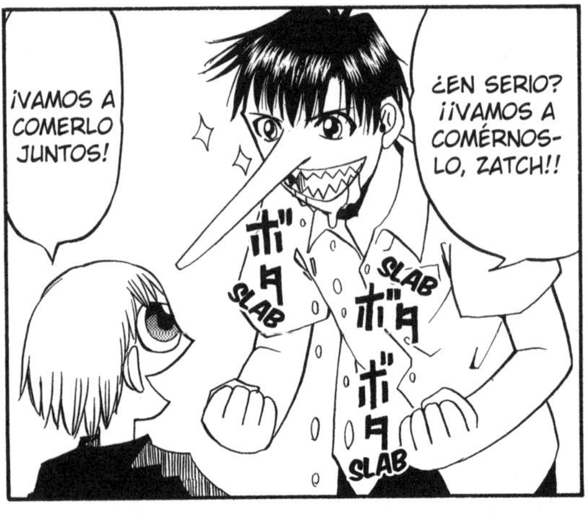
¿EN SERIO? ¡¡VAMOS A COMÉRNOSLO, ZATCH!!
¡VAMOS A COMERLO JUNTOS!
ボタ
SLAB

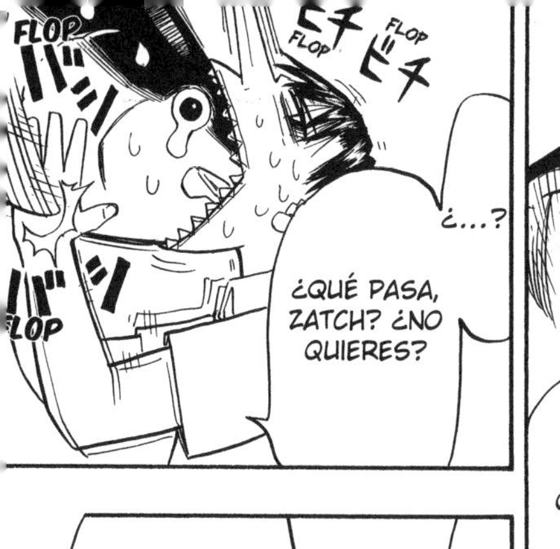
FLOP
FLOP
FLOP
FLOP
¿...?
¿QUÉ PASA, ZATCH? ¿NO QUIERES?
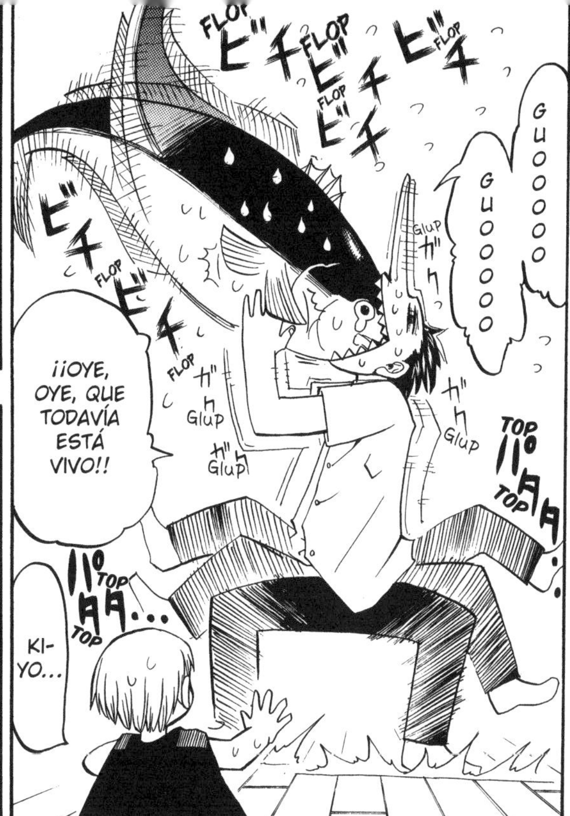
FLOP
FLOP
FLOP
FLOP
GUOOOOO
GUOOOOOO
Glup
¡¡OYE, OYE, QUE TODAVÍA ESTÁ VIVO!!
FLOP
Glup
Glup
Glup
TOP
TOP
TOP
TOP
KI-YO...
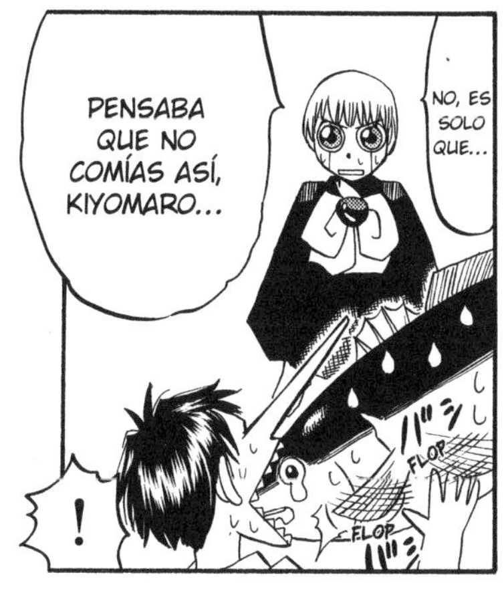
NO, ES SOLO QUE...
PENSABA QUE NO COMÍAS ASÍ, KIYOMARO...
FLOP
FLOP
!
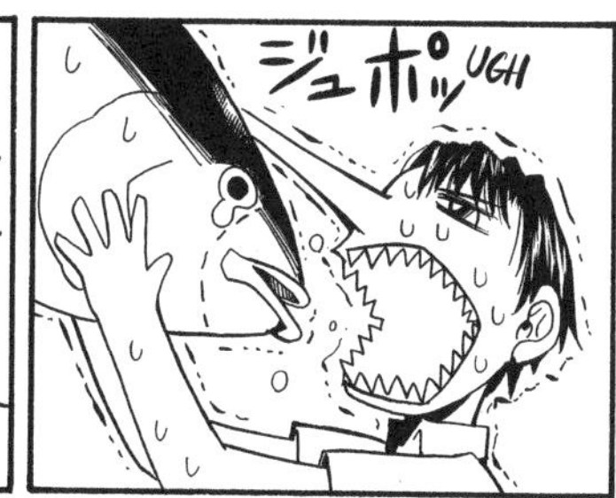
UGH
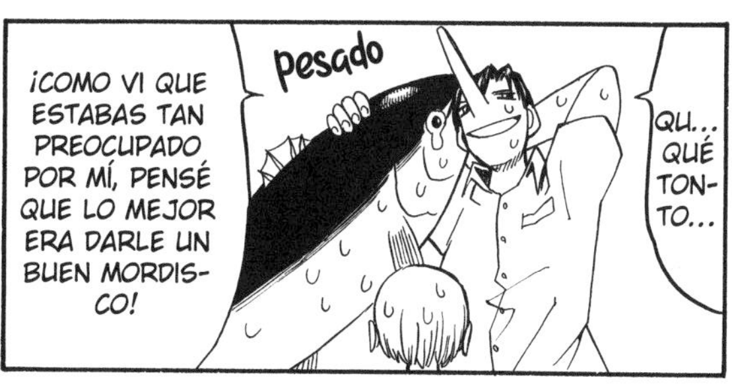
QU... QUÉ TON-TO...
pesado
¡COMO VI QUE ESTABAS TAN PREOCUPADO POR MÍ, PENSÉ QUE LO MEJOR ERA DARLE UN BUEN MORDIS-CO!
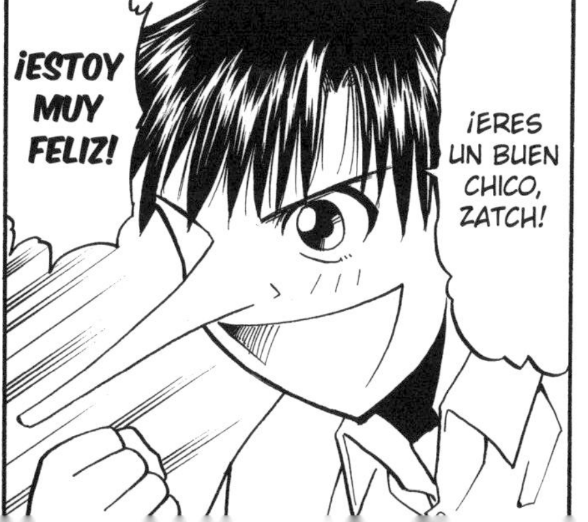
¡ERES UN BUEN CHICO, ZATCH!
¡ESTOY MUY FELIZ!
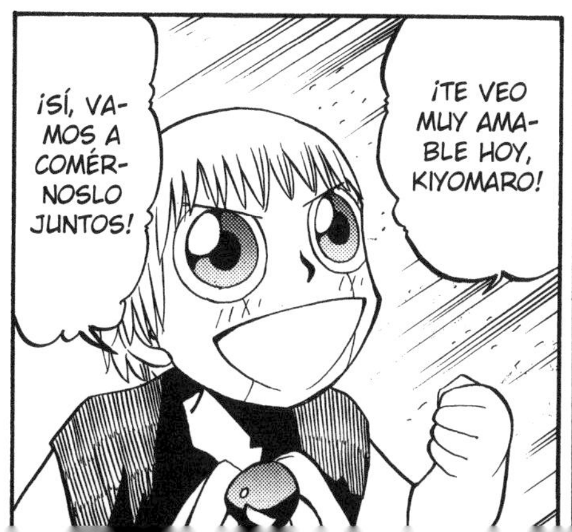
¡TE VEO MUY AMA-BLE HOY, KIYOMARO!
¡SÍ, VA-MOS A COMÉR-NOSLO JUNTOS!

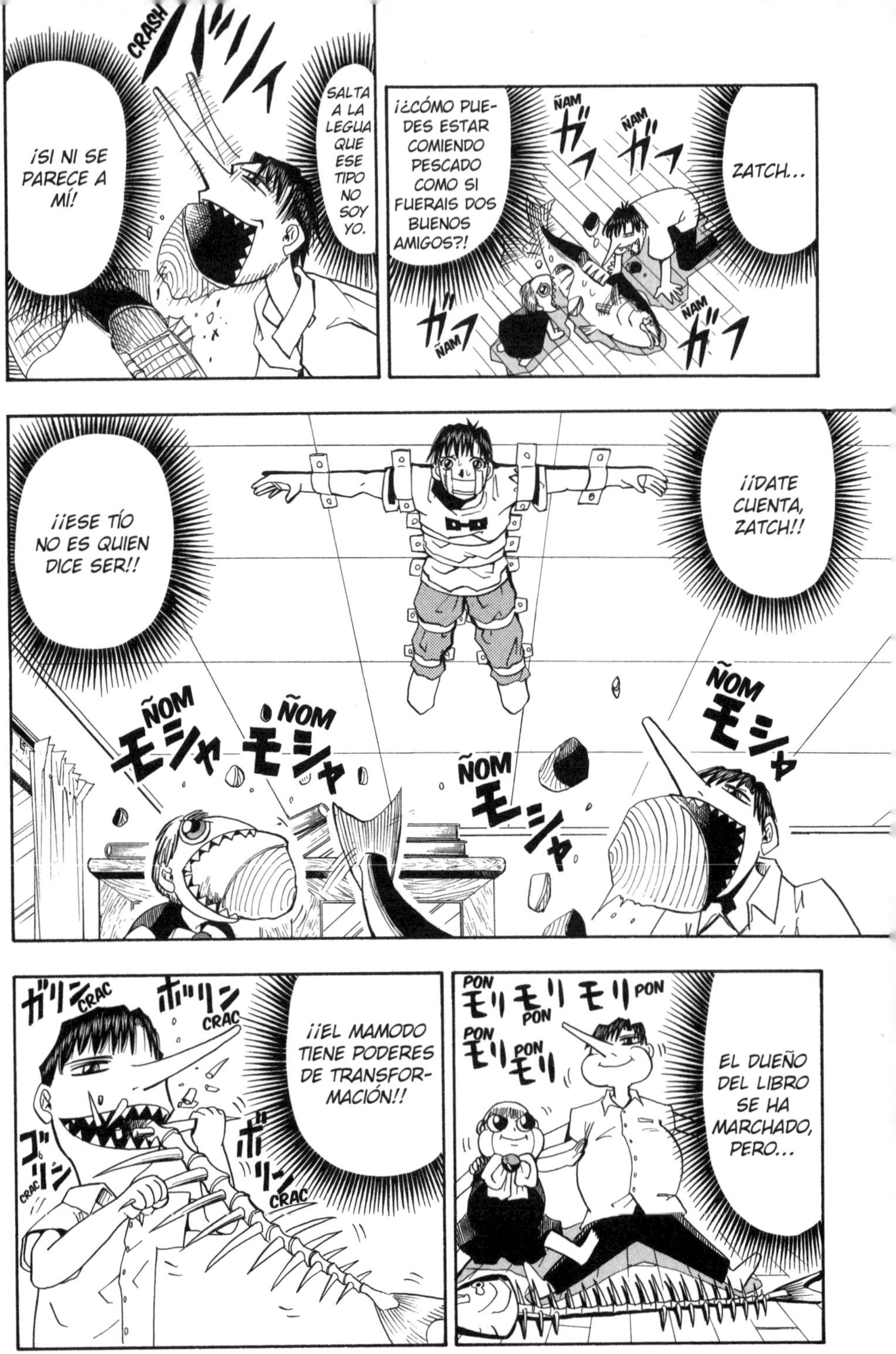

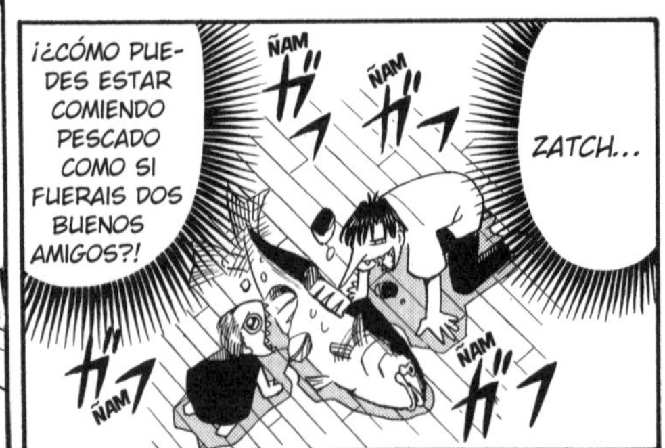
ZATCH...
¡¿CÓMO PUEDES ESTAR COMIENDO PESCADO COMO SI FUERAIS DOS BUENOS AMIGOS?!
ÑAM
ÑAM
ÑAM
ÑAM

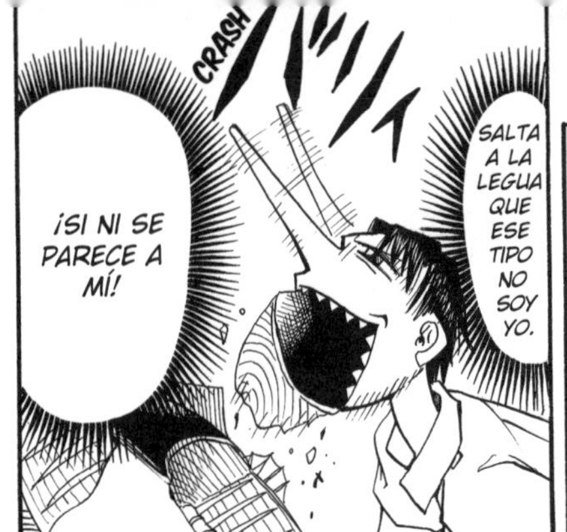
CRASH
SALTA A LA LEGUA QUE ESE TIPO NO SOY YO.
¡SI NI SE PARECE A MÍ!

¡¡DATE CUENTA, ZATCH!!
¡¡ESE TÍO NO ES QUIEN DICE SER!!
ÑOM
ÑOM
ÑOM
ÑOM

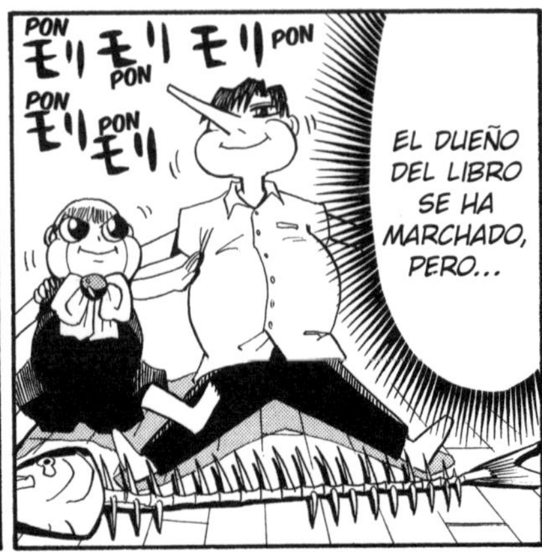
PON
PON
PON
PON
PON
EL DUEÑO DEL LIBRO SE HA MARCHADO, PERO...

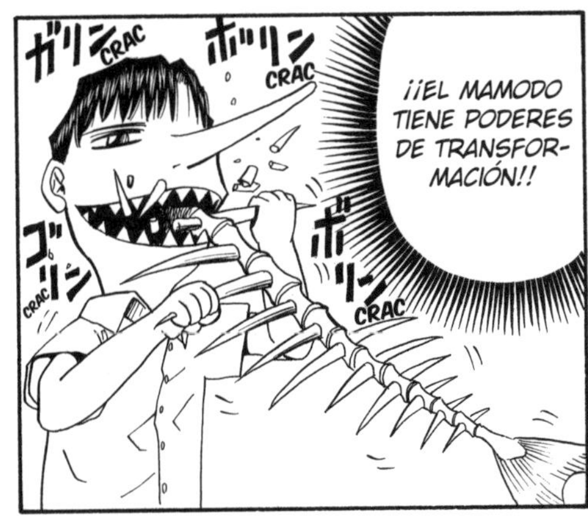
CRAC
CRAC
¡¡EL MAMODO TIENE PODERES DE TRANSFORMACIÓN!!
CRAC
CRAC

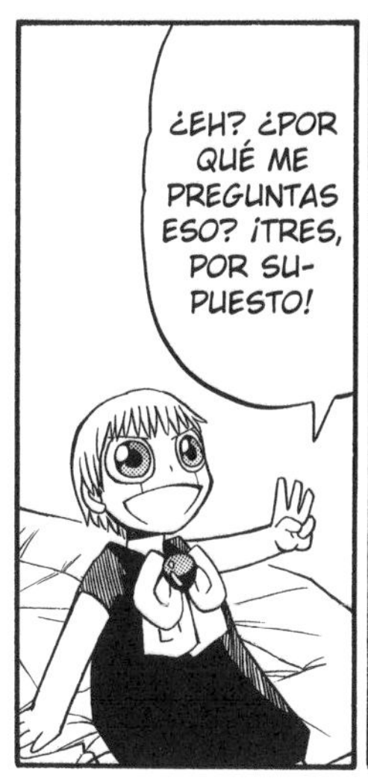
¿EH? ¿POR QUÉ ME PREGUNTAS ESO? ¡TRES, POR SUPUESTO!
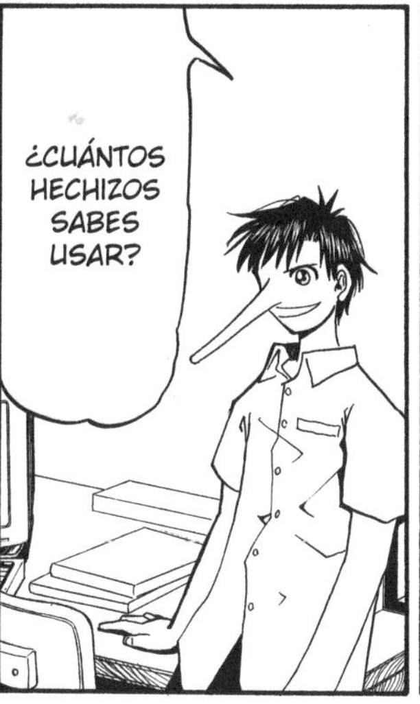
¿CUÁNTOS HECHIZOS SABES USAR?
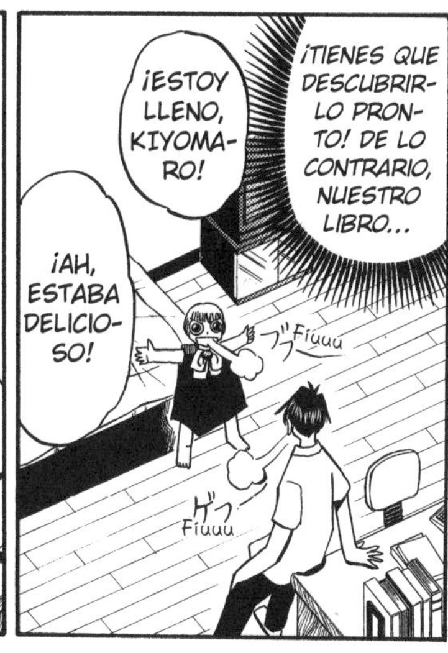
¡TIENES QUE DESCUBRIRLO PRONTO! DE LO CONTRARIO, NUESTRO LIBRO...
¡ESTOY LLENO, KIYOMARO!
¡AH, ESTABA DELICIOSO!
Fiuuu
Fiuuu
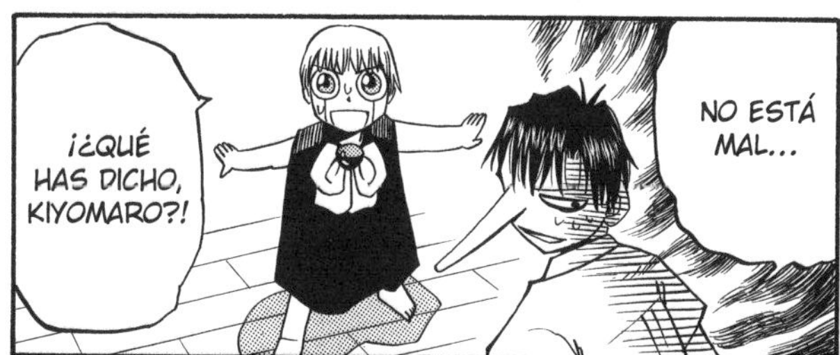
NO ESTÁ MAL...
¡¿QUÉ HAS DICHO, KIYOMARO?!
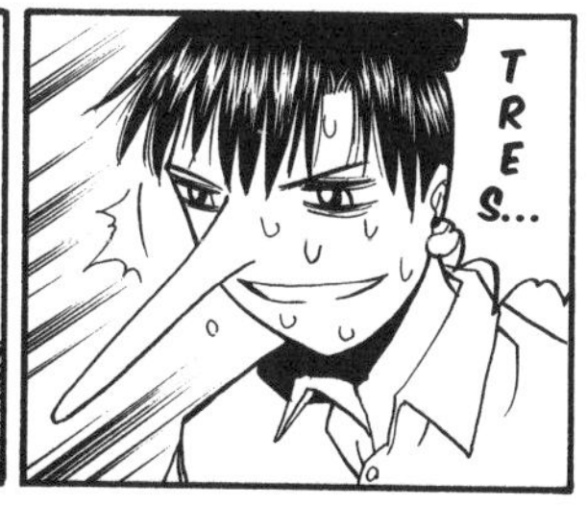
TRES...
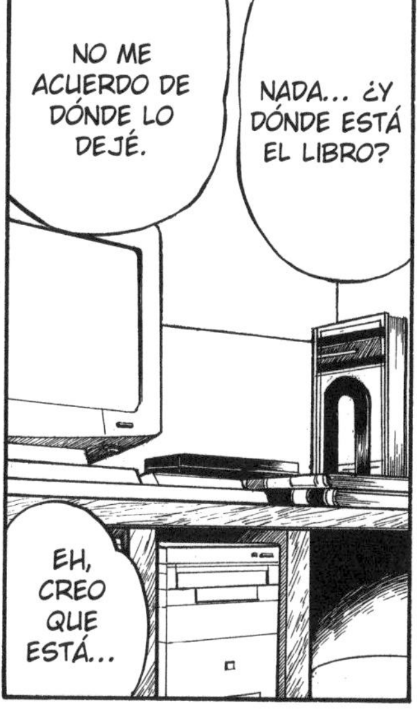
NADA... ¿Y DÓNDE ESTÁ EL LIBRO?
NO ME ACUERDO DE DÓNDE LO DEJÉ.
EH, CREO QUE ESTÁ...
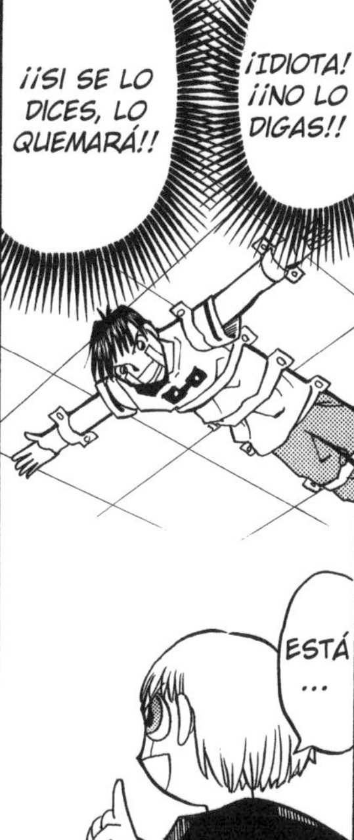
¡IDIOTA! ¡¡NO LO DIGAS!!
¡¡SI SE LO DICES, LO QUEMARÁ!!
ESTÁ...
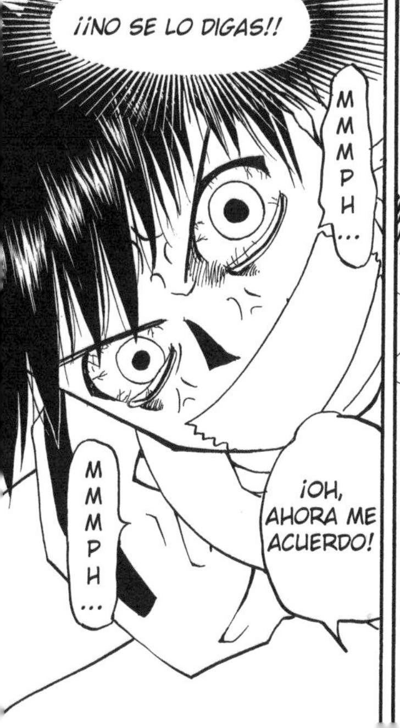
¡¡NO SE LO DIGAS!!
MMMPH...
¡OH, AHORA ME ACUERDO!
MMMPH...

¡TAKAMINE, HE VENIDO A VERTE!

CLAC

¿CÓMO ESTÁS?

!

OHH
¡¡SUZUME!!

¡¡MIZUNO!!
¡HAS LLEGADO JUSTO A TIEMPO!

¡DATE PRISA Y DELATA A ESE IMPOSTOR!
TA...

¿TAKAMINE...?
ESTÁS DIFERENTE...

¡¡ESO ES!! ¡¡DELÁTALO!!

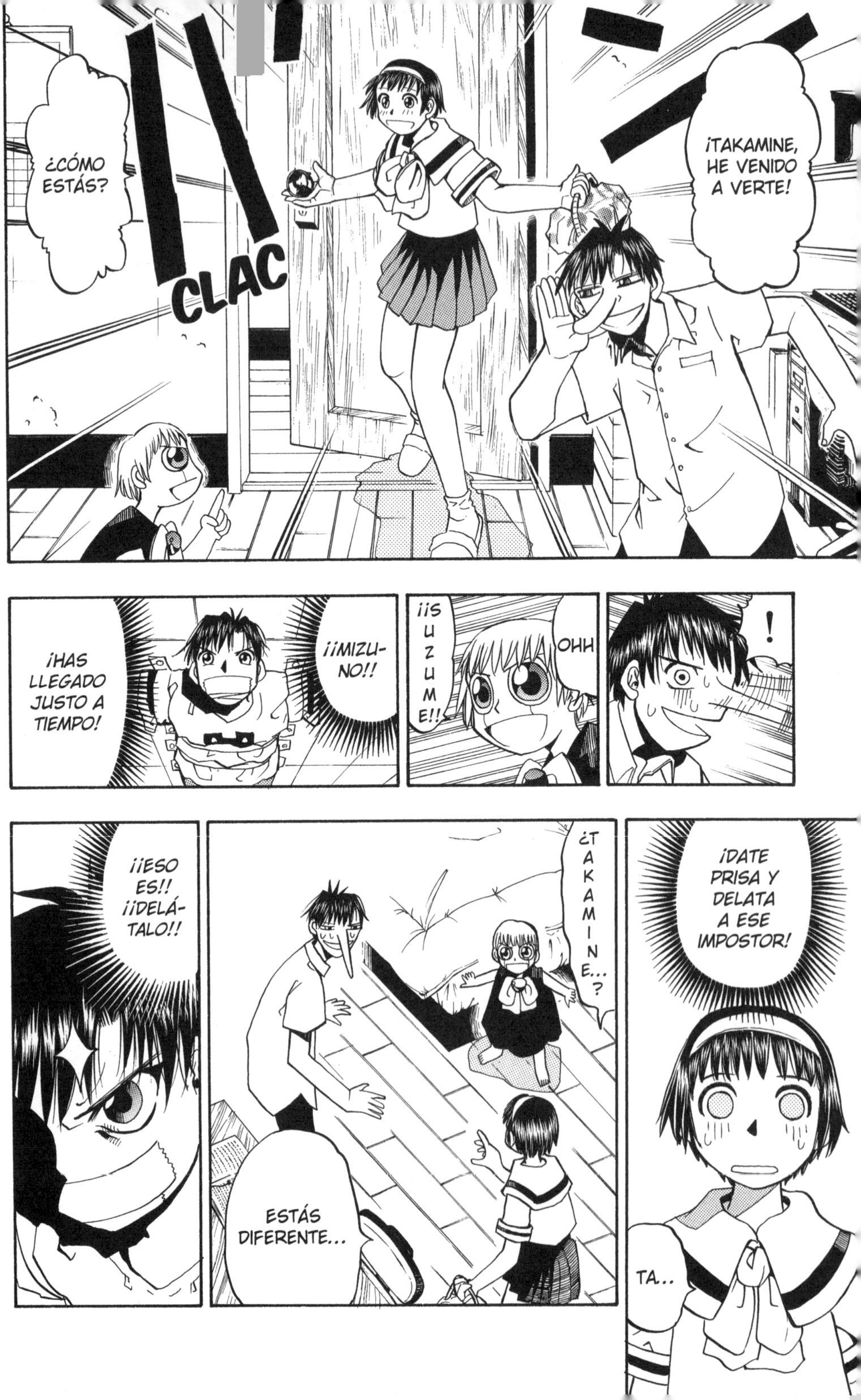

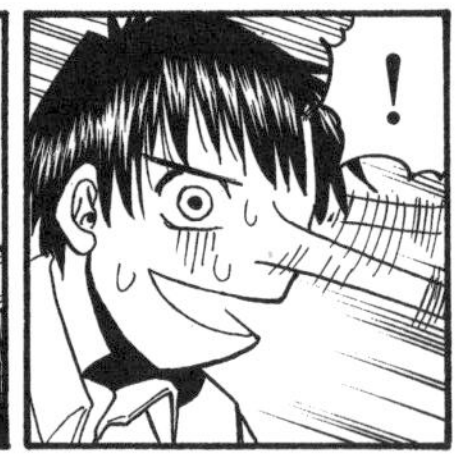

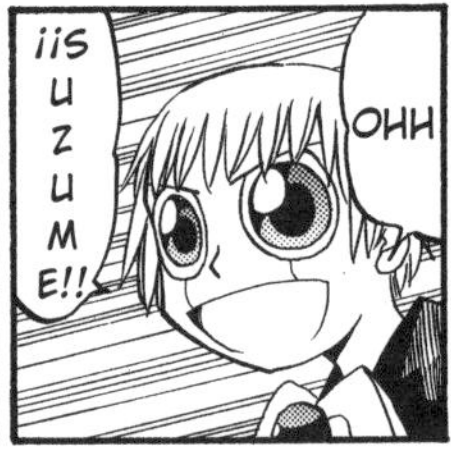

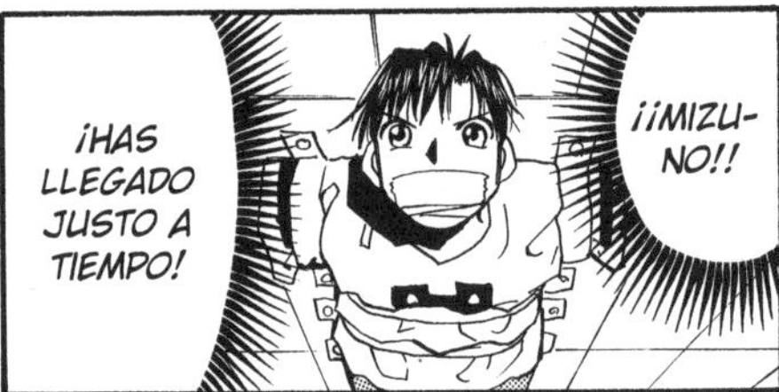

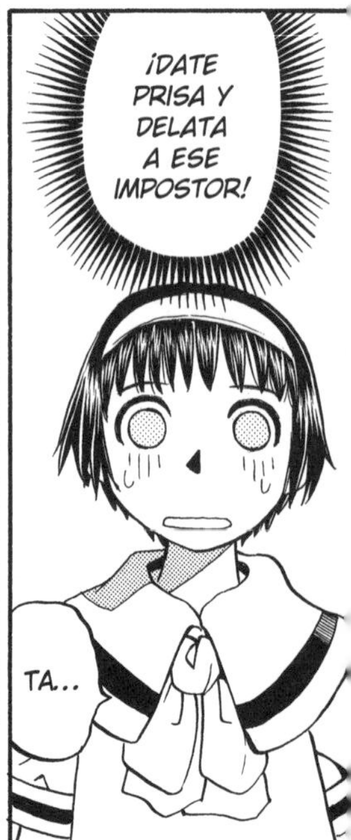

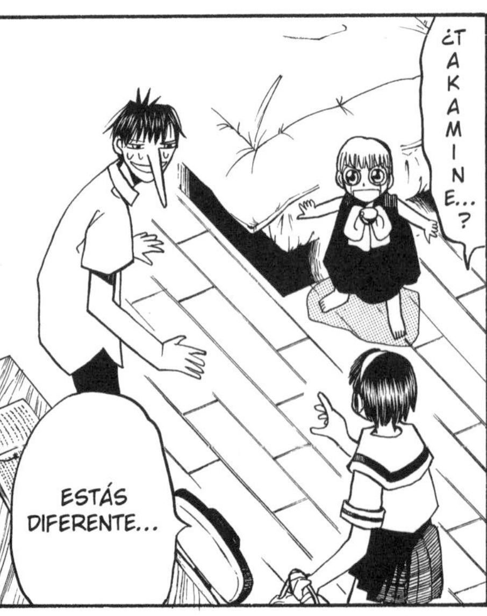

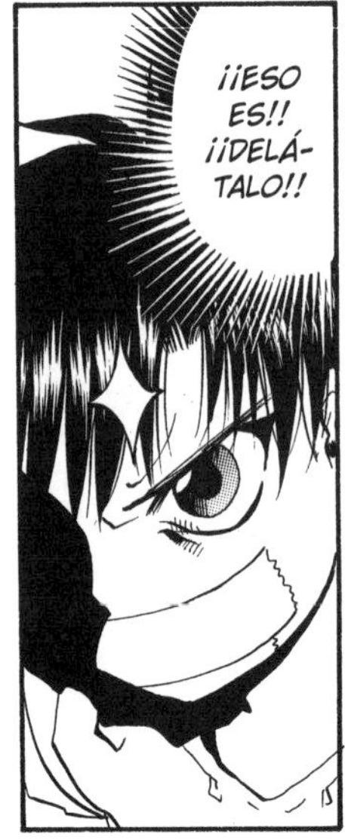

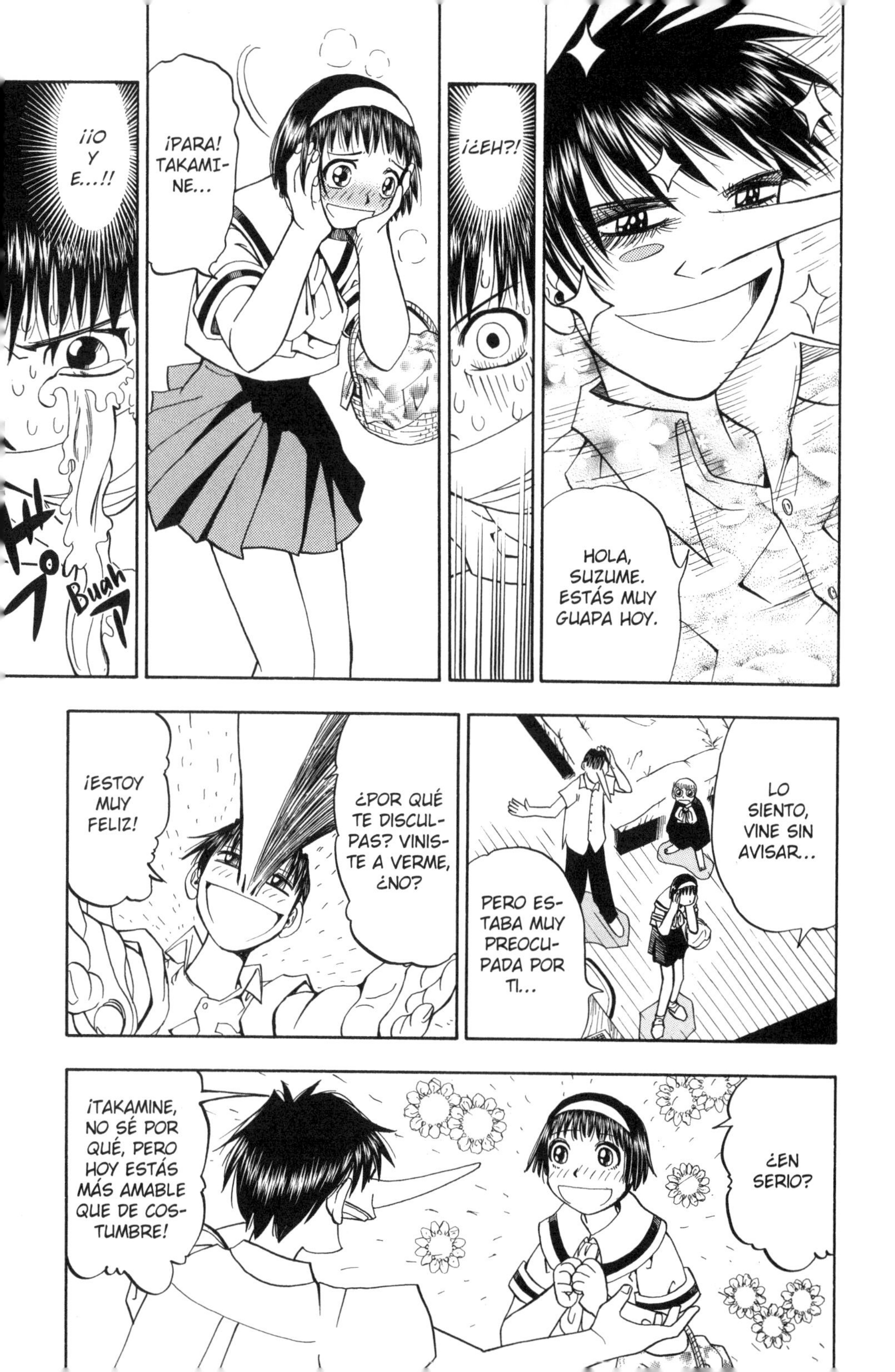

HOLA, SUZUME. ESTÁS MUY GUAPA HOY.
¡¿EH?!
¡PARA! TAKAMINE...
¡¡O Y E...!!
Buah

LO SIENTO, VINE SIN AVISAR...
PERO ESTABA MUY PREOCUPADA POR TI...

¿POR QUÉ TE DISCULPAS? VINISTE A VERME, ¿NO?
¡ESTOY MUY FELIZ!

¿EN SERIO?
¡TAKAMINE, NO SÉ POR QUÉ, PERO HOY ESTÁS MÁS AMABLE QUE DE COSTUMBRE!

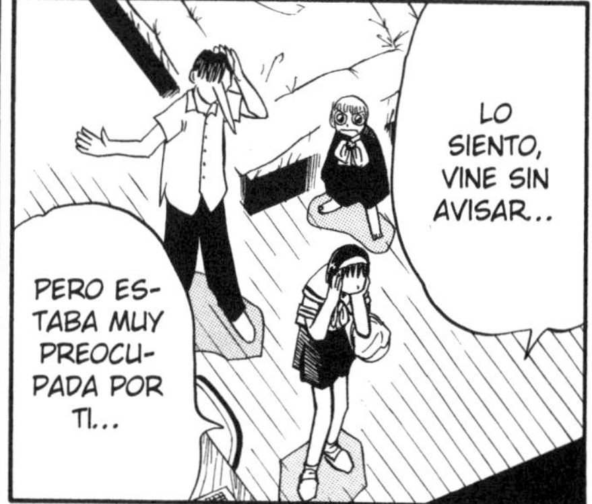

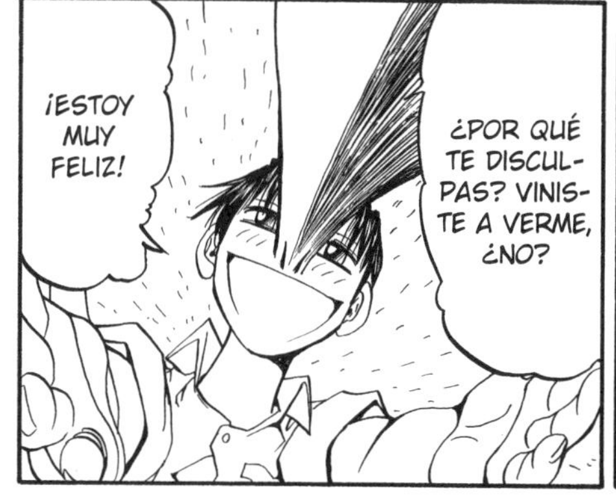

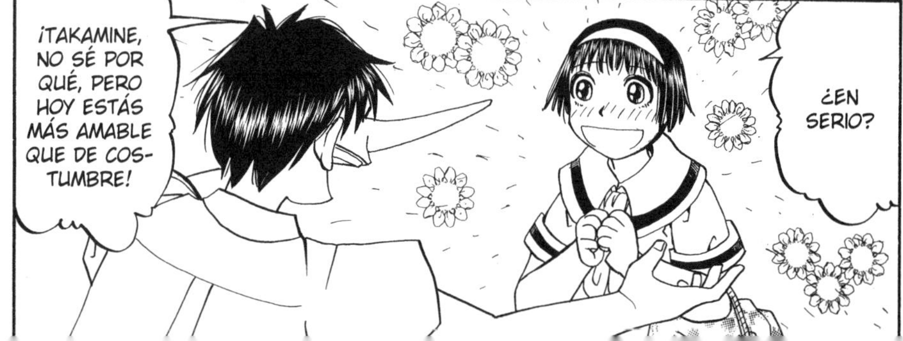

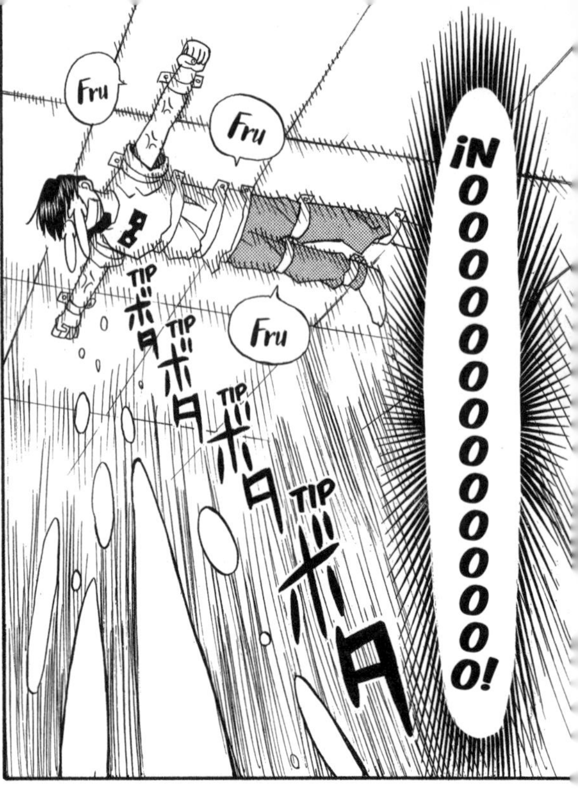

Fru
Fru
¡NOOOOOOOOOOOOOO!
Fru
TIP ボタ
TIP ボタ
TIP ボタ
TIP ボタ

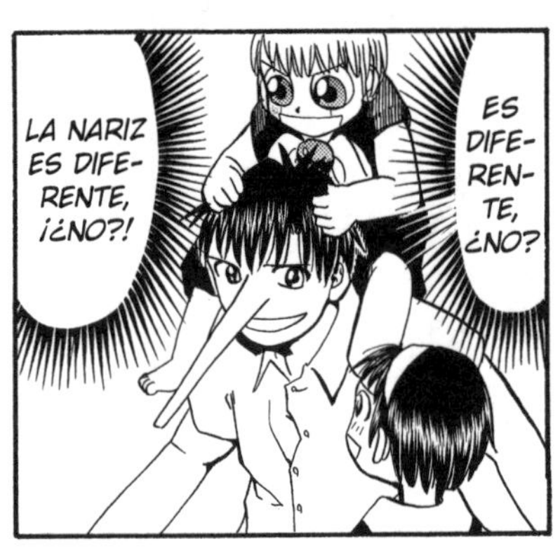

ES DIFERENTE, ¿NO?
LA NARIZ ES DIFERENTE, ¡¿NO?!

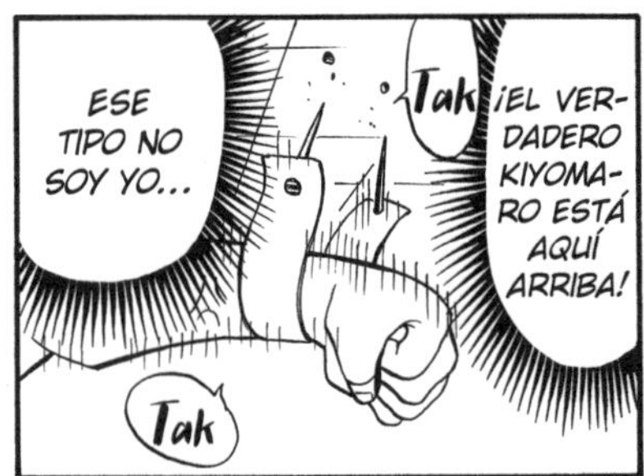

¡EL VERDADERO KIYOMARO ESTÁ AQUÍ ARRIBA!
Tak
ESE TIPO NO SOY YO…
Tak

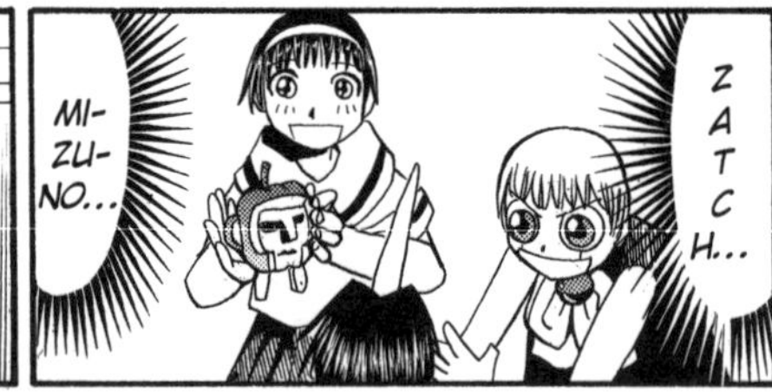

ZATCH…
MIZUNO…

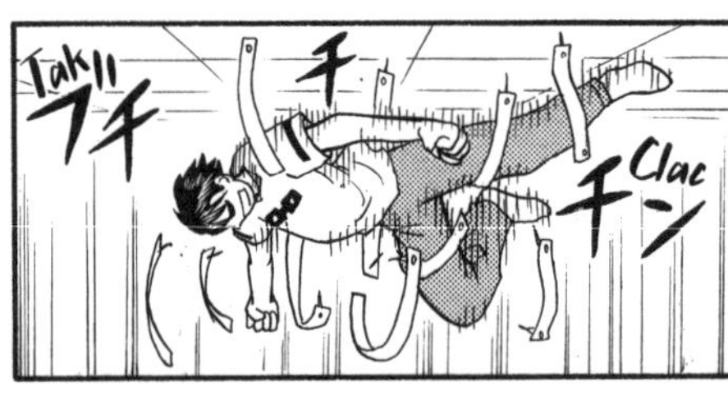

Clac チン
チ
Tak ブチ

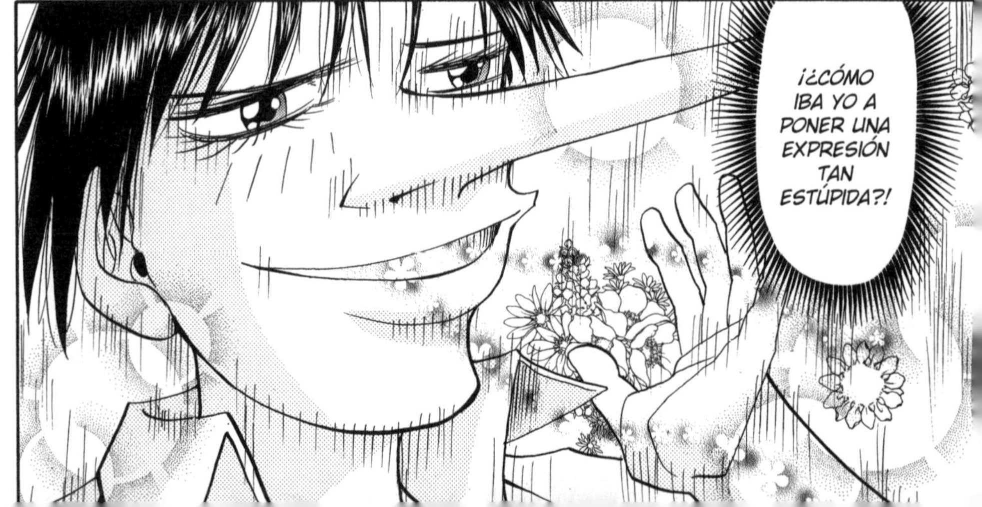

¡¿CÓMO IBA YO A PONER UNA EXPRESIÓN TAN ESTÚPIDA?!

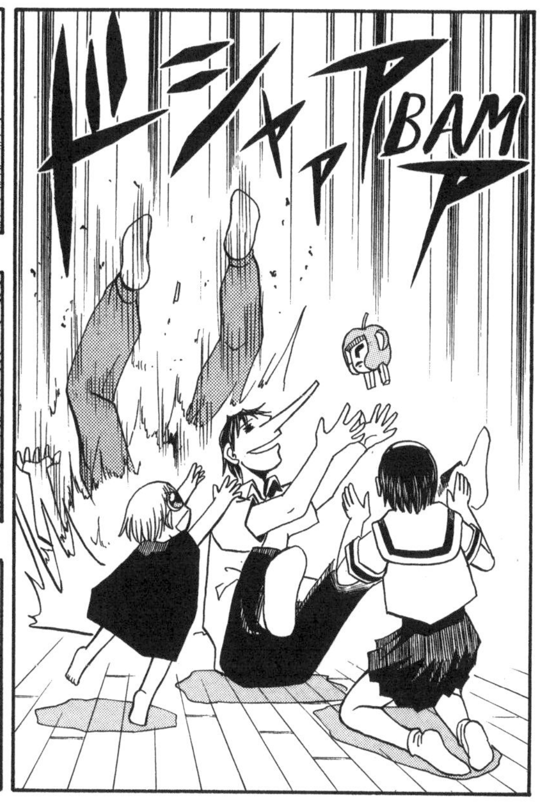
BAM

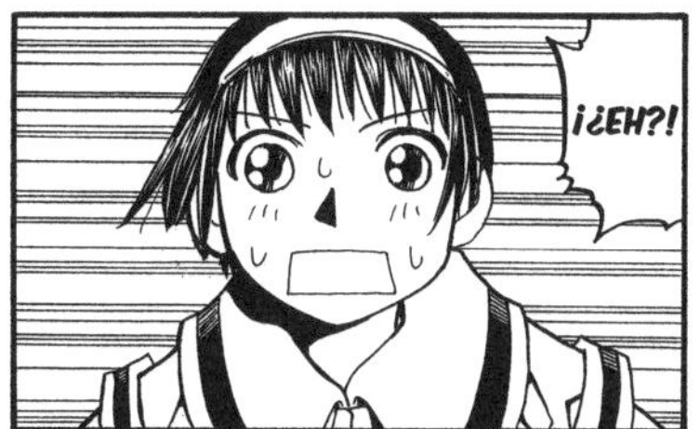
¡¿EH?!

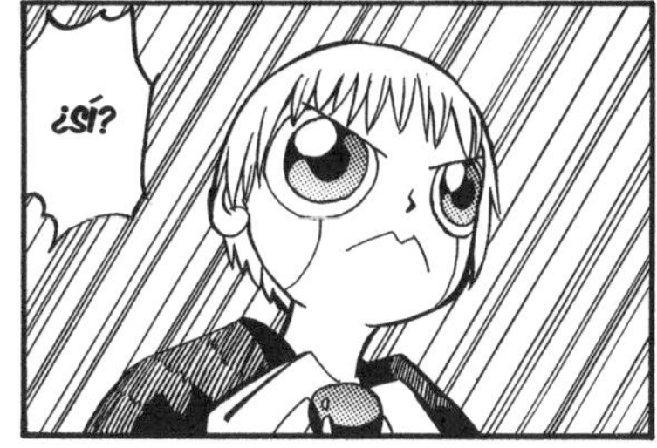
¿SÍ?

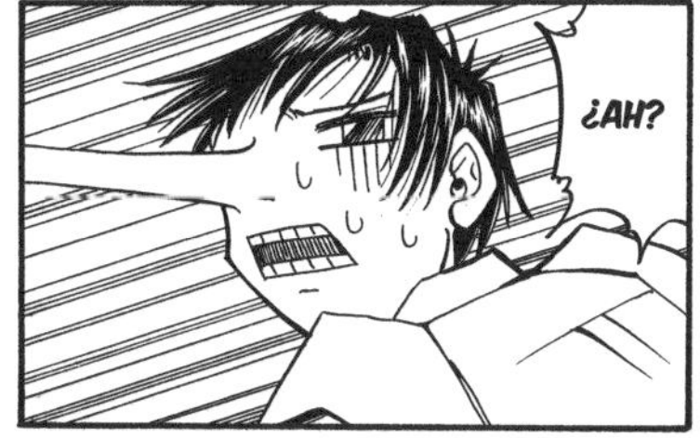
¿AH?

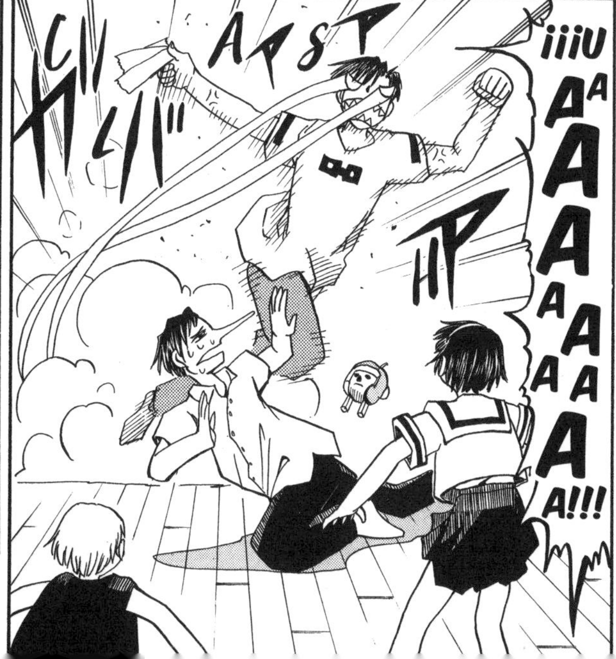
¡¡¡UAAAAAAAAAA!!!

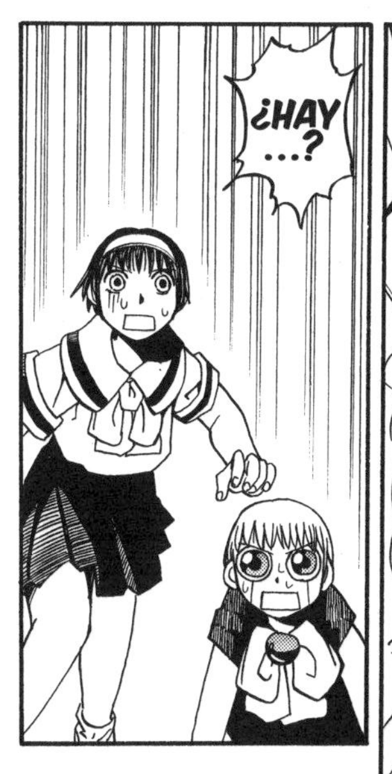
¿HAY ...?

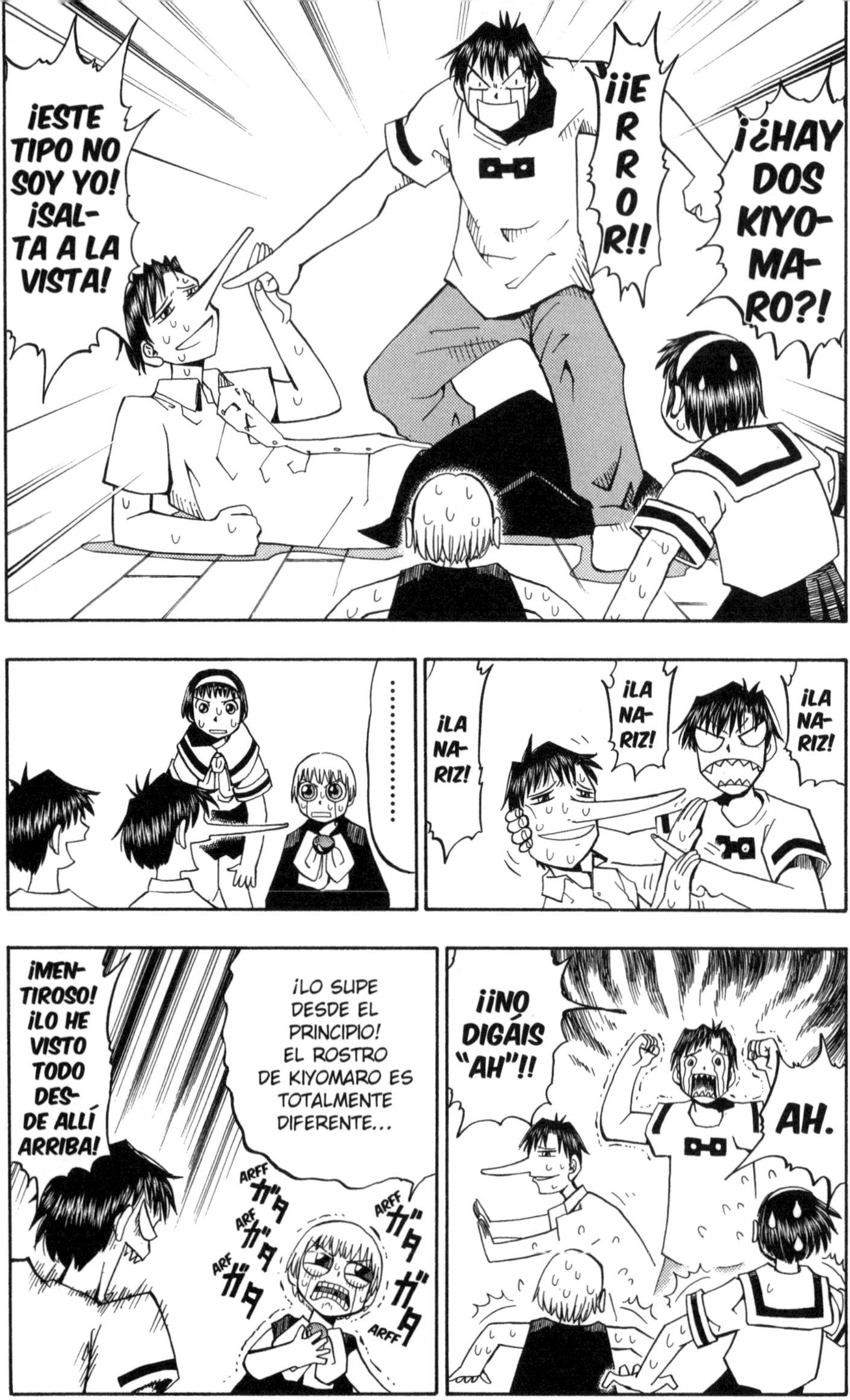

¡¿HAY DOS KIYOMARO?!

¡¡ERROR!!

¡ESTE TIPO NO SOY YO! ¡SALTA A LA VISTA!

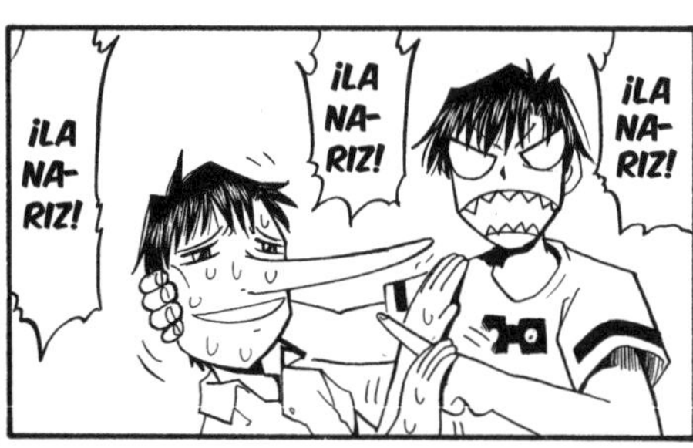

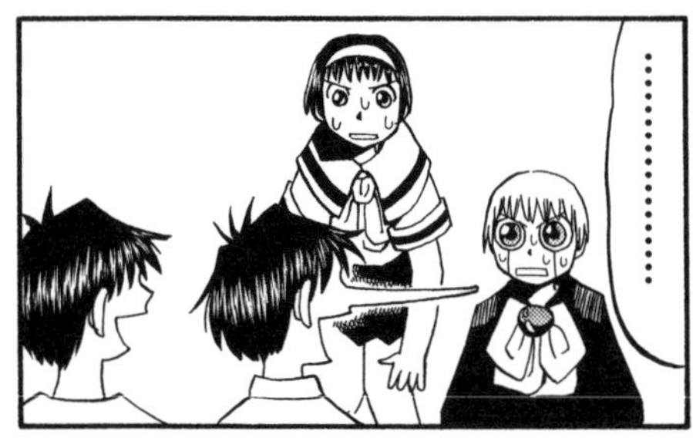

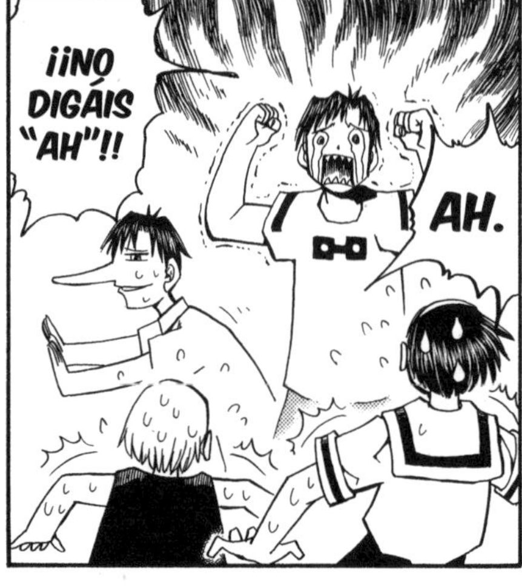

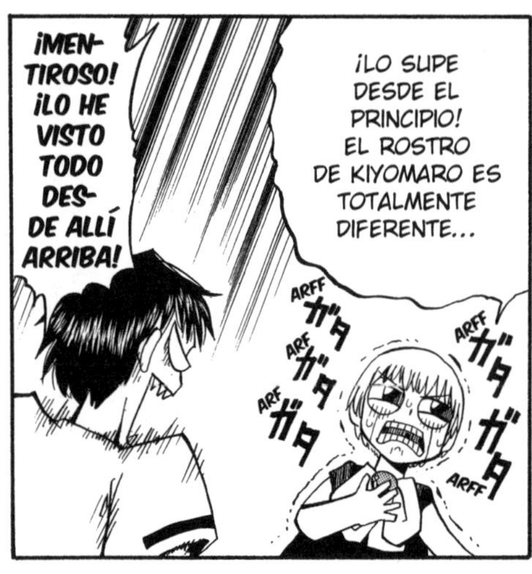

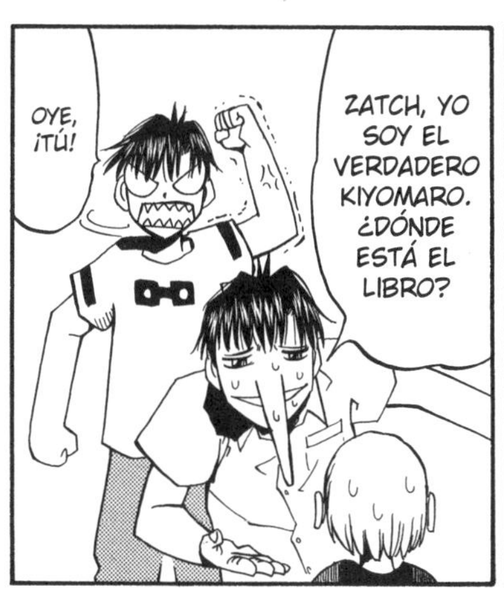
ZATCH, YO SOY EL VERDADERO KIYOMARO. ¿DÓNDE ESTÁ EL LIBRO?
OYE, ¡TÚ!

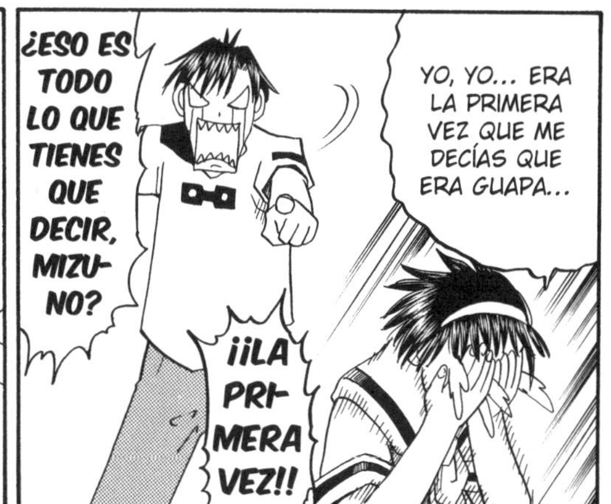
YO, YO... ERA LA PRIMERA VEZ QUE ME DECÍAS QUE ERA GUAPA...
¿ESO ES TODO LO QUE TIENES QUE DECIR, MIZU-NO?
¡¡LA PRI-MERA VEZ!!

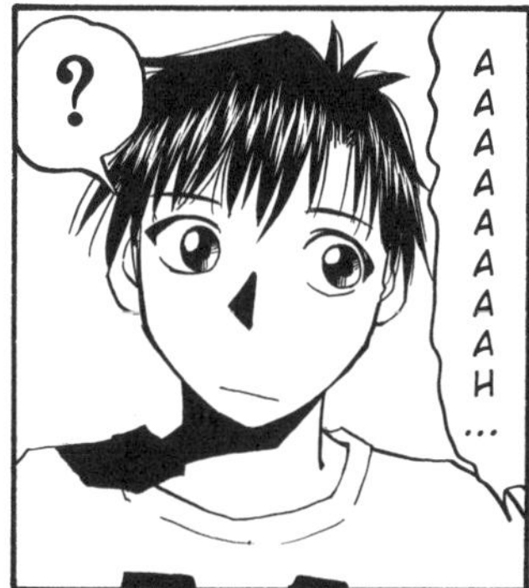
?
AAAAAAAAAAAH...

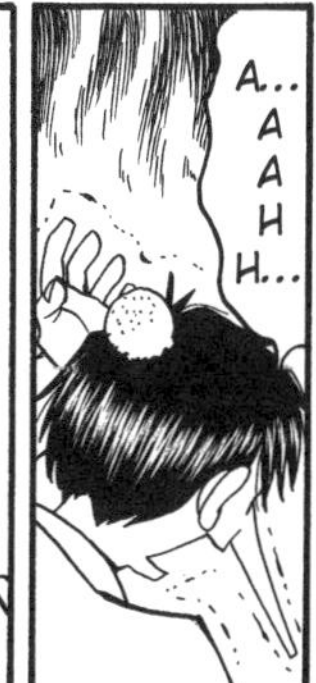
A... AAHH...

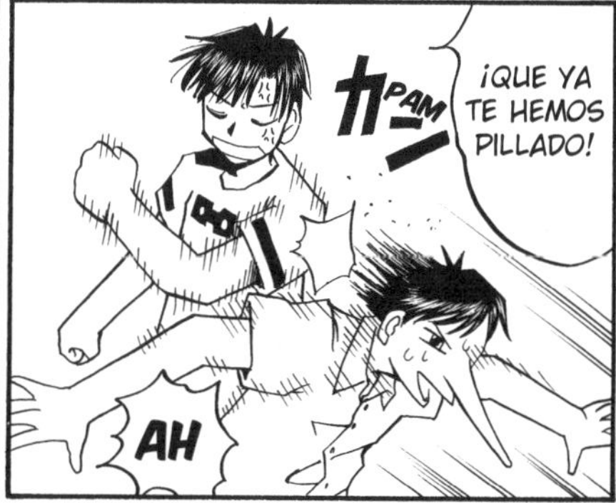
¡QUE YA TE HEMOS PILLADO!
PAM
AH

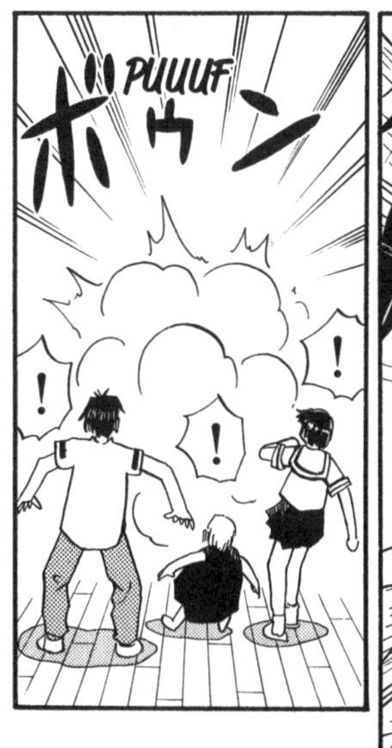
PUUUF
!
!
!

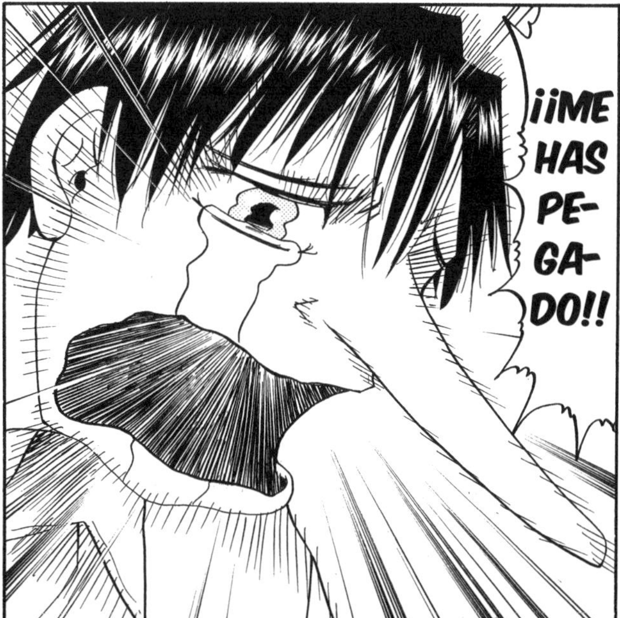
¡¡ME HAS PE-GA-DO!!

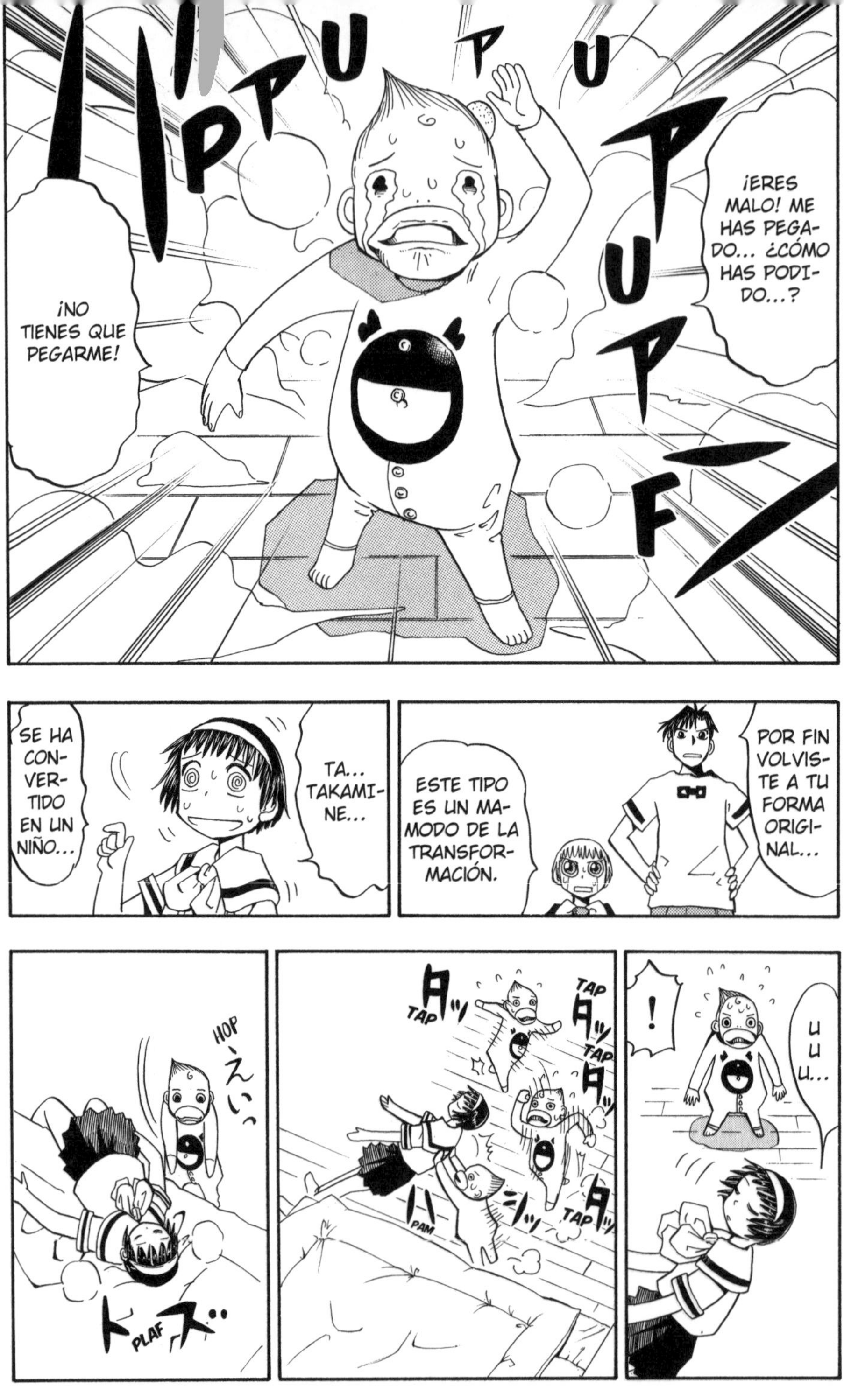

¡ERES MALO! ME HAS PEGADO... ¿CÓMO HAS PODIDO...?

¡NO TIENES QUE PEGARME!

POR FIN VOLVISTE A TU FORMA ORIGINAL...
ESTE TIPO ES UN MAMODO DE LA TRANSFORMACIÓN.

TA... TAKAMINE...
SE HA CONVERTIDO EN UN NIÑO...

!
U U U...

TAP
TAP
TAP
TAP
PAM

HOP
PLAF

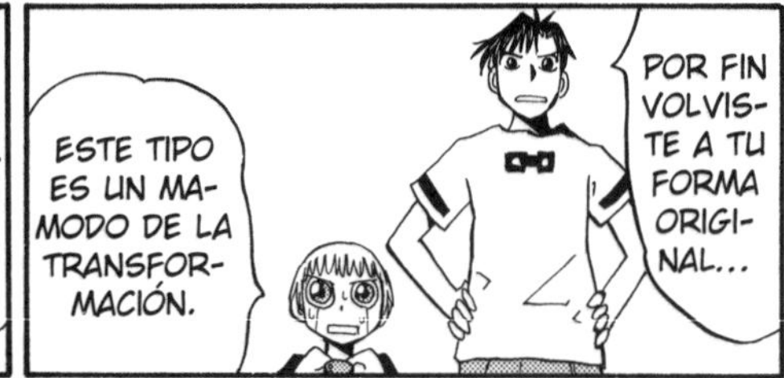

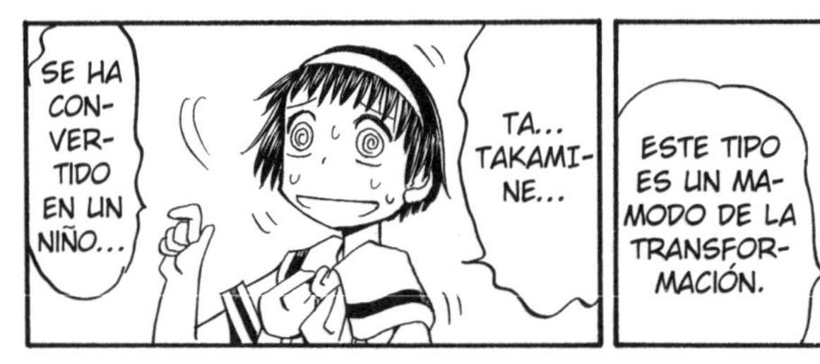

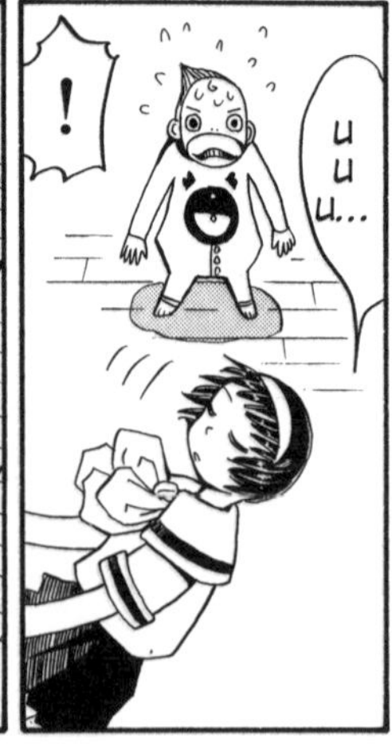

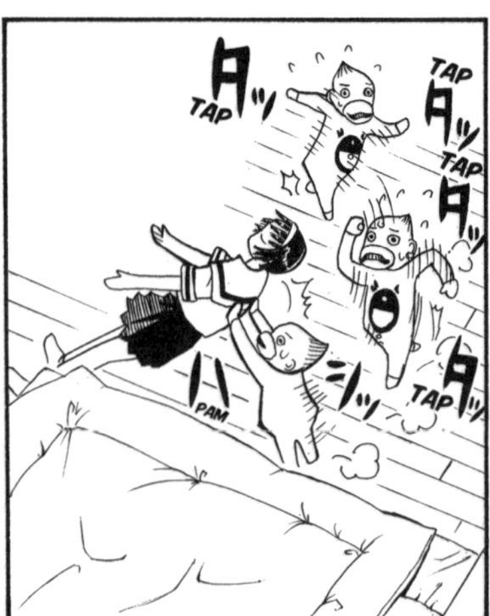

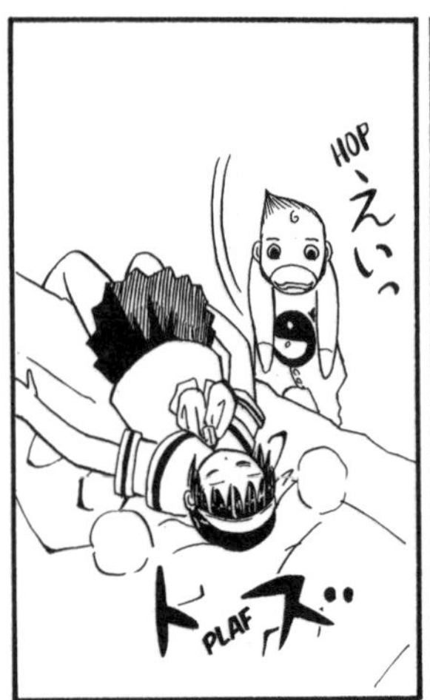

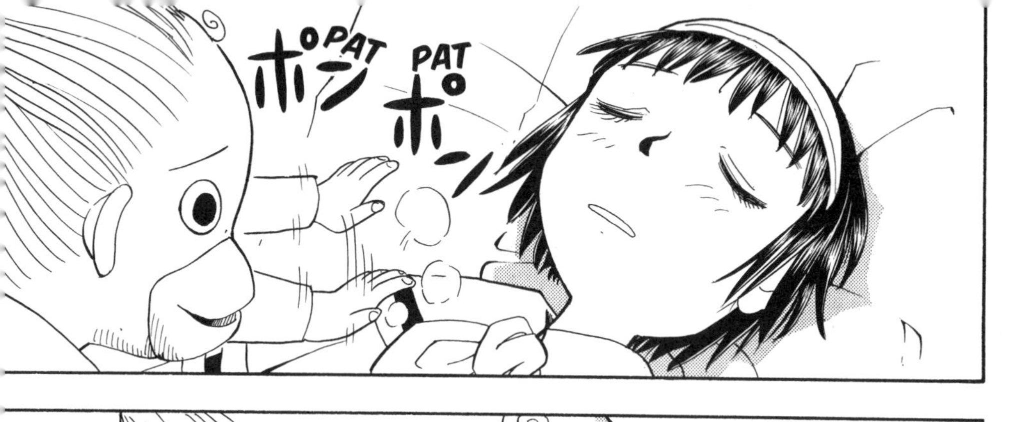
PAT
PAT
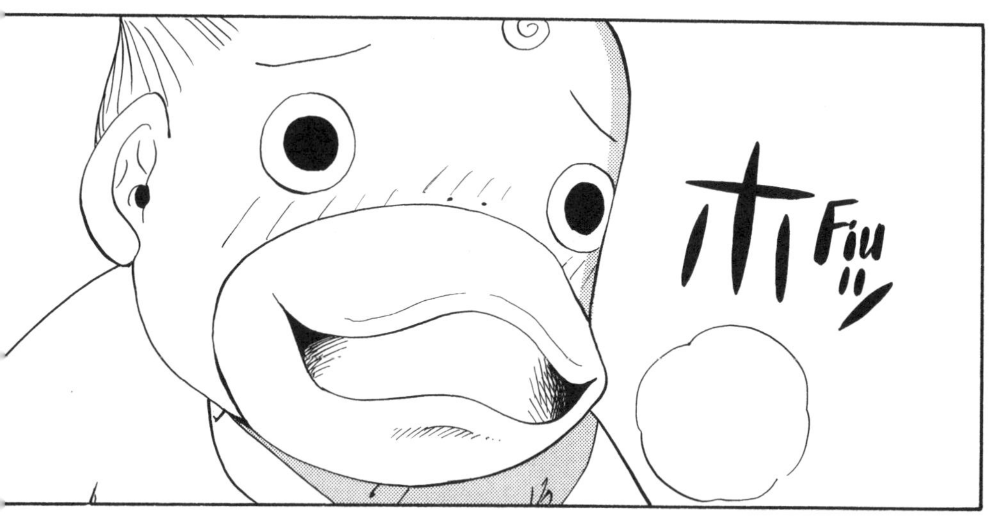
Fiu
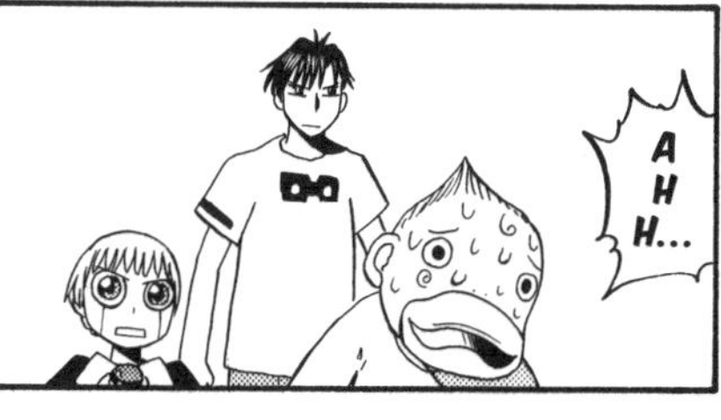
AHH...
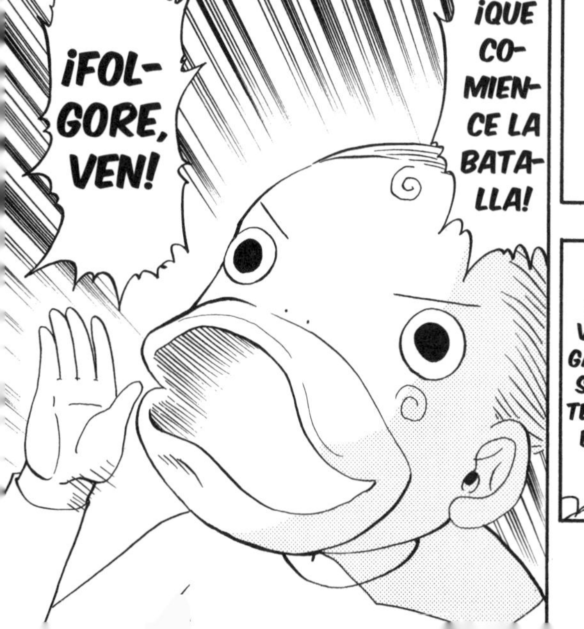
¡QUE COMIENCE LA BATALLA!
¡FOLGORE, VEN!
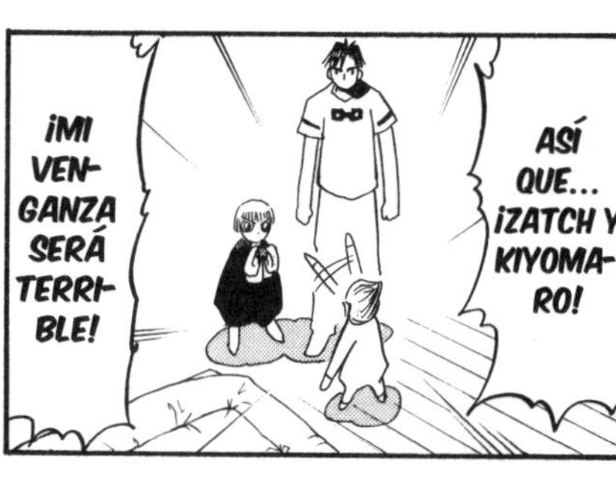
ASÍ QUE... ¡ZATCH Y KIYOMARO!
¡MI VENGANZA SERÁ TERRIBLE!

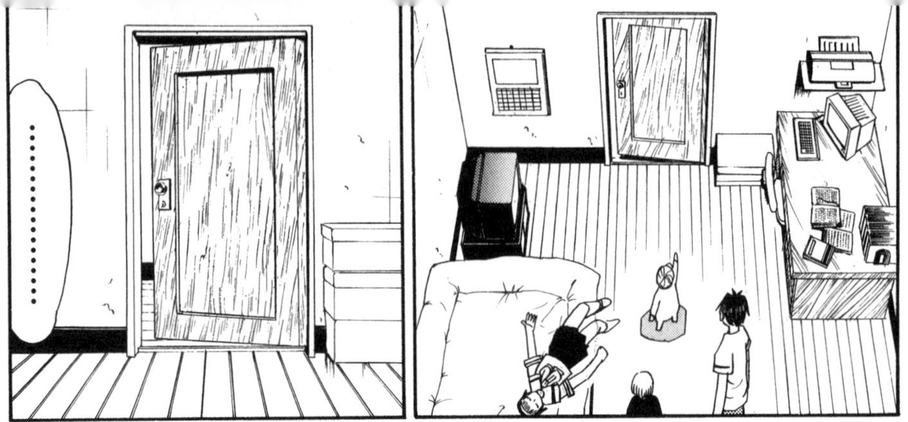
……

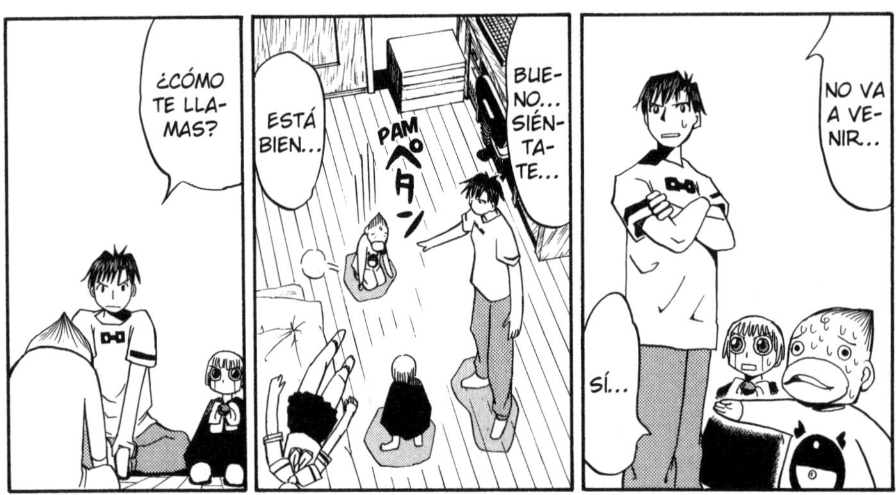
NO VA A VENIR…
SÍ…
BUENO… SIÉNTATE…
ESTÁ BIEN…
PAM
ペタン
¿CÓMO TE LLAMAS?

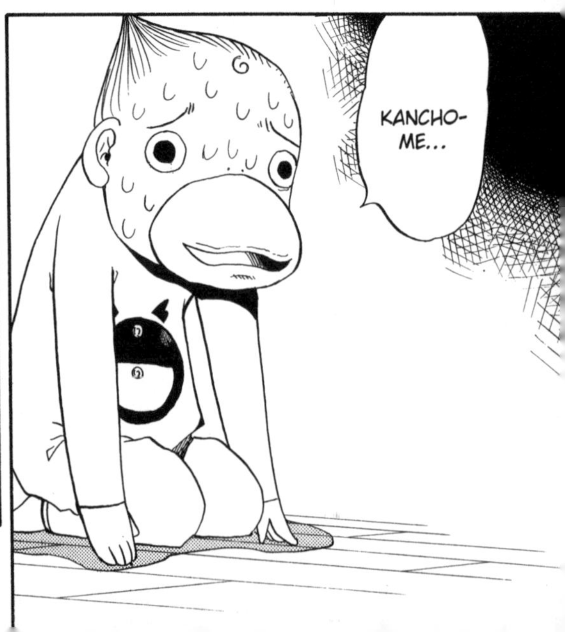
KANCHOME…

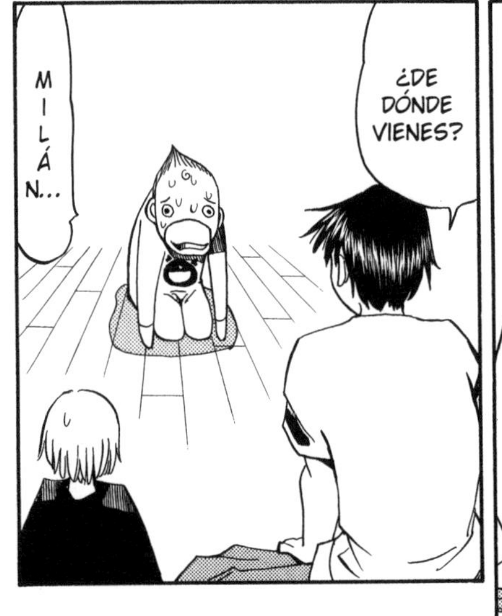
¿DE DÓNDE VIENES?
MILÁN…

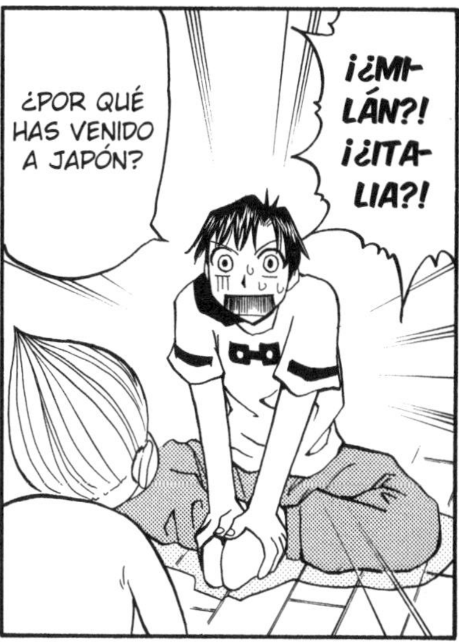

¡¿MILÁN?! ¡¿ITALIA?!
¿POR QUÉ HAS VENIDO A JAPÓN?

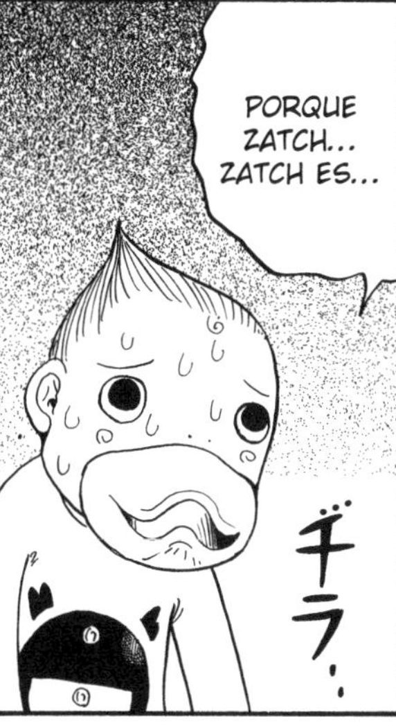

PORQUE ZATCH... ZATCH ES...
ギラ...

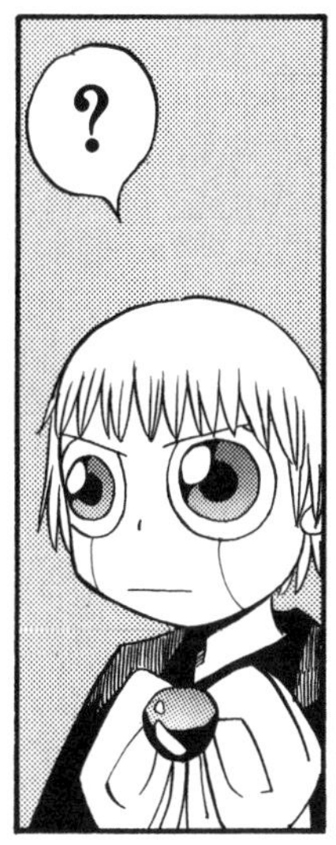

?

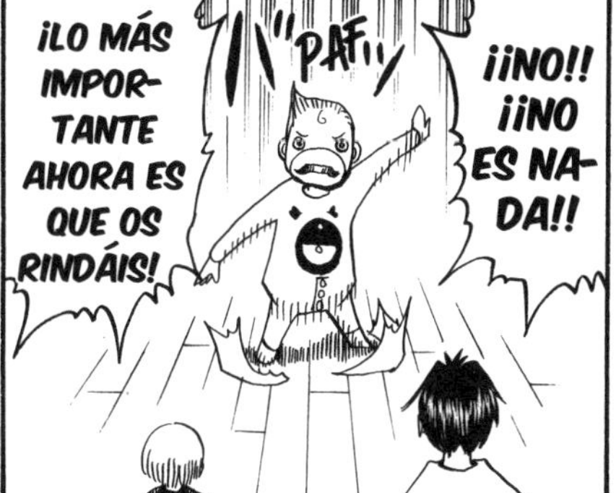

¡¡NO!! ¡¡NO ES NADA!!
PAF
¡LO MÁS IMPORTANTE AHORA ES QUE OS RINDÁIS!

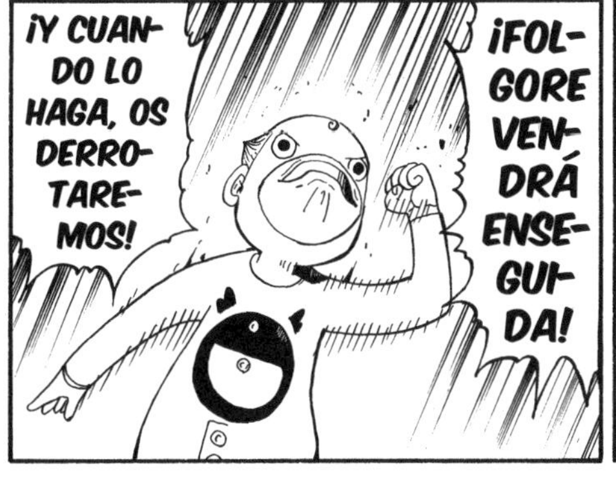

¡FOLGORE VENDRÁ ENSEGUIDA!
¡Y CUANDO LO HAGA, OS DERROTAREMOS!

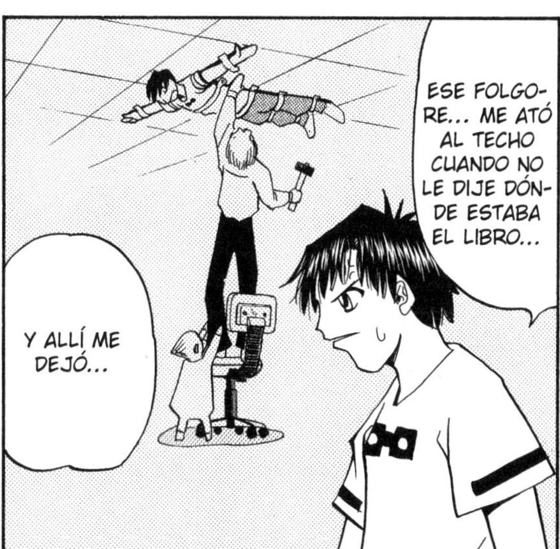

ESE FOLGORE... ME ATÓ AL TECHO CUANDO NO LE DIJE DÓNDE ESTABA EL LIBRO...
Y ALLÍ ME DEJÓ...

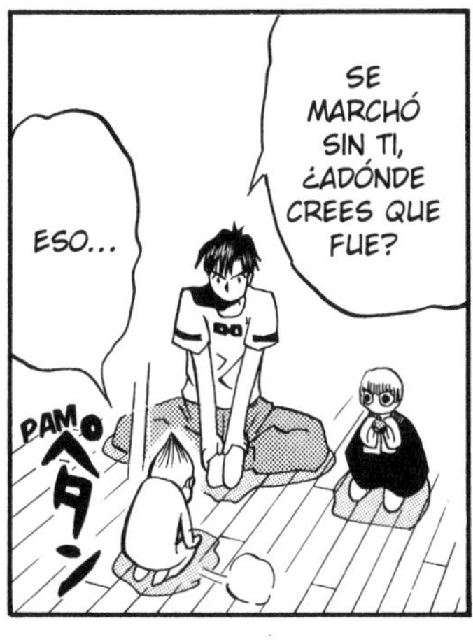

SE MARCHÓ SIN TI, ¿ADÓNDE CREES QUE FUE?
ESO...
PAM
ペタ

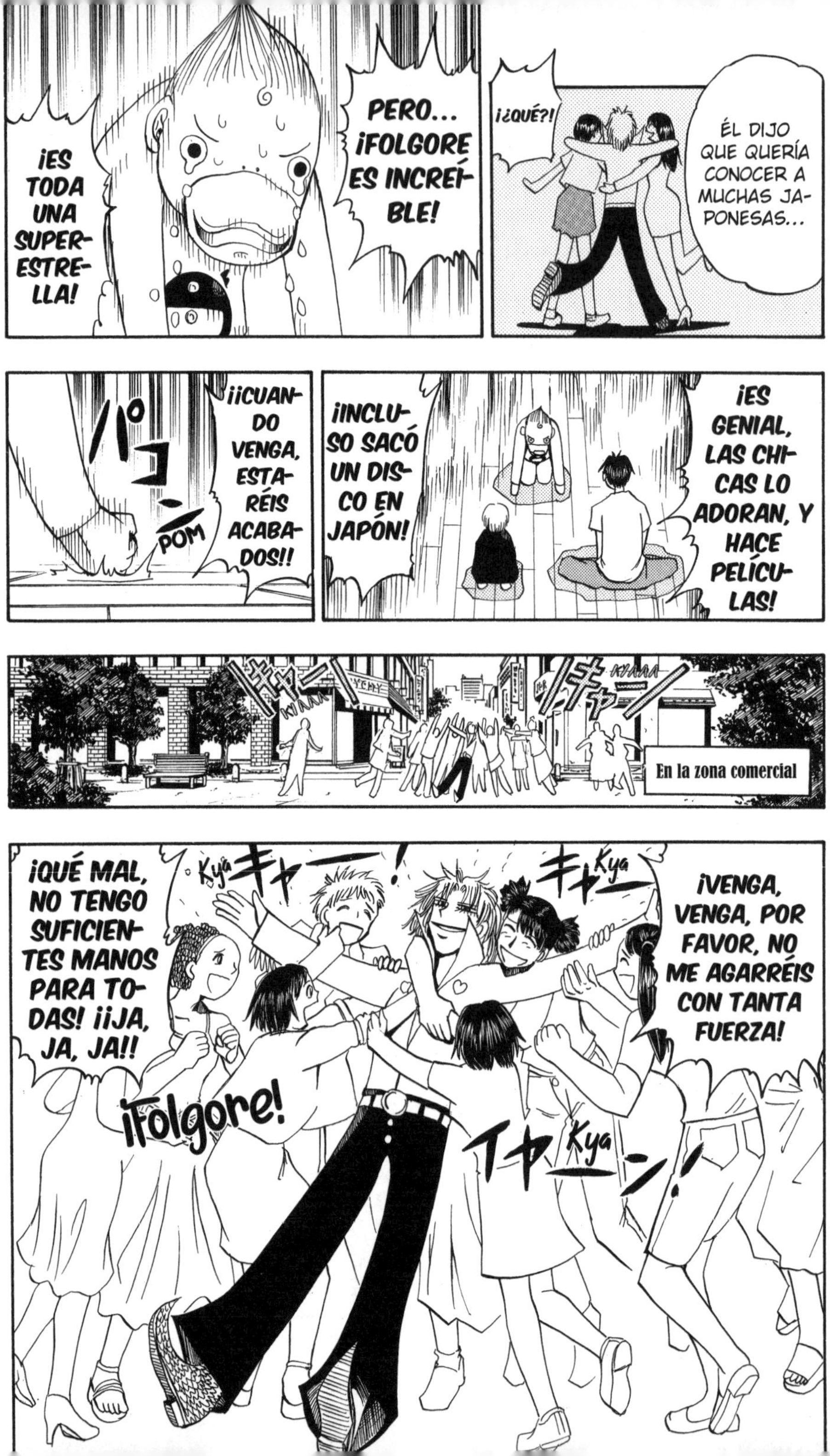

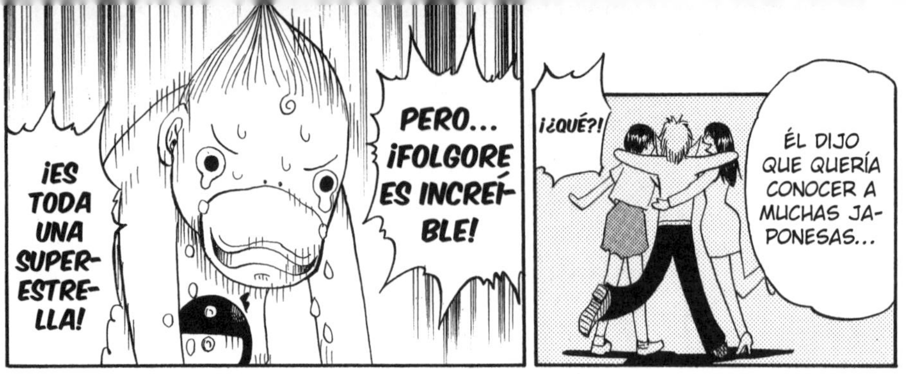
ÉL DIJO QUE QUERÍA CONOCER A MUCHAS JAPONESAS...
¡¿QUÉ?!
PERO... ¡FOLGORE ES INCREÍBLE!
¡ES TODA UNA SUPERESTRELLA!

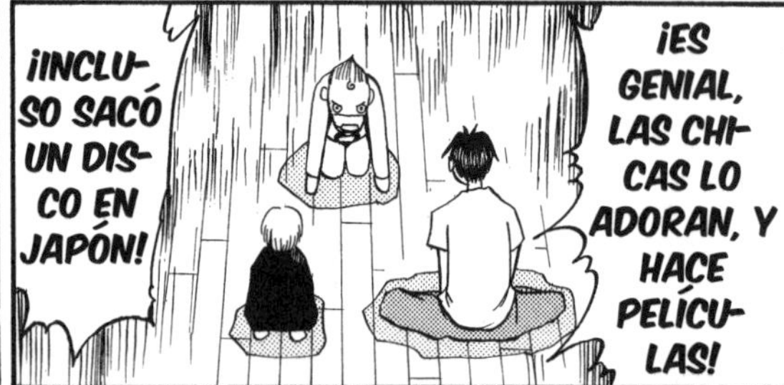
¡ES GENIAL, LAS CHICAS LO ADORAN, Y HACE PELÍCULAS!
¡INCLUSO SACÓ UN DISCO EN JAPÓN!

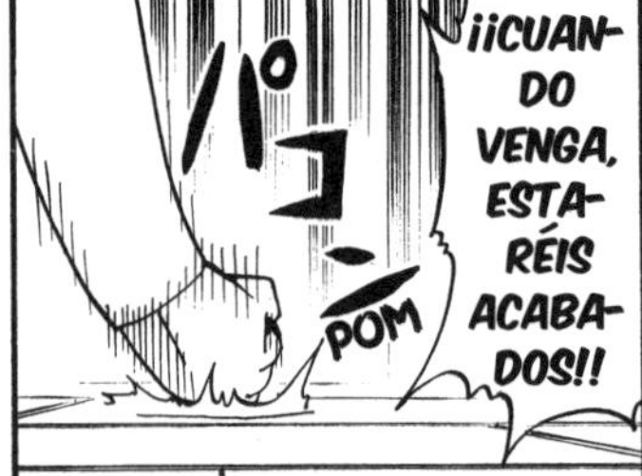
¡¡CUANDO VENGA, ESTARÉIS ACABADOS!!
パコ
POM

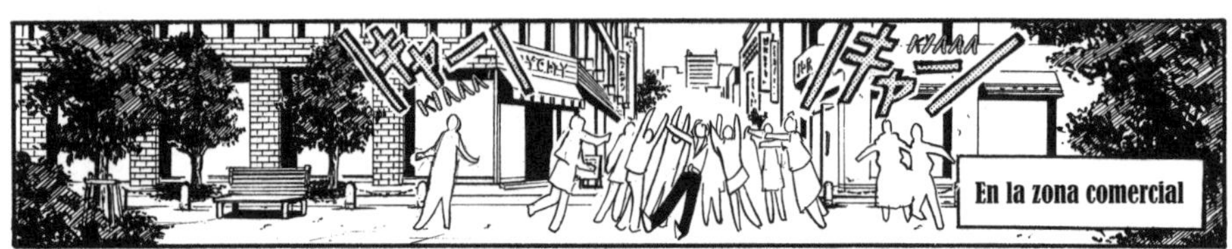
キャー
KYAAA
キャー
KYAAA
En la zona comercial

¡VENGA, VENGA, POR FAVOR, NO ME AGARRÉIS CON TANTA FUERZA!
キャー
Kya
キャー!
Kya
¡QUÉ MAL, NO TENGO SUFICIENTES MANOS PARA TODAS! ¡¡JA, JA, JA!!
¡Folgore!
イヤーン!
Kya

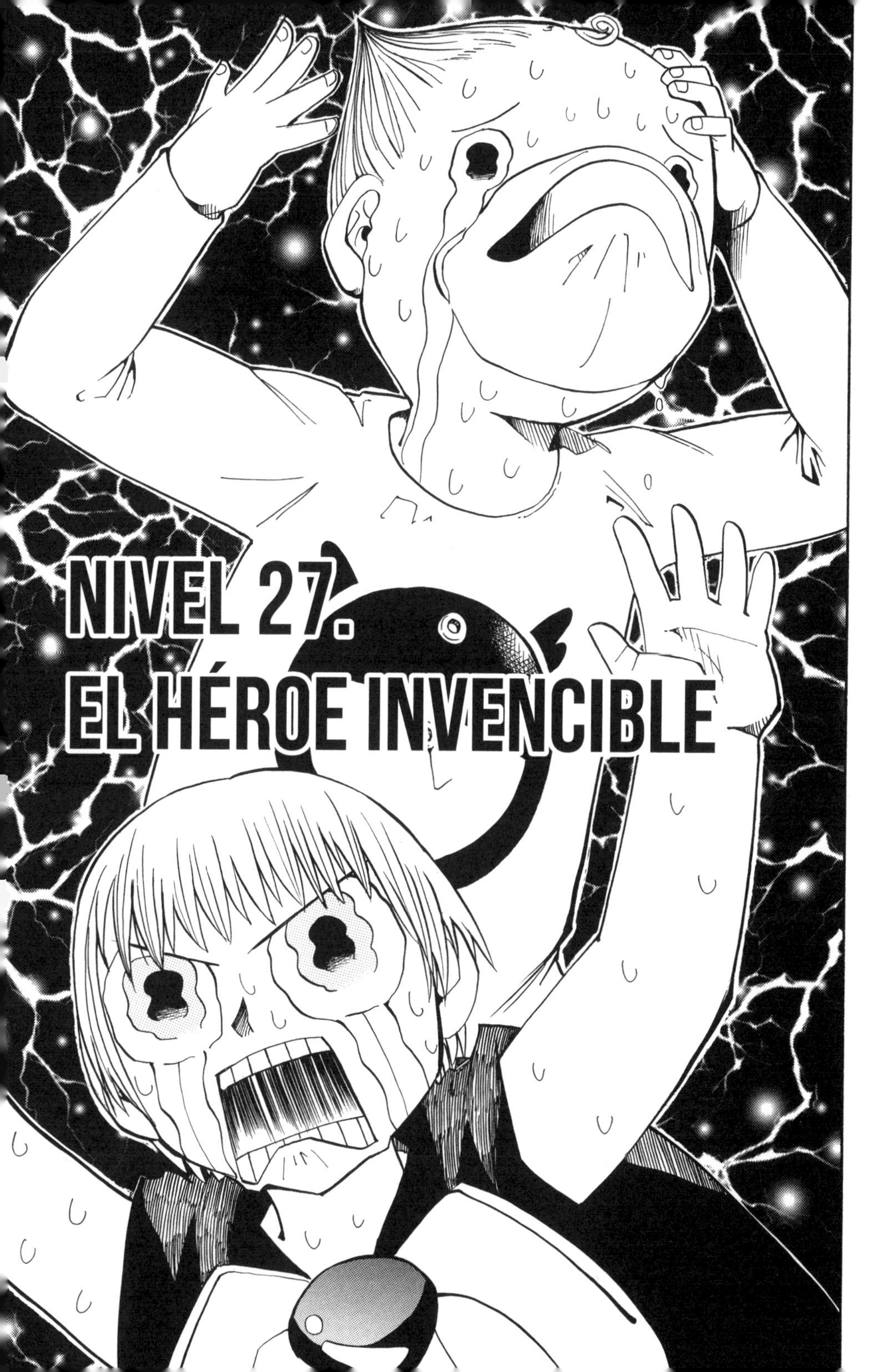
NIVEL 27.
EL HÉROE INVENCIBLE

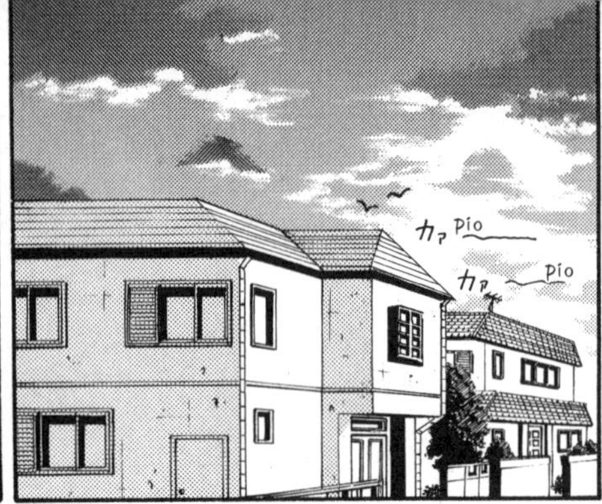
カァ Pío
カァ Pío

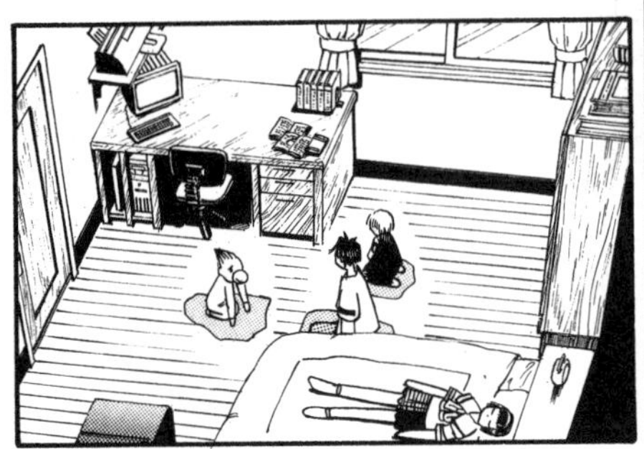

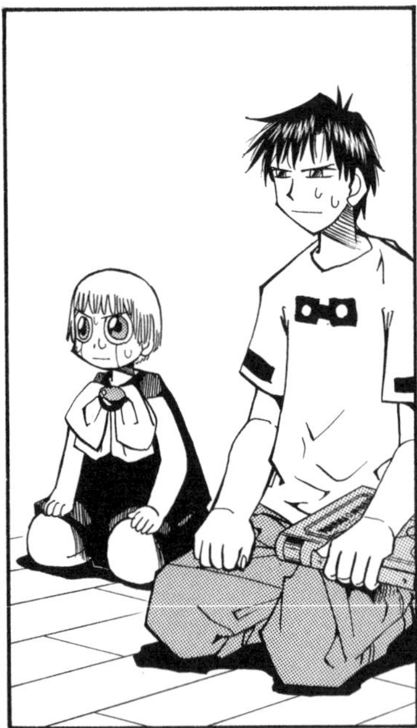

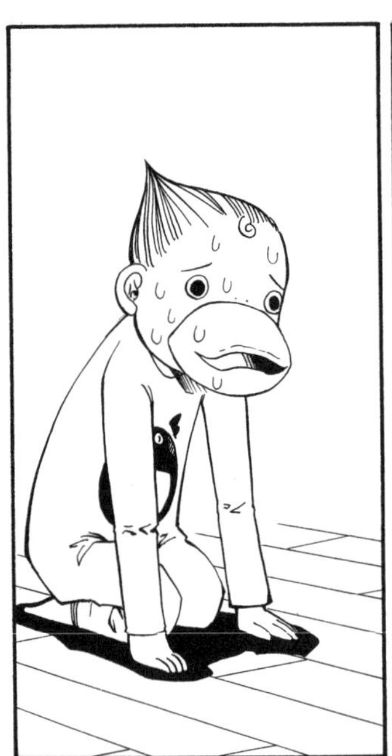

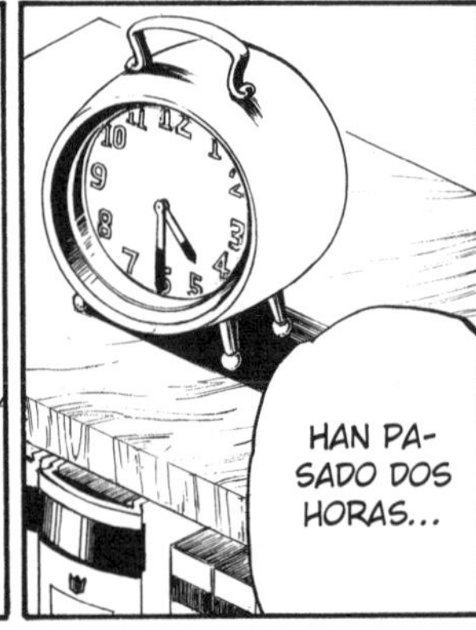
HAN PASADO DOS HORAS...

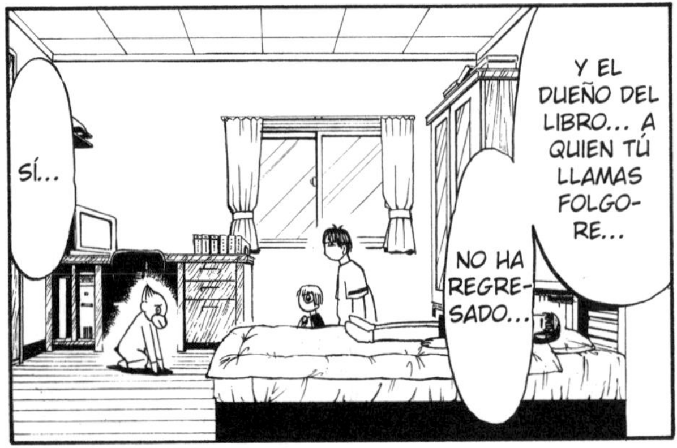
Y EL DUEÑO DEL LIBRO... A QUIEN TÚ LLAMAS FOLGORE...
NO HA REGRESADO...
SÍ...

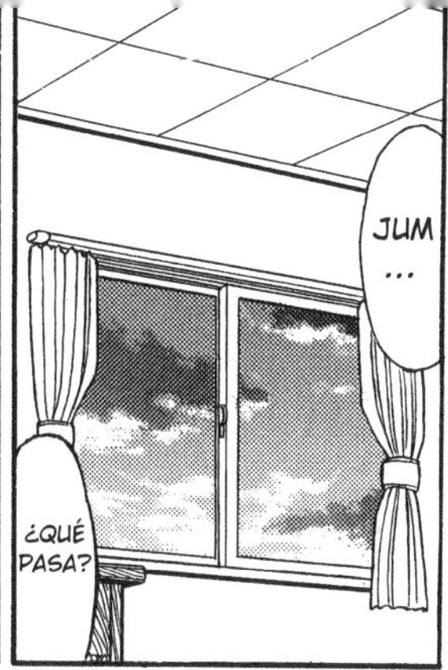
JUM...
¿QUÉ PASA?

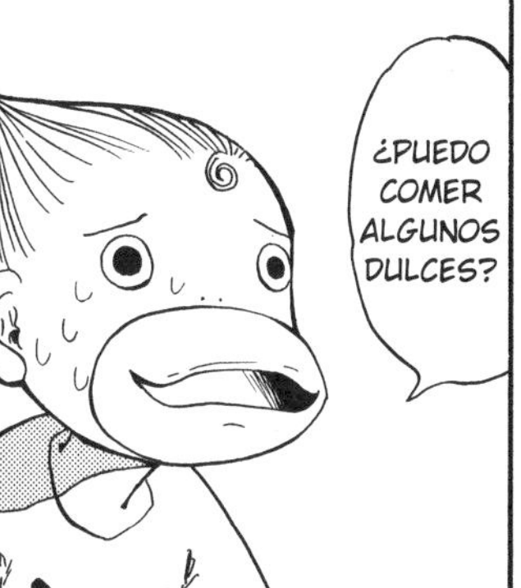
¿PUEDO COMER ALGUNOS DULCES?

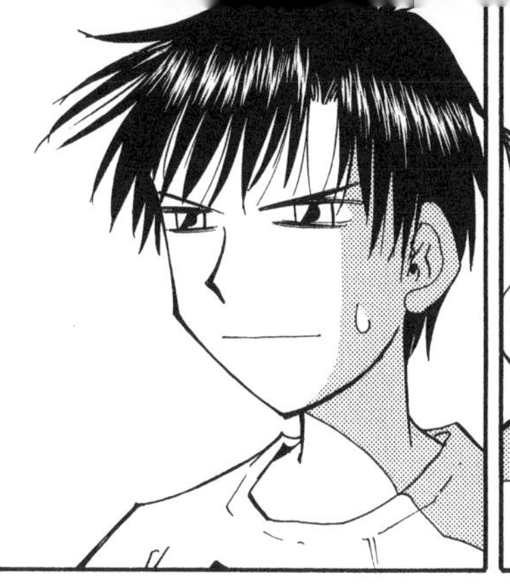

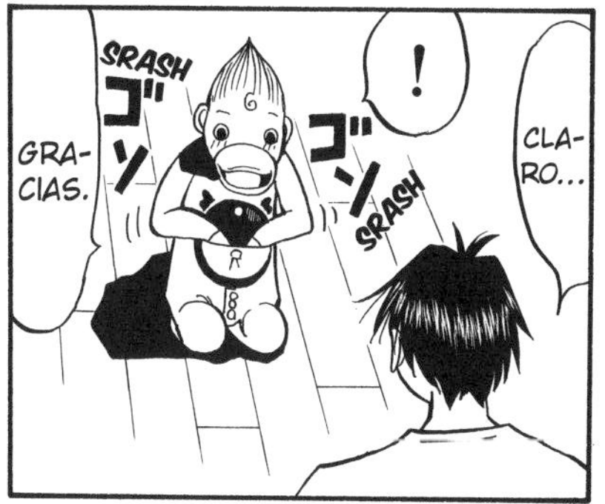
CLA-RO...
!
SRASH
ゴソ
SRASH
ゴソ
GRA-CIAS.

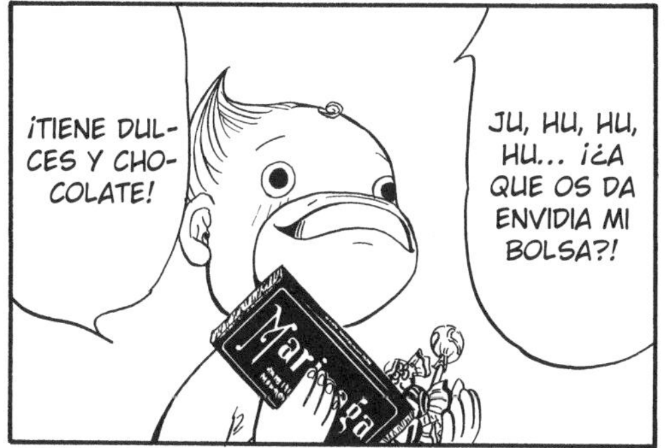
JU, HU, HU, HU... ¡¿A QUE OS DA ENVIDIA MI BOLSA?!
¡TIENE DUL-CES Y CHO-COLATE!

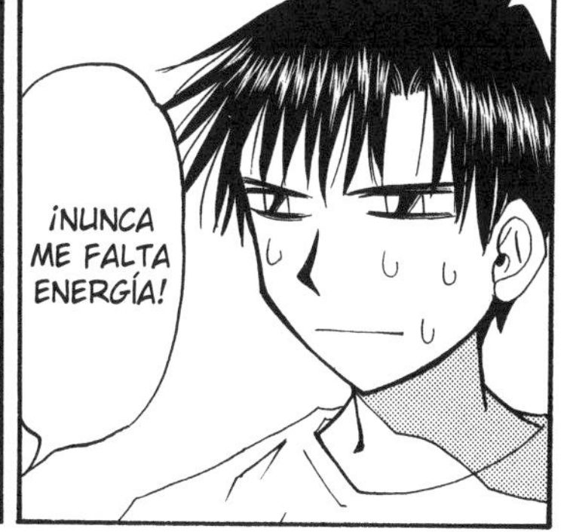
¡NUNCA ME FALTA ENERGÍA!

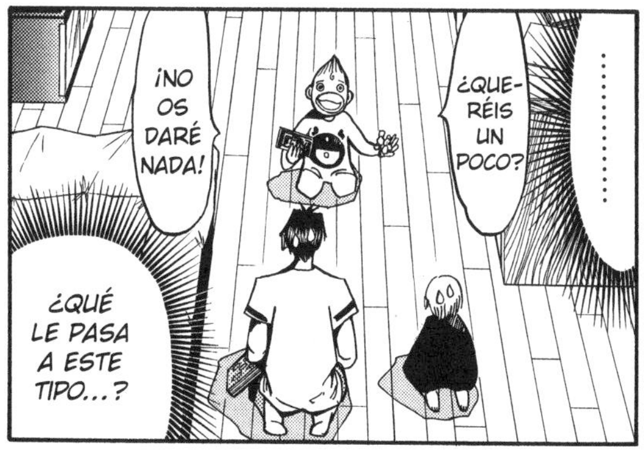
......
¿QUE-RÉIS UN POCO?
¡NO OS DARÉ NADA!
¿QUÉ LE PASA A ESTE TIPO...?

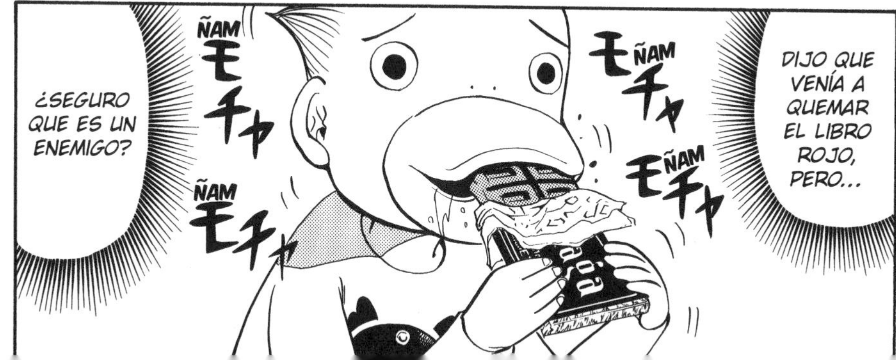
DIJO QUE VENÍA A QUEMAR EL LIBRO ROJO, PERO...
ÑAM
モチャ
ÑAM
モチャ
ÑAM
モチャ
ÑAM
モチャ
¿SEGURO QUE ES UN ENEMIGO?

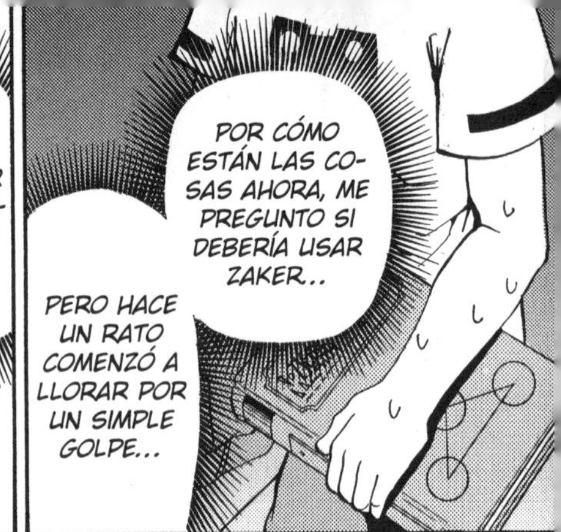
POR CÓMO ESTÁN LAS COSAS AHORA, ME PREGUNTO SI DEBERÍA USAR ZAKER...
PERO HACE UN RATO COMENZÓ A LLORAR POR UN SIMPLE GOLPE...
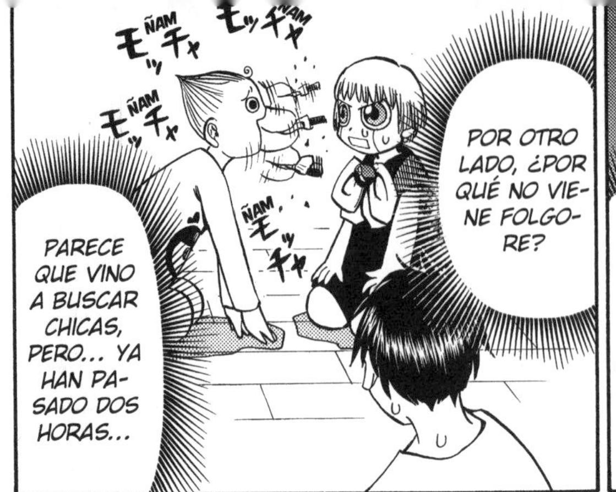
ÑAM
ÑAM
ÑAM
ÑAM
POR OTRO LADO, ¿POR QUÉ NO VIENE FOLGORE?
PARECE QUE VINO A BUSCAR CHICAS, PERO... YA HAN PASADO DOS HORAS...
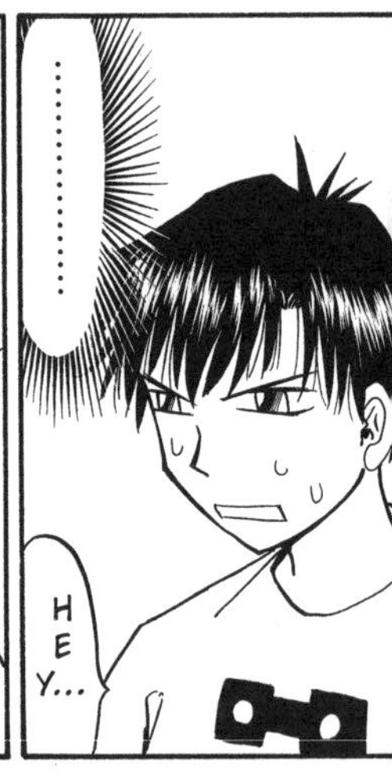
......
HEY...
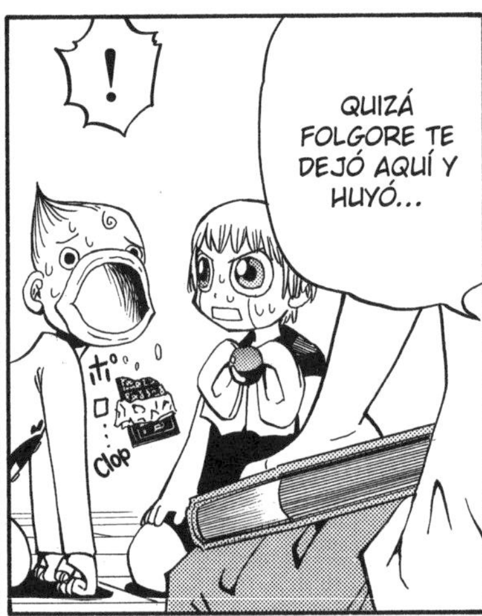
!
QUIZÁ FOLGORE TE DEJÓ AQUÍ Y HUYÓ...
CLOP
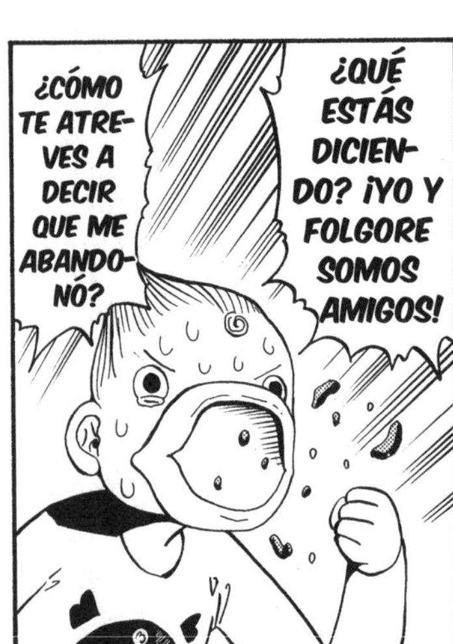
¿QUÉ ESTÁS DICIENDO? ¡YO Y FOLGORE SOMOS AMIGOS!
¿CÓMO TE ATREVES A DECIR QUE ME ABANDONÓ?
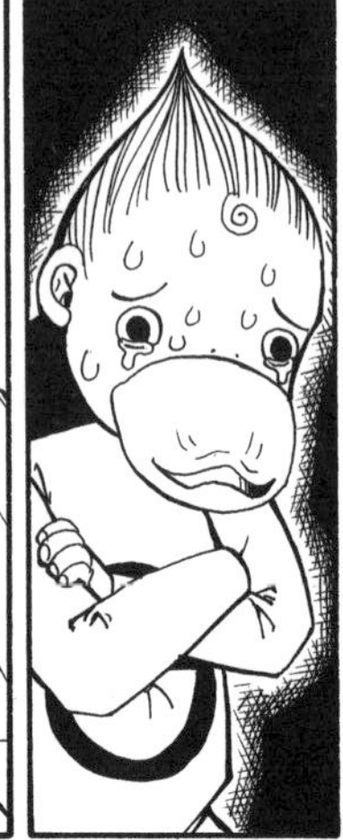
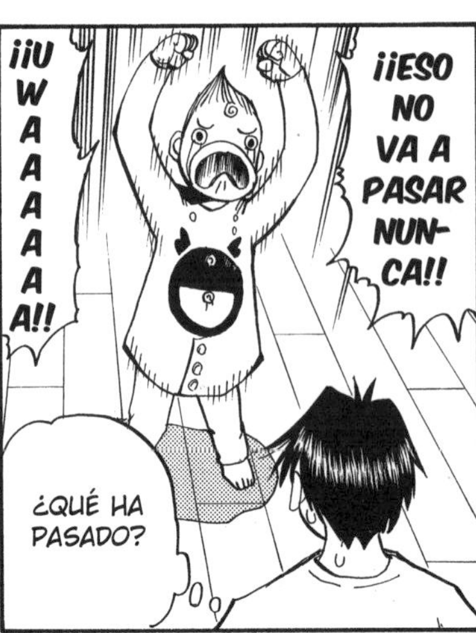
¡¡ESO NO VA A PASAR NUNCA!!
¡¡UWAAAAAAA!!
¿QUÉ HA PASADO?
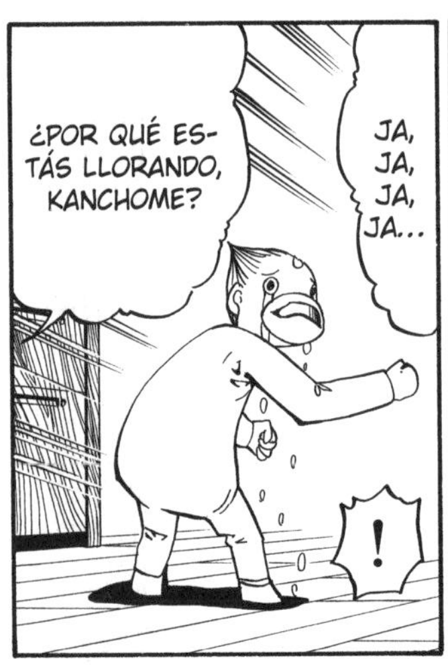
JA, JA, JA, JA...
¿POR QUÉ ESTÁS LLORANDO, KANCHOME?
!

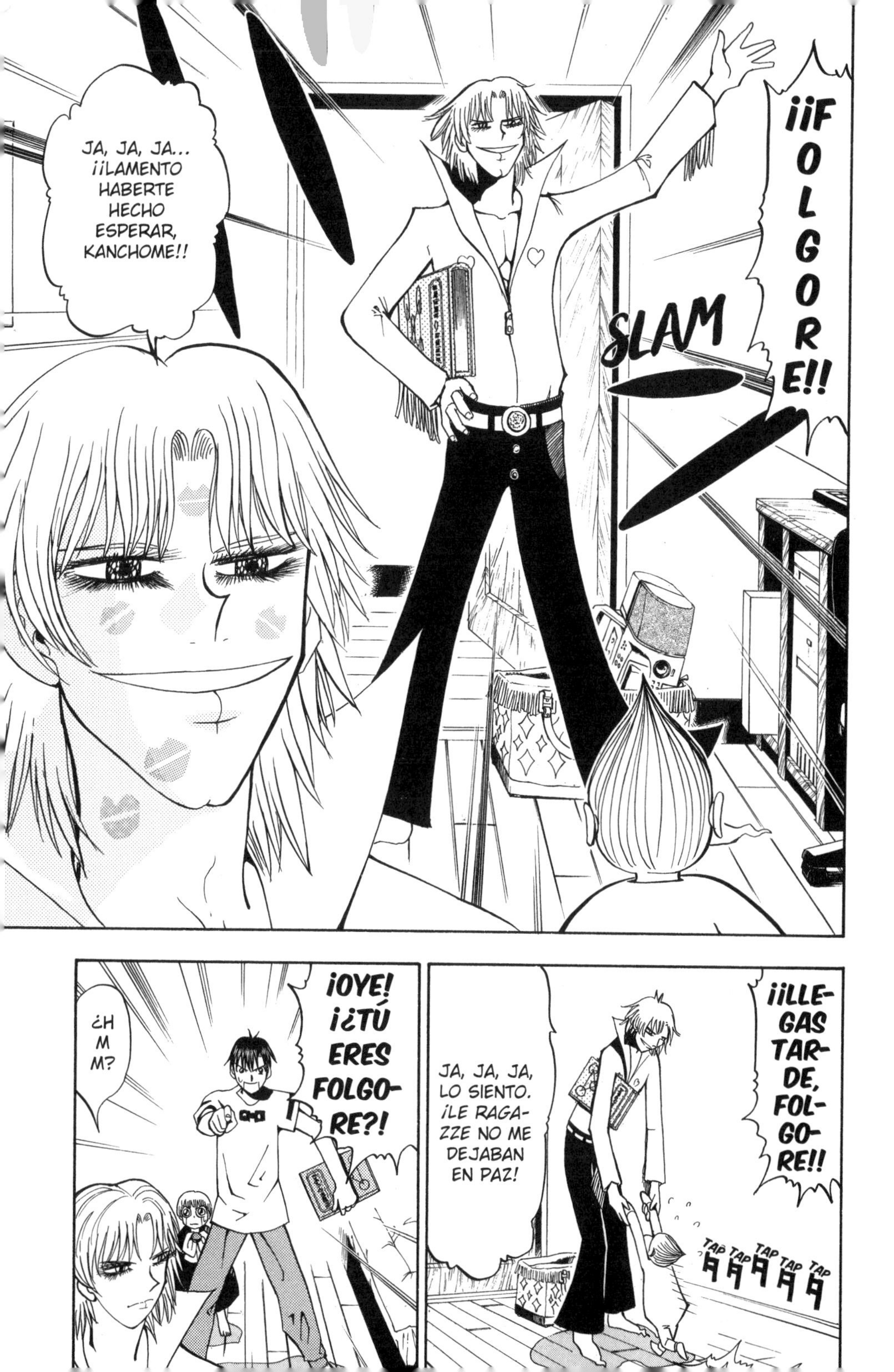

¡¡FOLGORE!!

SLAM

JA, JA, JA... ¡¡LAMENTO HABERTE HECHO ESPERAR, KANCHOME!!

¡¡LLEGAS TARDE, FOLGORE!!
JA, JA, JA, LO SIENTO. ¡LE RAGAZZE NO ME DEJABAN EN PAZ!
TAP TAP TAP TAP TAP
¡OYE! ¡¿TÚ ERES FOLGORE?!
¿HMM?

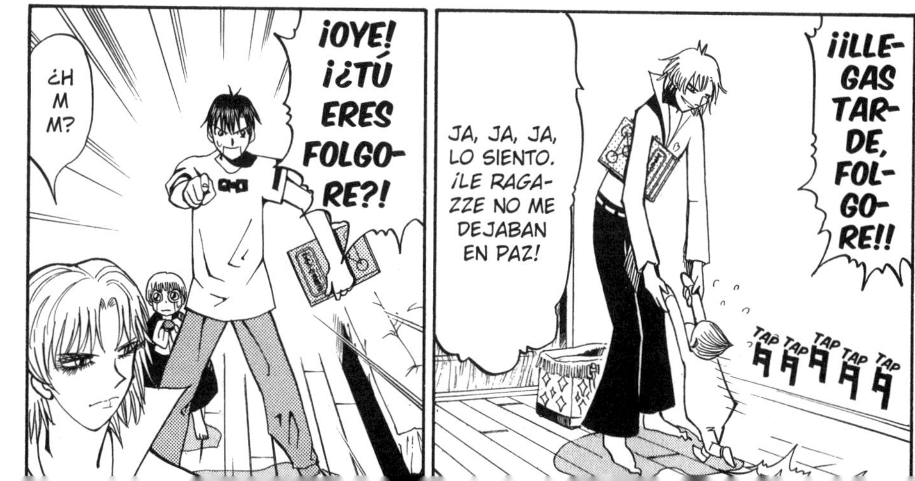

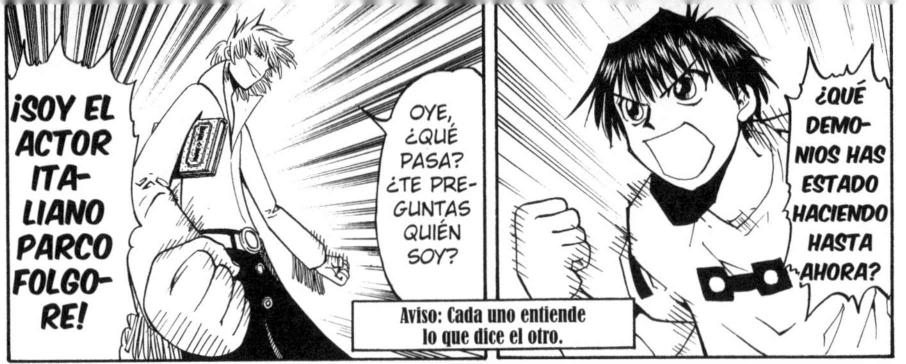
¿QUÉ DEMONIOS HAS ESTADO HACIENDO HASTA AHORA?
OYE, ¿QUÉ PASA? ¿TE PREGUNTAS QUIÉN SOY?
¡SOY EL ACTOR ITALIANO PARCO FOLGORE!
Aviso: Cada uno entiende lo que dice el otro.

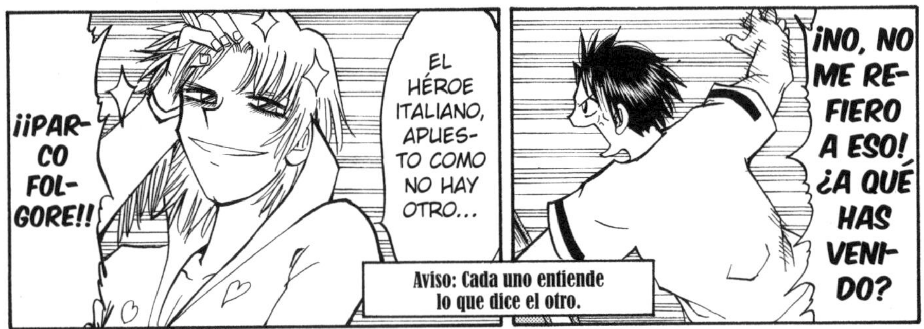
¡NO, NO ME REFIERO A ESO! ¿A QUÉ HAS VENIDO?
EL HÉROE ITALIANO, APUESTO COMO NO HAY OTRO...
¡¡PARCO FOLGORE!!
Aviso: Cada uno entiende lo que dice el otro.

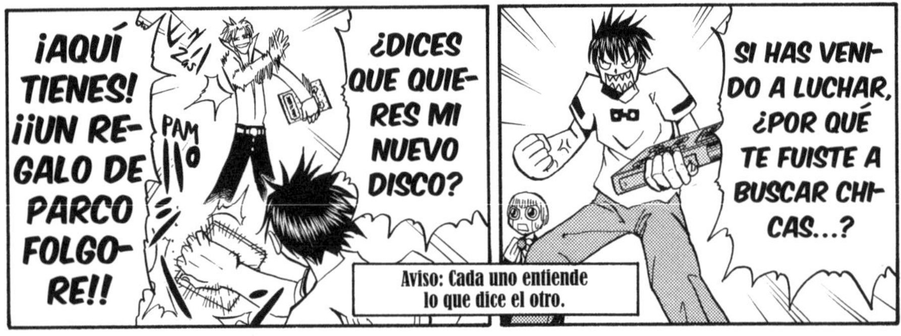
SI HAS VENIDO A LUCHAR, ¿POR QUÉ TE FUISTE A BUSCAR CHICAS...?
¿DICES QUE QUIERES MI NUEVO DISCO?
¡AQUÍ TIENES! ¡¡UN REGALO DE PARCO FOLGORE!!
Zas
PAM
Aviso: Cada uno entiende lo que dice el otro.

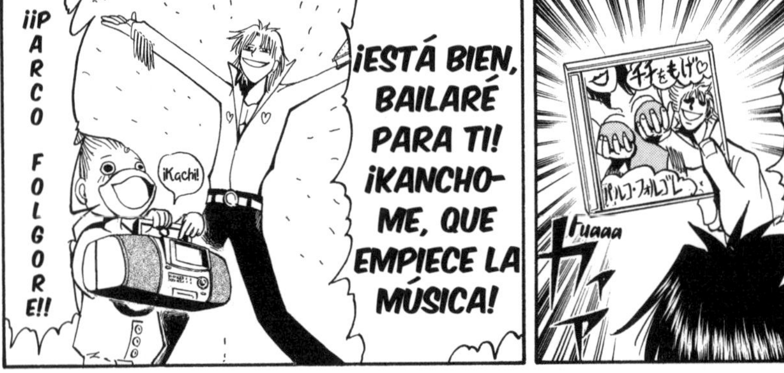
¡¿"AGARRANDO LAS DOMINGAS", DE PARCO FOLGORE?!
チチをもげ♡
パルコ・フォルゴレ
Fuaaa
¡ESTÁ BIEN, BAILARÉ PARA TI! ¡KANCHOME, QUE EMPIECE LA MÚSICA!
¡Kachi!
¡¡PARCO FOLGORE!!

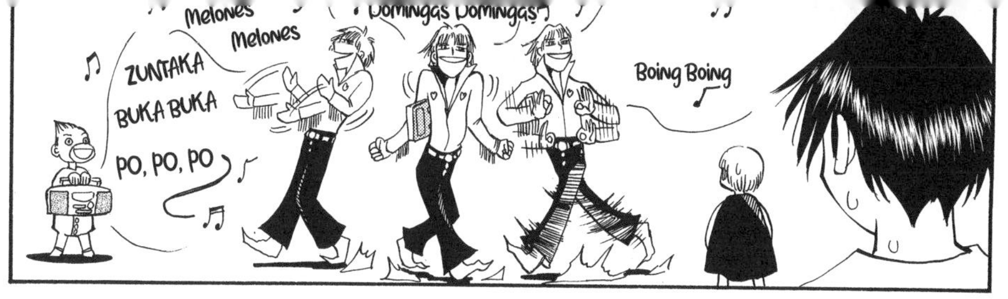
ZUNTAKA
BUKA BUKA
PO, PO, PO
Melones
Melones
Domingas Domingas
Boing Boing

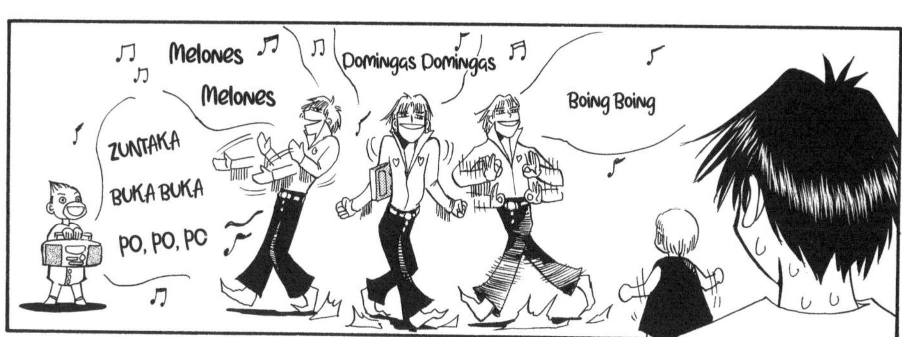
ZUNTAKA
BUKA BUKA
PO, PO, PO
Melones
Melones
Domingas Domingas
Boing Boing

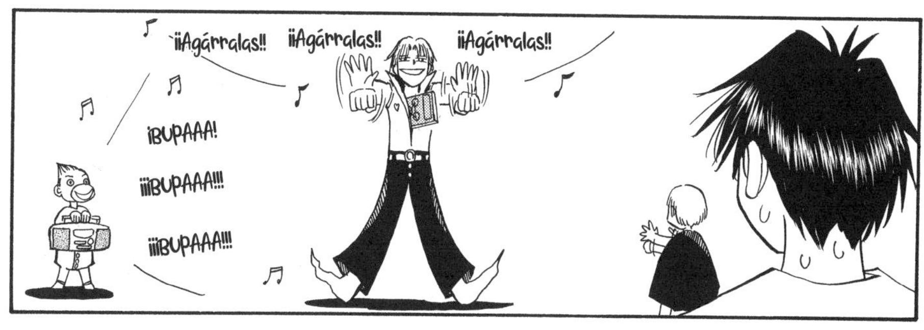
¡BUPAAA!
¡¡¡BUPAAA!!!
¡¡¡BUPAAA!!!
¡¡Agárralas!!
¡¡Agárralas!!
¡¡Agárralas!!

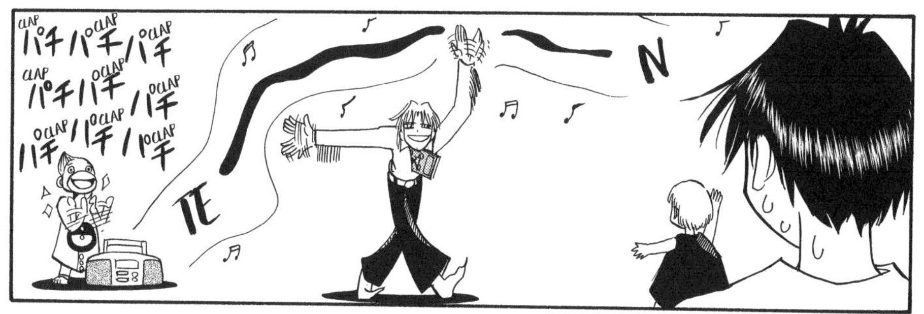
CLAP パチ CLAP パチ CLAP パチ
CLAP パチ CLAP パチ CLAP パチ
CLAP パチ CLAP パチ CLAP パチ
TE
N

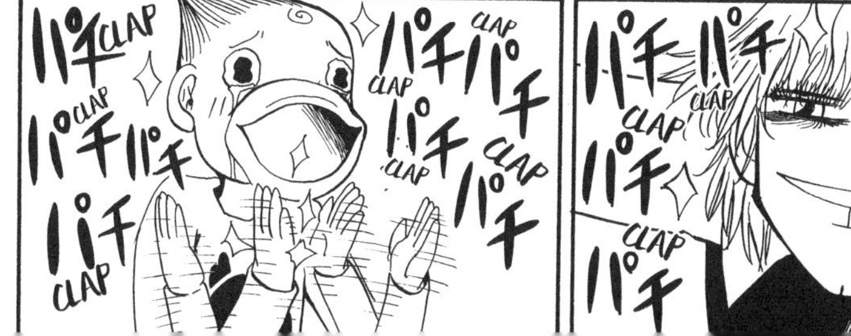
パチ CLAP
パチ CLAP
パチ CLAP
パチ CLAP
パチ CLAP
パチ CLAP

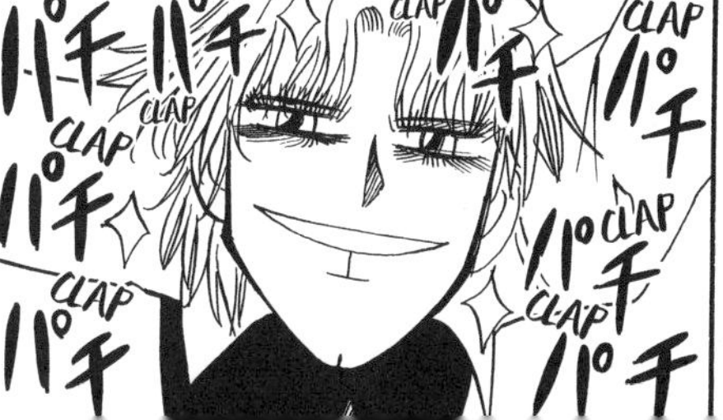
パチ パチ CLAP
パチ CLAP
パチ CLAP
パチ CLAP
パチ CLAP
パチ CLAP

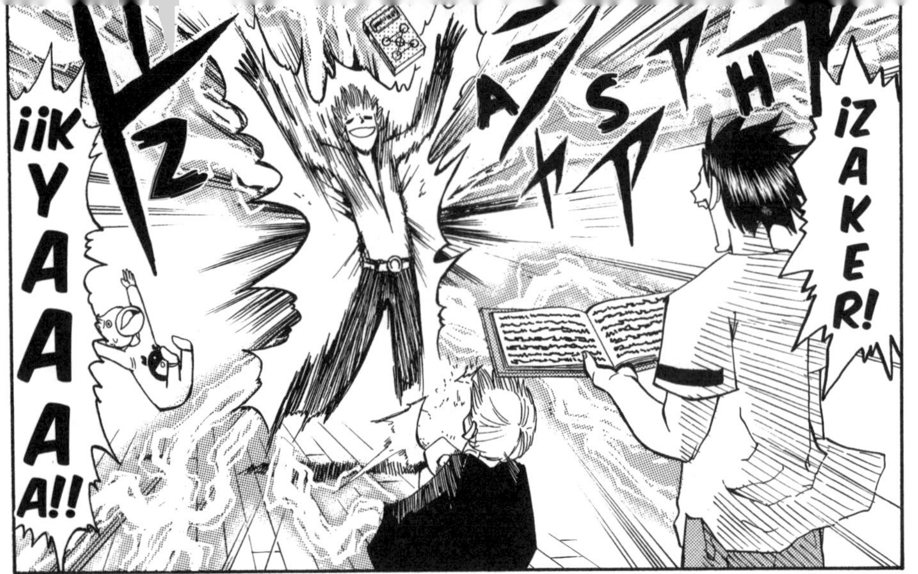
¡ZAKER!
ASH
¡¡KYAAAAA!!

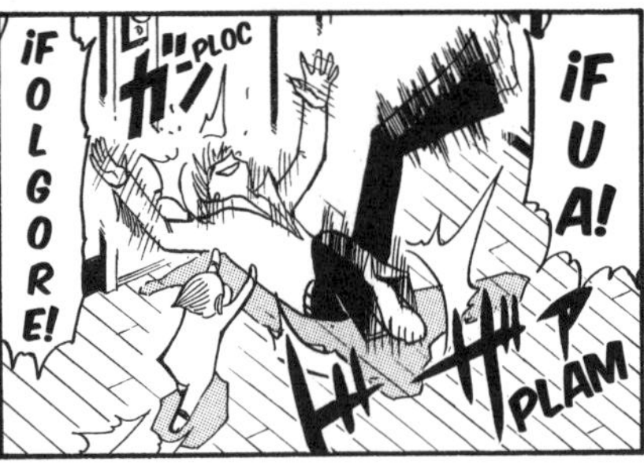
¡FUA!
PLAM
PLOC
¡FOLGORE!

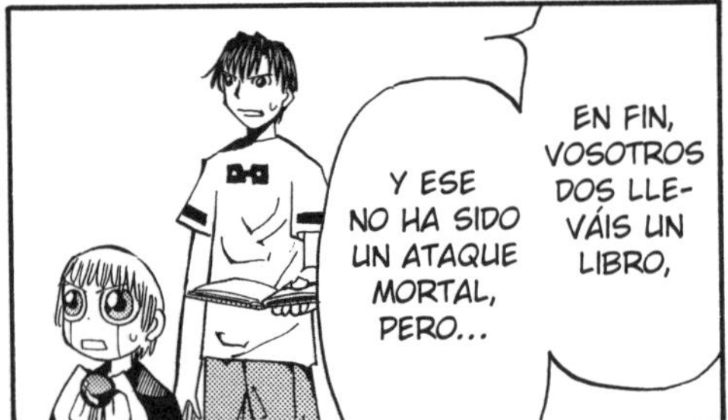
EN FIN, VOSOTROS DOS LLEVÁIS UN LIBRO,
Y ESE NO HA SIDO UN ATAQUE MORTAL, PERO...

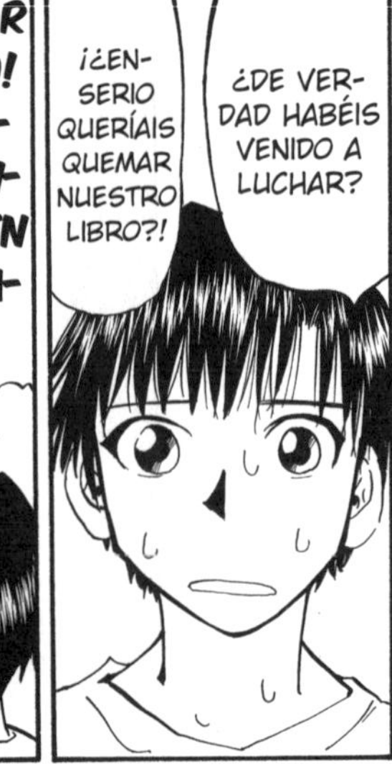
¿DE VERDAD HABÉIS VENIDO A LUCHAR?
¡¿EN SERIO QUERÍAIS QUEMAR NUESTRO LIBRO?!

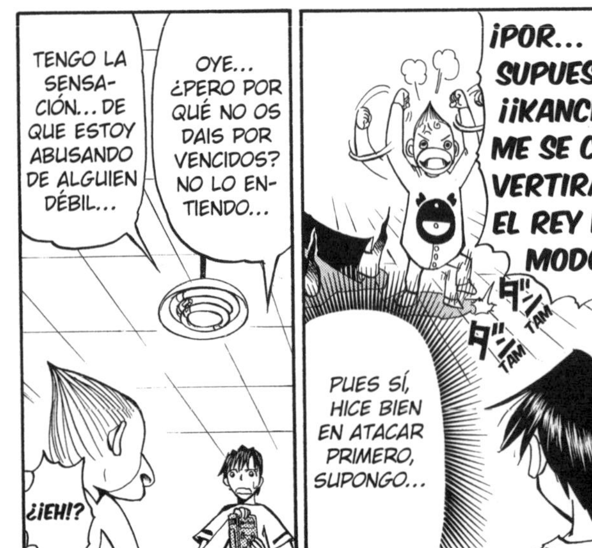
¡POR... POR SUPUESTO! ¡¡KANCHOME SE CONVERTIRÁ EN EL REY MAMODO!
TAM
TAM
PUES SÍ, HICE BIEN EN ATACAR PRIMERO, SUPONGO...
OYE... ¿PERO POR QUÉ NO OS DAIS POR VENCIDOS? NO LO ENTIENDO...
TENGO LA SENSACIÓN... DE QUE ESTOY ABUSANDO DE ALGUIEN DÉBIL...
¿¡EH!?

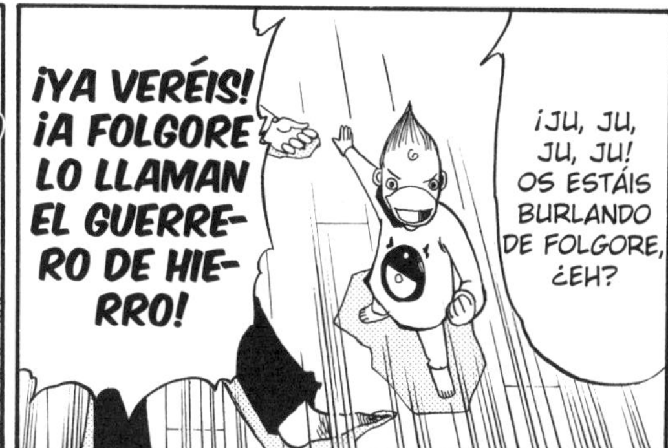

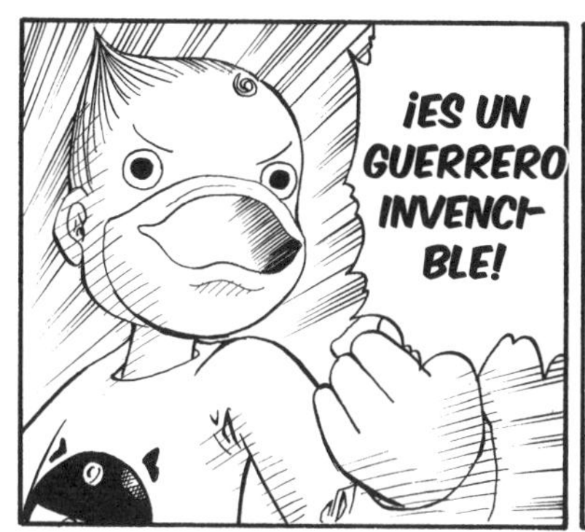

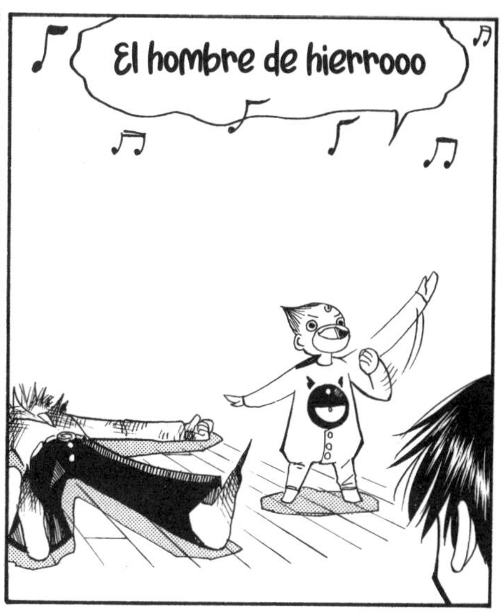

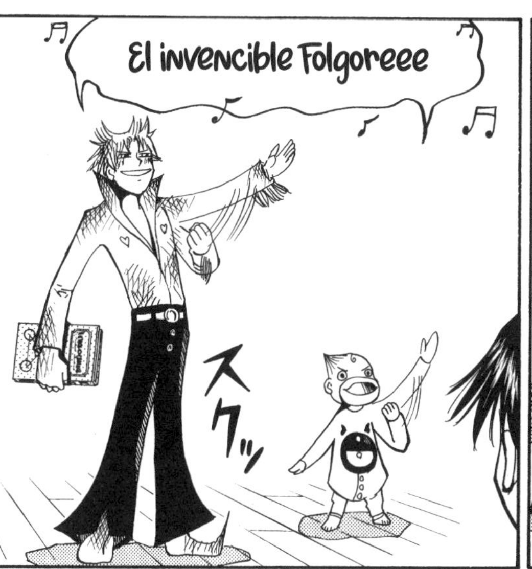

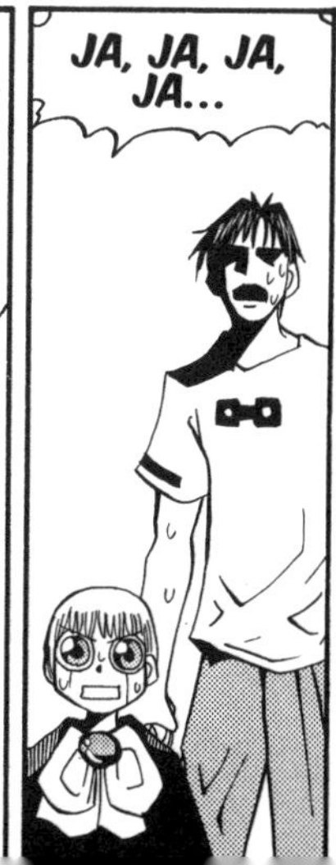

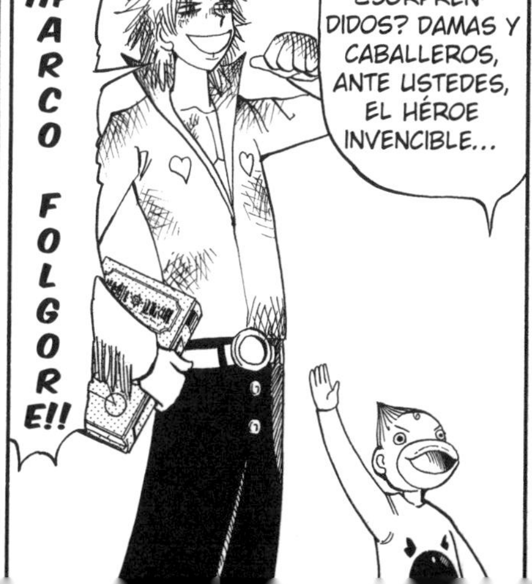

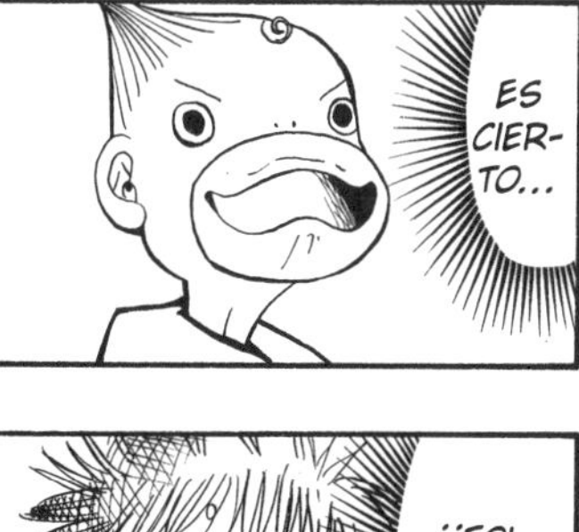

¡¡FOLGORE ES FUERTE!!

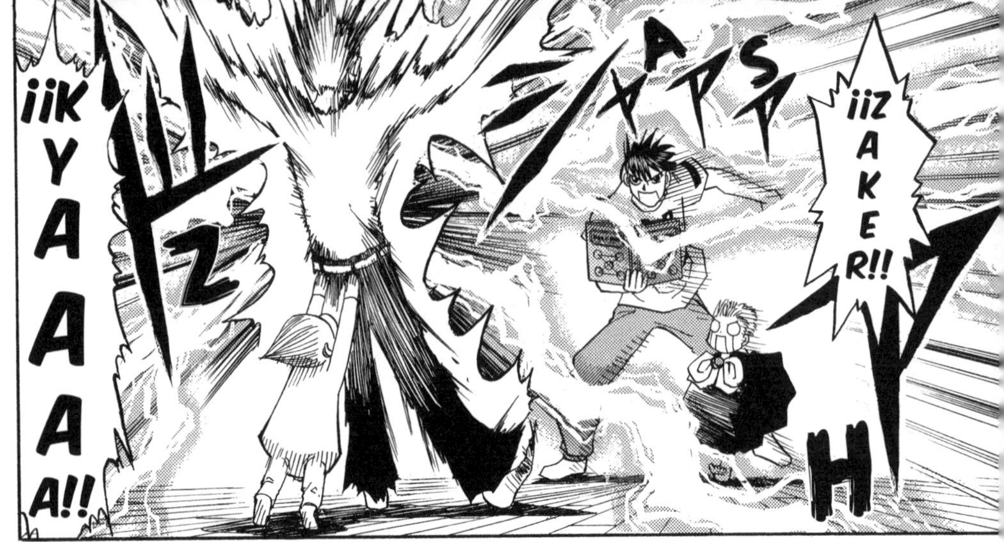
¡¡ZAKER!!
¡¡KYAAAAA!!

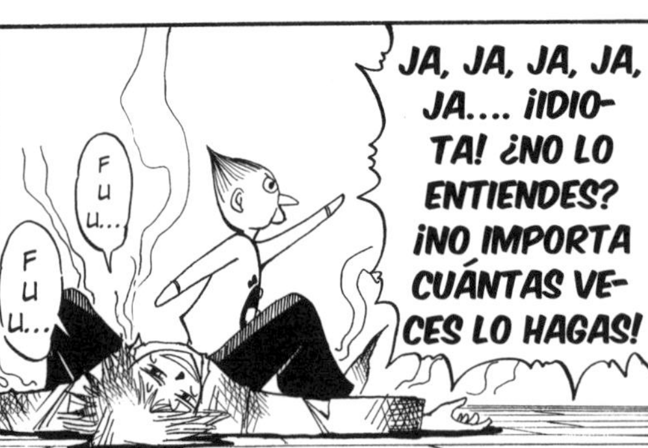
JA, JA, JA, JA, JA.... ¡IDIOTA! ¿NO LO ENTIENDES? ¡NO IMPORTA CUÁNTAS VECES LO HAGAS!
Fuu...
Fuu...

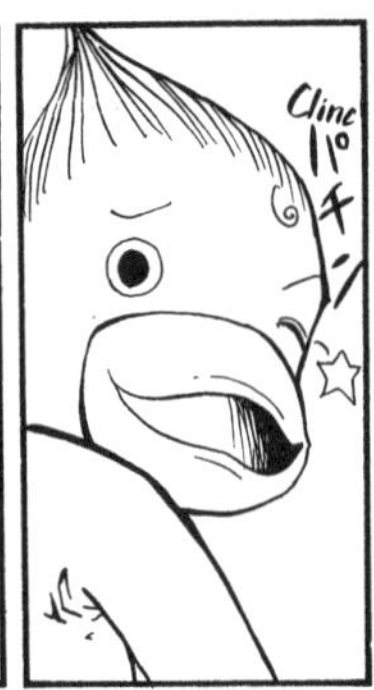
Clinc

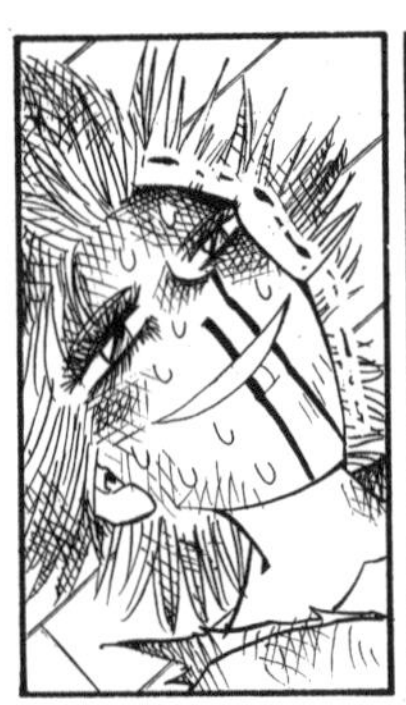

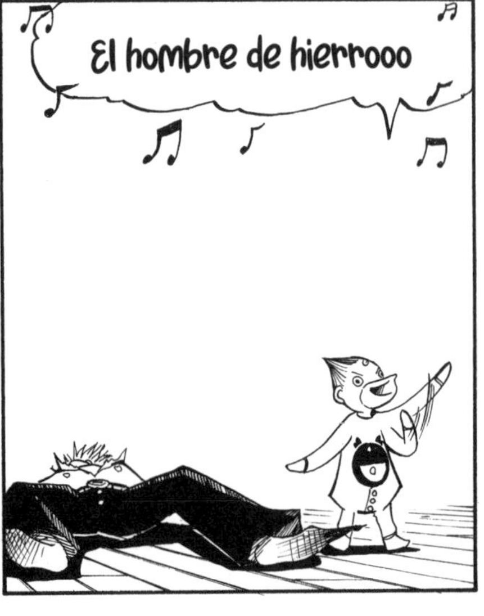
El hombre de hierrooo

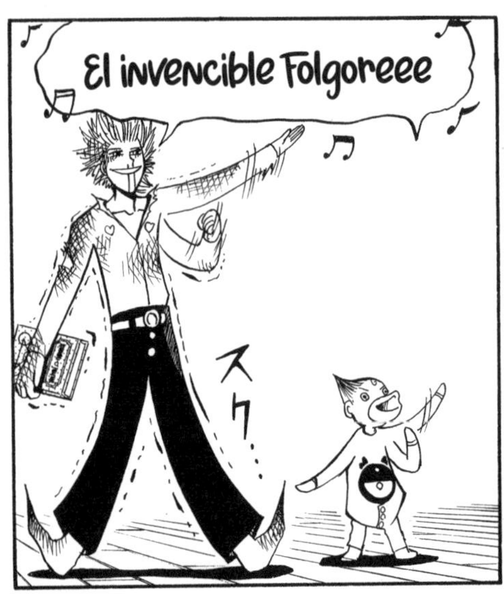
El invencible Folgoreee

¡¡ZAKER!!

¡¡GYAAAAAA!!

JA, JA, JA... ¡ATACA HASTA QUE TE CANSES!
¡¡FOLGORE NO TEME A NADA!!
!

El hombre de hierro
ES...
ESPERA... KANCHOME...

El invencible Folgore
YA ES...
SUFICIENTE...

El invencible Folgoreee
¡PER... PERDÓNAME!
¡LO SIENTO... NO SOY INVENCIBLE! ¡¡SOY UN SIMPLE Y DÉBIL HUMANO!!

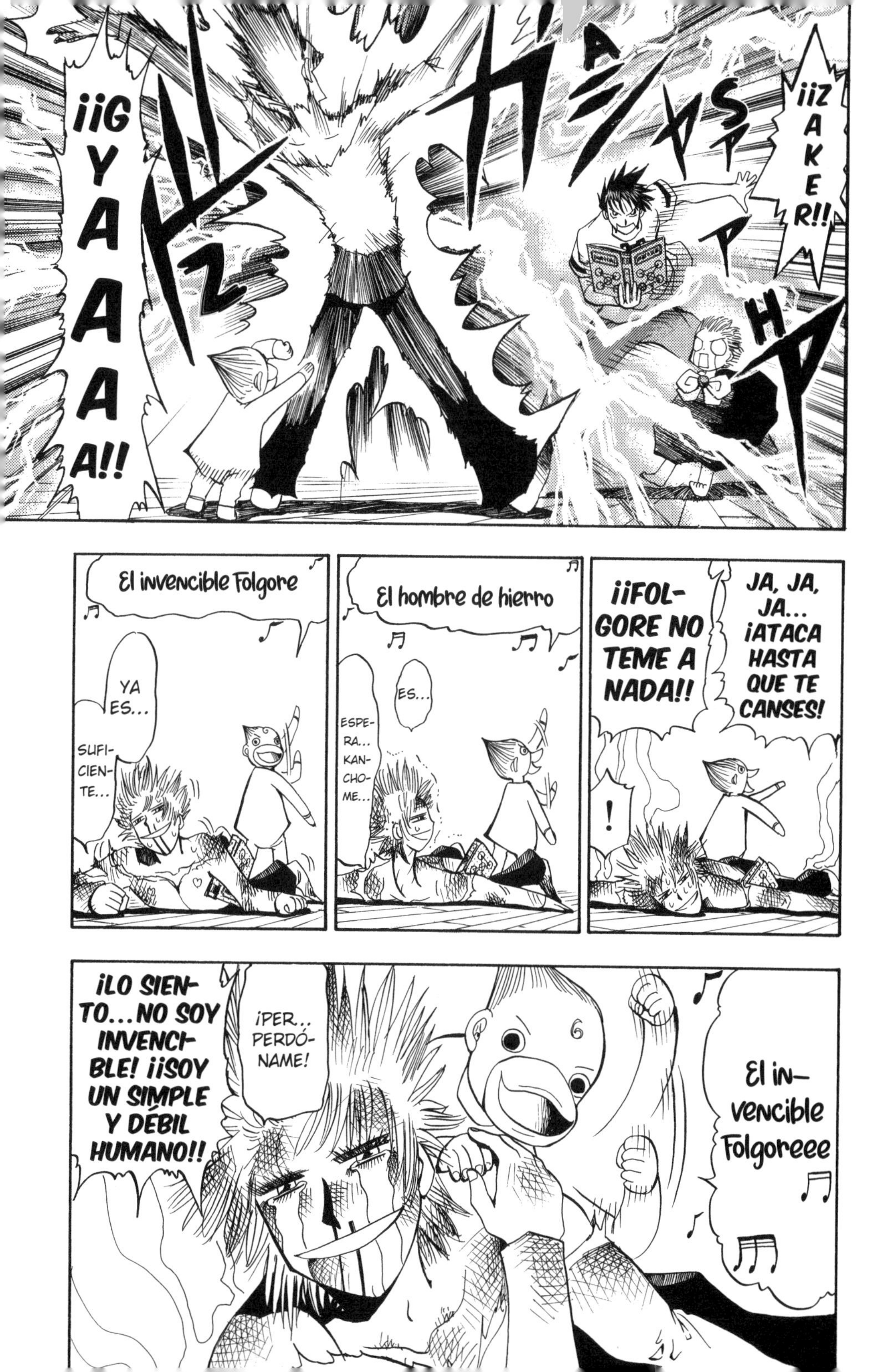

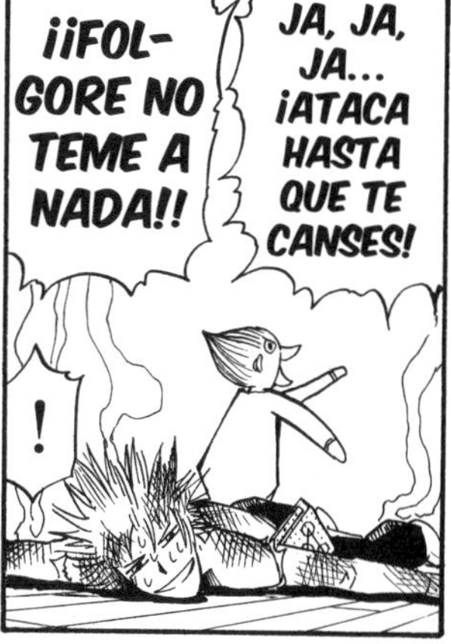

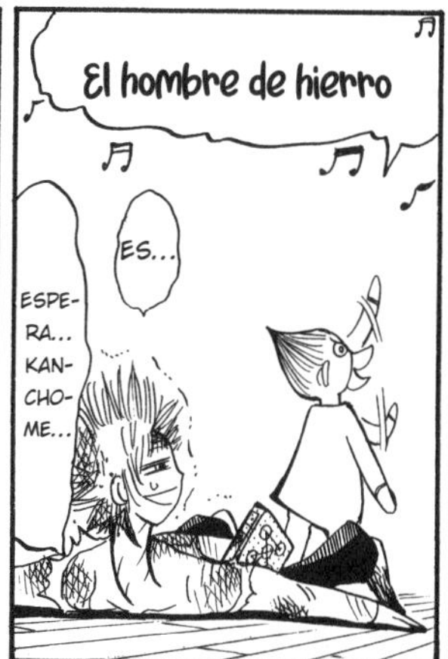

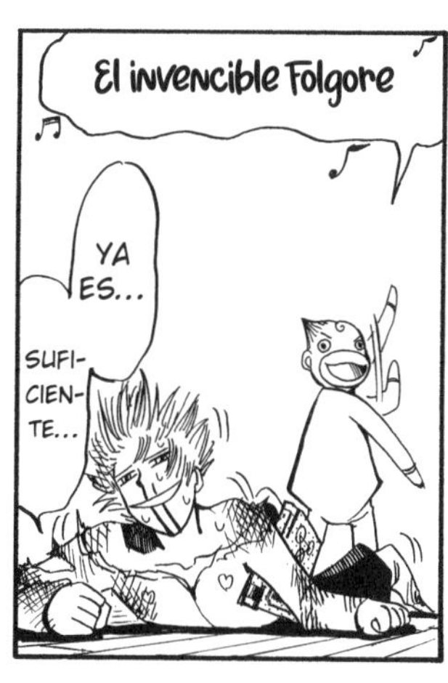

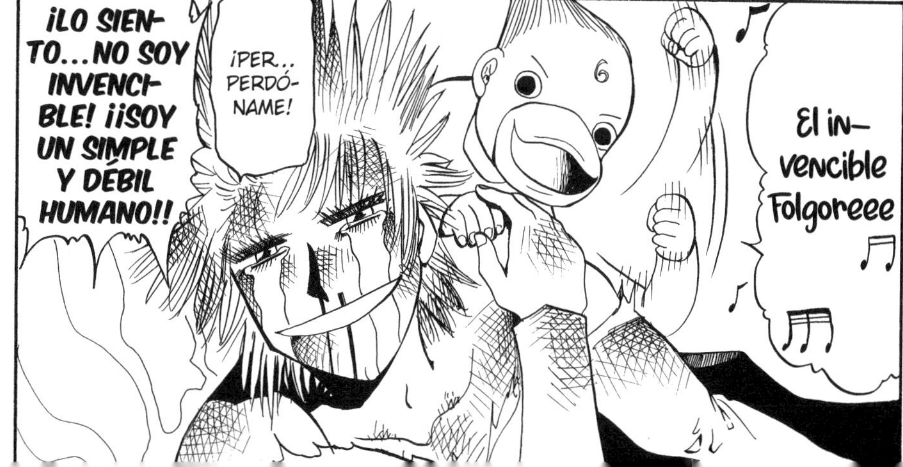

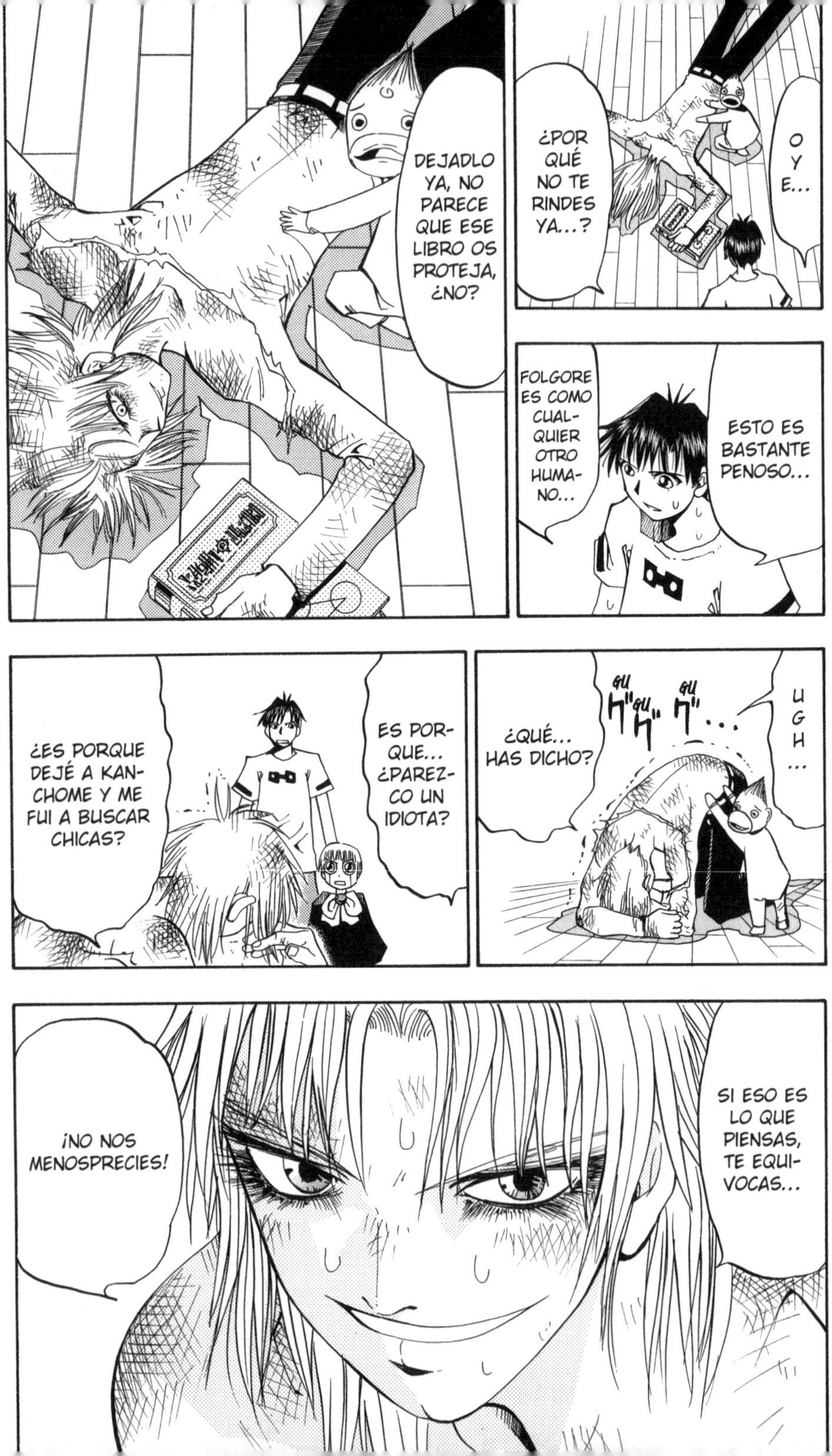

OYE...
¿POR QUÉ NO TE RINDES YA...?
DEJADLO YA, NO PARECE QUE ESE LIBRO OS PROTEJA, ¿NO?
ESTO ES BASTANTE PENOSO...
FOLGORE ES COMO CUALQUIER OTRO HUMANO...

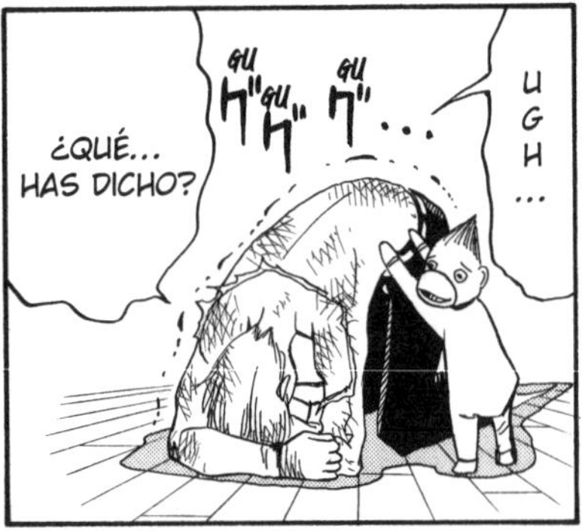

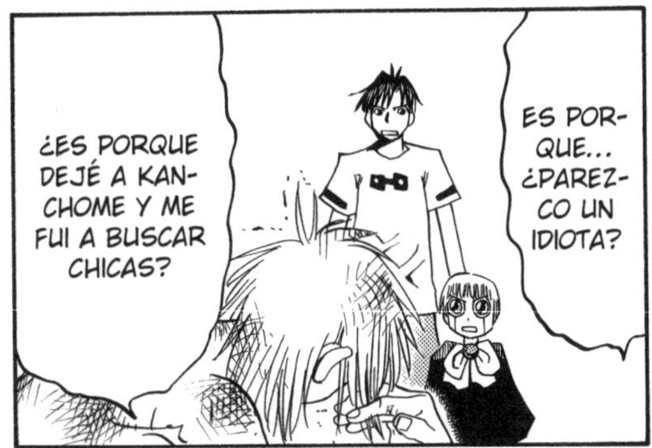

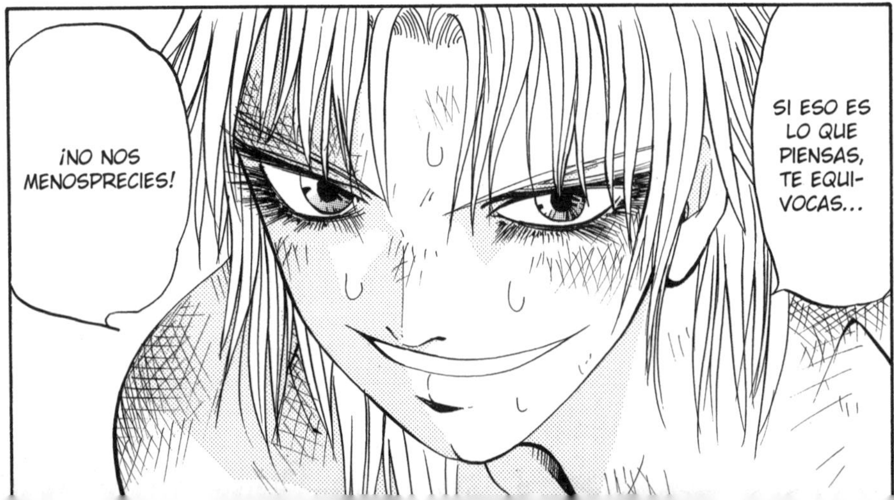

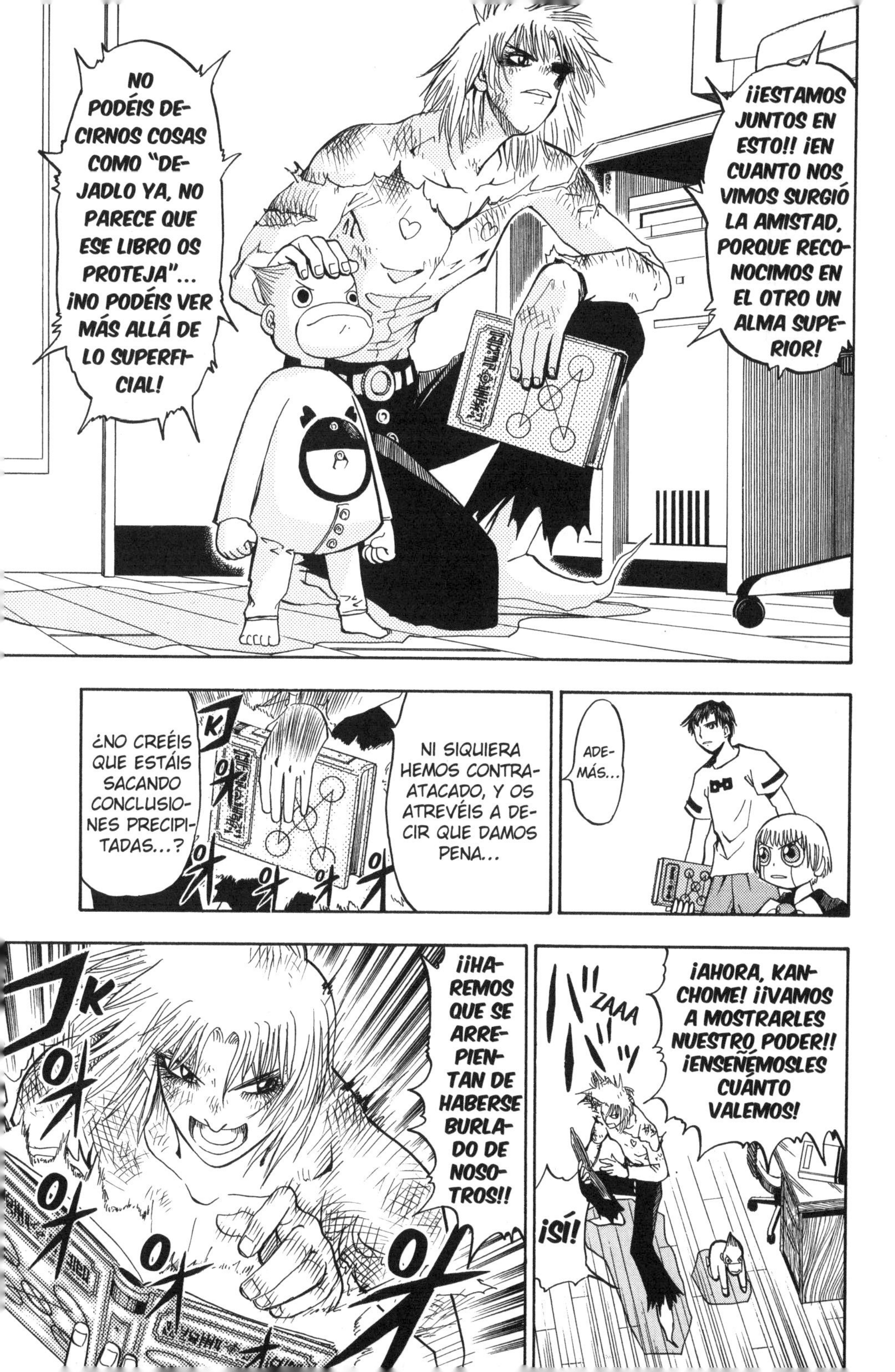

¡¡ESTAMOS JUNTOS EN ESTO!! ¡EN CUANTO NOS VIMOS SURGIÓ LA AMISTAD, PORQUE RECONOCIMOS EN EL OTRO UN ALMA SUPERIOR!

NO PODÉIS DECIRNOS COSAS COMO "DEJADLO YA, NO PARECE QUE ESE LIBRO OS PROTEJA"... ¡NO PODÉIS VER MÁS ALLÁ DE LO SUPERFICIAL!

ADEMÁS...

NI SIQUIERA HEMOS CONTRAATACADO, Y OS ATREVÉIS A DECIR QUE DAMOS PENA...
¿NO CREÉIS QUE ESTÁIS SACANDO CONCLUSIONES PRECIPITADAS...?

ZAAA
¡AHORA, KANCHOME! ¡¡VAMOS A MOSTRARLES NUESTRO PODER!! ¡ENSEÑÉMOSLES CUÁNTO VALEMOS!
¡SÍ!
¡¡HAREMOS QUE SE ARREPIENTAN DE HABERSE BURLADO DE NOSOTROS!!

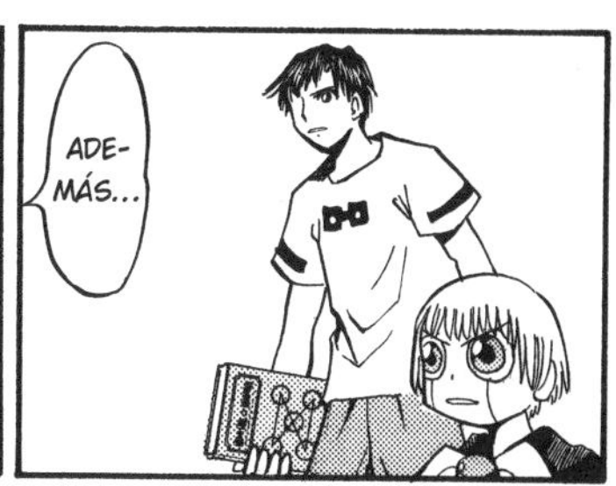

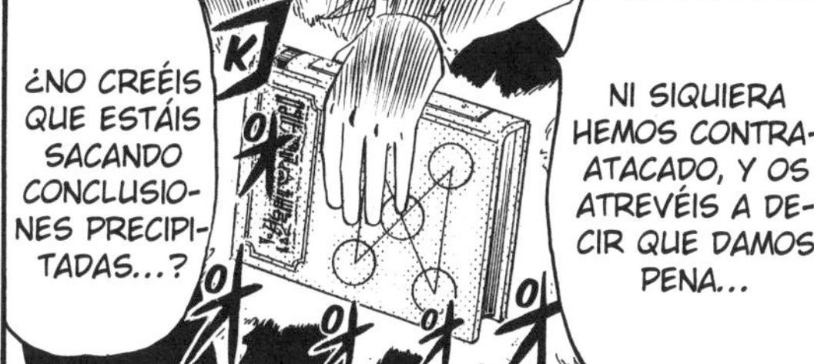

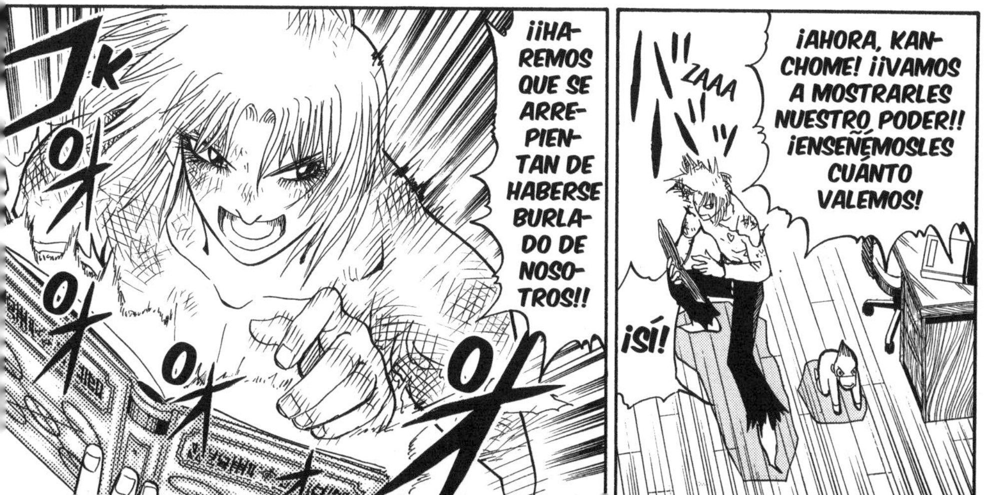

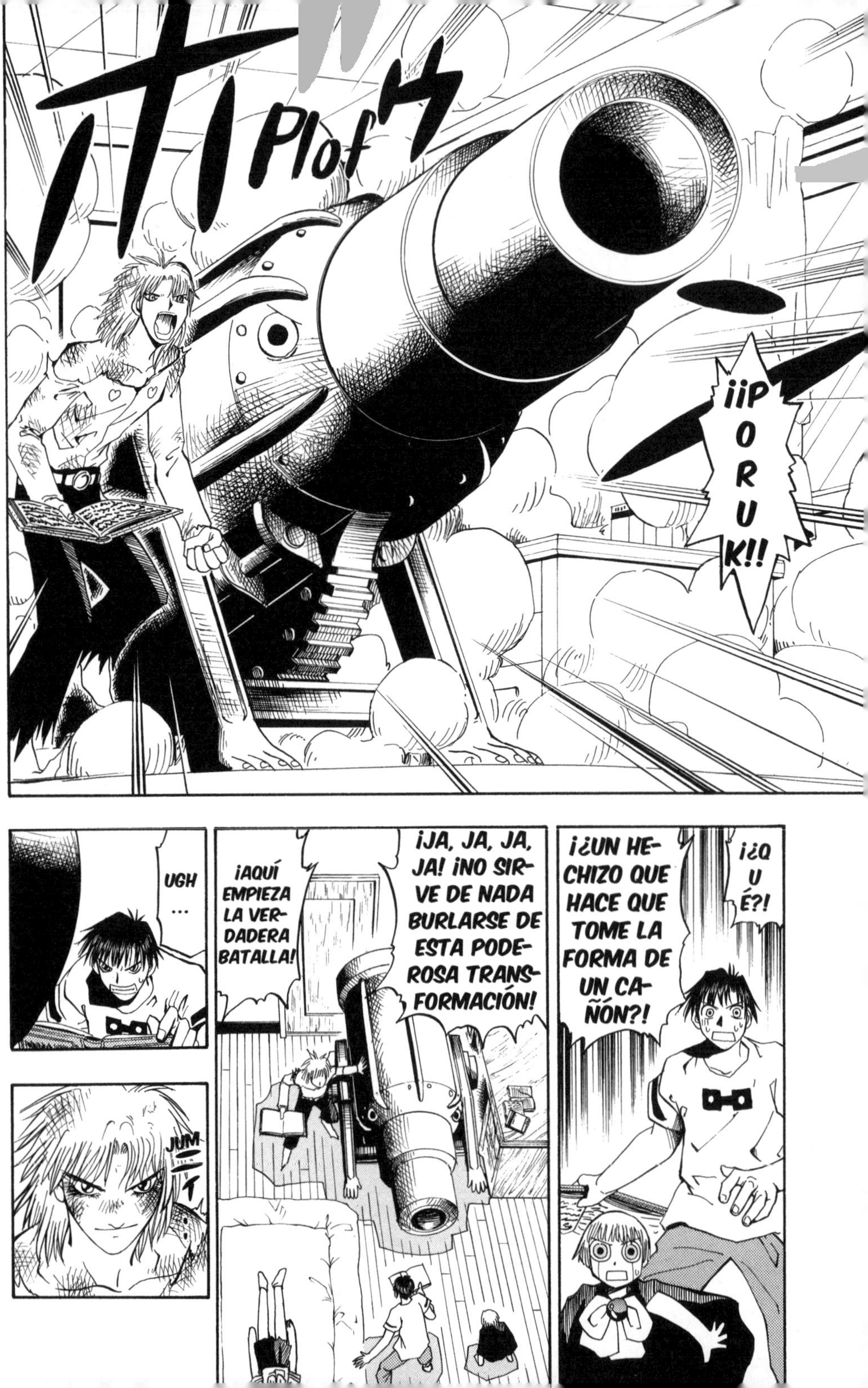

Plof
¡¡PORUK!!
¡¿QUÉ?!
¡¿UN HECHIZO QUE HACE QUE TOME LA FORMA DE UN CAÑÓN?!
¡JA, JA, JA, JA! ¡NO SIRVE DE NADA BURLARSE DE ESTA PODEROSA TRANSFORMACIÓN!
¡AQUÍ EMPIEZA LA VERDADERA BATALLA!
UGH ...
JUM

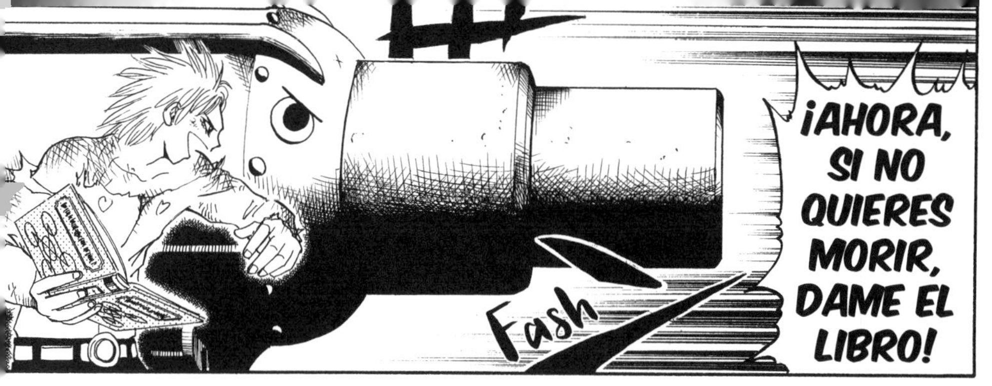
Fash
¡AHORA, SI NO QUIERES MORIR, DAME EL LIBRO!

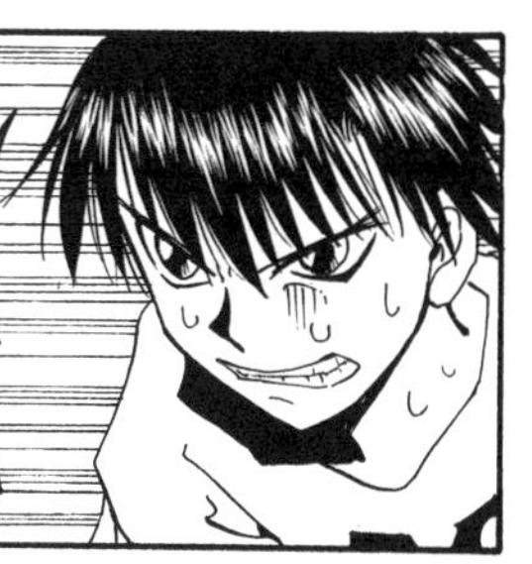

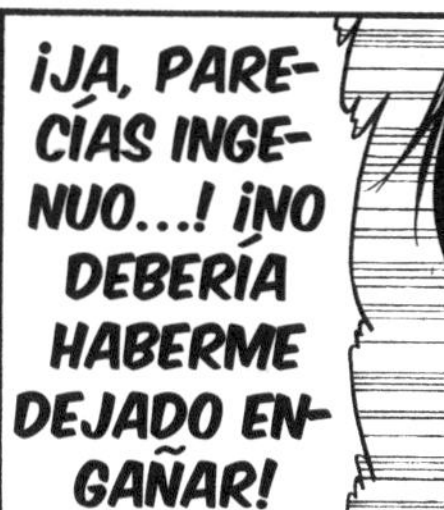
¡JA, PARECÍAS INGENUO...! ¡NO DEBERÍA HABERME DEJADO ENGAÑAR!

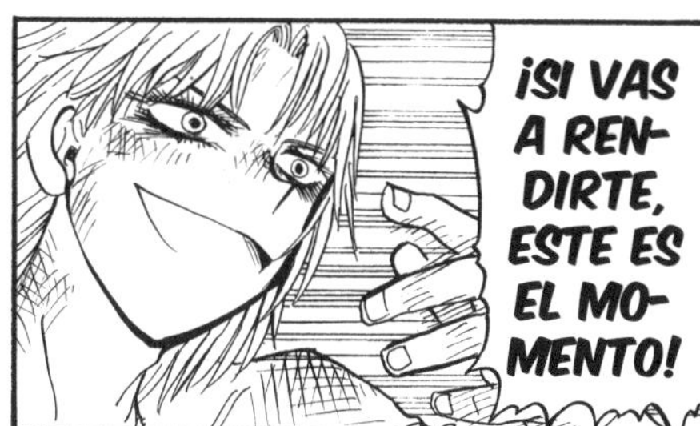
¡SI VAS A RENDIRTE, ESTE ES EL MOMENTO!

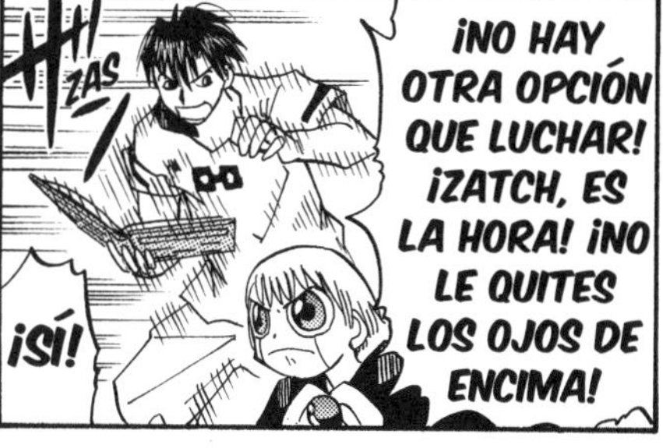
¡NO HAY OTRA OPCIÓN QUE LUCHAR! ¡ZATCH, ES LA HORA! ¡NO LE QUITES LOS OJOS DE ENCIMA!
ZAS
¡SÍ!

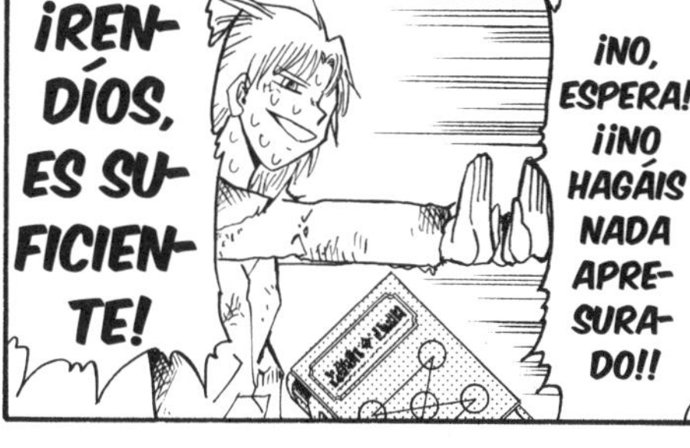
¡NO, ESPERA! ¡¡NO HAGÁIS NADA APRESURADO!!
¡RENDÍOS, ES SUFICIENTE!

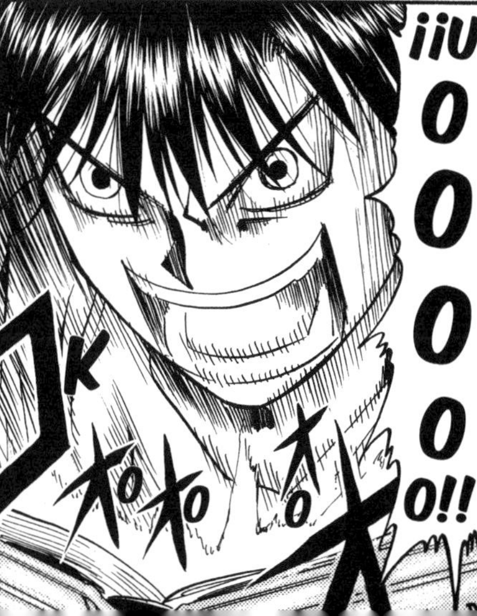
¡¡UOOOOOOO!!

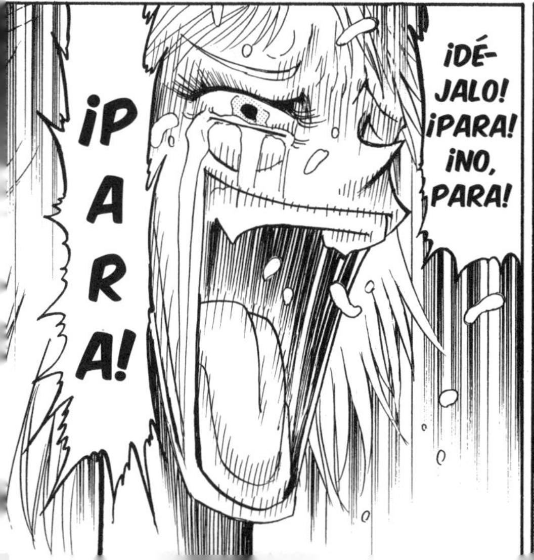
¡DÉJALO! ¡PARA! ¡NO, PARA!
¡PARA!

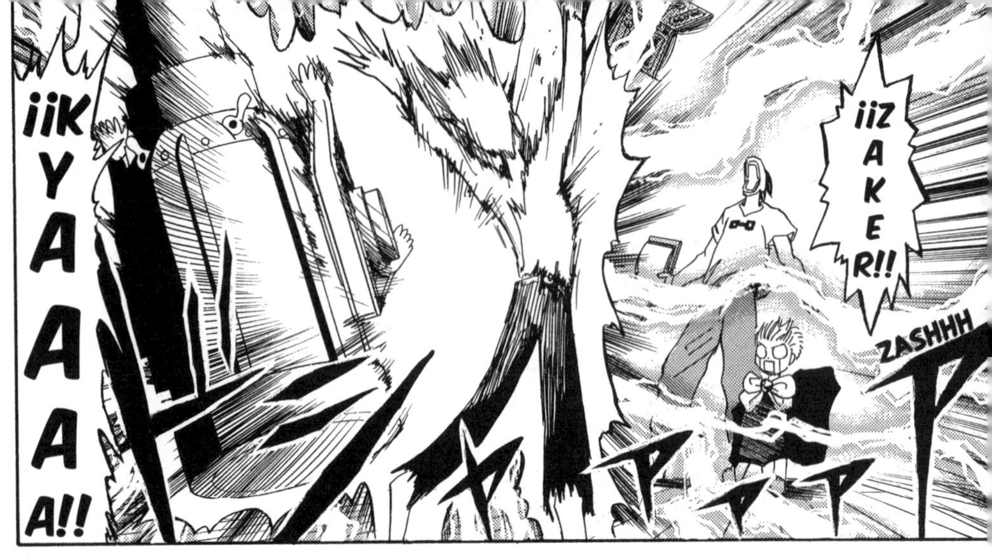
¡¡ZAKER!!
ZASHHH
¡¡KYAAAAAA!!

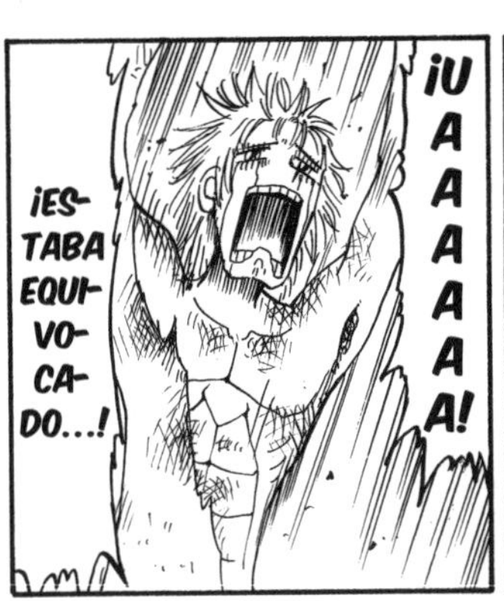
¡UAAAAAAAA!
¡ESTABA EQUIVOCADO...!

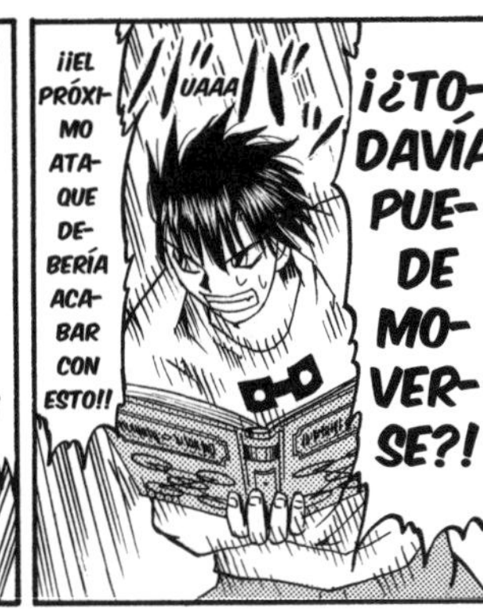
¡¿TODAVÍA PUEDE MOVERSE?!
UAAA
¡¡EL PRÓXIMO ATAQUE DEBERÍA ACABAR CON ESTO!!

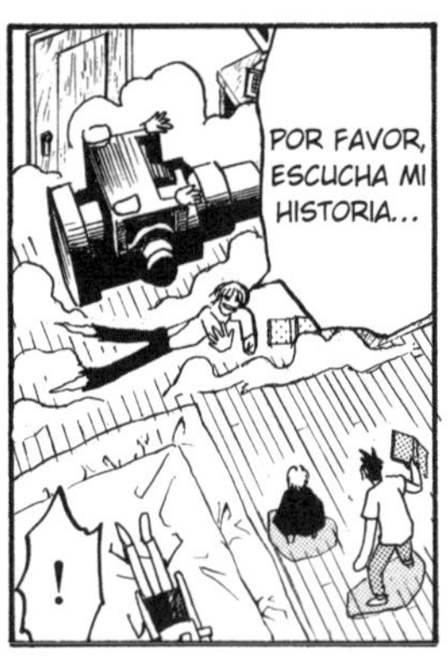
POR FAVOR, ESCUCHA MI HISTORIA...
!

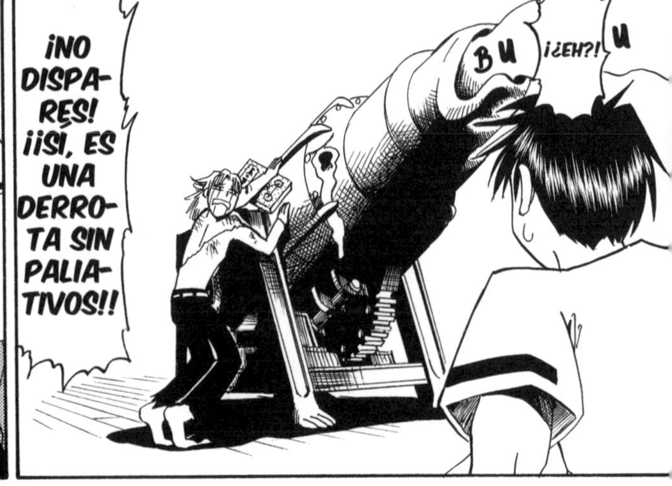
U
¡¿EH?!
BU
¡NO DISPARES! ¡¡SÍ, ES UNA DERROTA SIN PALIATIVOS!!

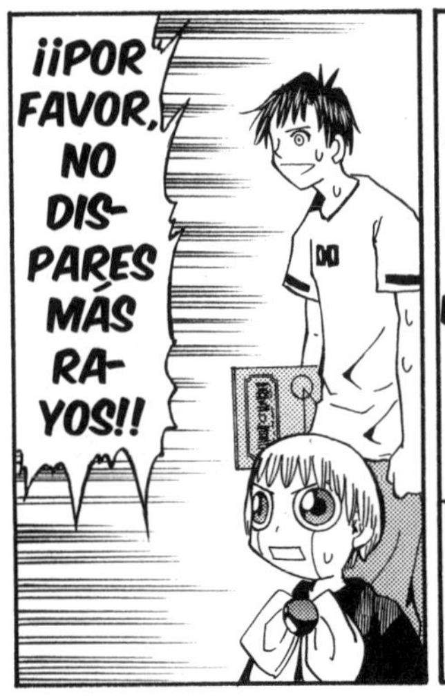
¡¡POR FAVOR, NO DISPARES MÁS RAYOS!!

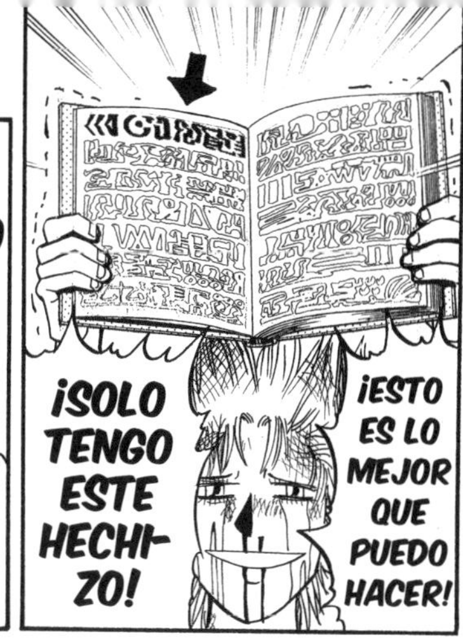
¡ESTO ES LO MEJOR QUE PUEDO HACER!
¡SOLO TENGO ESTE HECHIZO!

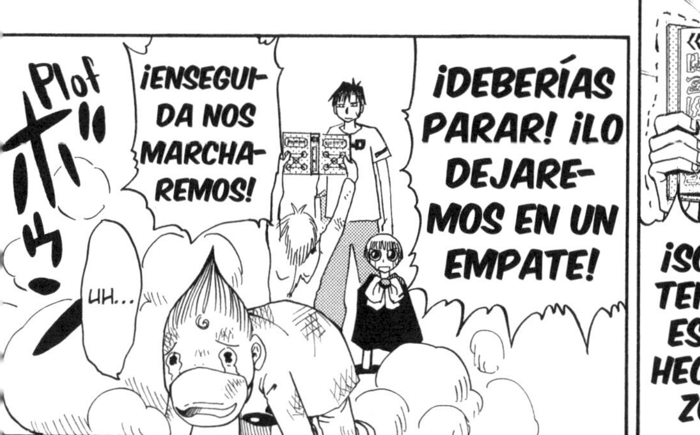
¡DEBERÍAS PARAR! ¡LO DEJAREMOS EN UN EMPATE!
¡ENSEGUIDA NOS MARCHAREMOS!
Plof
UH...

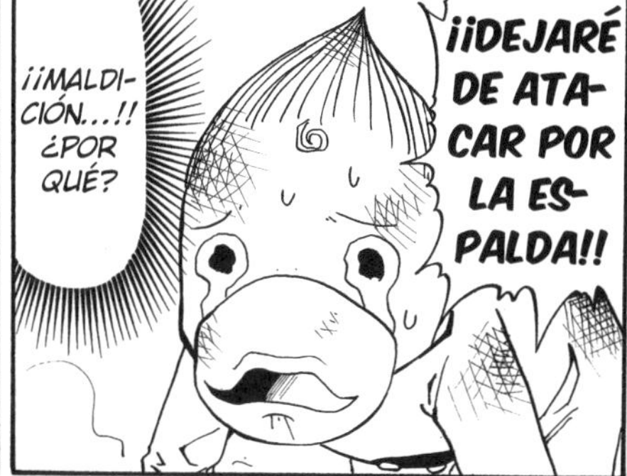
¡¡DEJARÉ DE ATACAR POR LA ESPALDA!!
¡¡MALDICIÓN...!! ¿POR QUÉ?

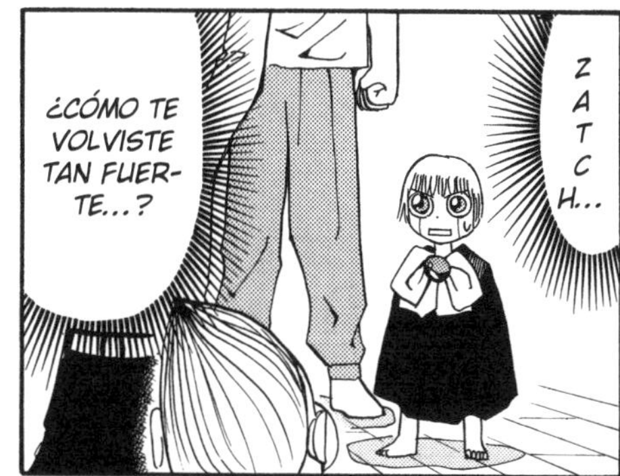
ZATCH...
¿CÓMO TE VOLVISTE TAN FUERTE...?

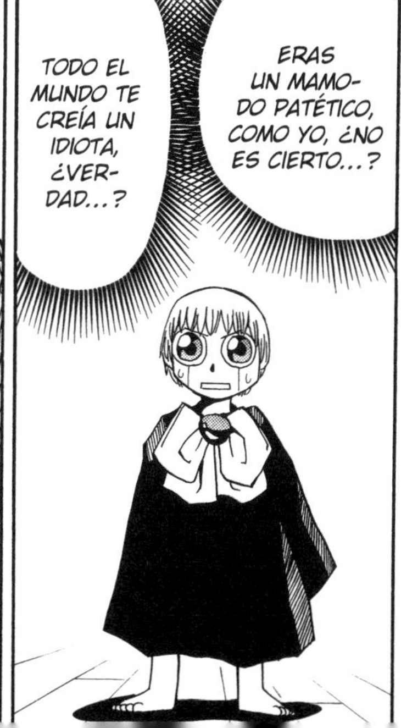
ERAS UN MAMODO PATÉTICO, COMO YO, ¿NO ES CIERTO...?
TODO EL MUNDO TE CREÍA UN IDIOTA, ¿VERDAD...?

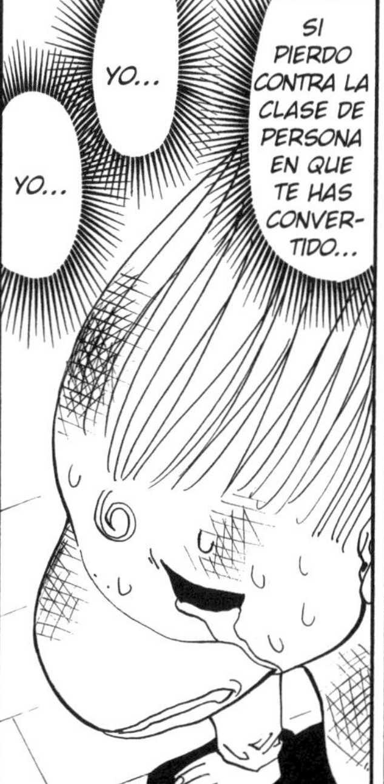
SI PIERDO CONTRA LA CLASE DE PERSONA EN QUE TE HAS CONVERTIDO...
YO...
YO...

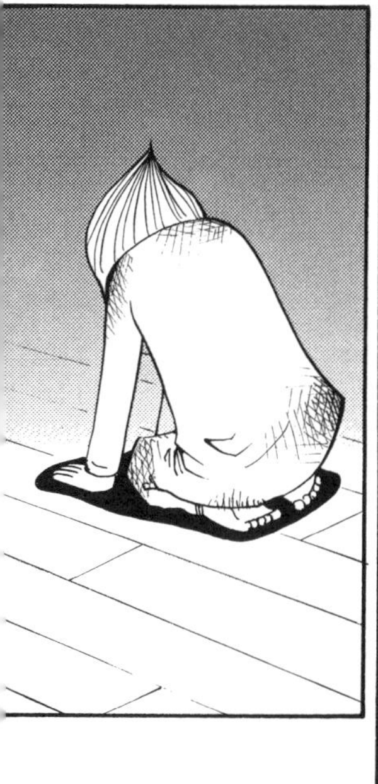

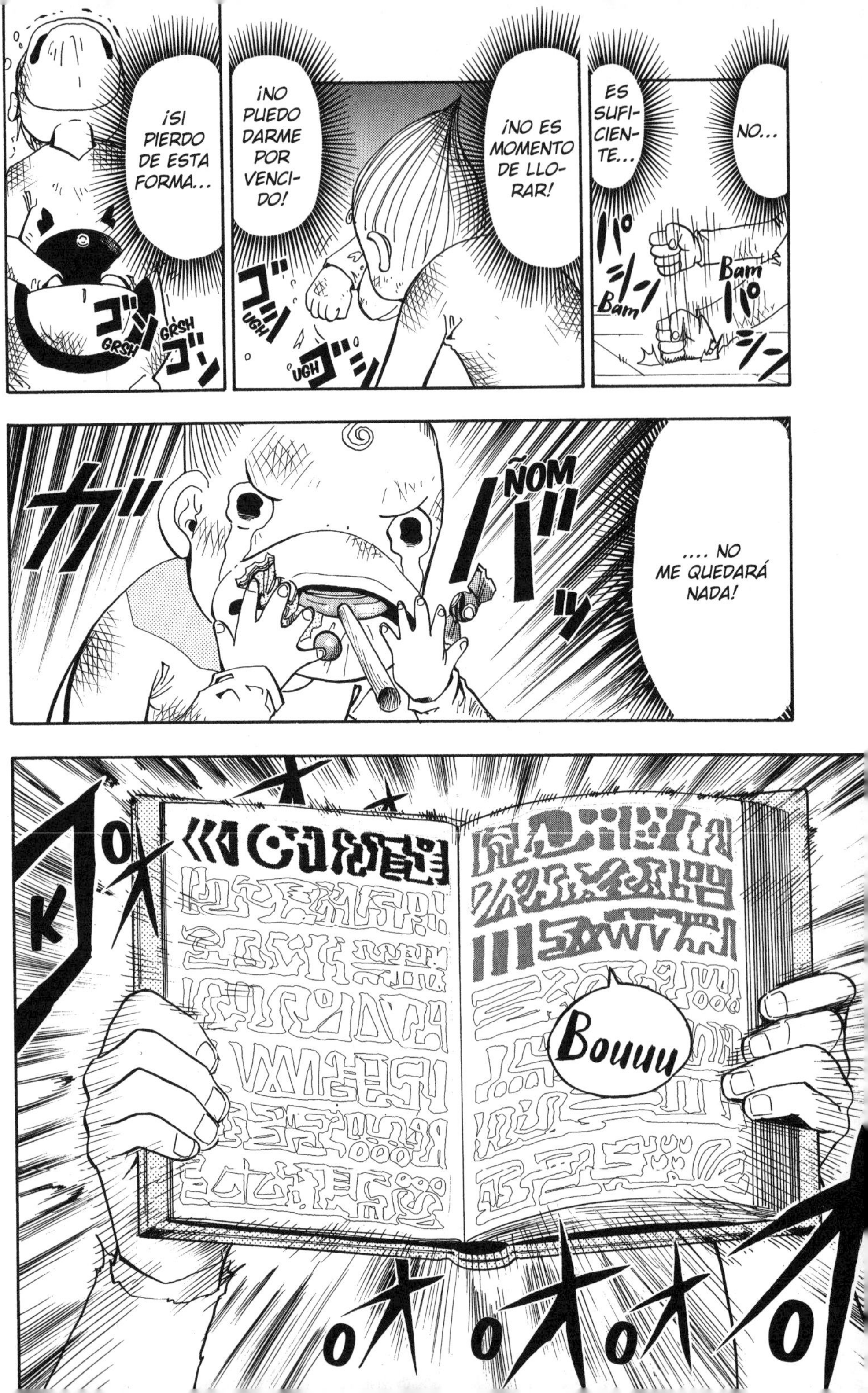

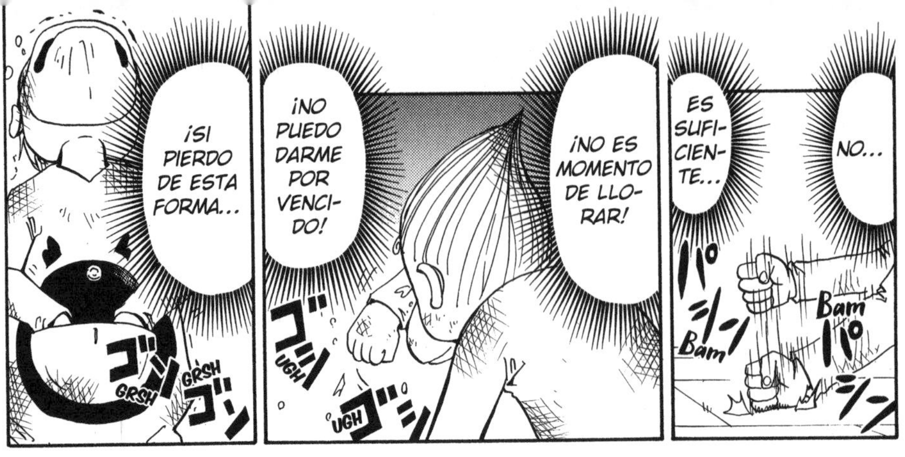
NO...
ES SUFICIENTE...
Bam
Bam
¡NO ES MOMENTO DE LLORAR!
¡NO PUEDO DARME POR VENCIDO!
UGH
UGH
¡SI PIERDO DE ESTA FORMA...
GRSH
GRSH

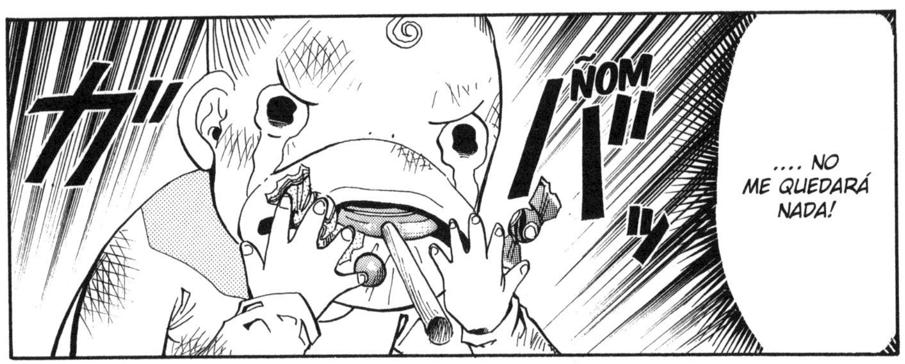
.... NO ME QUEDARÁ NADA!
ÑOM

Bouuu

KO

NIVEL 28. UN ADVERSARIO IMBATIBLE

ES CIERTO, SOY DÉBIL.

CON ESTE ÚNICO HECHIZO... TODO LO QUE PUEDO HACER ES TRANSFORMARME.

PERO, SI PIERDO AHORA...
GRSH
GRSH

SI PIERDO CONTRA ZATCH, UN PERDEDOR COMO YO...
ZAAA

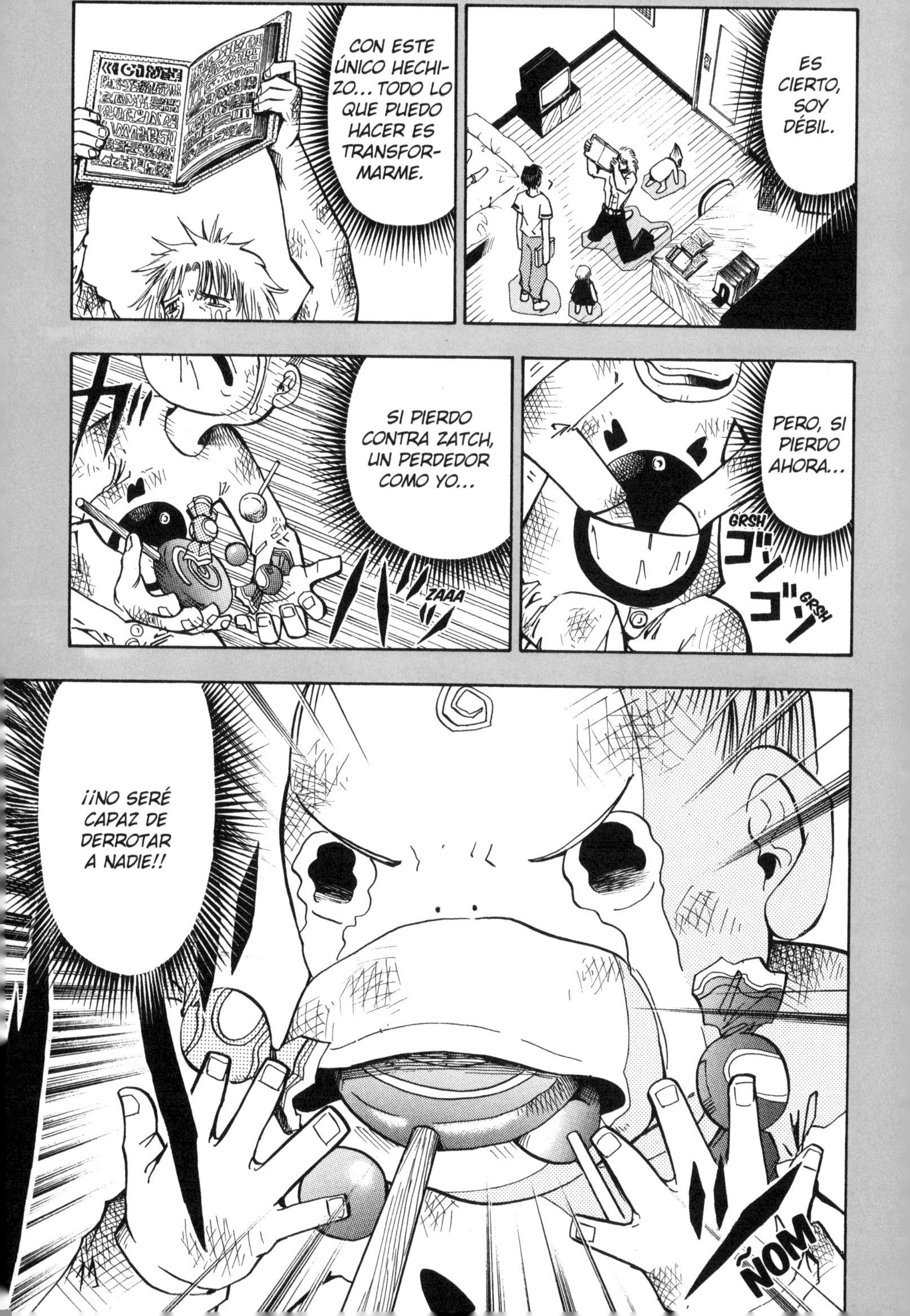

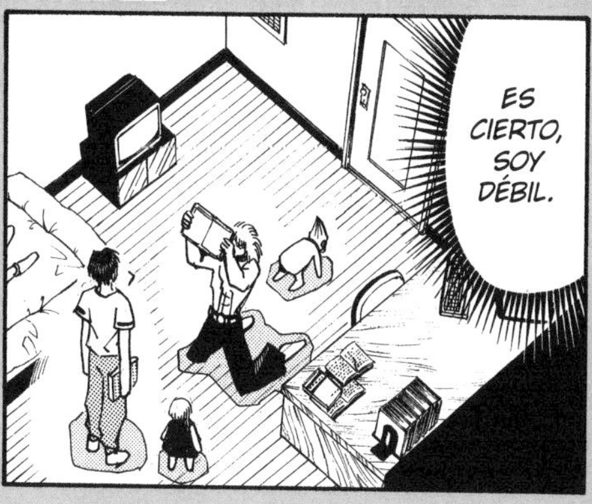

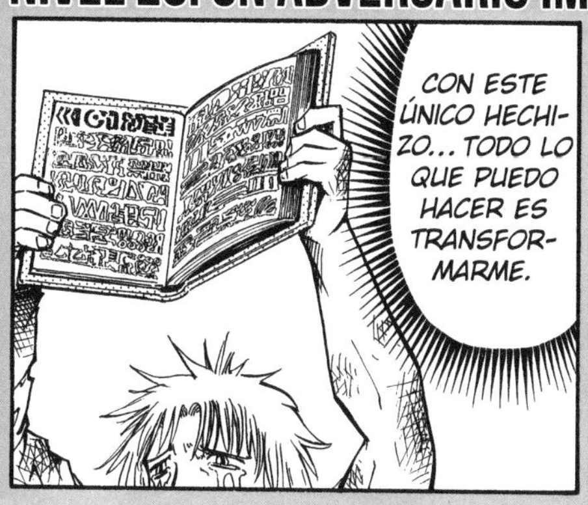

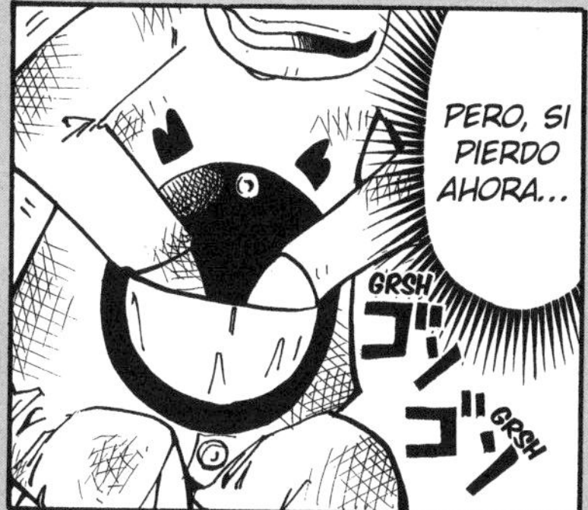

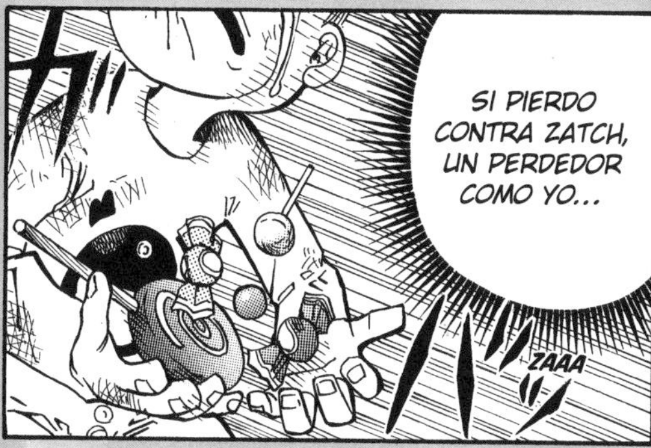

¡¡NO SERÉ CAPAZ DE DERROTAR A NADIE!!

ÑOM

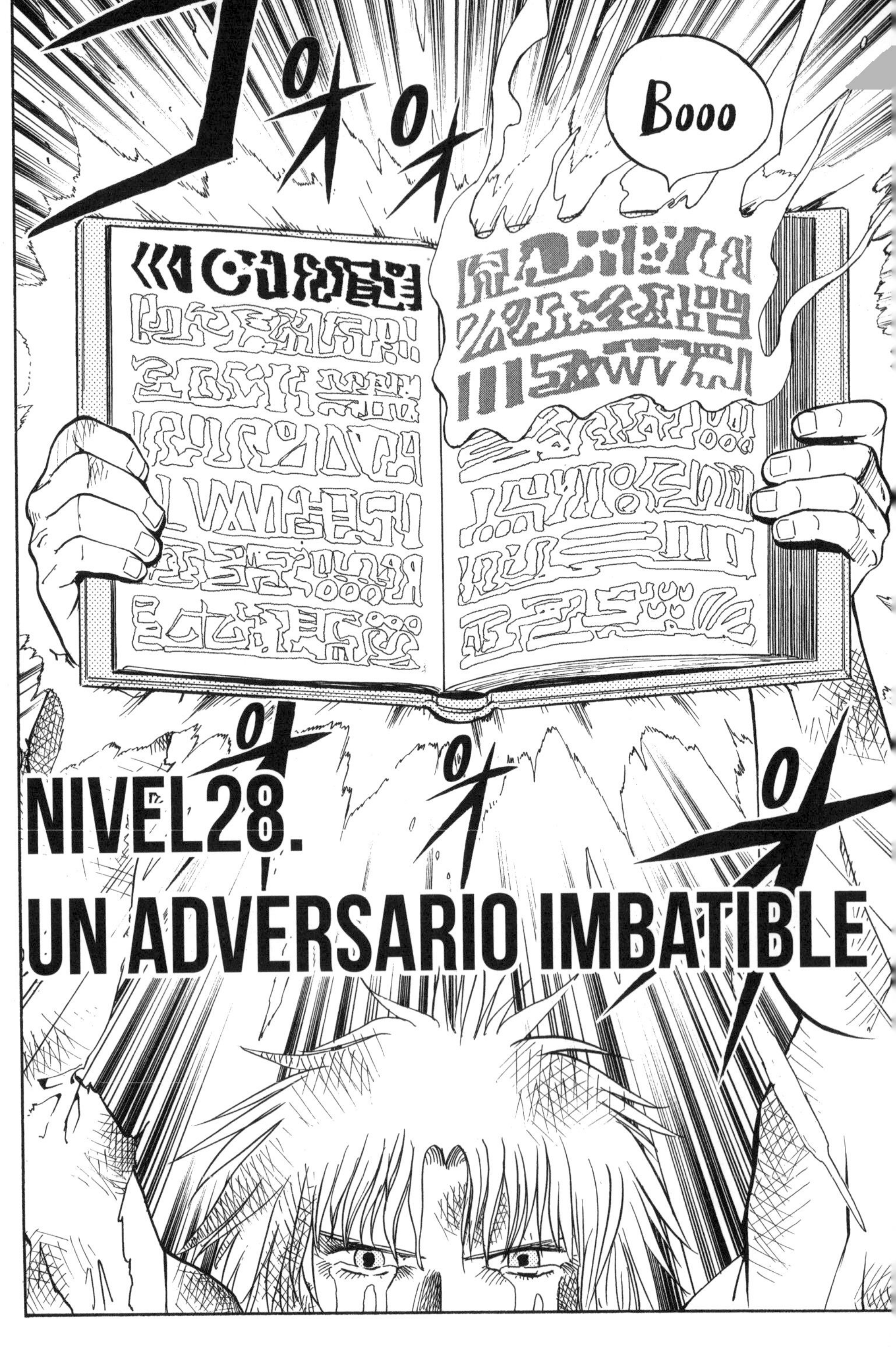
Booo
NIVEL 28.
UN ADVERSARIO IMBATIBLE

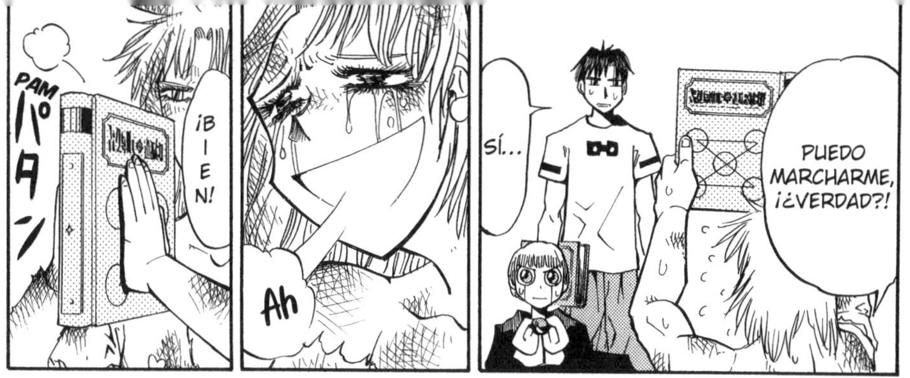
PUEDO MARCHARME, ¿¿VERDAD?!
SÍ...
Ah
¡B I E N!
PAM
パタン

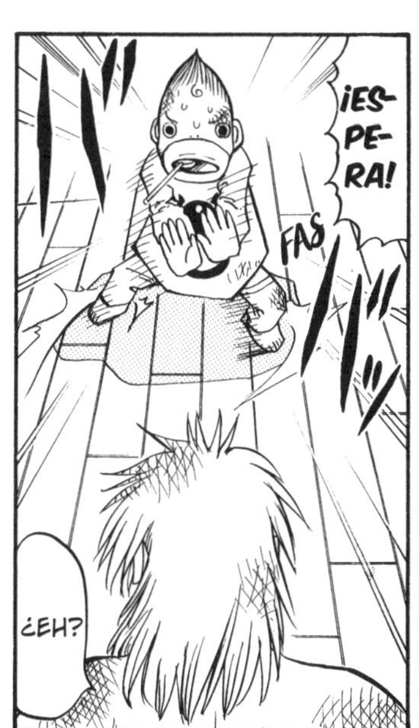
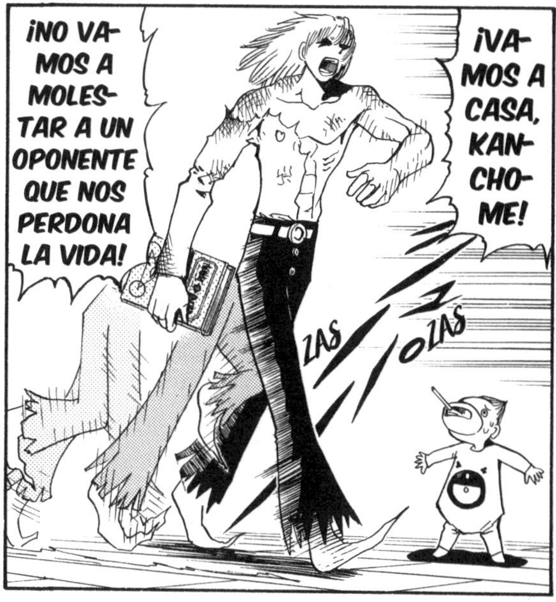
¡VAMOS A CASA, KANCHOME!
¡NO VAMOS A MOLESTAR A UN OPONENTE QUE NOS PERDONA LA VIDA!
ZAS
ZAS
¡ESPERA!
FAS
¿EH?

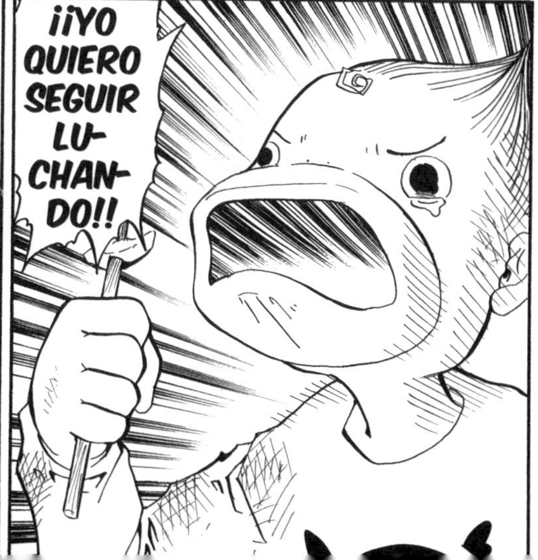
¡¡YO QUIERO SEGUIR LUCHANDO!!

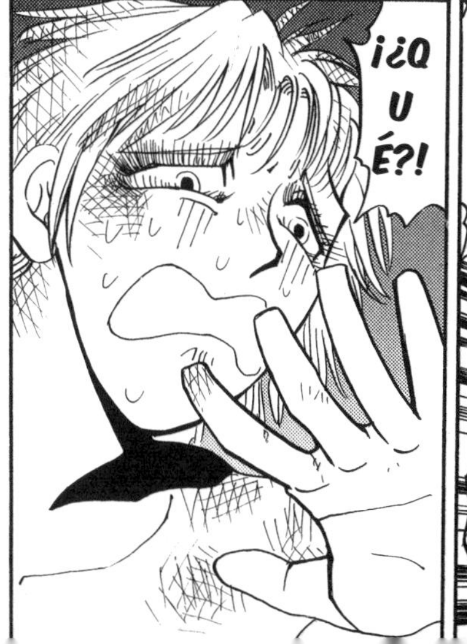
¡¿Q U É?!

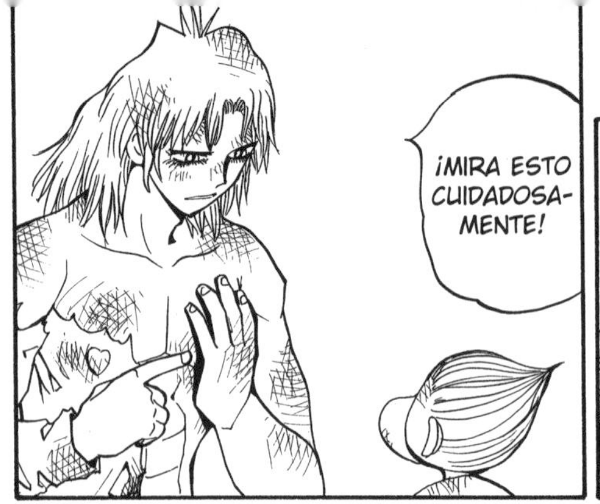
¡MIRA ESTO CUIDADOSA-MENTE!

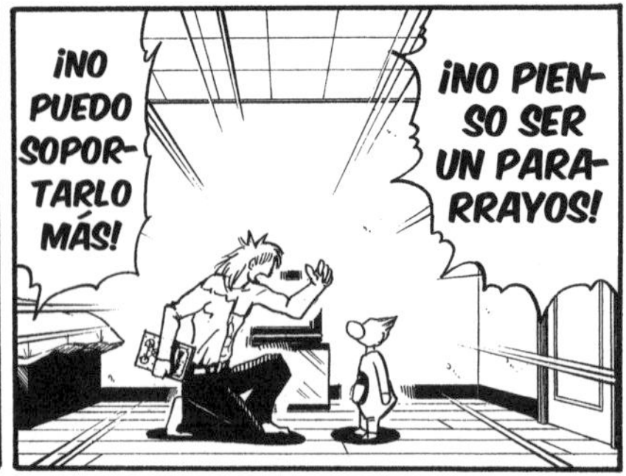
¡NO PUEDO SOPOR-TARLO MÁS!
¡NO PIEN-SO SER UN PARA-RRAYOS!

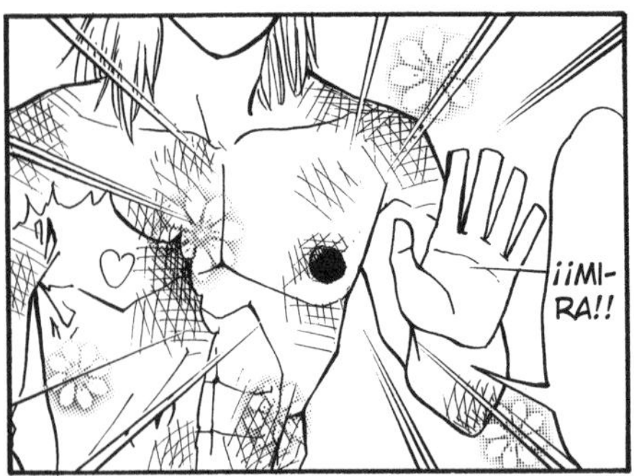
¡¡MI-RA!!

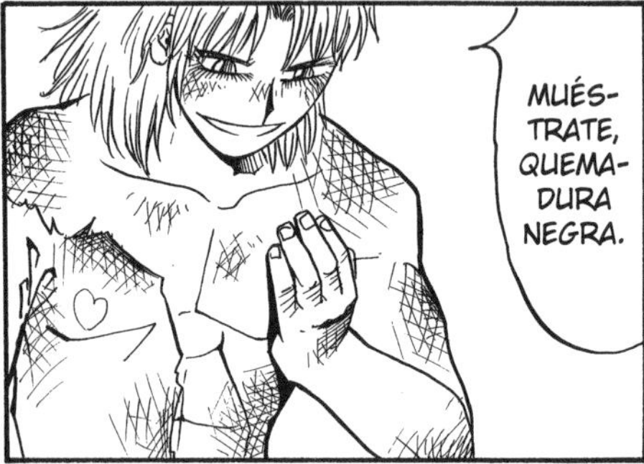
MUÉS-TRATE, QUEMA-DURA NEGRA.

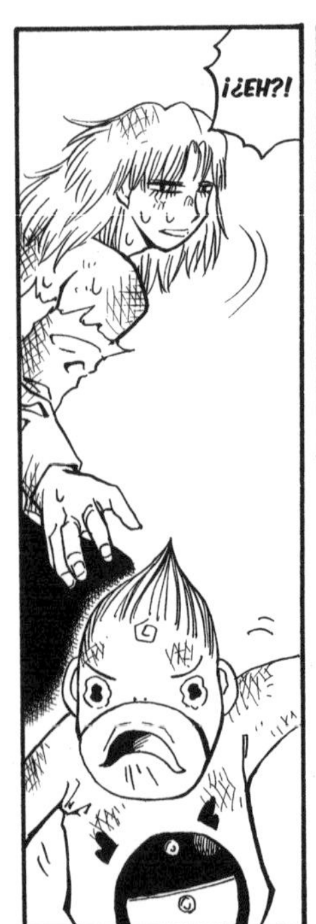
¡¿EH?!

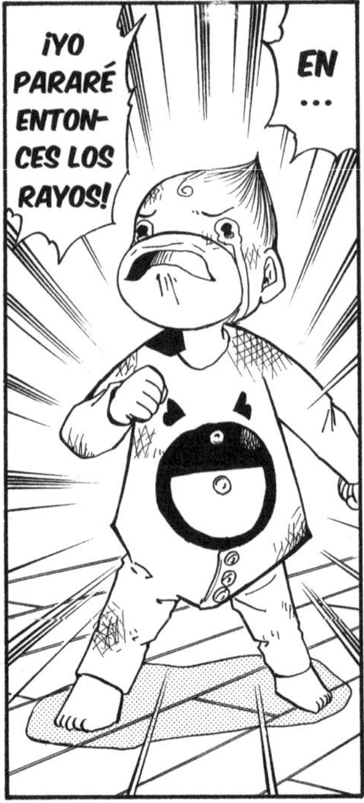
¡YO PARARÉ ENTON-CES LOS RAYOS!
EN ...

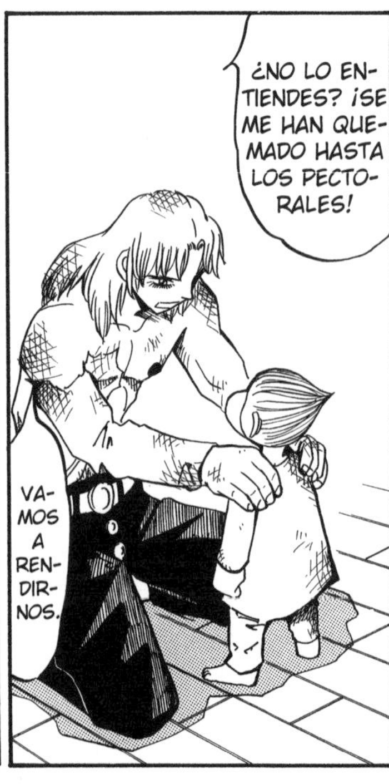
¿NO LO EN-TIENDES? ¡SE ME HAN QUE-MADO HASTA LOS PECTO-RALES!
VA-MOS A REN-DIR-NOS.

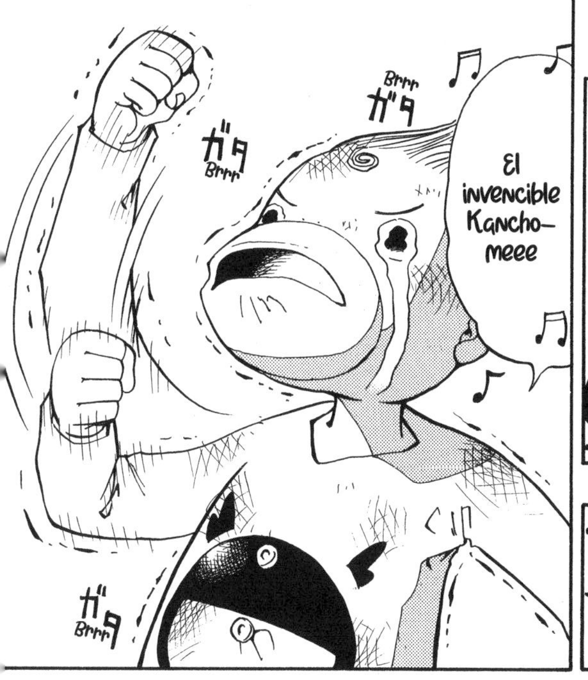
Brrr
Brrr
Brrr
El invencible Kancho-meee
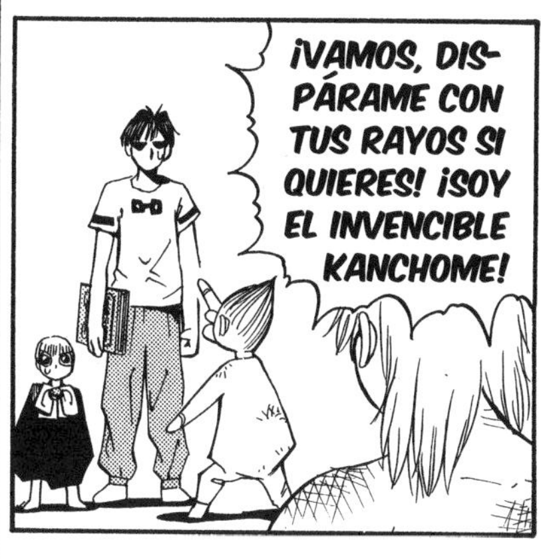
¡VAMOS, DISPÁRAME CON TUS RAYOS SI QUIERES! ¡SOY EL INVENCIBLE KANCHOME!
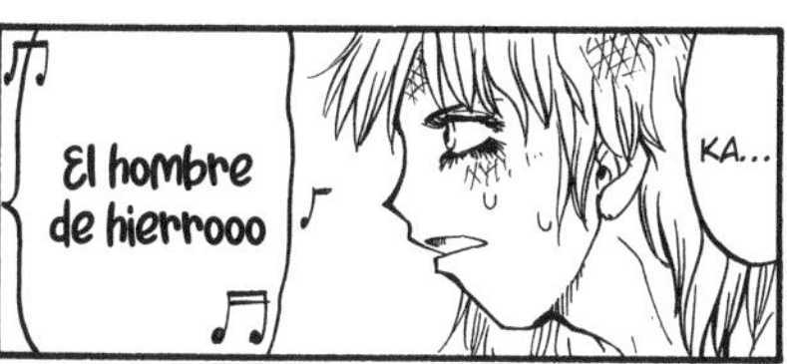
KA...
El hombre de hierrooo
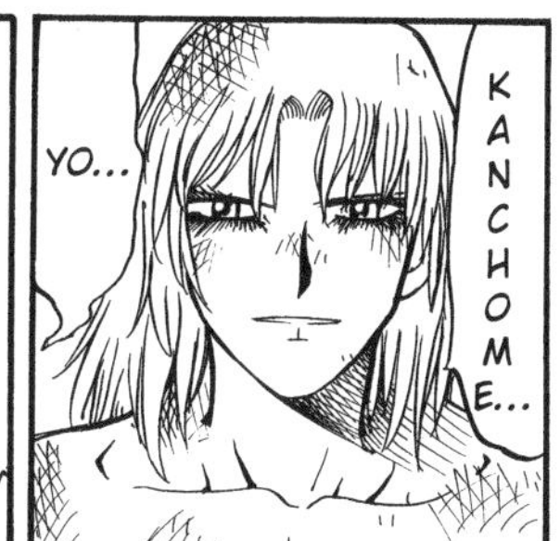
KANCHOME...
YO...
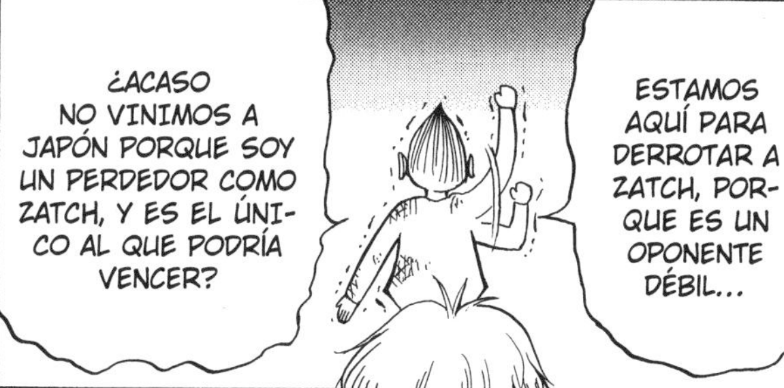
ESTAMOS AQUÍ PARA DERROTAR A ZATCH, PORQUE ES UN OPONENTE DÉBIL...
¿ACASO NO VINIMOS A JAPÓN PORQUE SOY UN PERDEDOR COMO ZATCH, Y ES EL ÚNICO AL QUE PODRÍA VENCER?
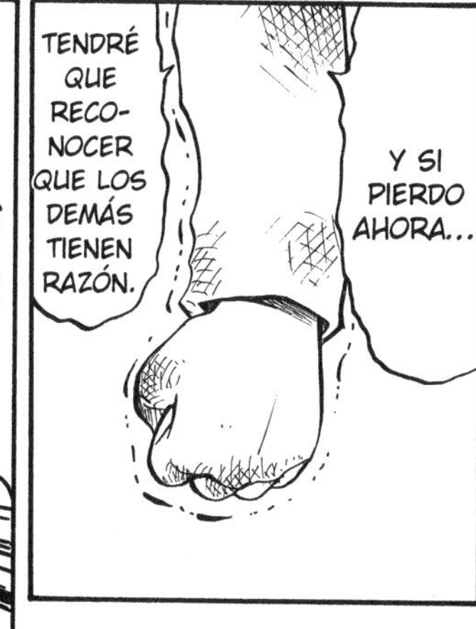
Y SI PIERDO AHORA...
TENDRÉ QUE RECONOCER QUE LOS DEMÁS TIENEN RAZÓN.
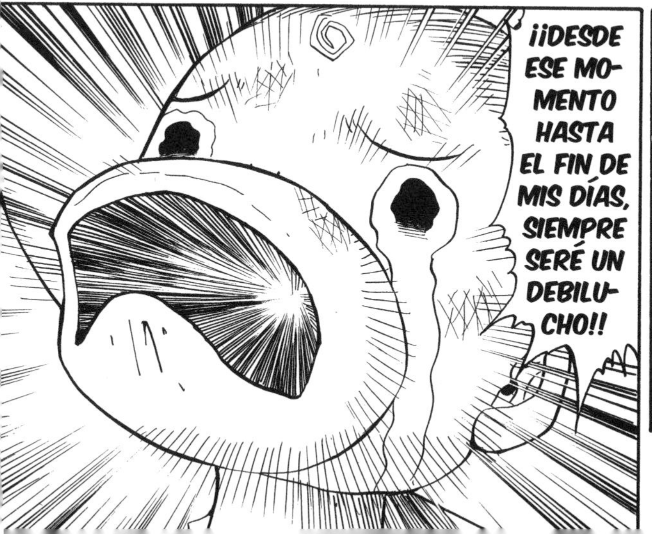
¡¡DESDE ESE MOMENTO HASTA EL FIN DE MIS DÍAS, SIEMPRE SERÉ UN DEBILUCHO!!

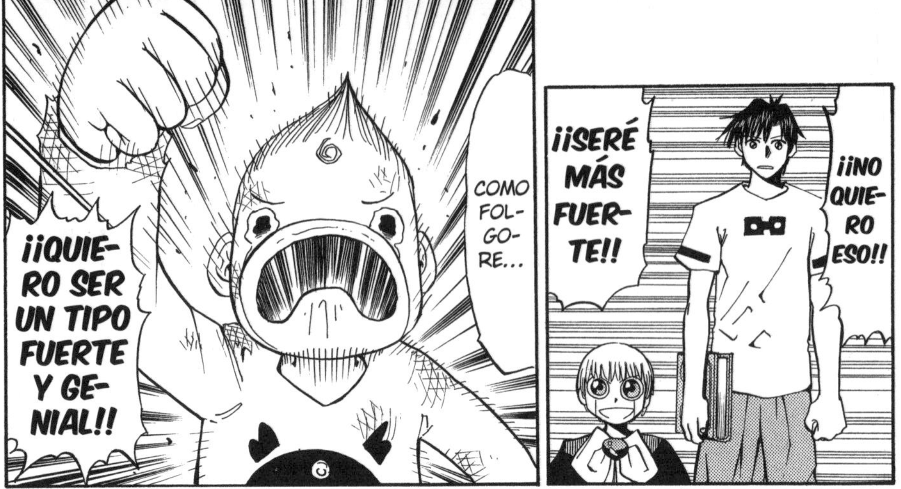
¡¡NO QUIERO ESO!!
¡¡SERÉ MÁS FUERTE!!
COMO FOLGORE...
¡¡QUIERO SER UN TIPO FUERTE Y GENIAL!!

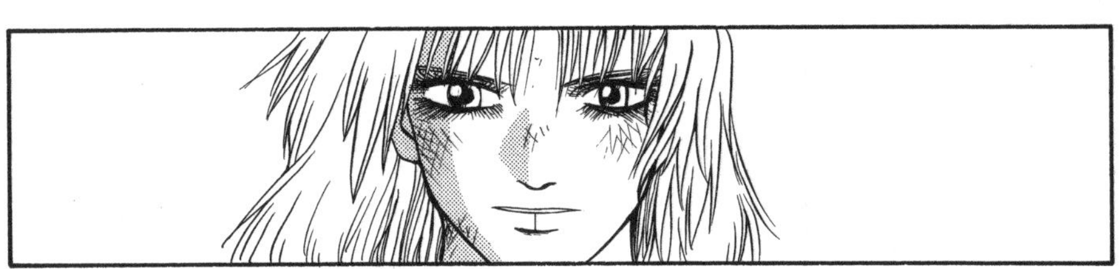

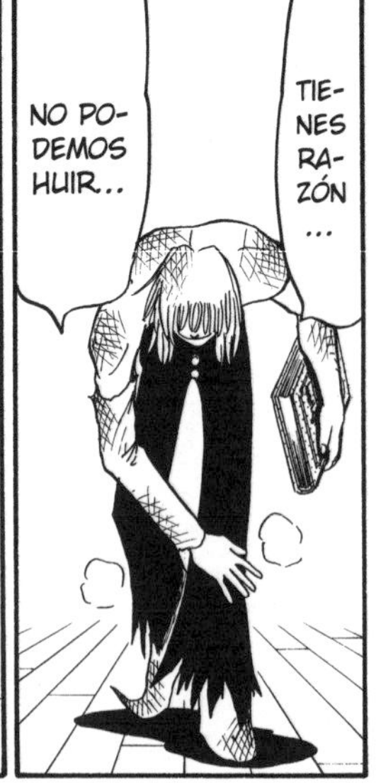
TIENES RAZÓN...
NO PODEMOS HUIR...

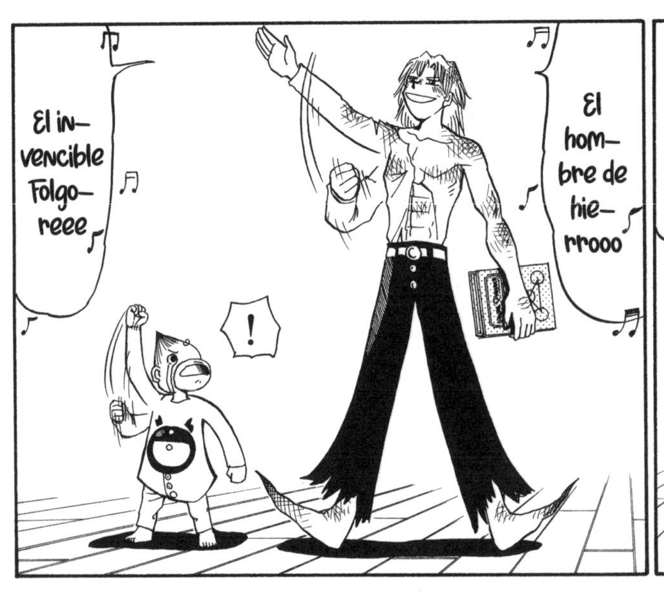
El hombre de hierrooo
El invencible Folgoreee
!

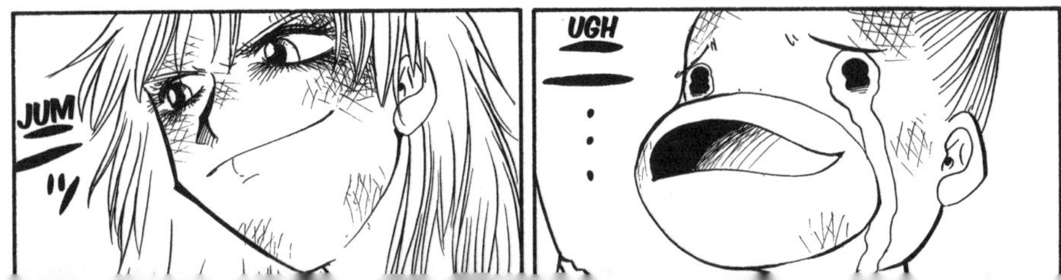
UGH
...
JUM

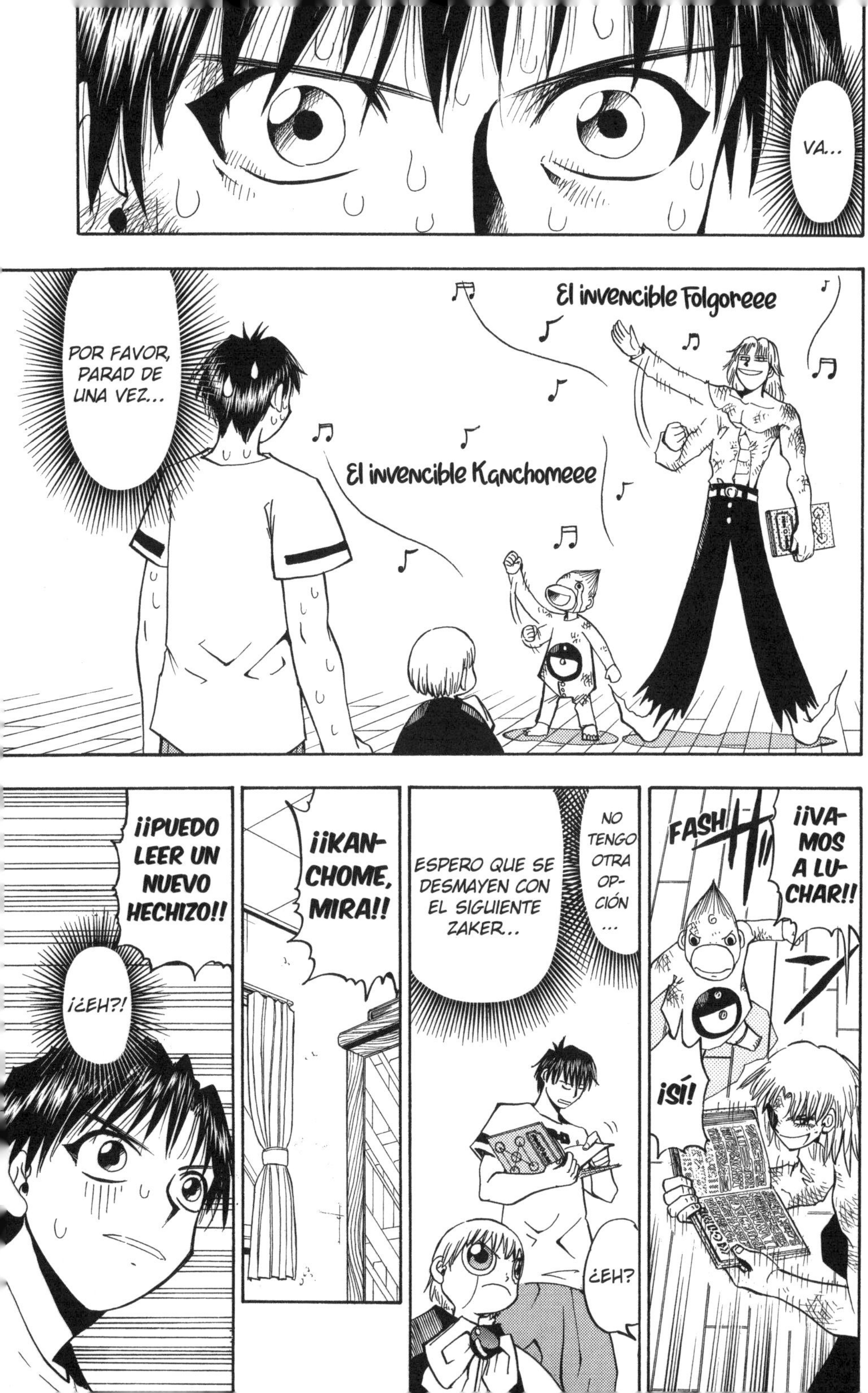

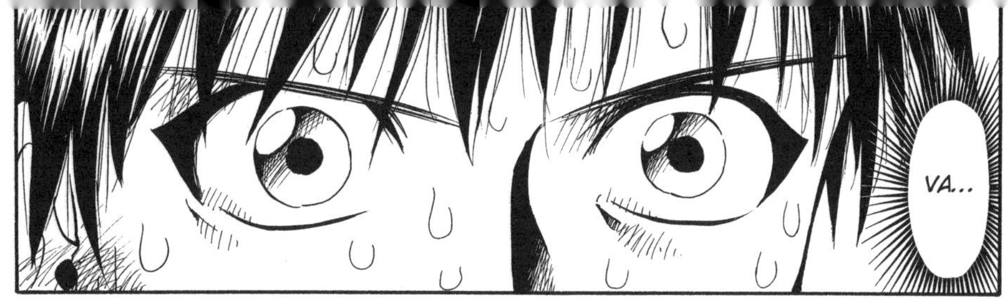

El invencible Folgoreee
El invencible Kanchomeee
POR FAVOR, PARAD DE UNA VEZ...

FASH
¡¡VAMOS A LUCHAR!!
¡SÍ!
NO TENGO OTRA OPCIÓN...
ESPERO QUE SE DESMAYEN CON EL SIGUIENTE ZAKER...
¿EH?
¡¡KANCHOME, MIRA!!
¡¡PUEDO LEER UN NUEVO HECHIZO!!
¡¿EH?!

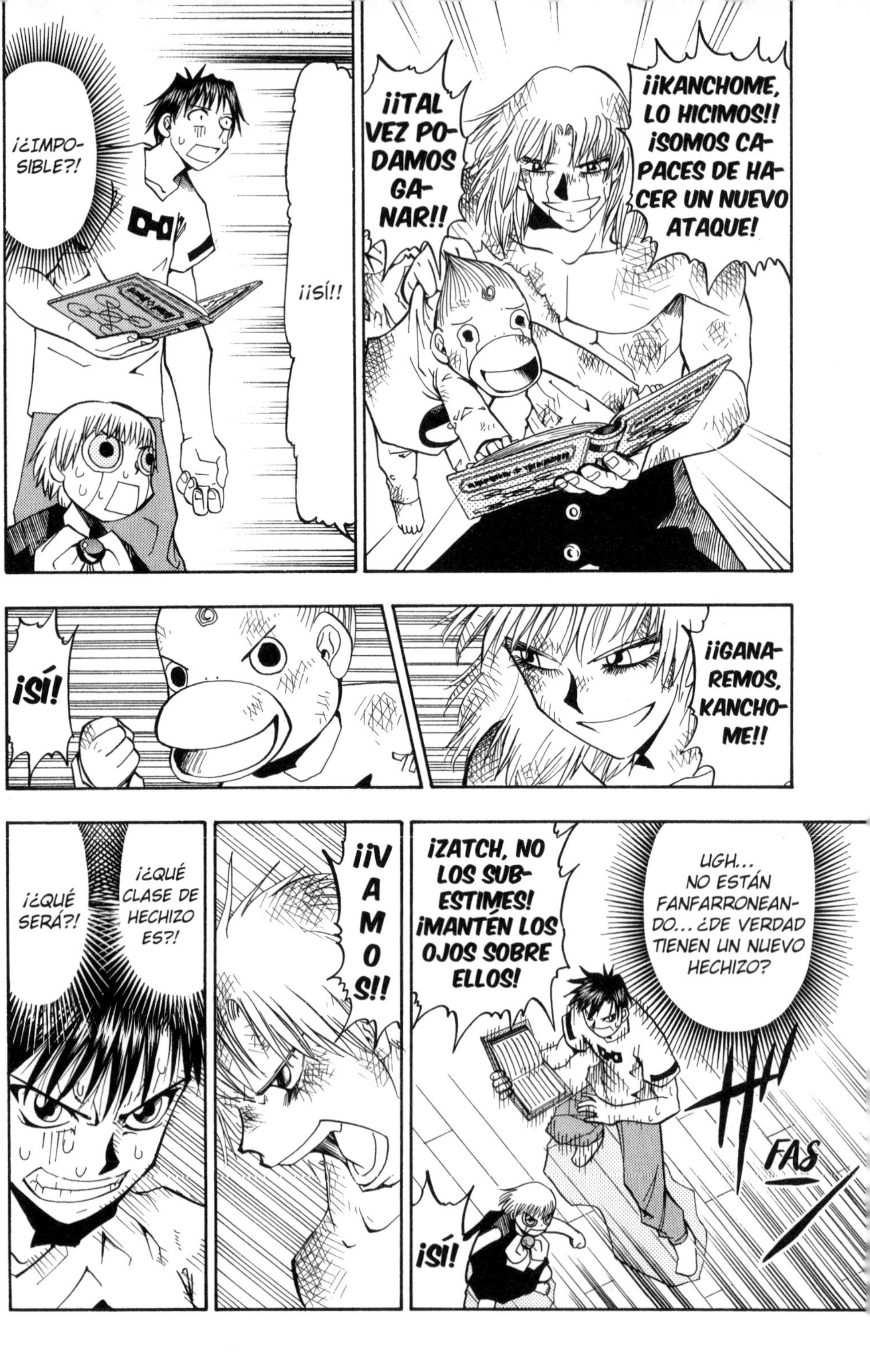

¡¡KANCHOME, LO HICIMOS!! ¡SOMOS CAPACES DE HACER UN NUEVO ATAQUE!
¡¡TAL VEZ PODAMOS GANAR!!
¡¡SÍ!!
¡¿IMPOSIBLE?!

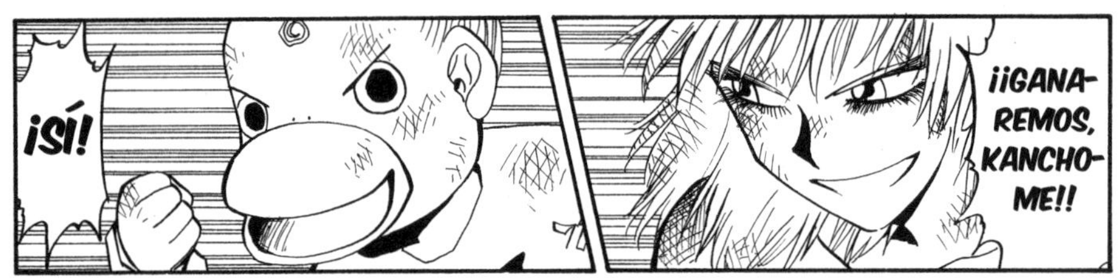

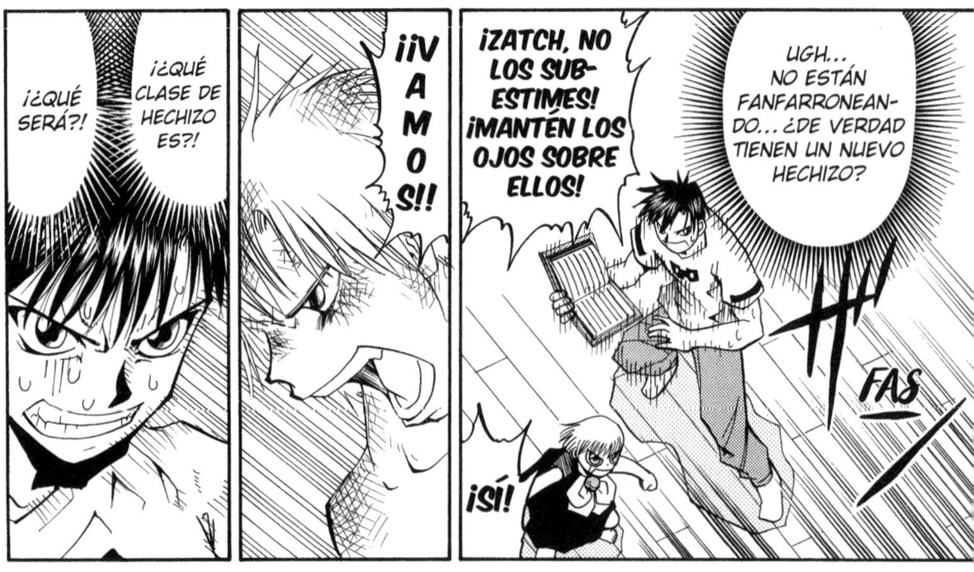

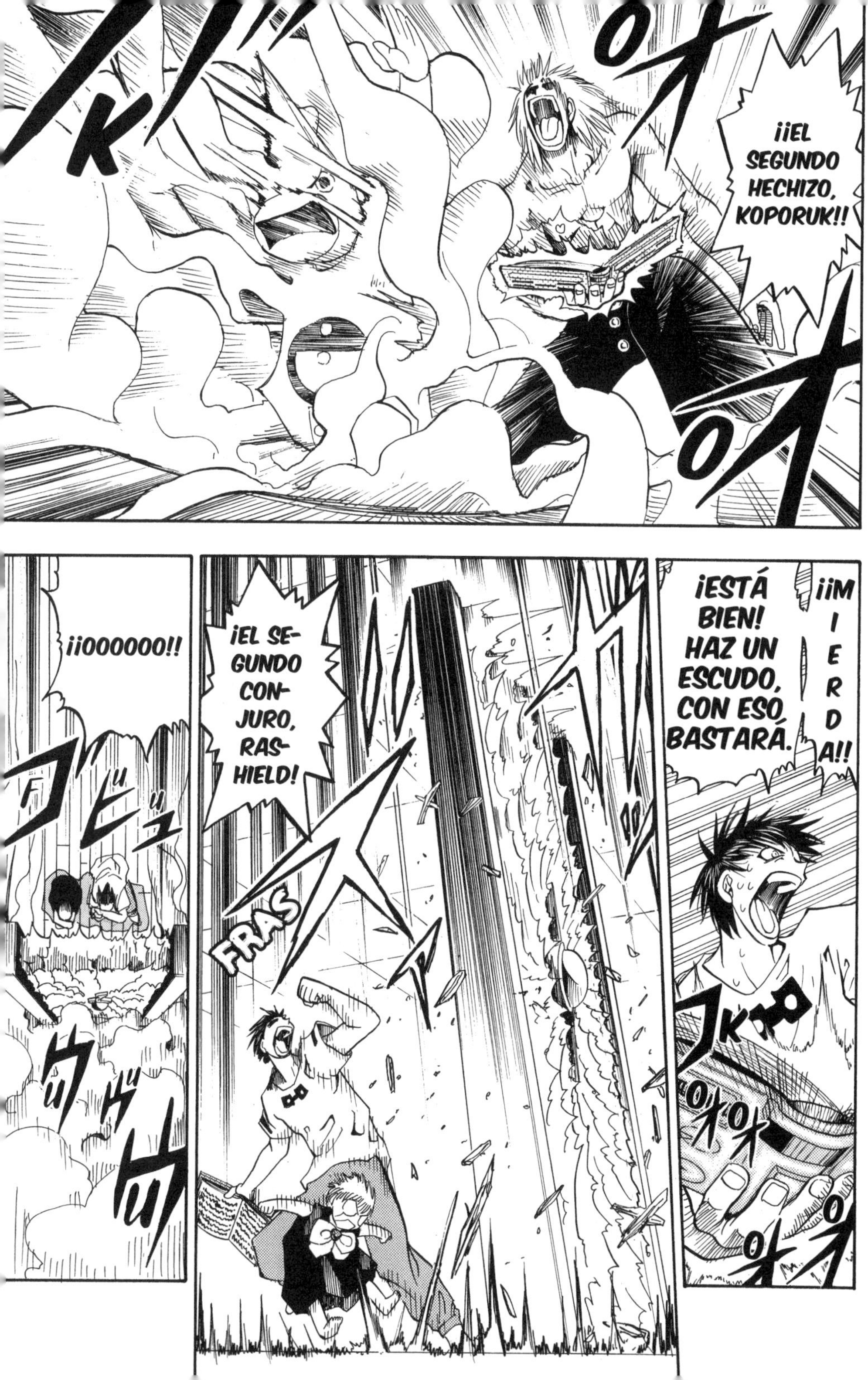

K

¡¡EL SEGUNDO HECHIZO, KOPORUK!!

¡¡MIERDA!!

¡ESTÁ BIEN! HAZ UN ESCUDO, CON ESO BASTARÁ.

K

¡EL SEGUNDO CONJURO, RASHIELD!

FRAS

¡¡OOOOOO!!

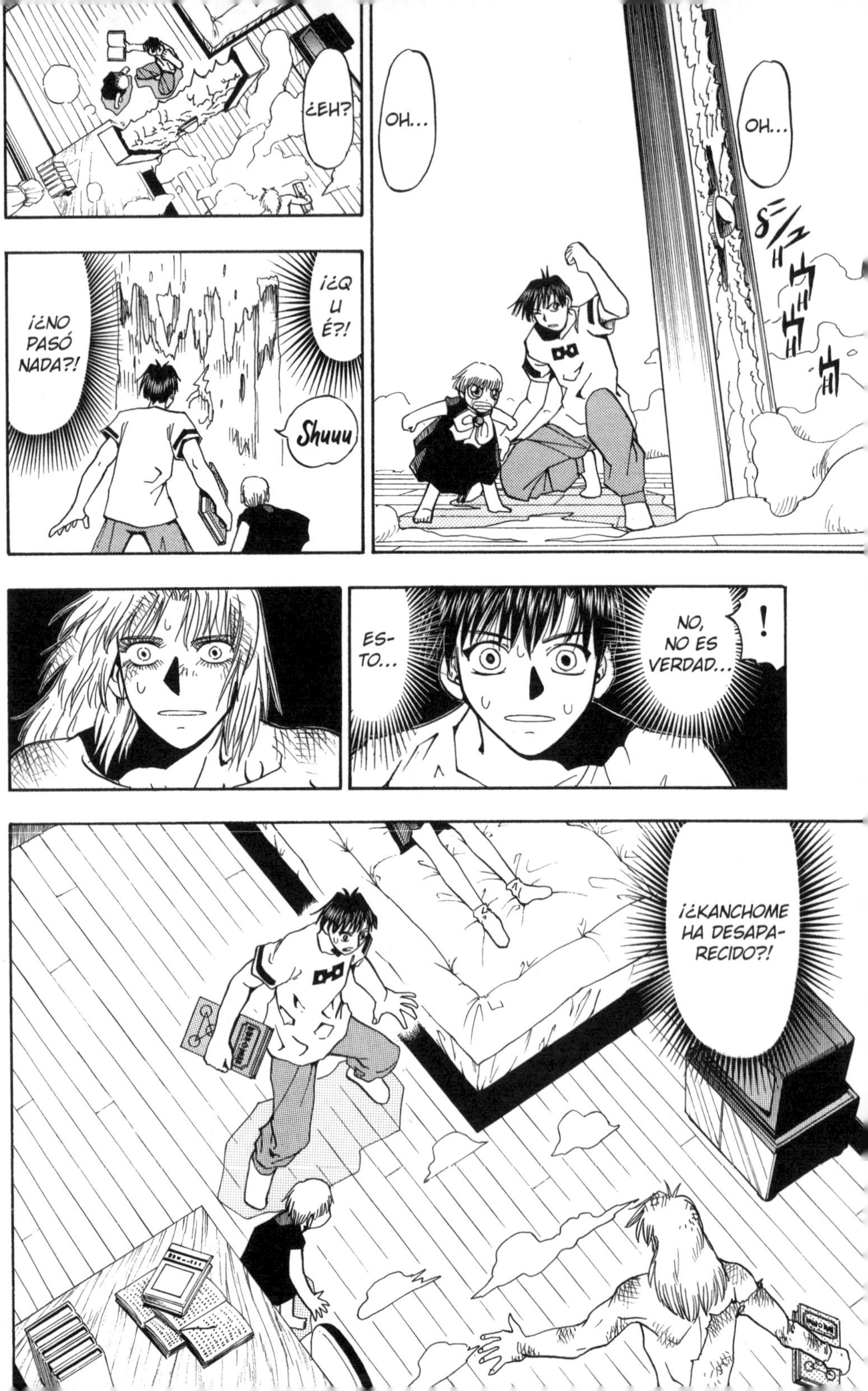

OH...

OH...

¿EH?

¡¿QUÉ?!

¡¿NO PASÓ NADA?!

Shuuu

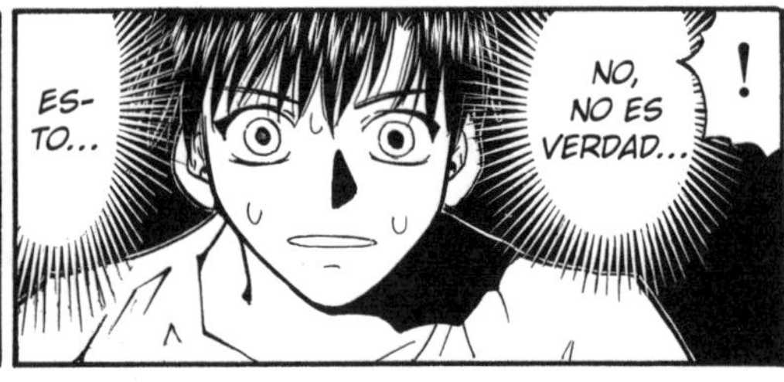

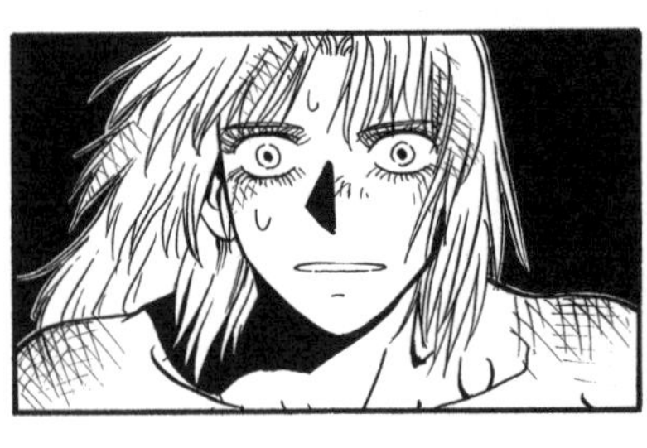

¡¿KANCHOME HA DESAPARECIDO?!

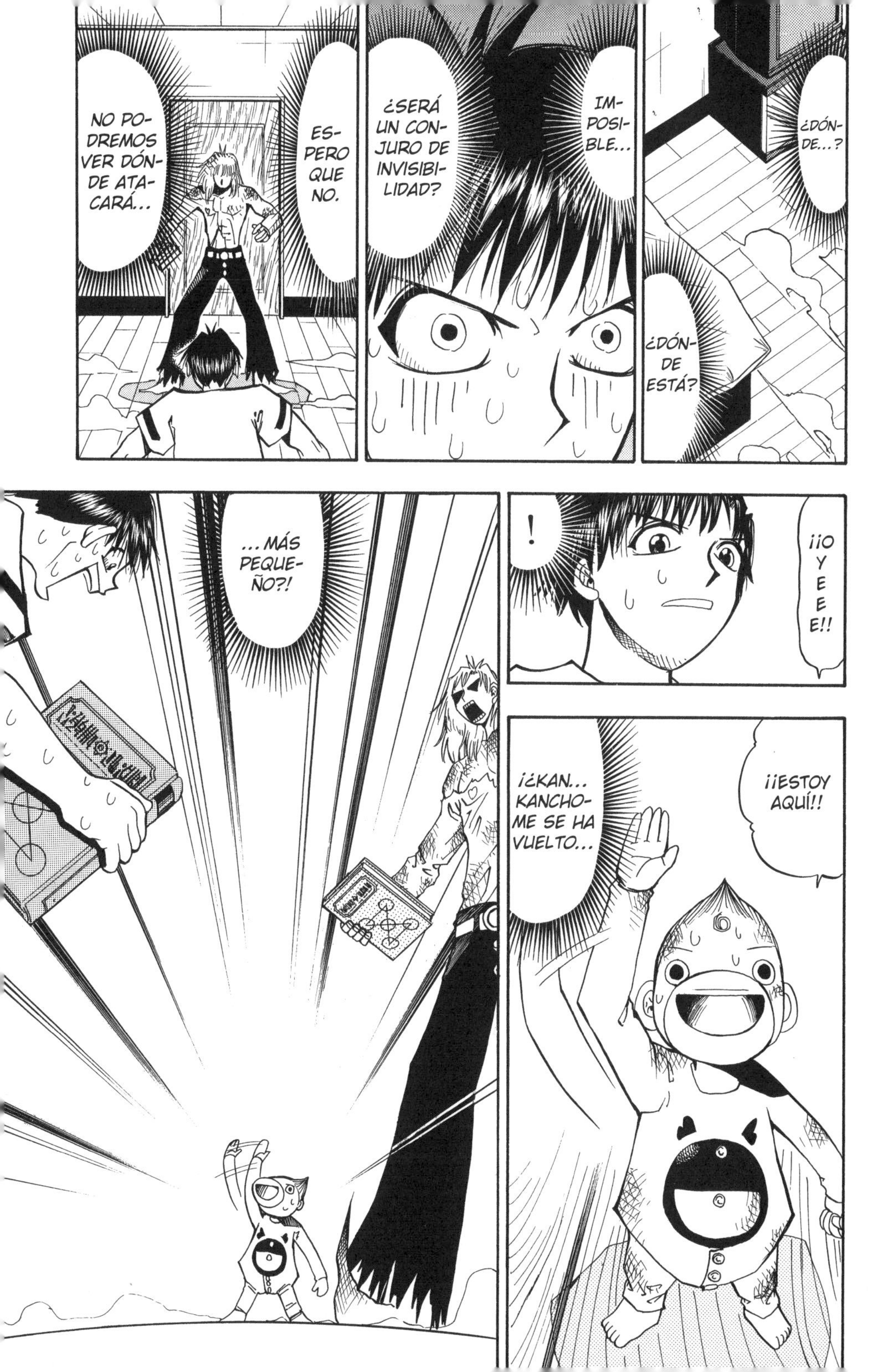

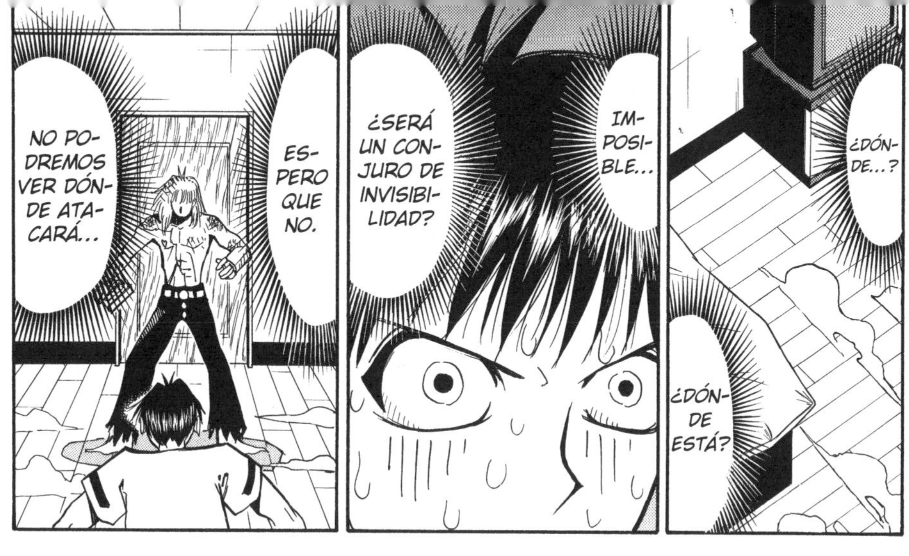
¿DÓNDE...?
¿DÓNDE ESTÁ?
IMPOSIBLE...
¿SERÁ UN CONJURO DE INVISIBILIDAD?
ESPERO QUE NO.
NO PODREMOS VER DÓNDE ATACARÁ...

!
¡¡OYEEEE!!
¡¡ESTOY AQUÍ!!
¡¿KAN... KANCHOME SE HA VUELTO...
...MÁS PEQUEÑO?!

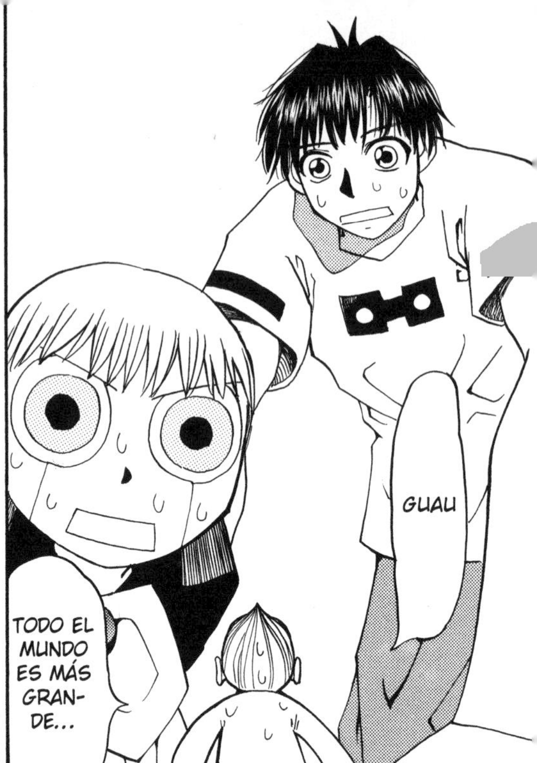
GUAU
TODO EL MUNDO ES MÁS GRANDE...

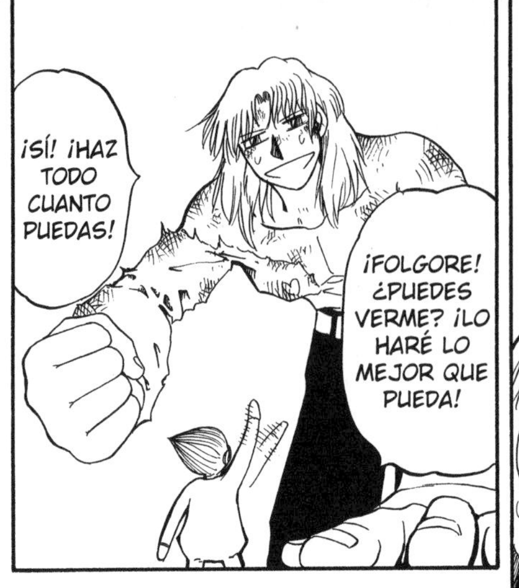
¡FOLGORE! ¿PUEDES VERME? ¡LO HARÉ LO MEJOR QUE PUEDA!
¡SÍ! ¡HAZ TODO CUANTO PUEDAS!

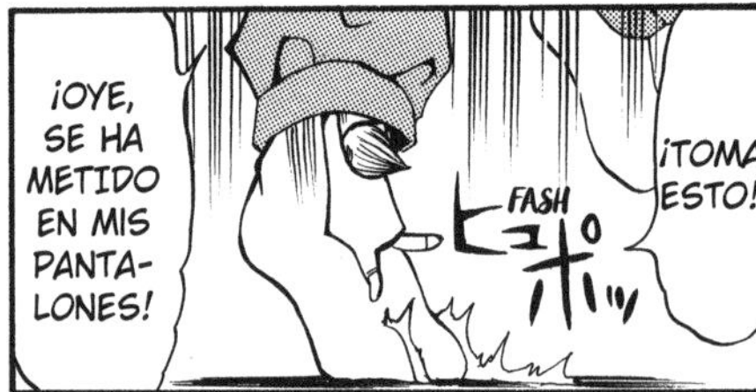
¡TOMA ESTO!
FASH
¡OYE, SE HA METIDO EN MIS PANTALONES!

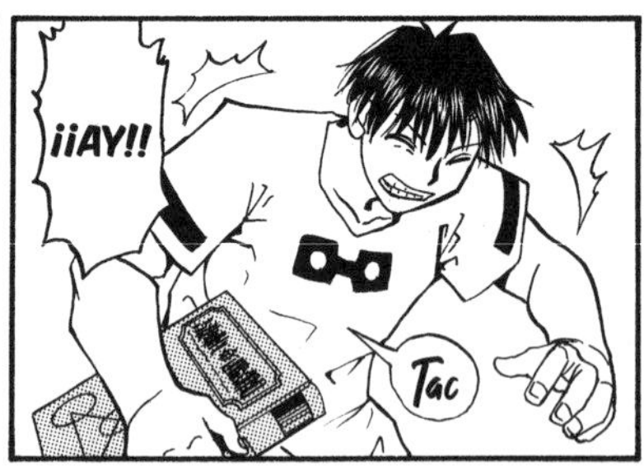
¡¡AY!!
Tac

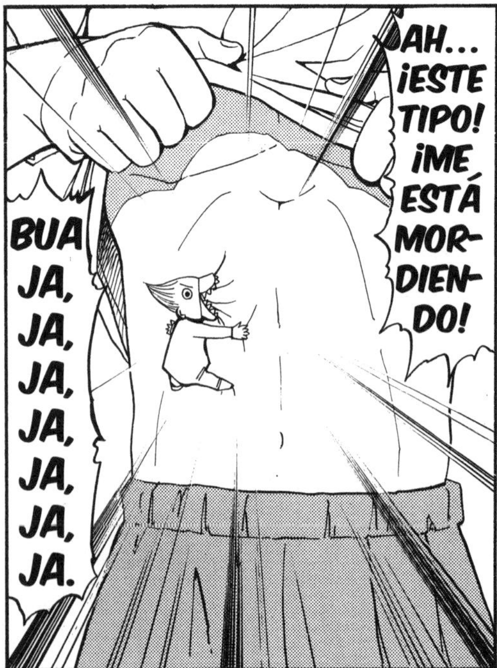
AH... ¡ESTE TIPO! ¡ME ESTÁ MORDIENDO!
BUA JA, JA, JA, JA, JA, JA, JA.

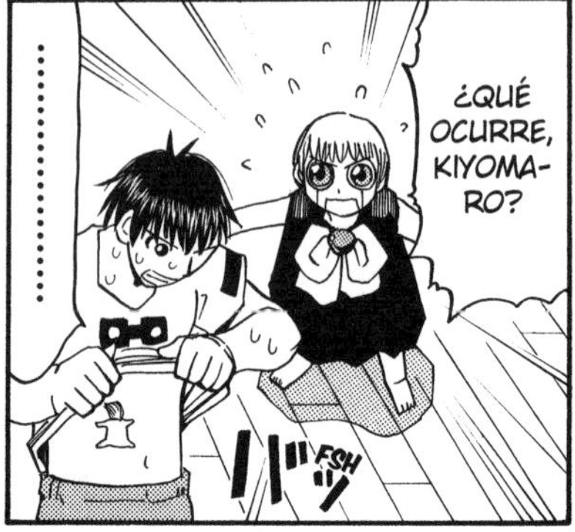
......
¿QUÉ OCURRE, KIYOMARO?
FSH

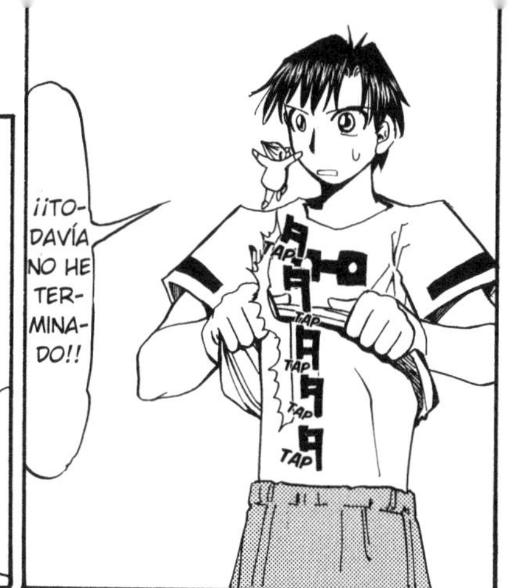

TAP
TAP
TAP
TAP
TAP
¡¡TO-DAVÍA NO HE TER-MINA-DO!!

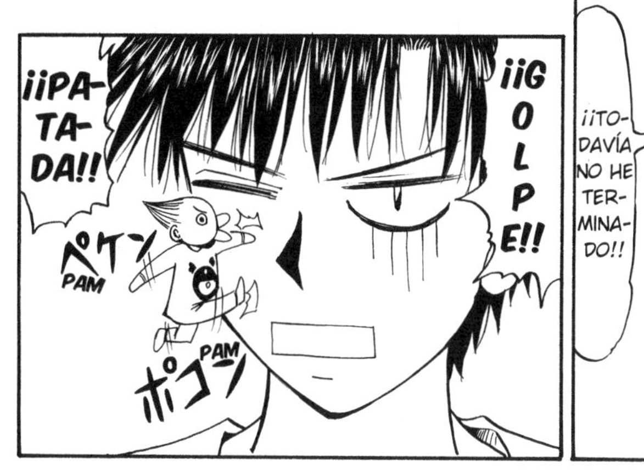

¡¡G O L P E!!
¡¡PA-TA-DA!!
PAM
PAM

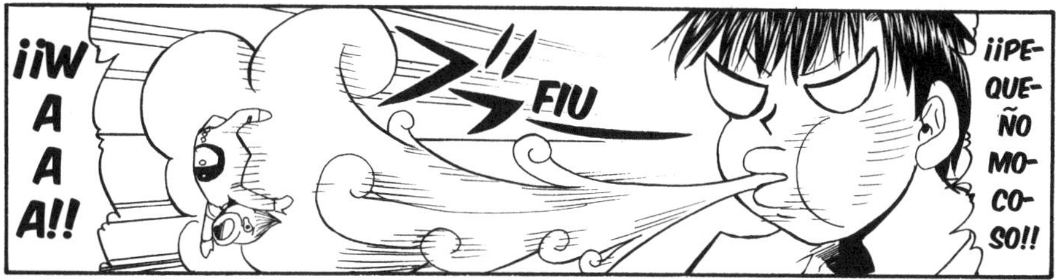

¡¡PE-QUE-ÑO MO-CO-SO!!
FIU
¡¡W A A A A!!

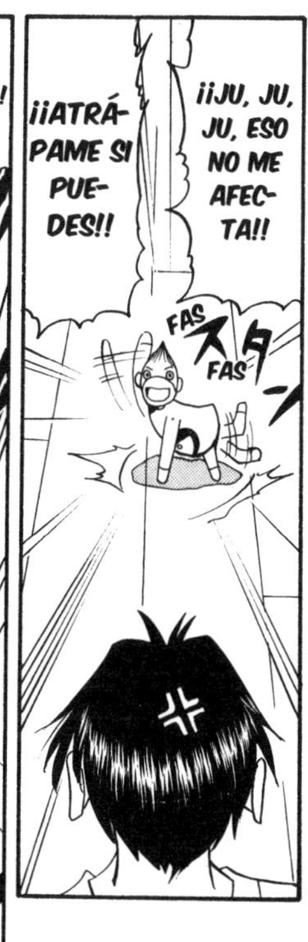

¡¡JU, JU, JU, ESO NO ME AFEC-TA!!
¡¡ATRÁ-PAME SI PUE-DES!!
FAS
FAS

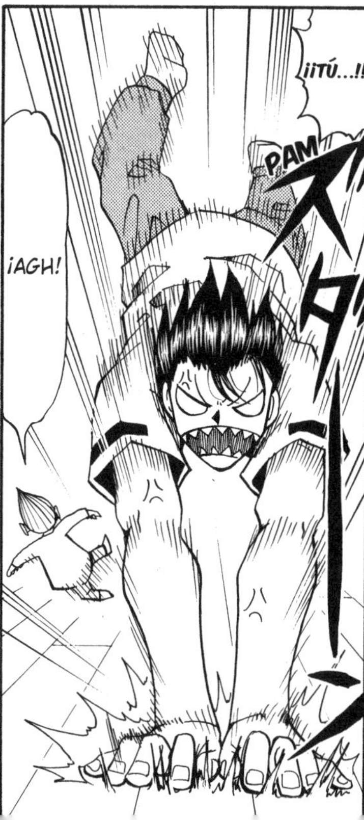

¡¡TÚ...!!
PAM
¡AGH!

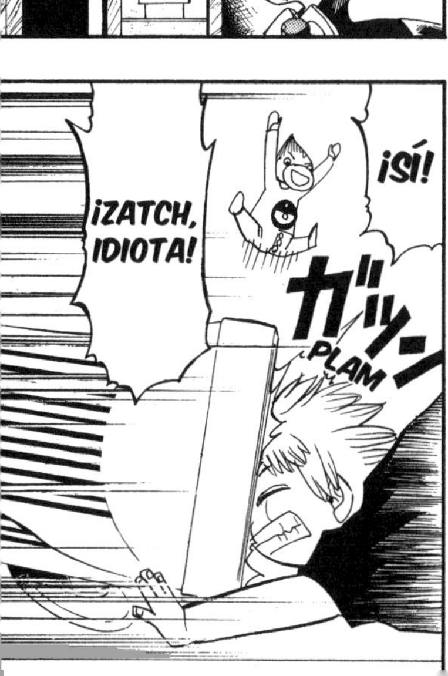

¡POR AQUÍ, POR AQUÍ!
¡SÍ!
¡ZATCH, IDIOTA!
PLAM

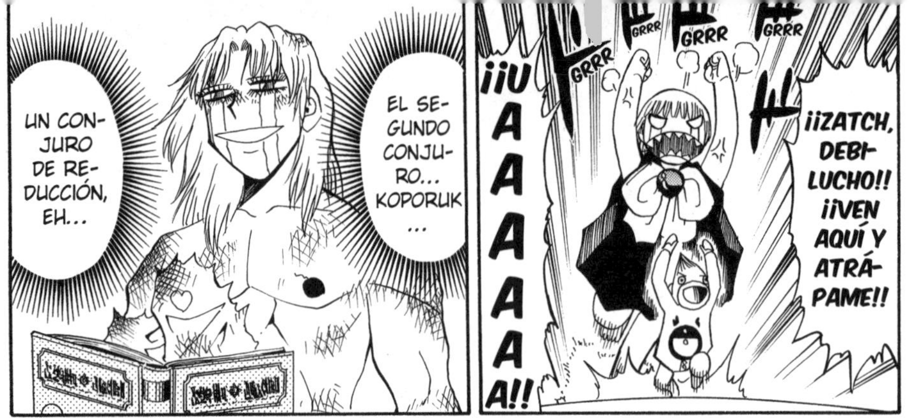
¡¡ZATCH, DEBILUCHO!! ¡¡VEN AQUÍ Y ATRÁPAME!!
GRRR
GRRR
GRRR
GRRR
¡¡UAAAAAA!!
EL SEGUNDO CONJURO... KOPORUK...
UN CONJURO DE REDUCCIÓN, EH...

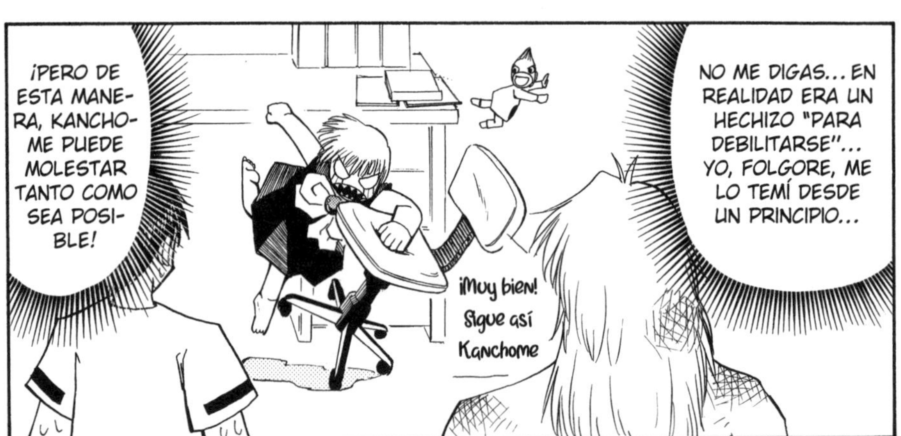
NO ME DIGAS... EN REALIDAD ERA UN HECHIZO "PARA DEBILITARSE"... YO, FOLGORE, ME LO TEMÍ DESDE UN PRINCIPIO...
¡Muy bien! Sigue así Kanchome
¡PERO DE ESTA MANERA, KANCHOME PUEDE MOLESTAR TANTO COMO SEA POSIBLE!

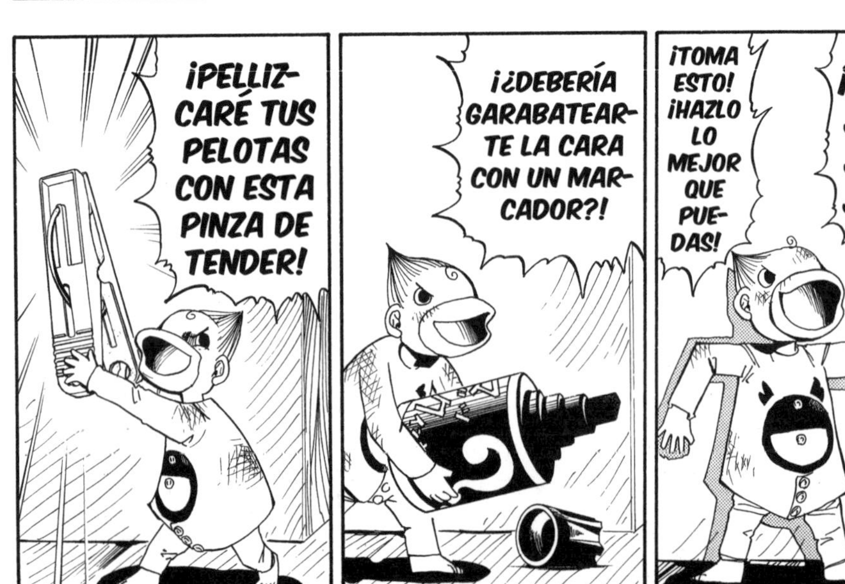
¡JA, JA, JA, JA!
¡TOMA ESTO! ¡HAZLO LO MEJOR QUE PUEDAS!
¡¿DEBERÍA GARABATEARTE LA CARA CON UN MARCADOR?!
¡PELLIZCARÉ TUS PELOTAS CON ESTA PINZA DE TENDER!

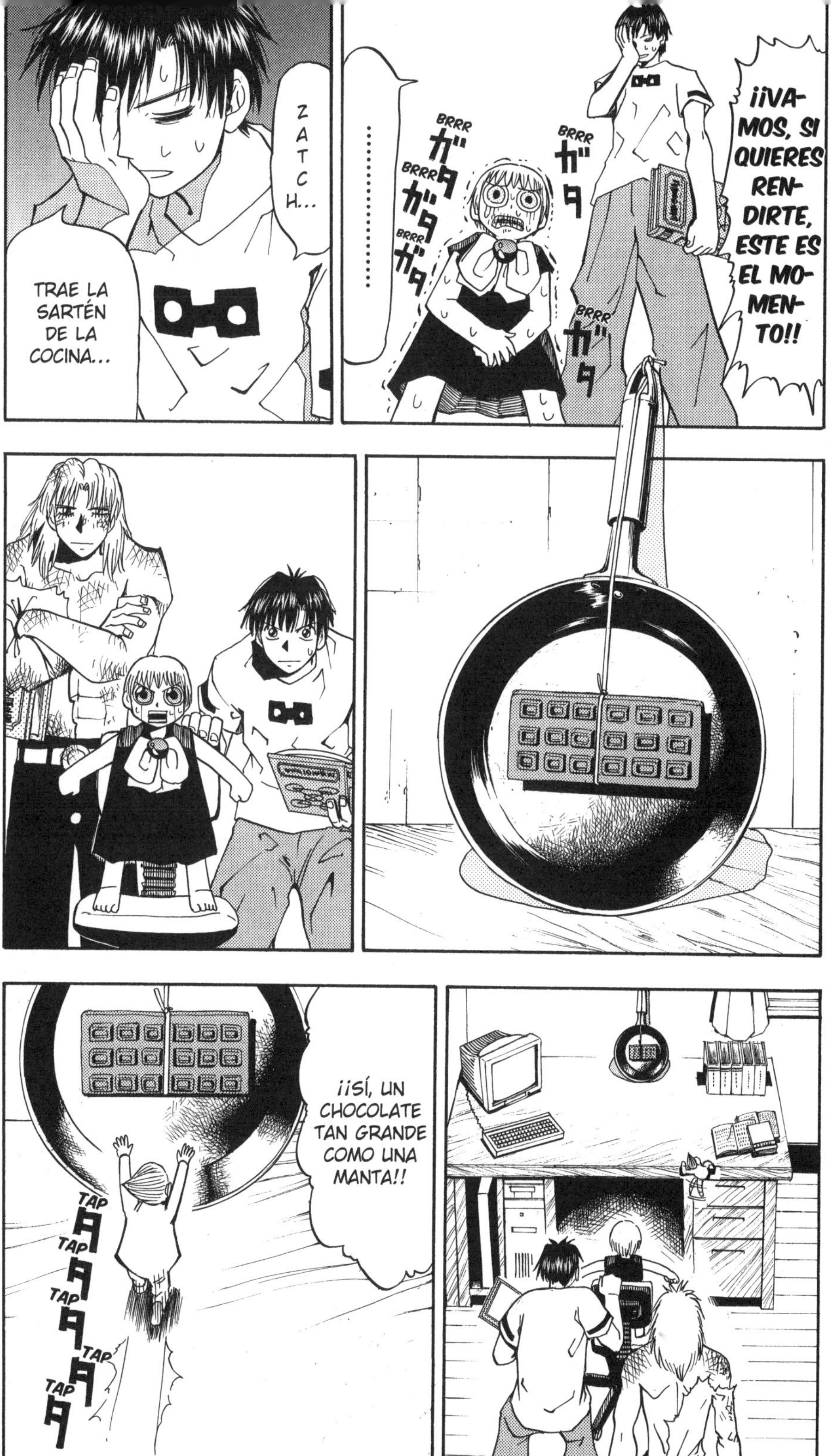

¡¡VAMOS, SI QUIERES RENDIRTE, ESTE ES EL MOMENTO!!

BRRR ガタ

BRRR ガタ

BRRR ガタ

BRRR ガタ

BRRR ガタ

……

ZATCH...

TRAE LA SARTÉN DE LA COCINA...

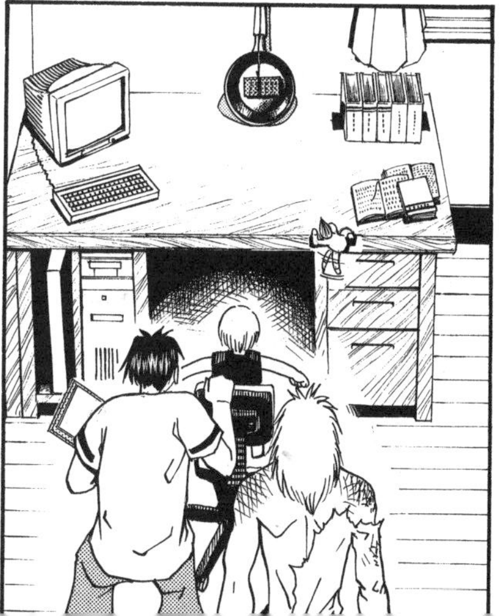

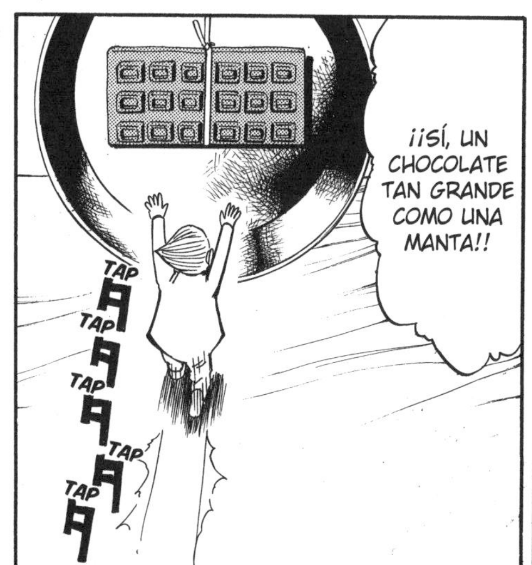

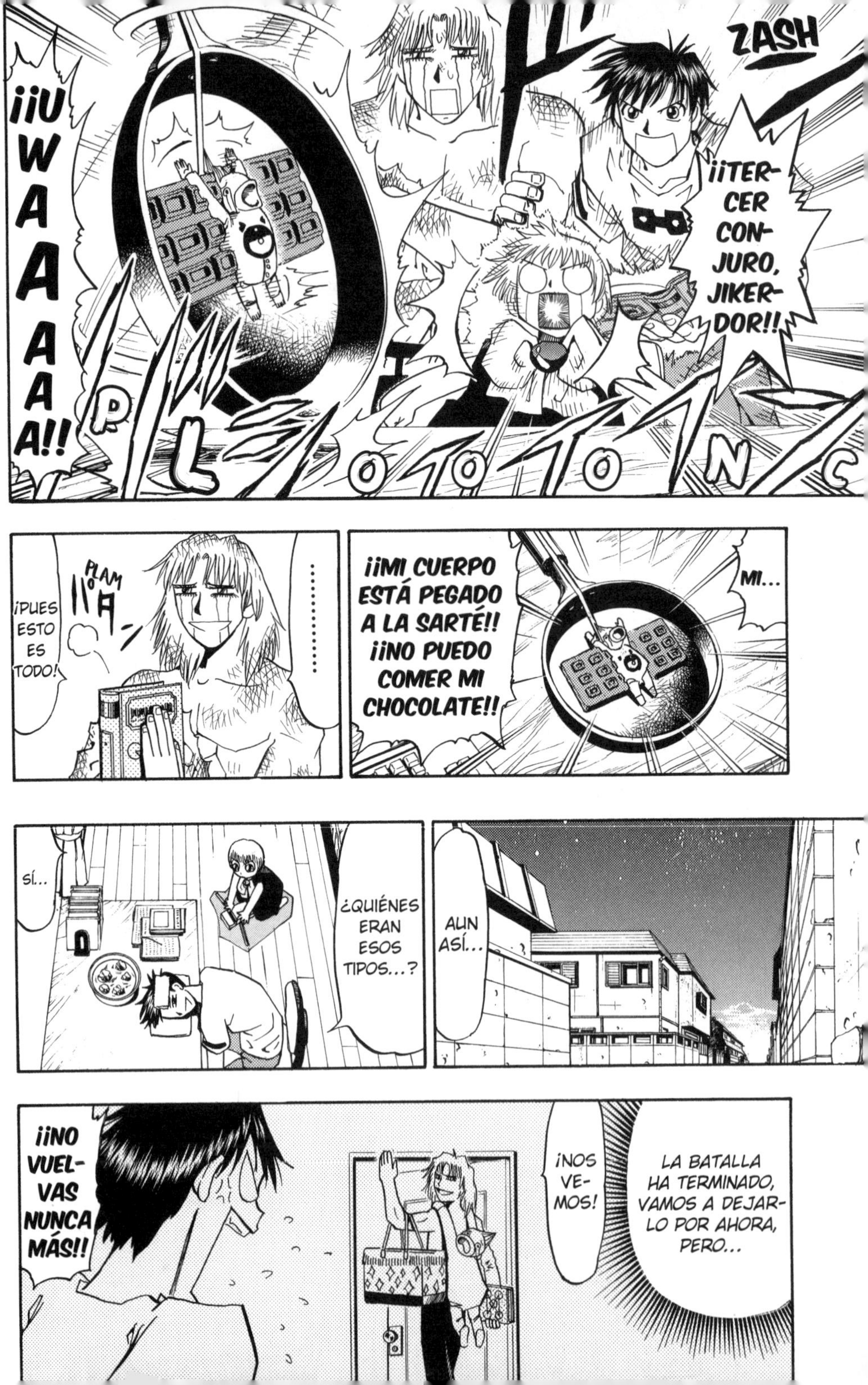

ZASH

¡¡TERCER CONJURO, JIKERDOR!!

¡¡UWAAAAAAA!!

PLOOOONC

MI...
¡¡MI CUERPO ESTÁ PEGADO A LA SARTÉ!! ¡¡NO PUEDO COMER MI CHOCOLATE!!

....
PLAM
¡PUES ESTO ES TODO!

AUN ASÍ...

¿QUIÉNES ERAN ESOS TIPOS...?
SÍ...

LA BATALLA HA TERMINADO, VAMOS A DEJARLO POR AHORA, PERO...
¡NOS VEMOS!
¡¡NO VUELVAS NUNCA MÁS!!

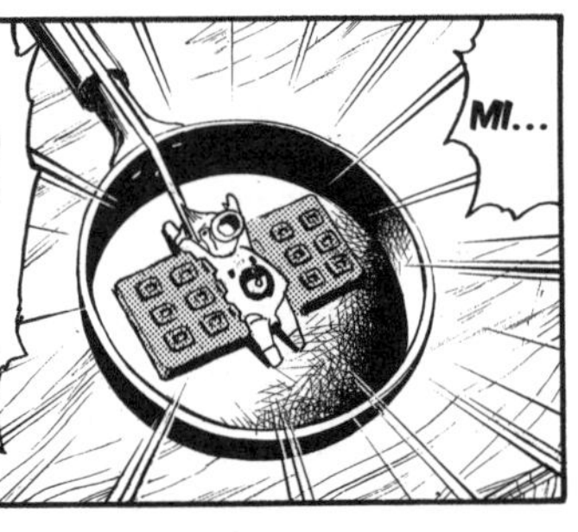

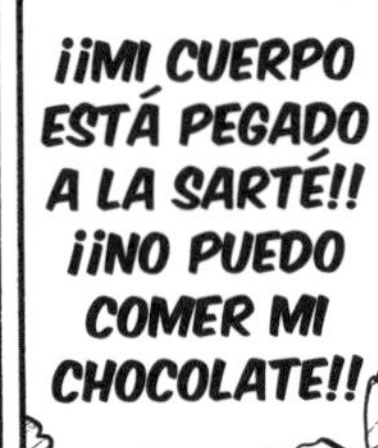

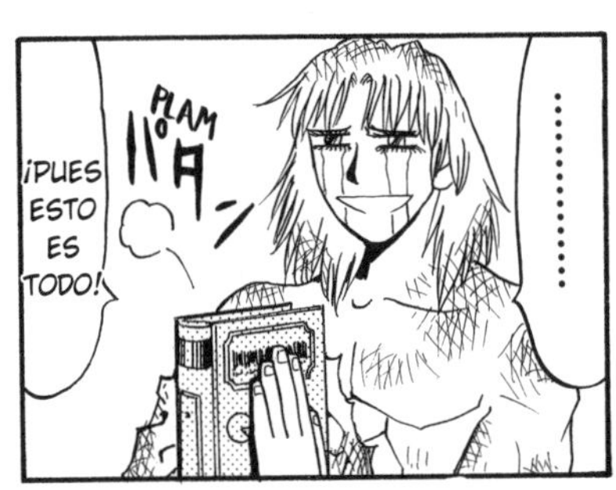

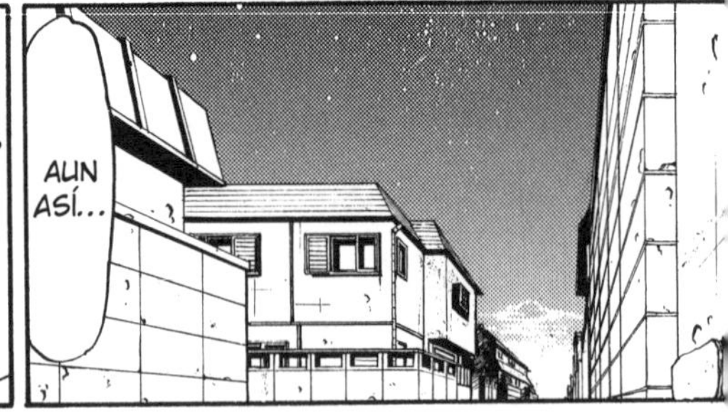

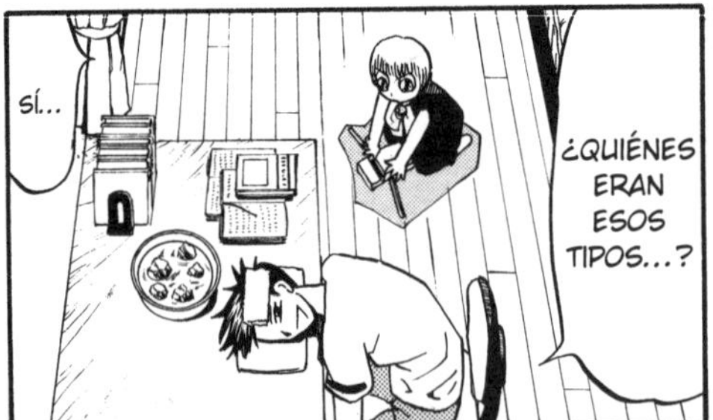

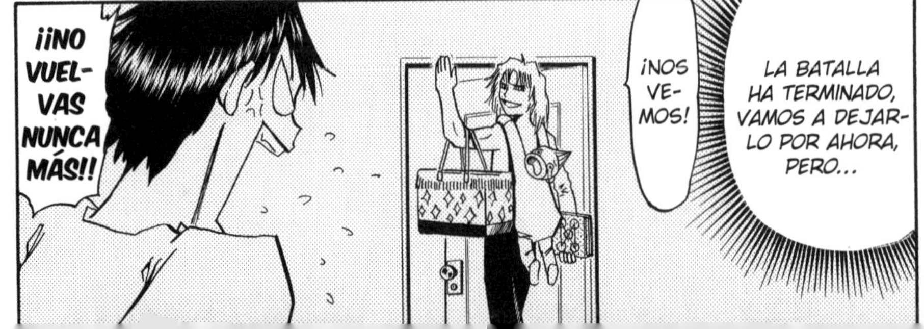

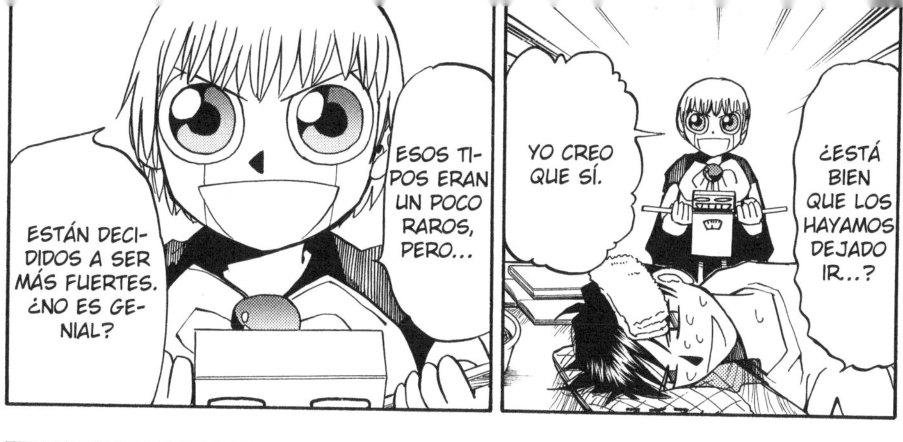
¿ESTÁ BIEN QUE LOS HAYAMOS DEJADO IR...?
YO CREO QUE SÍ.
ESOS TIPOS ERAN UN POCO RAROS, PERO...
ESTÁN DECIDIDOS A SER MÁS FUERTES. ¿NO ES GENIAL?

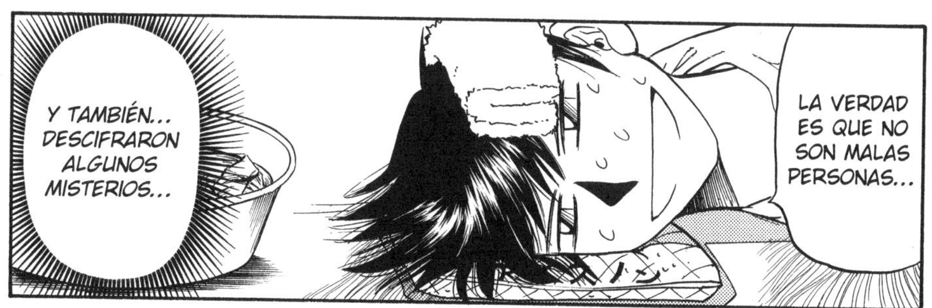
LA VERDAD ES QUE NO SON MALAS PERSONAS...
Y TAMBIÉN... DESCIFRARON ALGUNOS MISTERIOS...

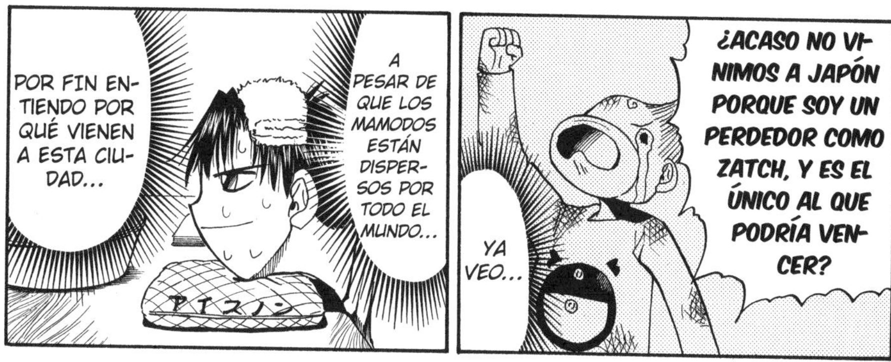
¿ACASO NO VINIMOS A JAPÓN PORQUE SOY UN PERDEDOR COMO ZATCH, Y ES EL ÚNICO AL QUE PODRÍA VENCER?
YA VEO...
A PESAR DE QUE LOS MAMODOS ESTÁN DISPERSOS POR TODO EL MUNDO...
POR FIN ENTIENDO POR QUÉ VIENEN A ESTA CIUDAD...

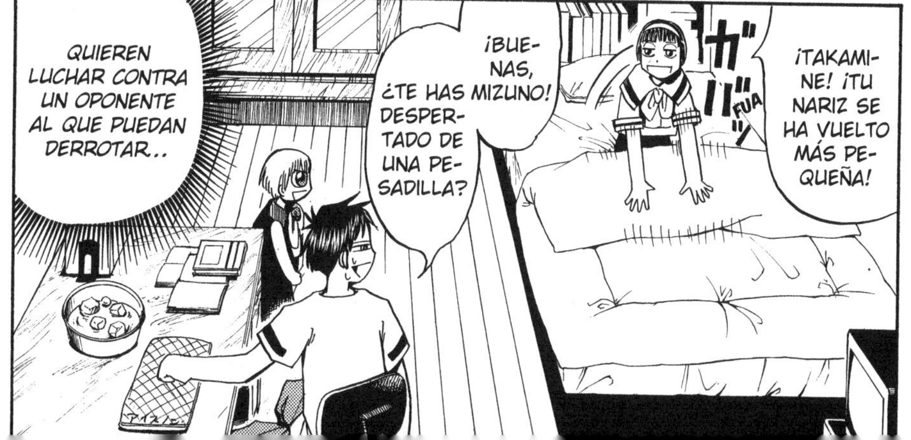
¡TAKAMINE! ¡TU NARIZ SE HA VUELTO MÁS PEQUEÑA!
FUA
¡BUENAS, MIZUNO!
¿TE HAS DESPERTADO DE UNA PESADILLA?
QUIEREN LUCHAR CONTRA UN OPONENTE AL QUE PUEDAN DERROTAR...

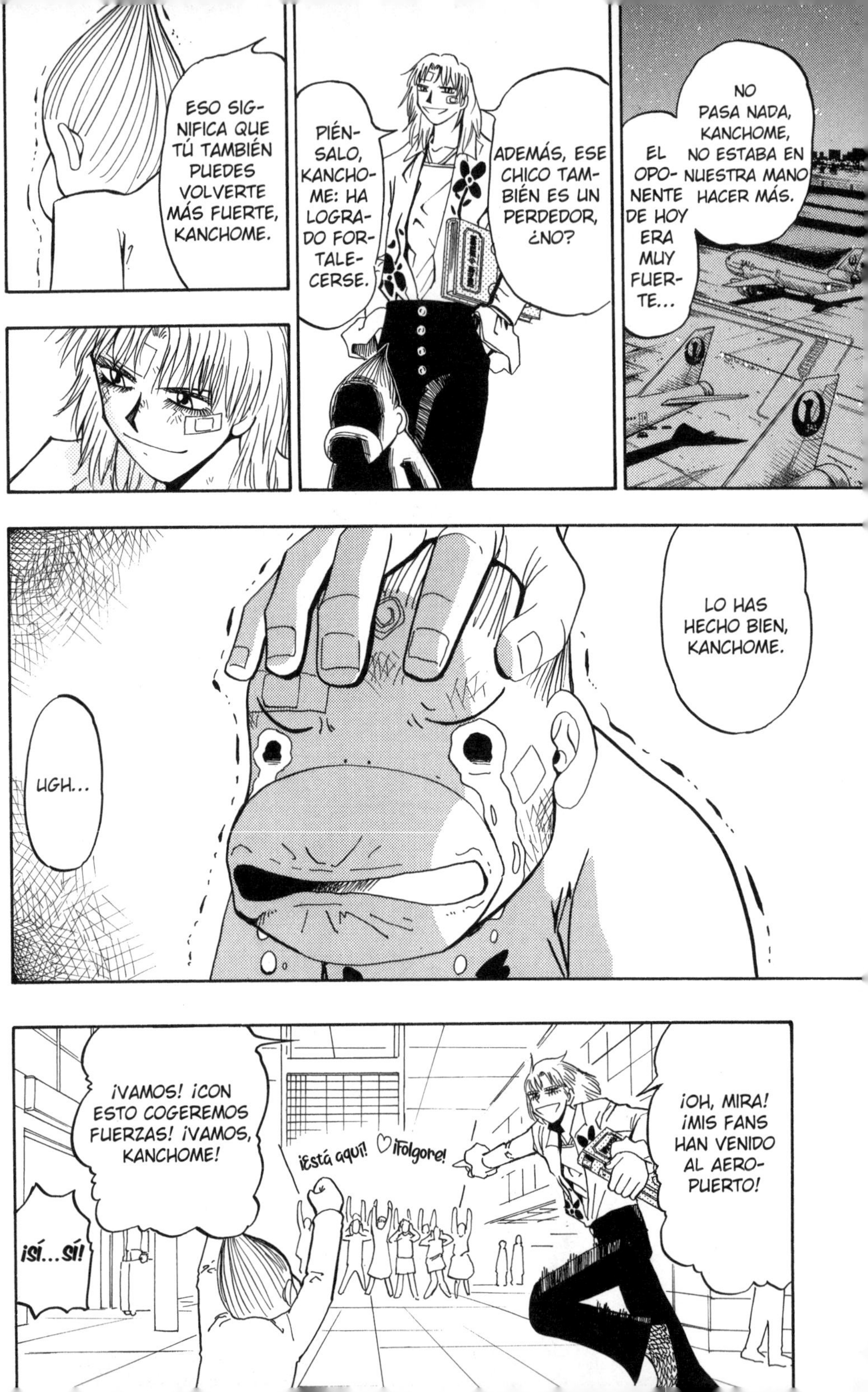

NO PASA NADA, KANCHOME, NO ESTABA EN NUESTRA MANO HACER MÁS.
EL OPONENTE DE HOY ERA MUY FUERTE...
ADEMÁS, ESE CHICO TAMBIÉN ES UN PERDEDOR, ¿NO?
PIÉNSALO, KANCHOME: HA LOGRADO FORTALECERSE.
ESO SIGNIFICA QUE TÚ TAMBIÉN PUEDES VOLVERTE MÁS FUERTE, KANCHOME.

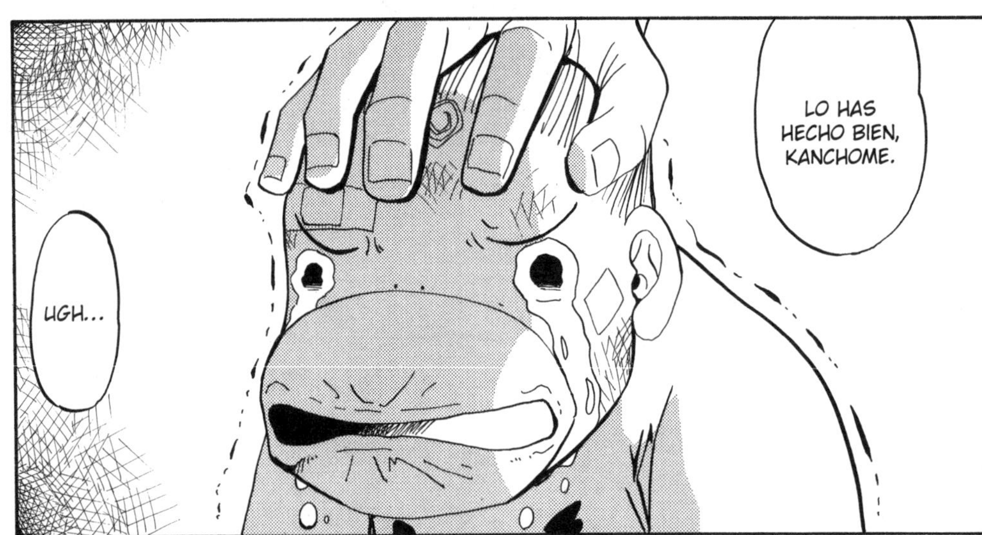

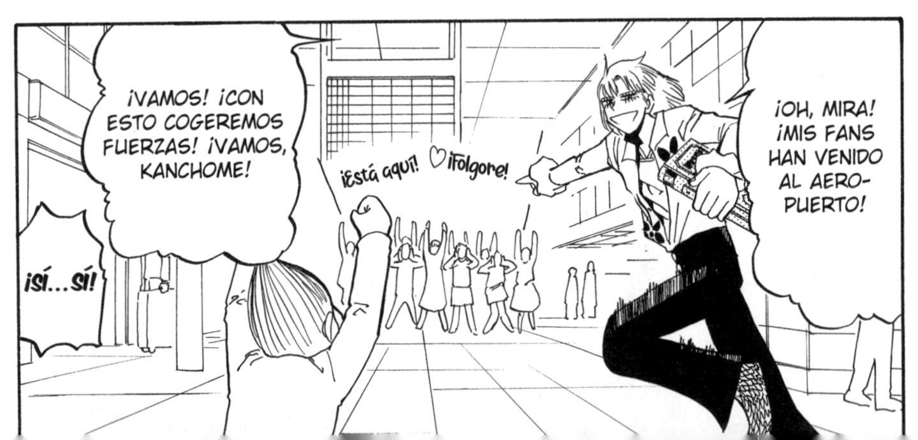

NIVEL. 29 EL DESAFÍO DE LA ESTATUA

¿ZATCH...?
¿ESTÁS LISTO?

ESTO ES UN FRIGORÍFICO.
Gooon.
モチノキ港 第8倉庫 (冷凍倉庫)
UH... YA VEO.
ASÍ QUE ESTE ES EL LUGAR PERFECTO PARA LUCHAR CONTRA NUESTRO OPONENTE.

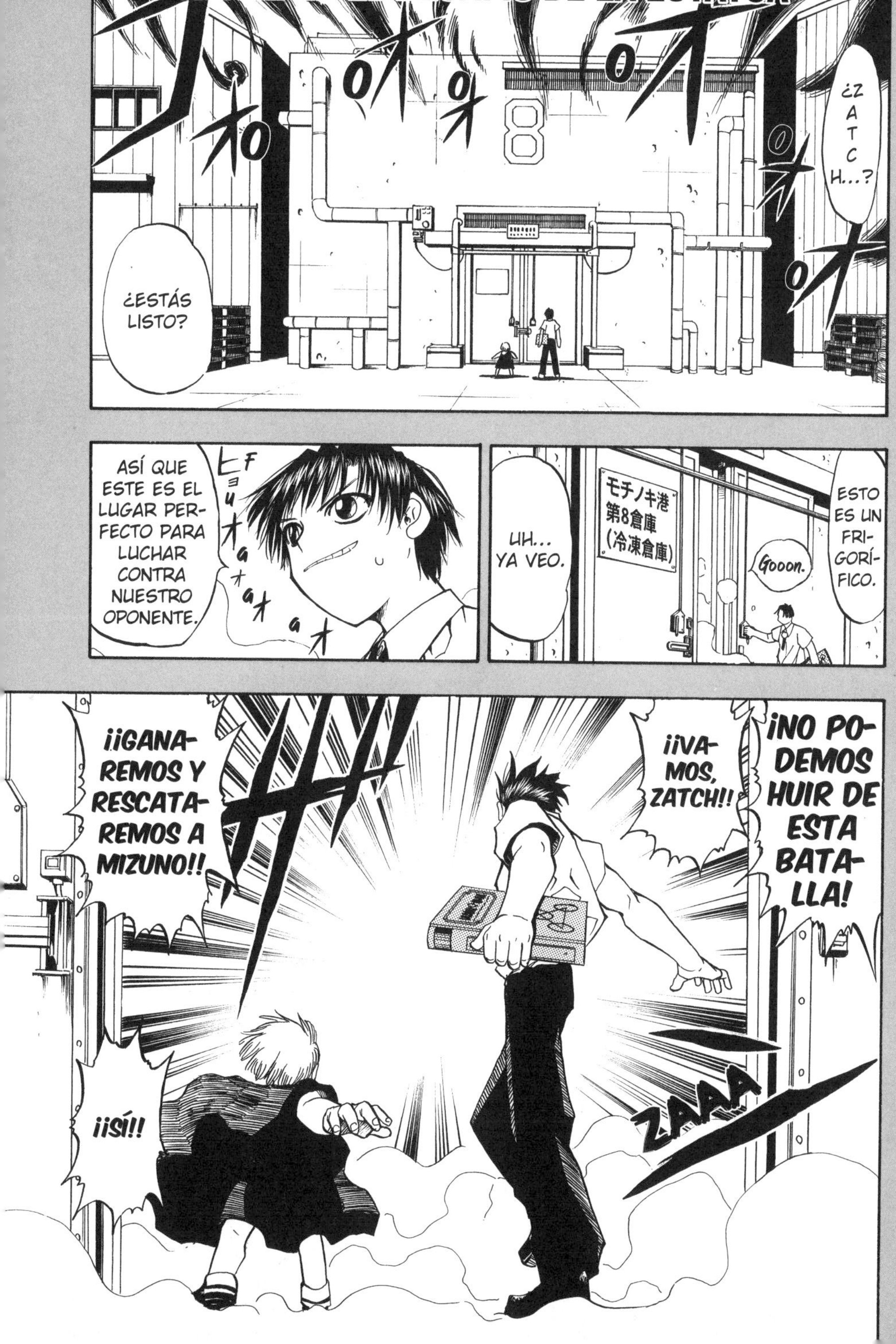

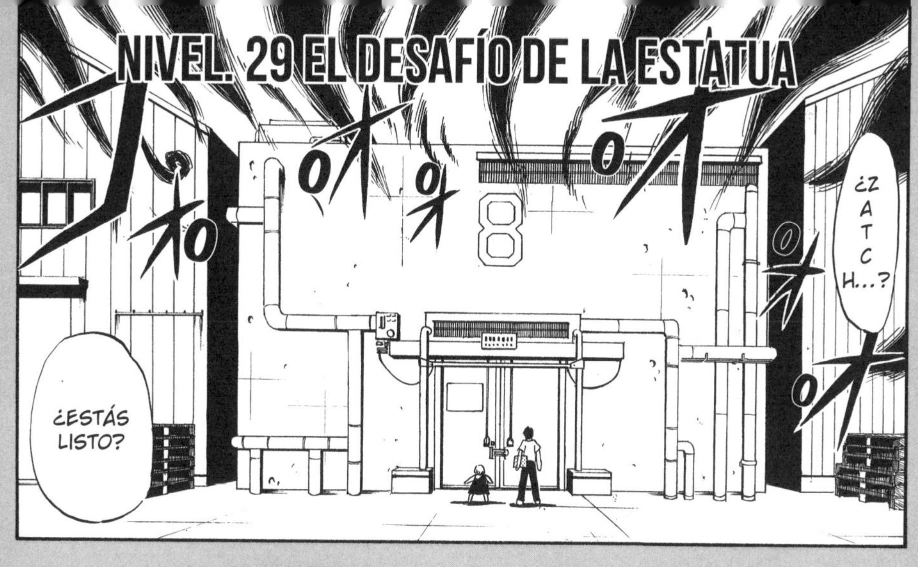

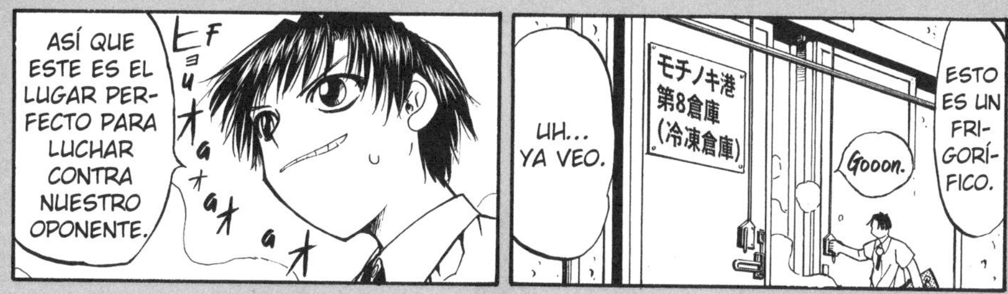

¡NO PODEMOS HUIR DE ESTA BATALLA!

¡¡VAMOS, ZATCH!!

¡¡GANAREMOS Y RESCATAREMOS A MIZUNO!!

¡¡SÍ!!

ZAAA

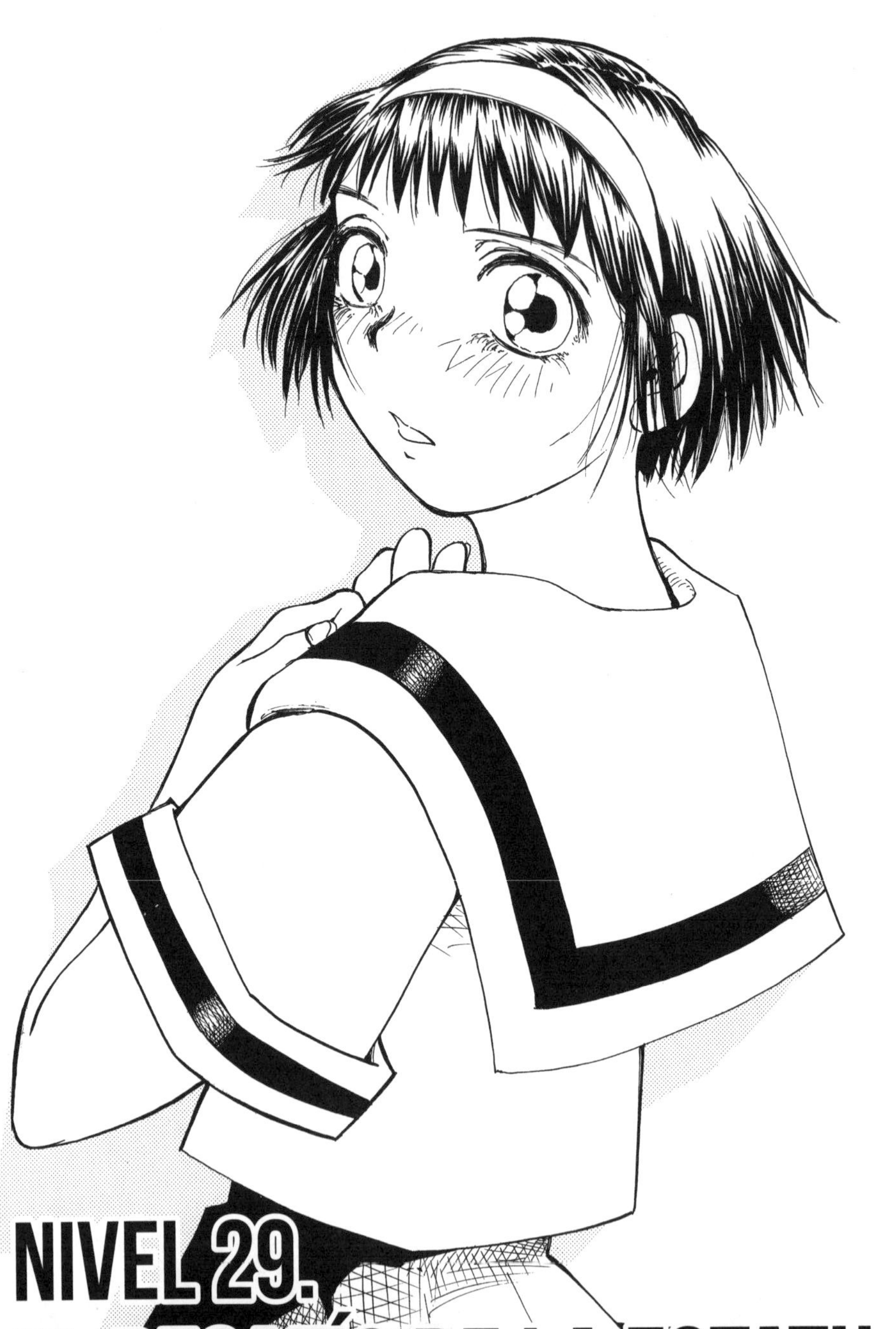

NIVEL 29.
EL DESAFÍO DE LA ESTATUA

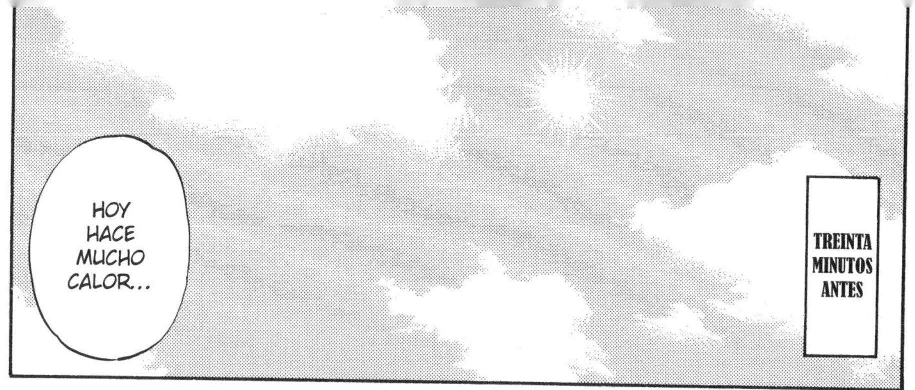
TREINTA MINUTOS ANTES
HOY HACE MUCHO CALOR...

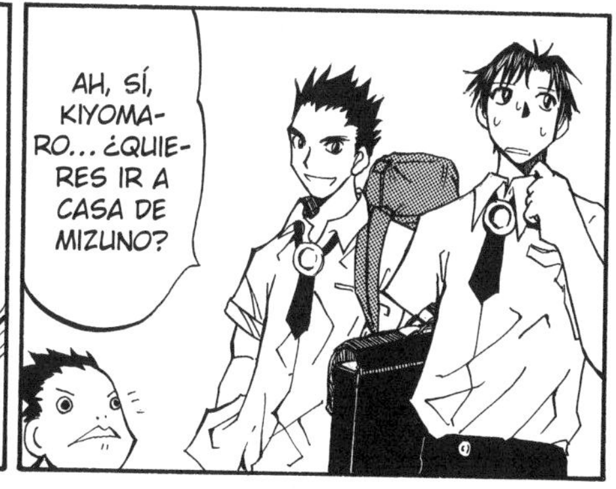
AH, SÍ, KIYOMARO... ¿QUIERES IR A CASA DE MIZUNO?

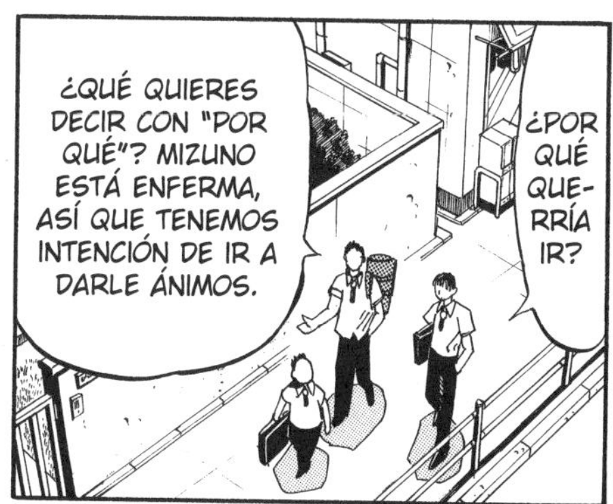
¿POR QUÉ QUERRÍA IR?
¿QUÉ QUIERES DECIR CON "POR QUÉ"? MIZUNO ESTÁ ENFERMA, ASÍ QUE TENEMOS INTENCIÓN DE IR A DARLE ÁNIMOS.

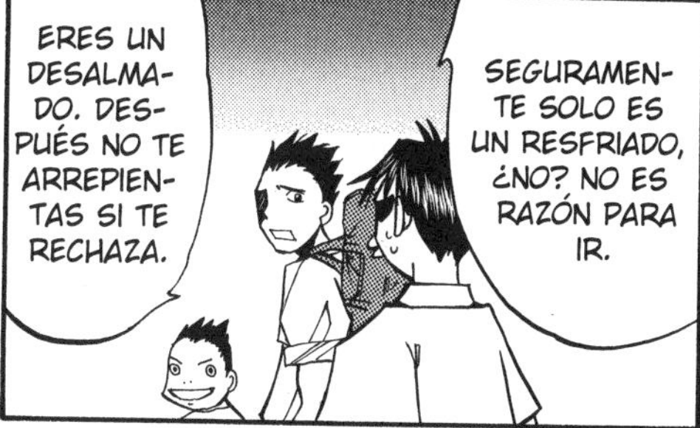
SEGURAMENTE SOLO ES UN RESFRIADO, ¿NO? NO ES RAZÓN PARA IR.
ERES UN DESALMADO. DESPUÉS NO TE ARREPIENTAS SI TE RECHAZA.

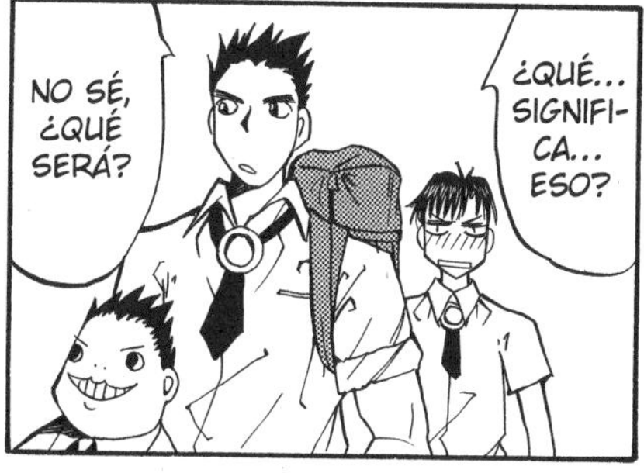
¿QUÉ... SIGNIFICA... ESO?
NO SÉ, ¿QUÉ SERÁ?

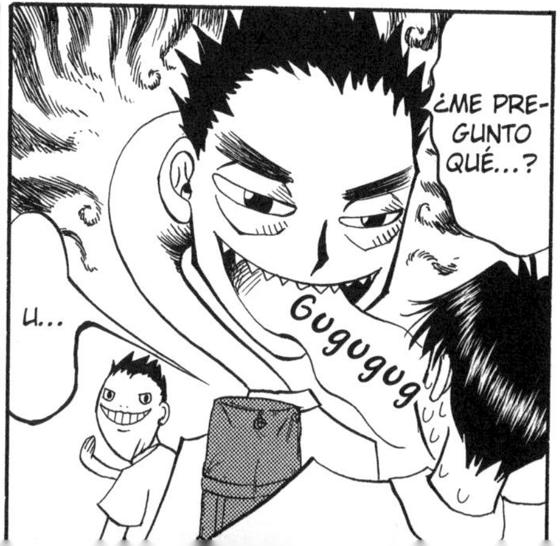
¿ME PREGUNTO QUÉ...?
Gugugug
U...

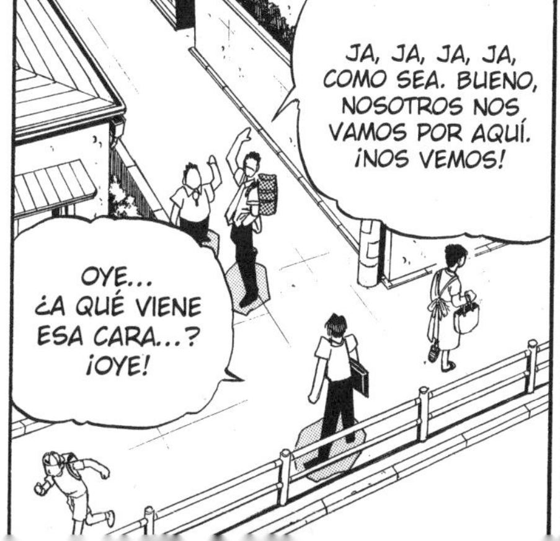
JA, JA, JA, JA, COMO SEA. BUENO, NOSOTROS NOS VAMOS POR AQUÍ. ¡NOS VEMOS!
OYE... ¿A QUÉ VIENE ESA CARA...? ¡OYE!

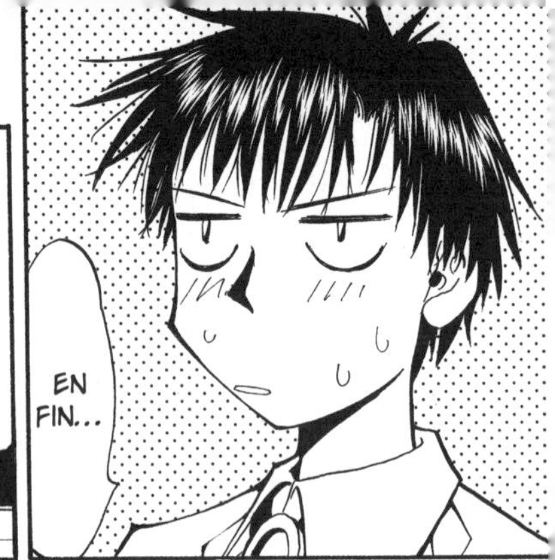
EN FIN...

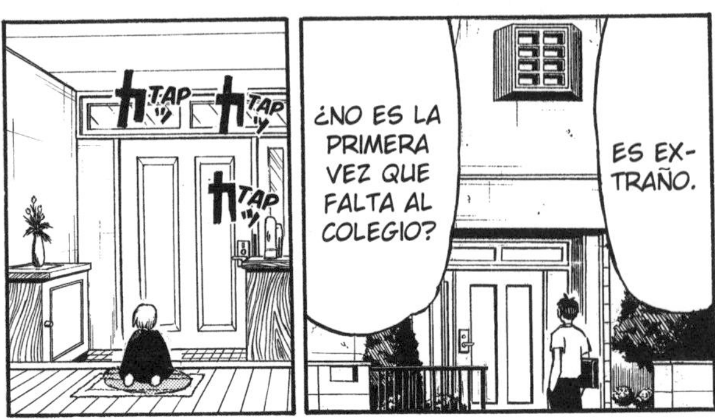
ES EXTRAÑO.
¿NO ES LA PRIMERA VEZ QUE FALTA AL COLEGIO?
TAP
TAP
TAP

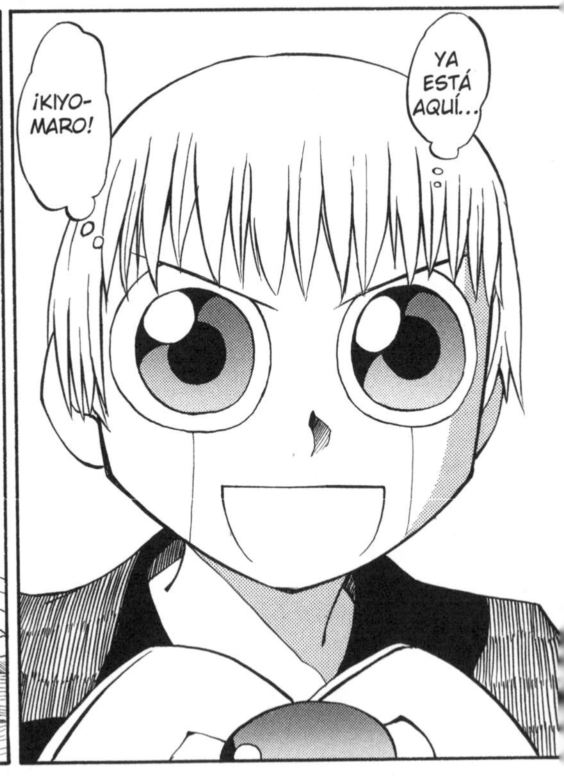
YA ESTÁ AQUÍ...
¡KIYOMARO!

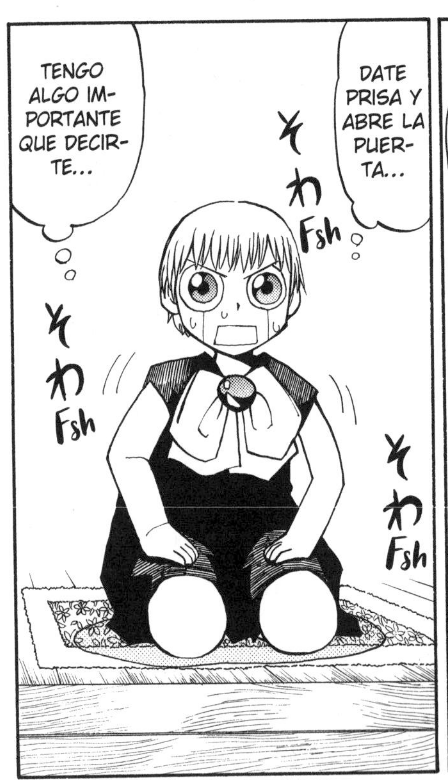
DATE PRISA Y ABRE LA PUERTA...
TENGO ALGO IMPORTANTE QUE DECIRTE...
Fsh
Fsh
Fsh

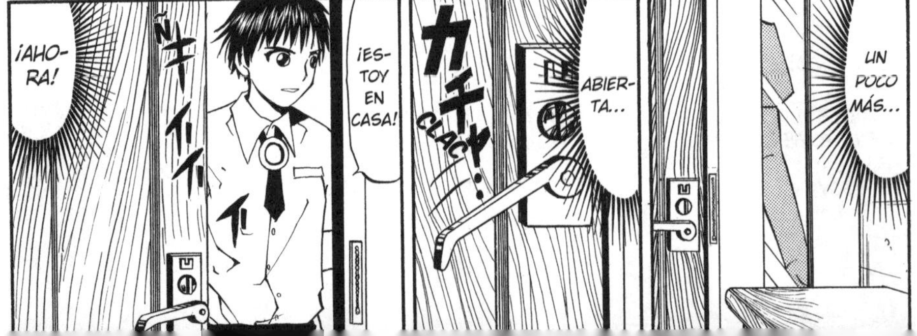
UN POCO MÁS...
ABIERTA...
CLAC
¡ESTOY EN CASA!
¡AHORA!

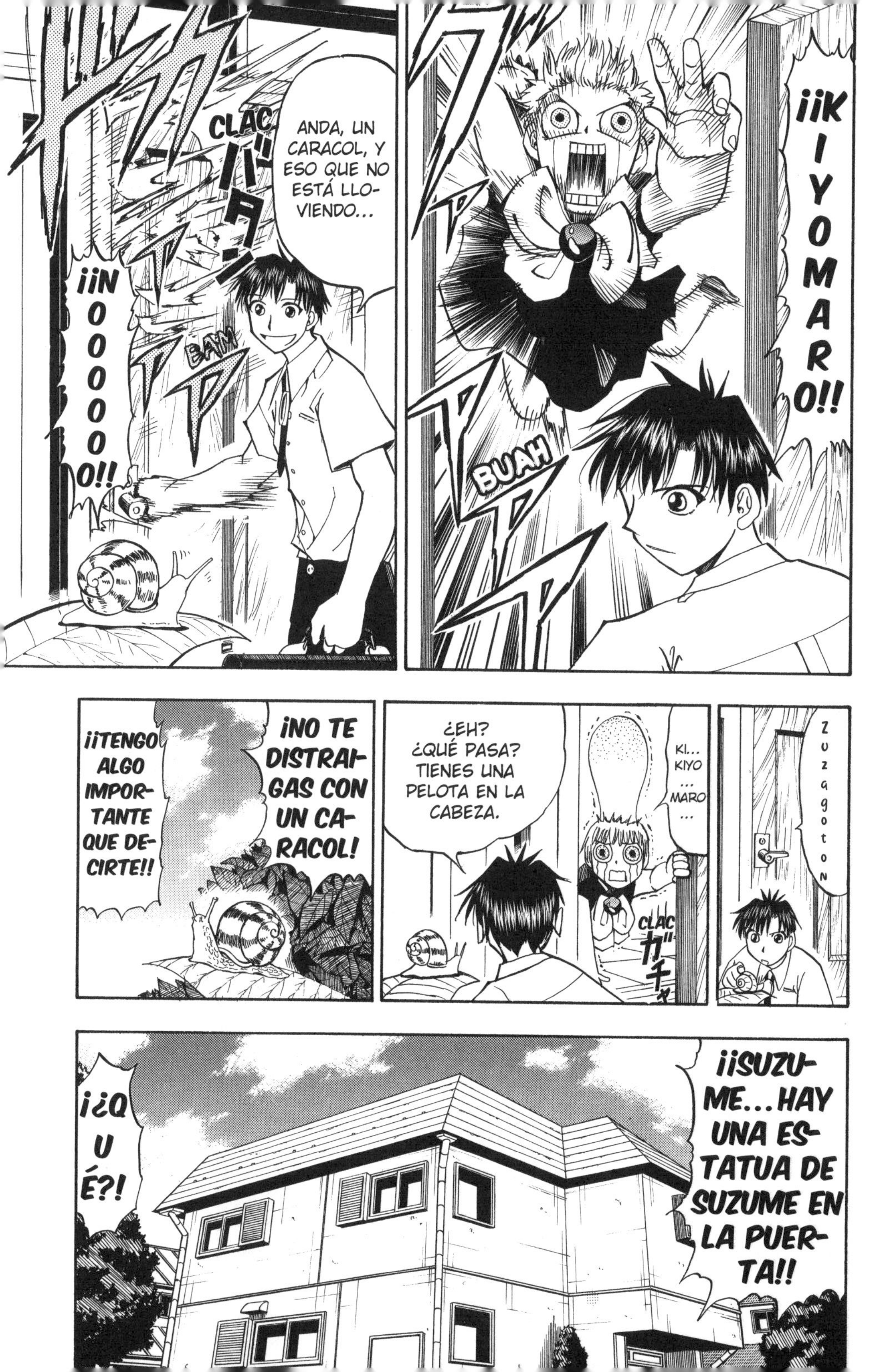

¡¡KIYOMARO!!

BUAH

ANDA, UN CARACOL, Y ESO QUE NO ESTÁ LLOVIENDO...

CLAC

BAM

¡¡NOOOOOOOO!!

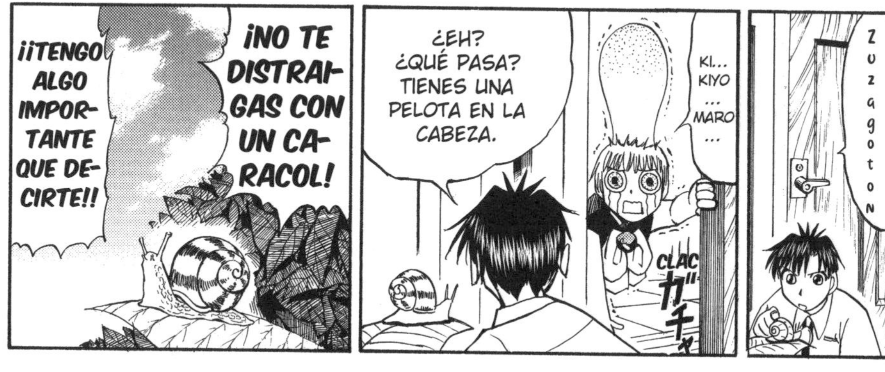

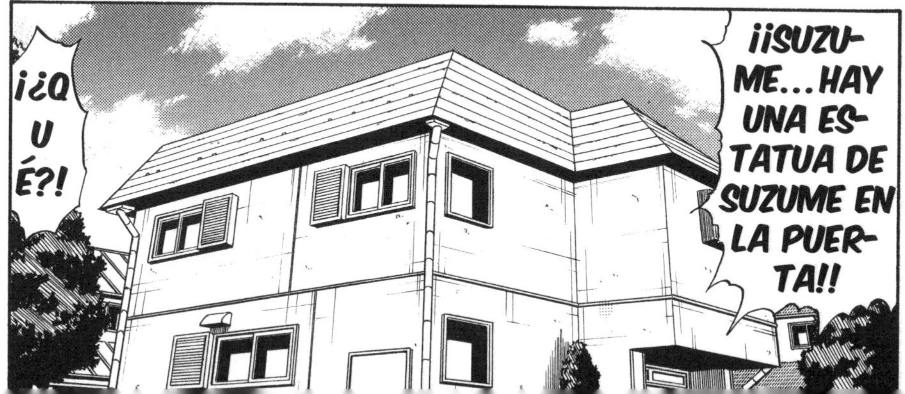

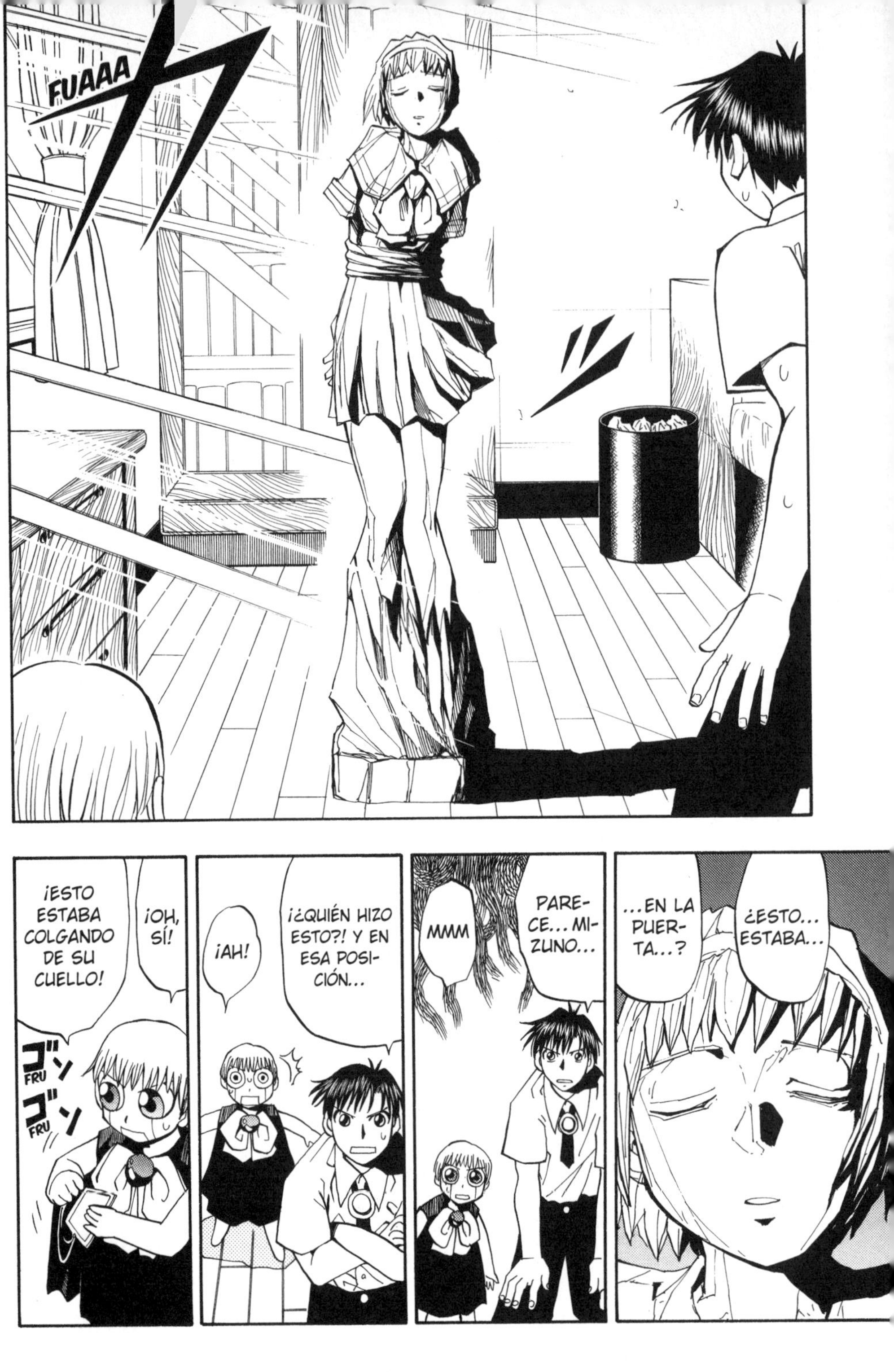

FUAAA

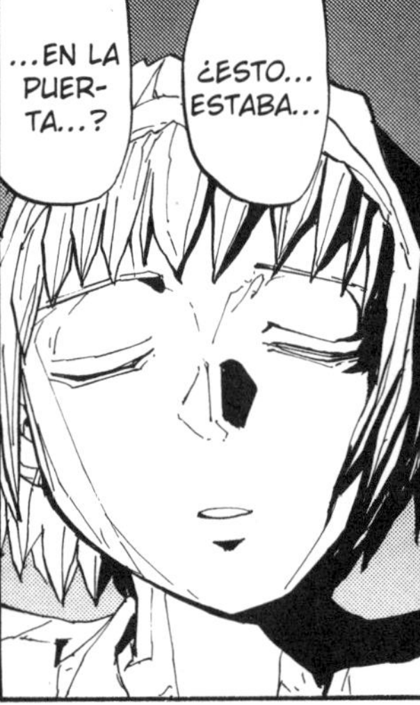
¿ESTO... ESTABA...
...EN LA PUERTA...?

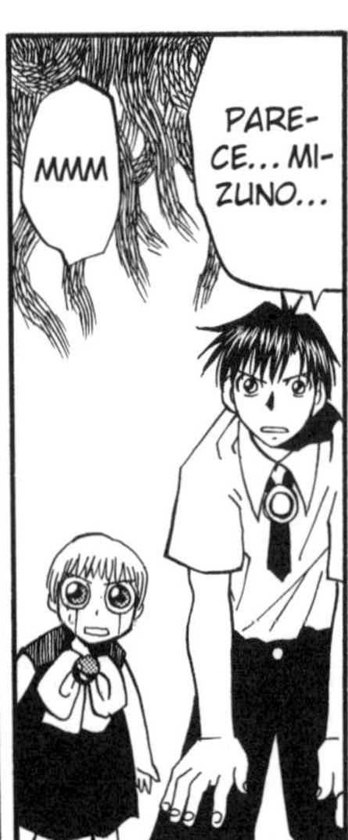
PARECE... MIZUNO...
MMM

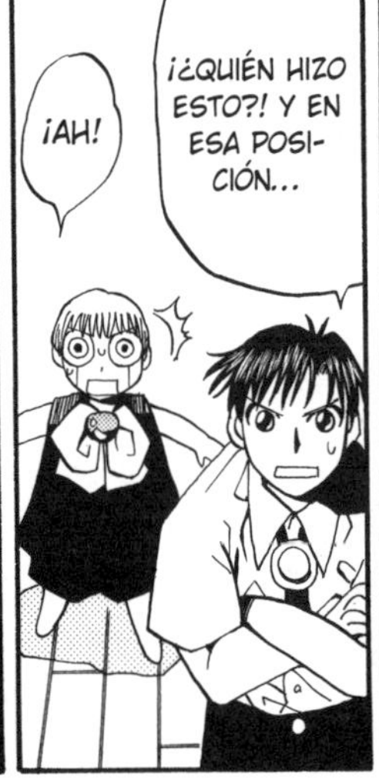
¡¿QUIÉN HIZO ESTO?! Y EN ESA POSICIÓN...
¡AH!

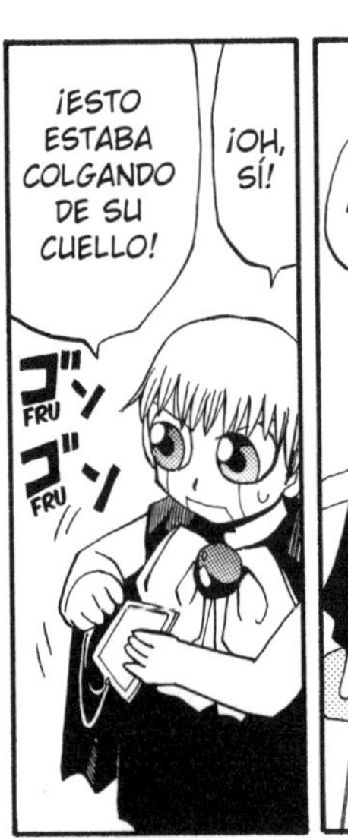
¡OH, SÍ!
¡ESTO ESTABA COLGANDO DE SU CUELLO!
FRU
FRU

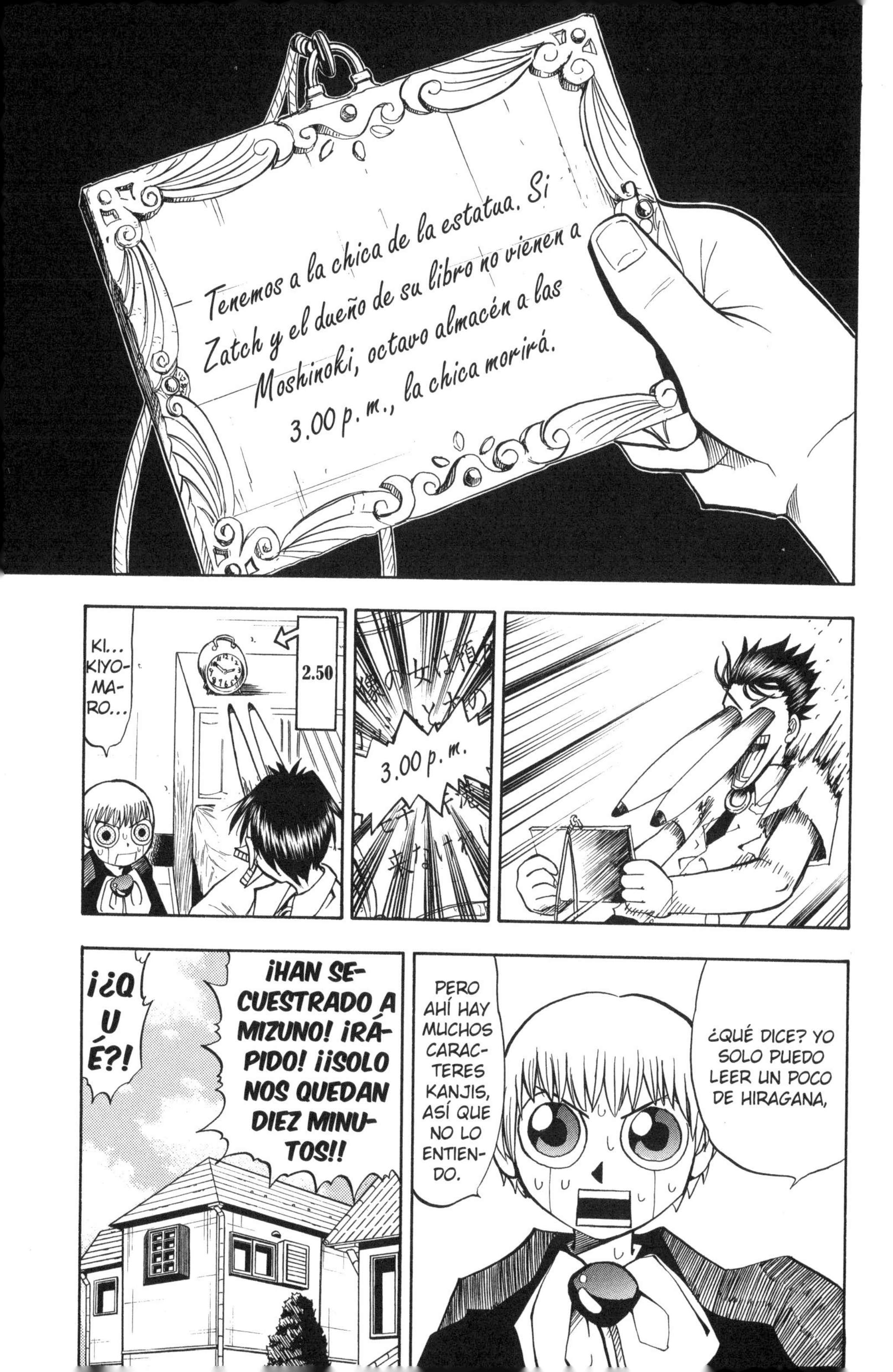

Tenemos a la chica de la estatua. Si Zatch y el dueño de su libro no vienen a Moshinoki, octavo almacén a las 3.00 p. m., la chica morirá.

3.00 p. m.

2.50
KI... KIYOMARO...

¿QUÉ DICE? YO SOLO PUEDO LEER UN POCO DE HIRAGANA,
PERO AHÍ HAY MUCHOS CARACTERES KANJIS, ASÍ QUE NO LO ENTIENDO.

¡HAN SECUESTRADO A MIZUNO! ¡RÁPIDO! ¡¡SOLO NOS QUEDAN DIEZ MINUTOS!!
¡¿QUÉ?!

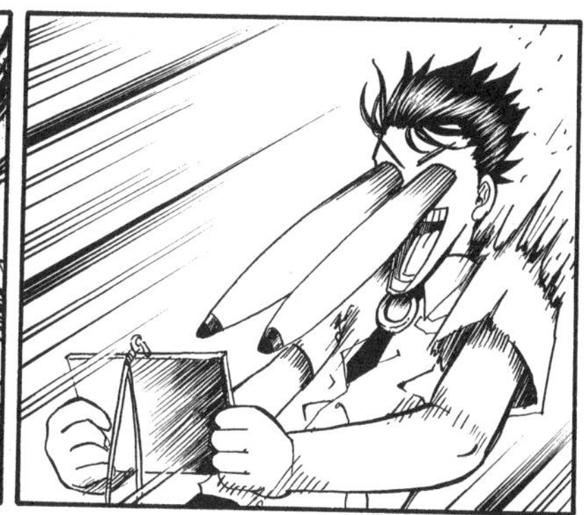

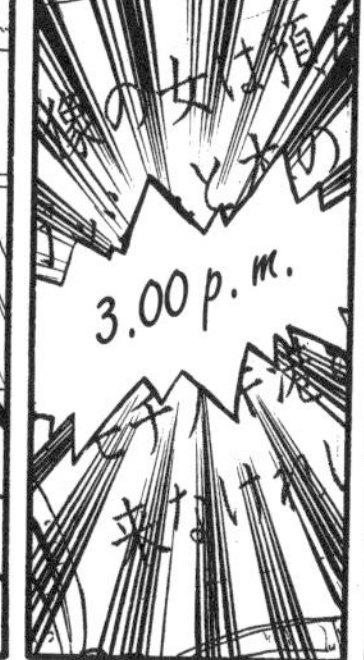

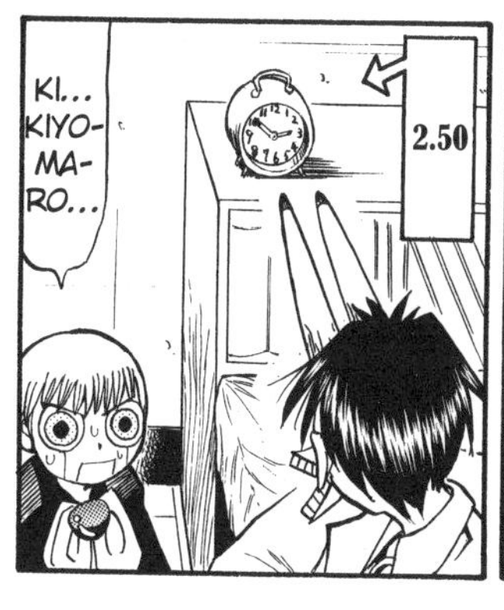

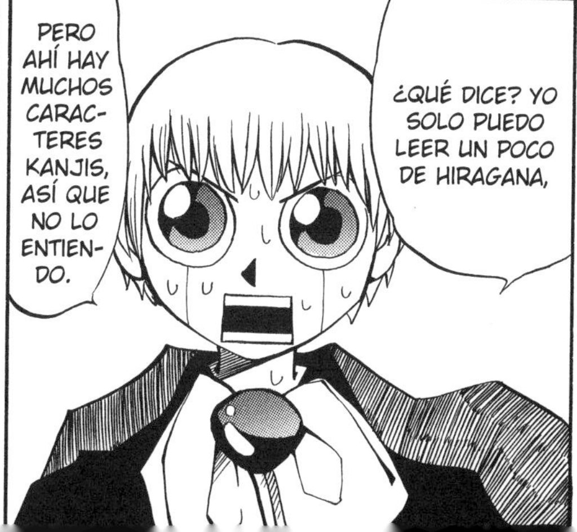

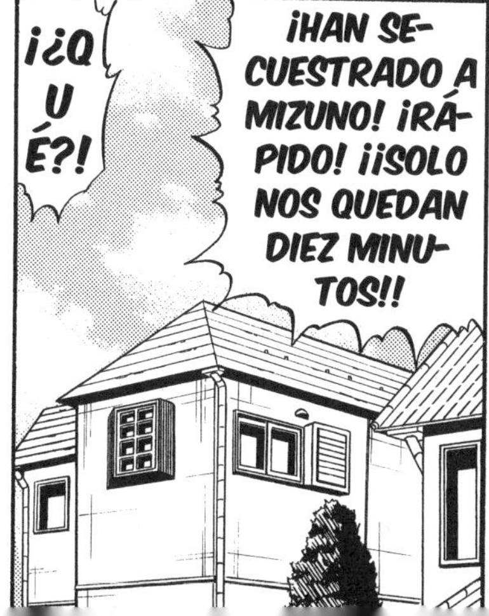

SE MOLESTARON EN ENVIARNOS EL DESAFÍO A TRAVÉS DE UNA ESTATUA...
8

MALDITOS...
INVOLUCRAR A MIZUNO EN ESTA BATALLA...

Y ENCIMA HACE MUCHO FRÍO AQUÍ DENTRO...

UN FRIGORÍFICO, EH...
TENGO QUE DARME PRISA O MORIREMOS CONGELADOS.

¡LLEGASTEIS A TIEMPO!
!

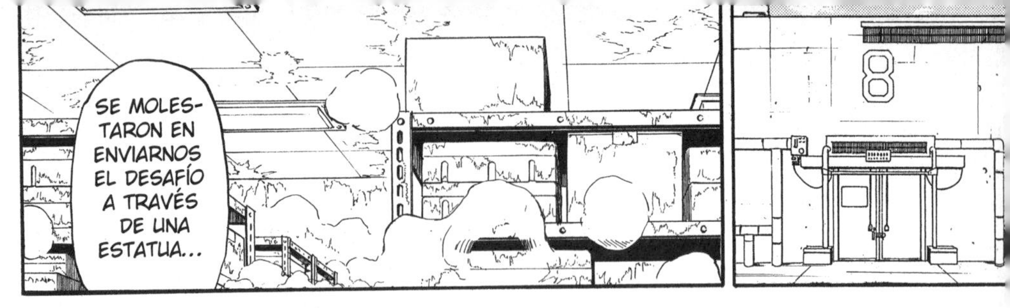

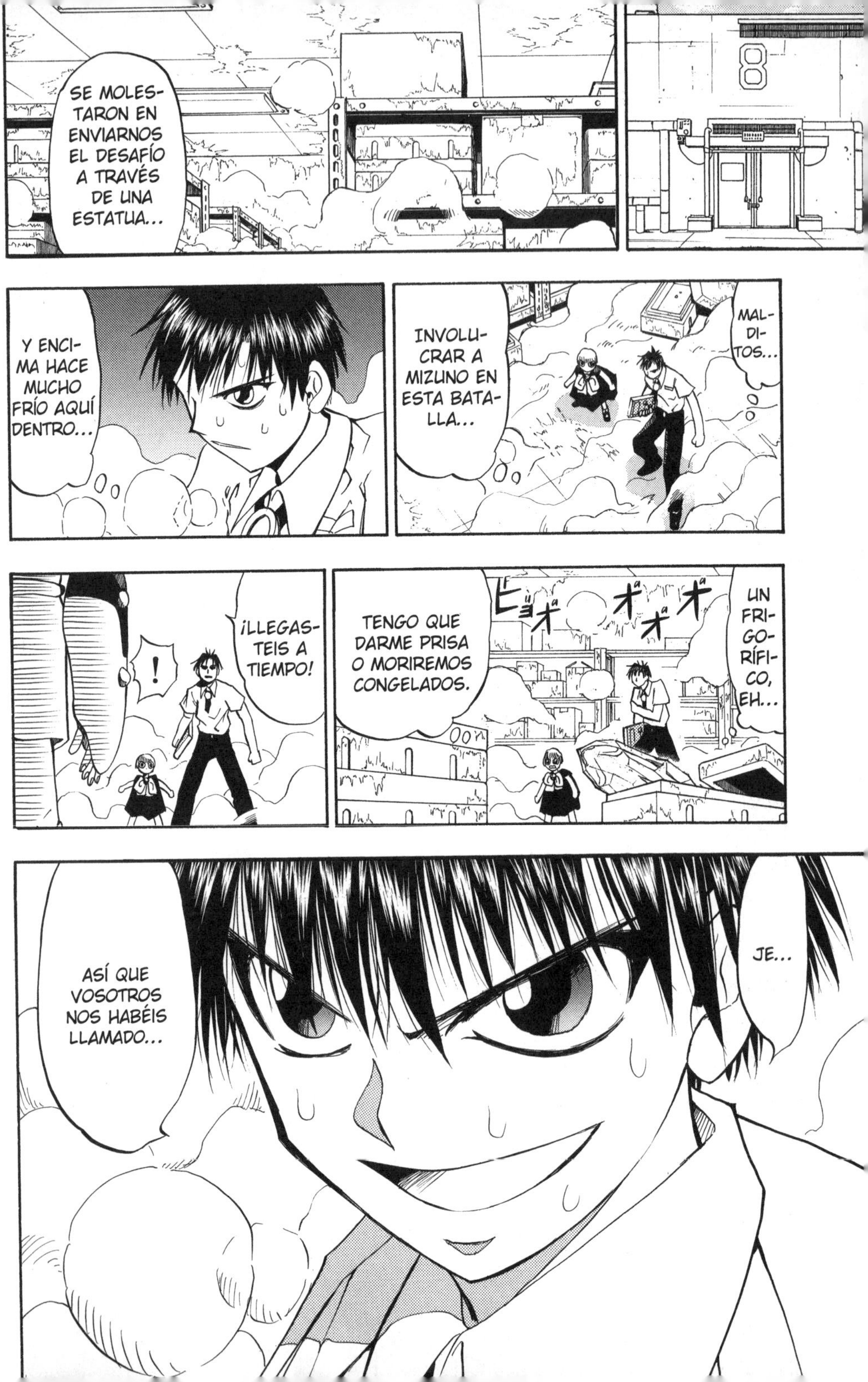

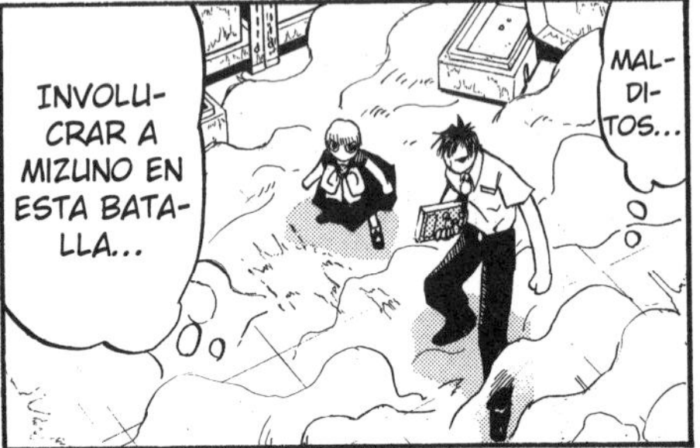

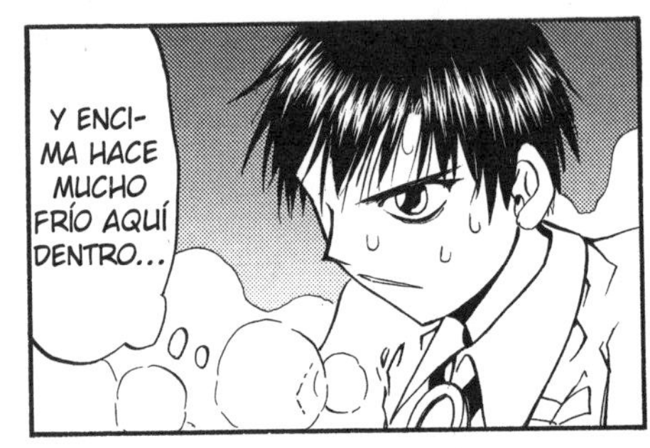

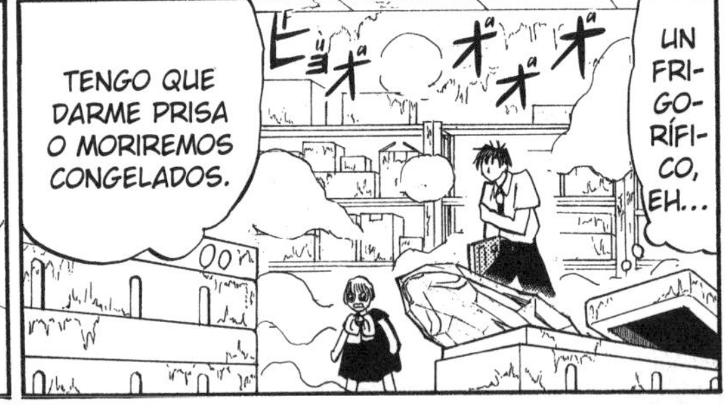

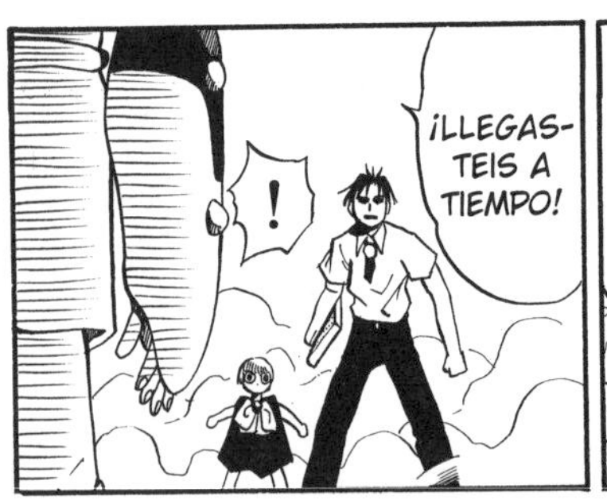

JE...

ASÍ QUE VOSOTROS NOS HABÉIS LLAMADO...

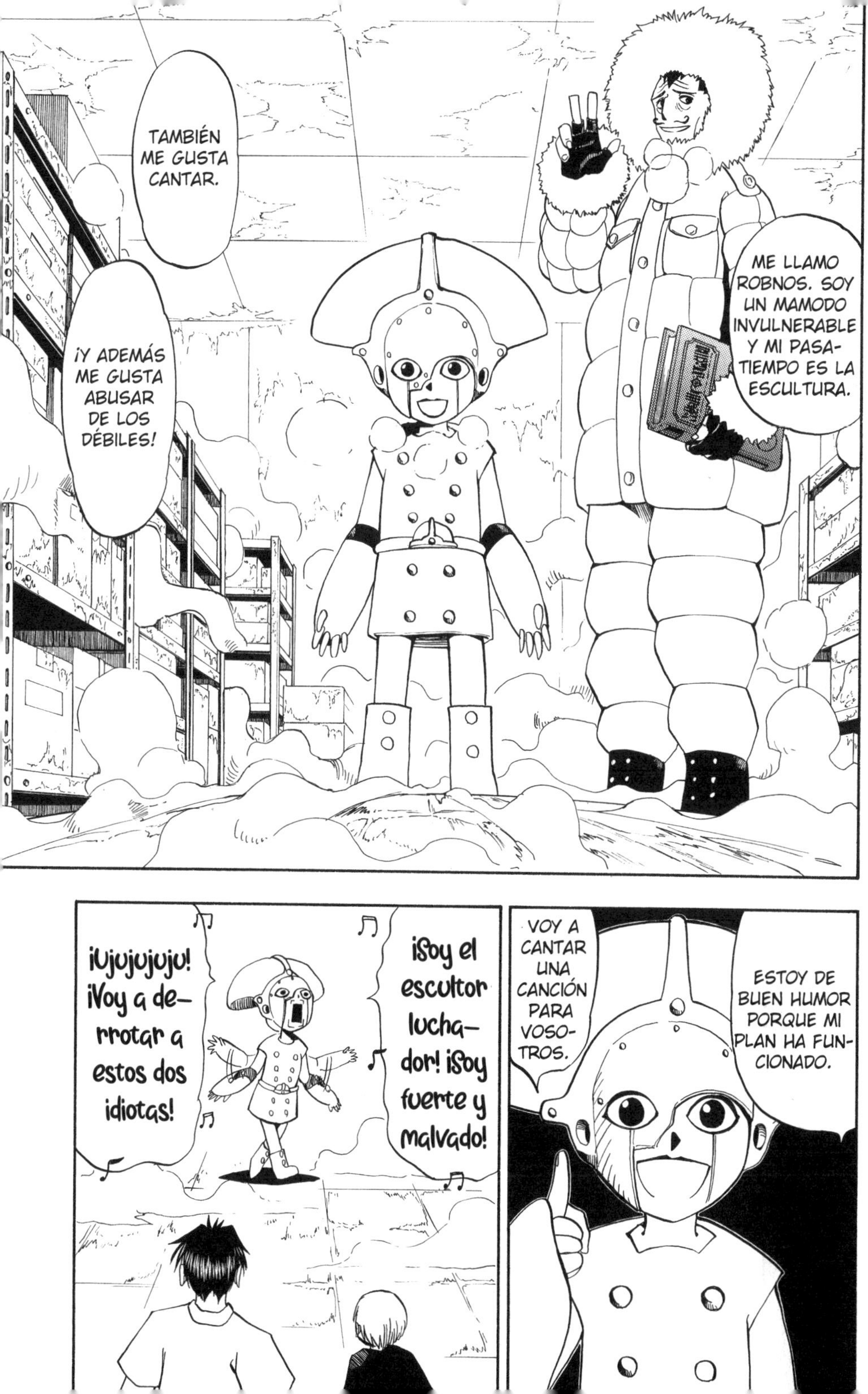

ME LLAMO ROBNOS. SOY UN MAMODO INVULNERABLE Y MI PASATIEMPO ES LA ESCULTURA.

TAMBIÉN ME GUSTA CANTAR.

¡Y ADEMÁS ME GUSTA ABUSAR DE LOS DÉBILES!

ESTOY DE BUEN HUMOR PORQUE MI PLAN HA FUNCIONADO.
VOY A CANTAR UNA CANCIÓN PARA VOSOTROS.
¡Soy el escultor luchador! ¡Soy fuerte y malvado!
¡Ujujujuju! ¡Voy a derrotar a estos dos idiotas!

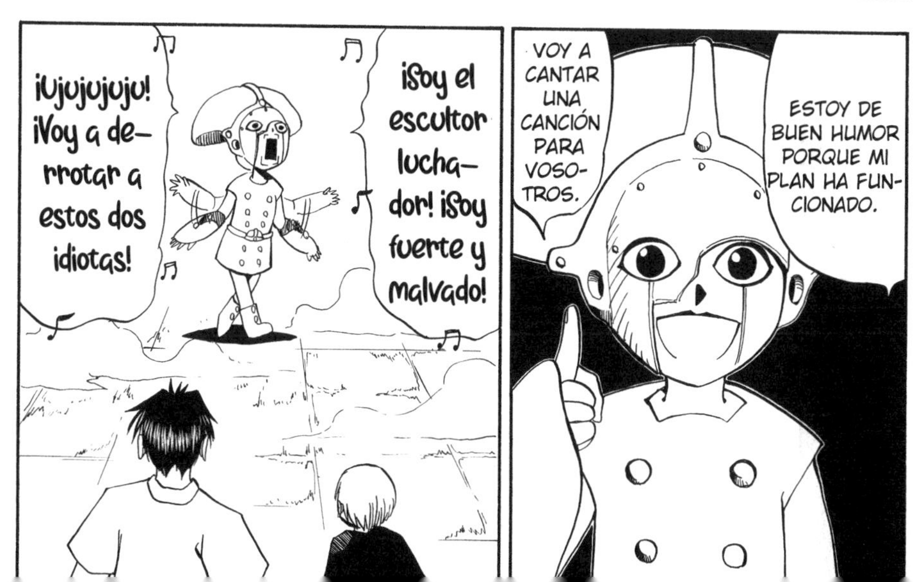

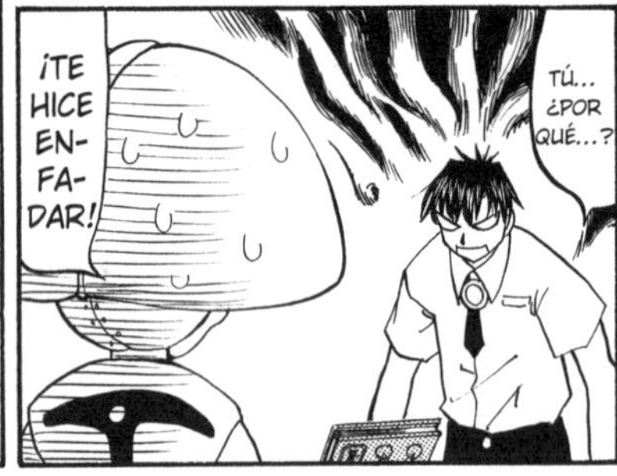
TÚ... ¿POR QUÉ...?
¡TE HICE ENFADAR!

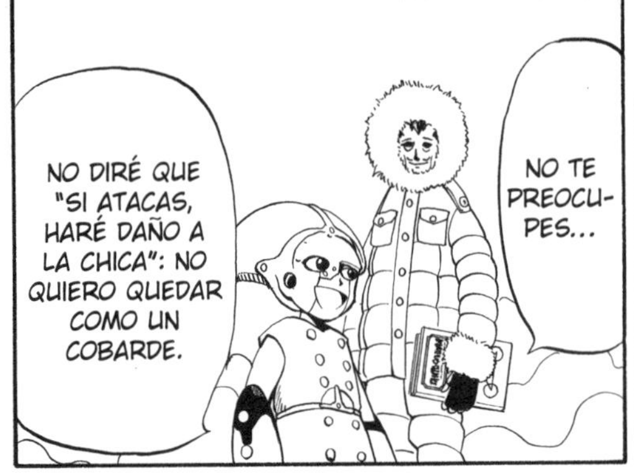
NO TE PREOCUPES...
NO DIRÉ QUE "SI ATACAS, HARÉ DAÑO A LA CHICA": NO QUIERO QUEDAR COMO UN COBARDE.

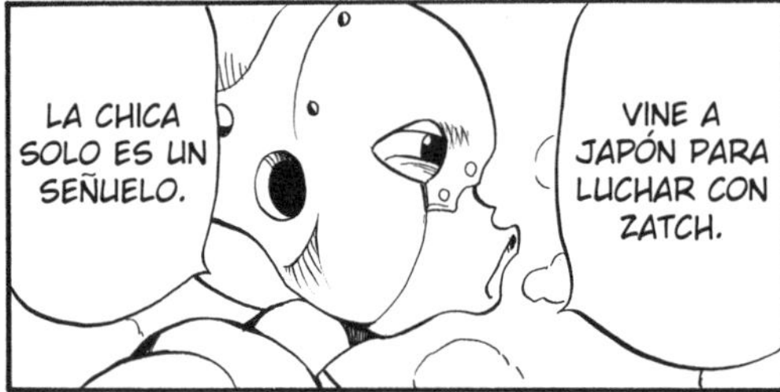
VINE A JAPÓN PARA LUCHAR CON ZATCH.
LA CHICA SOLO ES UN SEÑUELO.

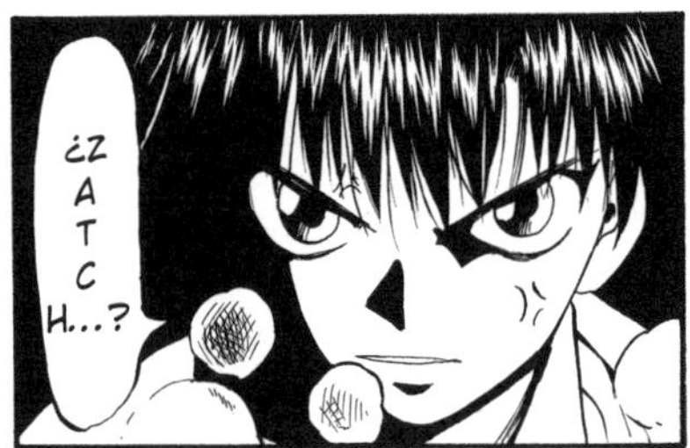
¿ZATCH...?

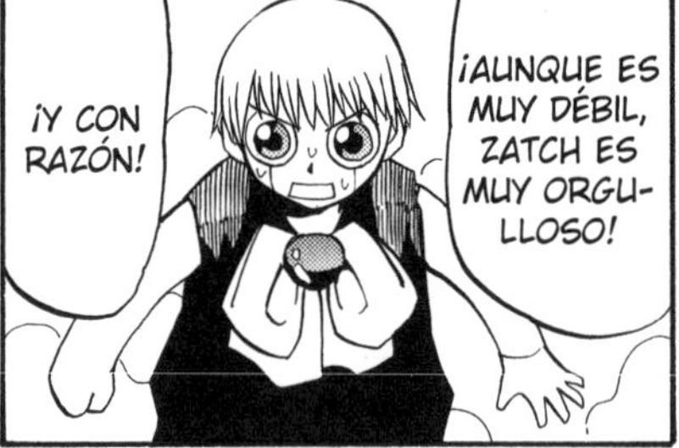
¡AUNQUE ES MUY DÉBIL, ZATCH ES MUY ORGULLOSO!
¡Y CON RAZÓN!

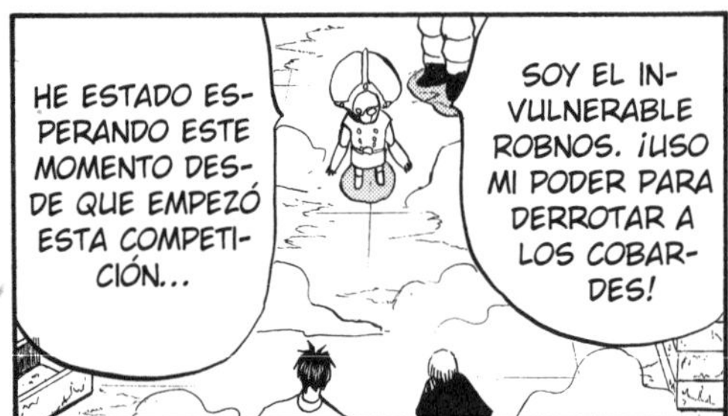
SOY EL INVULNERABLE ROBNOS. ¡USO MI PODER PARA DERROTAR A LOS COBARDES!
HE ESTADO ESPERANDO ESTE MOMENTO DESDE QUE EMPEZÓ ESTA COMPETICIÓN...

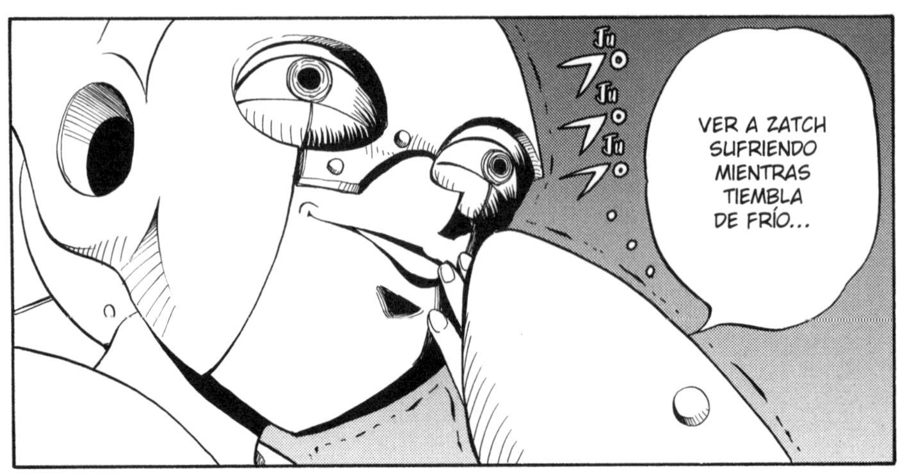
VER A ZATCH SUFRIENDO MIENTRAS TIEMBLA DE FRÍO...
Ju Ju Ju

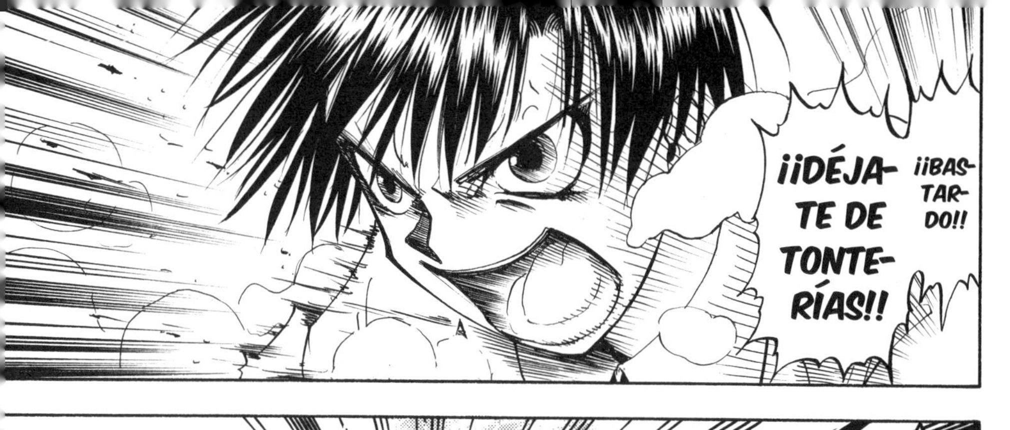
¡¡BAS-
TAR-
DO!!
¡¡DÉJA-
TE DE
TONTE-
RÍAS!!

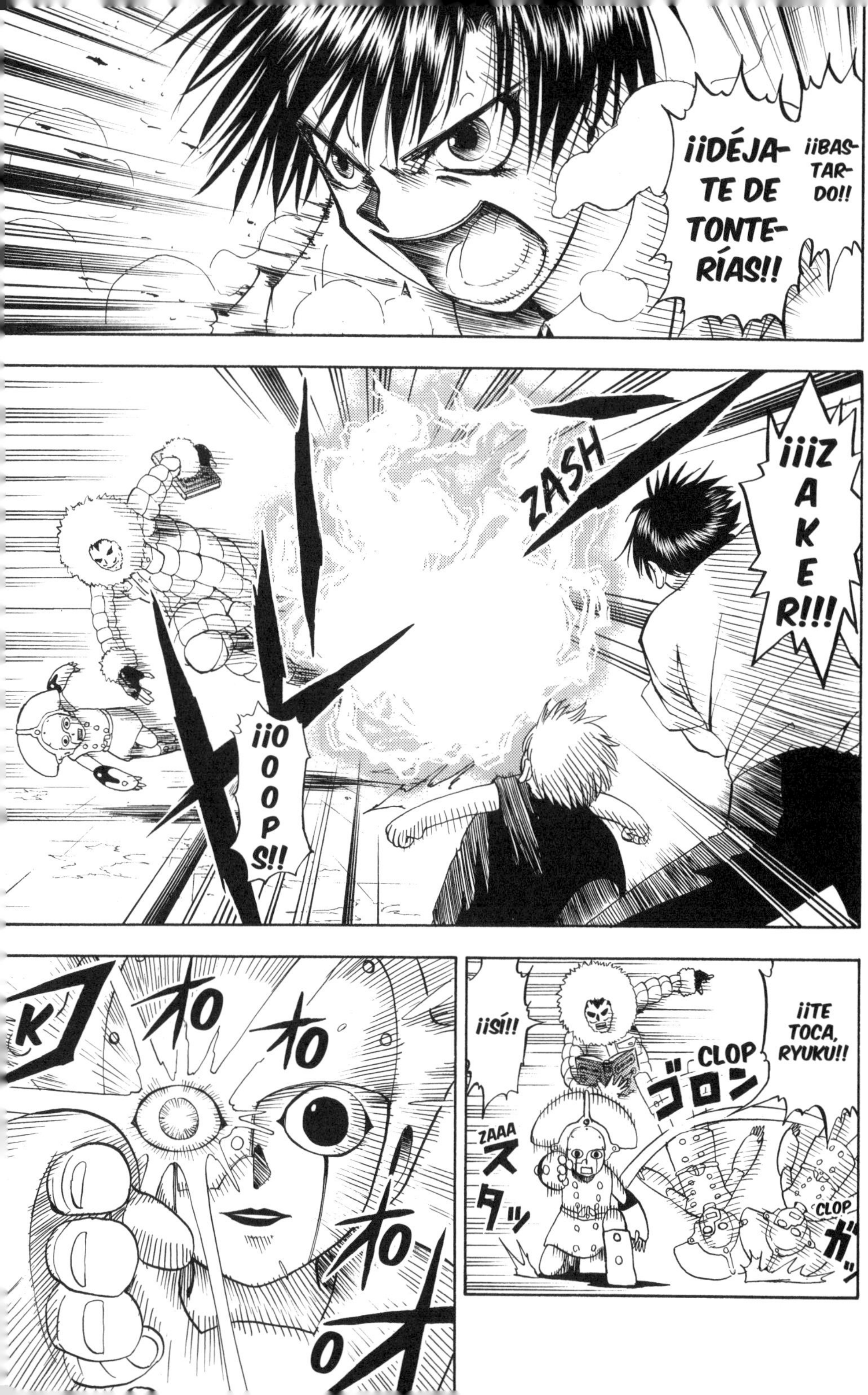

¡¡¡Z
A
K
E
R!!!
ZASH
¡¡O
O
O
O
P
S!!

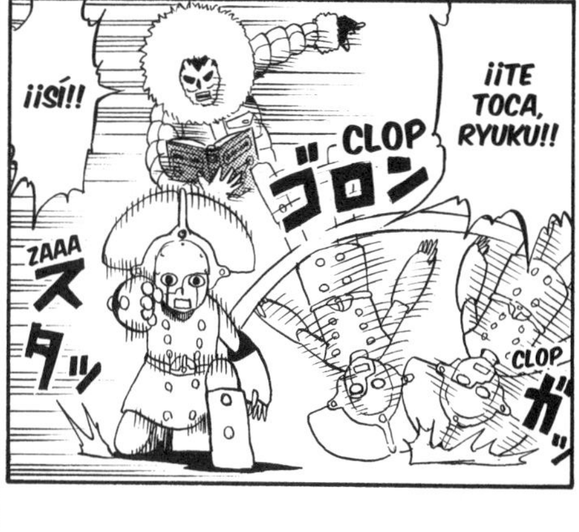
¡¡TE
TOCA,
RYUKU!!
CLOP
ゴロン
¡¡SÍ!!
ZAAA
スタッ
CLOP
ガッ

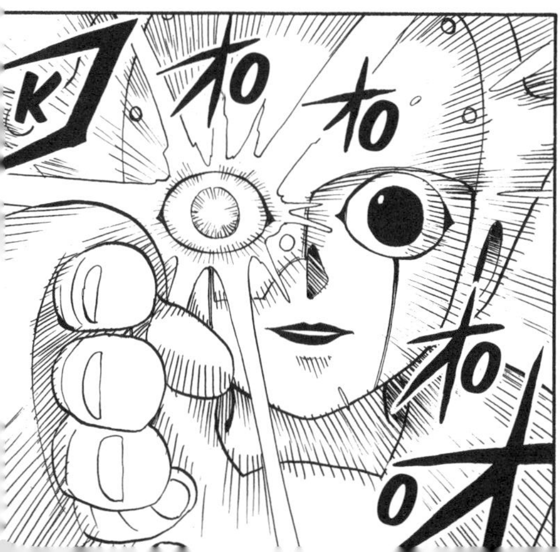
K
オ
オ
オ
o

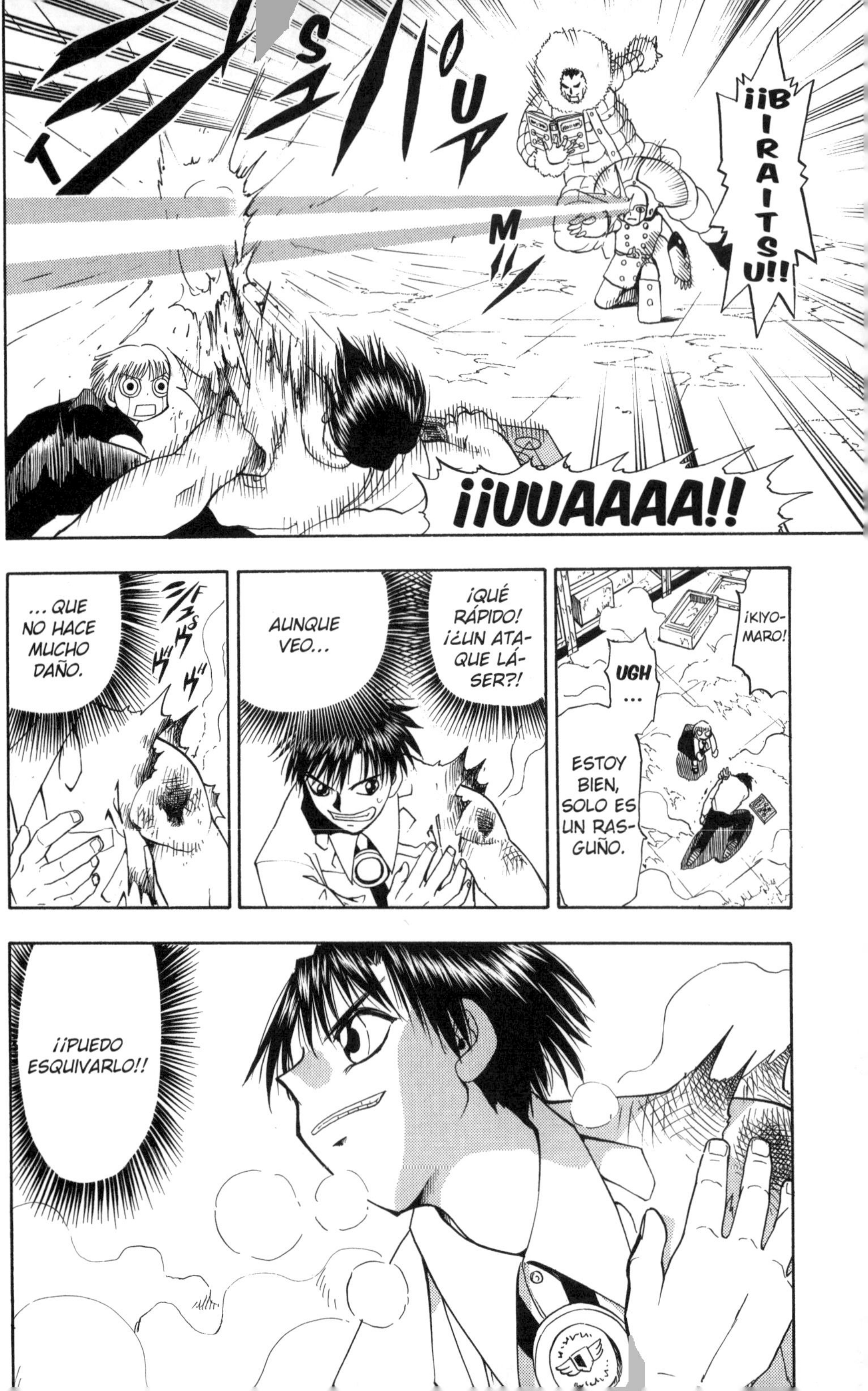

¡¡BIRAITSU!!

TSUP

M

¡¡UUAAAAA!!

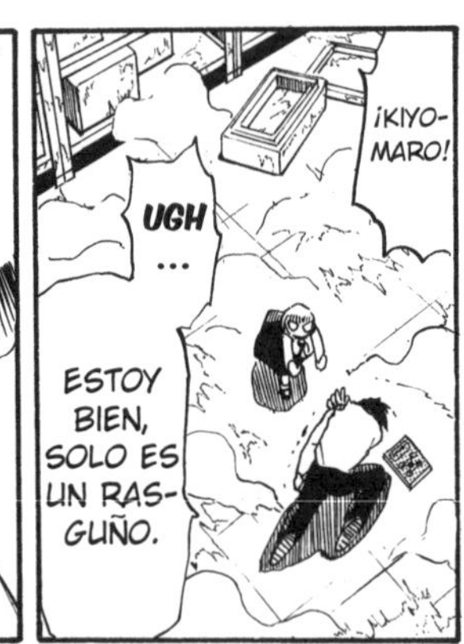

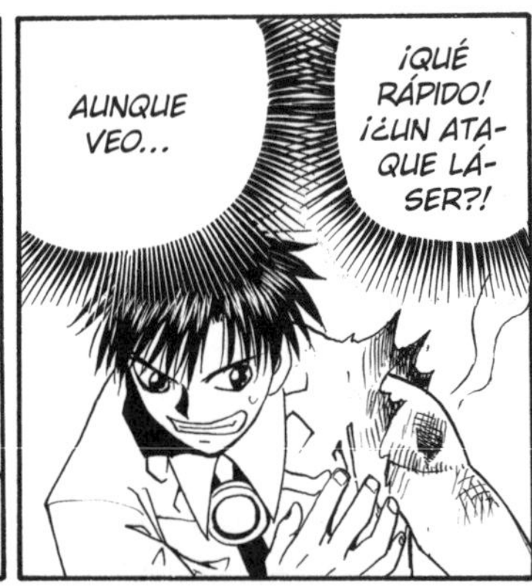

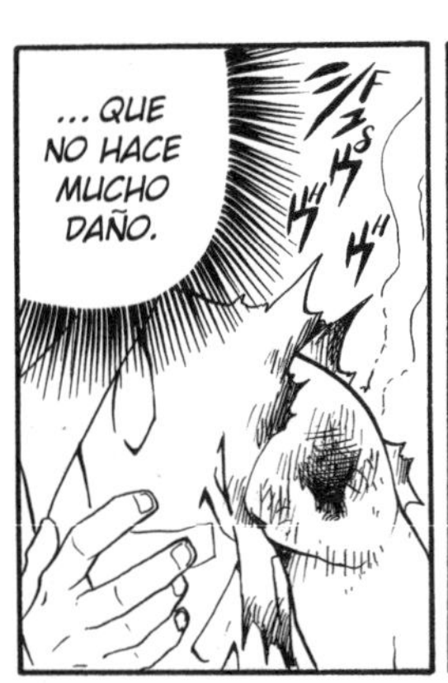

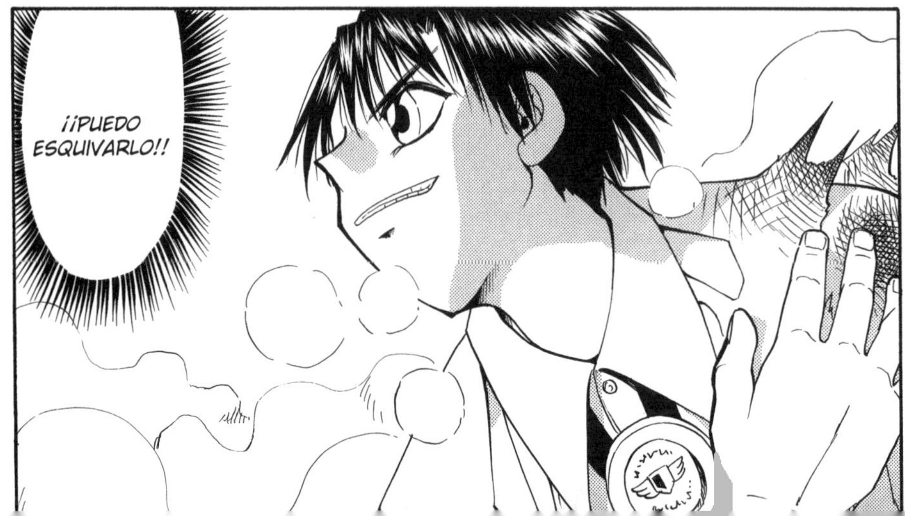

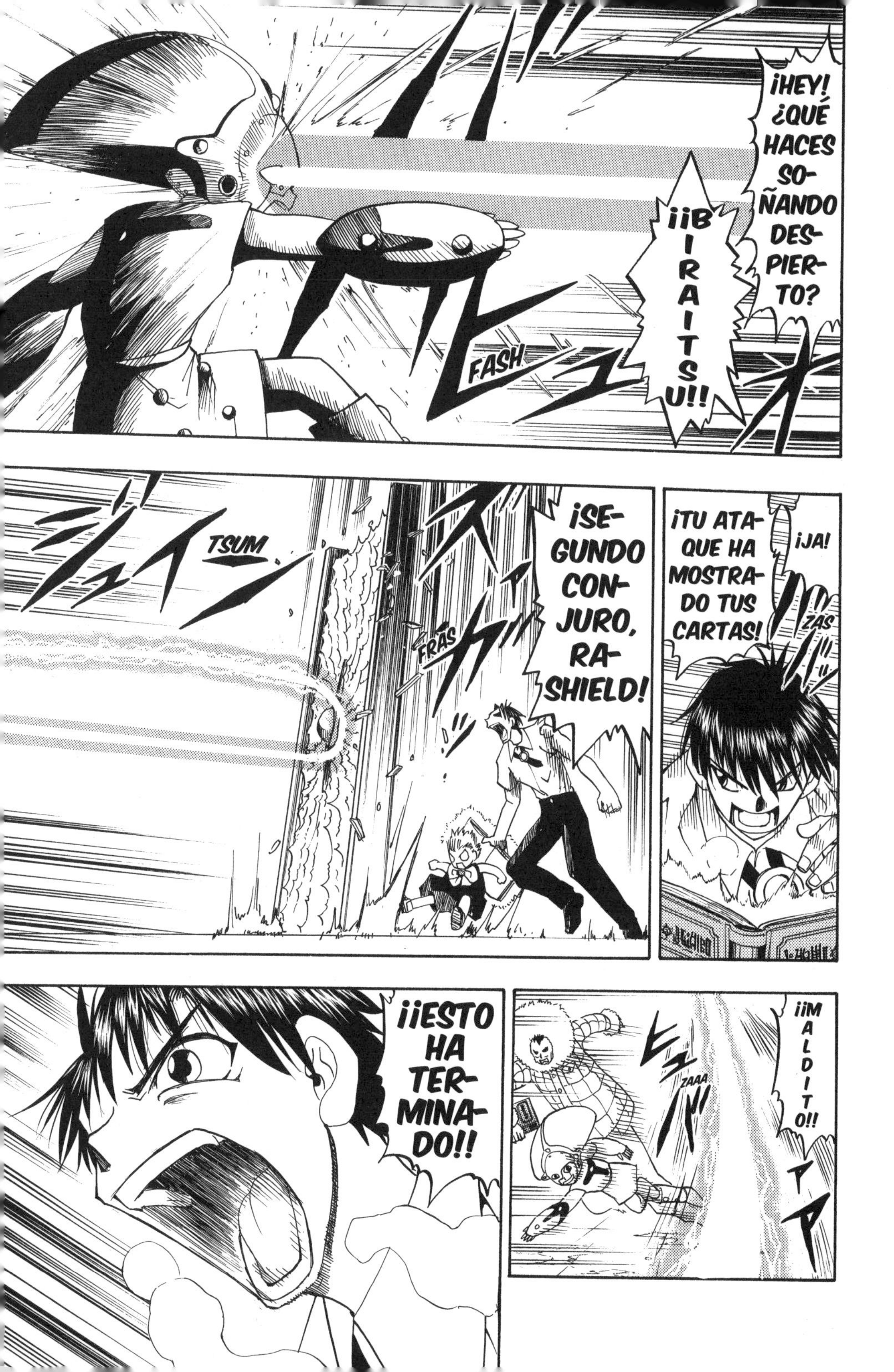

¡HEY! ¿QUÉ HACES SOÑANDO DESPIERTO?
¡¡BIRAITSUU!!
FASH

¡TU ATAQUE HA MOSTRADO TUS CARTAS!
¡JA!
ZAS

¡SEGUNDO CONJURO, RASHIELD!
FRÁS
TSUM

¡¡MALDITO!!
ZAAA

¡¡ESTO HA TERMINADO!!

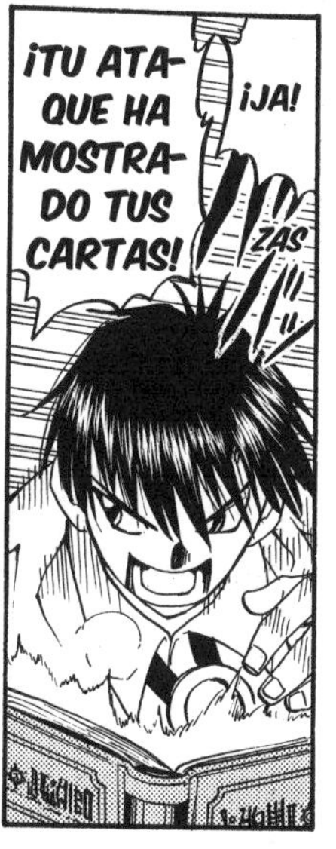

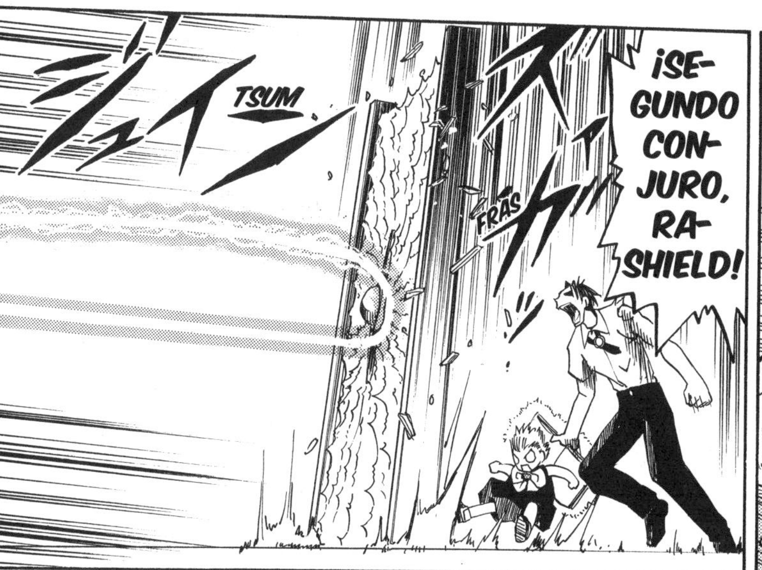

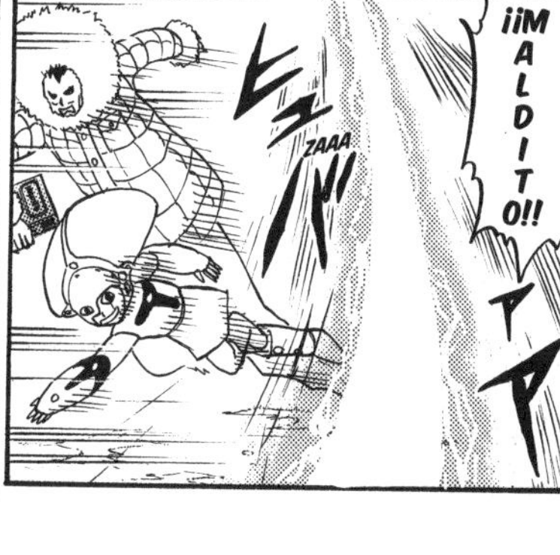

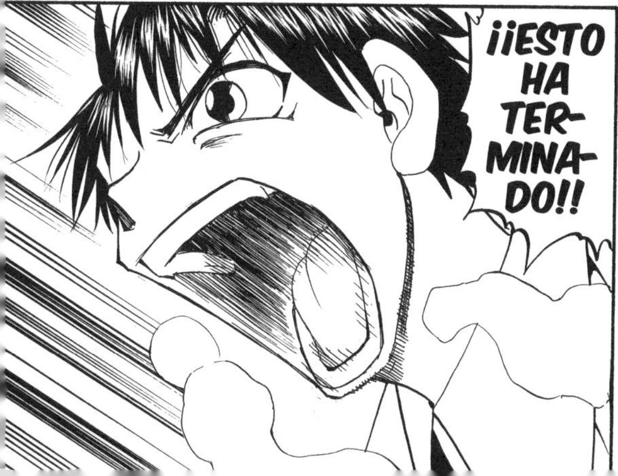

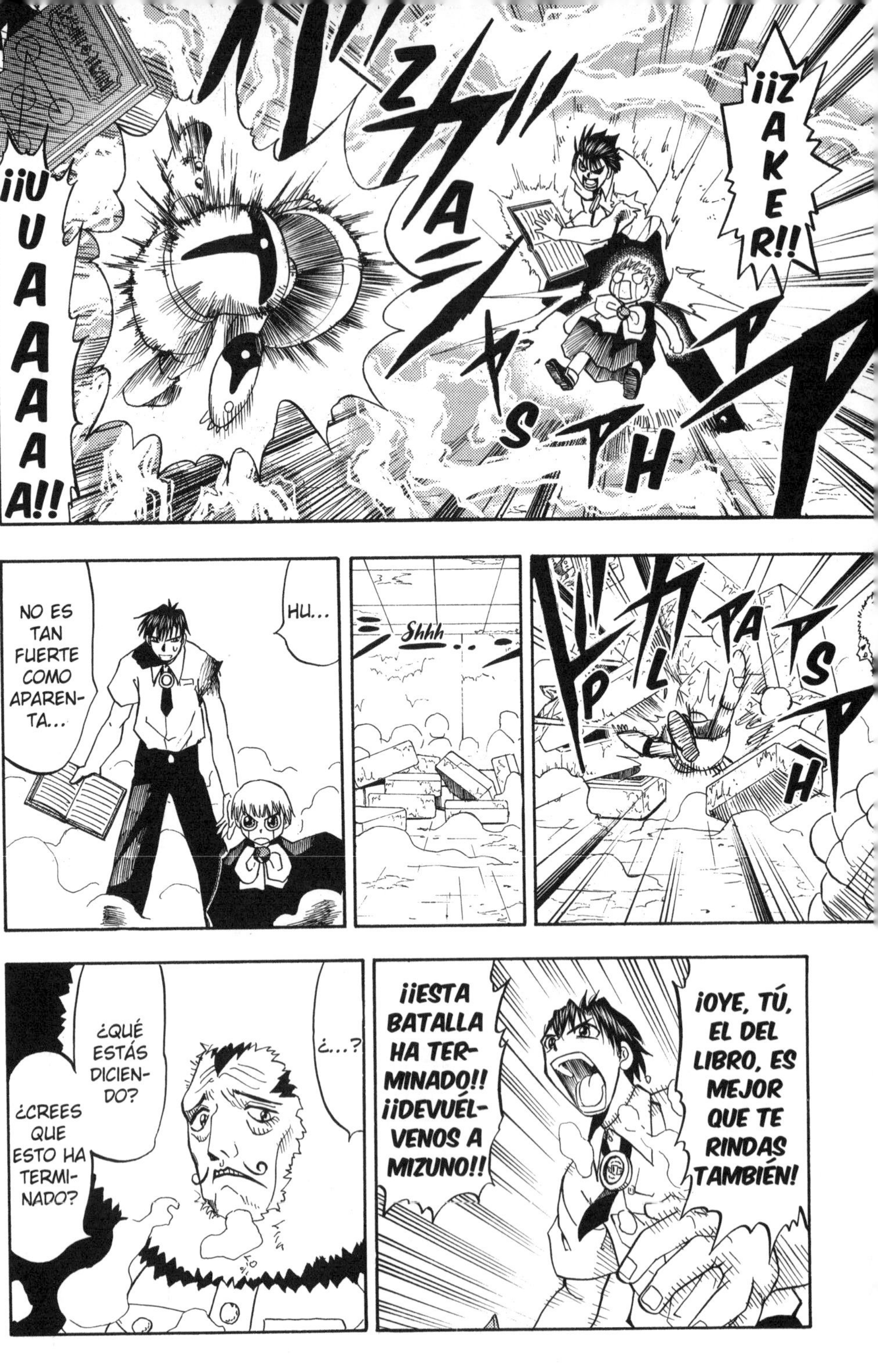

¡¡ZAKER!!

¡¡UUAAAAAAA!!

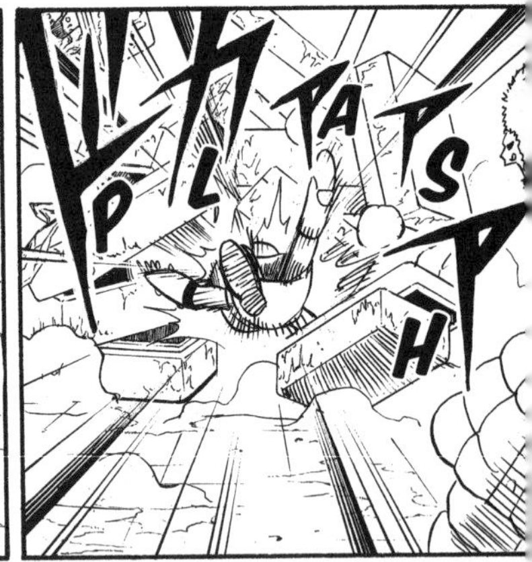

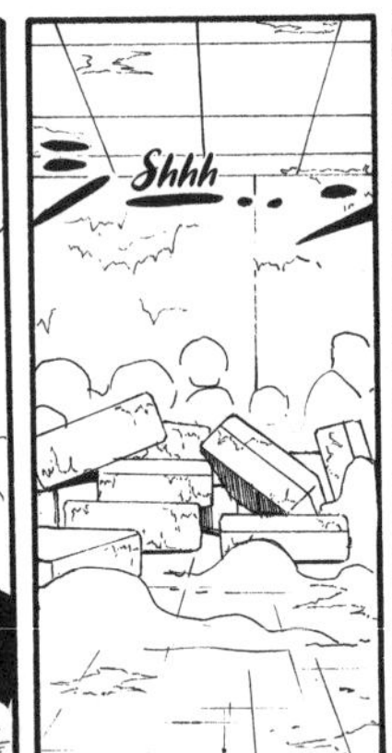

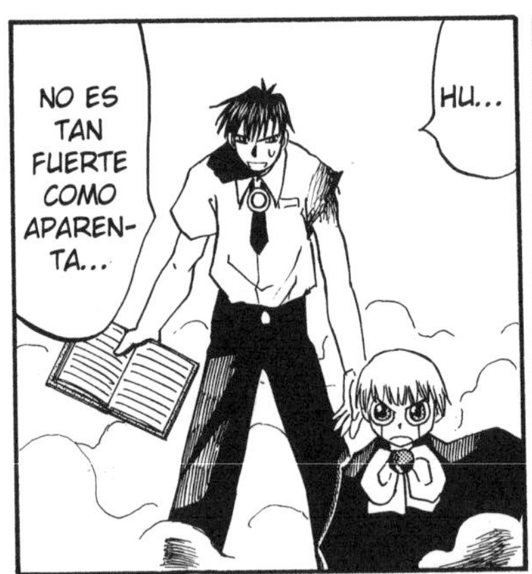

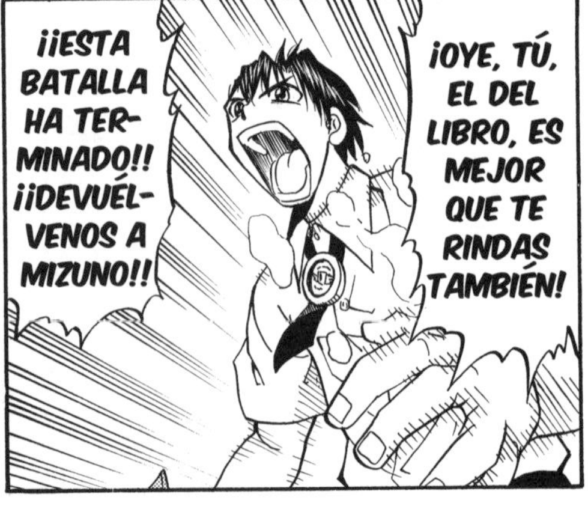

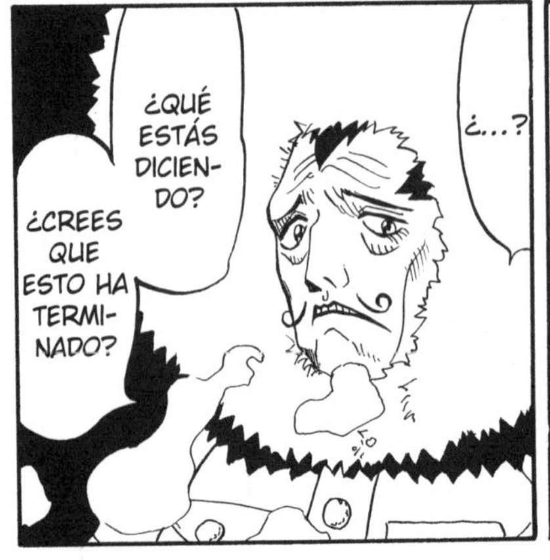

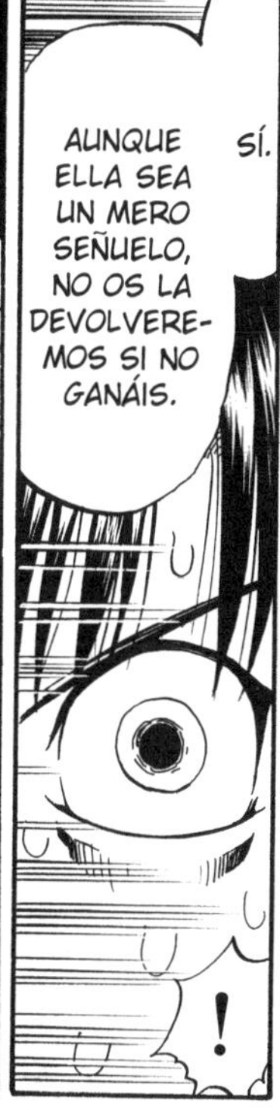
SÍ.
AUNQUE ELLA SEA UN MERO SEÑUELO, NO OS LA DEVOLVEREMOS SI NO GANÁIS.
!

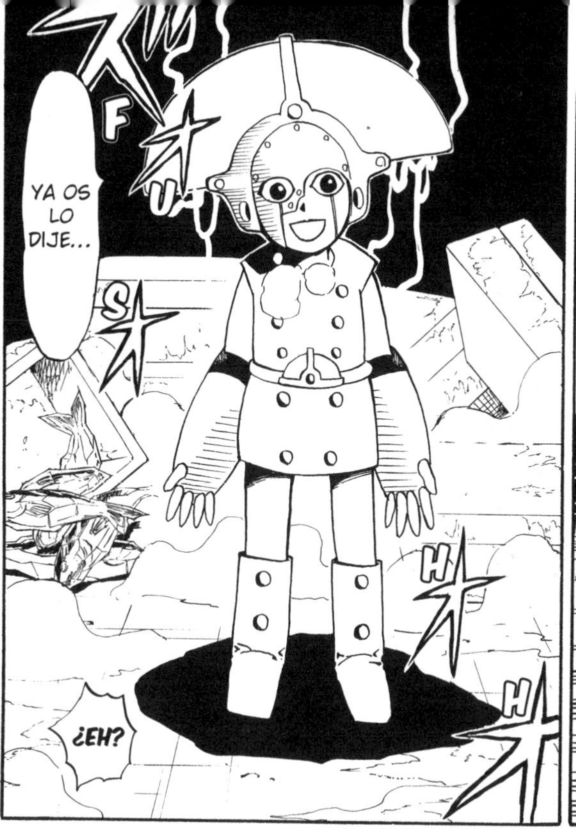
F
U
YA OS LO DIJE...
S
H
H
¿EH?

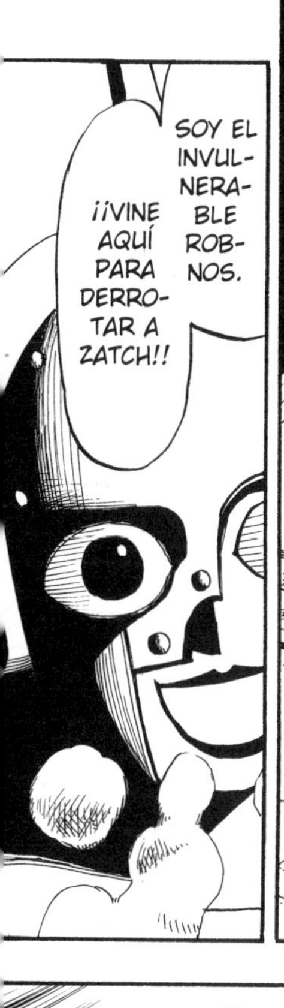
SOY EL INVULNERABLE ROBNOS.
¡¡VINE AQUÍ PARA DERROTAR A ZATCH!!

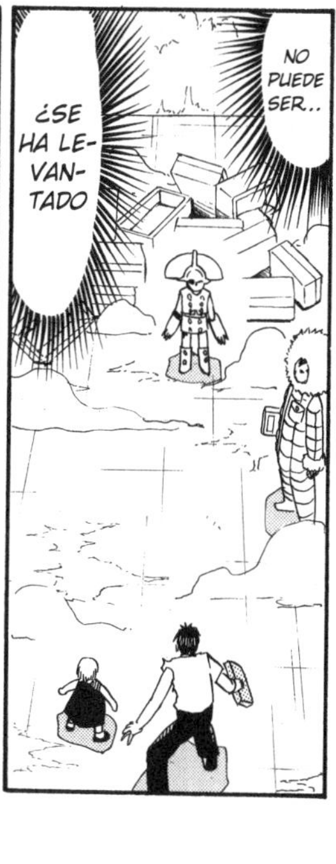
NO PUEDE SER...
¿SE HA LEVANTADO

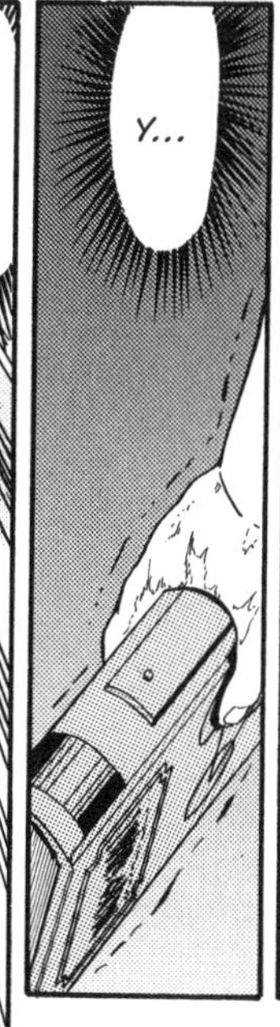
Y...

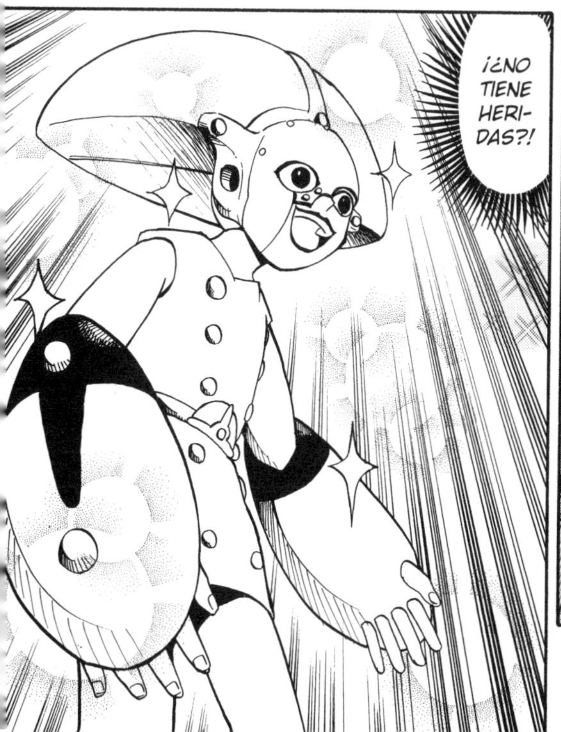
¡¿NO TIENE HERIDAS?!

NO PUEDE SER... ¡LE ATACAMOS!
INCLUSO AUNQUE NO LO HUBIERA GOLPEADO DE FRENTE...
¡DEBERÍA ESTAR HERIDO!

¡¿POR QUÉ?!
JU, JU, JU, JU...
QUÉ MIEDO, QUÉ MIEDO.
¿VES AHORA MI FUERZA?

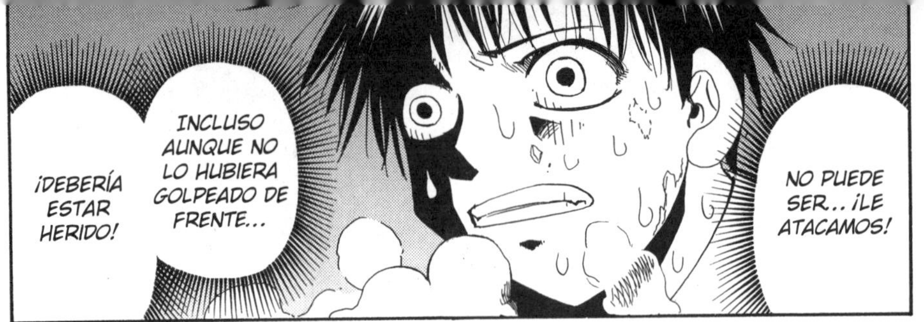

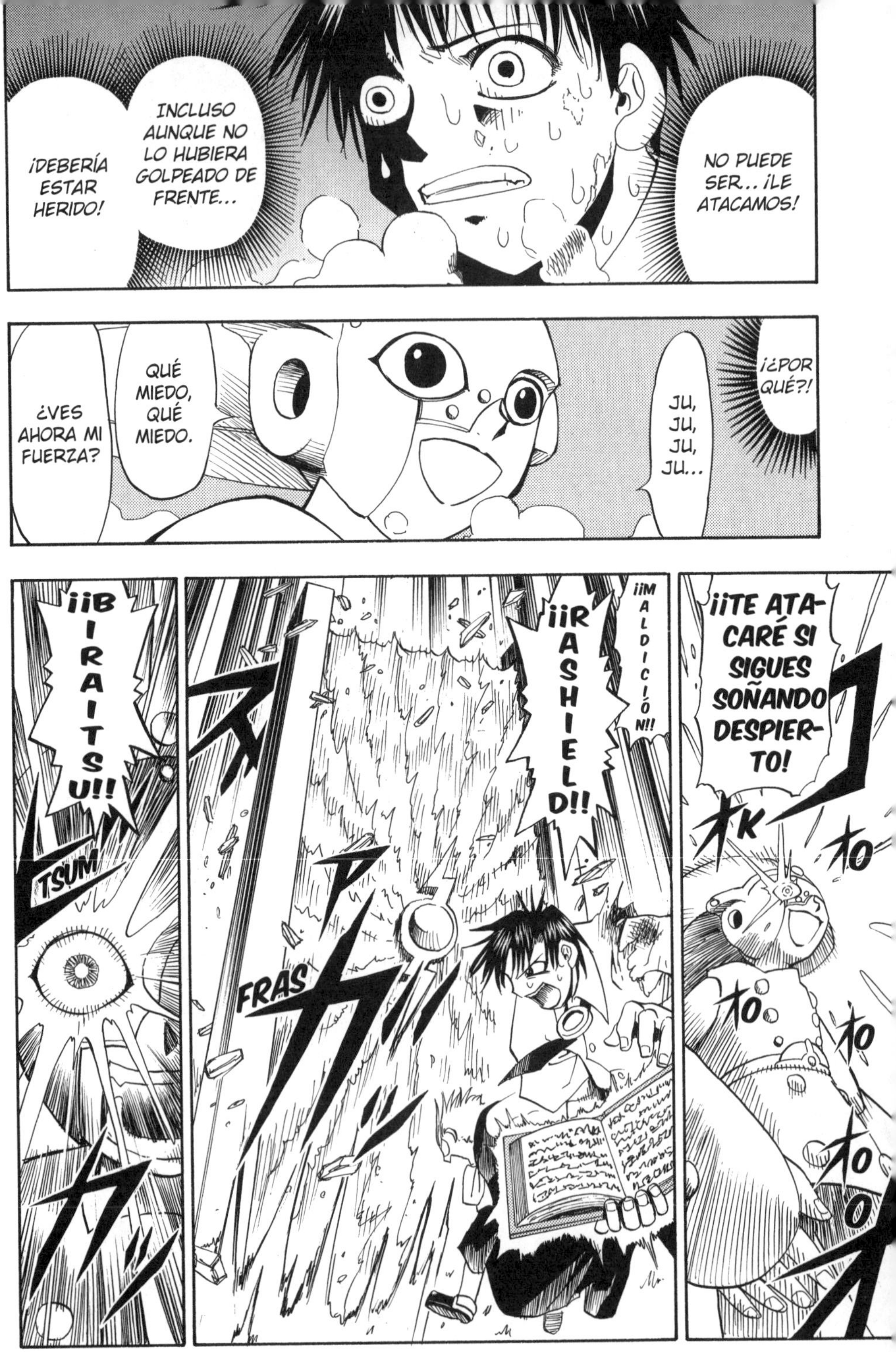

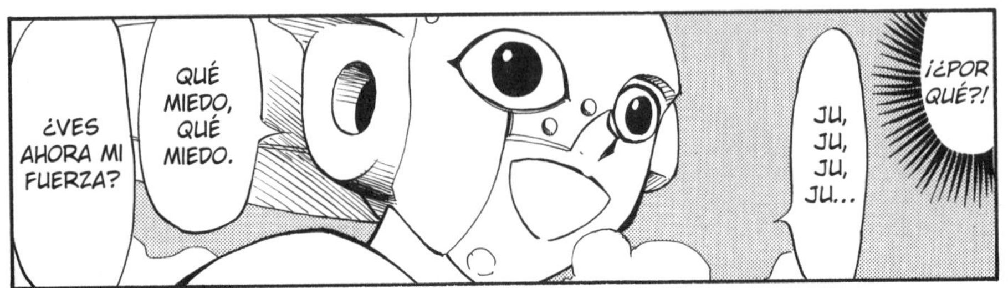

¡¡TE ATACARÉ SI SIGUES SOÑANDO DESPIERTO!
K
TO
TO
TO
TO
TO
¡¡MALDICIÓN!!
¡¡RASHIELD!!
FRAS
¡¡BIRAITSU!!
TSUM

¡¡UUAAAAAAAAAAA!!!
ZASH

¡¿QUÉ?!
¡¿POR QUÉ VINO POR DETRÁS?!
CÓMO...
IMPOSIBLE...

¿CÓMO DEMONIOS SE LAS HA INGENIADO PARA HACER ESO?
¿QUÉ PASA?
¿TU FUERZA YA HA DESAPARECIDO?
¿QUÉ OCURRE?
!
SUS HERIDAS ESTÁN DESAPARECIENDO, Y ATACA NUESTRAS ESPALDAS...

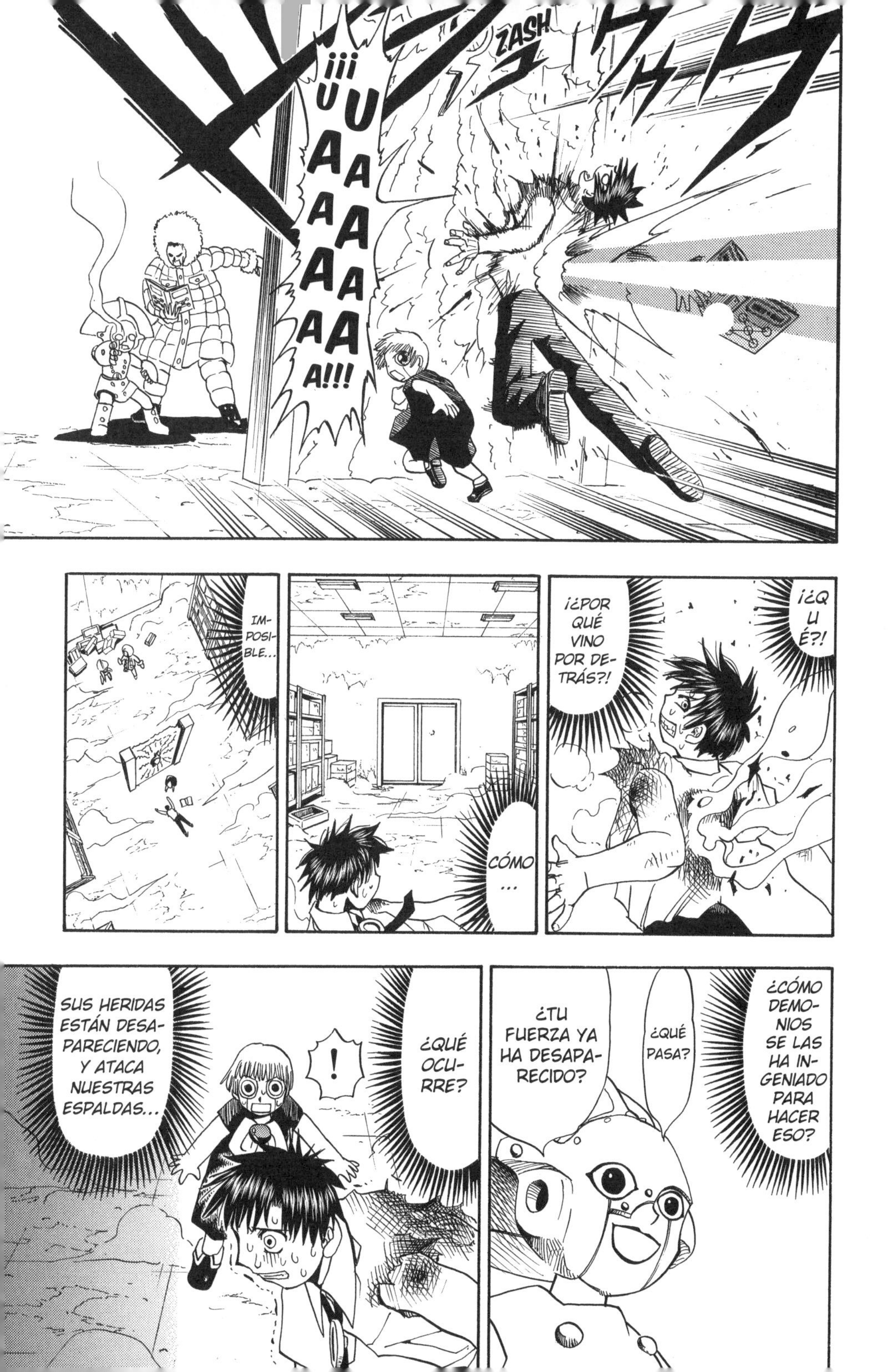

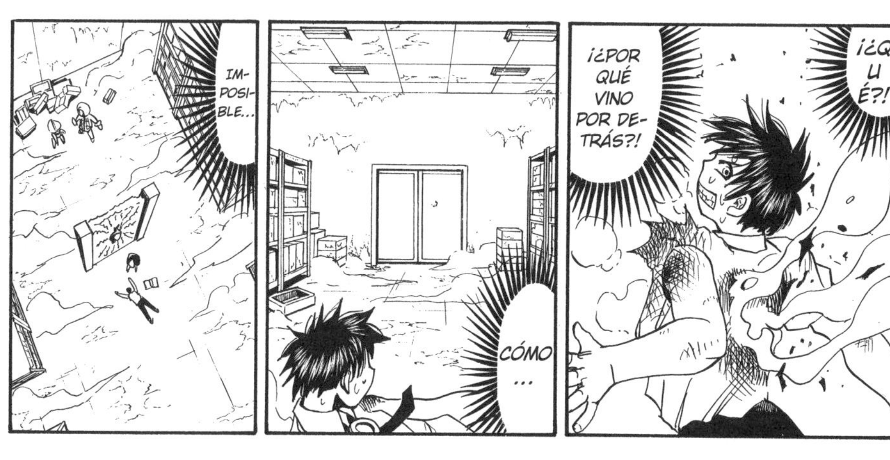

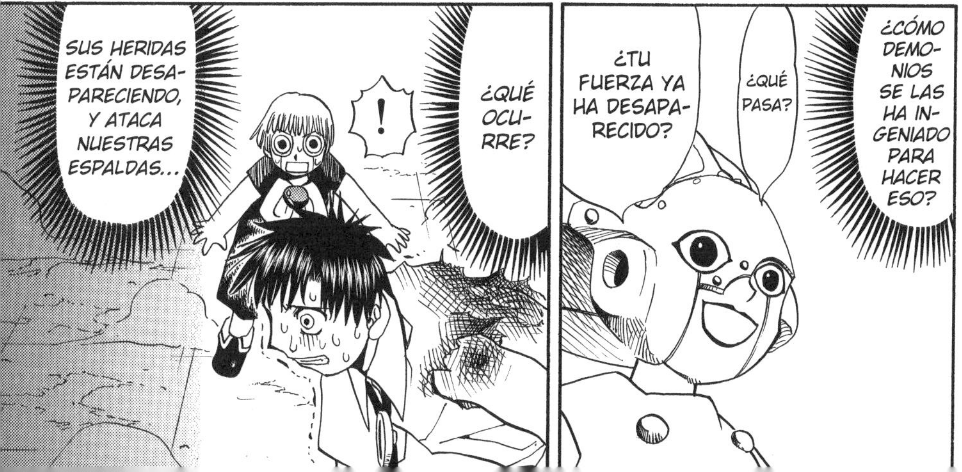

¡KIYOMARO! ¡KIYOMARO! ¿QUÉ PASA?
¿ACASO NO VAMOS A LUCHAR?
¡¿NO VAMOS A RESCATAR A SUZUME?!
!
MIZUNO...
GRRR
GRRR
GRRR
SÍ... ¡ES VERDAD! ¿POR QUÉ ME ESTOY VOLVIENDO TAN DÉBIL...?

TRANQUILÍZATE... TENGO QUE CALMARME Y RESOLVER EL MISTERIO...
EL MISTERIO DEL ENEMIGO... EL PODER DEL ENEMIGO...

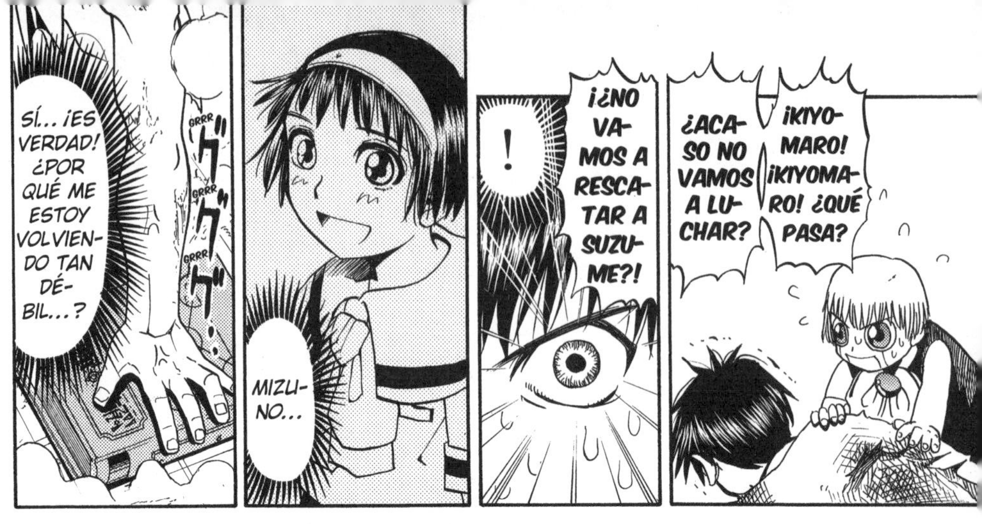

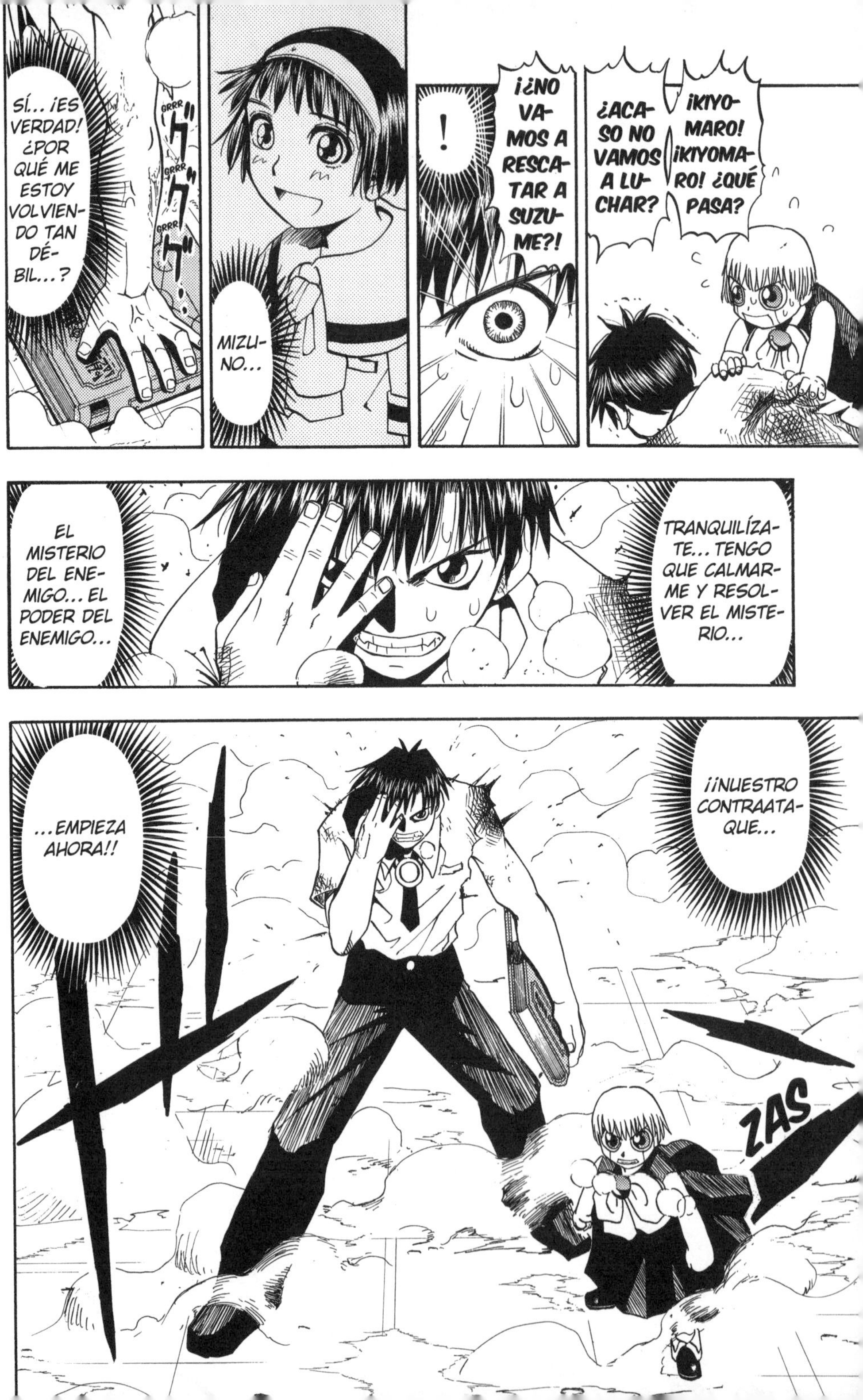

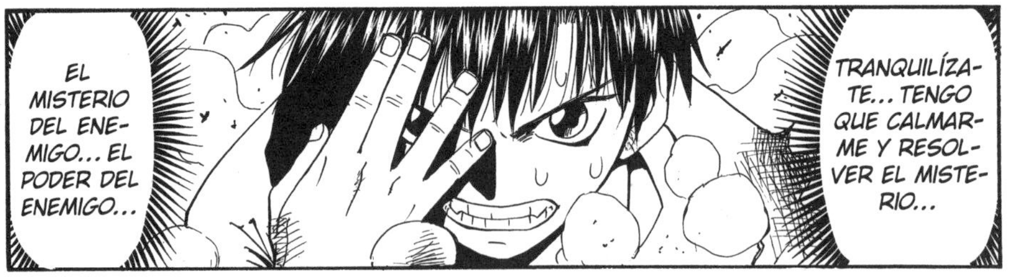

¡¡NUESTRO CONTRAATAQUE...

ZAS

...EMPIEZA AHORA!!

NIVEL 30. EL MISTERIO DEL CUERPO INVULNERABLE

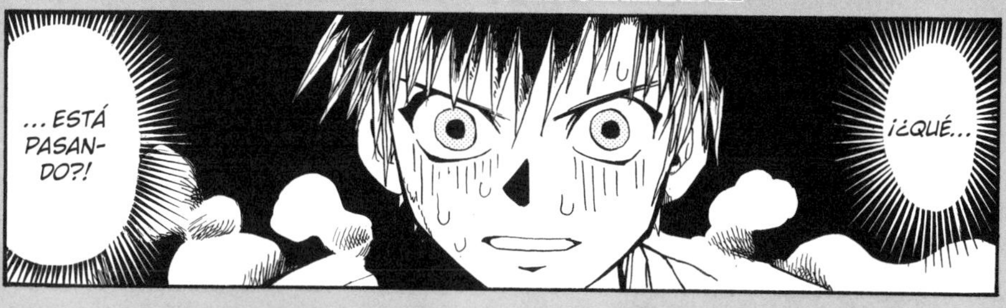

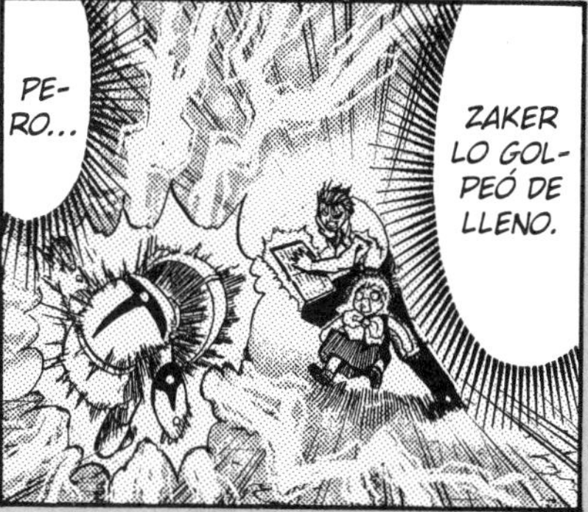

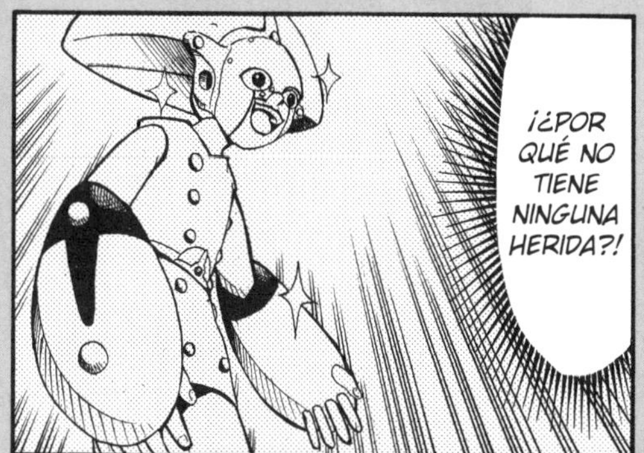

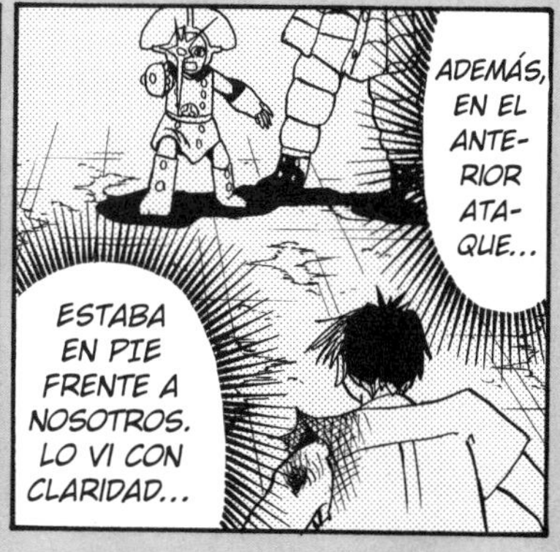

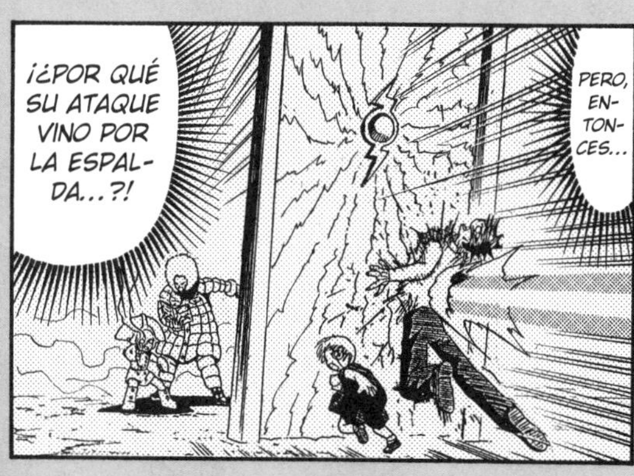

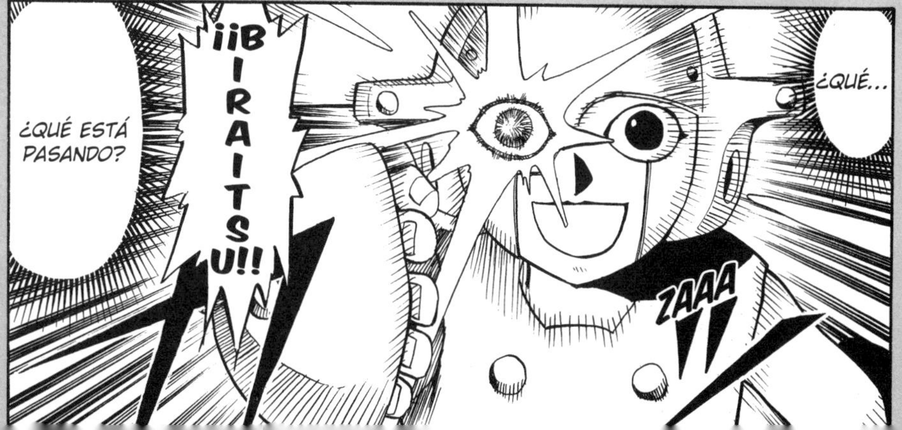

NIVEL 30. EL MISTERIO DEL CUERPO INVULNERABLE

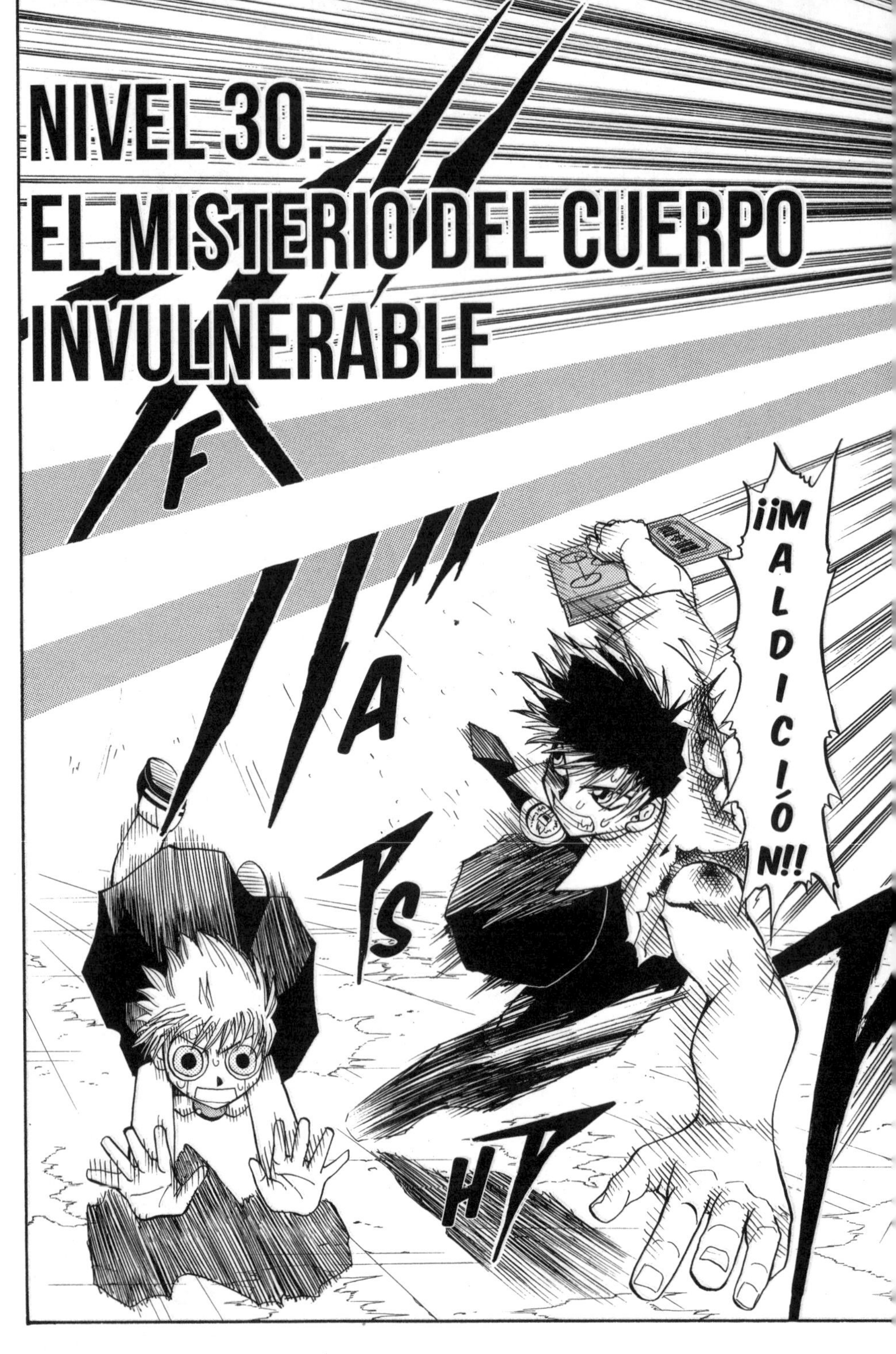

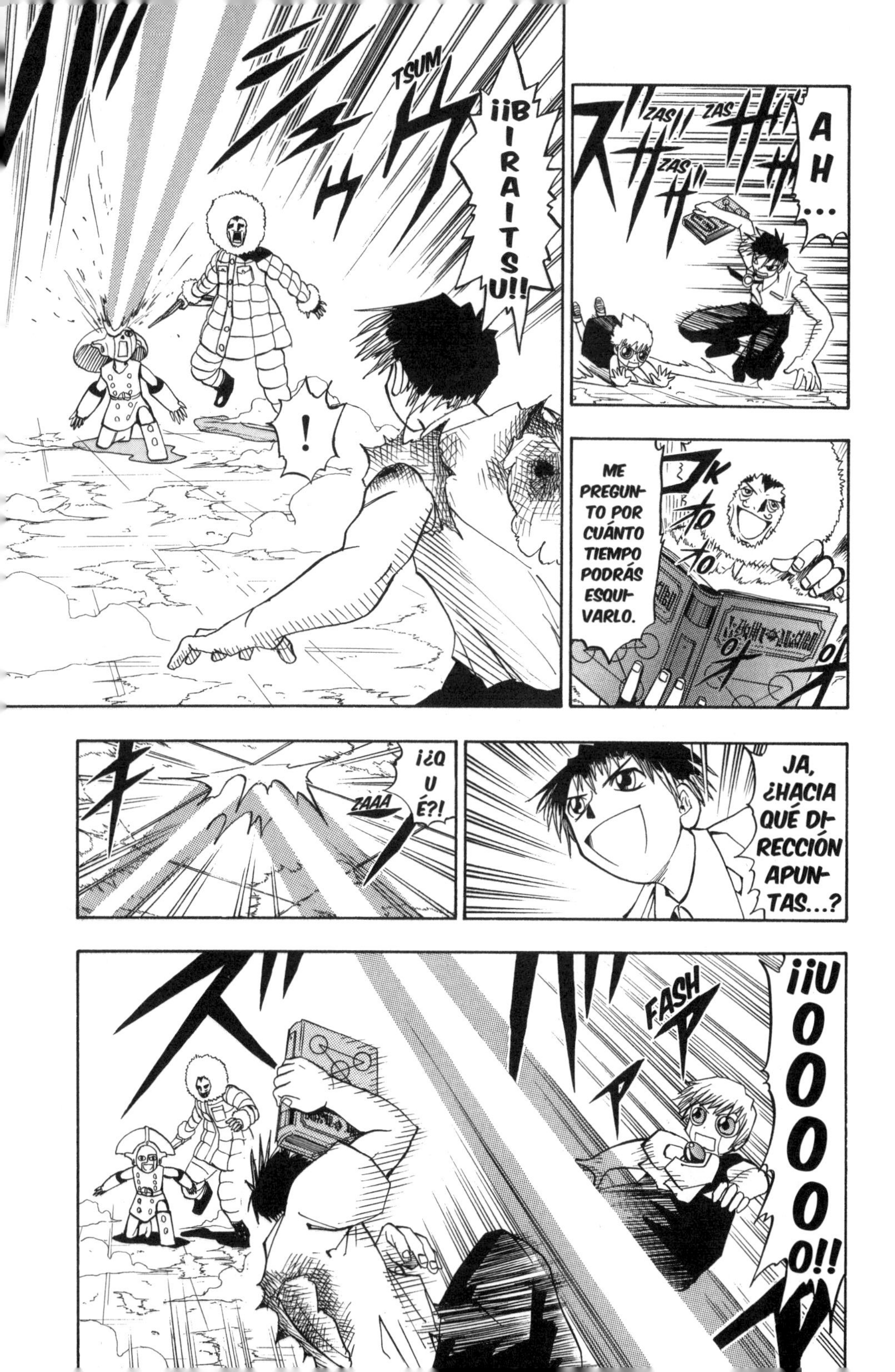

ZAS!! ZAS ZAS
AH...
ME PREGUNTO POR CUÁNTO TIEMPO PODRÁS ESQUIVARLO.
TSUM
¡¡BIRAITSU!!
!

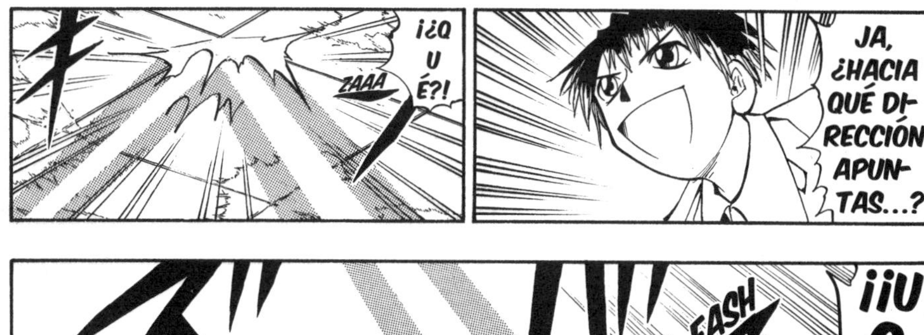

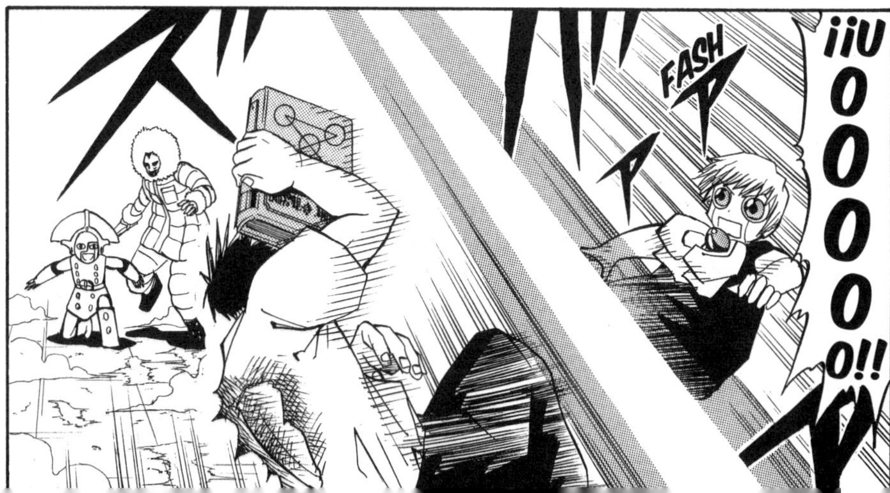

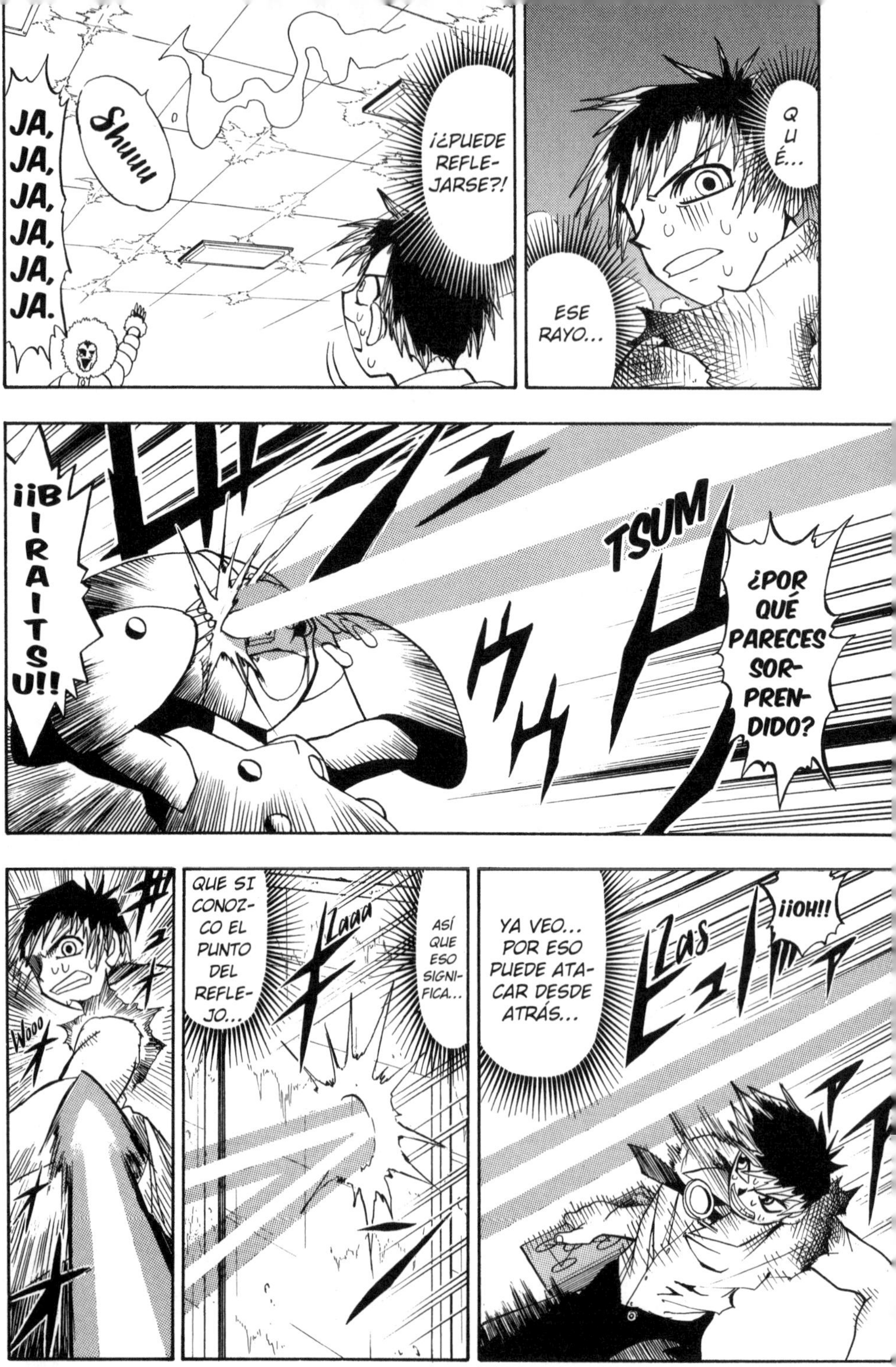

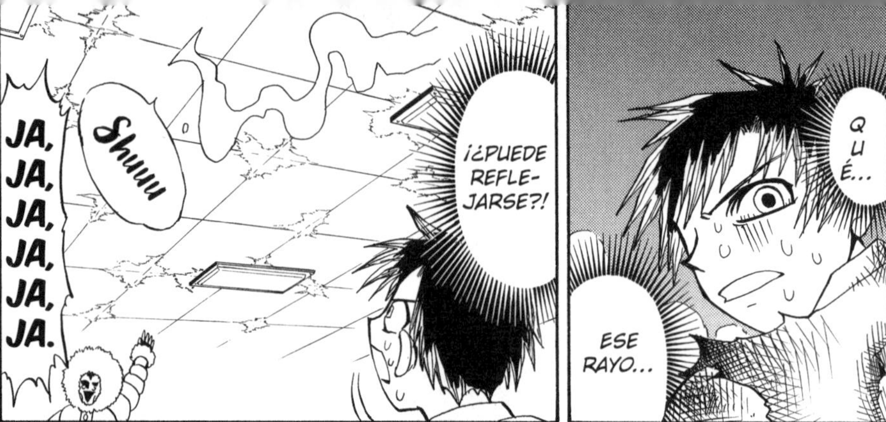

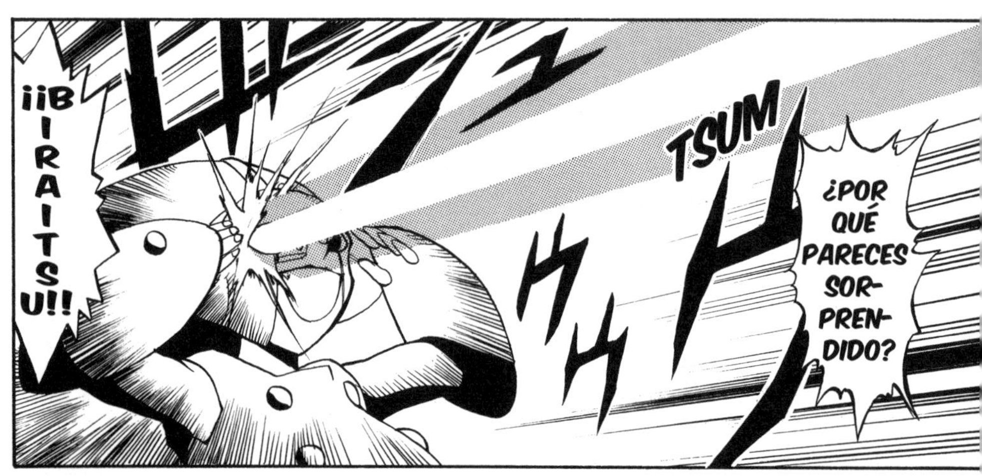

¡¡OH!!

Zas

YA VEO... POR ESO PUEDE ATACAR DESDE ATRÁS...

ASÍ QUE ESO SIGNIFICA...

Zaaa

QUE SI CONOZCO EL PUNTO DEL REFLEJO...

Wooo

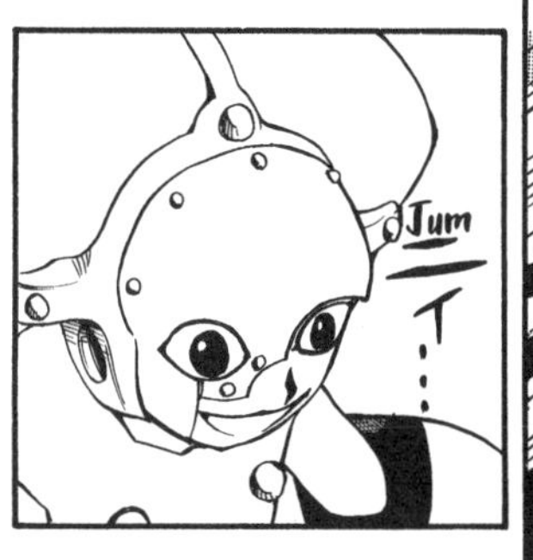
Jum
T...

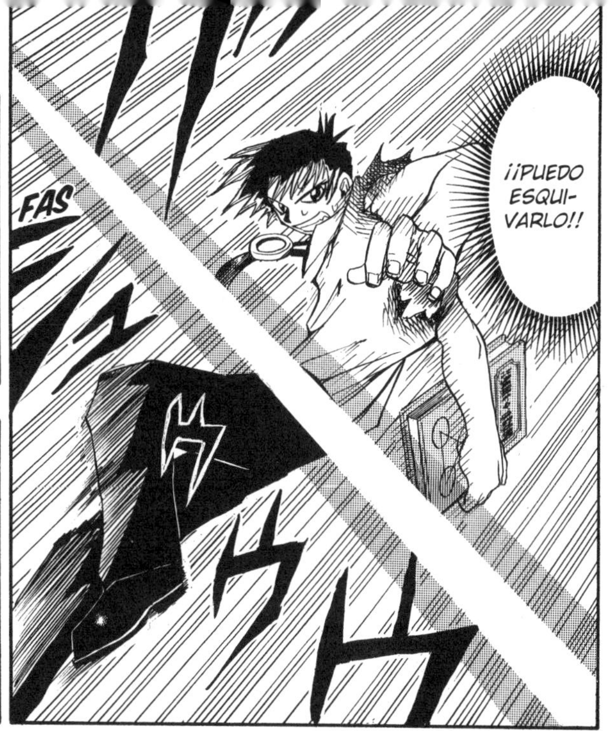
¡¡PUEDO ESQUIVARLO!!
FAS

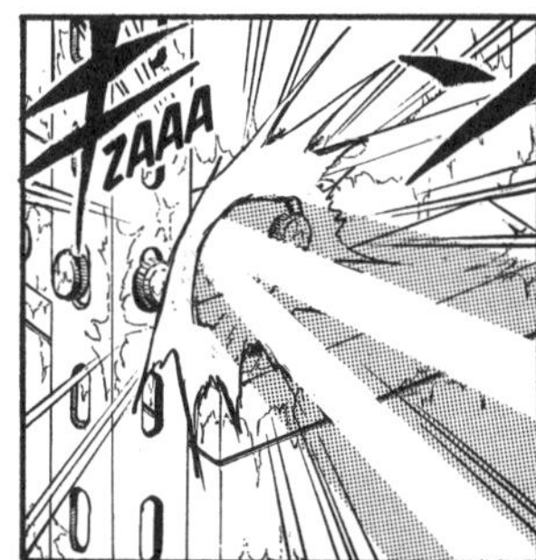
ZAAA

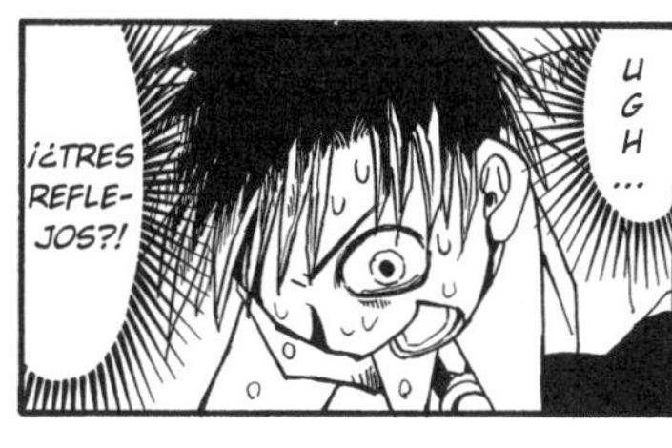
UGH...
¡¿TRES REFLEJOS?!

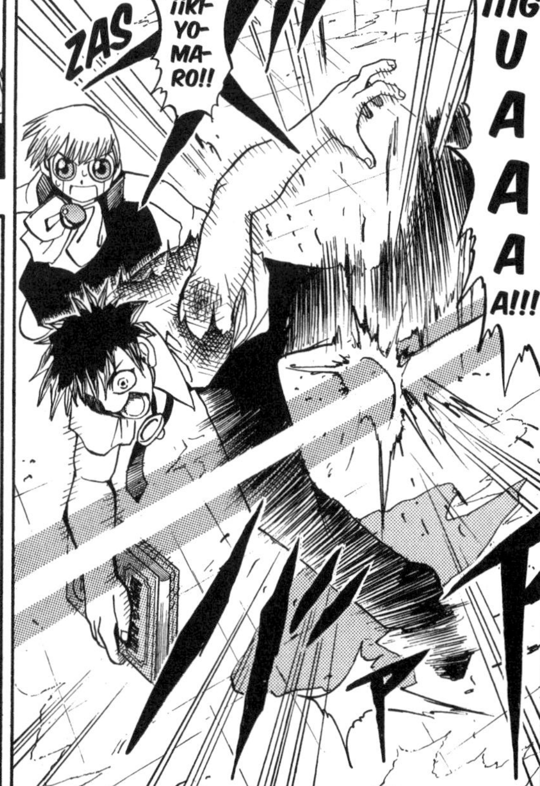
¡¡¡GUAAAAAA!!!
¡¡KIYOMARO!!
ZAS

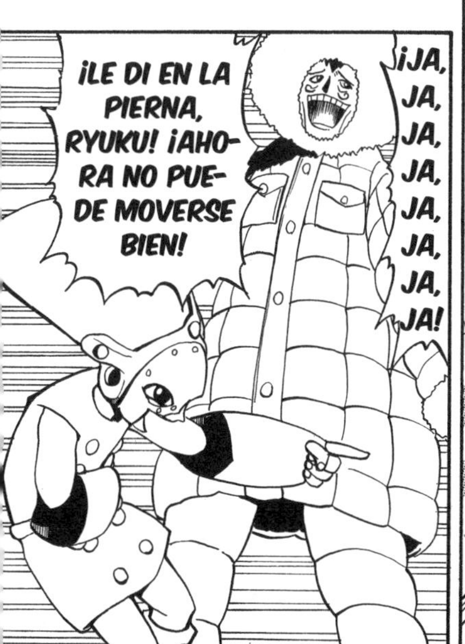
¡JA, JA, JA, JA, JA, JA, JA, JA!
¡LE DI EN LA PIERNA, RYUKU! ¡AHORA NO PUEDE MOVERSE BIEN!

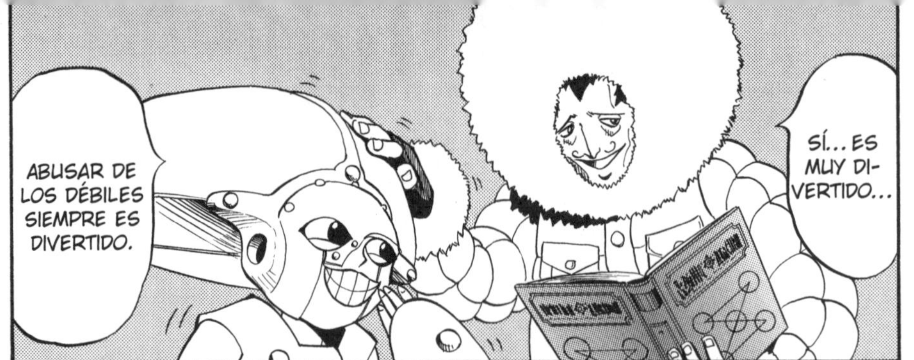
SÍ... ES MUY DIVERTIDO...
ABUSAR DE LOS DÉBILES SIEMPRE ES DIVERTIDO.

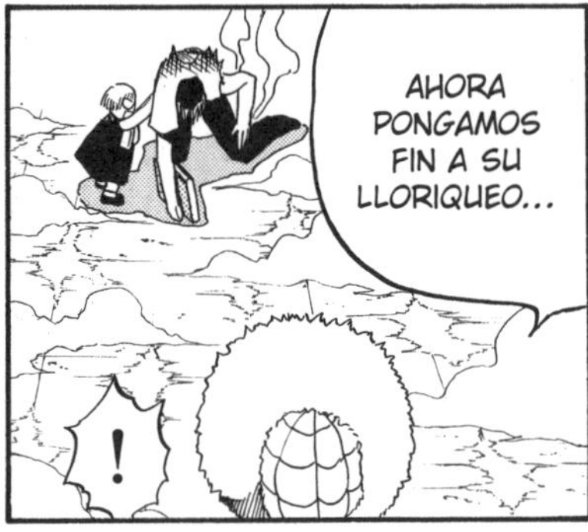
AHORA PONGAMOS FIN A SU LLORIQUEO...
!

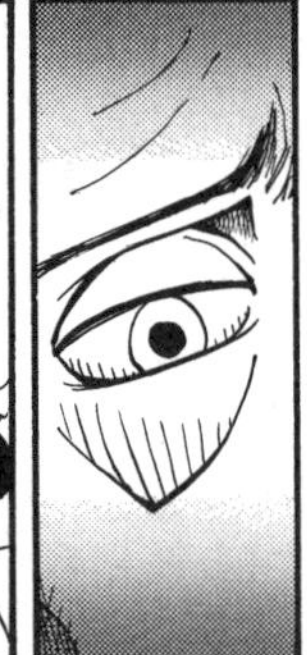

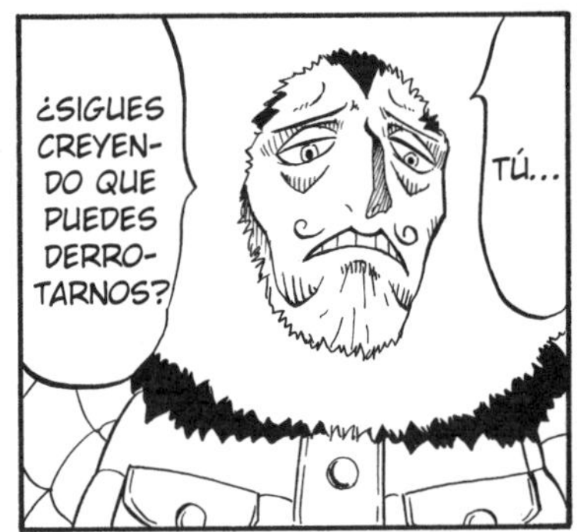
TÚ...
¿SIGUES CREYENDO QUE PUEDES DERROTARNOS?

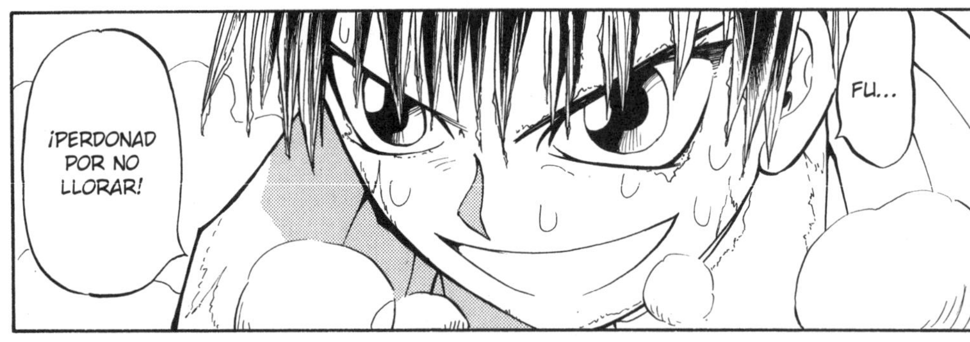
FU...
¡PERDONAD POR NO LLORAR!

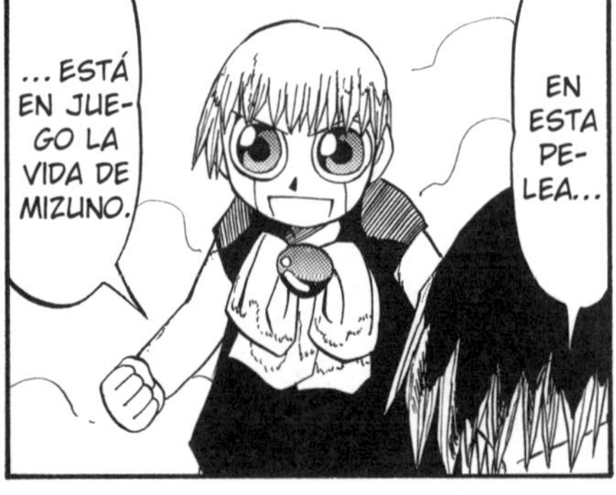
EN ESTA PELEA...
... ESTÁ EN JUEGO LA VIDA DE MIZUNO.

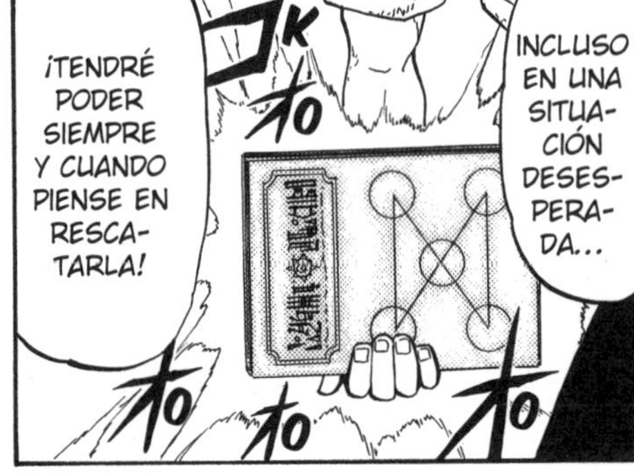
INCLUSO EN UNA SITUACIÓN DESESPERADA...
¡TENDRÉ PODER SIEMPRE Y CUANDO PIENSE EN RESCATARLA!

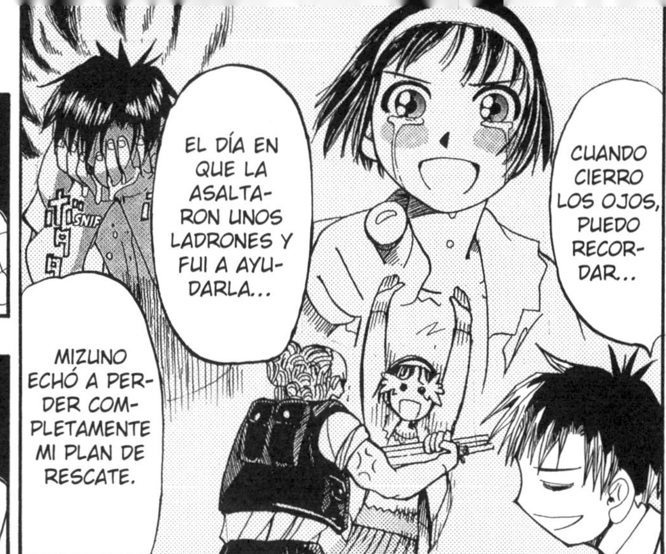
CUANDO CIERRO LOS OJOS, PUEDO RECORDAR...
EL DÍA EN QUE LA ASALTARON UNOS LADRONES Y FUI A AYUDARLA...
MIZUNO ECHÓ A PERDER COMPLETAMENTE MI PLAN DE RESCATE.
SNIF
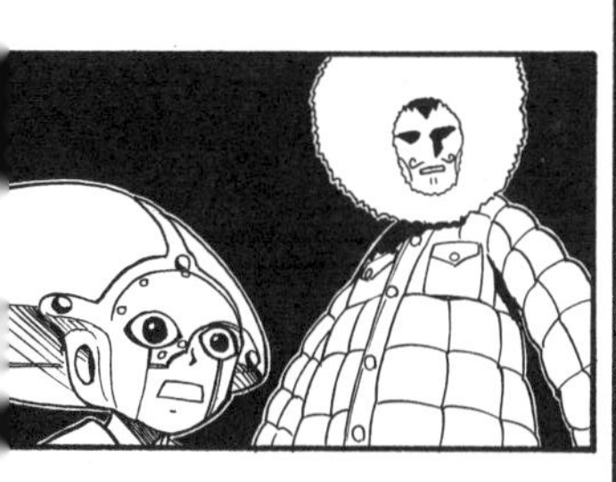
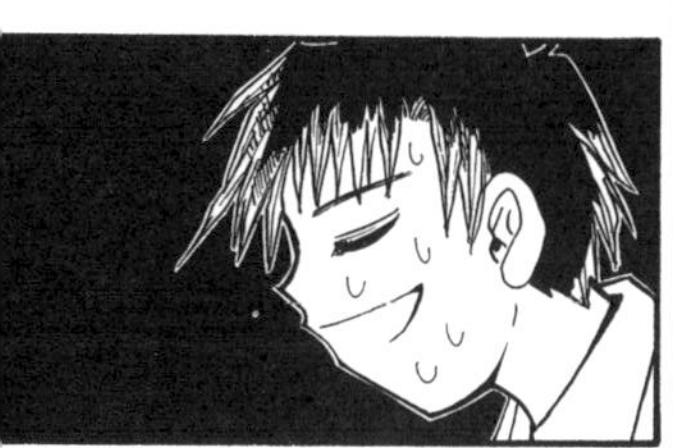
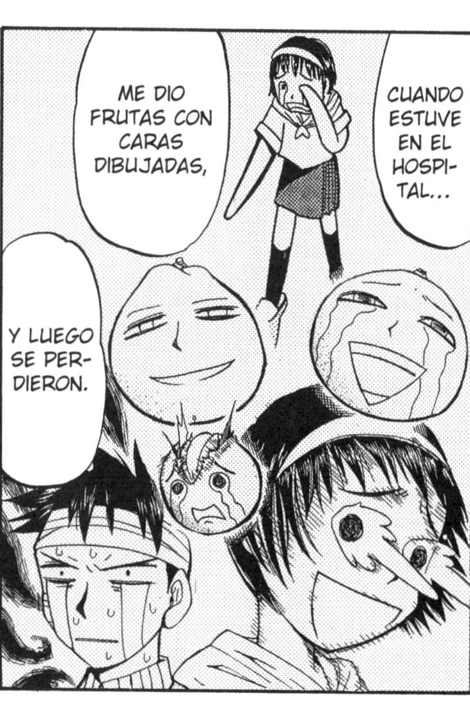
CUANDO ESTUVE EN EL HOSPITAL...
ME DIO FRUTAS CON CARAS DIBUJADAS,
Y LUEGO SE PERDIERON.
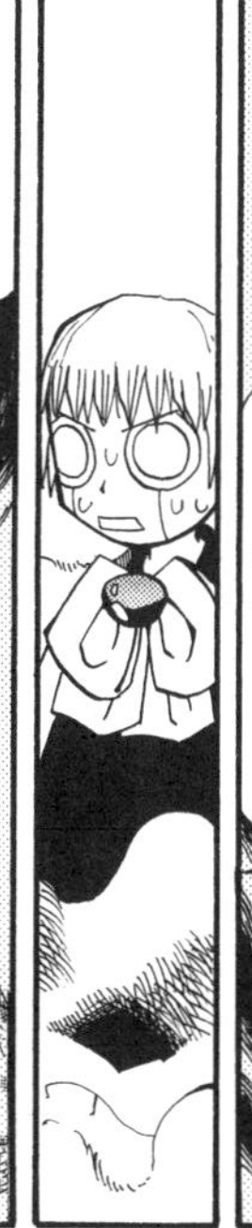
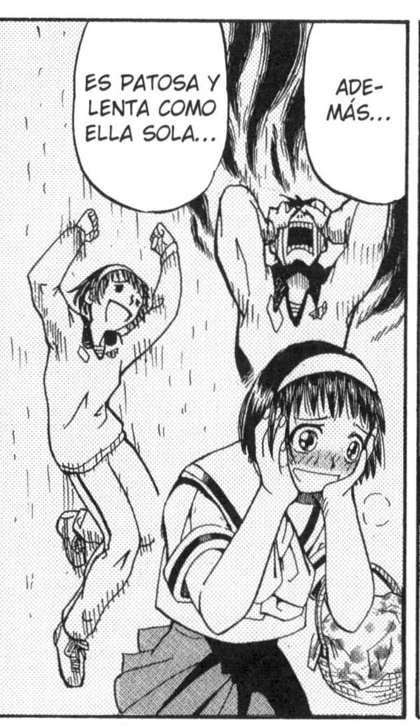
ADEMÁS...
ES PATOSA Y LENTA COMO ELLA SOLA...
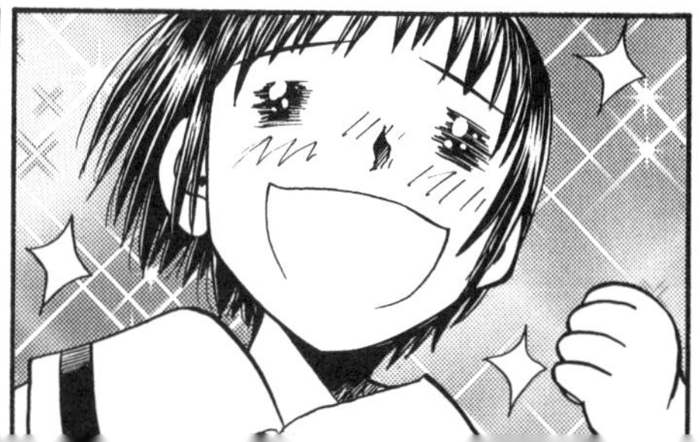
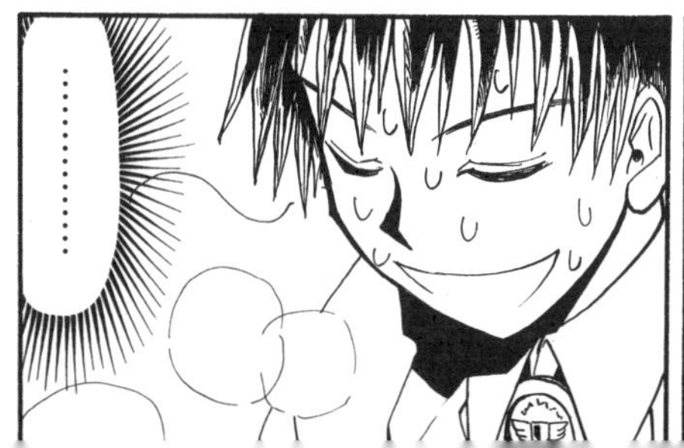
....

NO TIENE NINGUNA BUENA CUALIDAD, ¿NO?

MIZUNO...

¡SÍ, ESA SUZUME ES UNA BUENA CHICA!
¡SÍ! ESA ES UNA BUENA CUALIDAD.

¡SUZUME ES BUENA CON LOS CUCHILLOS!
¡KIYOMARO!

!
Shuboooon

¡¡AHORA QUE HEMOS RESUELTO EL MISTERIO DE TU RAYO, NO TENEMOS MIEDO!!
FUAAA
¡SÍ... ES CIERTO! ¡EN TODO CASO, RESCATAREMOS A MIZUNO!

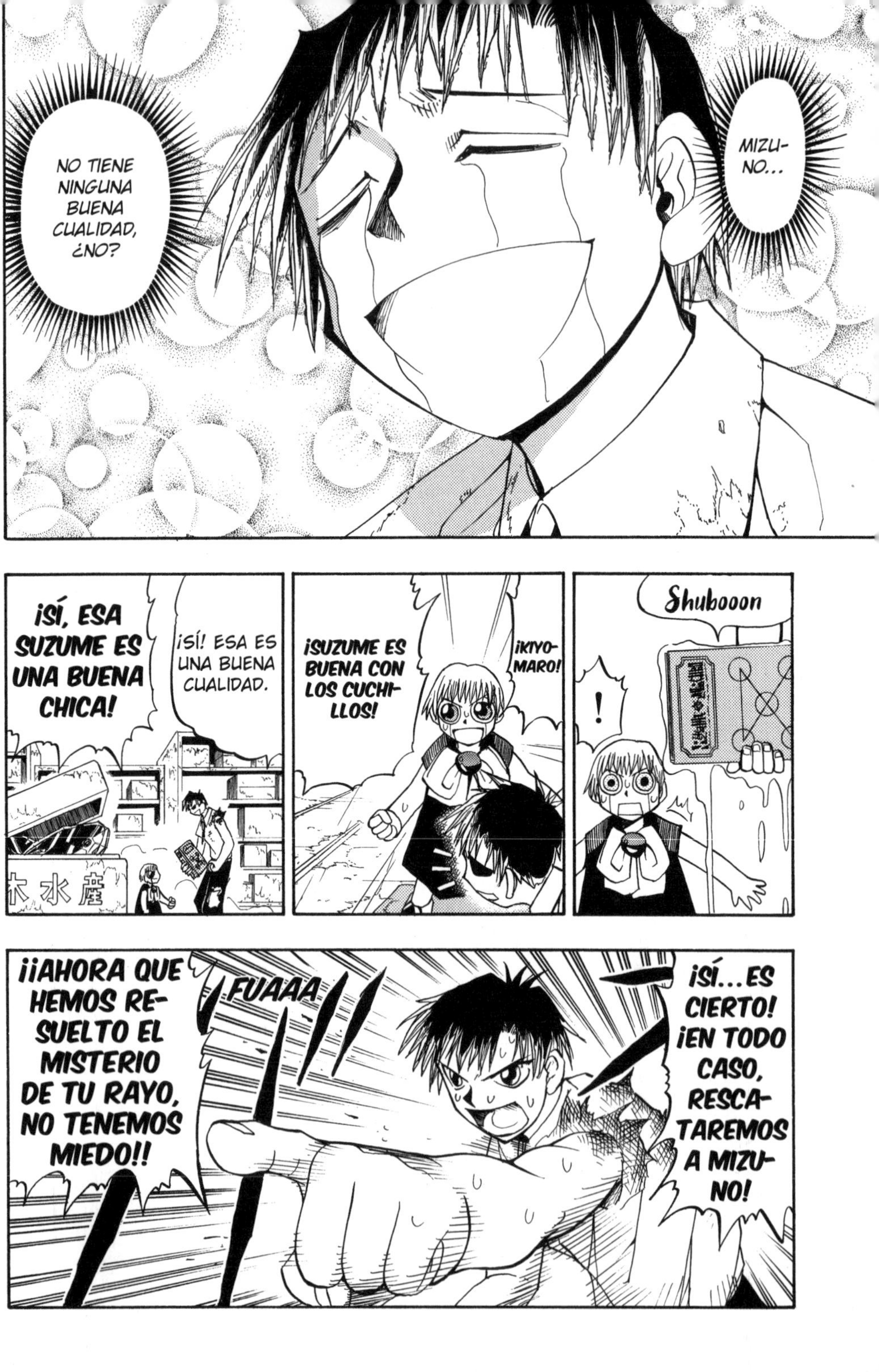

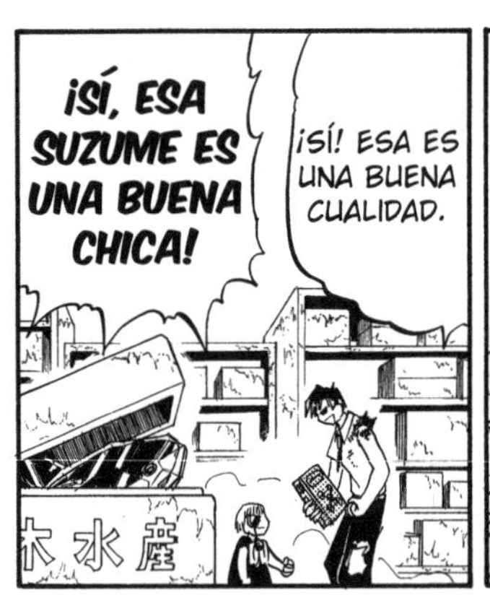

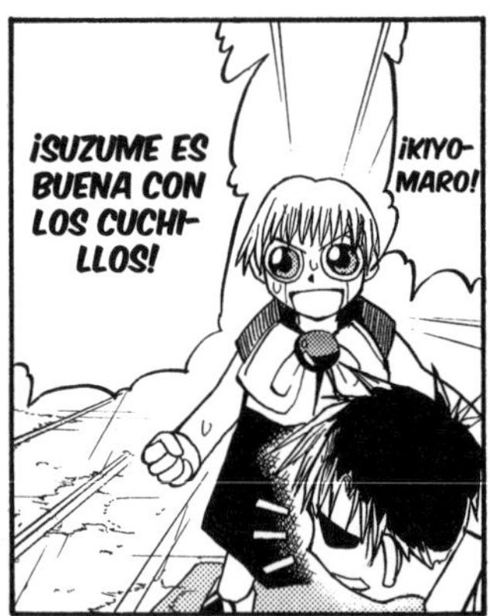

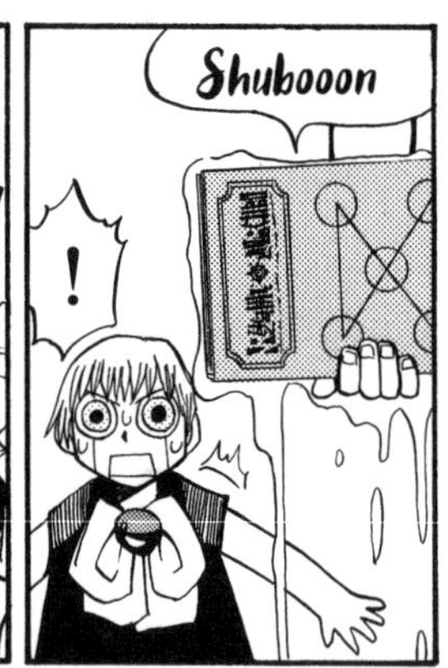

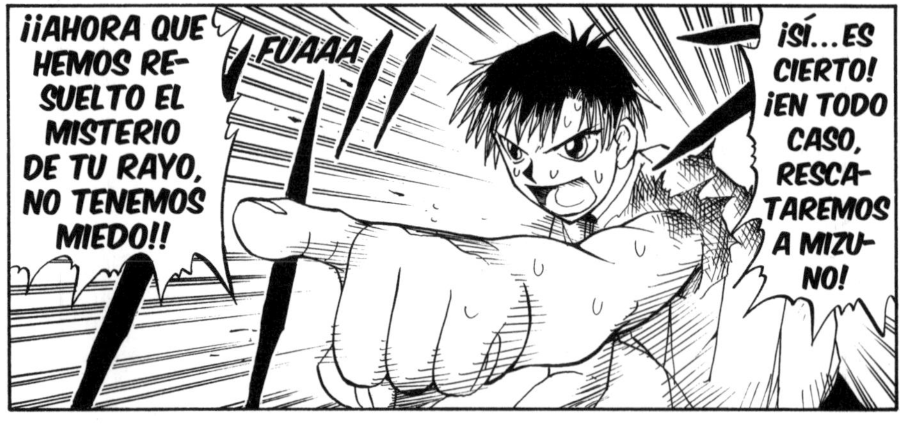

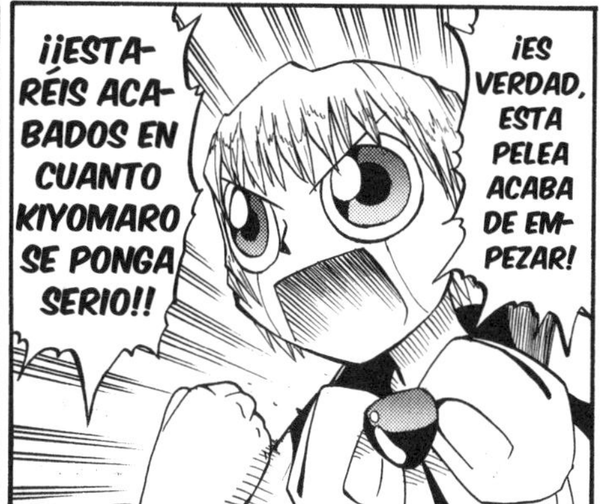
¡ES VERDAD, ESTA PELEA ACABA DE EMPEZAR!
¡¡ESTARÉIS ACABADOS EN CUANTO KIYOMARO SE PONGA SERIO!!
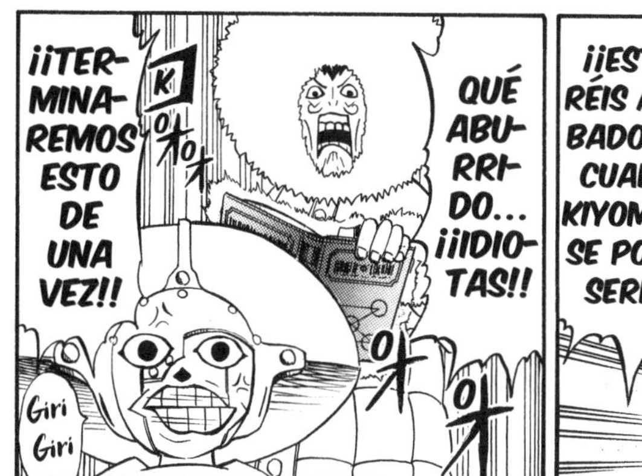
QUÉ ABURRIDO... ¡¡IDIOTAS!!
¡¡TERMINAREMOS ESTO DE UNA VEZ!!
Giri Giri
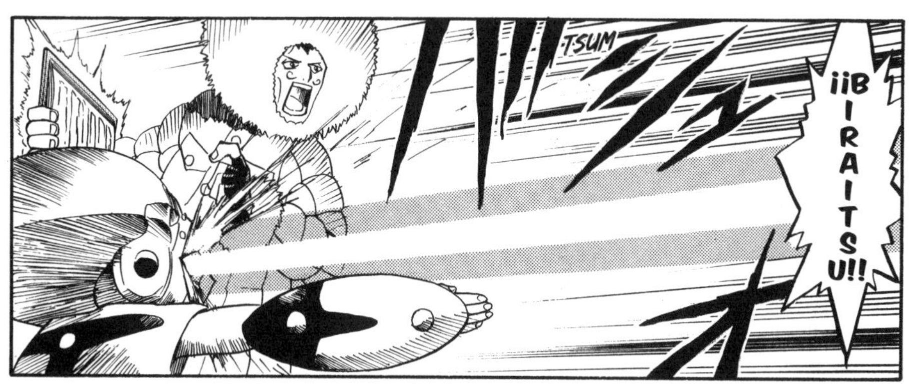
¡¡BIRAITSU!!
TSUM
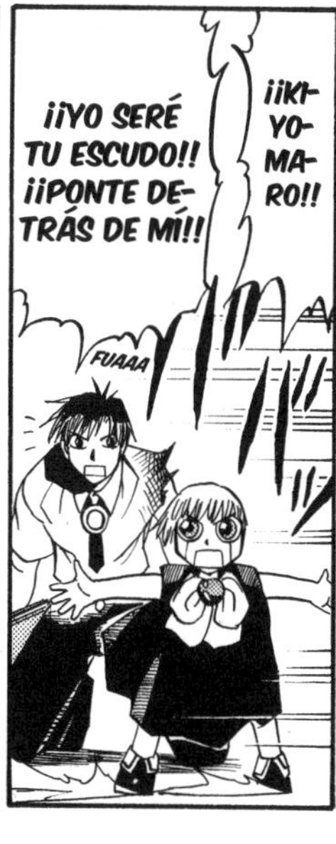
¡¡KIYOMARO!!
¡¡YO SERÉ TU ESCUDO!! ¡¡PONTE DETRÁS DE MÍ!!
FUAAA
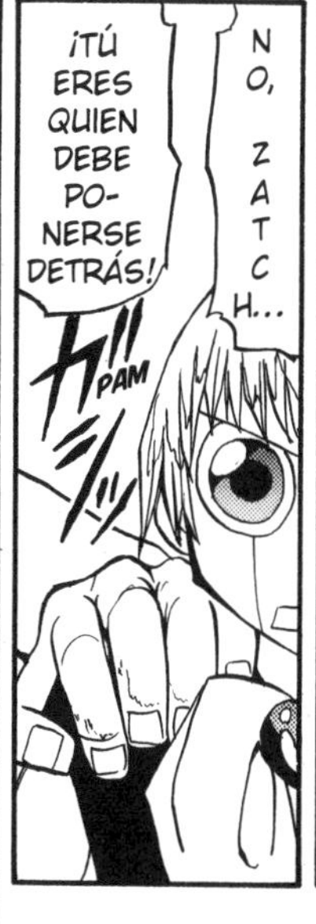
NO, ZATCH...
¡TÚ ERES QUIEN DEBE PONERSE DETRÁS!
PAM
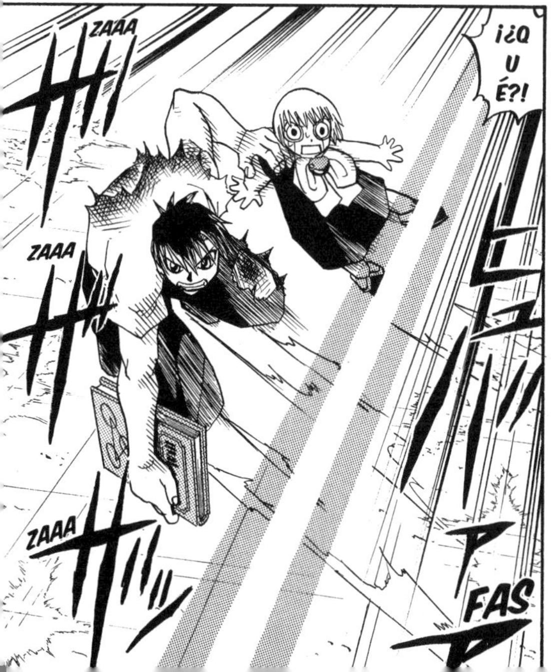
¡¿QUÉ?!
ZAAA
ZAAA
ZAAA
FAS

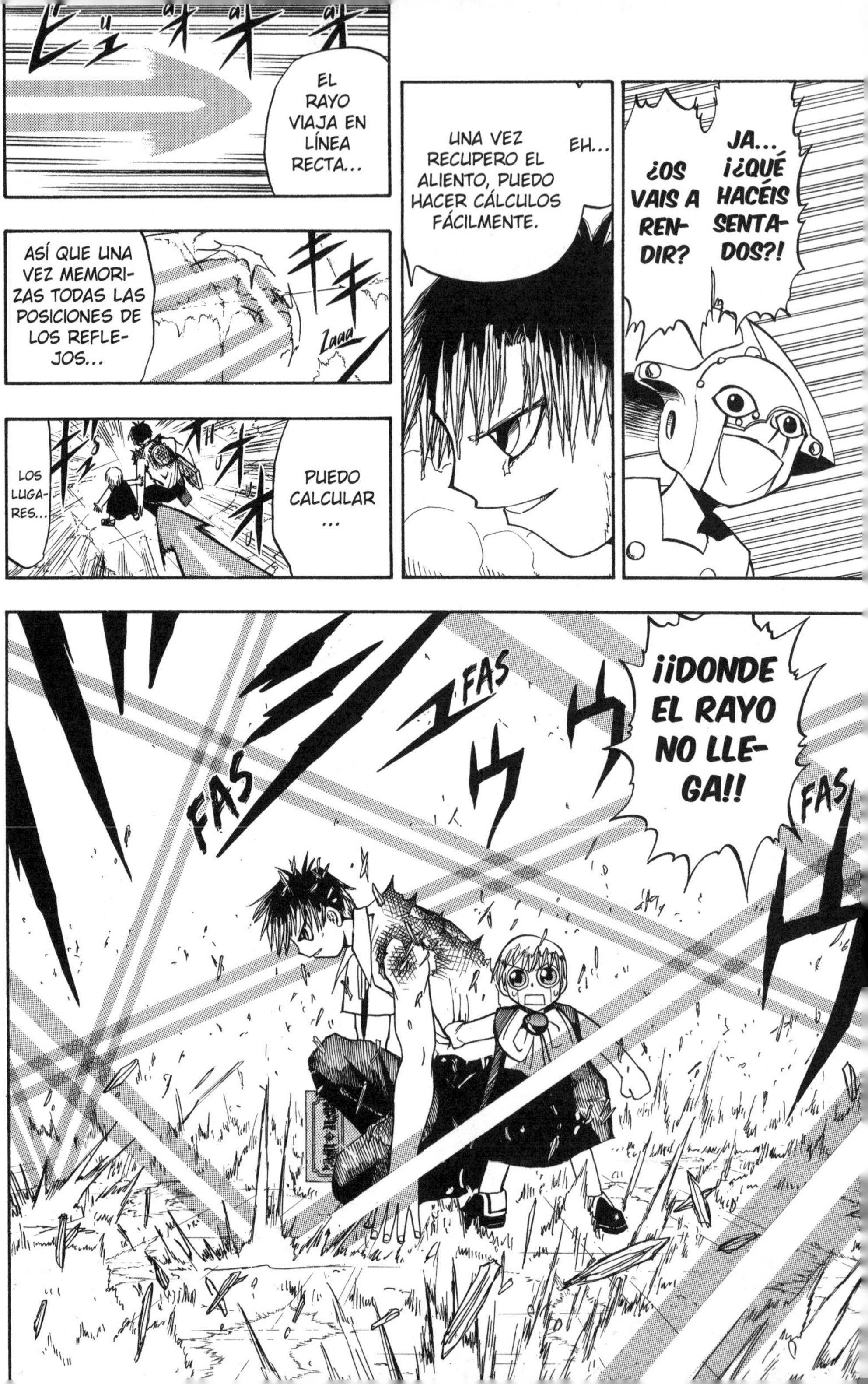

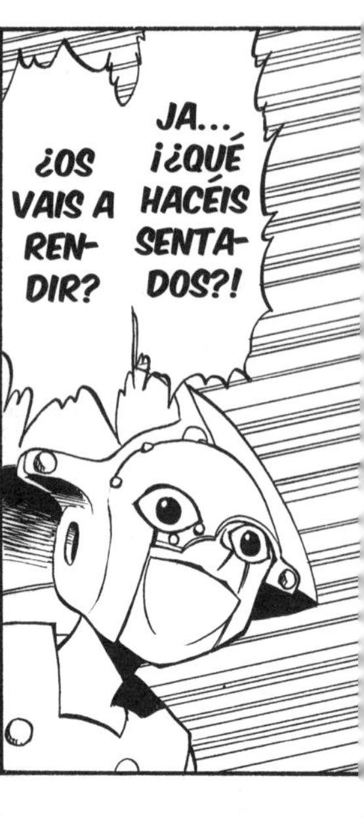
JA... ¡¿QUÉ HACÉIS SENTADOS?!
¿OS VAIS A RENDIR?

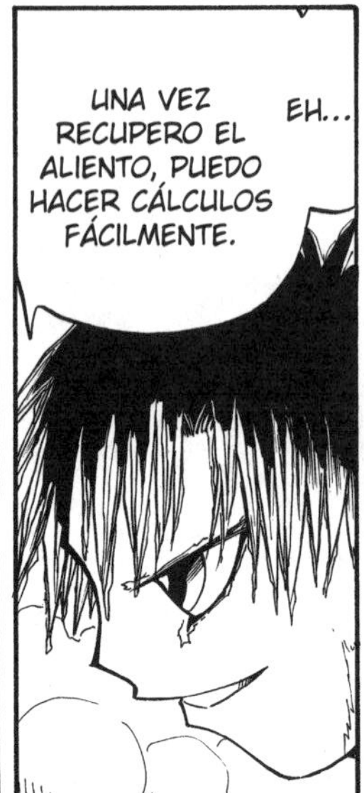
EH...
UNA VEZ RECUPERO EL ALIENTO, PUEDO HACER CÁLCULOS FÁCILMENTE.

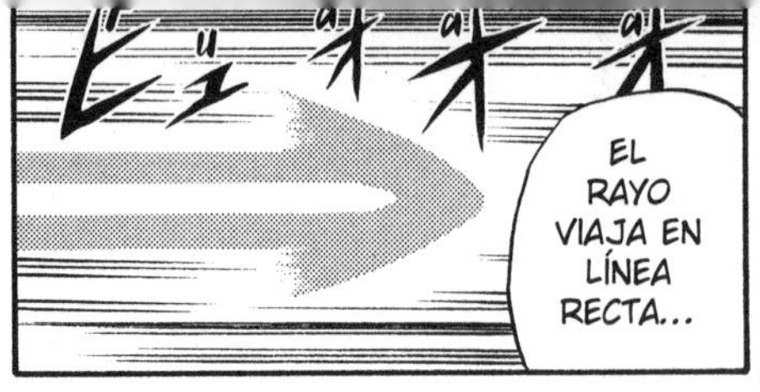
EL RAYO VIAJA EN LÍNEA RECTA...

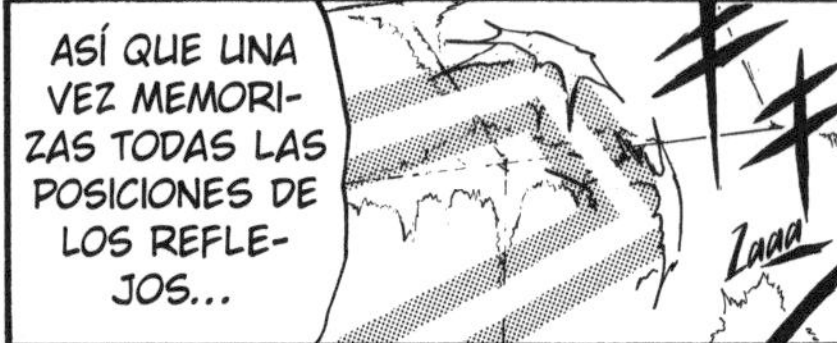
ASÍ QUE UNA VEZ MEMORIZAS TODAS LAS POSICIONES DE LOS REFLEJOS...
Zaaa

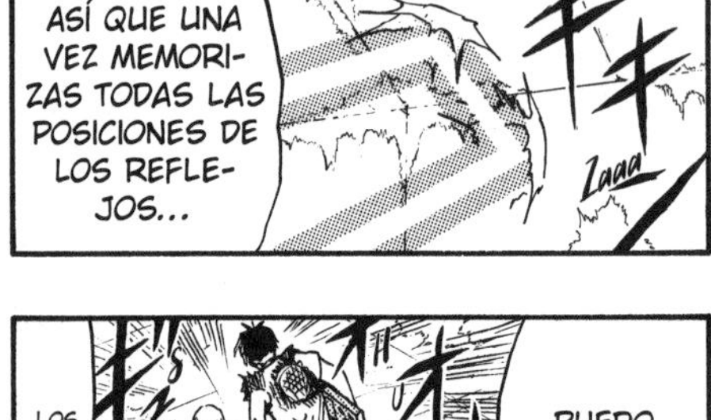
PUEDO CALCULAR ...
LOS LUGARES...

¡¡DONDE EL RAYO NO LLEGA!!
FAS
FAS
FAS

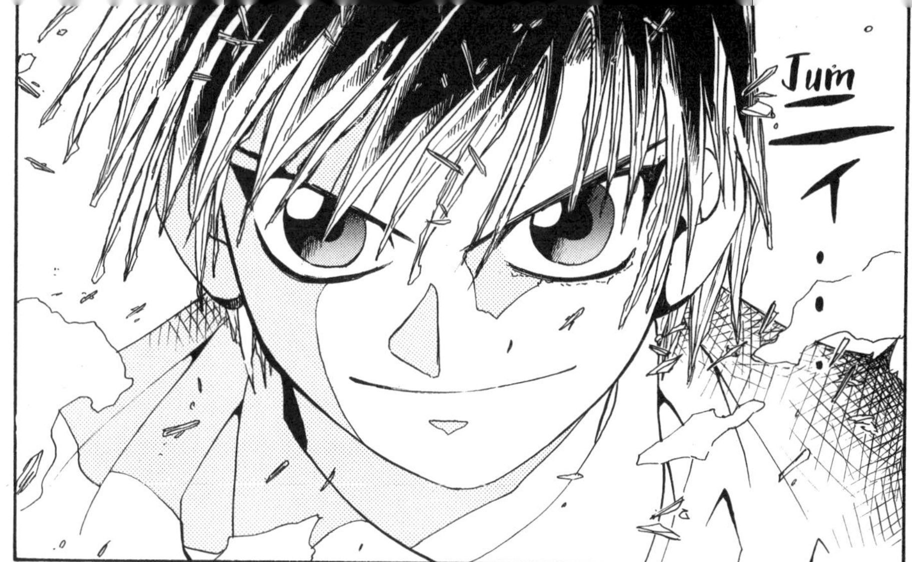
Jum

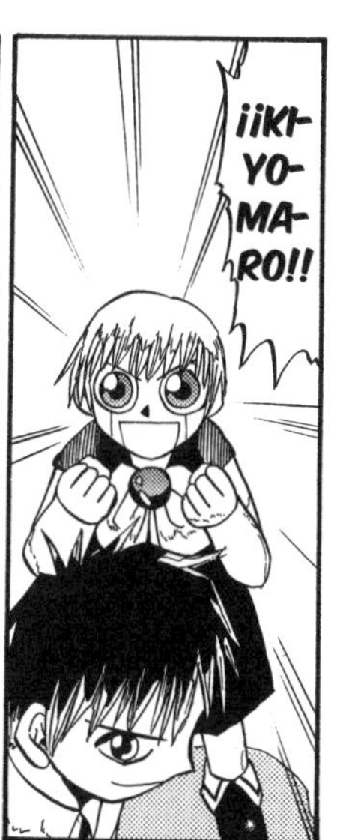
¡¡KIYOMARO!!

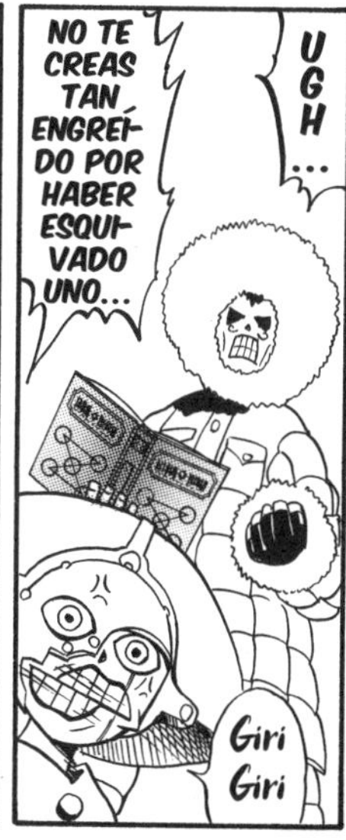
UGH...
NO TE CREAS TAN ENGREÍDO POR HABER ESQUIVADO UNO...
Giri Giri

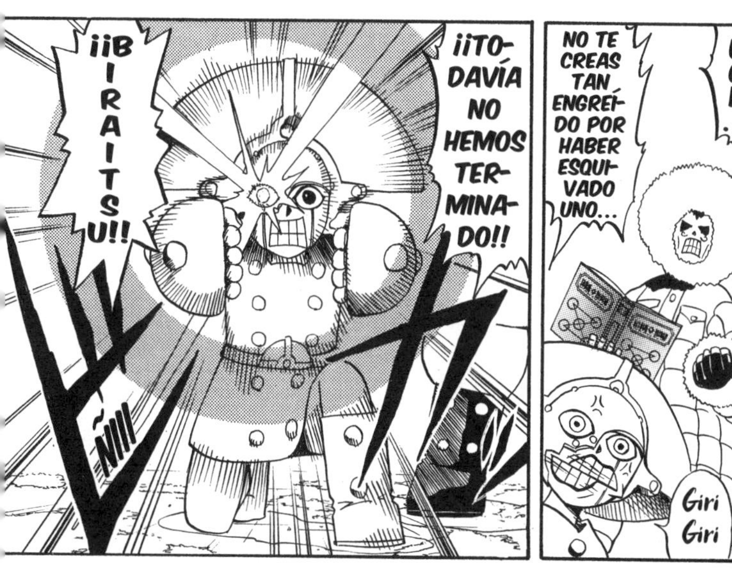
¡¡TODAVÍA NO HEMOS TERMINADO!!
¡¡BIRAITSU!!
ÑIII

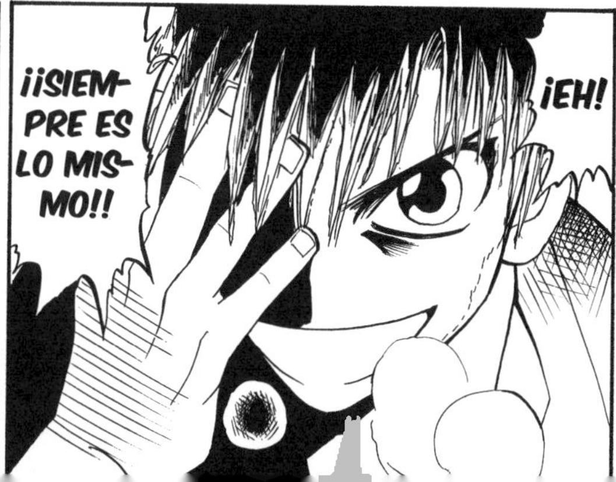
¡EH!
¡¡SIEMPRE ES LO MISMO!!

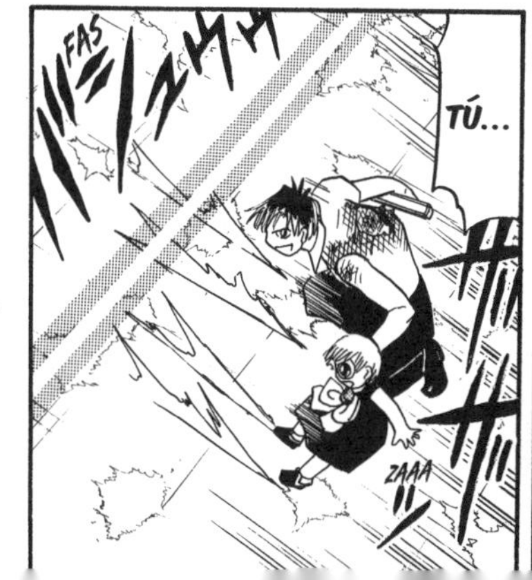
TÚ...
FAS
ZAAA

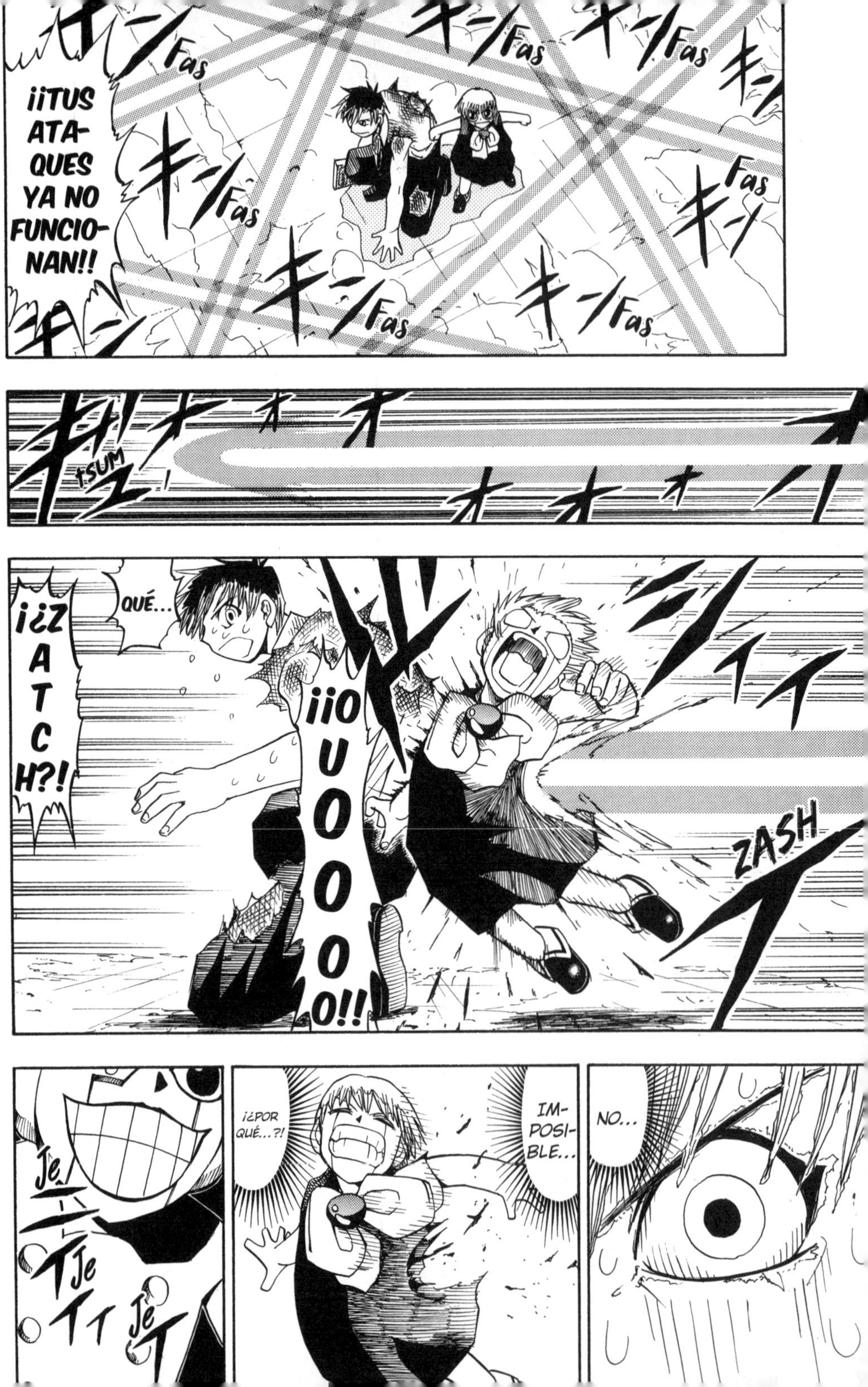

Fas
Fas
Fas
Fas
Fas
Fas
Fas
¡¡TUS ATAQUES YA NO FUNCIONAN!!

TSUM

ZASH
¡¡OUOOOOO!!
QUÉ...
¡¿ZATCH?!

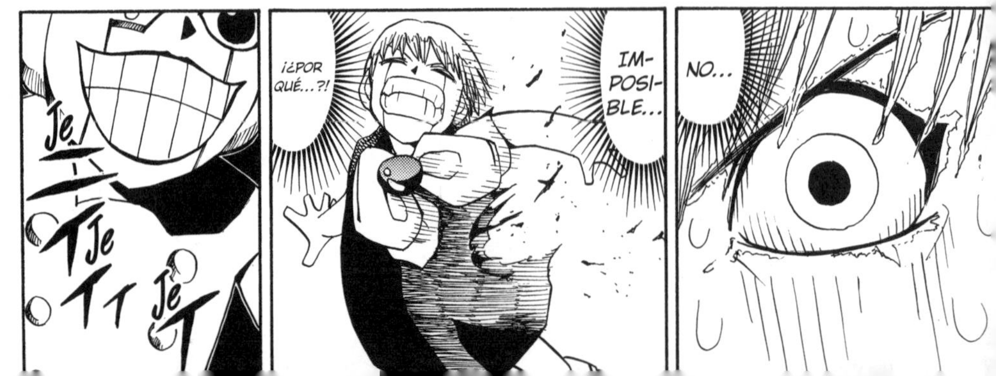

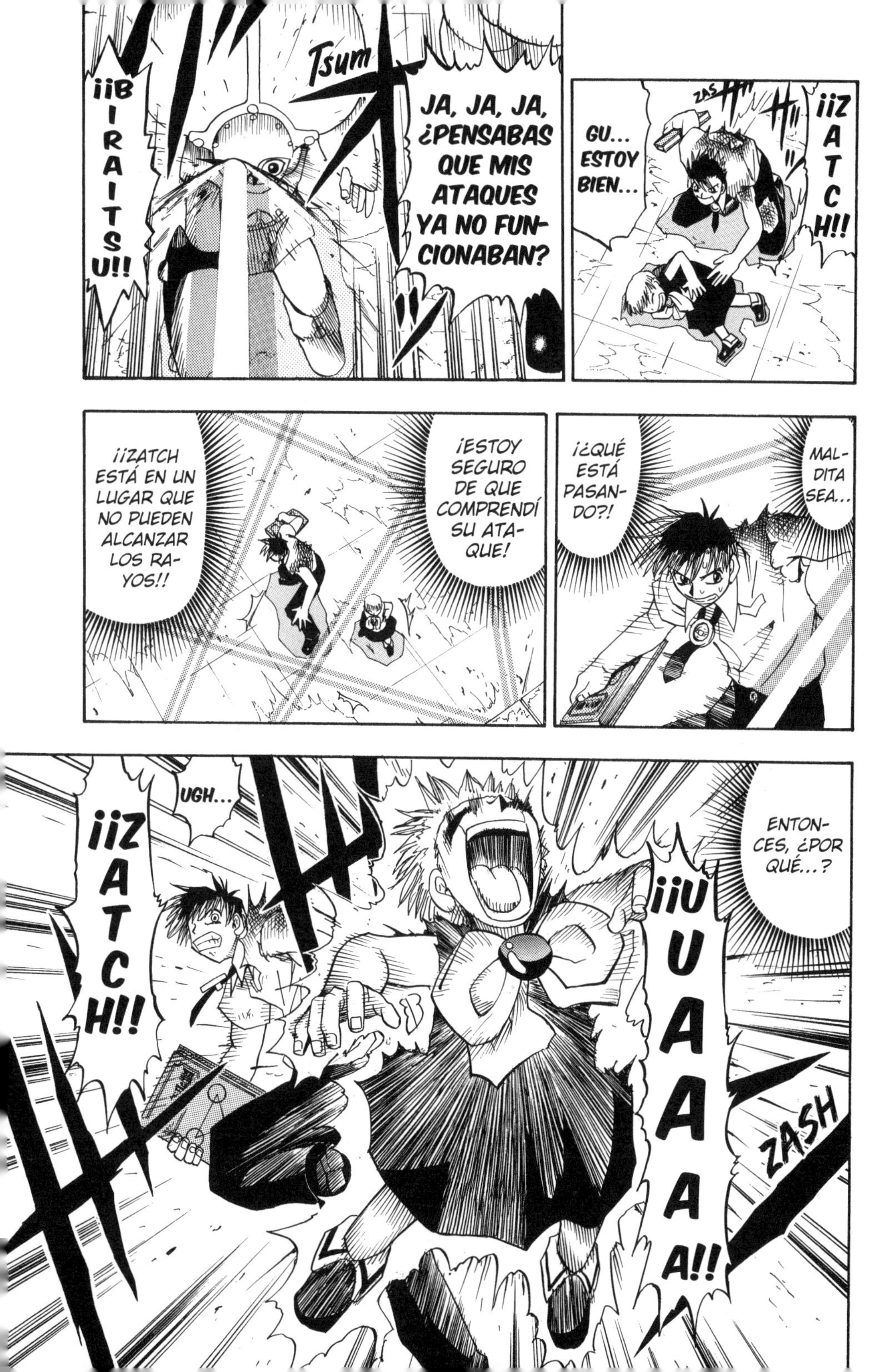

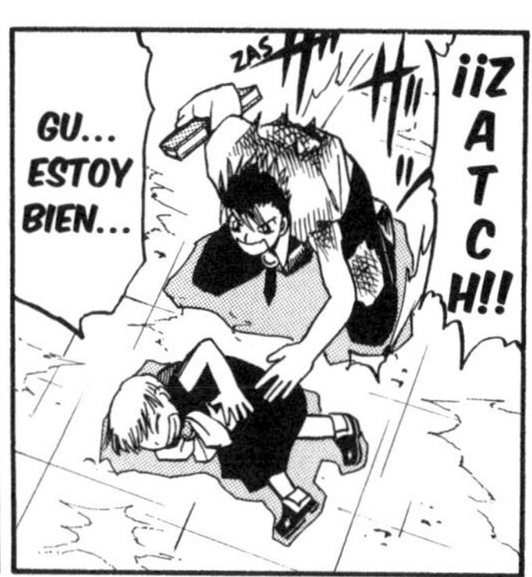
¡¡ZATCH!!
ZAS
GU... ESTOY BIEN...

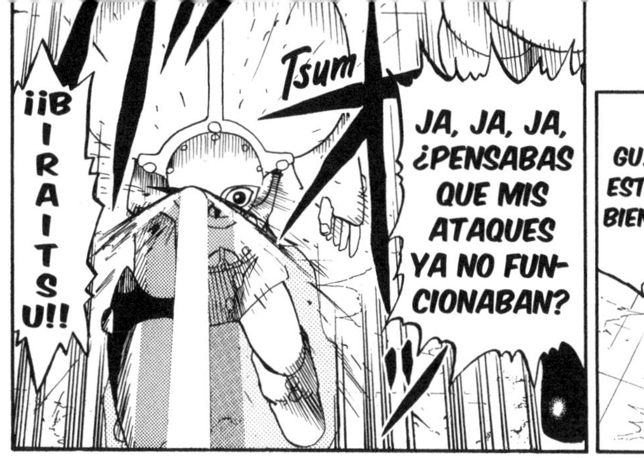
Tsum
JA, JA, JA, ¿PENSABAS QUE MIS ATAQUES YA NO FUNCIONABAN?
¡¡BIRAITSU!!

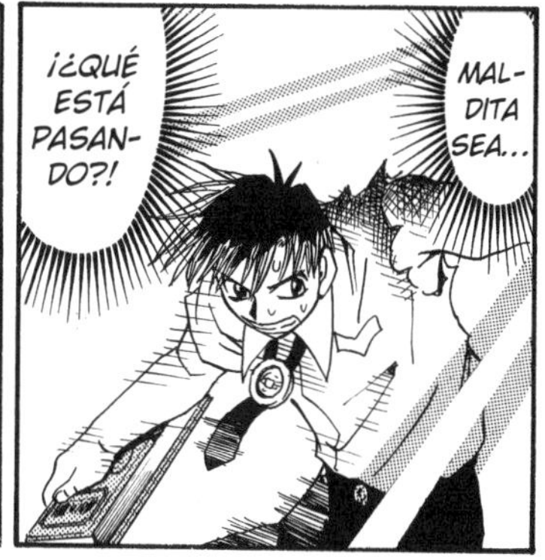
MALDITA SEA...
¡¿QUÉ ESTÁ PASANDO?!

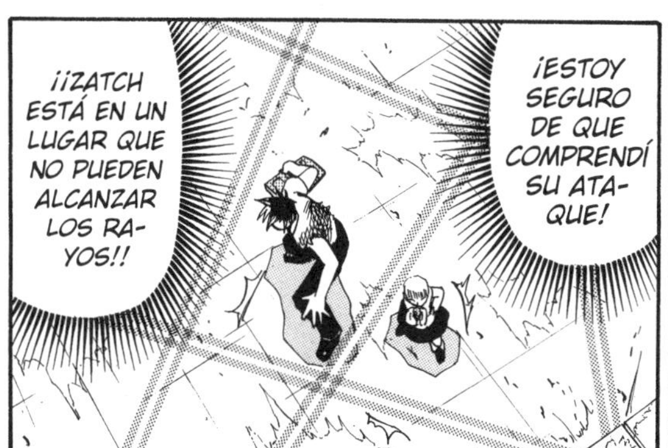
¡ESTOY SEGURO DE QUE COMPRENDÍ SU ATAQUE!
¡¡ZATCH ESTÁ EN UN LUGAR QUE NO PUEDEN ALCANZAR LOS RAYOS!!

ENTONCES, ¿POR QUÉ...?
¡¡UUAAAAA!!
ZASH
UGH...
¡¡ZATCH!!

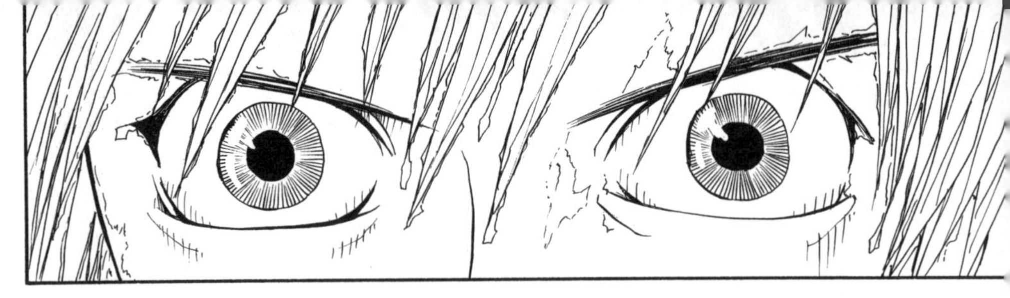

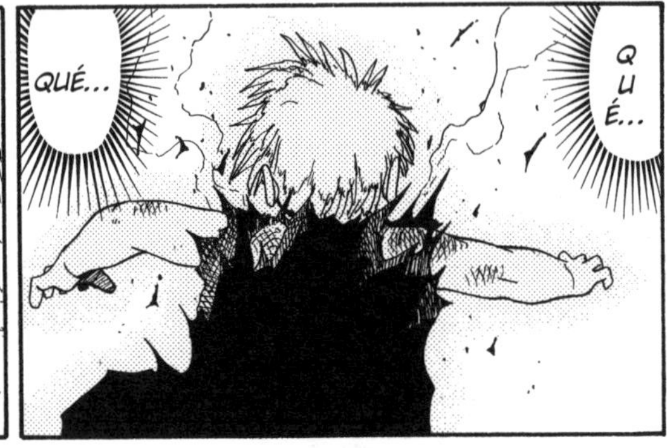
QUÉ...
QUÉ...

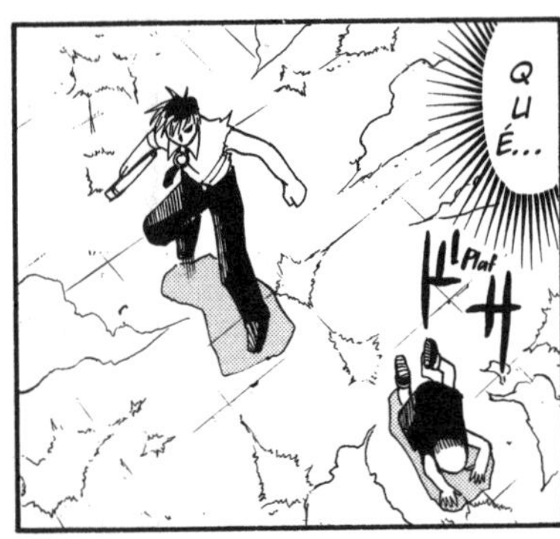
QUÉ...
Plaf

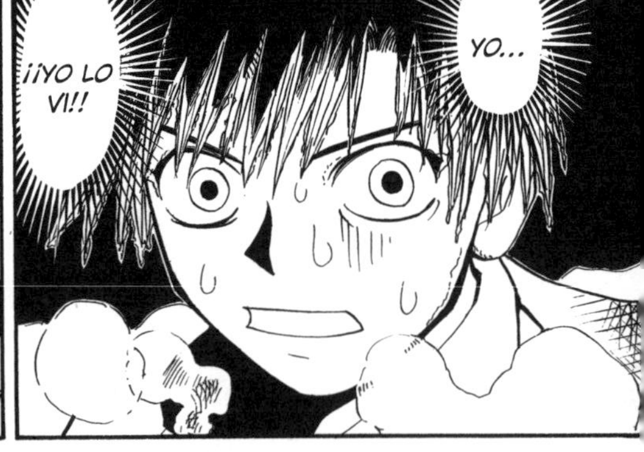
YO...
¡¡YO LO VI!!

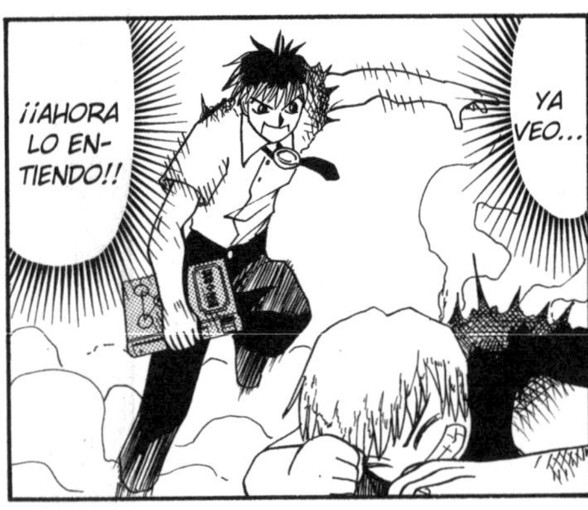
YA VEO...
¡¡AHORA LO ENTIENDO!!

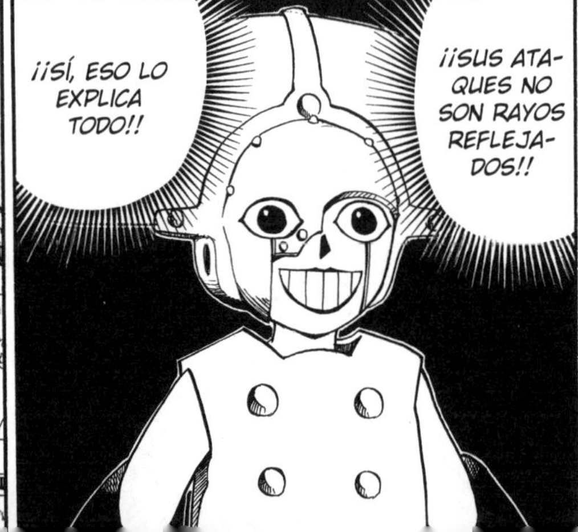
¡¡SUS ATAQUES NO SON RAYOS REFLEJADOS!!
¡¡SÍ, ESO LO EXPLICA TODO!!

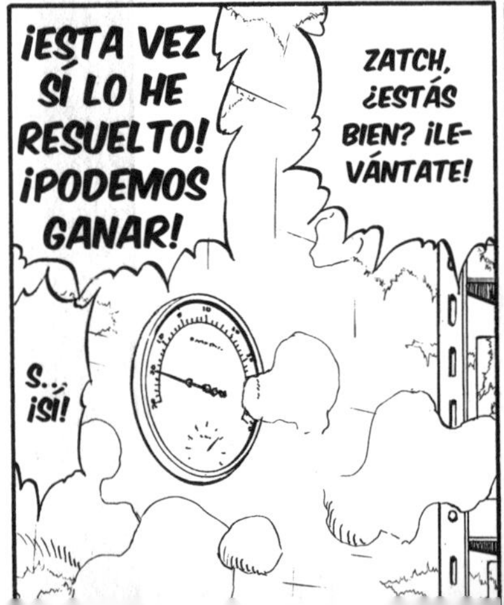
ZATCH, ¿ESTÁS BIEN? ¡LEVÁNTATE!
¡ESTA VEZ SÍ LO HE RESUELTO! ¡PODEMOS GANAR!
S... ¡SÍ!

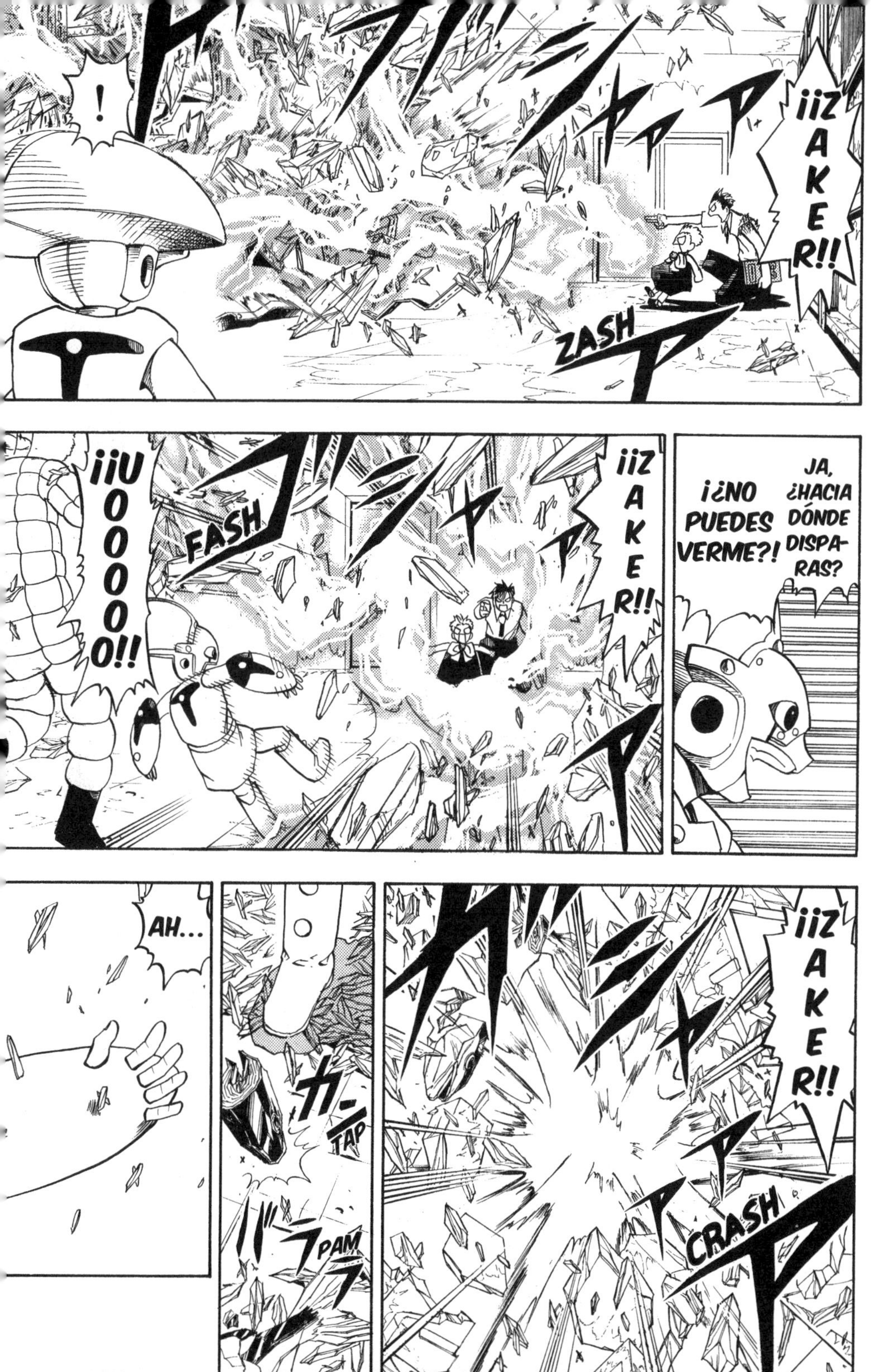
¡¡ZAKER!!
ZASH
!
JA, ¿HACIA DÓNDE DISPARAS?
¡¿NO PUEDES VERME?!
¡¡ZAKER!!
FASH
¡¡UOOOOOOO!!
¡¡ZAKER!!
CRASH
TAP
PAM
AH...

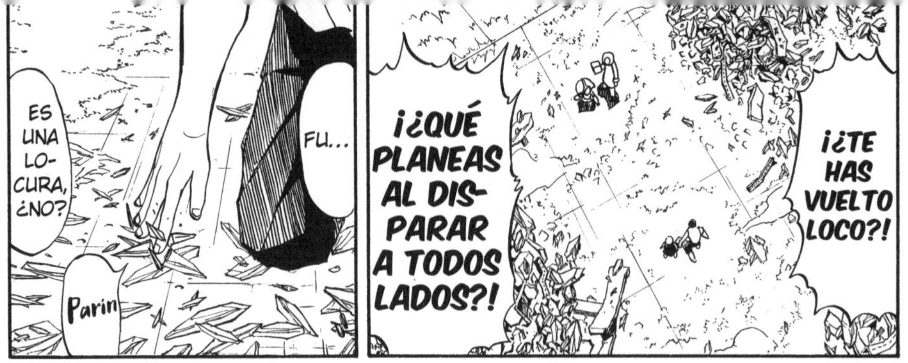
¡¿TE HAS VUELTO LOCO?!
¡¿QUÉ PLANEAS AL DISPARAR A TODOS LADOS?!
FU...
ES UNA LOCURA, ¿NO?
Parin

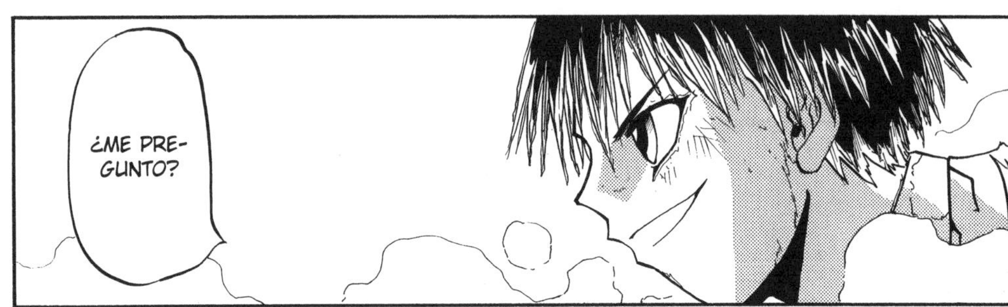
¿ME PREGUNTO?

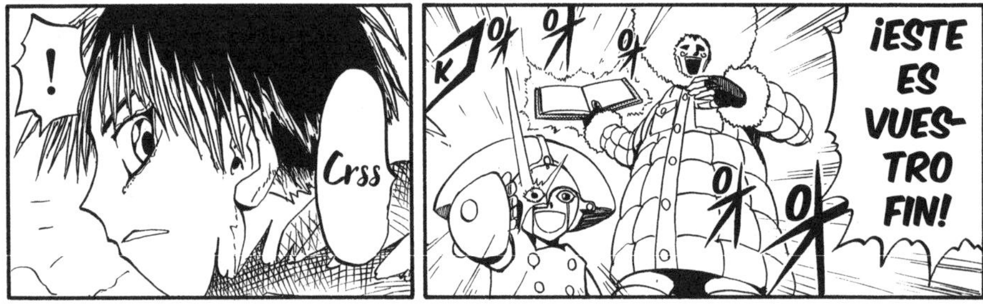
¡ESTE ES VUESTRO FIN!
Crss
!

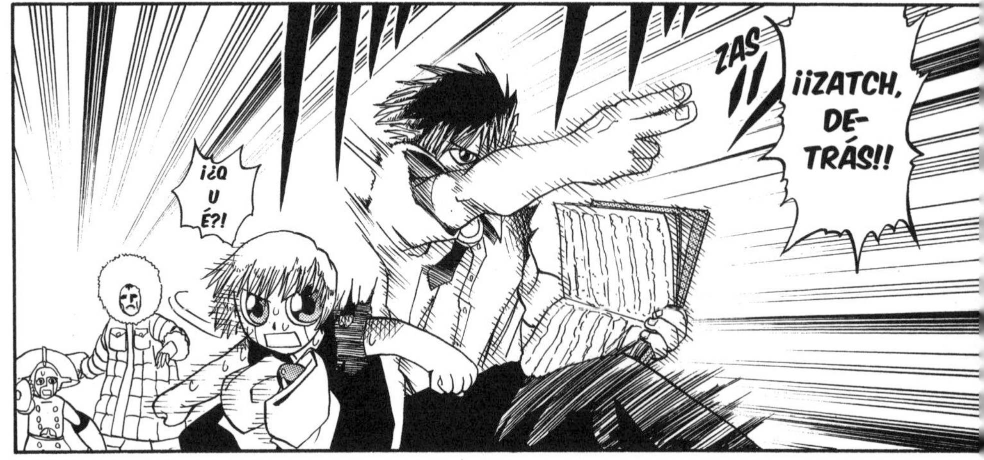
ZAS
¡¡ZATCH, DETRÁS!!
¡¿QUÉ?!

KIYOMARO...
ESTA ES LA DIRECCIÓN OPUESTA...
¡NO, ES LA CORRECTA!

¡AHORA LO VEO CON CLARIDAD!

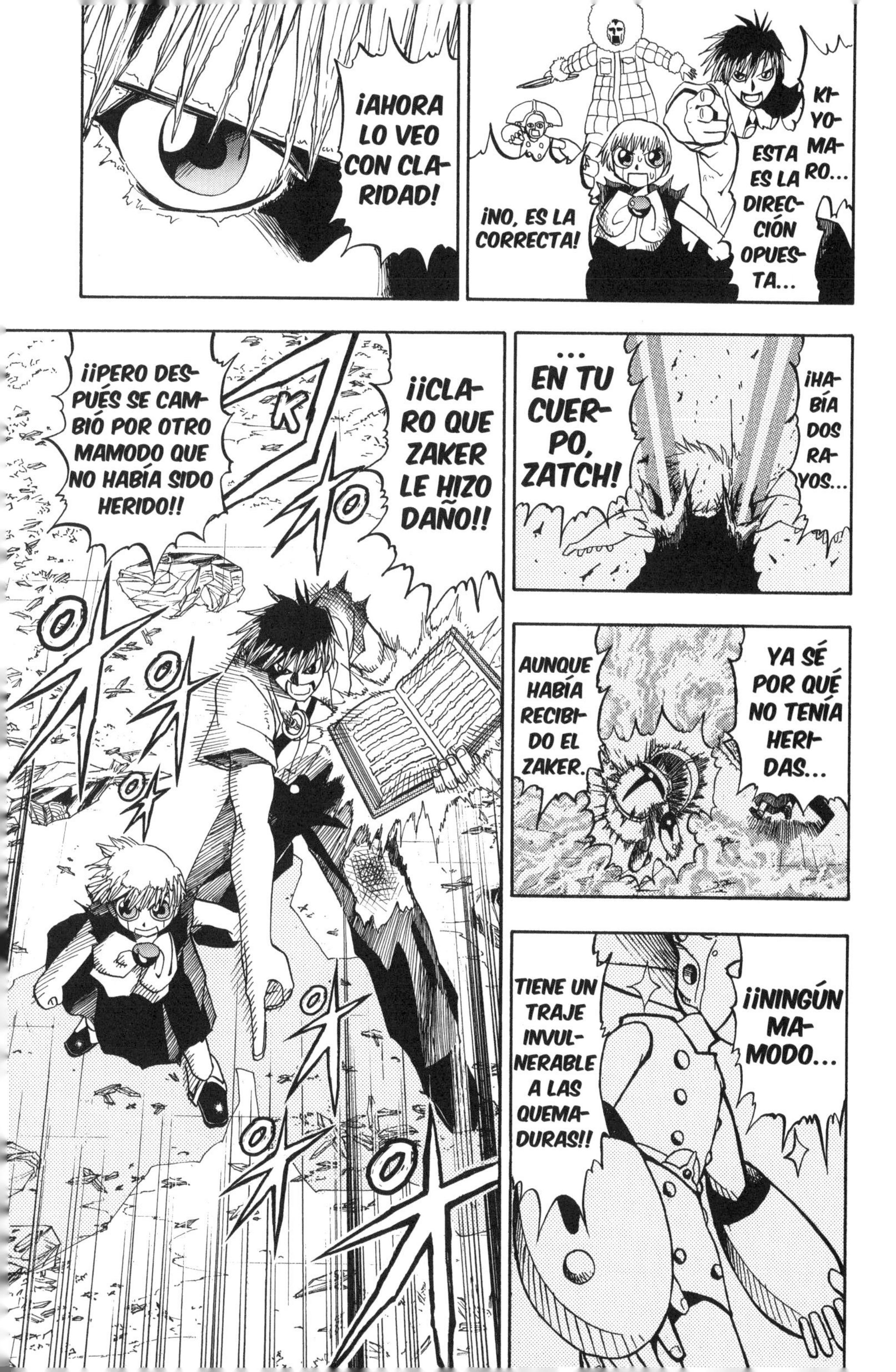

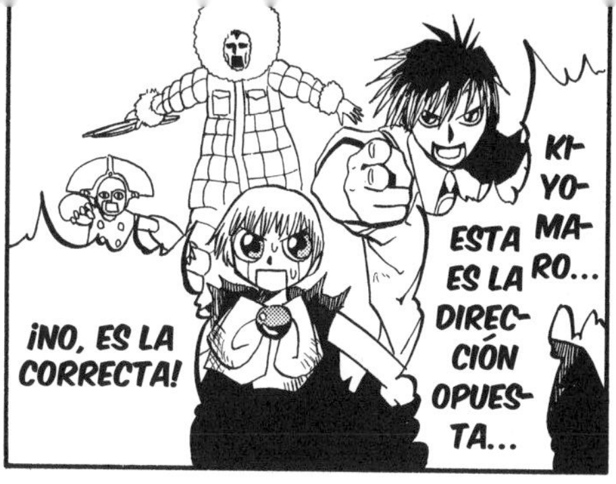

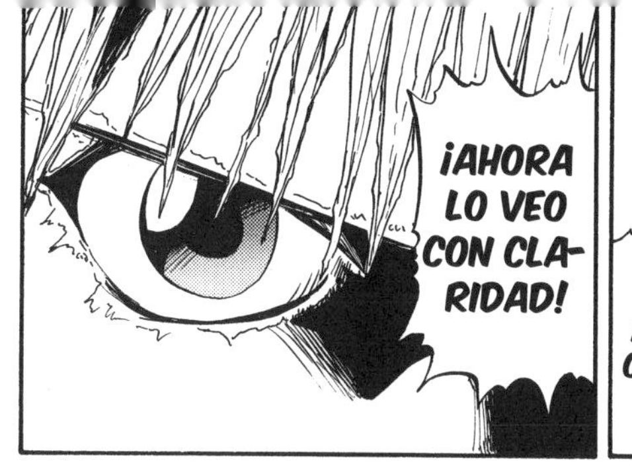

¡HABÍA DOS RAYOS...

... EN TU CUERPO, ZATCH!

YA SÉ POR QUÉ NO TENÍA HERIDAS...

AUNQUE HABÍA RECIBIDO EL ZAKER.

¡¡NINGÚN MAMODO...

TIENE UN TRAJE INVULNERABLE A LAS QUEMADURAS!!

¡¡CLARO QUE ZAKER LE HIZO DAÑO!!

¡¡PERO DESPUÉS SE CAMBIÓ POR OTRO MAMODO QUE NO HABÍA SIDO HERIDO!!

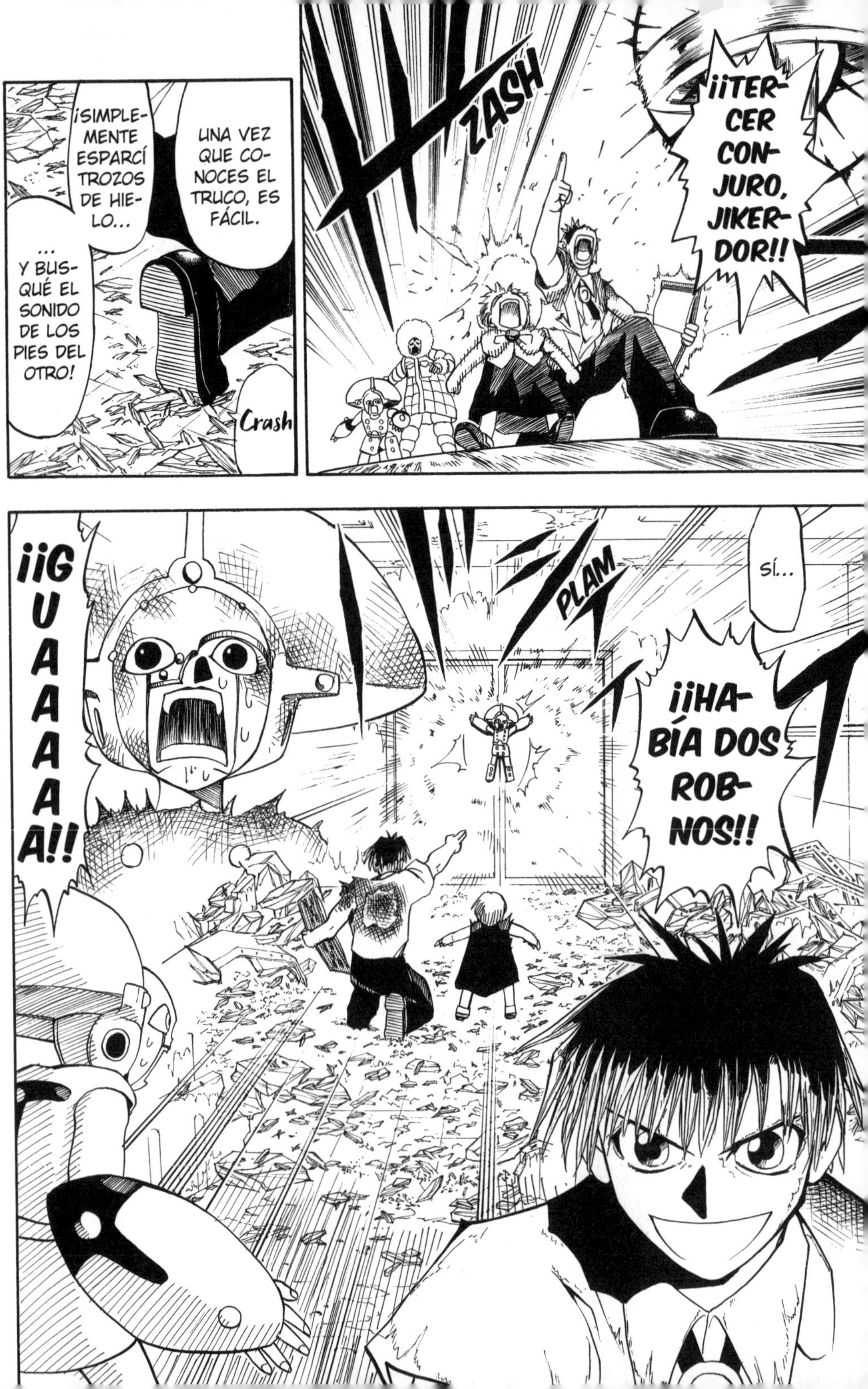

ZASH

¡¡TERCER CONJURO, JIKERDOR!!

UNA VEZ QUE CONOCES EL TRUCO, ES FÁCIL.

¡SIMPLEMENTE ESPARCÍ TROZOS DE HIELO...

... Y BUSQUÉ EL SONIDO DE LOS PIES DEL OTRO!

Crash

SÍ...

¡¡HABÍA DOS ROBNOS!!

PLAM

¡¡GUAAAAAAA!!

NIVEL 31. UN MENSAJE FINAL

MI... MIERDA...
MI... MI CUERPO ESTÁ AGARROTADO...

Tsu
Tsu
HI...
BUENO, ¿QUÉ HARÁS AHORA?
Tsu

YA HE DESCUBIERTO TU TRUCO...

ADEMÁS, ESE YA NO PUEDE MOVERSE.
TAMPOCO TIENES CRISTALES PARA REFLEJAR TUS RAYOS.

SÍ...
PARECE QUE ES HORA DE UN CONTRAATAQUE...

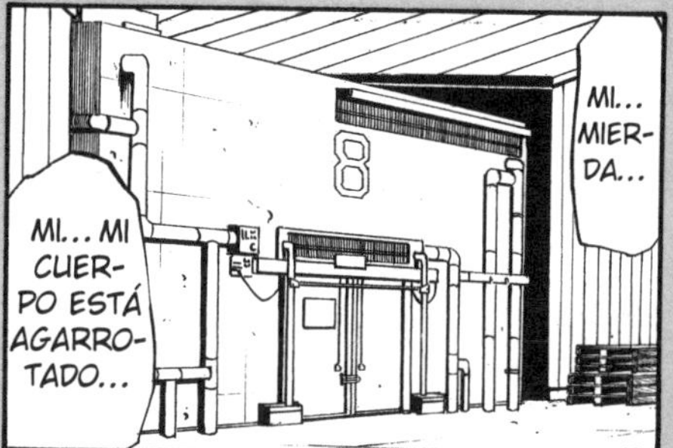

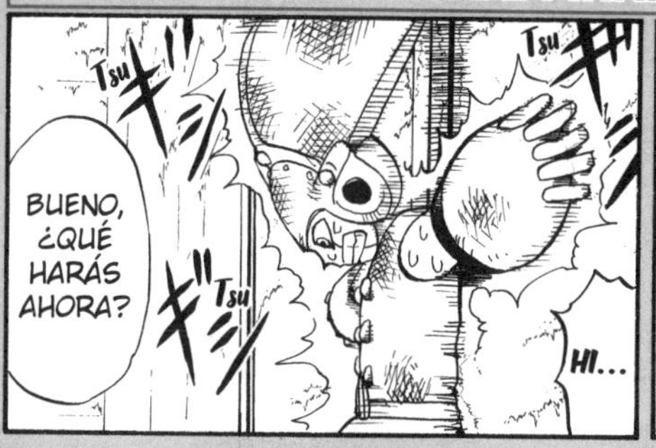

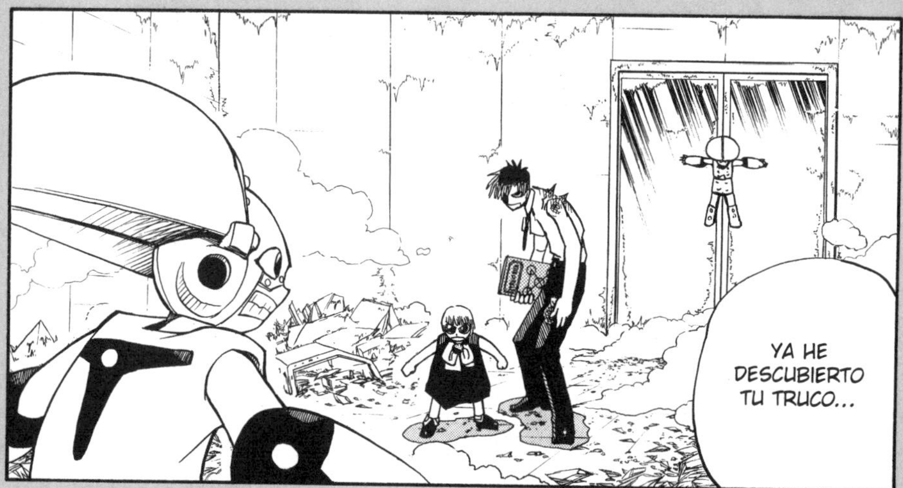

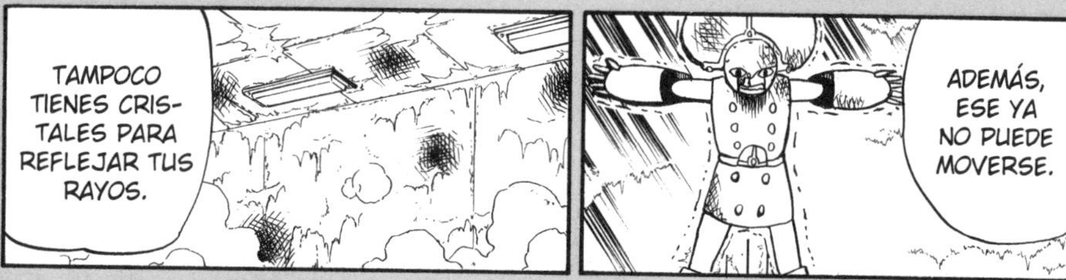

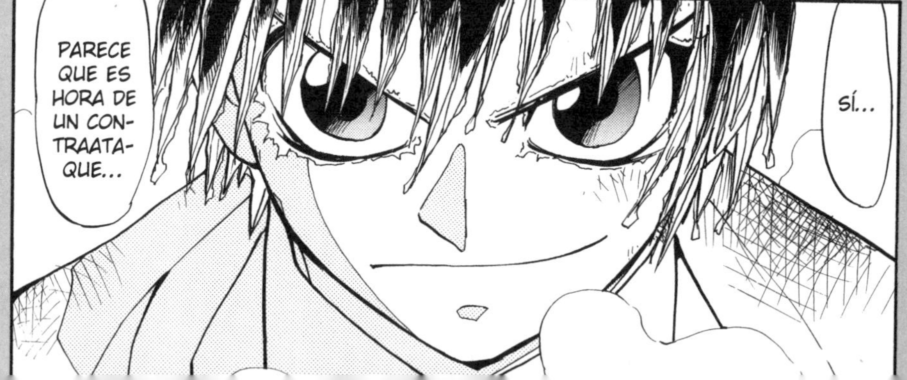

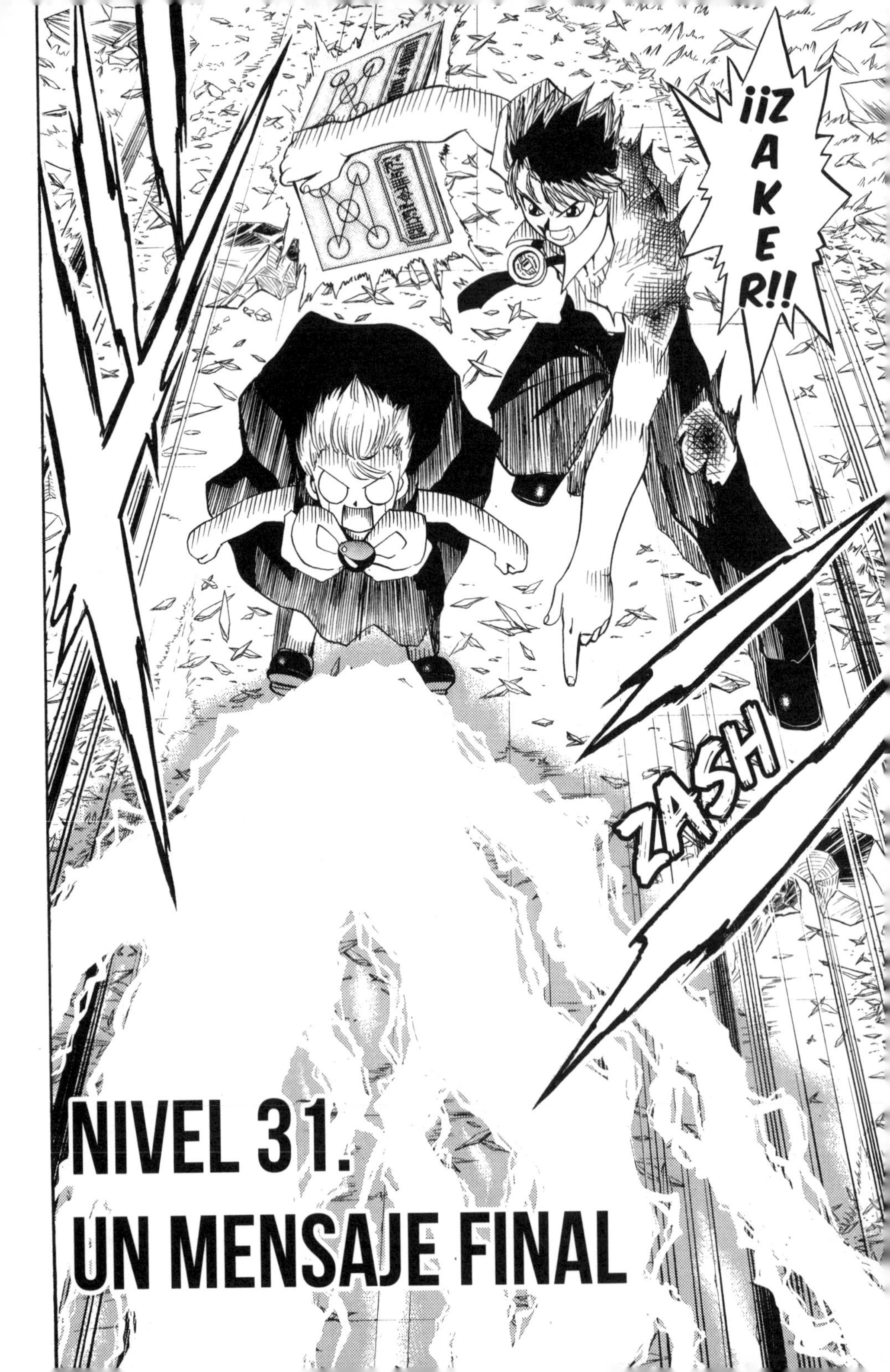
¡¡ZAKER!!
ZASH
NIVEL 31.
UN MENSAJE FINAL

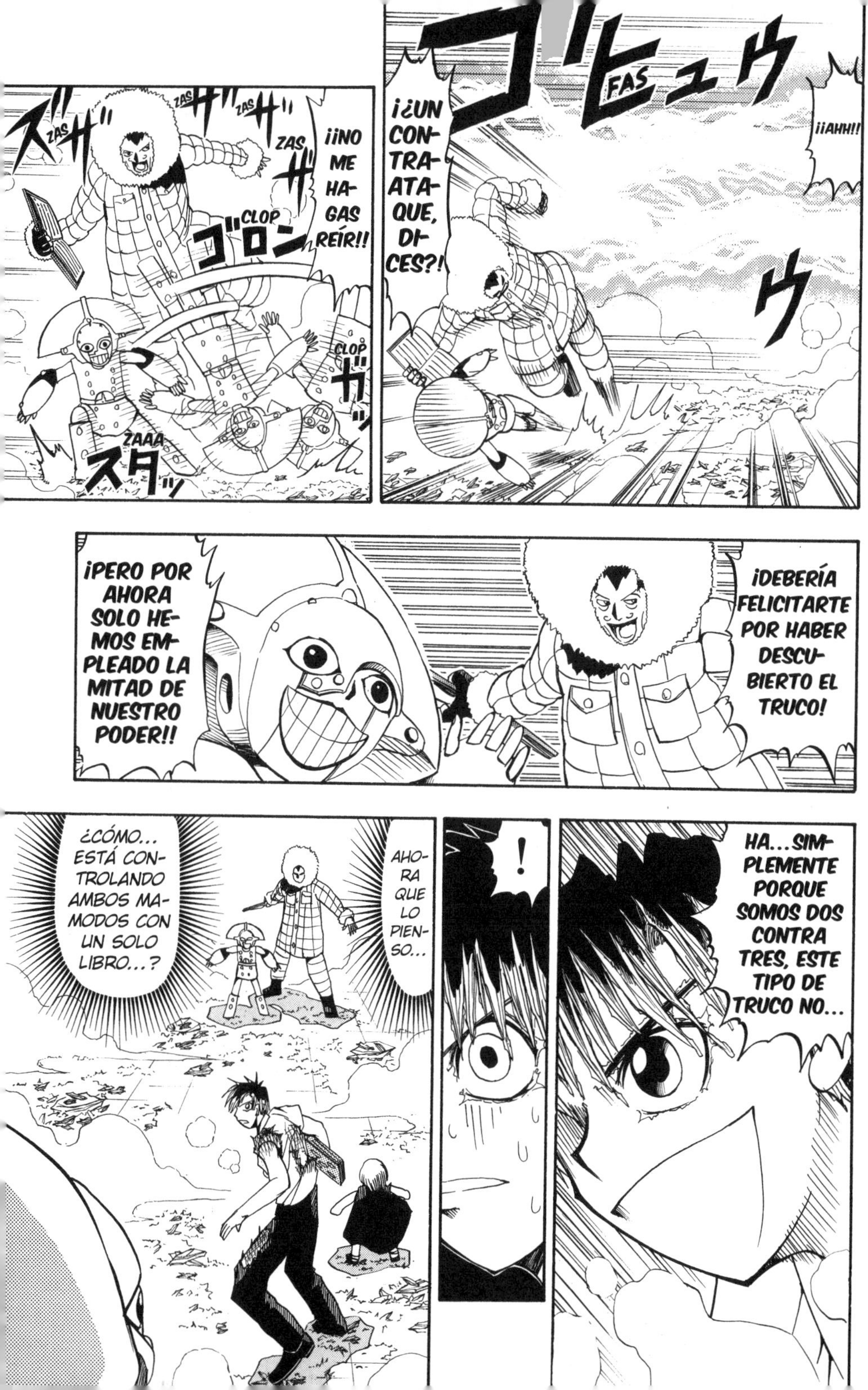

FAS

¡¡AHH!!

¡¿UN CONTRAATAQUE, DICES?!

¡¡NO ME HAGAS REÍR!!

ZAS ZAS ZAS ZAS

CLOP CLOP

ZAAA

¡DEBERÍA FELICITARTE POR HABER DESCUBIERTO EL TRUCO!
¡PERO POR AHORA SOLO HEMOS EMPLEADO LA MITAD DE NUESTRO PODER!!

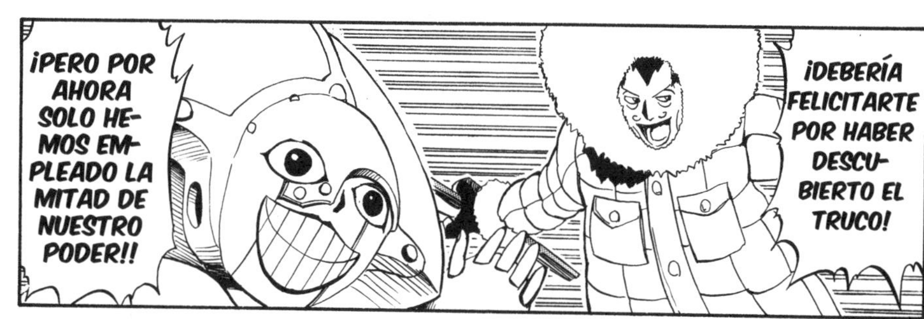

HA... SIMPLEMENTE PORQUE SOMOS DOS CONTRA TRES, ESTE TIPO DE TRUCO NO...

!

AHORA QUE LO PIENSO...

¿CÓMO... ESTÁ CONTROLANDO AMBOS MAMODOS CON UN SOLO LIBRO...?

POR OTRA PARTE, EL HECHO DE QUE SEAN IDÉNTICOS...
¡SOLO PUEDE SIGNIFICAR UNA COSA!
JU, JU, JU... PARECE QUE LO HAS PILLADO.
SÍ, ES UN CLON CREADO A PARTIR DE NUESTROS CONJUROS
EN OTRAS PALABRAS...
K

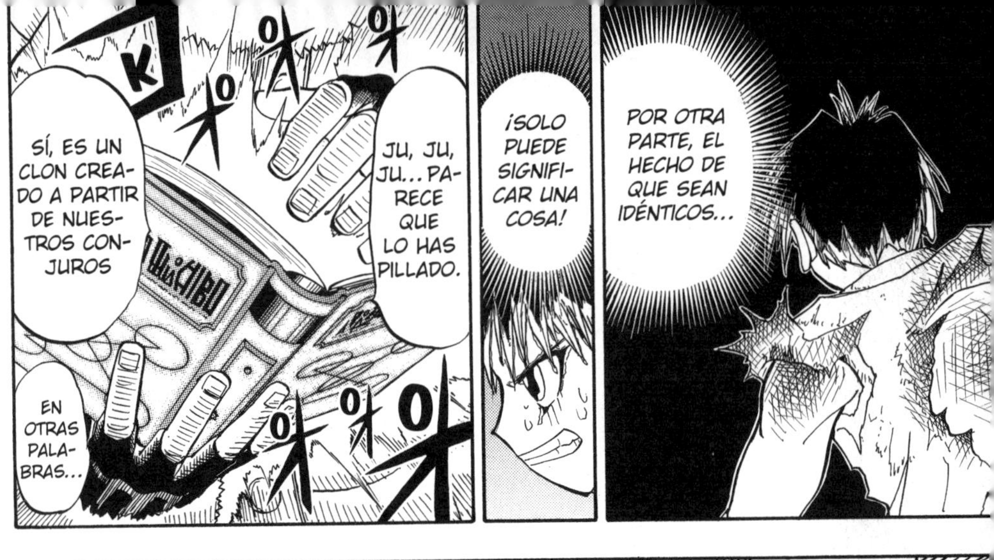

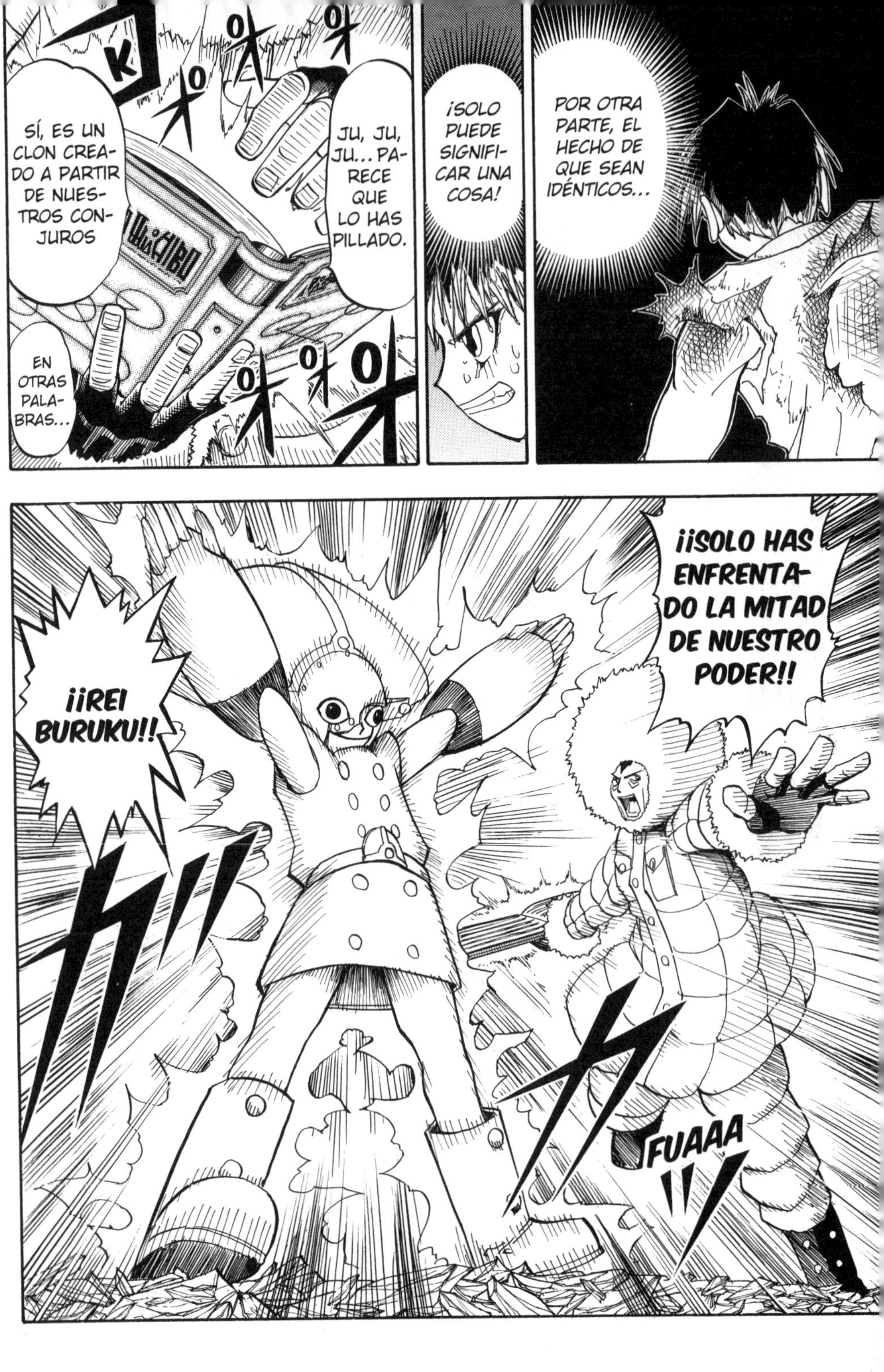

¡¡SOLO HAS ENFRENTADO LA MITAD DE NUESTRO PODER!!

¡¡REI BURUKU!!

FUAAA

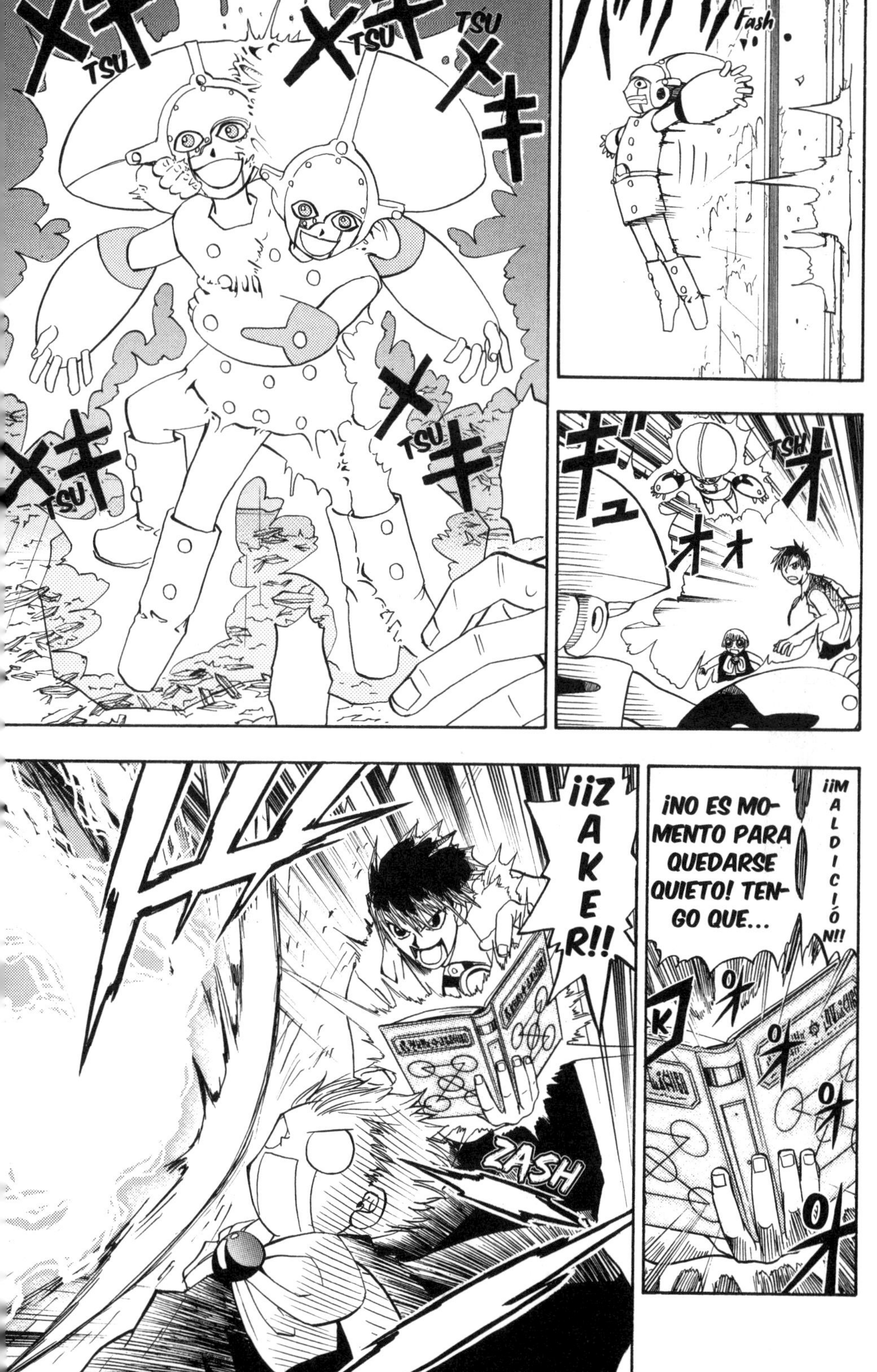
TSU
TSU
TSU
TSU
TSU
Fash
TSH
¡NO ES MOMENTO PARA QUEDARSE QUIETO! TENGO QUE...
¡¡MALDICIÓN!!
K
¡¡ZAKER!!
ZASH

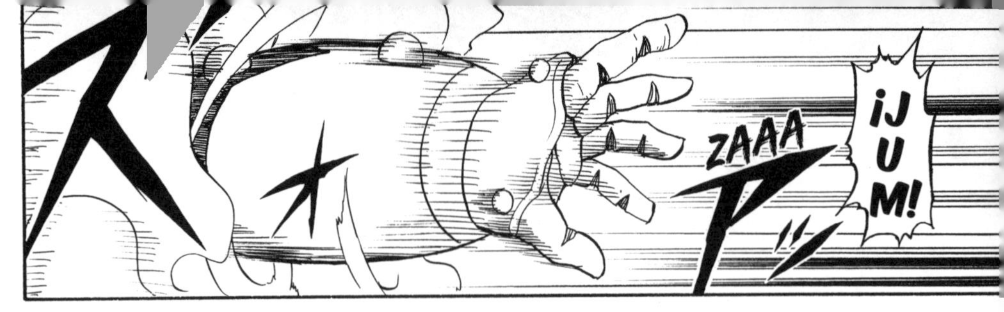
¡JUM!
ZAAA

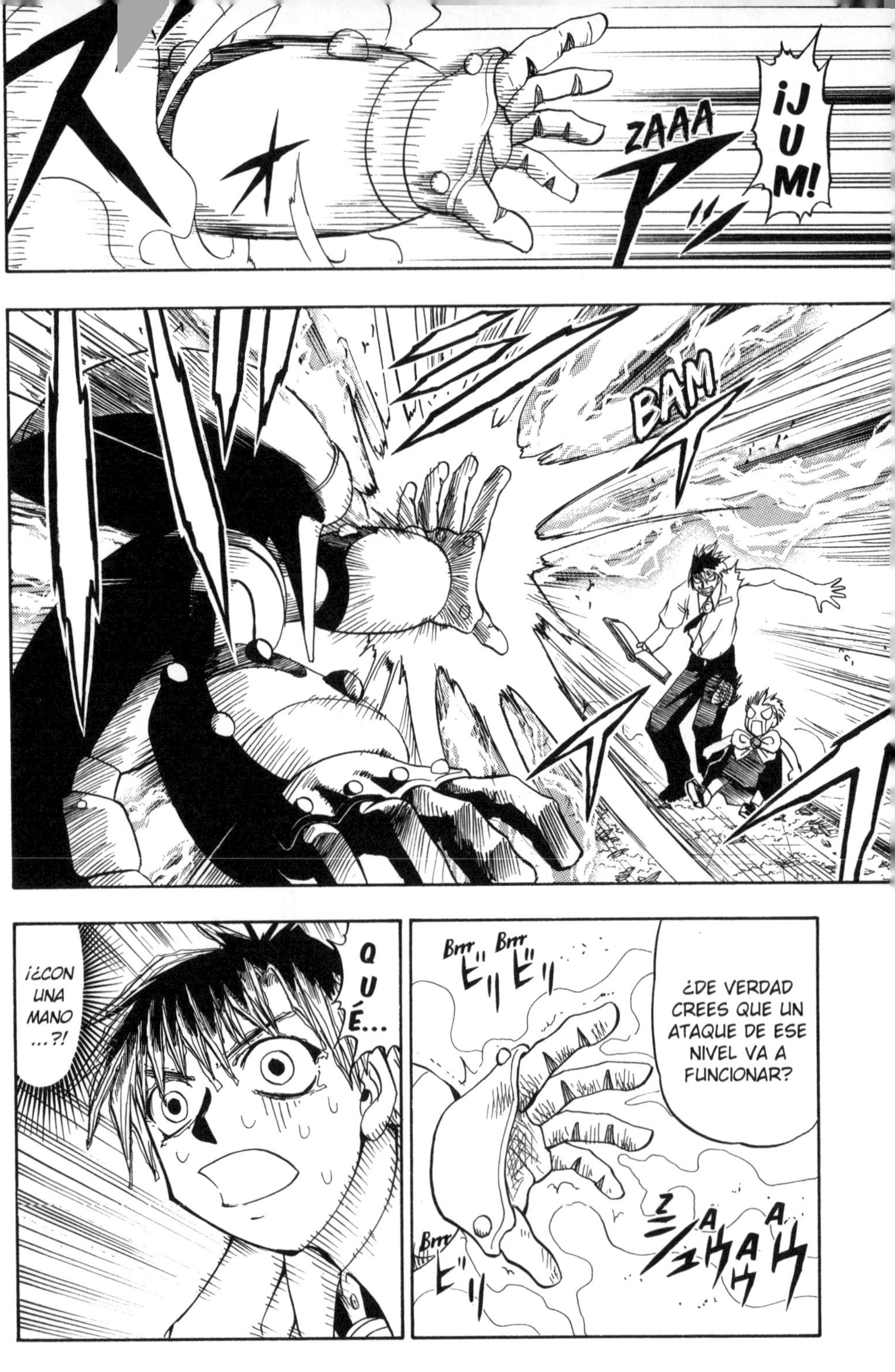

BAM

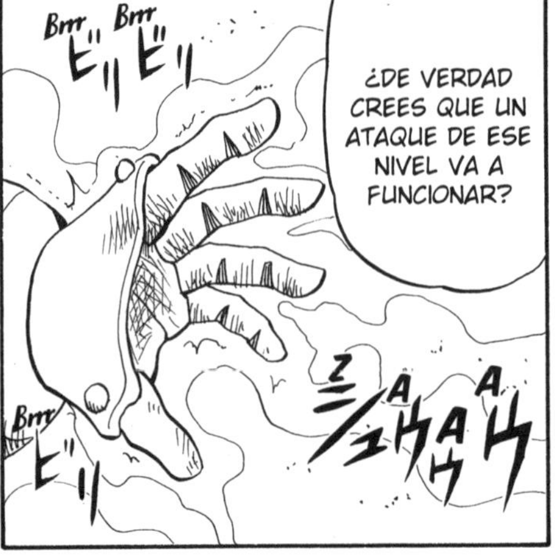
Brrr Brrr
¿DE VERDAD CREES QUE UN ATAQUE DE ESE NIVEL VA A FUNCIONAR?
Brrr
ZAAAA

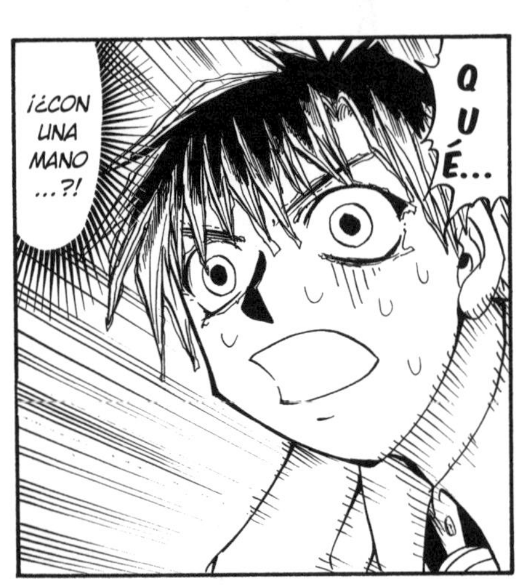
QUÉ...
¡¿CON UNA MANO ...?!

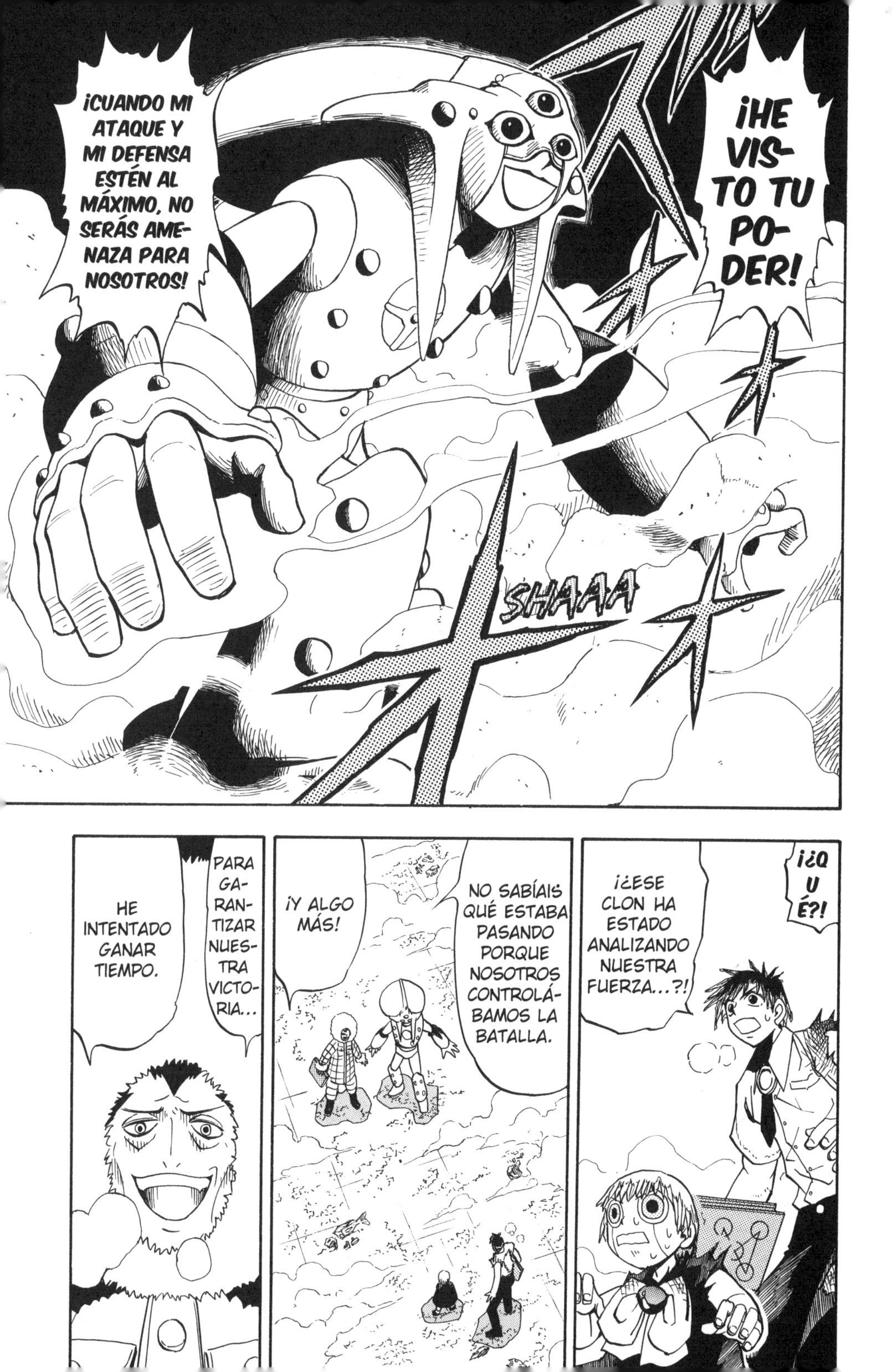

¡HE VISTO TU PODER!

¡CUANDO MI ATAQUE Y MI DEFENSA ESTÉN AL MÁXIMO, NO SERÁS AMENAZA PARA NOSOTROS!

SHAAA

¡¿QUÉ?!

¡¿ESE CLON HA ESTADO ANALIZANDO NUESTRA FUERZA...?!

NO SABÍAIS QUÉ ESTABA PASANDO PORQUE NOSOTROS CONTROLÁBAMOS LA BATALLA.

¡Y ALGO MÁS!

PARA GARANTIZAR NUESTRA VICTORIA...

HE INTENTADO GANAR TIEMPO.

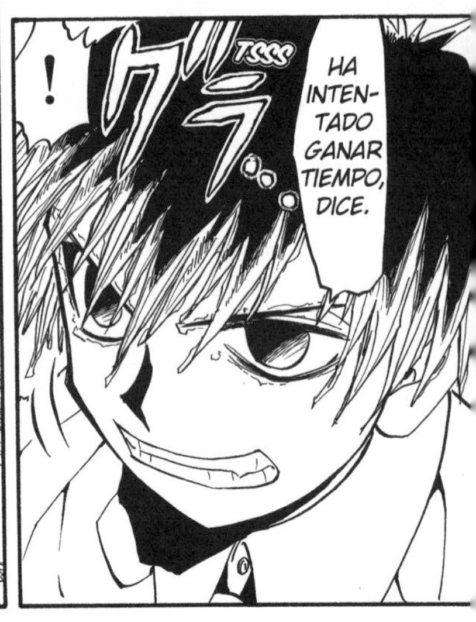
TSSS
!
HA INTENTADO GANAR TIEMPO, DICE.

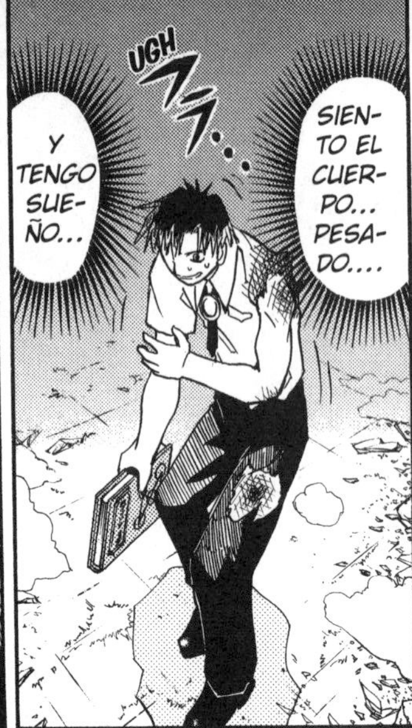
UGH
SIENTO EL CUERPO... PESADO....
Y TENGO SUEÑO...

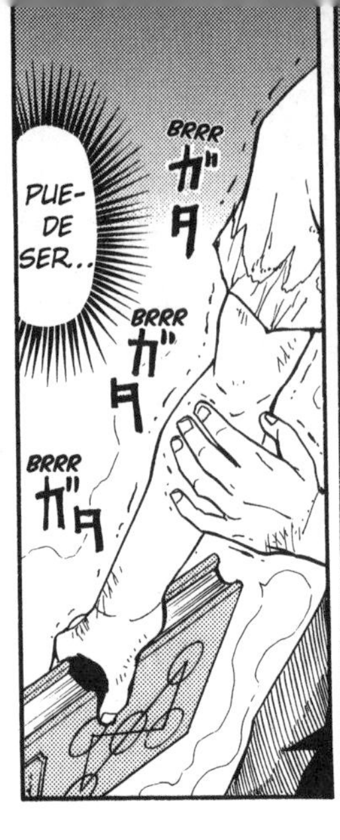
BRRR
BRRR
BRRR
PUEDE SER...

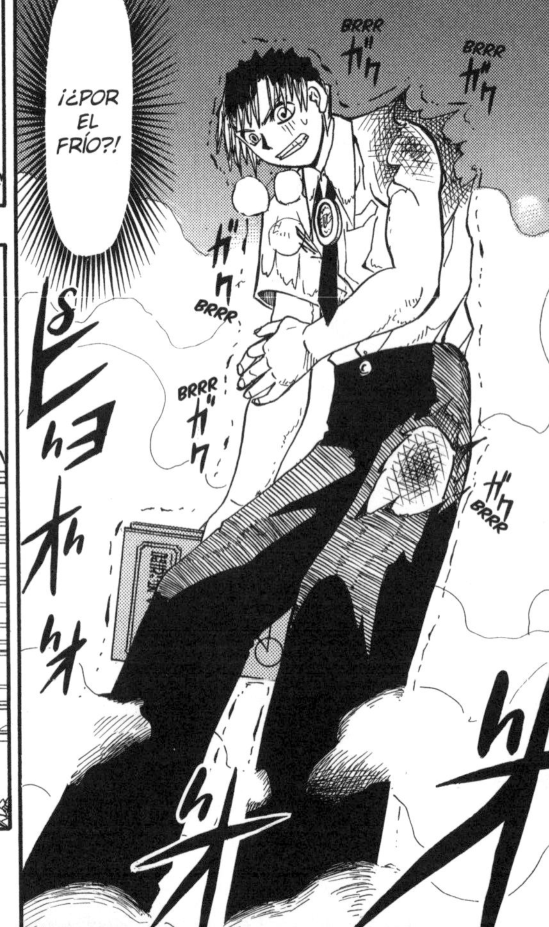
BRRR
BRRR
BRRR
BRRR
BRRR
¡¿POR EL FRÍO?!

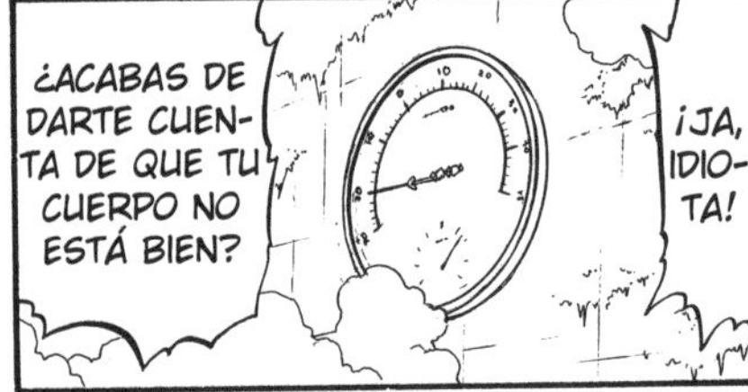
¡JA, IDIOTA!
¿ACABAS DE DARTE CUENTA DE QUE TU CUERPO NO ESTÁ BIEN?

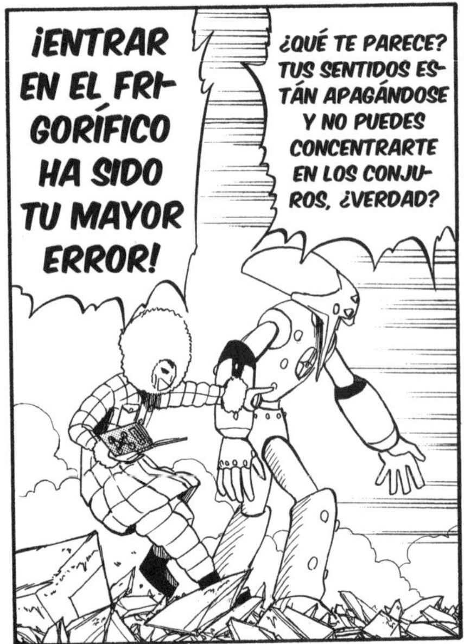
¿QUÉ TE PARECE? TUS SENTIDOS ESTÁN APAGÁNDOSE Y NO PUEDES CONCENTRARTE EN LOS CONJUROS, ¿VERDAD?
¡ENTRAR EN EL FRIGORÍFICO HA SIDO TU MAYOR ERROR!

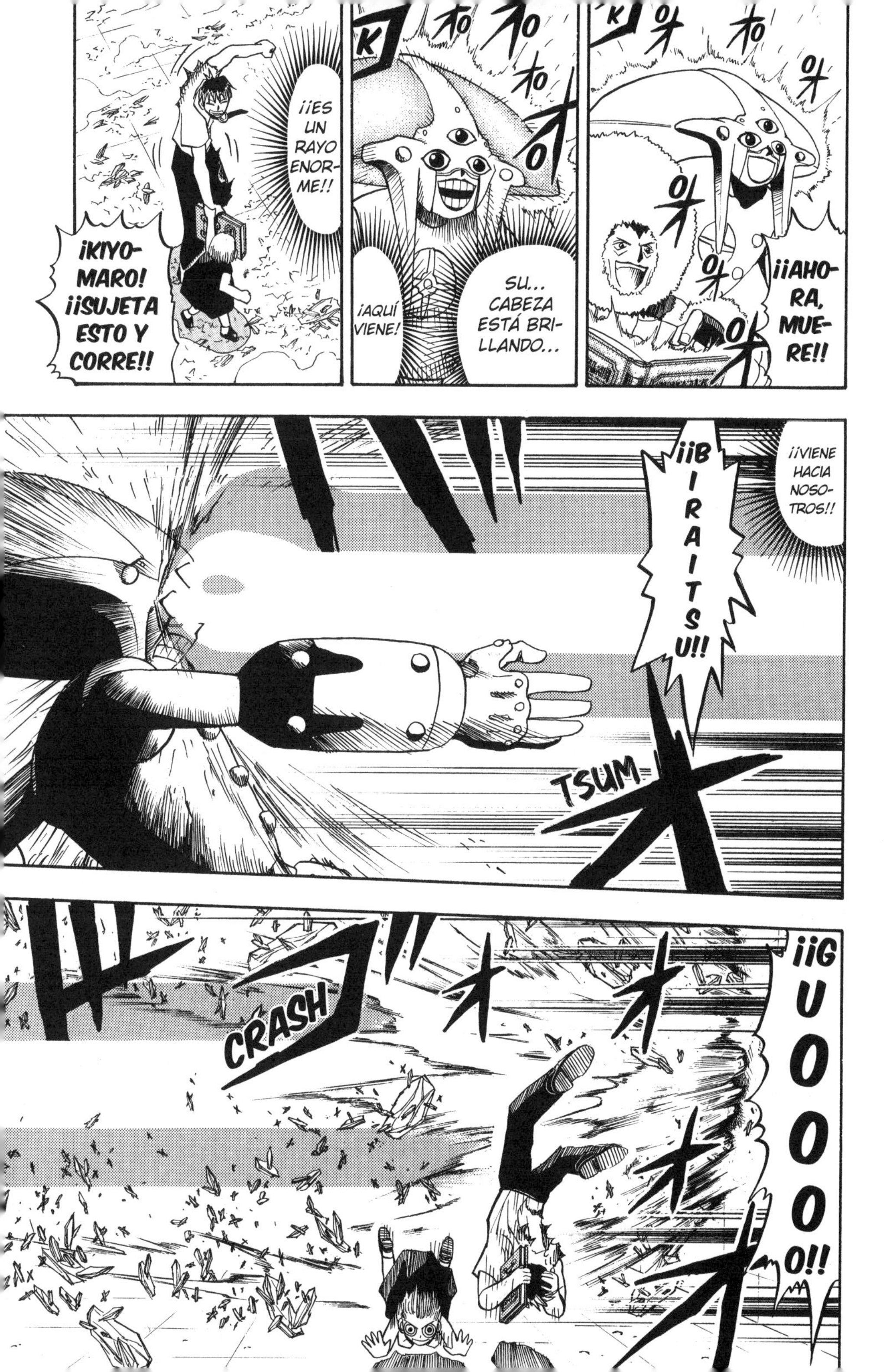

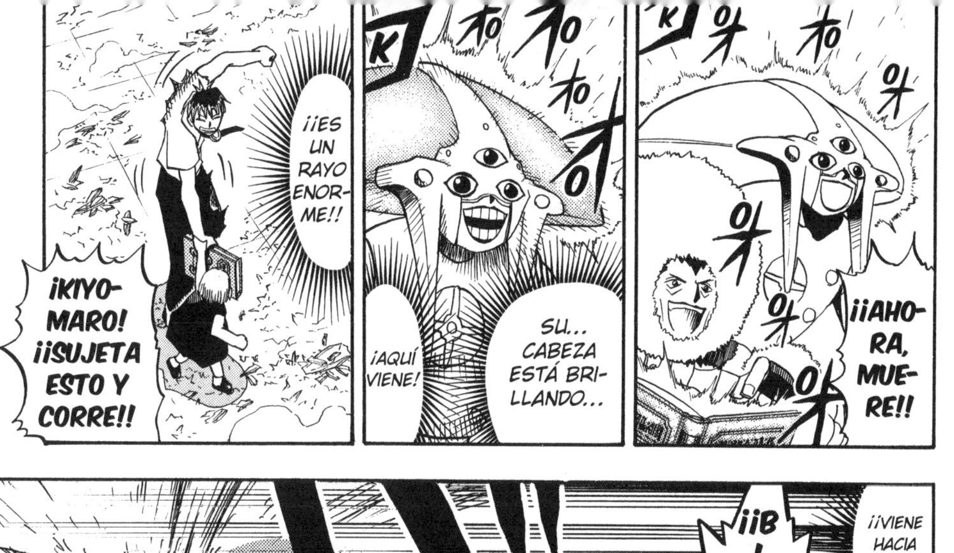

¡¡VIENE HACIA NOSOTROS!!

¡¡BIRAITSU!!

TSUM

¡¡GUOOOOOO!!

CRASH

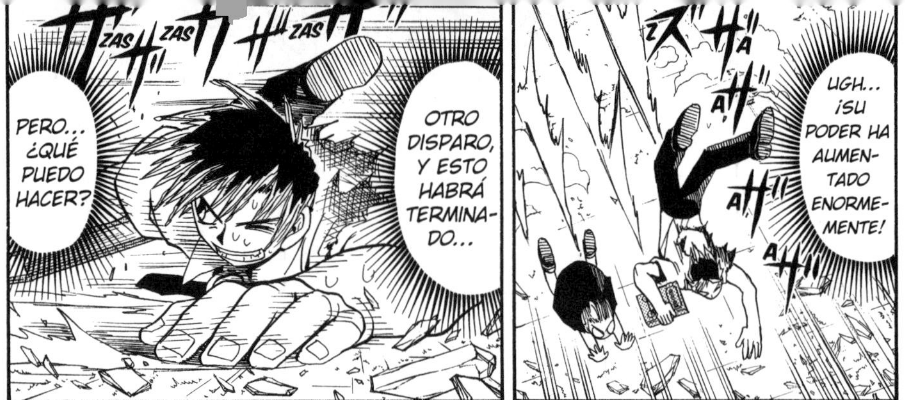
UGH... ¡SU PODER HA AUMENTADO ENORMEMENTE!
ZAS ZAS ZAS
OTRO DISPARO, Y ESTO HABRÁ TERMINADO...
PERO... ¿QUÉ PUEDO HACER?

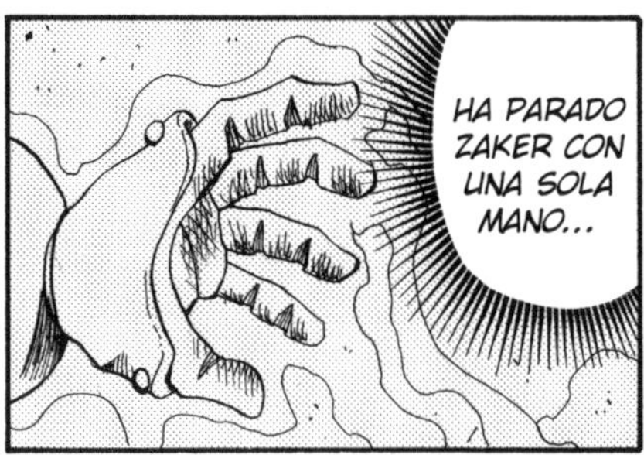
HA PARADO ZAKER CON UNA SOLA MANO...

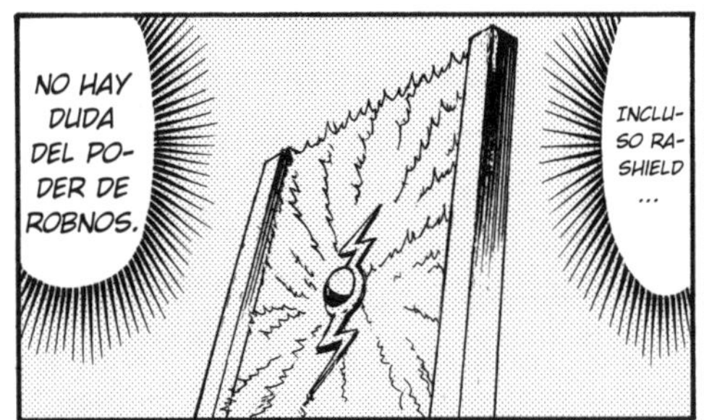
INCLUSO RASHIELD...
NO HAY DUDA DEL PODER DE ROBNOS.

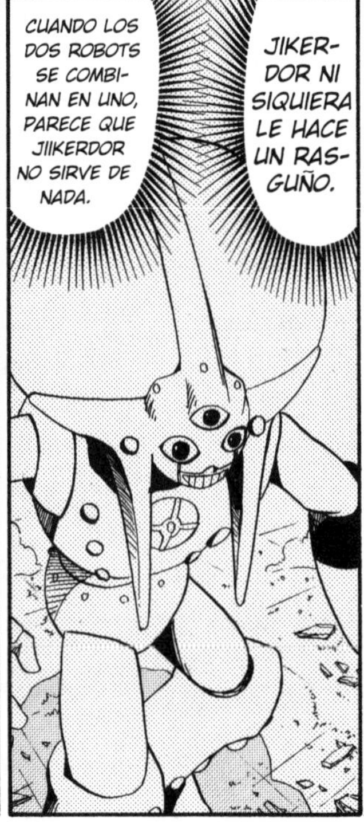
JIKERDOR NI SIQUIERA LE HACE UN RASGUÑO.
CUANDO LOS DOS ROBOTS SE COMBINAN EN UNO, PARECE QUE JIIKERDOR NO SIRVE DE NADA.

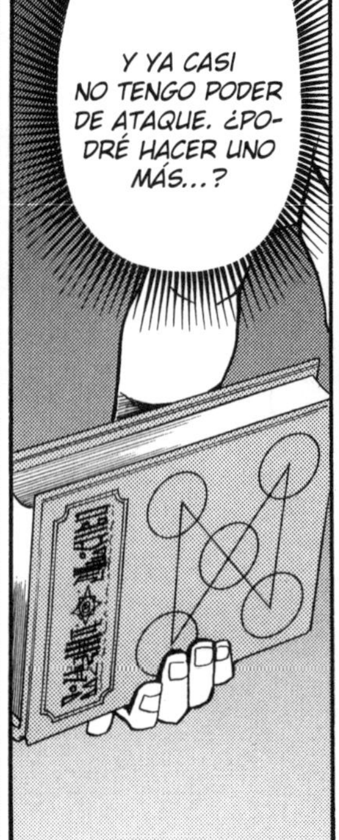
Y YA CASI NO TENGO PODER DE ATAQUE. ¿PODRÉ HACER UNO MÁS...?

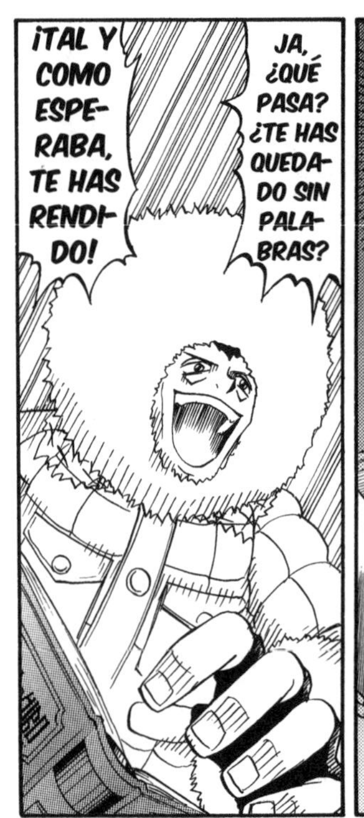
JA, ¿QUÉ PASA? ¿TE HAS QUEDADO SIN PALABRAS?
¡TAL Y COMO ESPERABA, TE HAS RENDIDO!

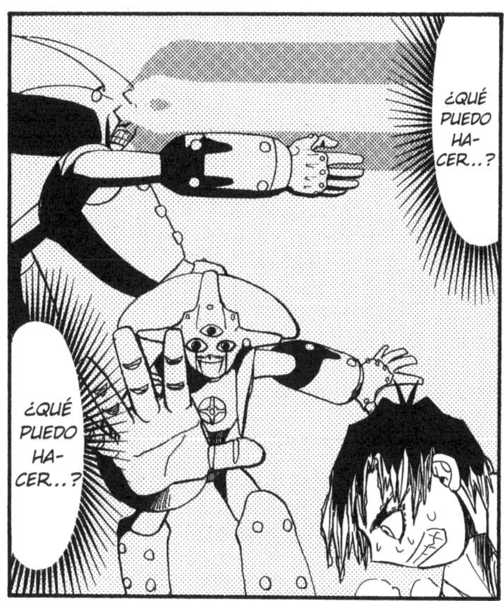

¿QUÉ PUEDO HA-CER...?
¿QUÉ PUEDO HA-CER...?

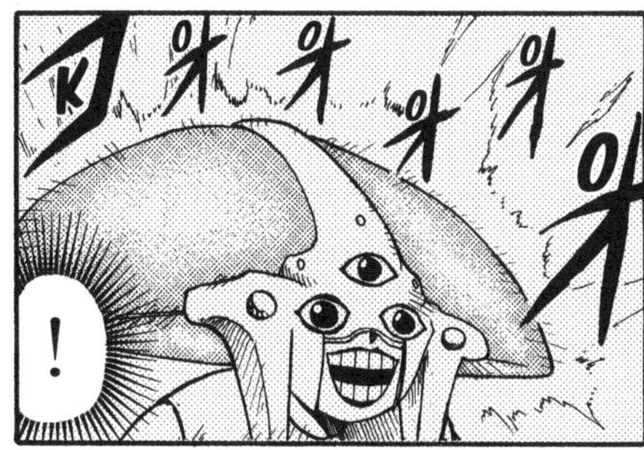

!

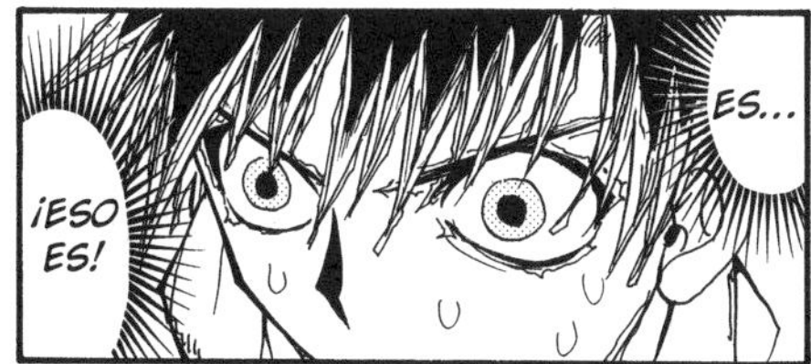

ES...
¡ESO ES!

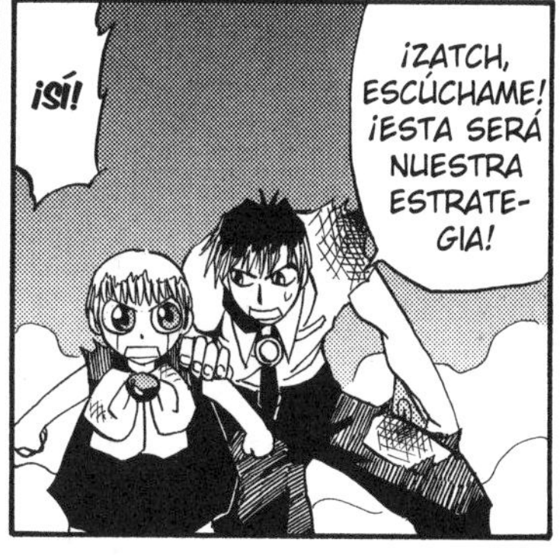

¡ZATCH, ESCÚCHAME! ¡ESTA SERÁ NUESTRA ESTRATE-GIA!
¡SÍ!

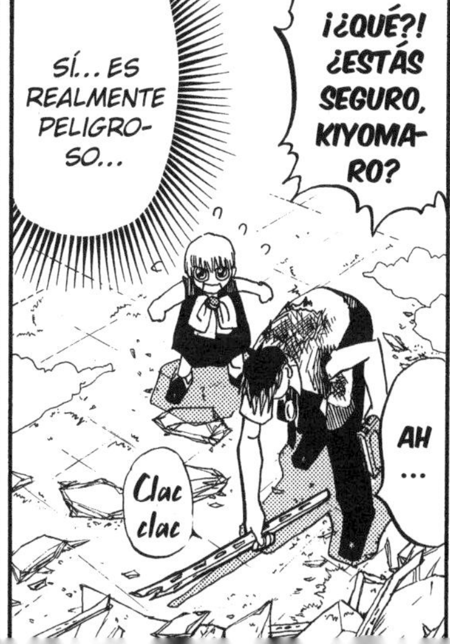

¡¿QUÉ?! ¿ESTÁS SEGURO, KIYOMA-RO?
SÍ... ES REALMENTE PELIGRO-SO...
AH ...
Clac clac

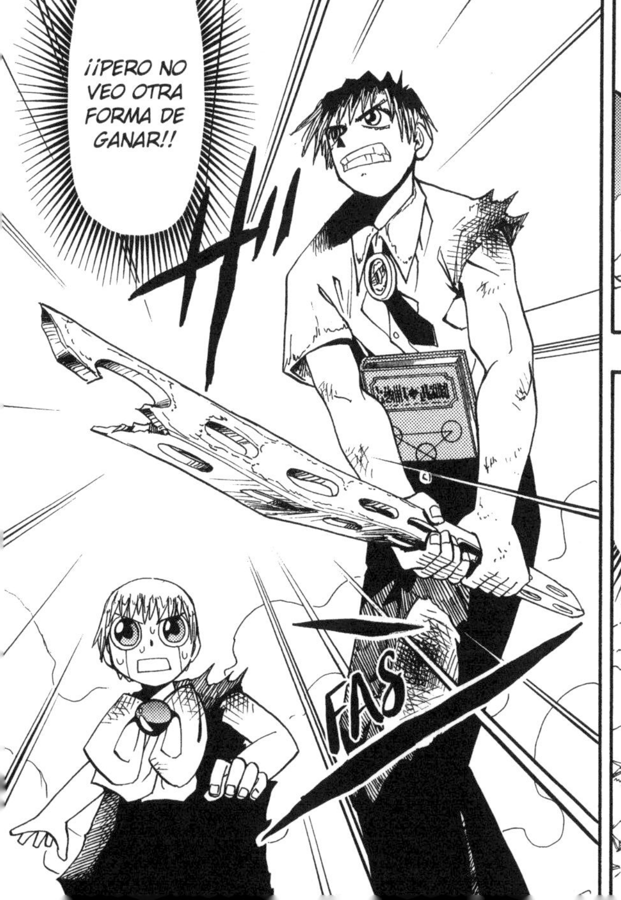

¡¡PERO NO VEO OTRA FORMA DE GANAR!!
FAS

¡JA, EL FRÍO TE HA HECHO PERDER LA CABEZA!
¡¿PRETENDES PELEAR CON ESA BARRA DE HIERRO?!

¡VALE!
PAM
TE ESTÁS RIENDO DE MÍ...

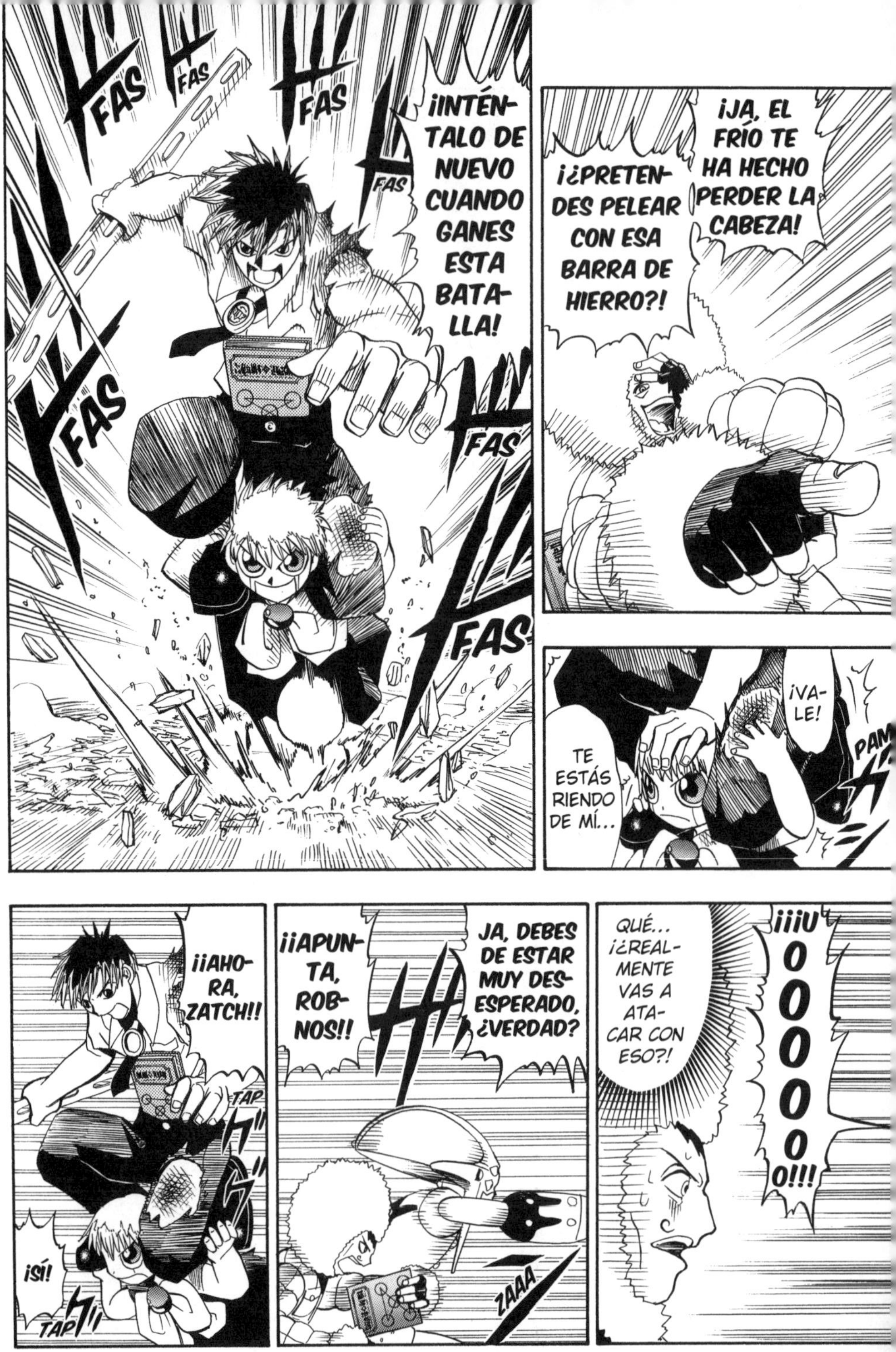

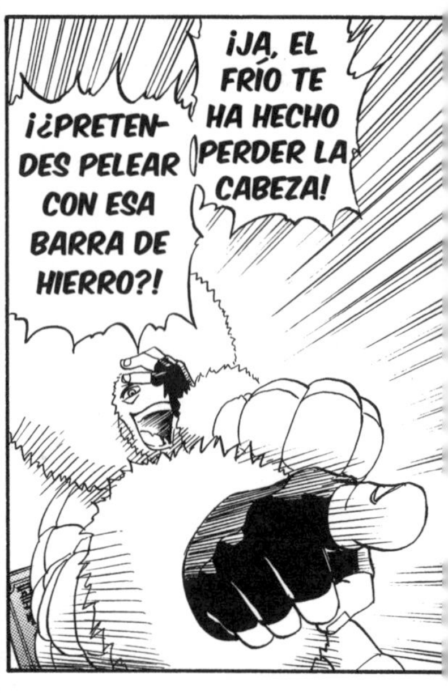

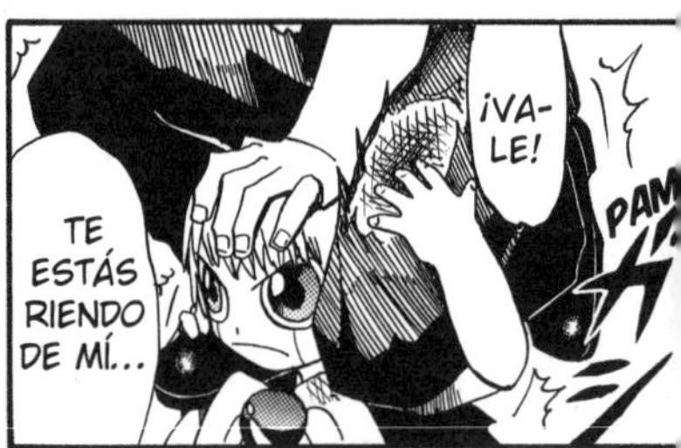

FAS FAS FAS
¡INTÉNTALO DE NUEVO CUANDO GANES ESTA BATALLA!
FAS FAS FAS FAS

¡¡¡UOOOOOOO!!!
QUÉ... ¡¿REALMENTE VAS A ATACAR CON ESO?!

JA, DEBES DE ESTAR MUY DESESPERADO, ¿VERDAD?
¡¡APUNTA, ROBNOS!!
ZAAA

¡¡AHORA, ZATCH!!
TAP
¡SÍ!
TAP

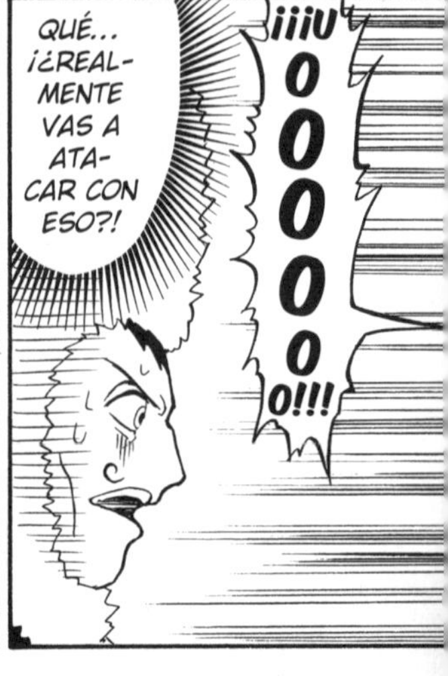

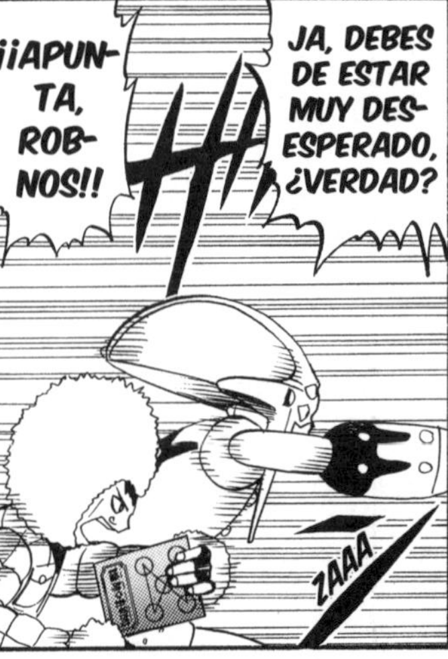

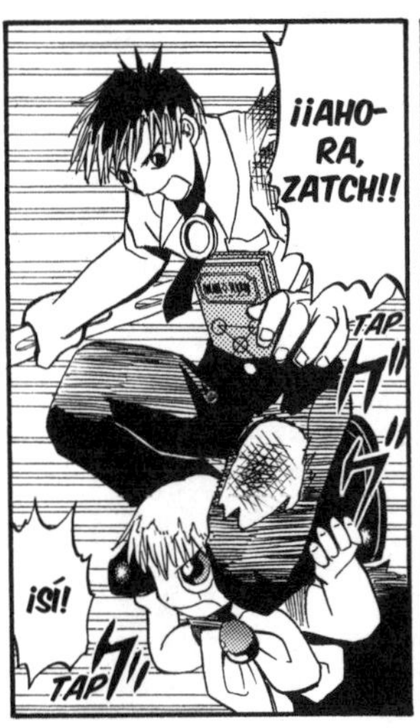

¡¡ZEEEEEEEEEEE!!

ZAS

¡¡UAAAAAAAA!!

¡¿QUÉ?!

¡¿LO HA LANZADO?!

¡RYUKU! ¿ADÓNDE DEBERÍA APUNTAR...?
¡AL MAMODO!
¡NO DEBES TEMER EL ATAQUE DE UN DÉBIL HUMANO!

¡¿QUÉ ACABAS...

...DE DECIR?!
CRASH
GUGAAAA...

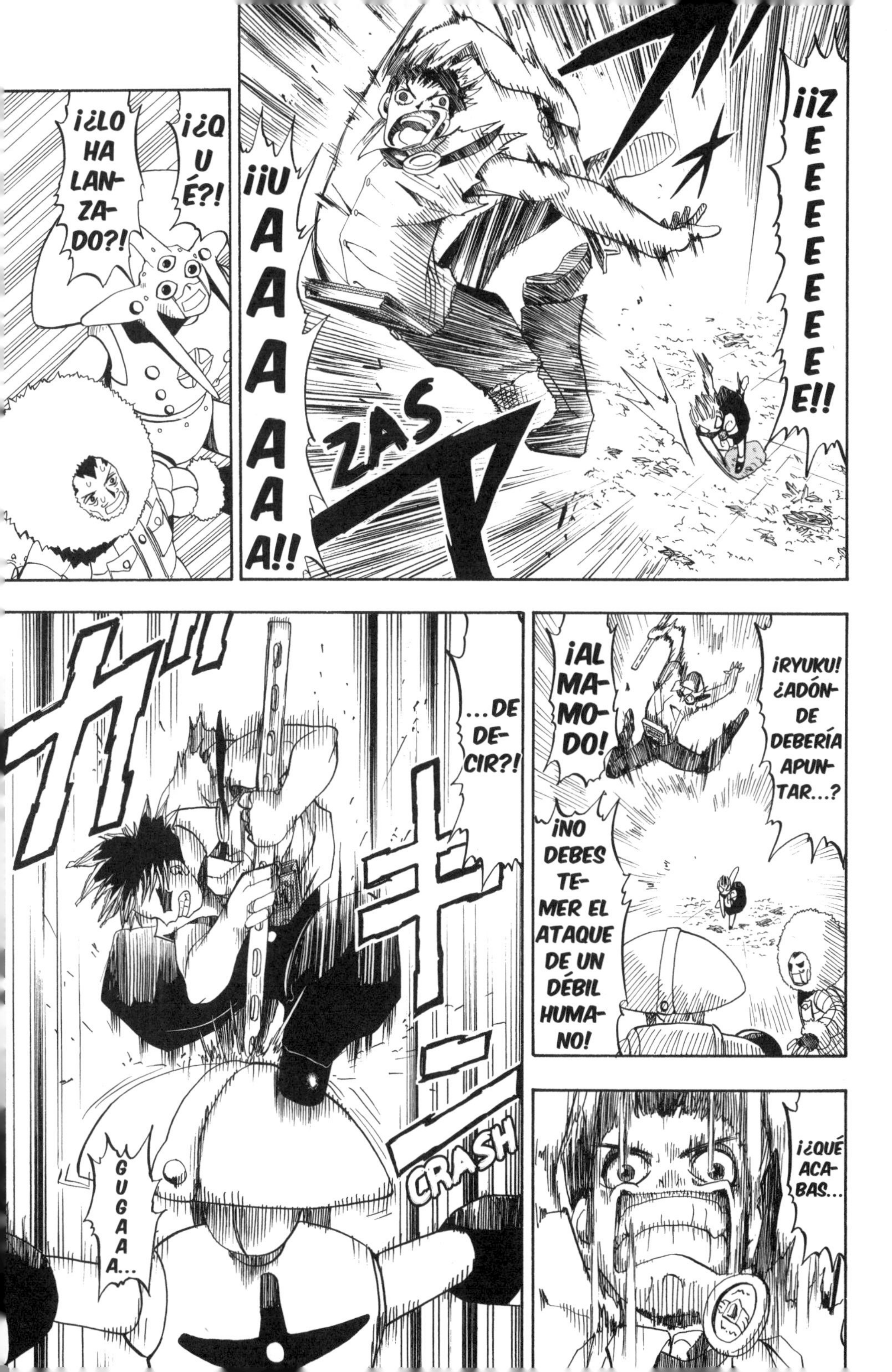

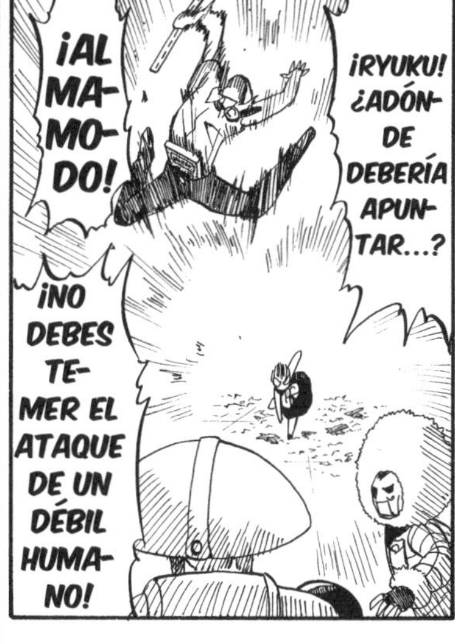

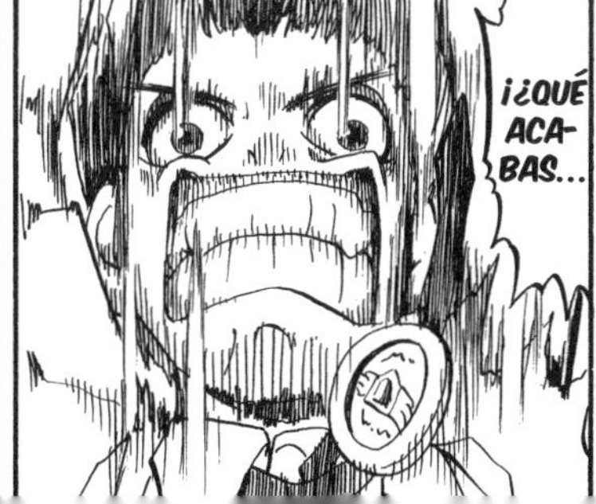

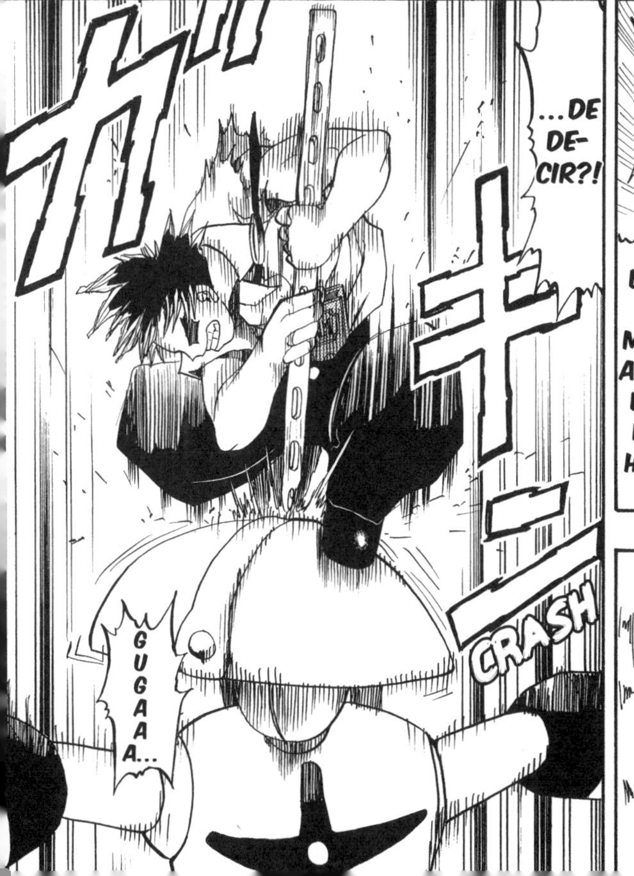

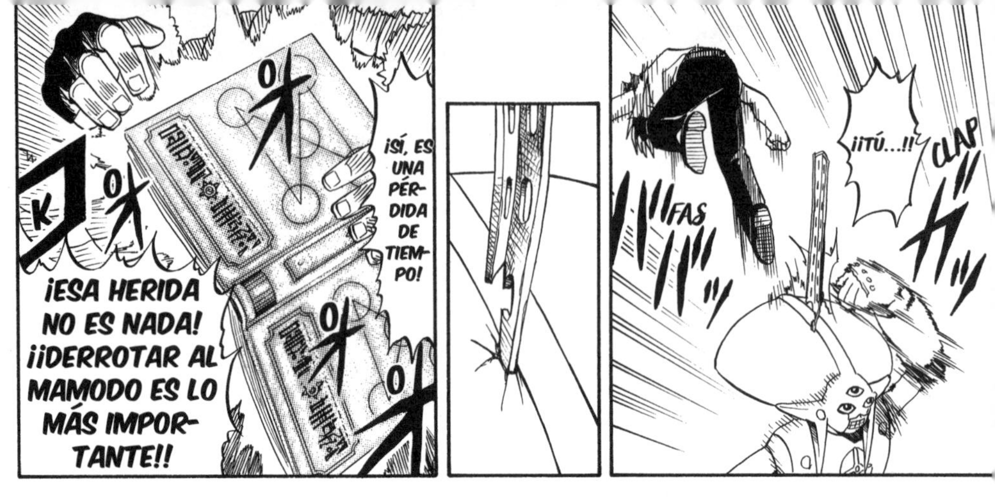
¡¡TÚ...!!
CLAP
FAS
¡SÍ, ES UNA PÉRDIDA DE TIEMPO!
¡ESA HERIDA NO ES NADA! ¡¡DERROTAR AL MAMODO ES LO MÁS IMPORTANTE!!
K

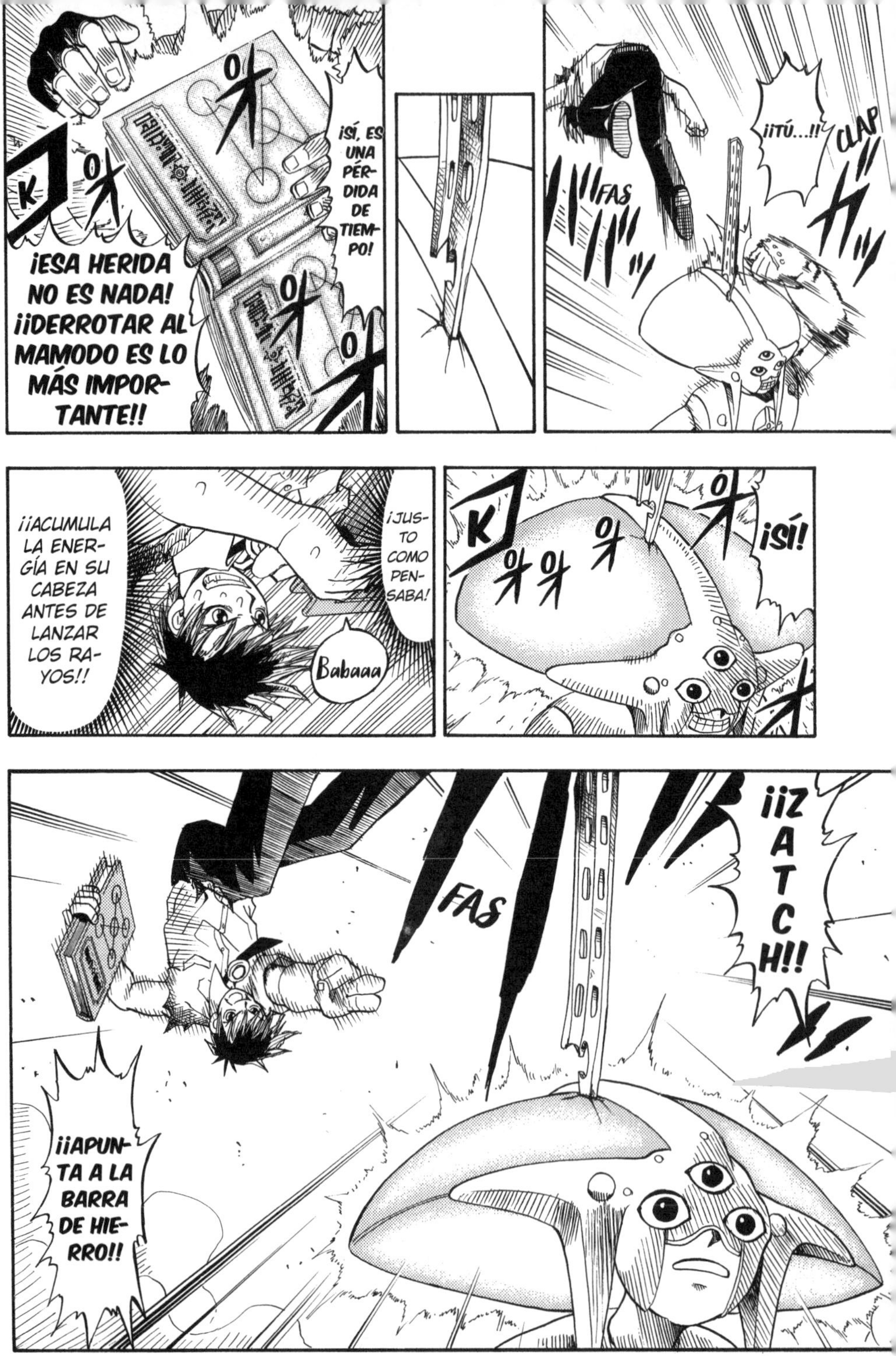

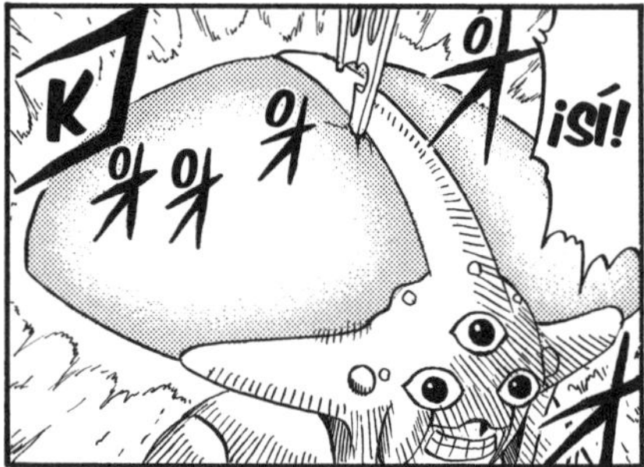
¡SÍ!
K

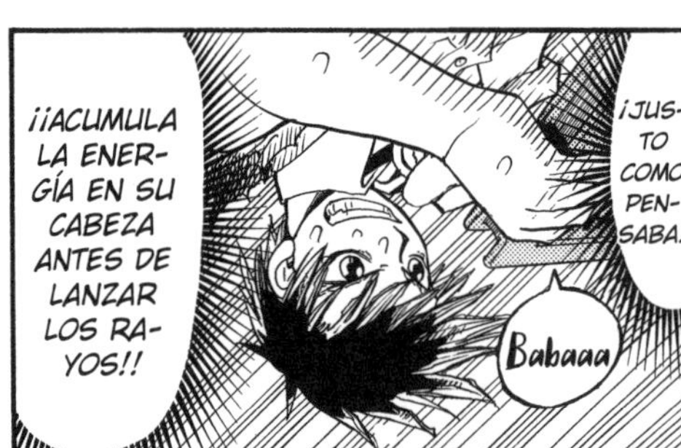
¡JUSTO COMO PENSABA!
¡¡ACUMULA LA ENERGÍA EN SU CABEZA ANTES DE LANZAR LOS RAYOS!!
Babaaa

¡¡ZATCH!!
FAS
¡¡APUNTA A LA BARRA DE HIERRO!!

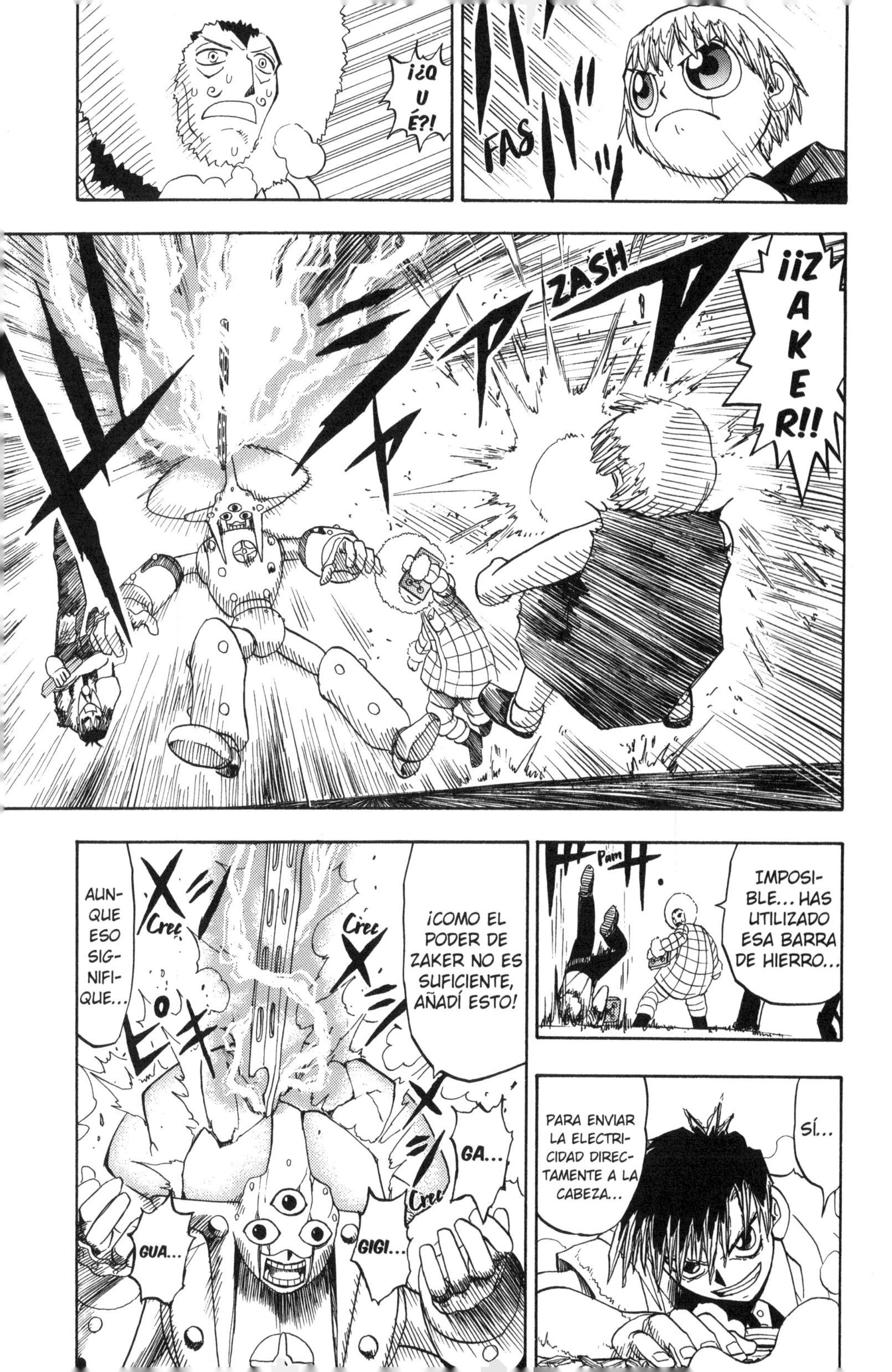

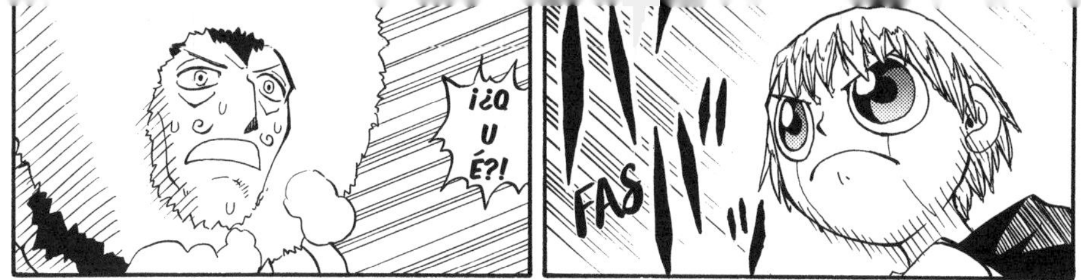
FAS
¡¿QUÉ?!

¡¡ZAKER!!
ZASH

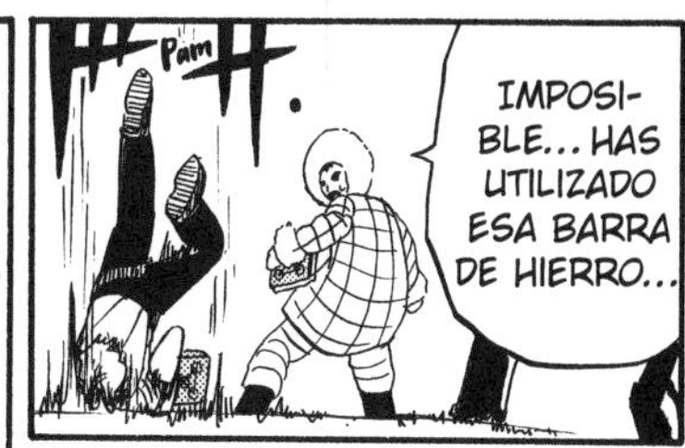
IMPOSIBLE... HAS UTILIZADO ESA BARRA DE HIERRO...
Pam

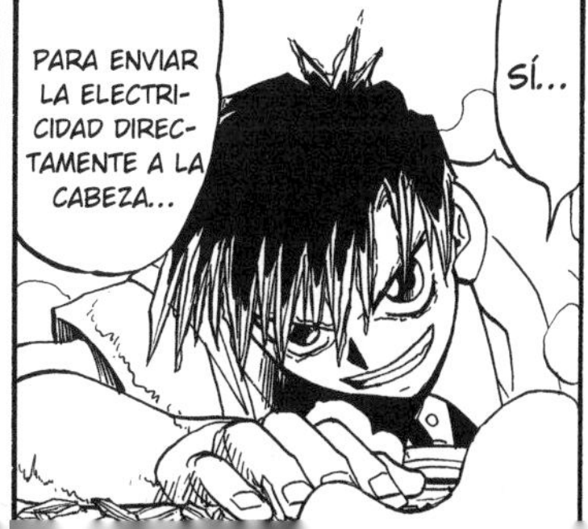
SÍ...
PARA ENVIAR LA ELECTRICIDAD DIRECTAMENTE A LA CABEZA...

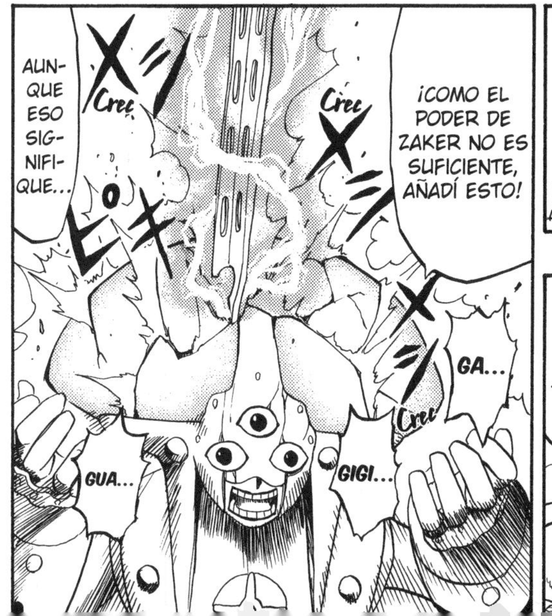
¡COMO EL PODER DE ZAKER NO ES SUFICIENTE, AÑADÍ ESTO!
AUNQUE ESO SIGNIFIQUE...
Crec
Crec
GA...
Crec
GIGI...
GUA...

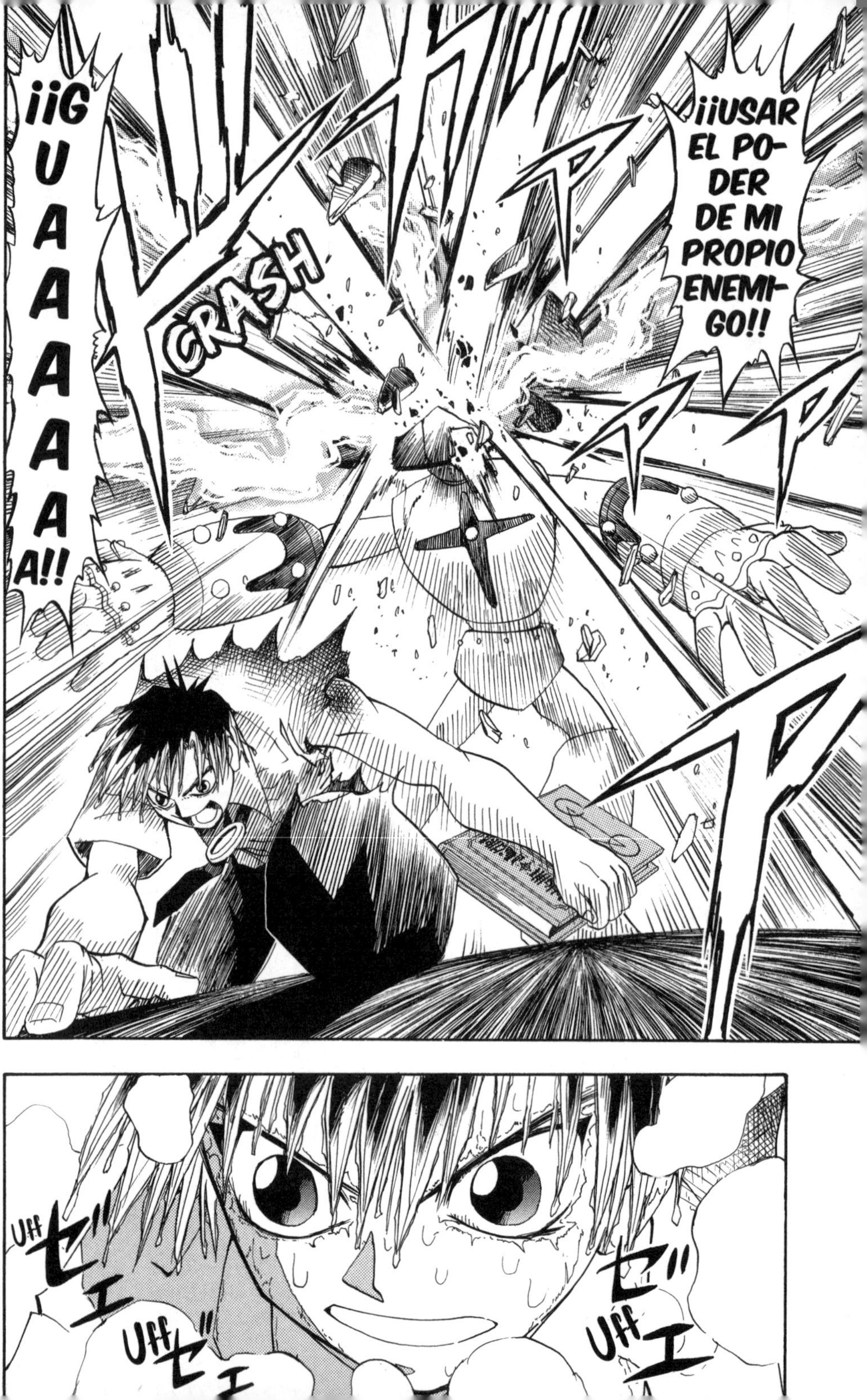

¡¡USAR EL PODER DE MI PROPIO ENEMIGO!!

CRASH

¡¡GUAAAAAA!!

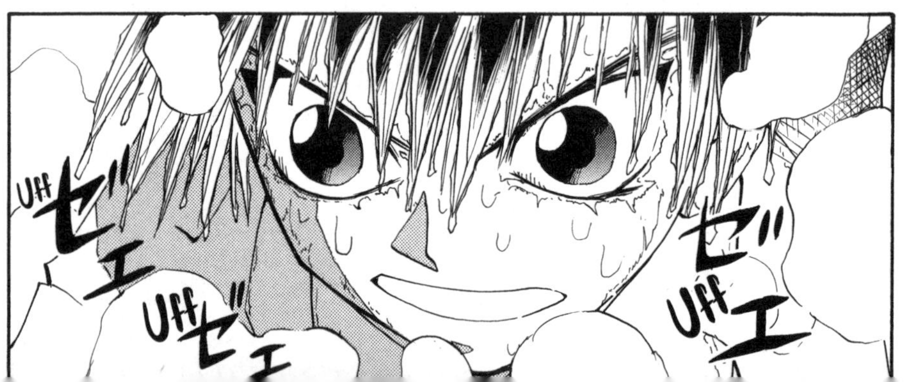

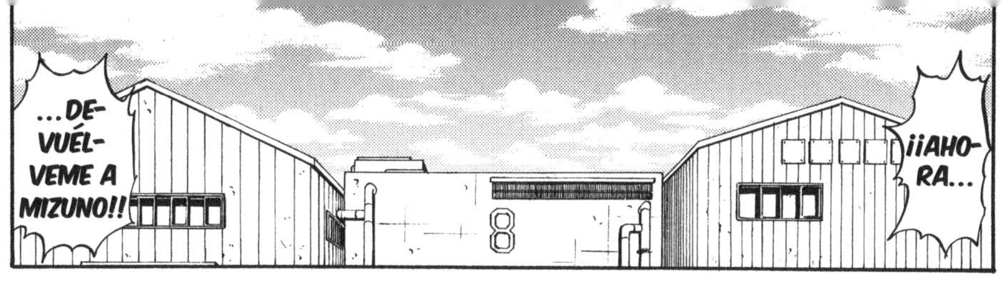
¡¡AHORA...
...DEVUÉLVEME A MIZUNO!!
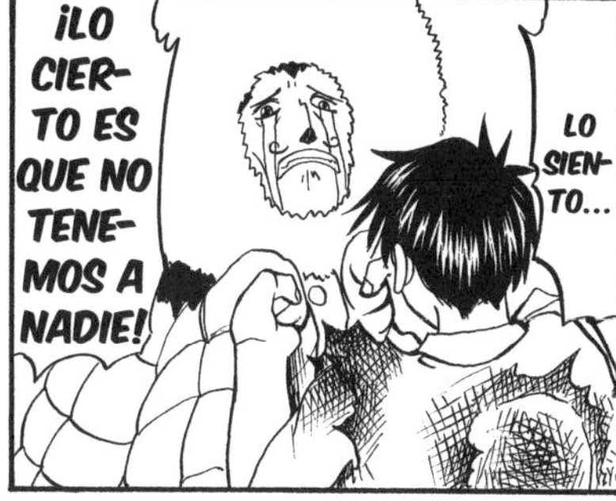
LO SIENTO...
¡LO CIERTO ES QUE NO TENEMOS A NADIE!
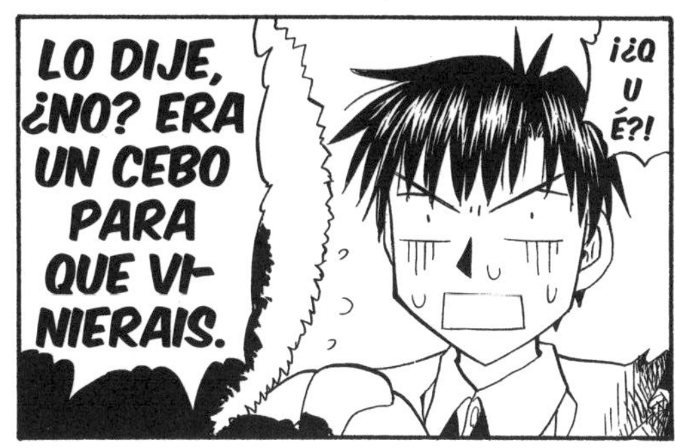
¡¿QUÉ?!
LO DIJE, ¿NO? ERA UN CEBO PARA QUE VINIERAIS.
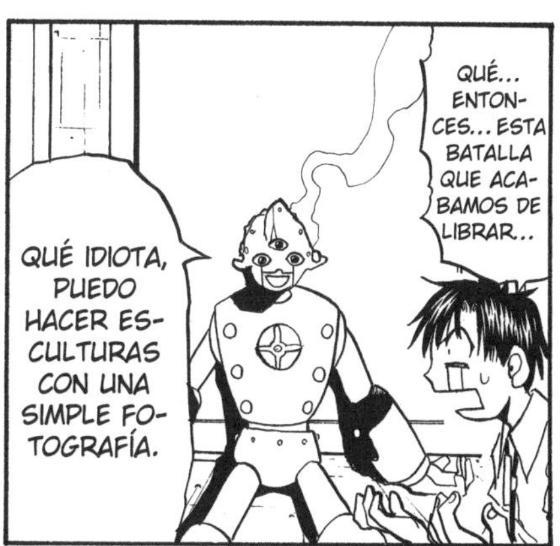
QUÉ... ENTONCES... ESTA BATALLA QUE ACABAMOS DE LIBRAR...
QUÉ IDIOTA, PUEDO HACER ESCULTURAS CON UNA SIMPLE FOTOGRAFÍA.
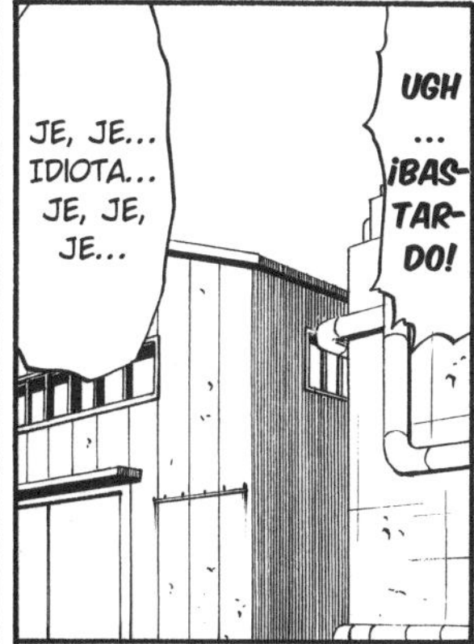
UGH... ¡BASTARDO!
JE, JE... IDIOTA... JE, JE, JE...
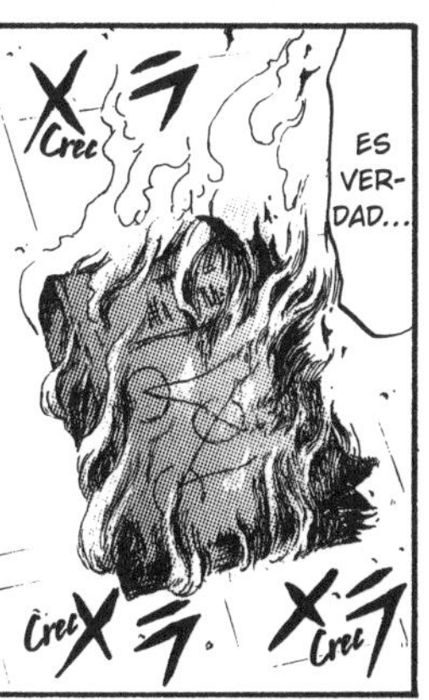
ES VERDAD...
Crec
Crec
Crec
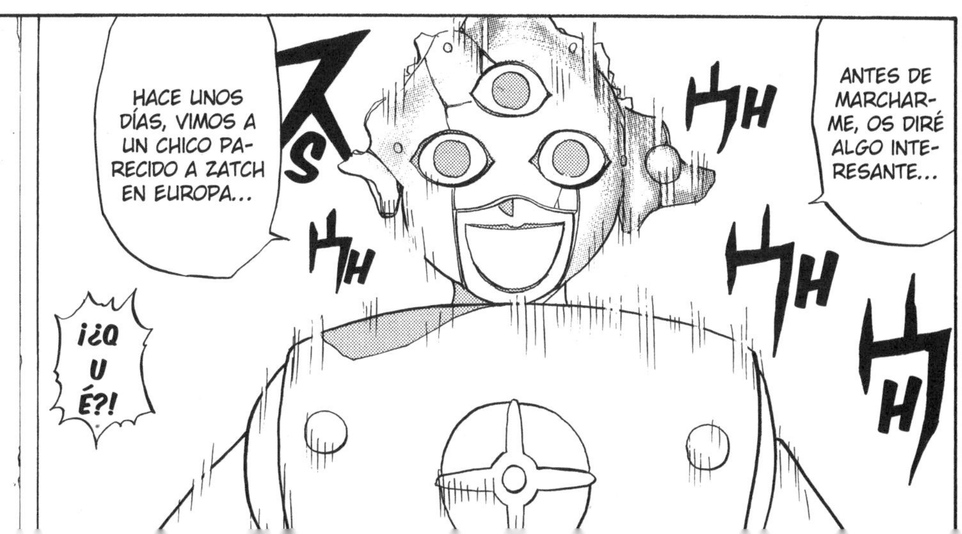
ANTES DE MARCHARME, OS DIRÉ ALGO INTERESANTE...
HACE UNOS DÍAS, VIMOS A UN CHICO PARECIDO A ZATCH EN EUROPA...
¡¿QUÉ?!

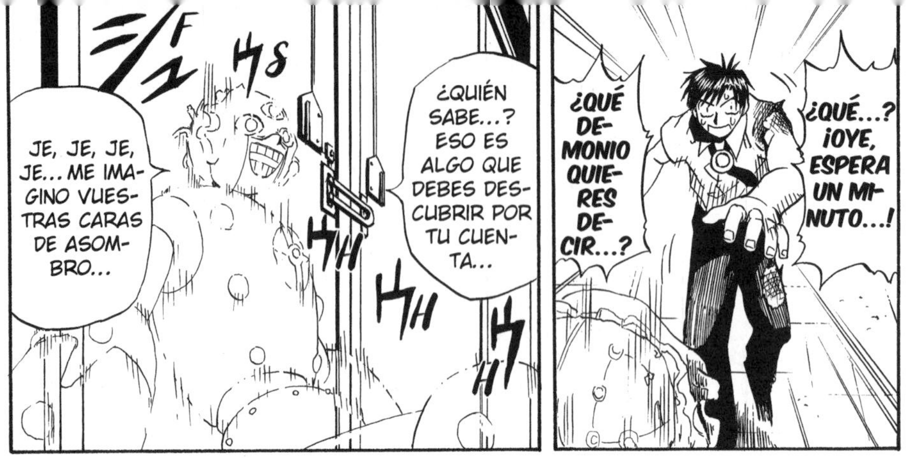
¿QUÉ...? ¡OYE, ESPERA UN MINUTO...!
¿QUÉ DEMONIO QUIERES DECIR...?
¿QUIÉN SABE...? ESO ES ALGO QUE DEBES DESCUBRIR POR TU CUENTA...
JE, JE, JE, JE... ME IMAGINO VUESTRAS CARAS DE ASOMBRO...
FS
H
H
H

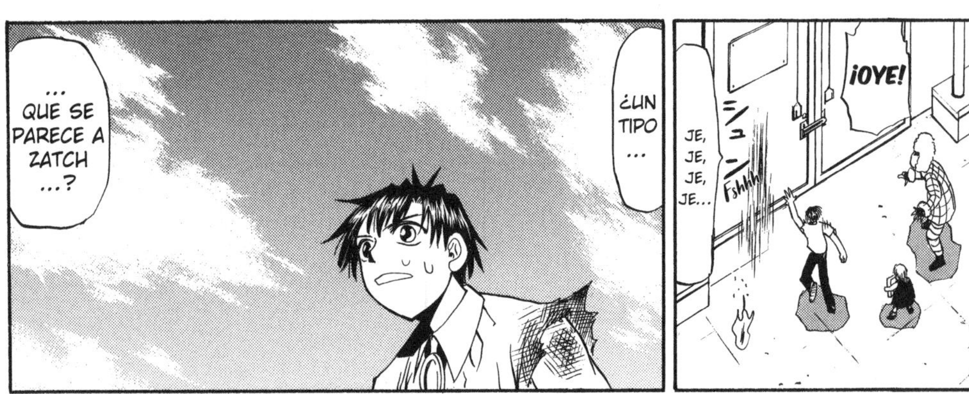
¡OYE!
JE, JE, JE, JE...
Fshhh
¿UN TIPO ...
... QUE SE PARECE A ZATCH ...?

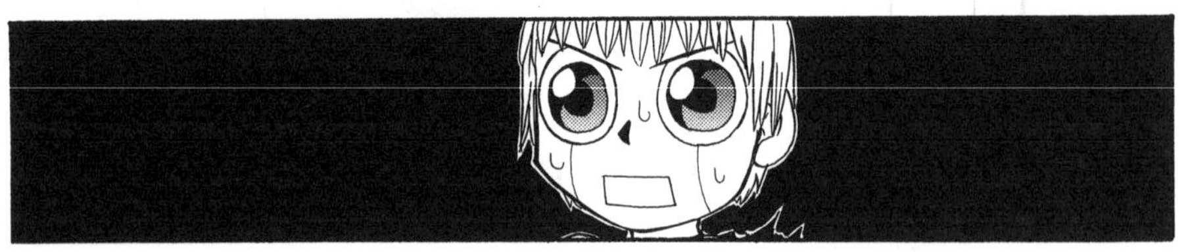

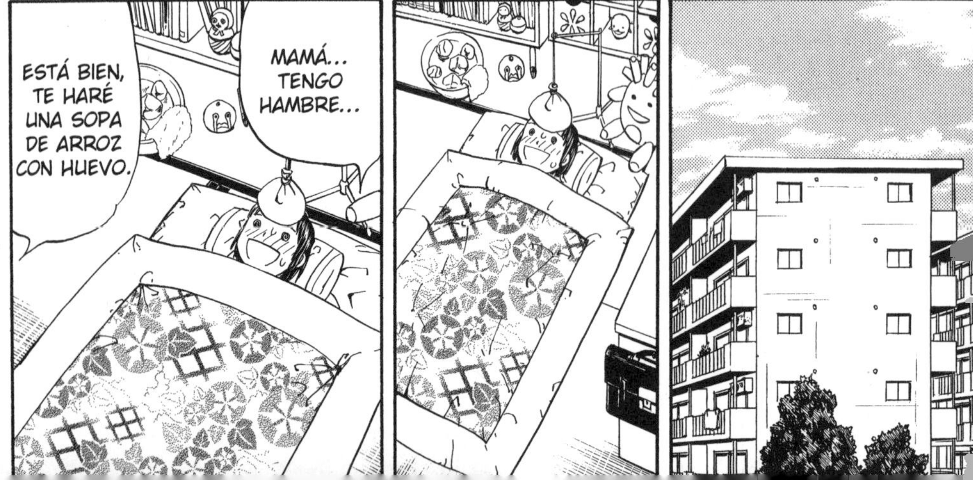
MAMÁ... TENGO HAMBRE...
ESTÁ BIEN, TE HARÉ UNA SOPA DE ARROZ CON HUEVO.

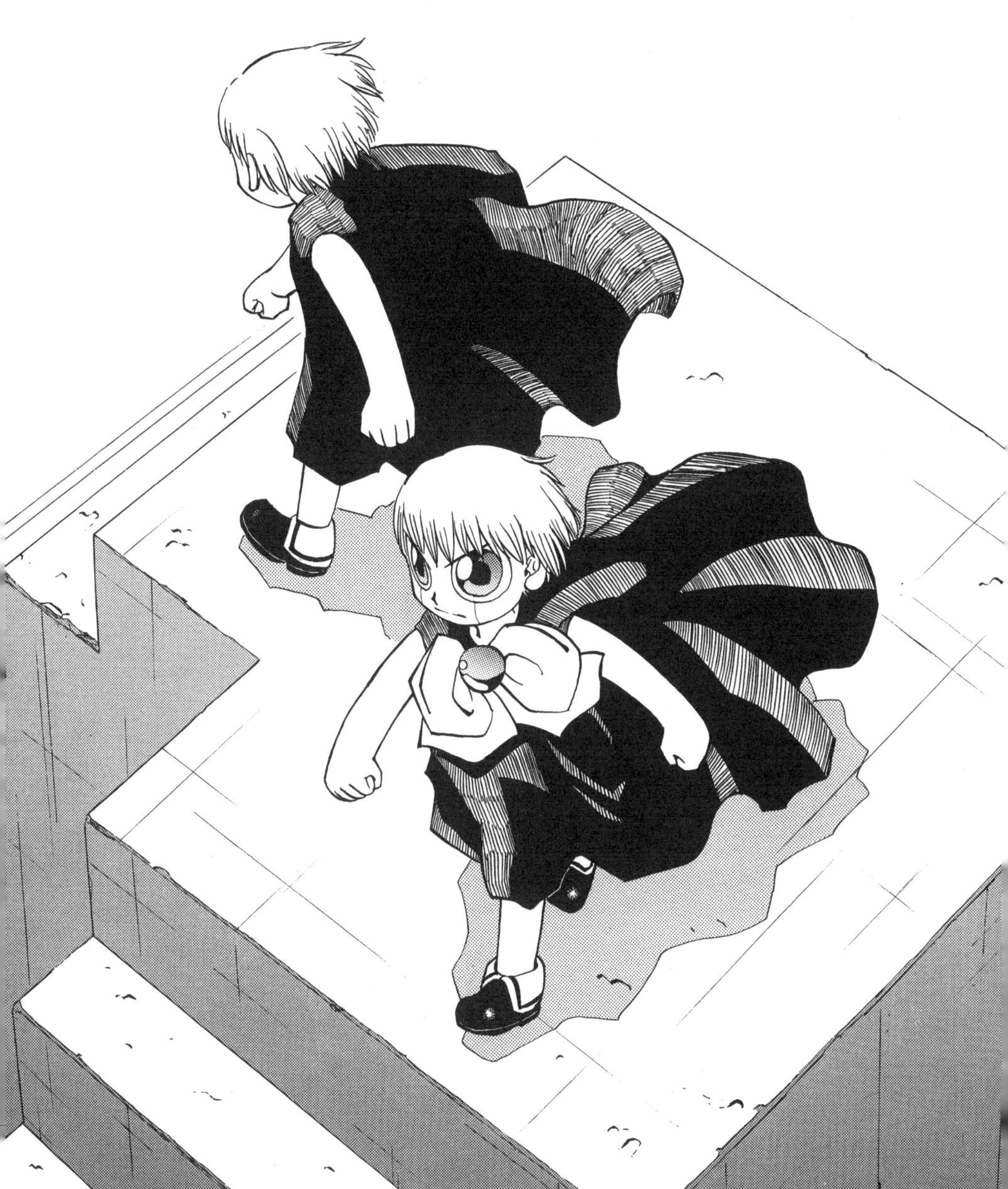

NIVEL 32. LOS SECRETOS DE ZATCH

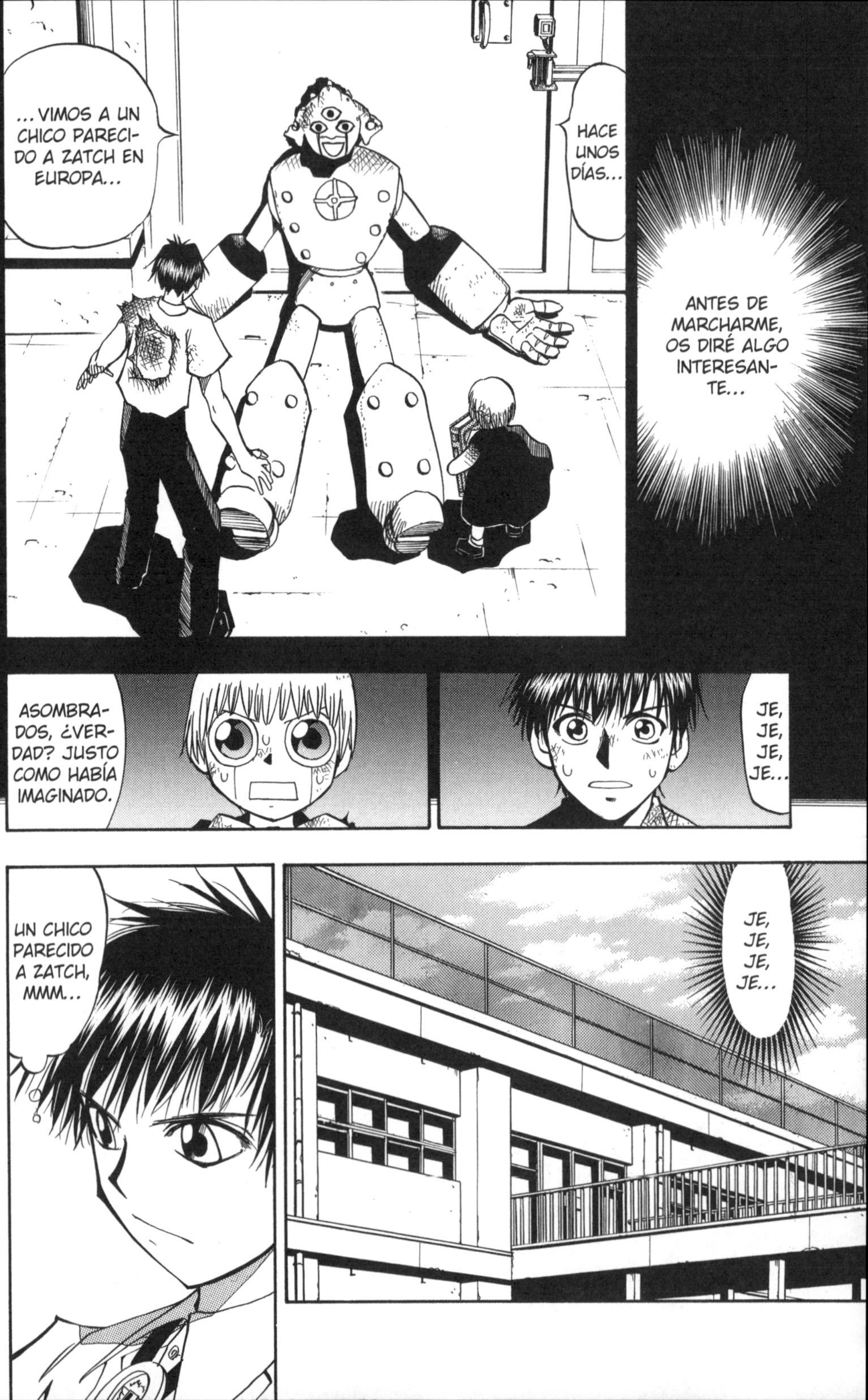

ANTES DE MARCHARME, OS DIRÉ ALGO INTERESANTE...

HACE UNOS DÍAS...

...VIMOS A UN CHICO PARECIDO A ZATCH EN EUROPA...

JE, JE, JE, JE...

ASOMBRADOS, ¿VERDAD? JUSTO COMO HABÍA IMAGINADO.

JE, JE, JE, JE...

UN CHICO PARECIDO A ZATCH, MMM...

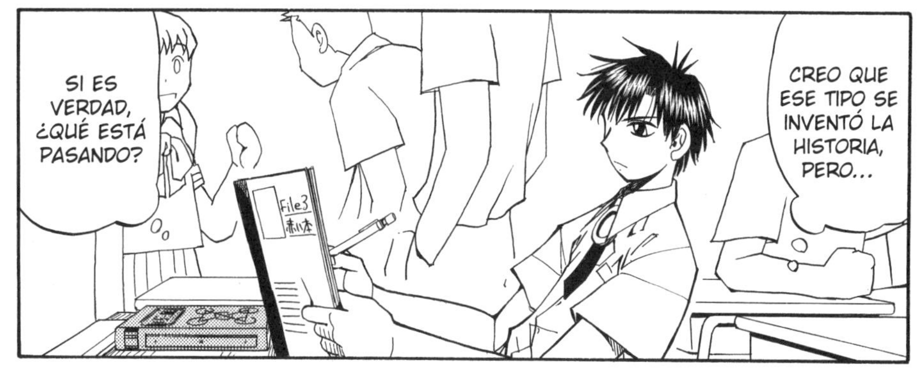
CREO QUE ESE TIPO SE INVENTÓ LA HISTORIA, PERO...
File3
SI ES VERDAD, ¿QUÉ ESTÁ PASANDO?

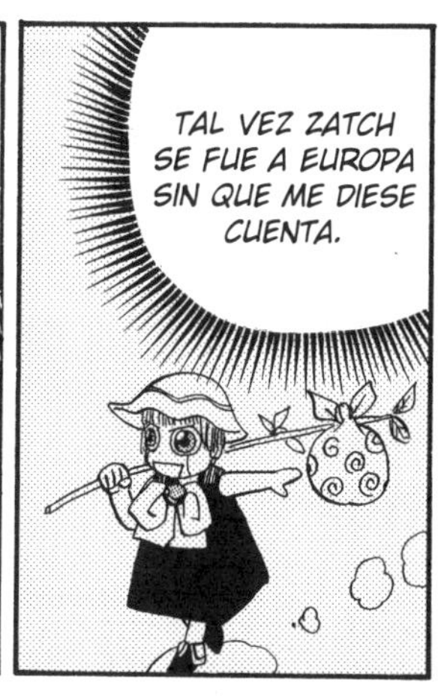
TAL VEZ ZATCH SE FUE A EUROPA SIN QUE ME DIESE CUENTA.

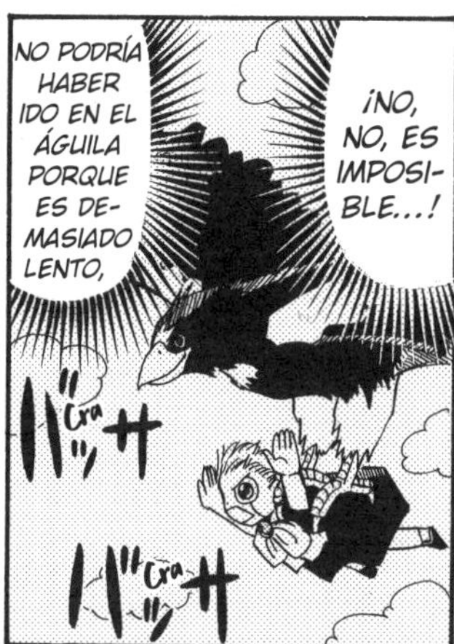
¡NO, NO, ES IMPOSI-BLE...!
NO PODRÍA HABER IDO EN EL ÁGUILA PORQUE ES DE-MASIADO LENTO,
Cra
Cra

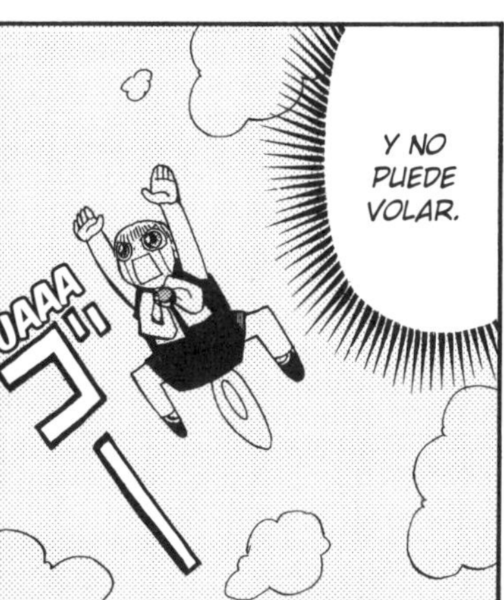
Y NO PUEDE VOLAR.
UAAA

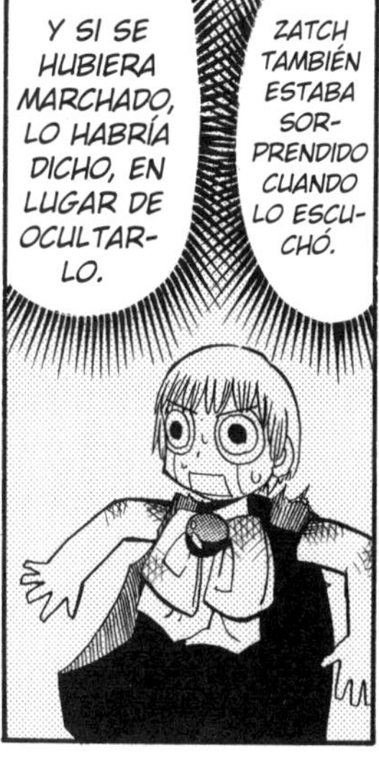
ZATCH TAMBIÉN ESTABA SOR-PRENDIDO CUANDO LO ESCU-CHÓ.
Y SI SE HUBIERA MARCHADO, LO HABRÍA DICHO, EN LUGAR DE OCULTAR-LO.

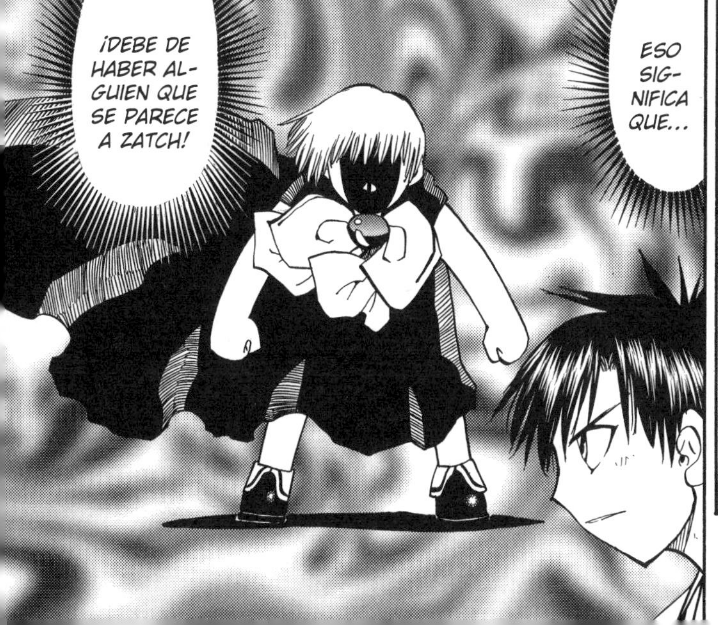
ESO SIG-NIFICA QUE...
¡DEBE DE HABER AL-GUIEN QUE SE PARECE A ZATCH!

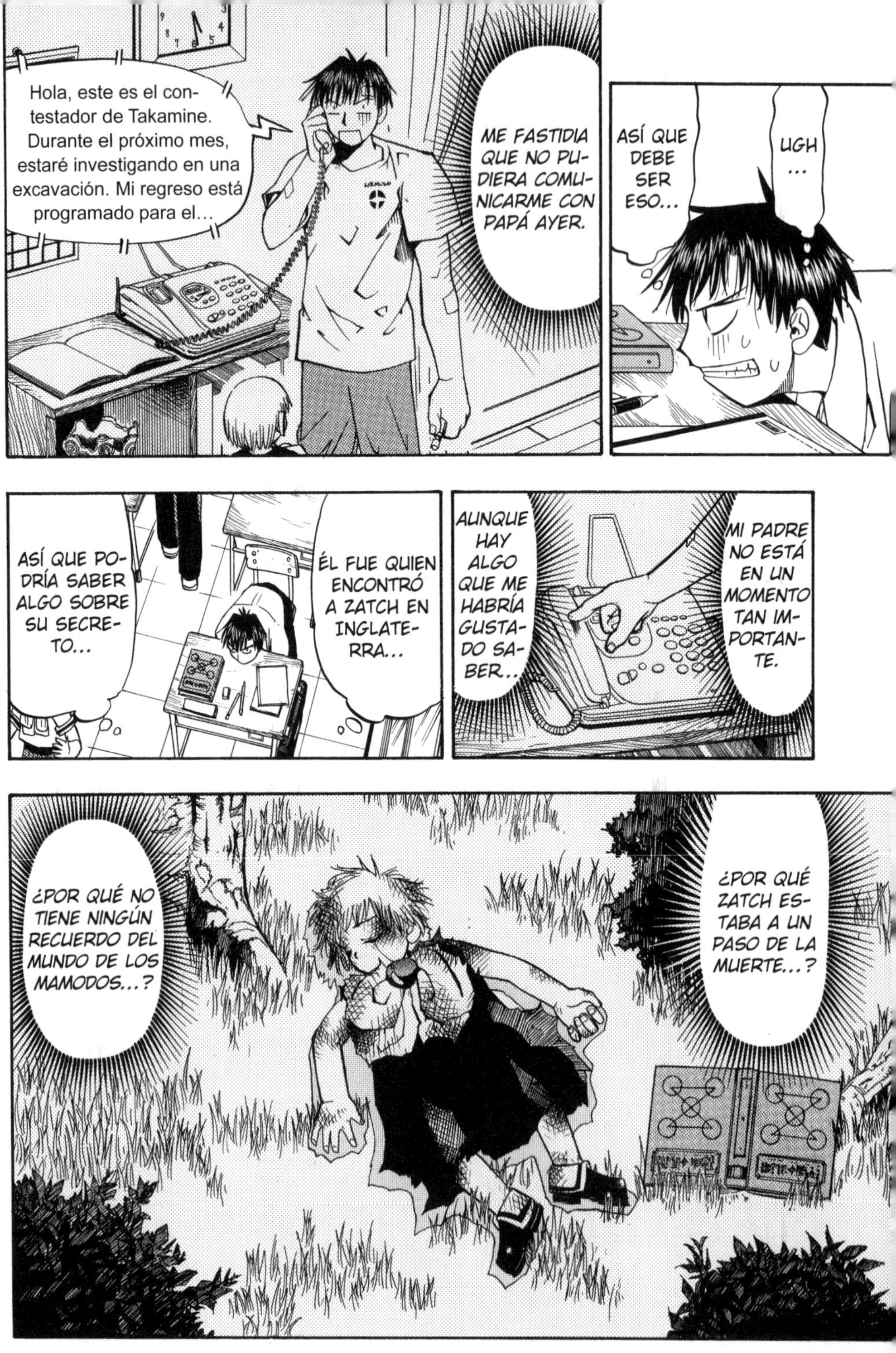

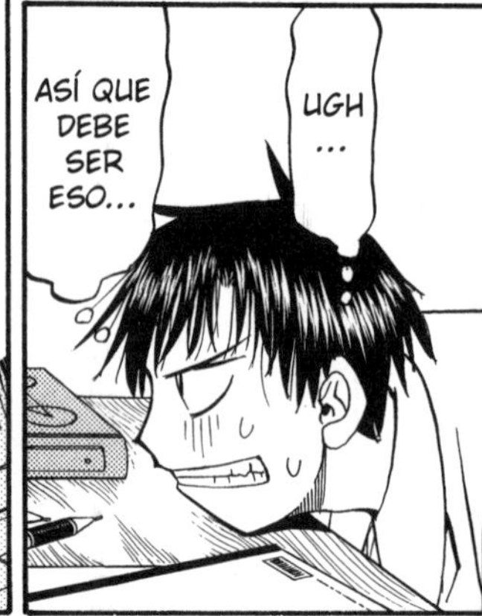

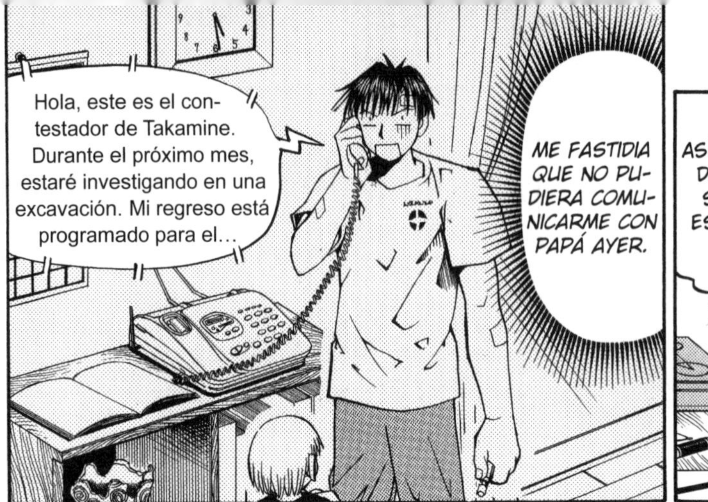

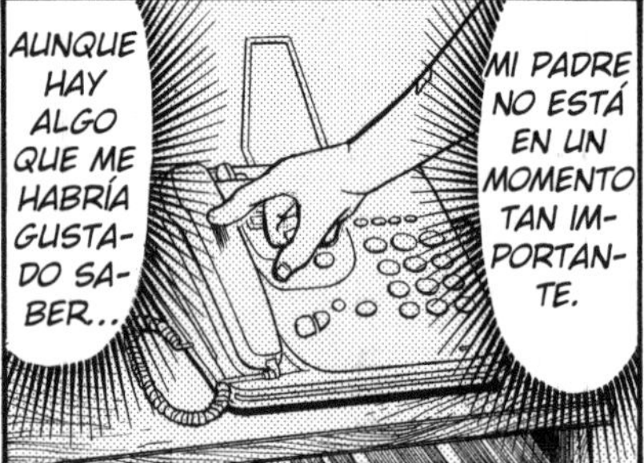

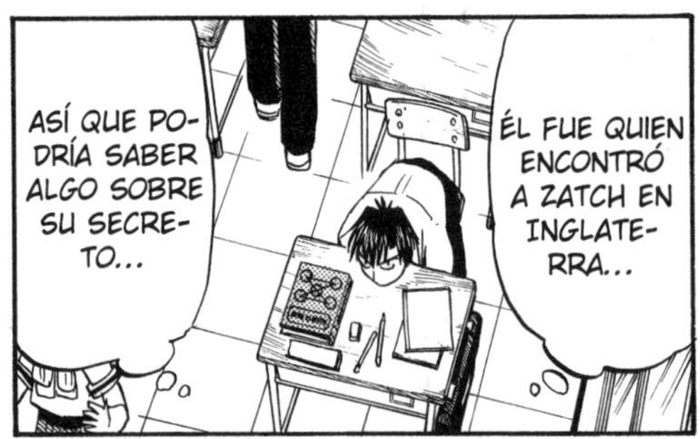

¿POR QUÉ ZATCH ESTABA A UN PASO DE LA MUERTE…?
¿POR QUÉ NO TIENE NINGÚN RECUERDO DEL MUNDO DE LOS MAMODOS…?

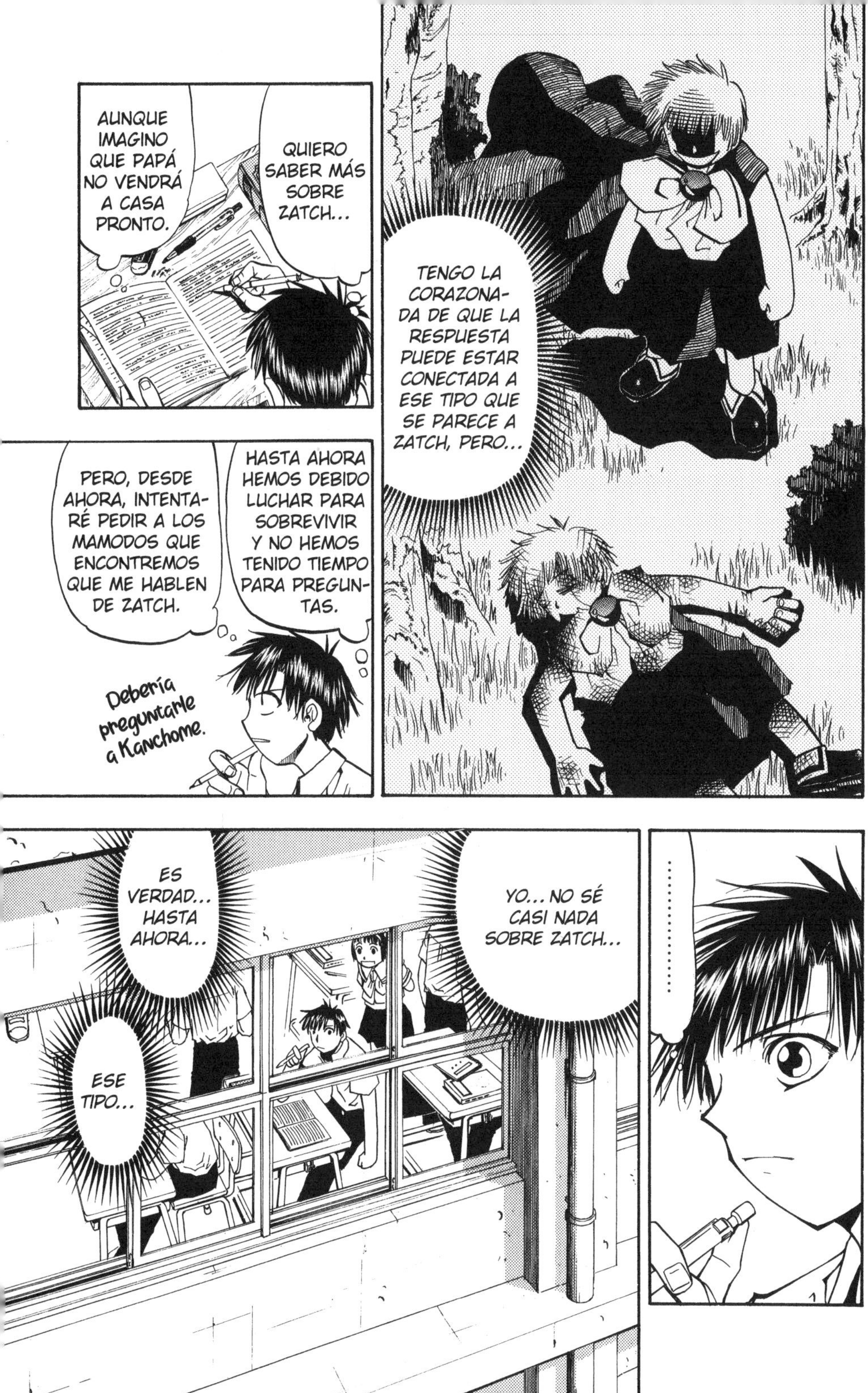

TENGO LA CORAZONADA DE QUE LA RESPUESTA PUEDE ESTAR CONECTADA A ESE TIPO QUE SE PARECE A ZATCH, PERO...

QUIERO SABER MÁS SOBRE ZATCH...

AUNQUE IMAGINO QUE PAPÁ NO VENDRÁ A CASA PRONTO.

HASTA AHORA HEMOS DEBIDO LUCHAR PARA SOBREVIVIR Y NO HEMOS TENIDO TIEMPO PARA PREGUNTAS.

PERO, DESDE AHORA, INTENTARÉ PEDIR A LOS MAMODOS QUE ENCONTREMOS QUE ME HABLEN DE ZATCH.

Debería preguntarle a Kanchome.

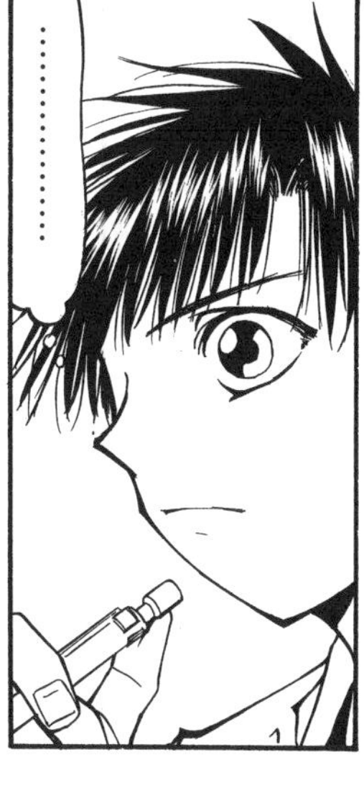

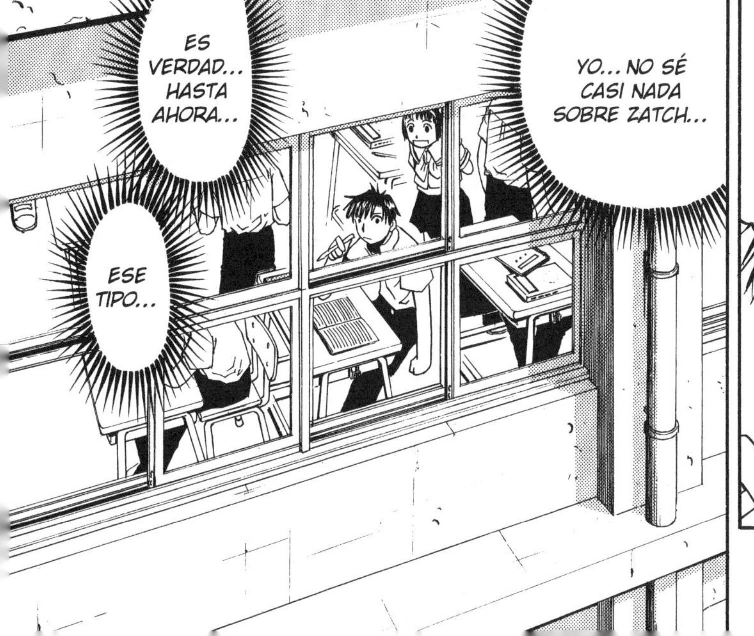

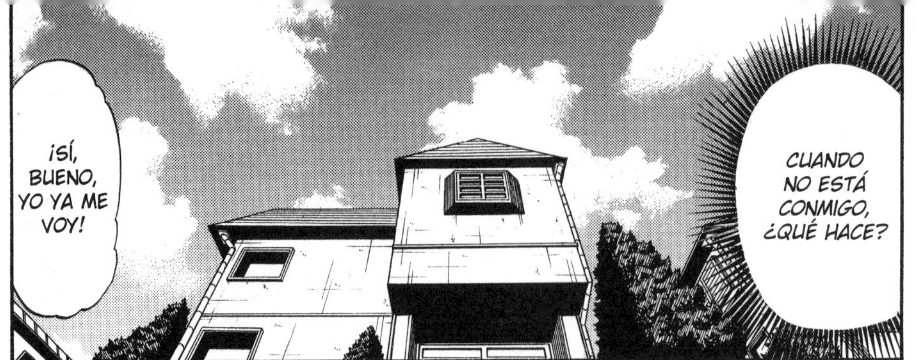
CUANDO NO ESTÁ CONMIGO, ¿QUÉ HACE?
¡SÍ, BUENO, YO YA ME VOY!

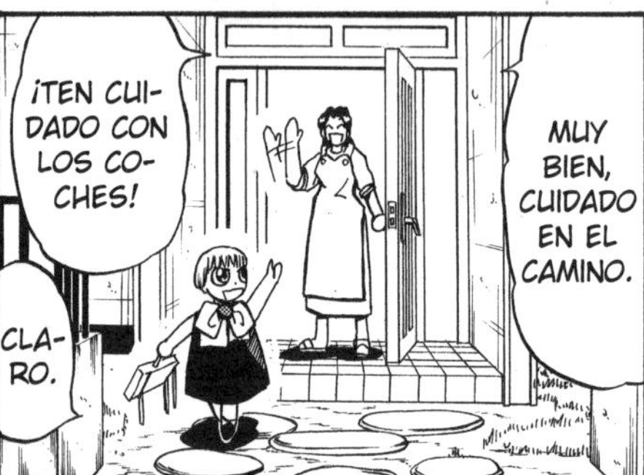
MUY BIEN, CUIDADO EN EL CAMINO.
¡TEN CUIDADO CON LOS COCHES!
CLARO.

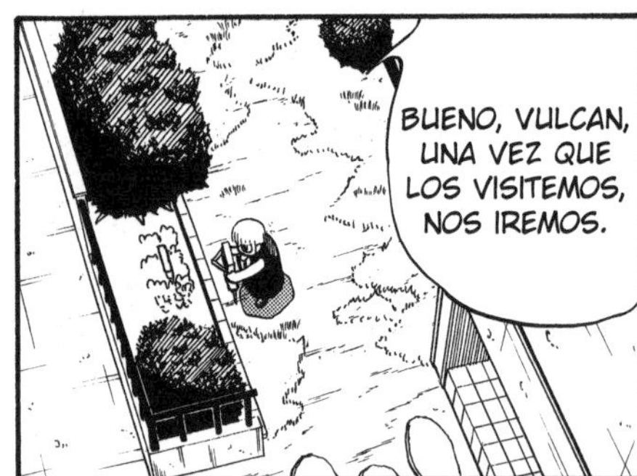
BUENO, VULCAN, UNA VEZ QUE LOS VISITEMOS, NOS IREMOS.

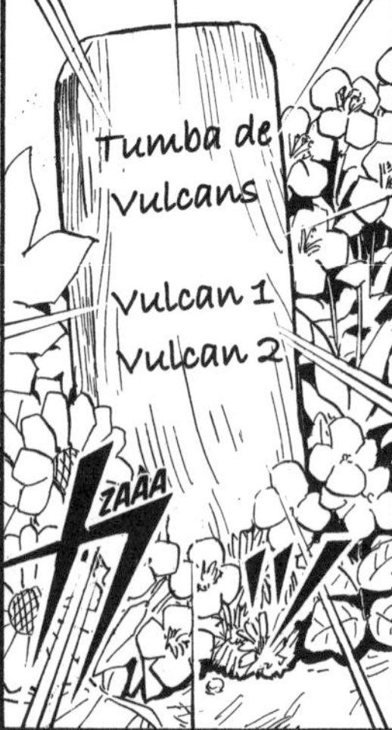
Tumba de Vulcans
Vulcan 1
Vulcan 2
ZAAA

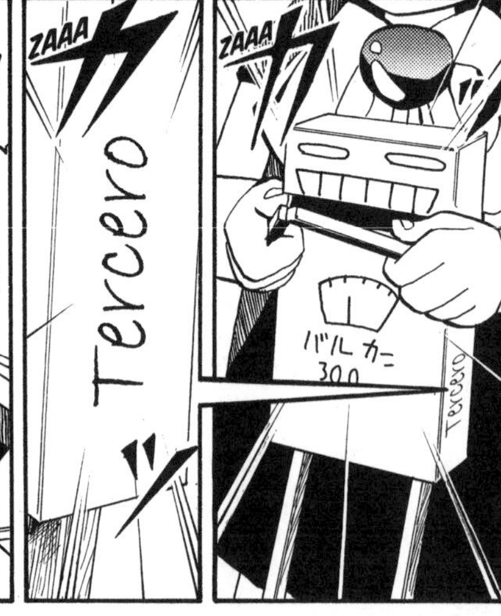
ZAAA
Tercero
ZAAA
Tercero

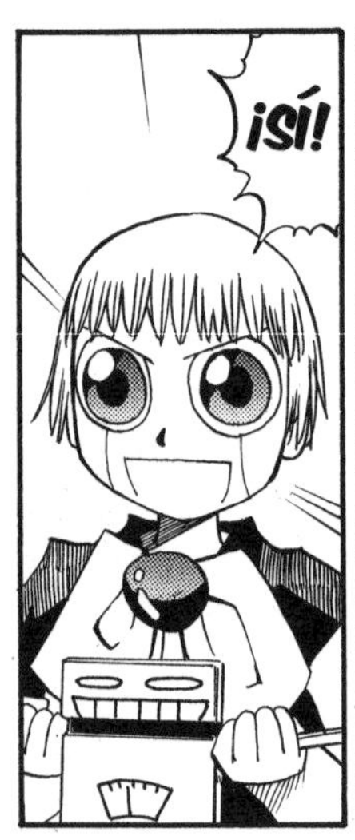
¡SÍ!

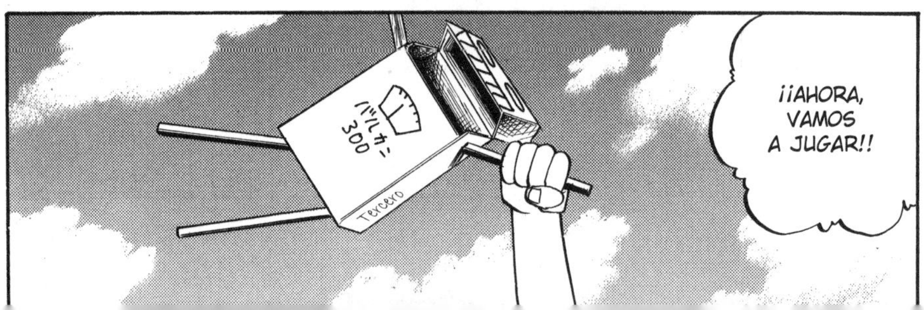
Tercero
¡¡AHORA, VAMOS A JUGAR!!

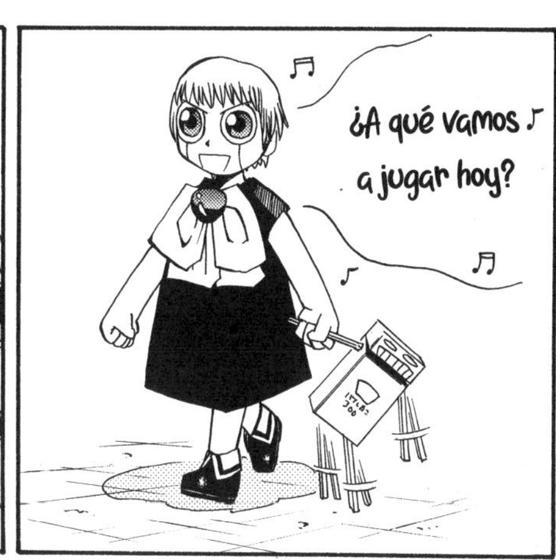
¿A qué vamos ♪
a jugar hoy?

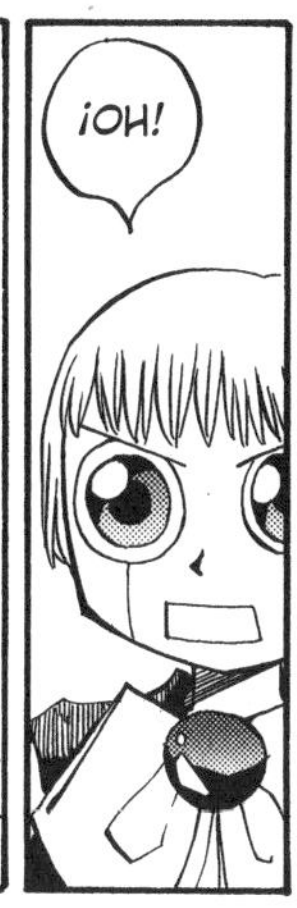
¡OH!

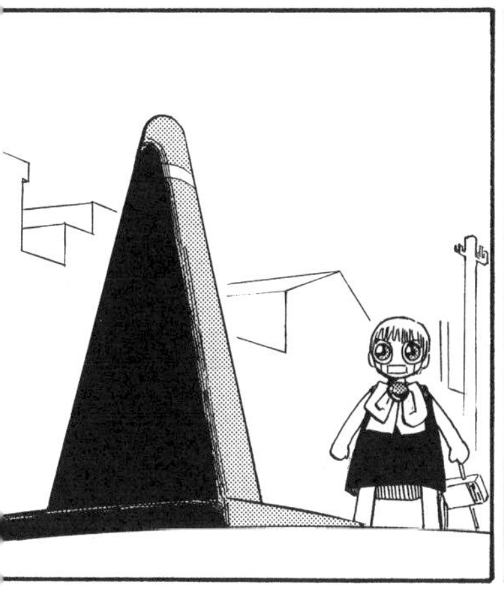

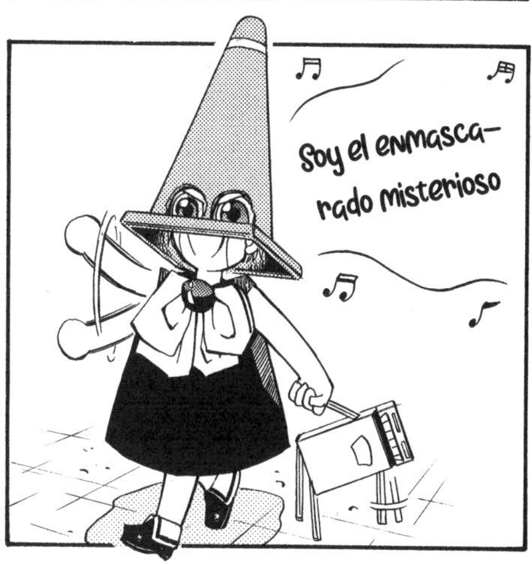
Soy el enmascarado misterioso

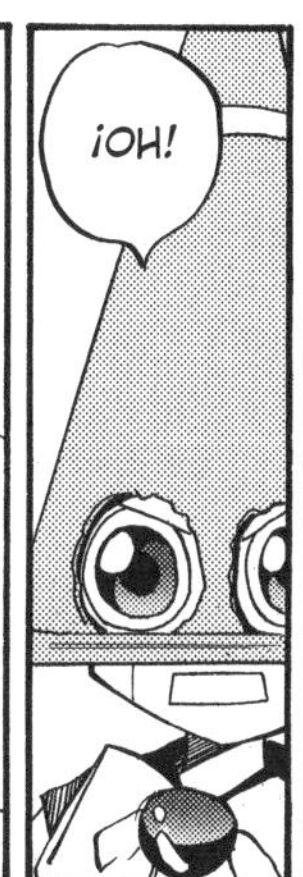
¡OH!

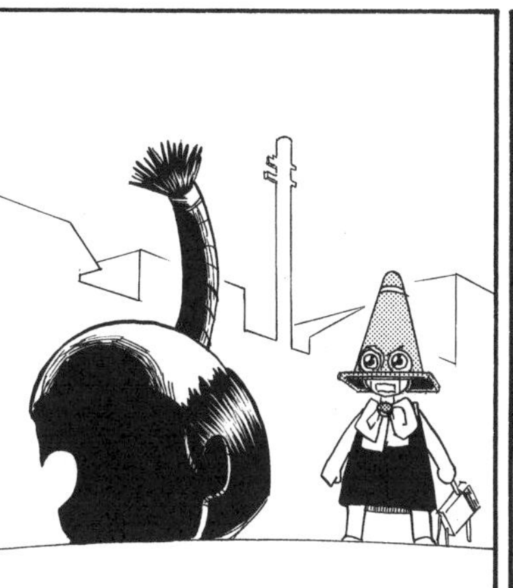

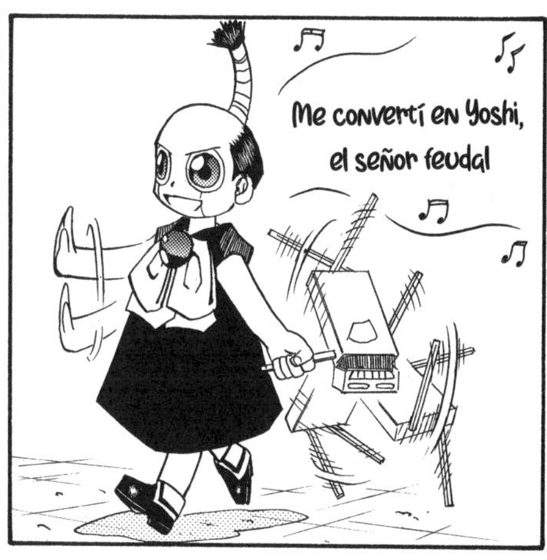
Me convertí en Yoshi,
el señor feudal

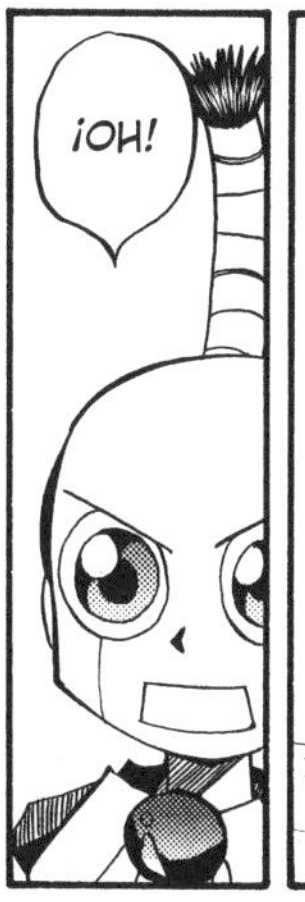
¡OH!

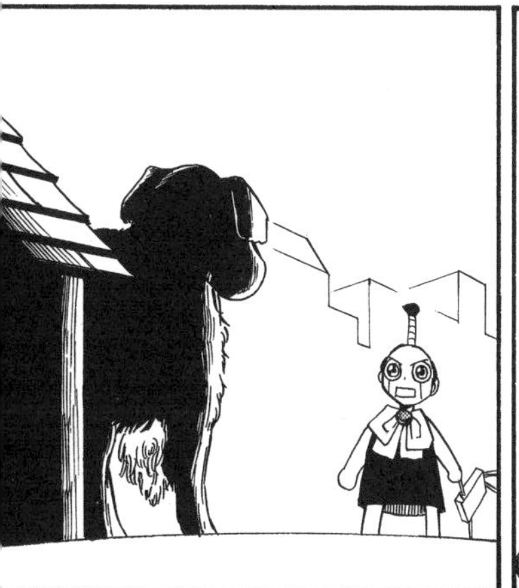

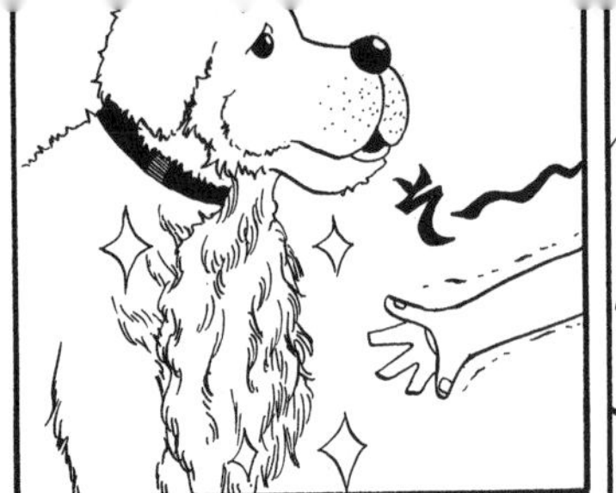
そ~

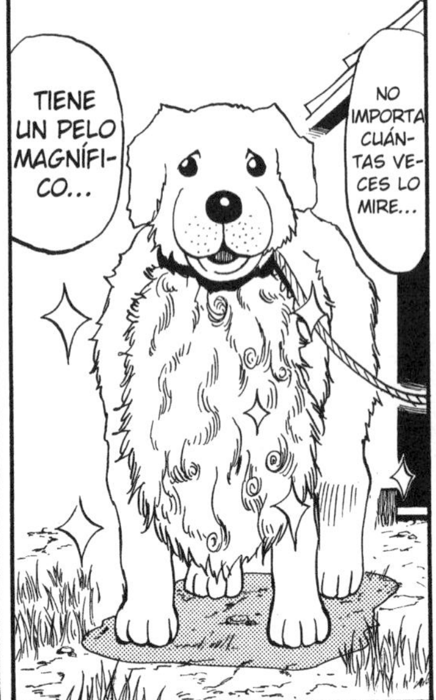
NO IMPORTA CUÁNTAS VECES LO MIRE...
TIENE UN PELO MAGNÍFICO...

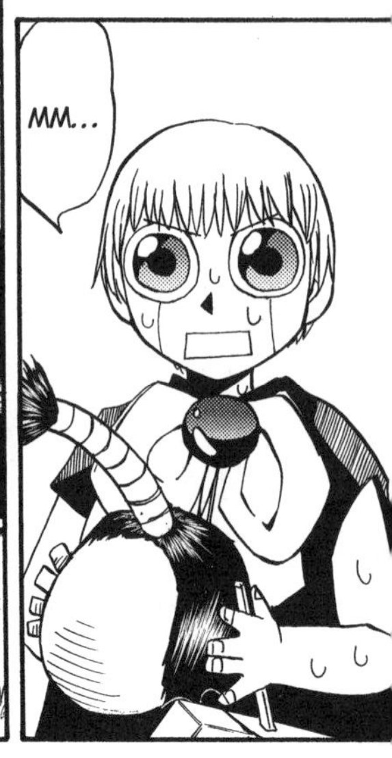
MM...

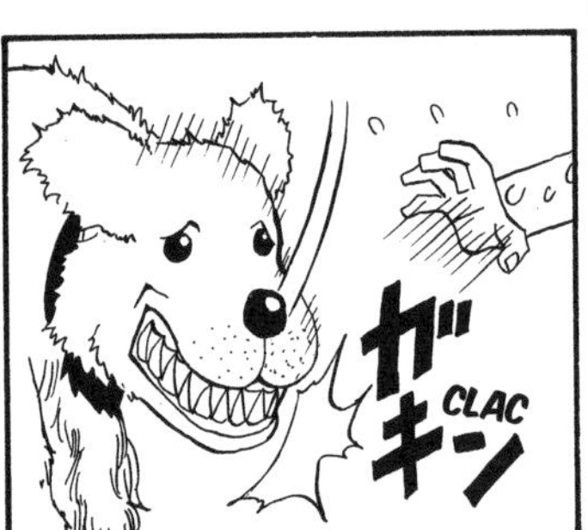
ガキン
CLAC

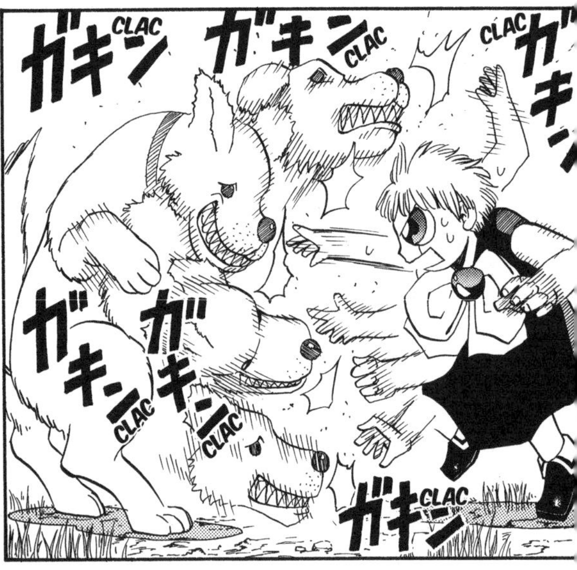
ガキン
CLAC
ガキン
CLAC
ガキン
CLAC
ガキン
CLAC
ガキン
CLAC
ガキン
CLAC

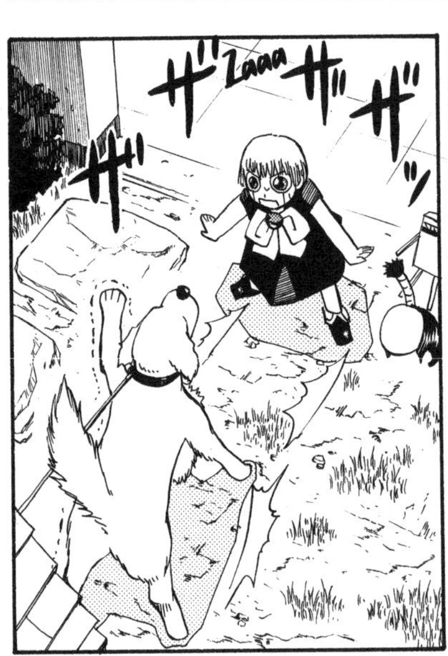
ザ
Zaaa
ザ
ザ
ザ
ザ

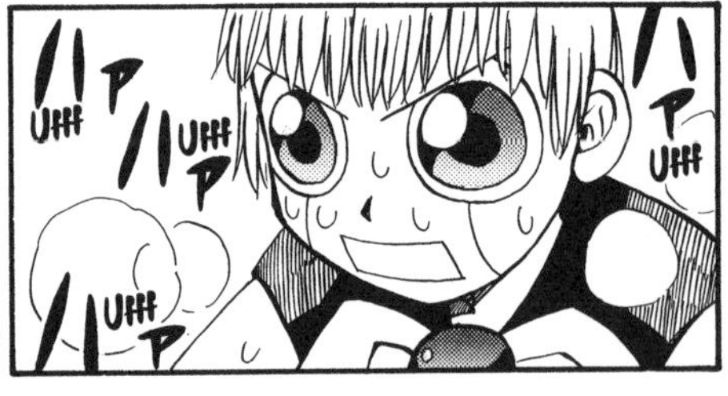
ハ
ア
Ufff
ハ
ア
Ufff
ハ
ア
Ufff
ハ
ア
Ufff

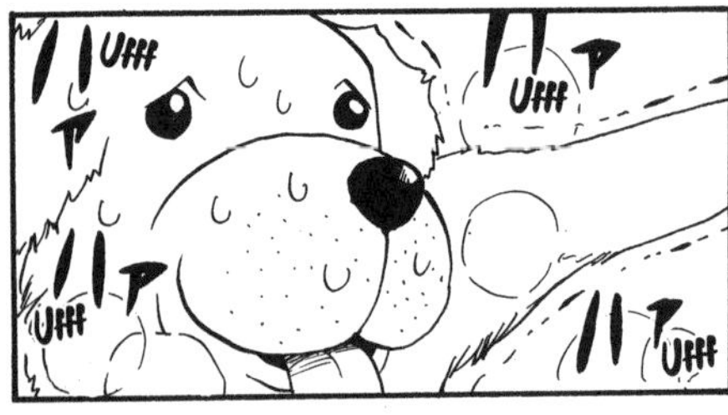
ハ
Ufff
ア
ハ
ア
Ufff
ハ
ア
Ufff
ハ
ア
Ufff

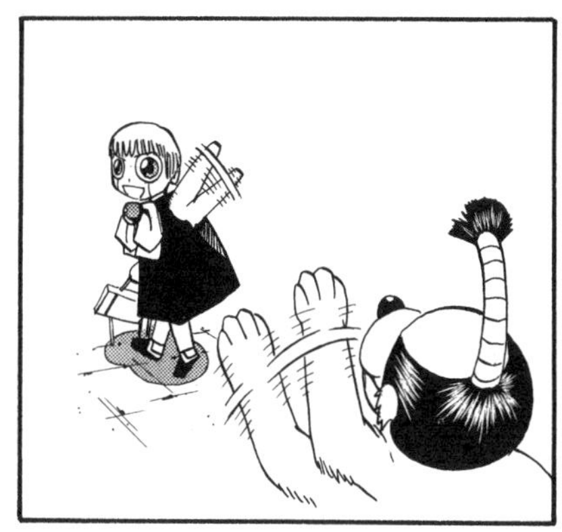
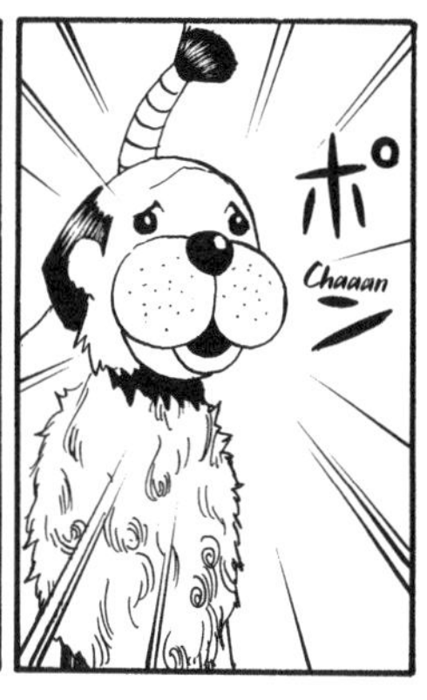
ポ
Chaaan
ン
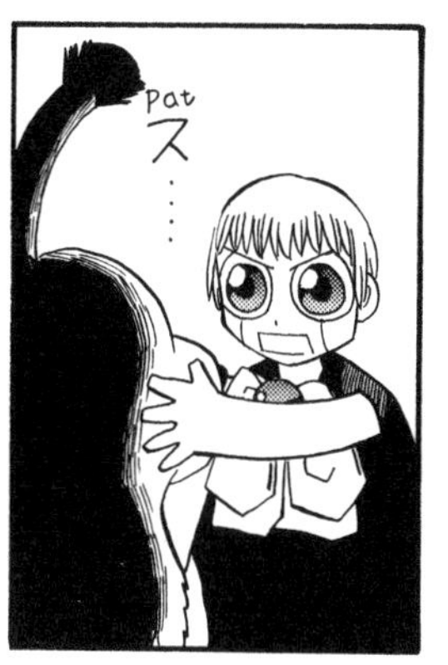
Pat
ス
…
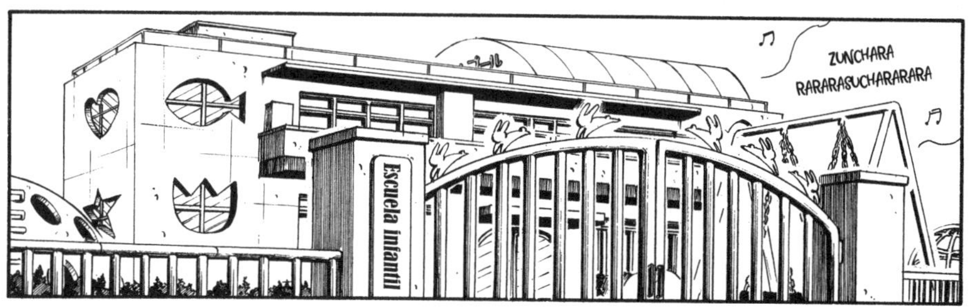
ZUNCHARA
RARARASUCHARARARA
Escuela infantil
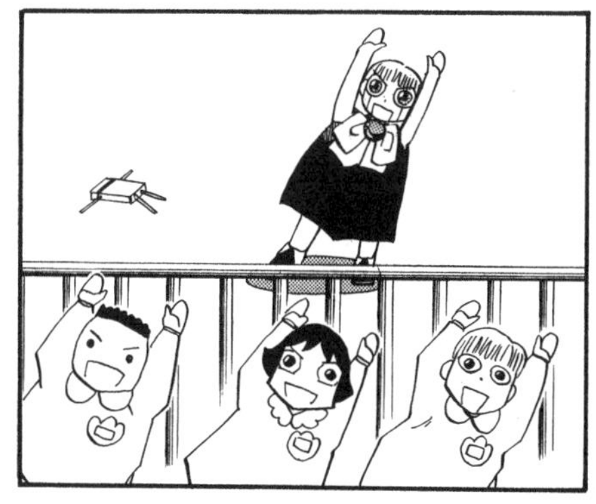
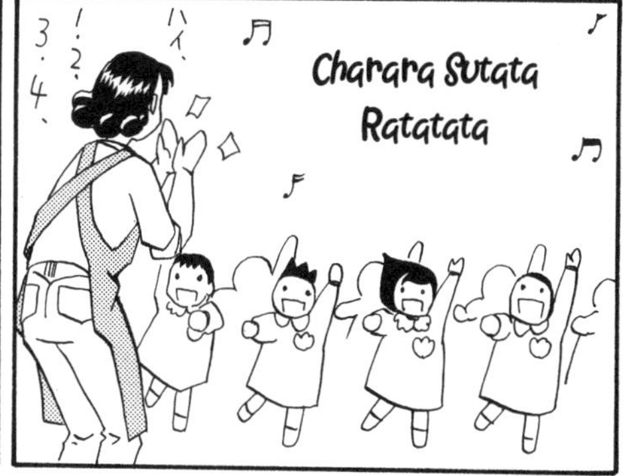
ハイ、
1・2・3・4、
Charara Sutata
Ratatata
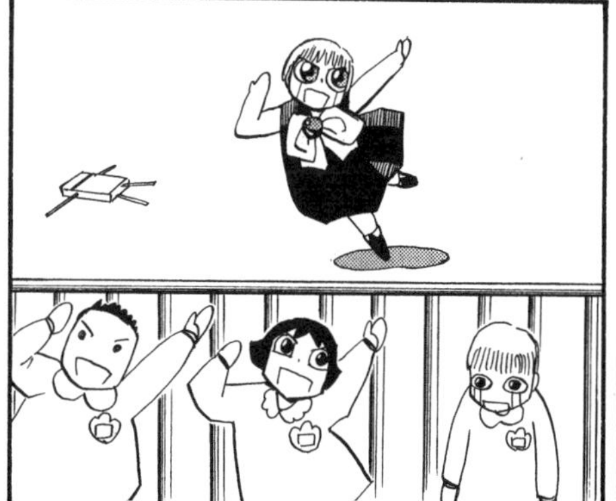
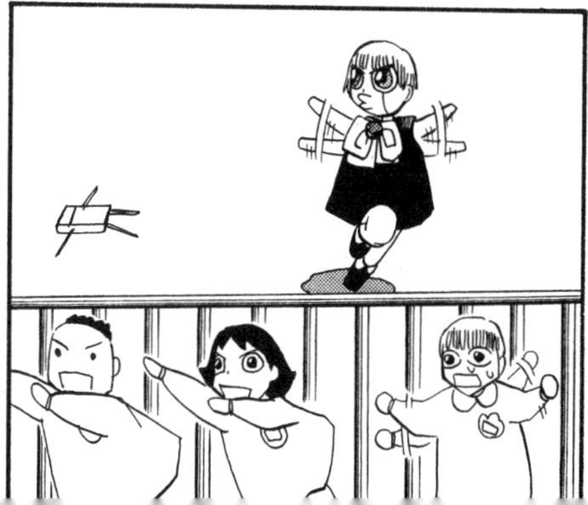

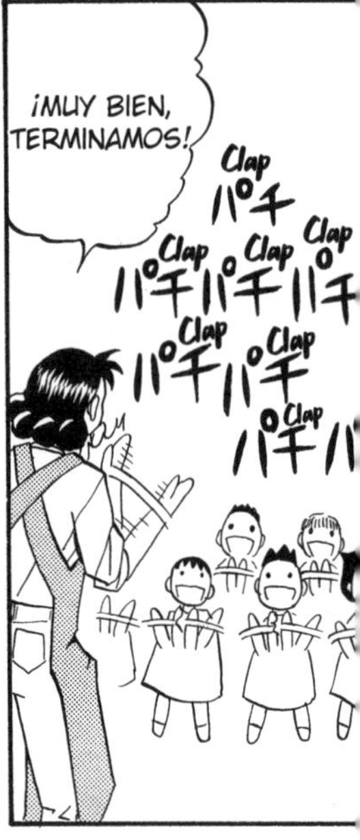
¡MUY BIEN, TERMINAMOS!
Clap パチ Clap パチ Clap パチ Clap パチ Clap パチ Clap パチ Clap パチ

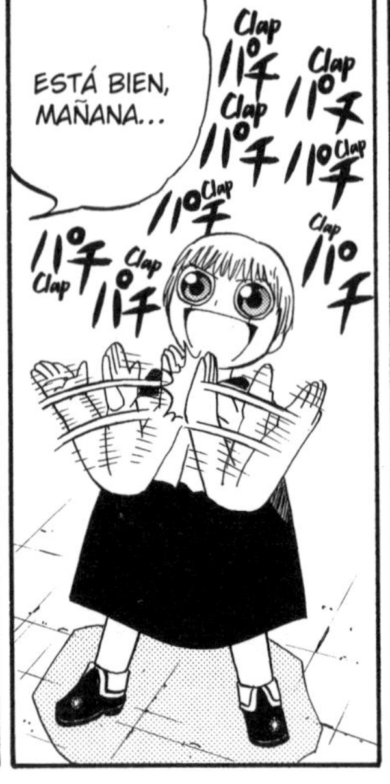
ESTÁ BIEN, MAÑANA...
Clap パチ Clap パチ Clap パチ Clap パチ Clap パチ Clap パチ Clap パチ Clap パチ

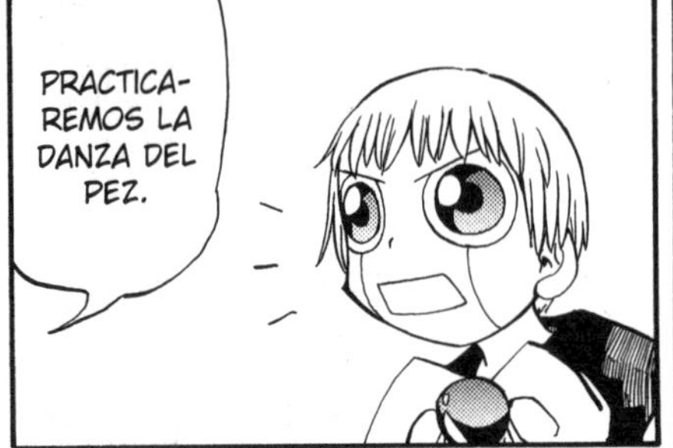
PRACTICAREMOS LA DANZA DEL PEZ.

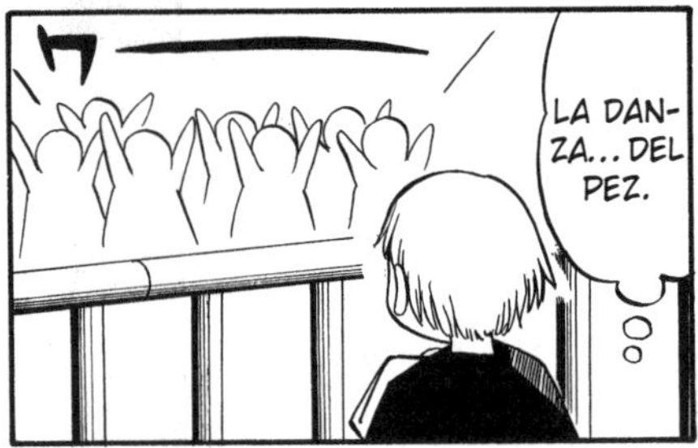
ワ
LA DANZA... DEL PEZ.

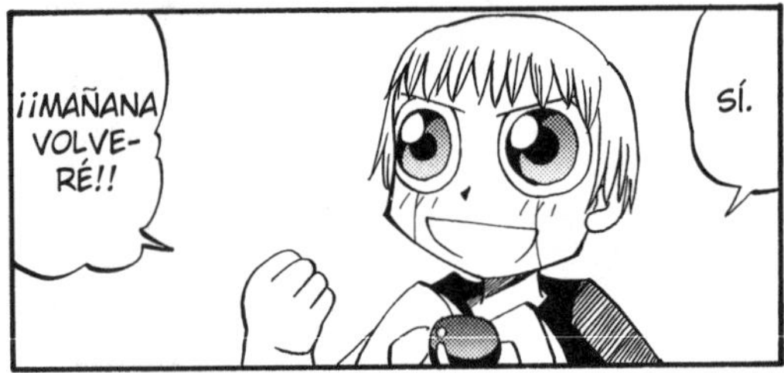
¡¡MAÑANA VOLVERÉ!!
SÍ.

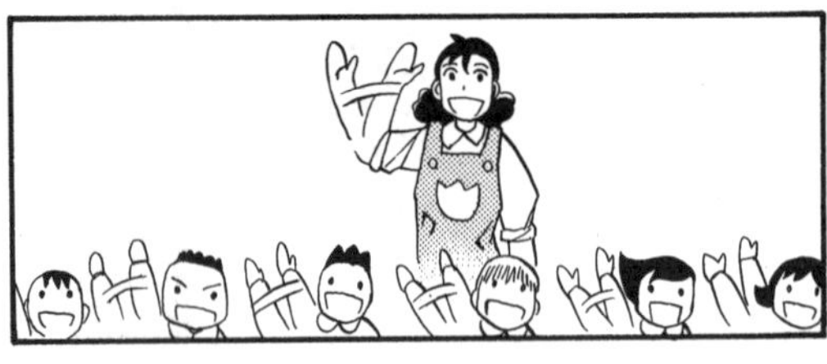

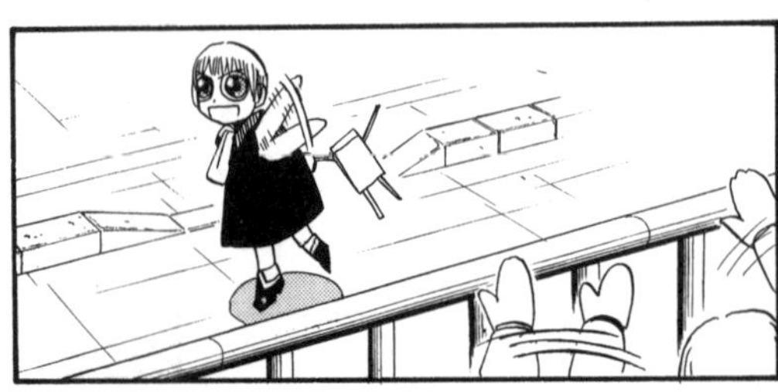

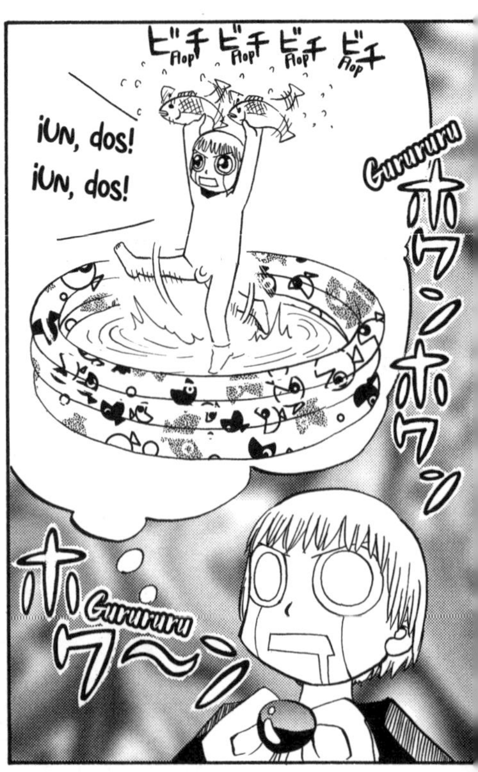
ビチ Flop ビチ Flop ビチ Flop ビチ Flop
¡UN, dos! ¡UN, dos!
Gururuuru
ホワ〜ンホワ〜ン
Gururuuru
ホワ〜ン

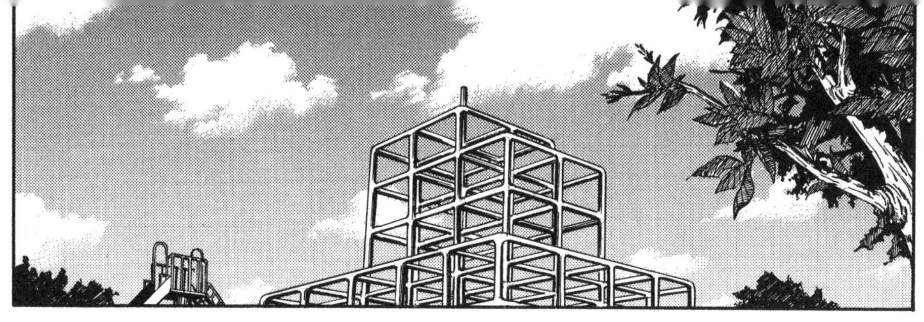

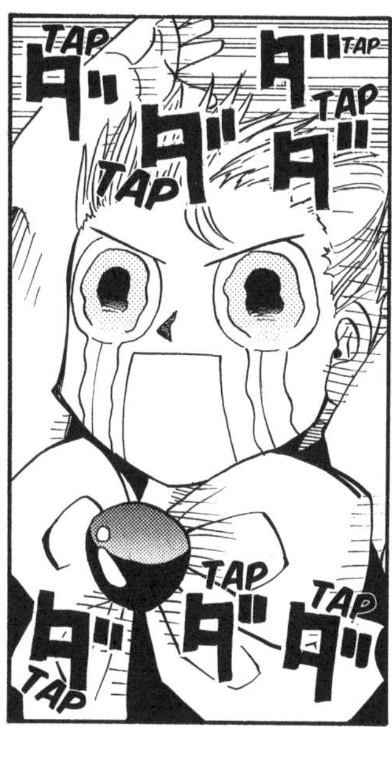

ダッ TAP
ダッ TAP
ダッ TAP
ダッ TAP
ダッ TAP
ダッ TAP
ダッ TAP

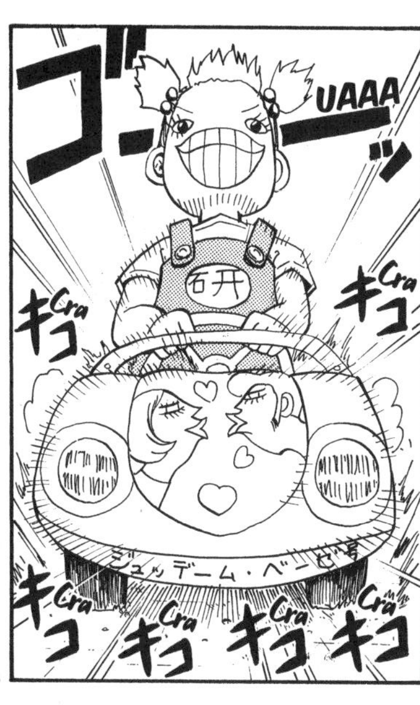

ゴーーーッ UAAA
キコ Cra
キコ Cra
キコ Cra
キコ Cra
キコ Cra
キコ Cra

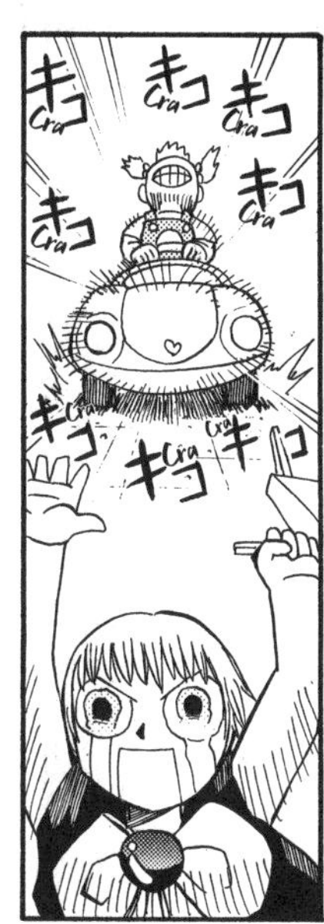

キコ Cra
キコ Cra
キコ Cra
キコ Cra
キコ Cra
キコ Cra
キコ Cra

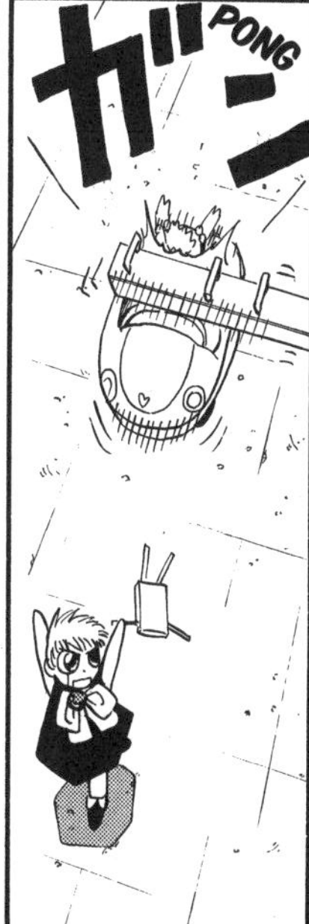

ガン PONG

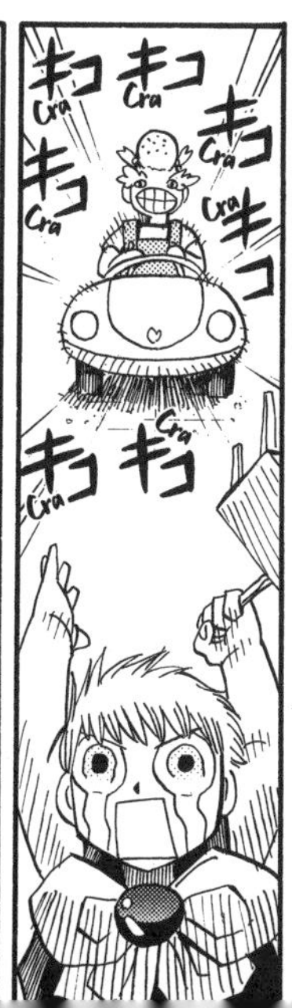

キコ Cra
キコ Cra
キコ Cra
キコ Cra
キコ Cra
キコ Cra
キコ Cra

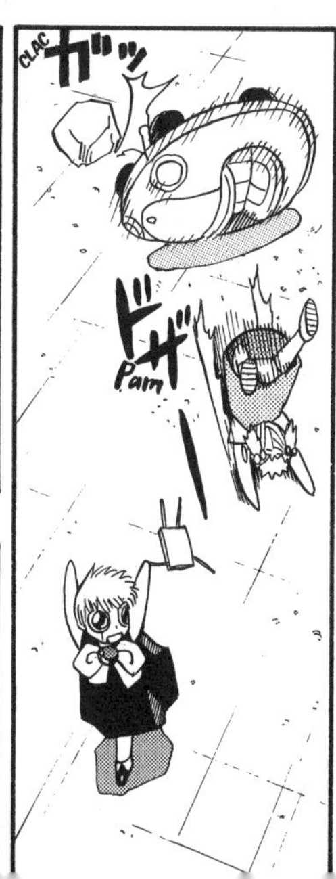

ガッ CLAC
ドザ Pam

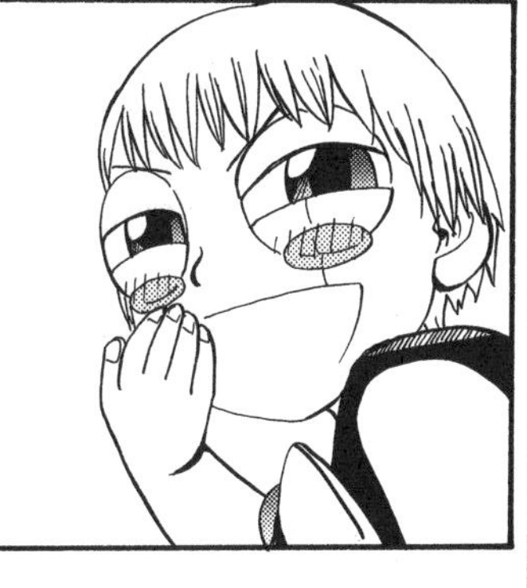

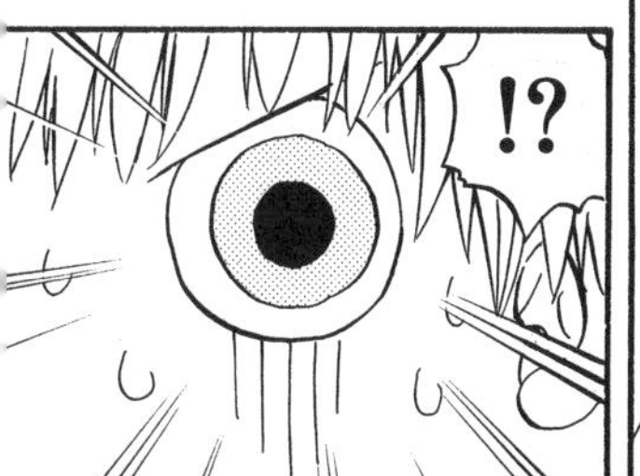

!?

Jardín botánico de Mochinoki
OH, HAS VENI-DO.
¡SÍ!

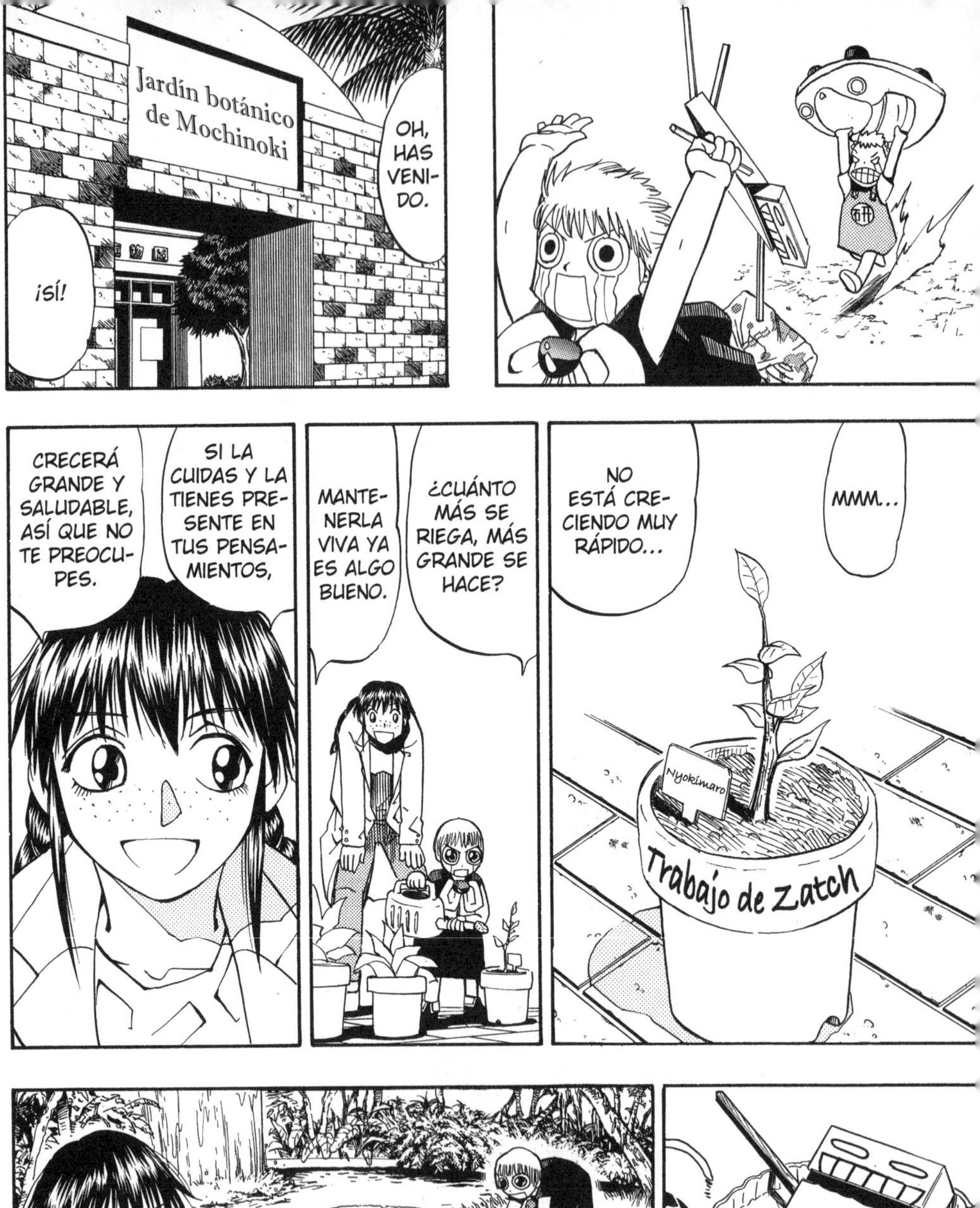

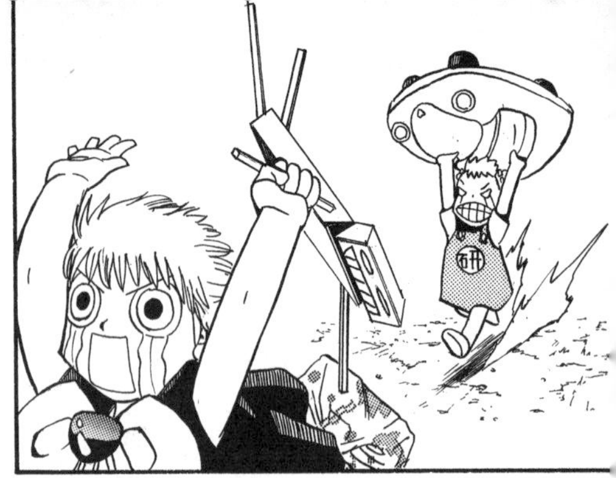

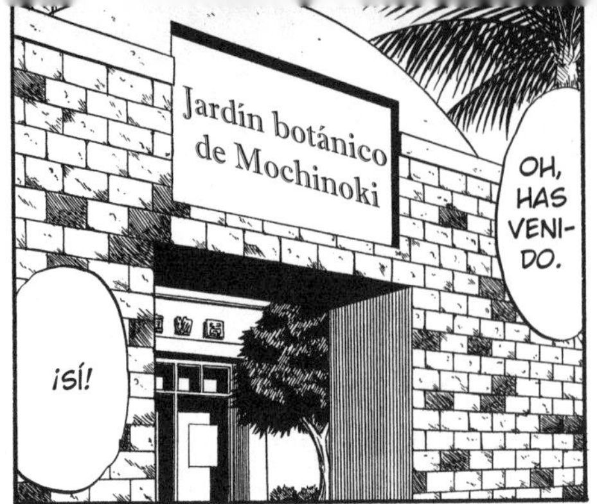

MMM...

NO ESTÁ CRE-CIENDO MUY RÁPIDO...

Trabajo de Zatch

Nyokimaro

¿CUÁNTO MÁS SE RIEGA, MÁS GRANDE SE HACE?

MANTE-NERLA VIVA YA ES ALGO BUENO.

SI LA CUIDAS Y LA TIENES PRE-SENTE EN TUS PENSA-MIENTOS,

CRECERÁ GRANDE Y SALUDABLE, ASÍ QUE NO TE PREOCU-PES.

バルカン 300
Tercero

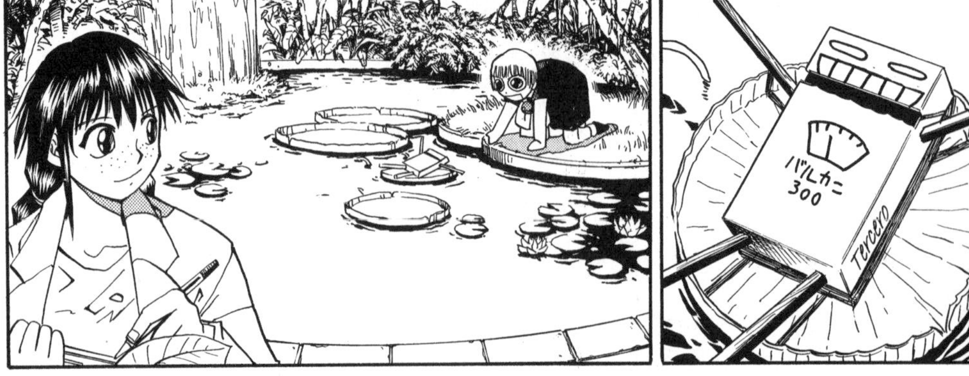

NOTA: "NYOKI NYOKI" SIGNIFICA HONGO, CHAMPIÑÓN, O CRECER, DESARROLLARSE, MIENTRAS QUE "MARO" ES EL SUFIJO DE UN NOMBRE DE CHICO, COMO KIYOMARO.

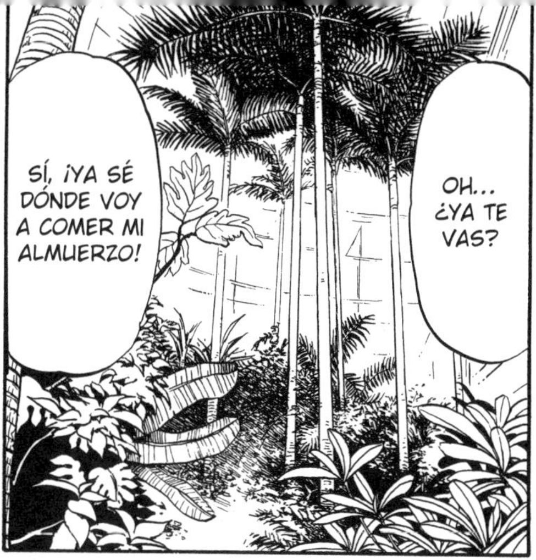
OH... ¿YA TE VAS?
SÍ, ¡YA SÉ DÓNDE VOY A COMER MI ALMUERZO!

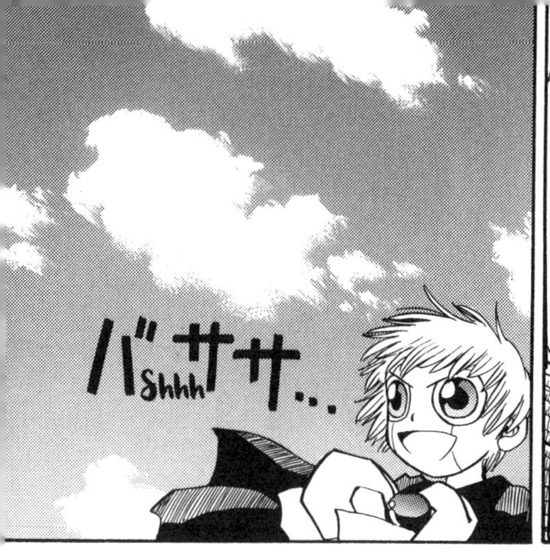
バShhhササ...

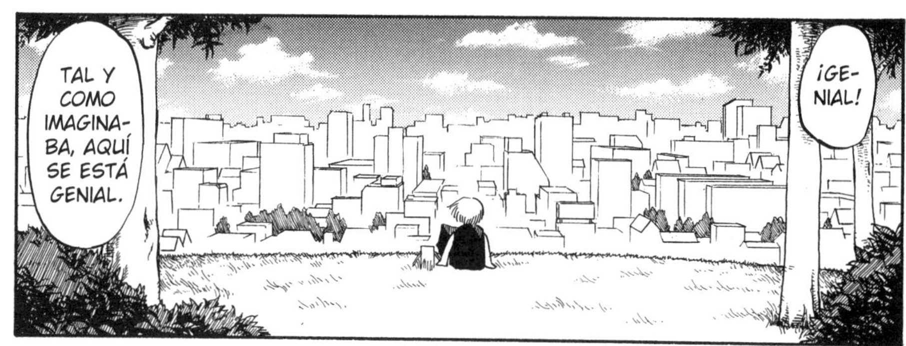
¡GE-NIAL!
TAL Y COMO IMAGINA-BA, AQUÍ SE ESTÁ GENIAL.

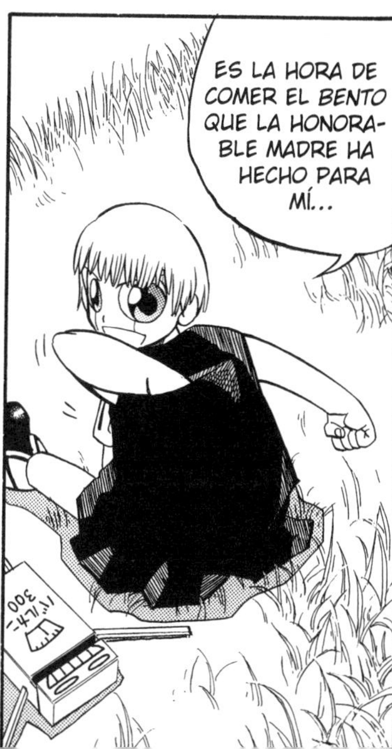
ES LA HORA DE COMER EL BENTO QUE LA HONORA-BLE MADRE HA HECHO PARA MÍ...

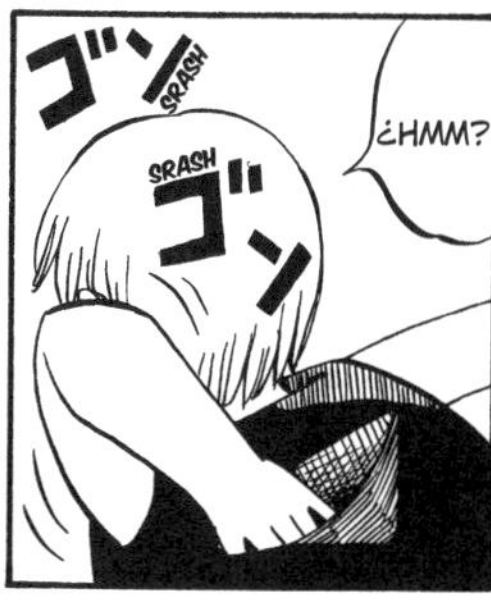
ゴソ SRASH
¿HMM?
SRASH ゴソ

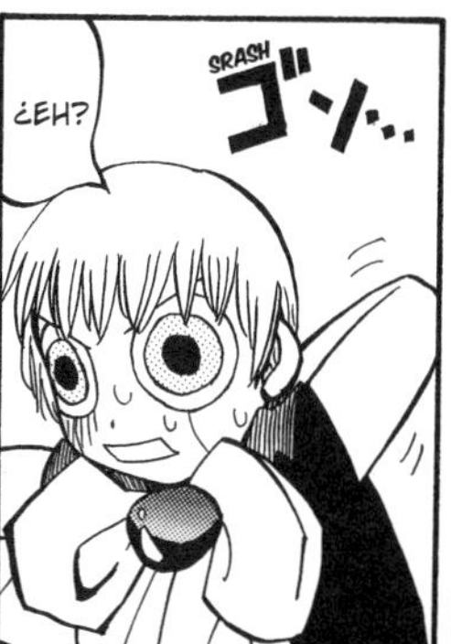
SRASH ゴソ...
¿EH?

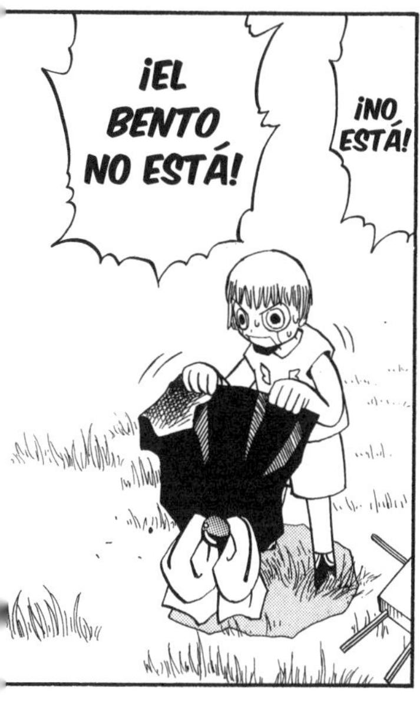
¡NO ESTÁ!
¡EL BENTO NO ESTÁ!

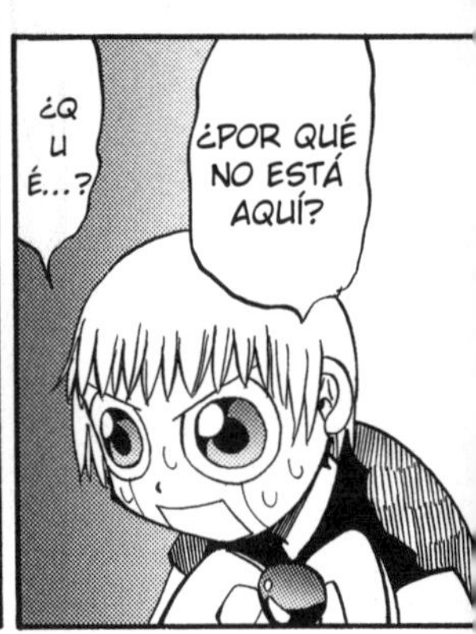
¿POR QUÉ NO ESTÁ AQUÍ?
¿Q u é...?

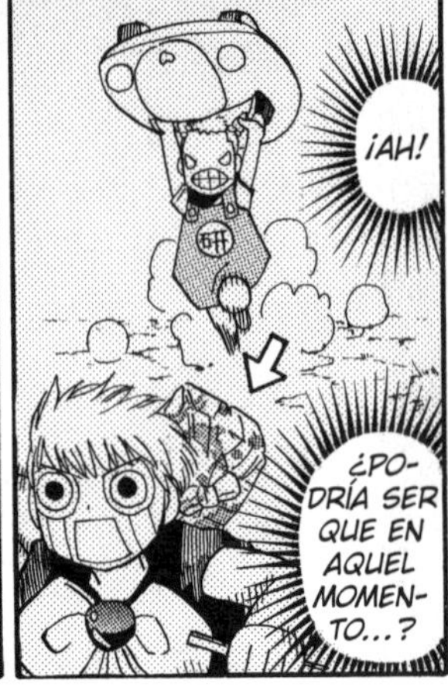
¡AH!
¿PODRÍA SER QUE EN AQUEL MOMENTO...?

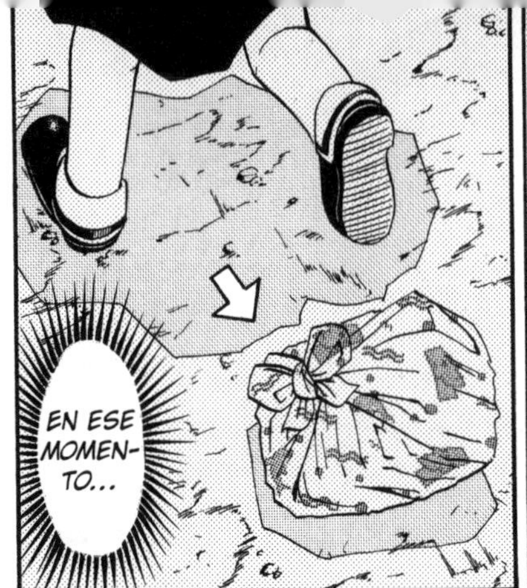
EN ESE MOMENTO...

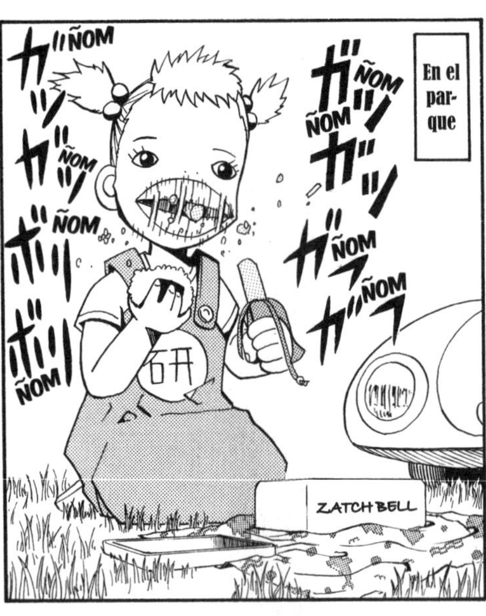
En el parque
ÑOM
ÑOM
ÑOM
ÑOM
ÑOM
ÑOM
ÑOM
ZATCH BELL

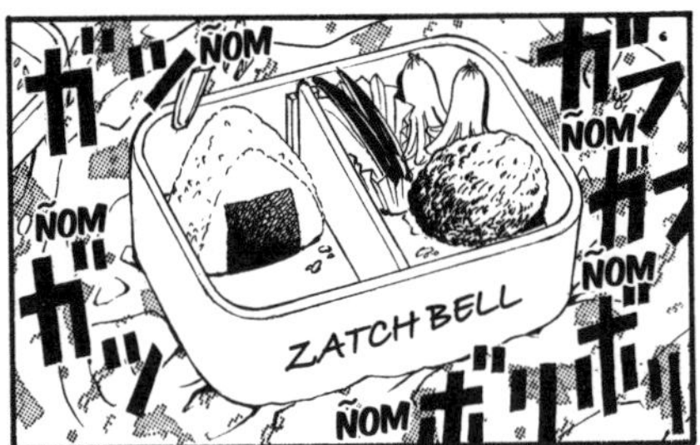
ZATCH BELL
ÑOM
ÑOM
ÑOM
ÑOM
ÑOM

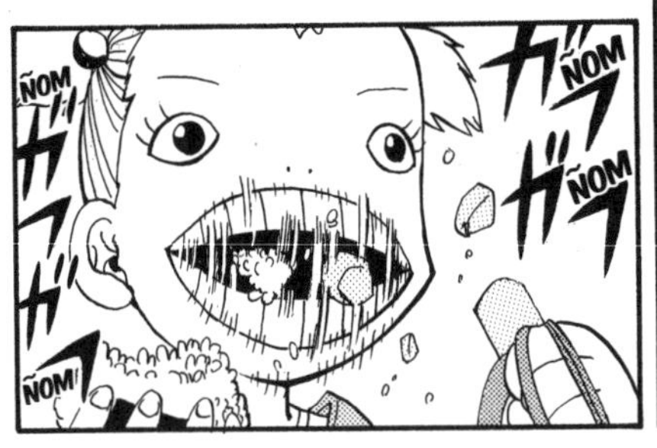
ÑOM
ÑOM
ÑOM
ÑOM

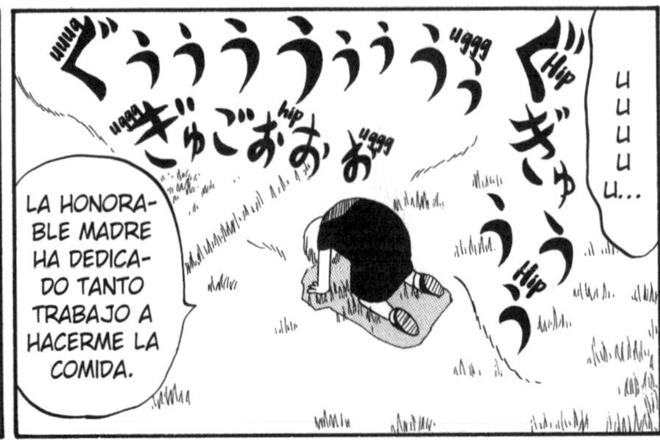
Uuuuu...
LA HONORABLE MADRE HA DEDICADO TANTO TRABAJO A HACERME LA COMIDA.
uggg
Hip
hip
uggg

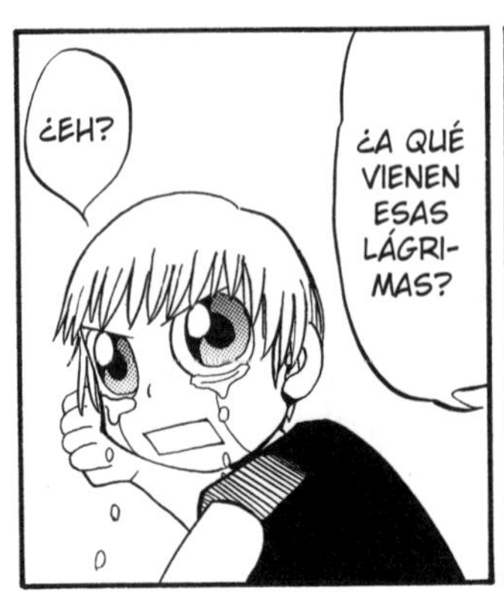
¿A QUÉ VIENEN ESAS LÁGRIMAS?
¿EH?

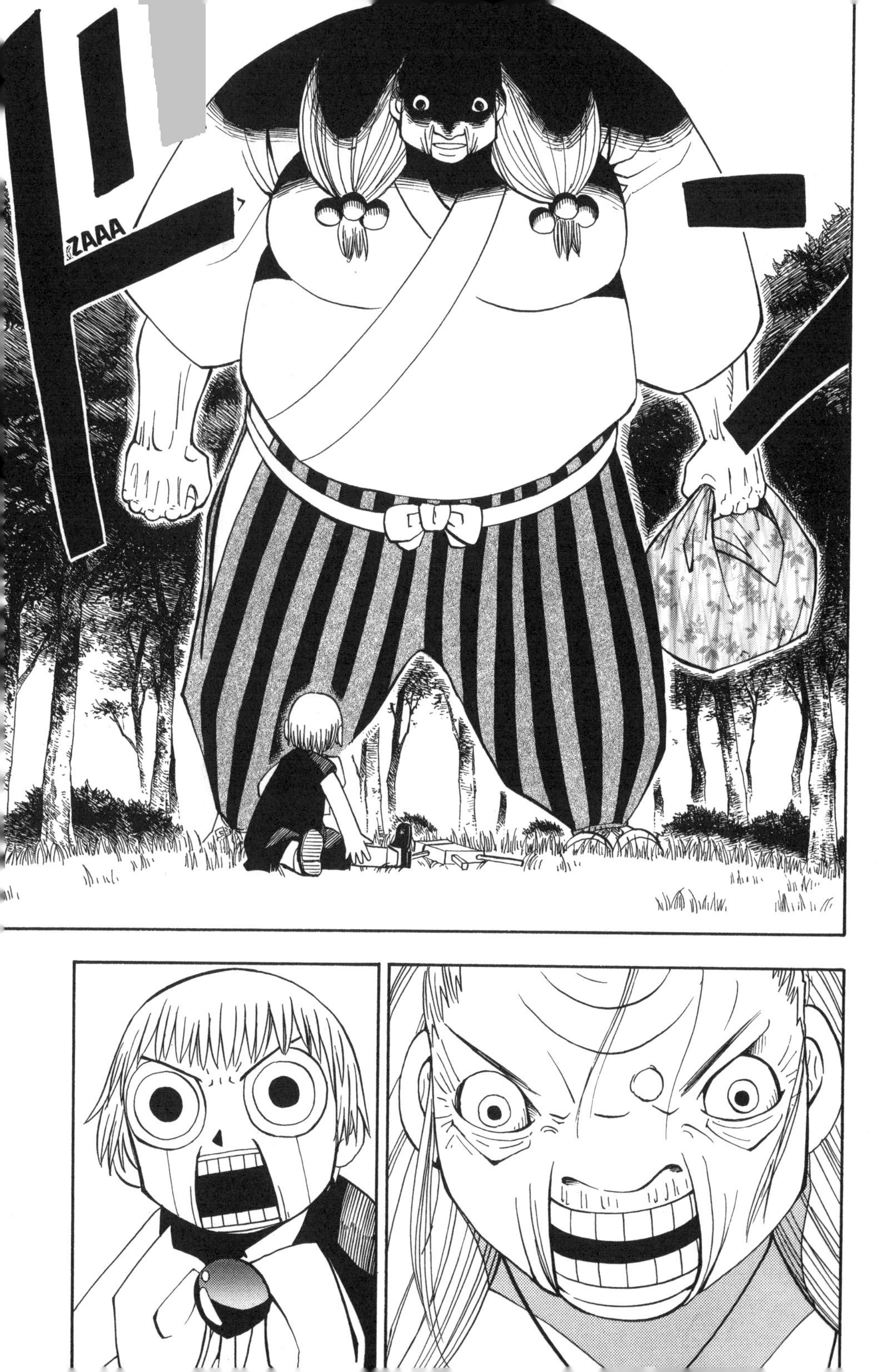

ZAAA

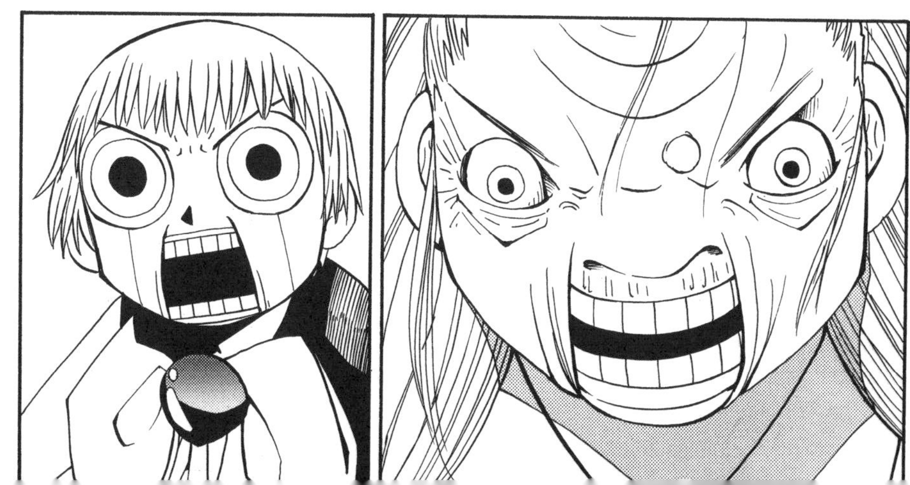

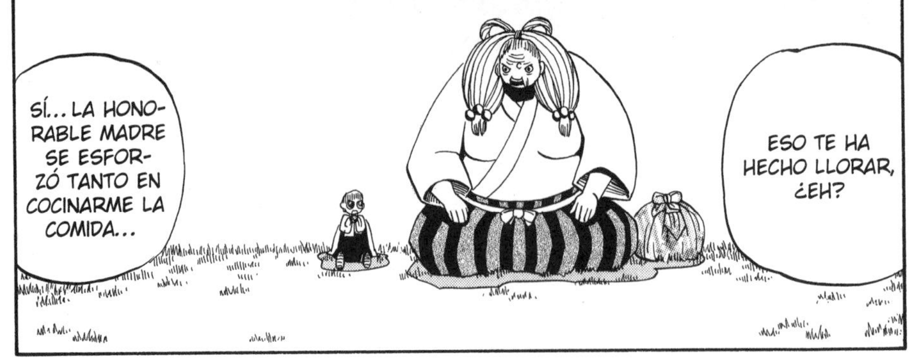
ESO TE HA HECHO LLORAR, ¿EH?
SÍ… LA HONORABLE MADRE SE ESFORZÓ TANTO EN COCINARME LA COMIDA…

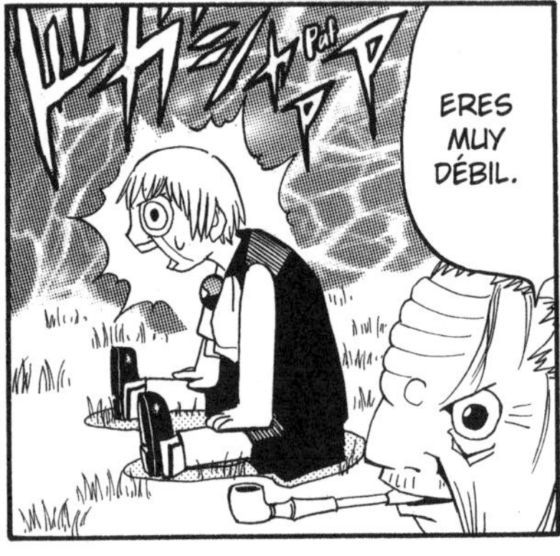
ERES MUY DÉBIL.

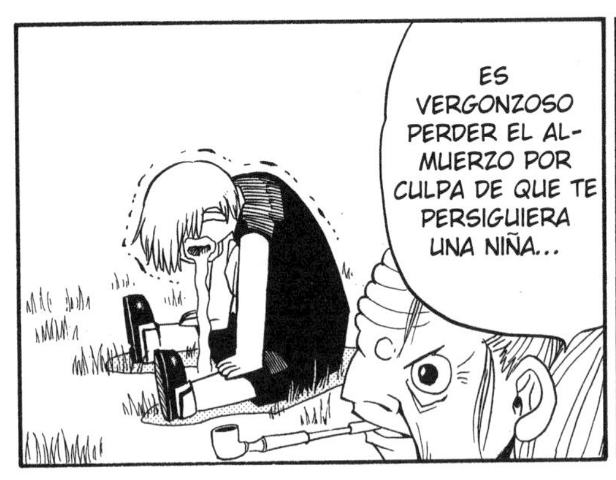
ES VERGONZOSO PERDER EL ALMUERZO POR CULPA DE QUE TE PERSIGUIERA UNA NIÑA…

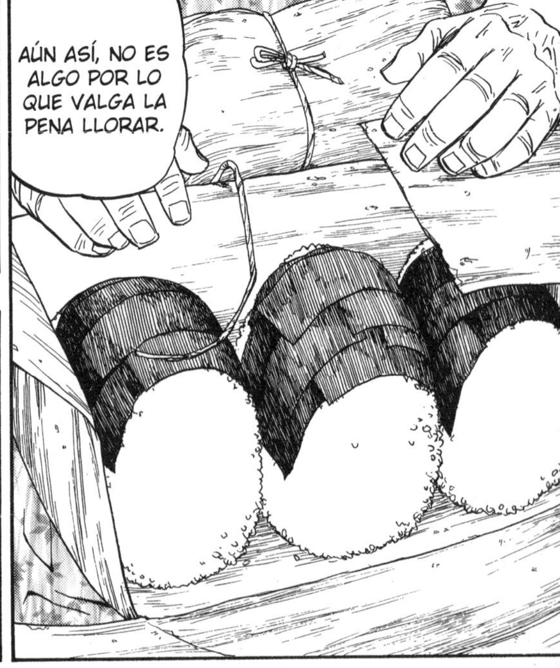
AÚN ASÍ, NO ES ALGO POR LO QUE VALGA LA PENA LLORAR.

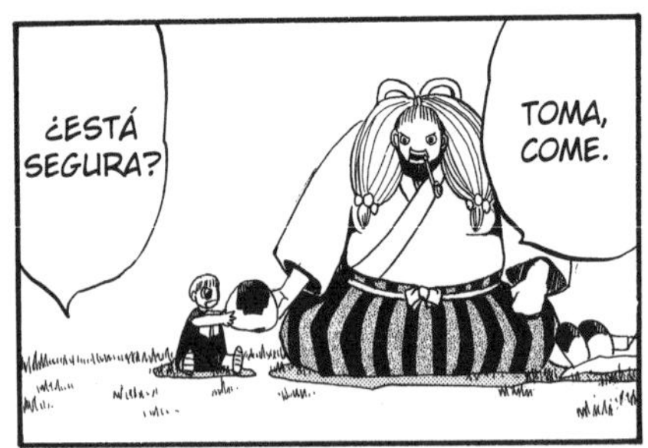
TOMA, COME.
¿ESTÁ SEGURA?

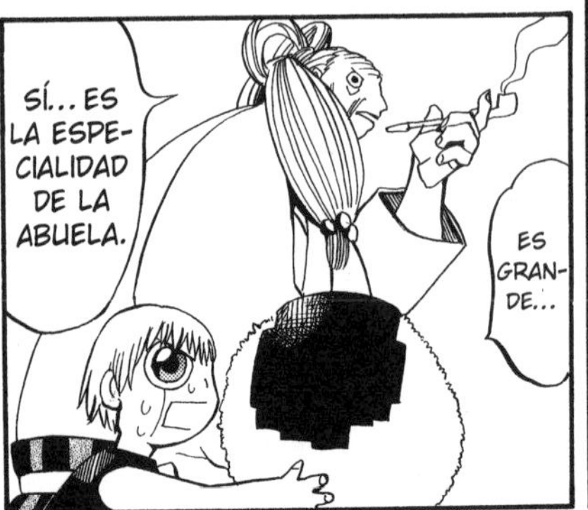
ES GRANDE…
SÍ… ES LA ESPECIALIDAD DE LA ABUELA.

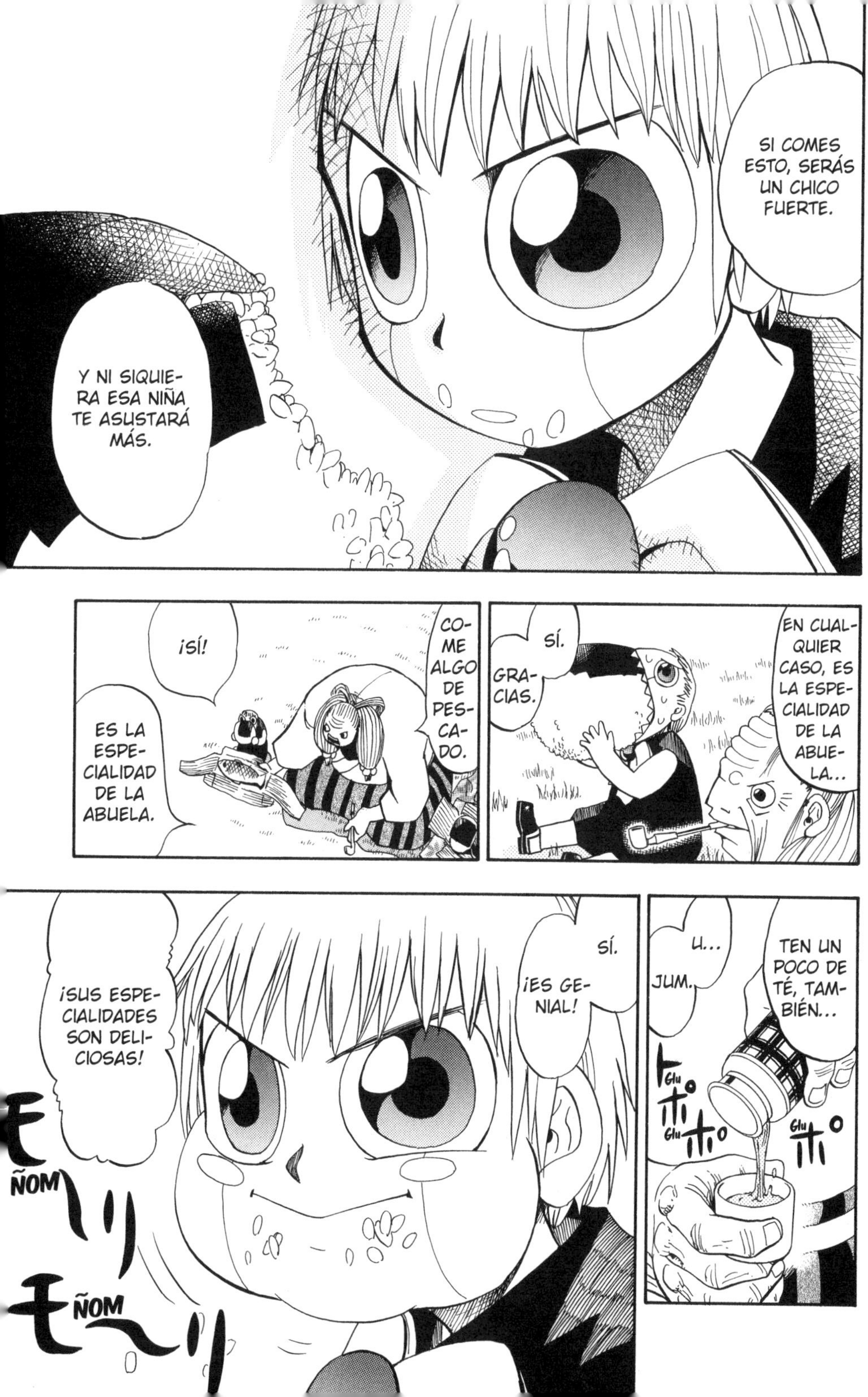

SI COMES ESTO, SERÁS UN CHICO FUERTE.

Y NI SIQUIERA ESA NIÑA TE ASUSTARÁ MÁS.

EN CUALQUIER CASO, ES LA ESPECIALIDAD DE LA ABUELA...
SÍ.
GRACIAS.

COME ALGO DE PESCADO.
¡SÍ!
ES LA ESPECIALIDAD DE LA ABUELA.

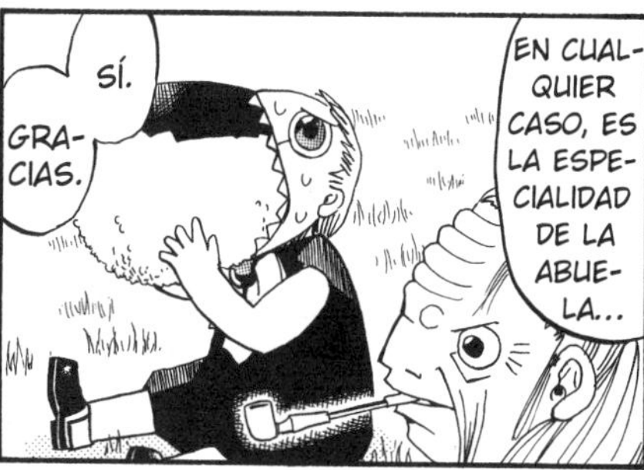

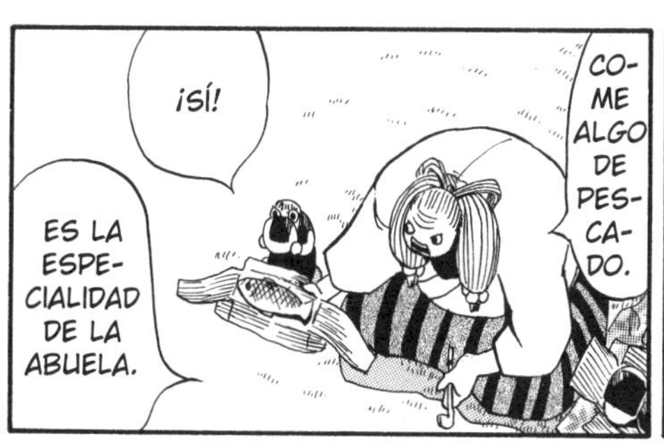

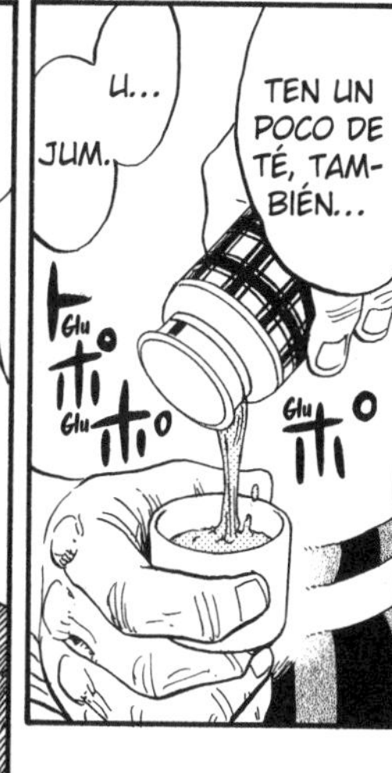

SÍ.
¡ES GENIAL!
¡SUS ESPECIALIDADES SON DELICIOSAS!
ÑOM
ÑOM

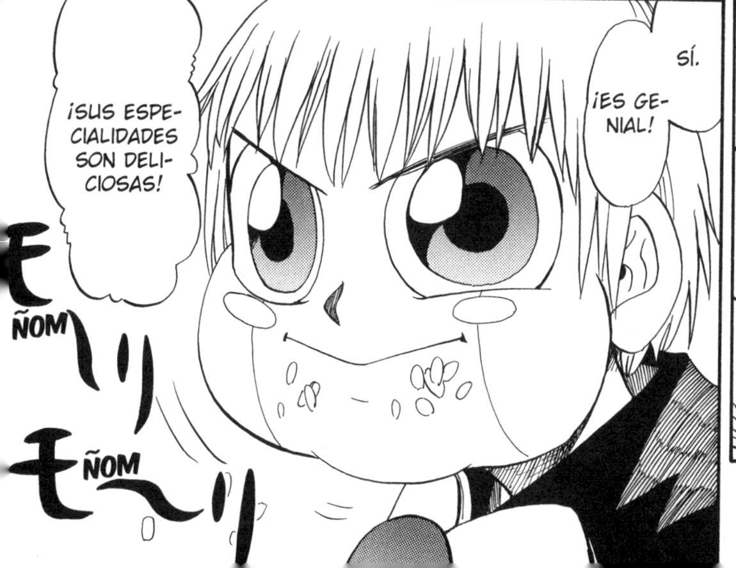

¿EN SERIO...?

¡ME ALEGRO MUCHO!

¿TE SIENTES MEJOR?
¡SÍ, AHORA ME SIENTO GENIAL!

¡SEÑORA, ES USTED MUY BUENA! ¿HAY ALGO QUE PUEDA HACER PARA AGRADECÉRSELO?
JO, JO, AHORA ERES MÁS FUERTE.

ERES MUY AMABLE, PERO NO CREO QUE PUEDAS AYUDARME CON LO QUE HE VENIDO A HACER. BUSCO A UNA PERSONA A LA QUE NO CONOCERÁS.
¡PERFECTO, ENTONCES! ¡VAMOS A BUSCARLO JUNTOS! ¡ASÍ LE DEVOLVERÉ EL FAVOR!

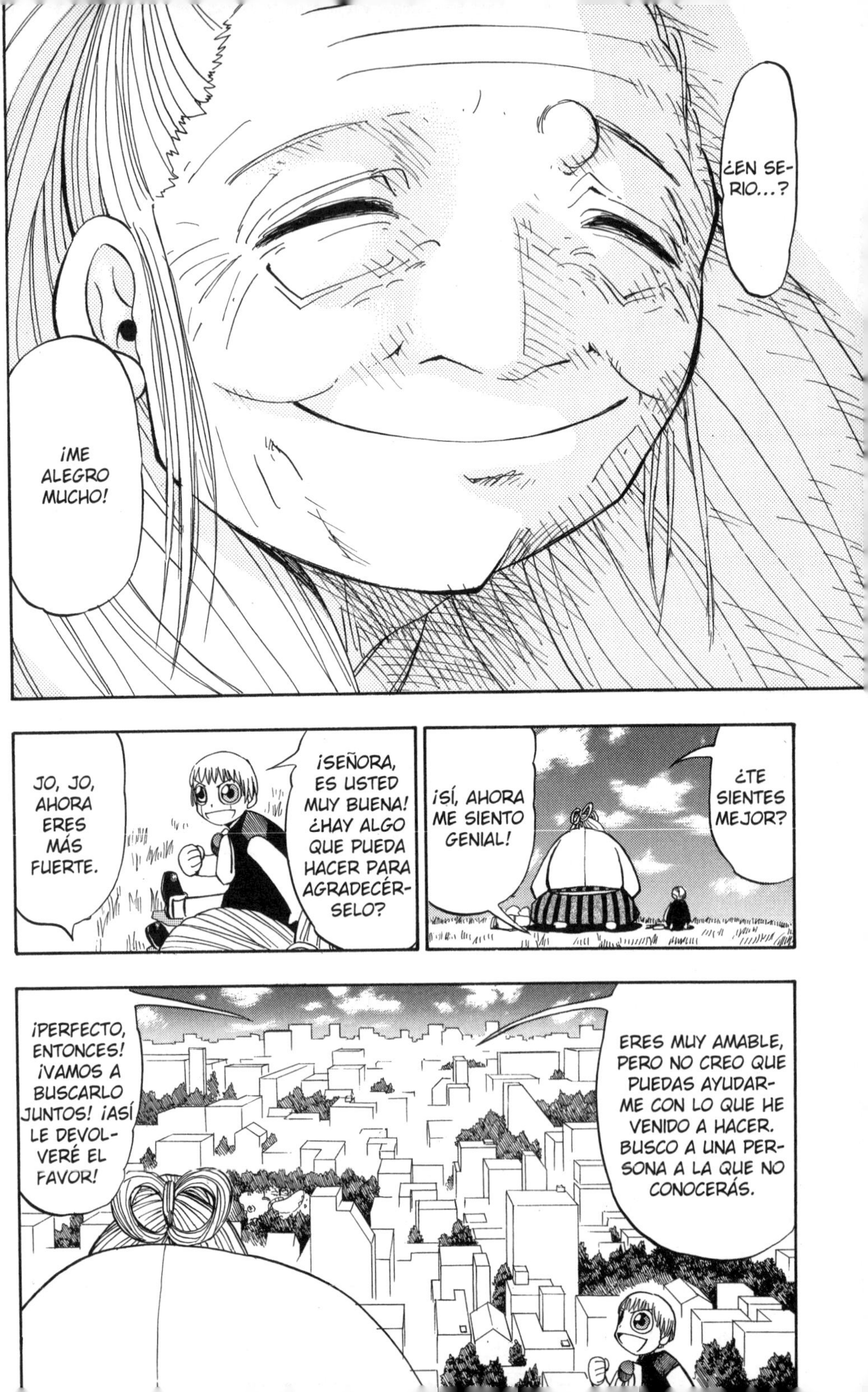

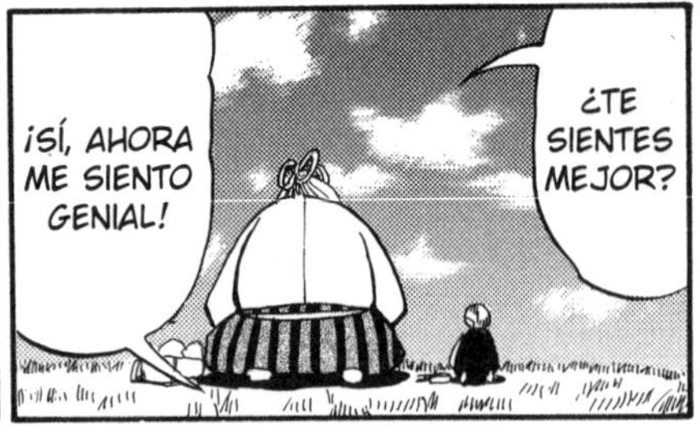

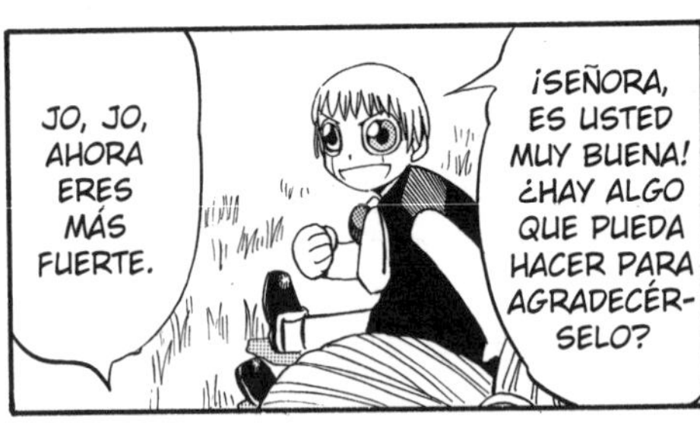

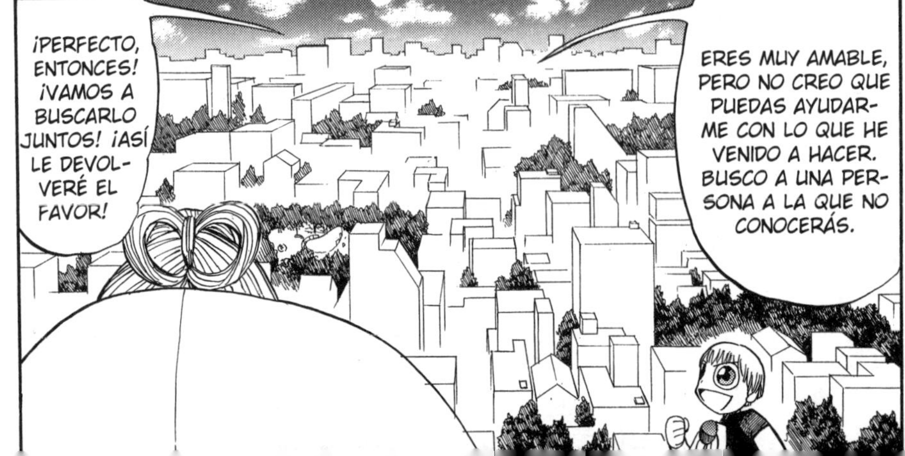

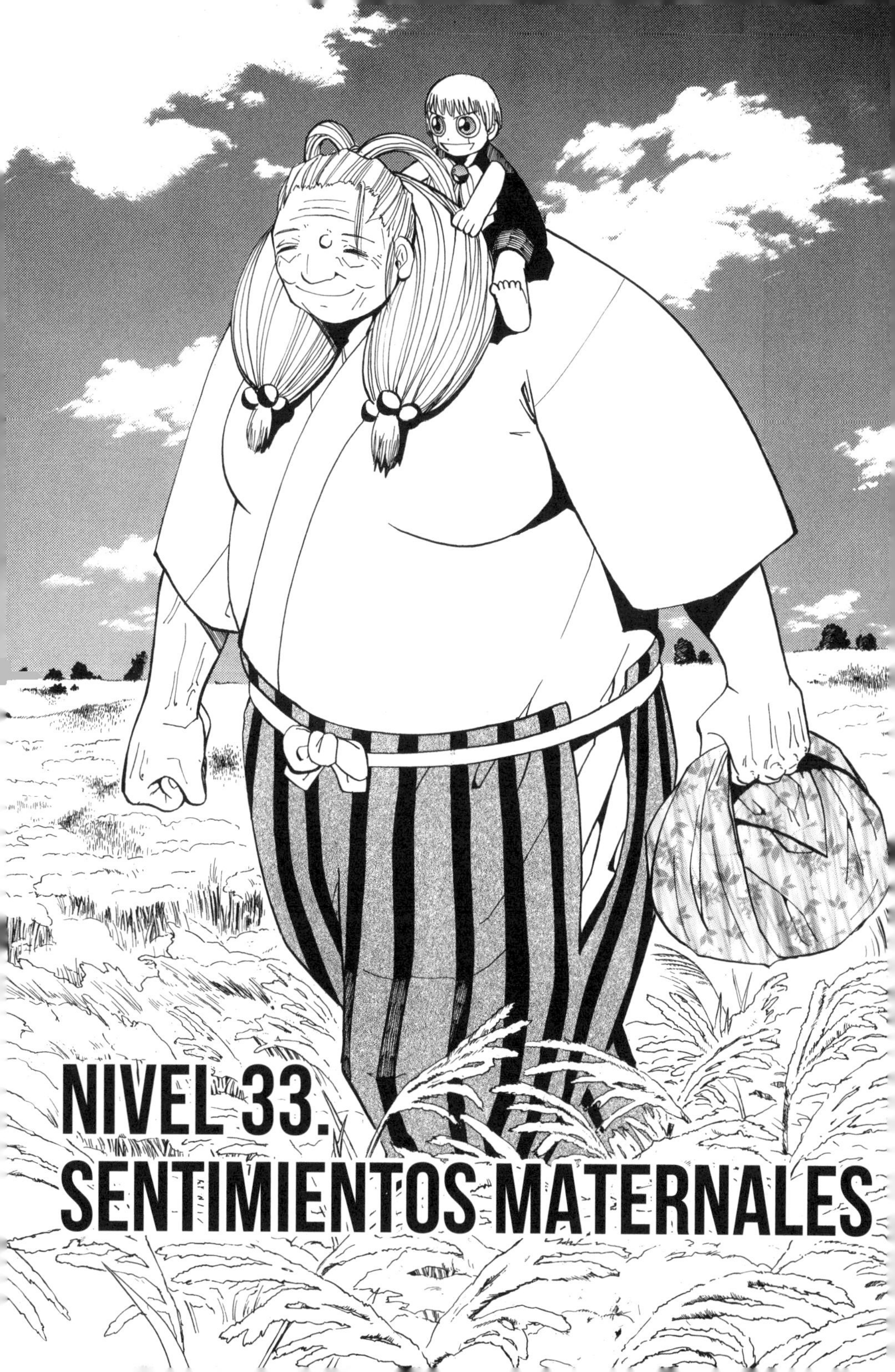
NIVEL 33.
SENTIMIENTOS MATERNALES

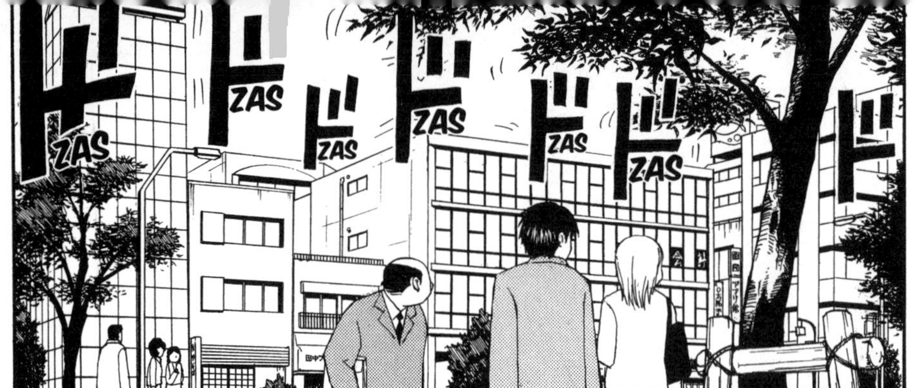

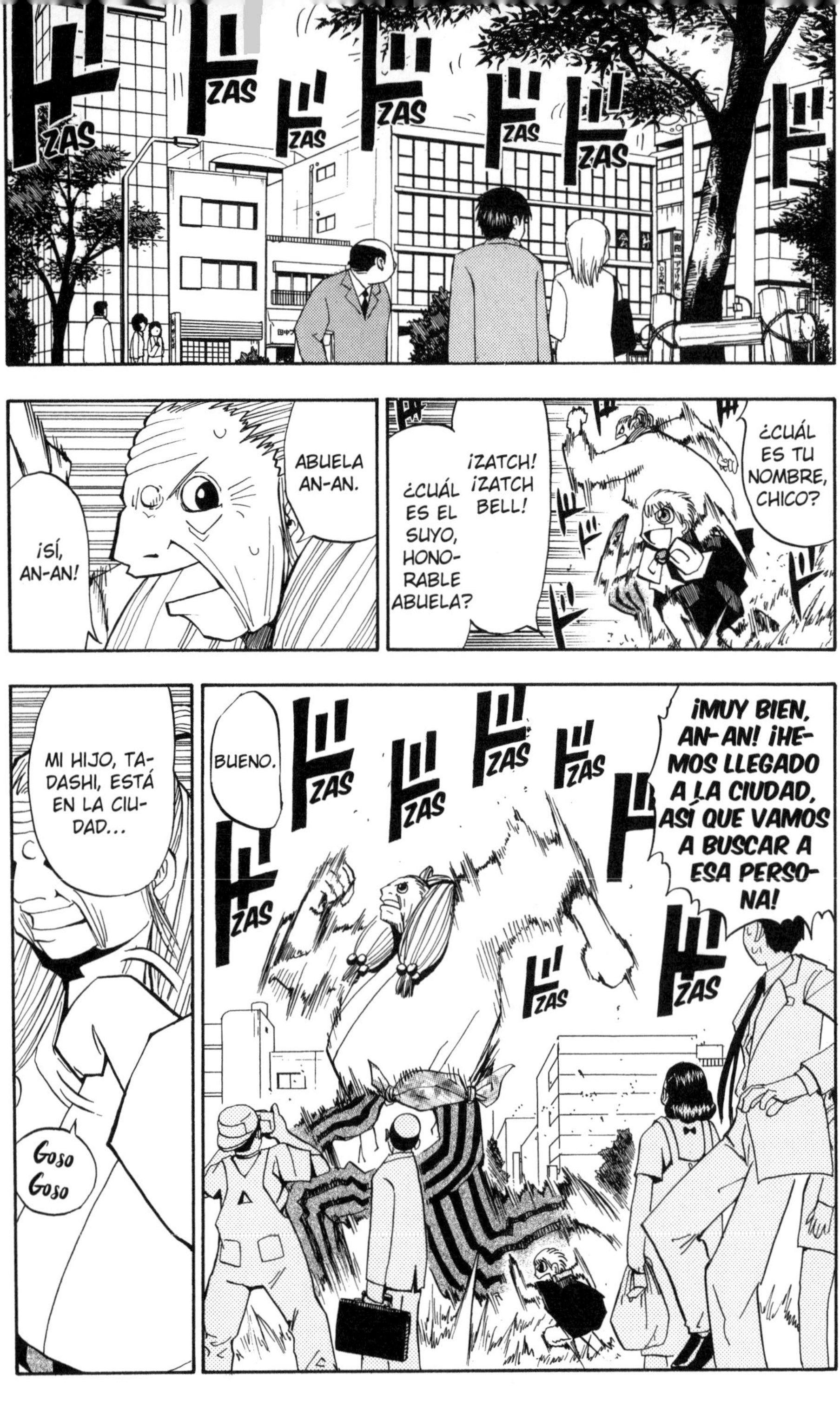

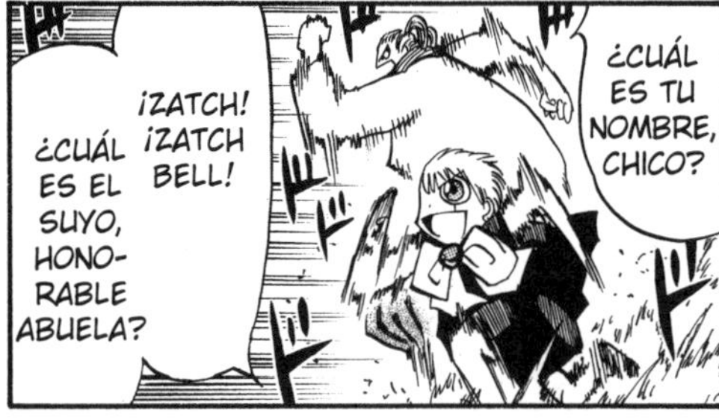

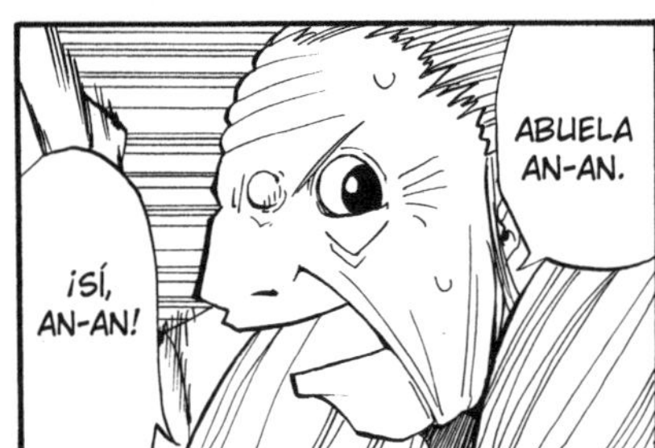

¡MUY BIEN, AN-AN! ¡HEMOS LLEGADO A LA CIUDAD, ASÍ QUE VAMOS A BUSCAR A ESA PERSONA!

ZAS ZAS ZAS ZAS ZAS ZAS

BUENO.

MI HIJO, TADASHI, ESTÁ EN LA CIUDAD...

Goso Goso

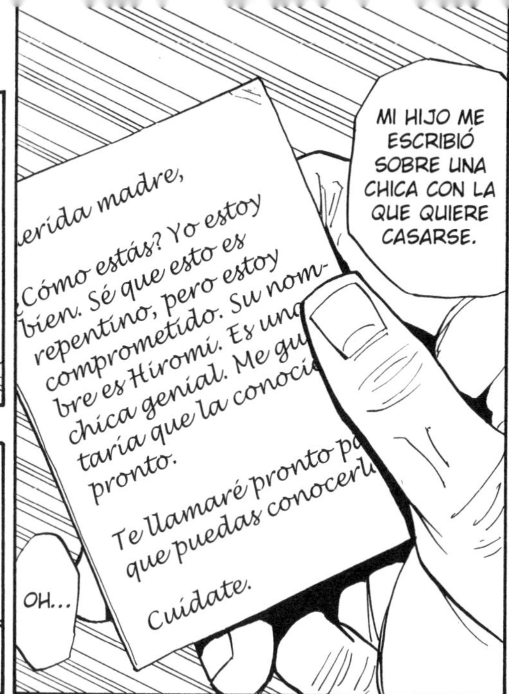
MI HIJO ME ESCRIBIÓ SOBRE UNA CHICA CON LA QUE QUIERE CASARSE.
erida madre,
¿Cómo estás? Yo estoy
bien. Sé que esto es
repentino, pero estoy
comprometido. Su nom-
bre es Hiromi. Es una
chica genial. Me gu
taría que la conoci
pronto.
Te llamaré pronto pa
que puedas conocerl
Cuídate.
OH...

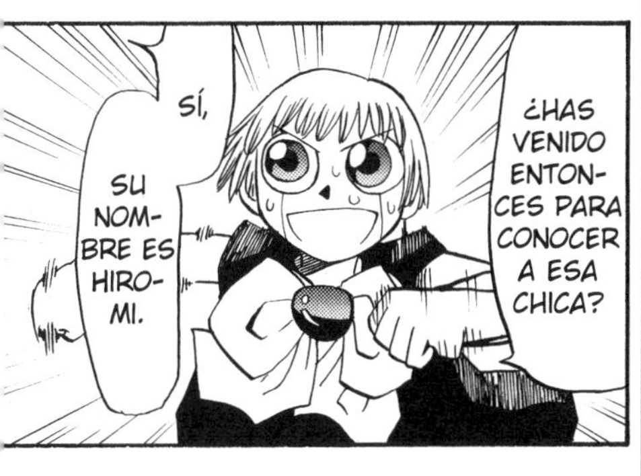
¿HAS VENIDO ENTONCES PARA CONOCER A ESA CHICA?
SÍ,
SU NOMBRE ES HIROMI.

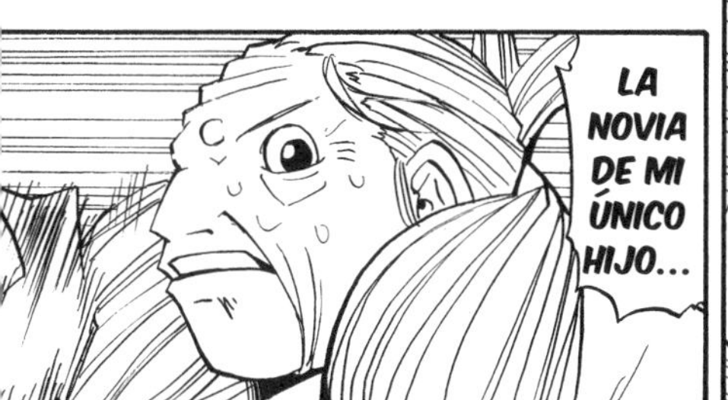
LA NOVIA DE MI ÚNICO HIJO...

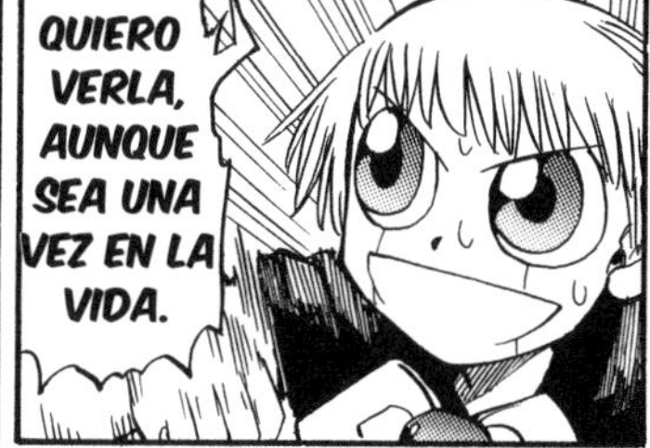
QUIERO VERLA, AUNQUE SEA UNA VEZ EN LA VIDA.

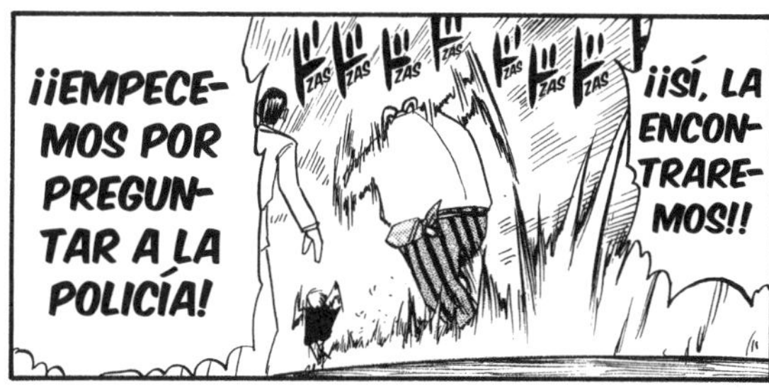
¡¡SÍ, LA ENCONTRAREMOS!!
¡¡EMPECEMOS POR PREGUNTAR A LA POLICÍA!

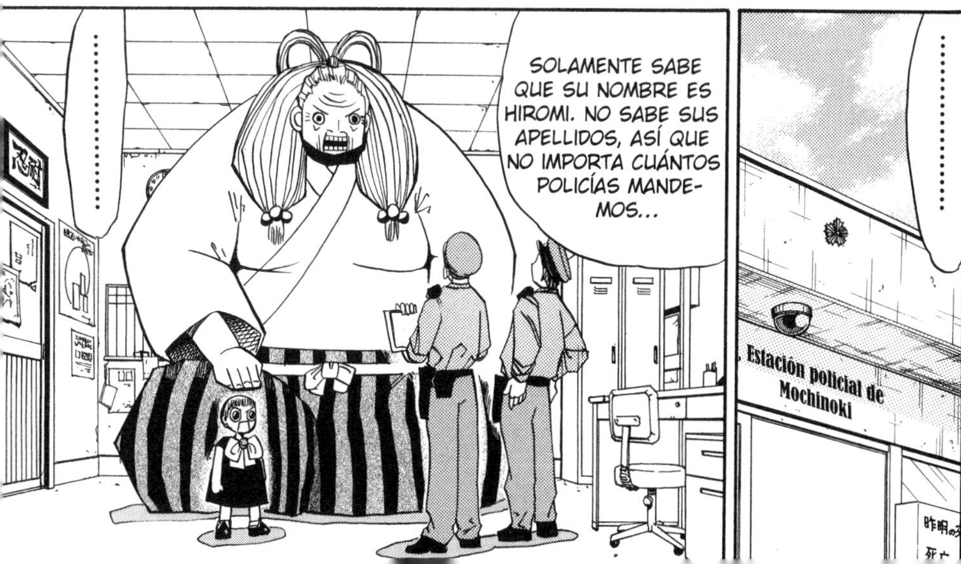
......
Estación policial de Mochinoki
SOLAMENTE SABE QUE SU NOMBRE ES HIROMI. NO SABE SUS APELLIDOS, ASÍ QUE NO IMPORTA CUÁNTOS POLICÍAS MANDEMOS...
......

HEMOS FRACASADO...
SÍ...

!

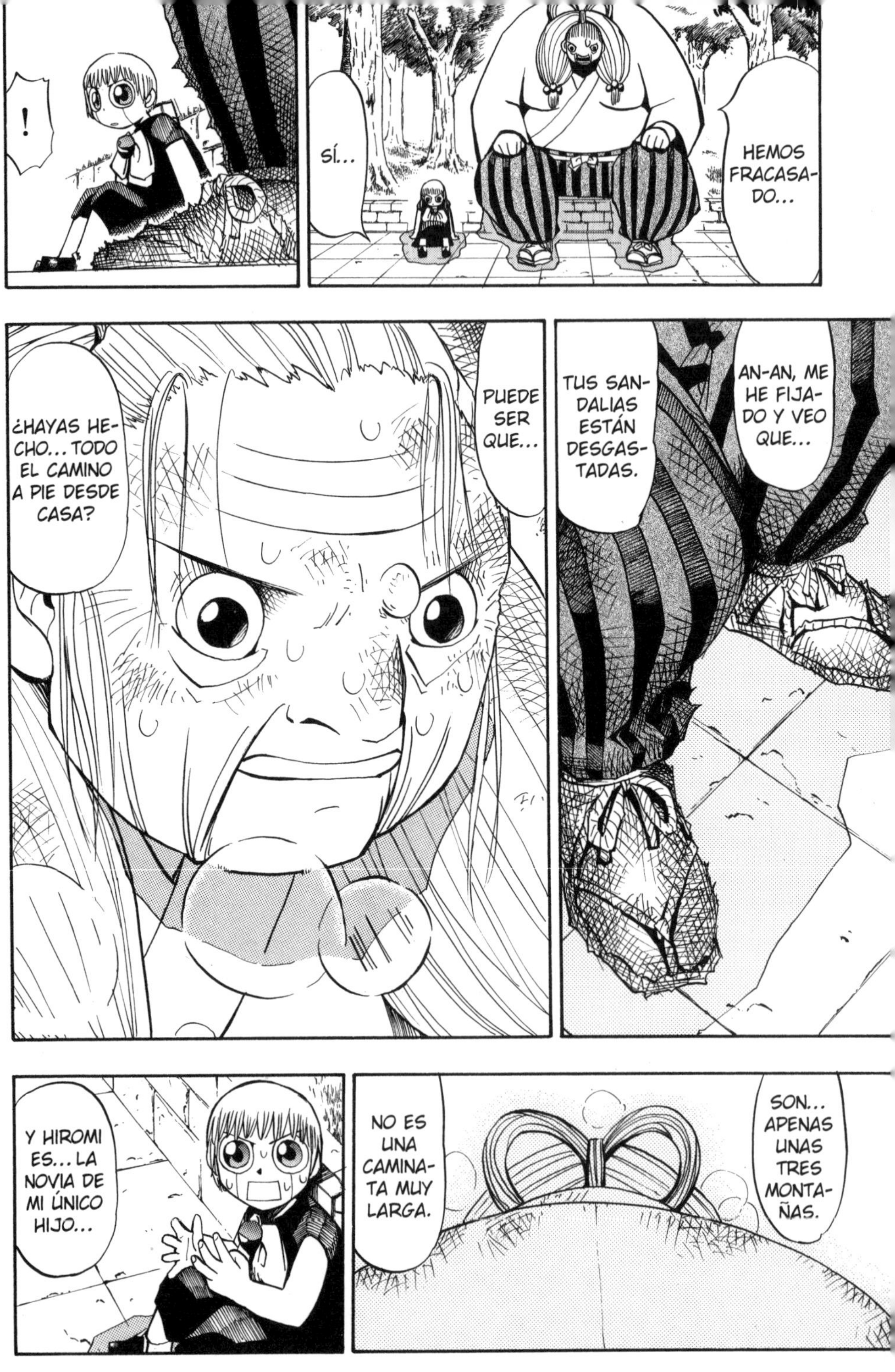

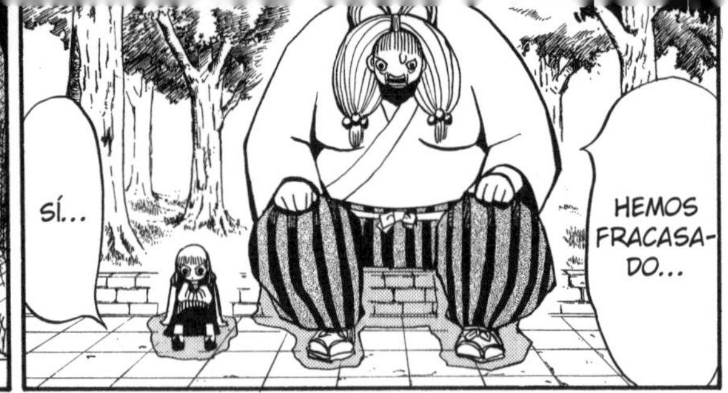

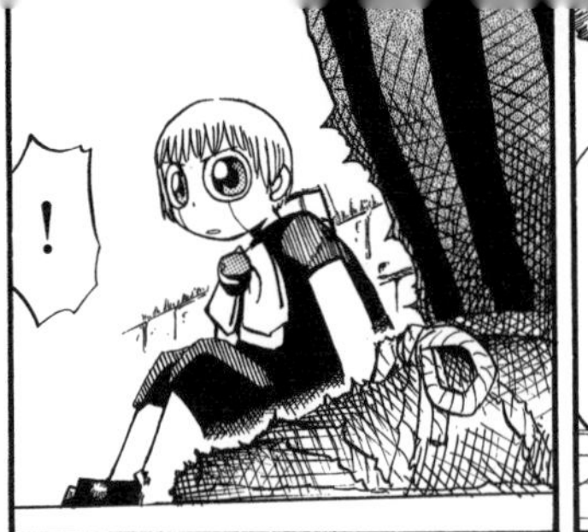

AN-AN, ME HE FIJADO Y VEO QUE...
TUS SANDALIAS ESTÁN DESGASTADAS.
PUEDE SER QUE...
¿HAYAS HECHO... TODO EL CAMINO A PIE DESDE CASA?

SON... APENAS UNAS TRES MONTAÑAS.
NO ES UNA CAMINATA MUY LARGA.
Y HIROMI ES... LA NOVIA DE MI ÚNICO HIJO...

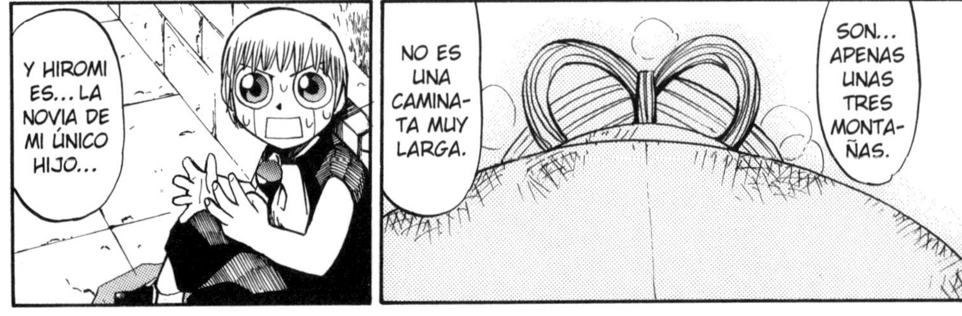

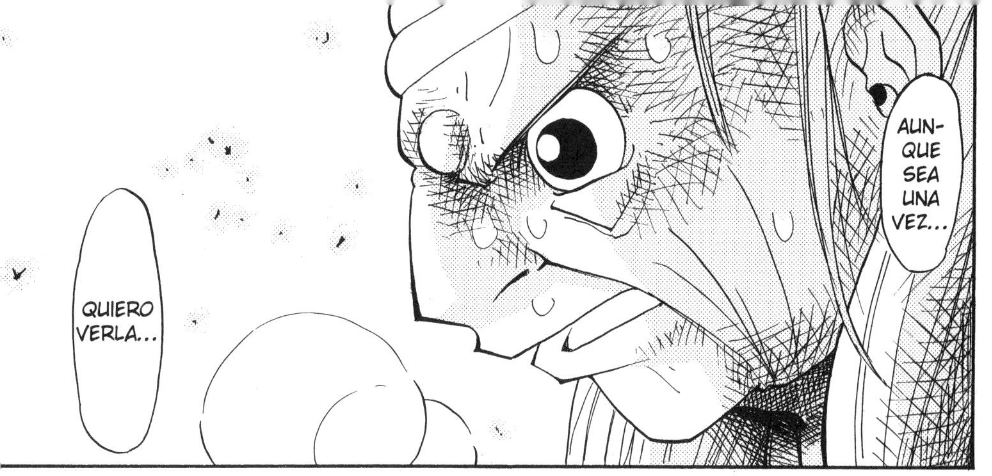
AUN-
QUE
SEA
UNA
VEZ...
QUIERO
VERLA...

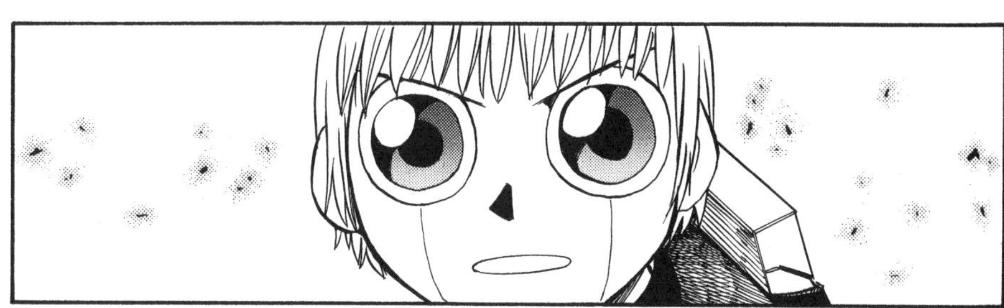

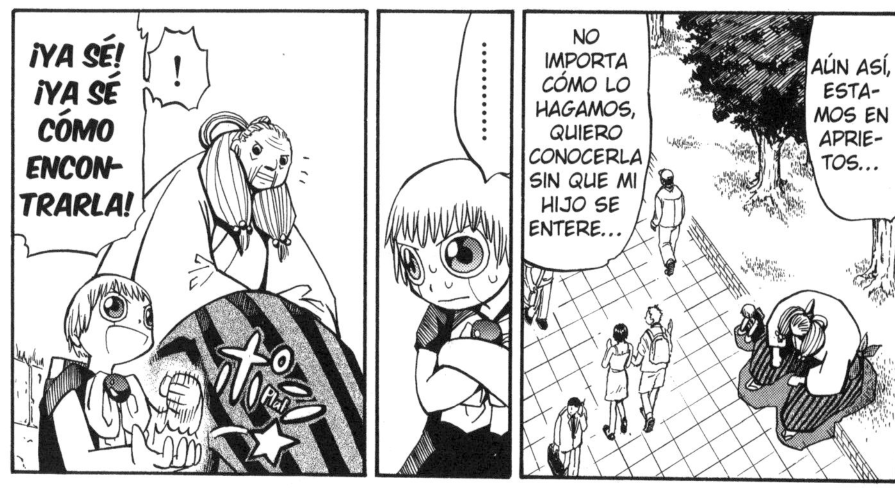
AÚN ASÍ, ESTAMOS EN APRIETOS...
NO IMPORTA CÓMO LO HAGAMOS, QUIERO CONOCERLA SIN QUE MI HIJO SE ENTERE...
....
!
¡YA SÉ! ¡YA SÉ CÓMO ENCONTRARLA!
Plaf

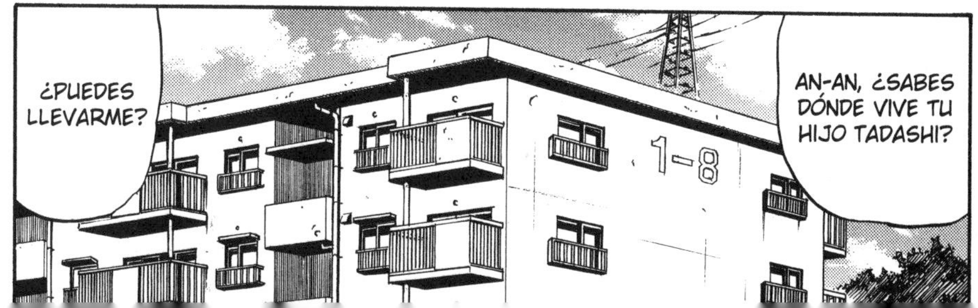
AN-AN, ¿SABES DÓNDE VIVE TU HIJO TADASHI?
¿PUEDES LLEVARME?
1-8

¡GENIAL!
¡¡ESO ES!!
CHICO, ¿PUEDES RECONOCER LA ESENCIA DE HIROMI?
SÍ, ¡EL PERFUME DE ESTA TOALLA ES DISTINTO AL DEL RESTO DE LA CASA!
snif, snif

ERES EXTRAORDINARIO, MUCHACHO. ¿CREES QUE CON ESO PUEDES ENCONTRAR A HIROMI?
¡SÍ!
CUANDO BUSCABA LA CASA DE KIYOMARO...
¡LA ENCONTRÉ SIGUIENDO SU OLOR!
snif, snif

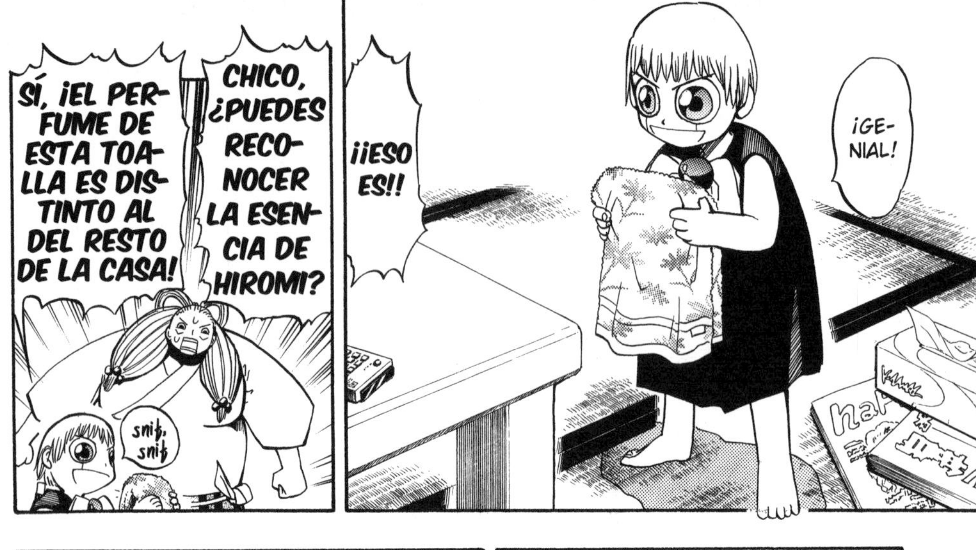

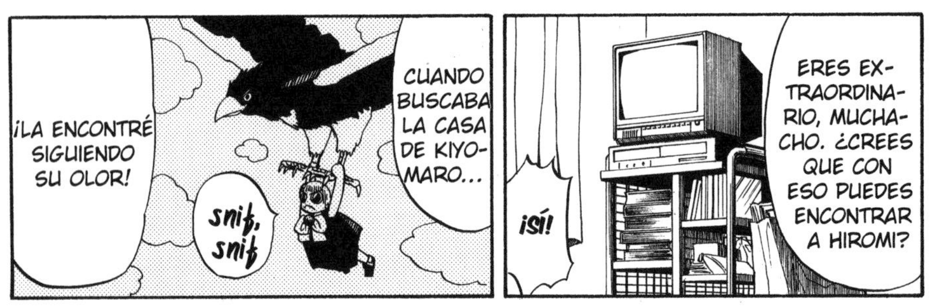

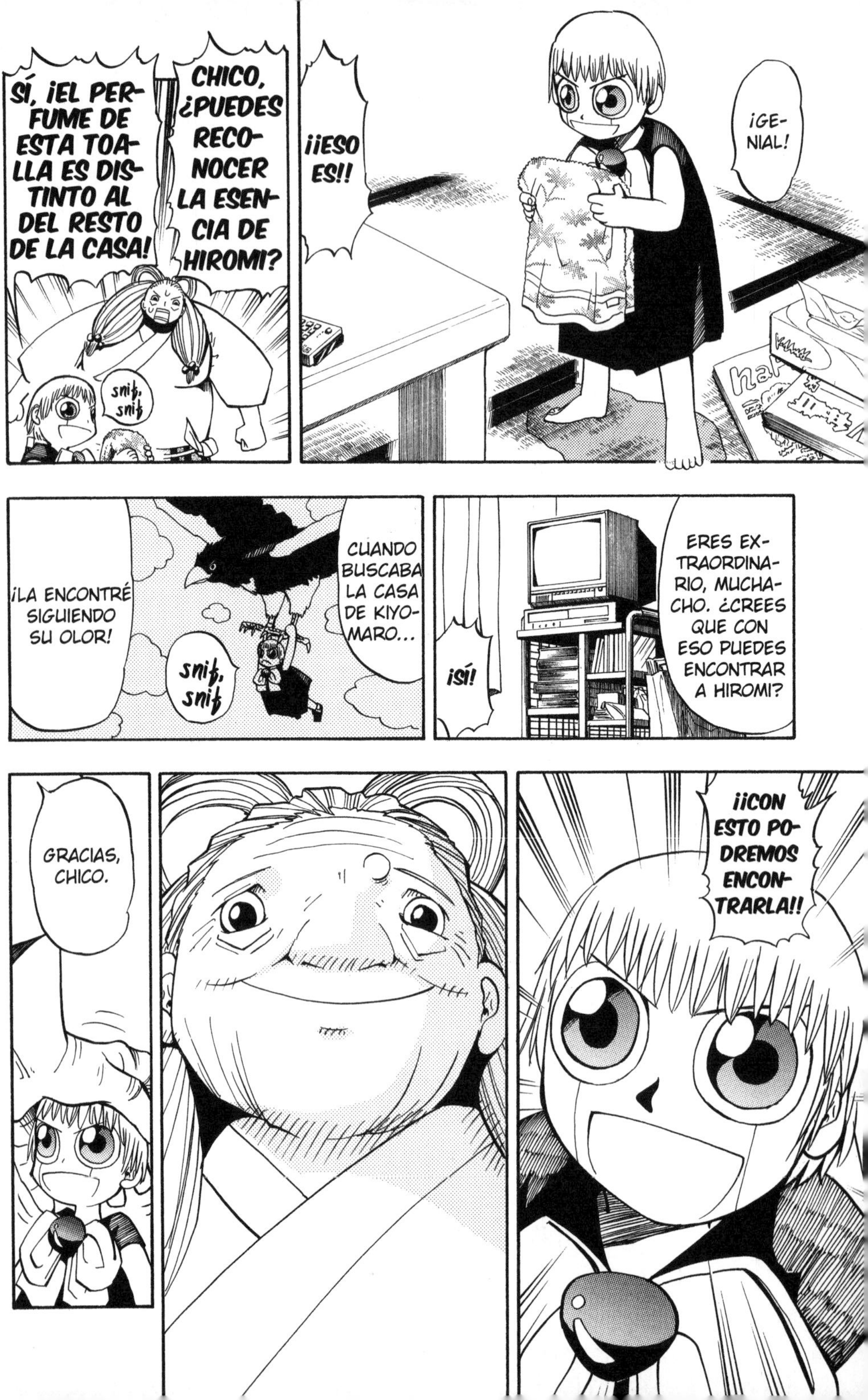

¡¡CON ESTO PODREMOS ENCONTRARLA!!

GRACIAS, CHICO.

AN-AN, ¿QUÉ HARÁS CUANDO ENCUENTRES A HIROMI?
BUENO...
TADASHI YA ES ADULTO.
HASTA AHORA, POR DURO QUE FUERA, LO HE AGUANTADO TODO POR EL BIEN DE MI HIJO.

VIVIENDO POR SU CUENTA, Y SOPORTANDO TANTAS TORMENTAS, SE HA CONVERTIDO EN TODO UN HOMBRE.
BUENO, CON ESTO, CREO QUE MI HIJO ESTÁ DANDO TODO DE SÍ MISMO...

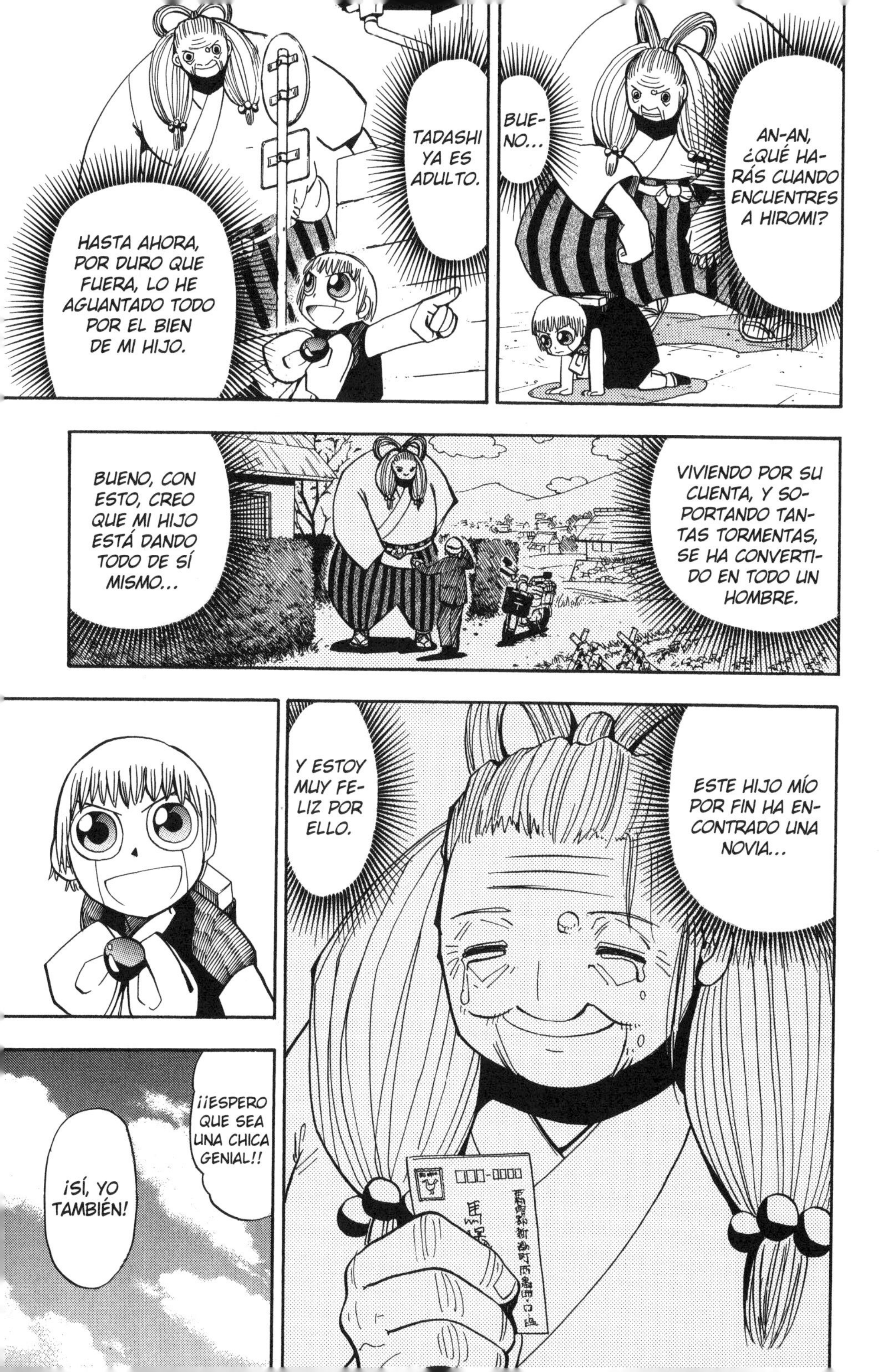

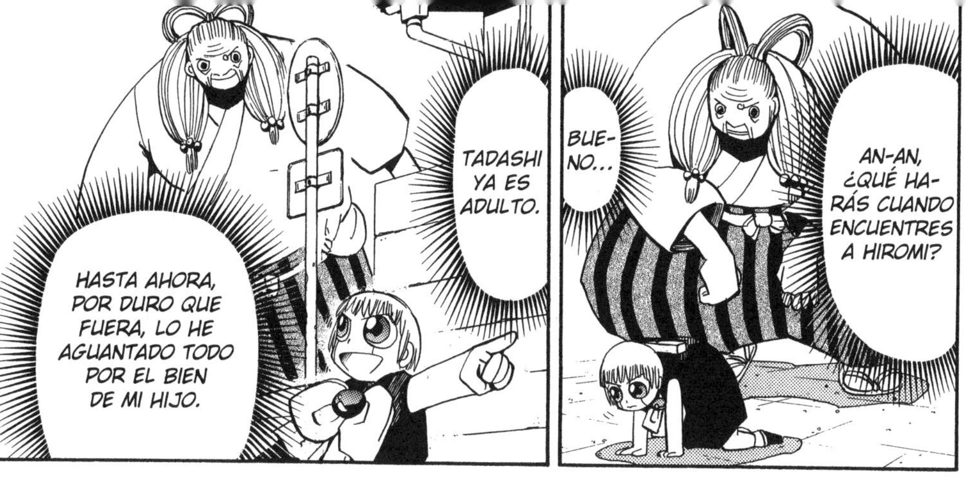

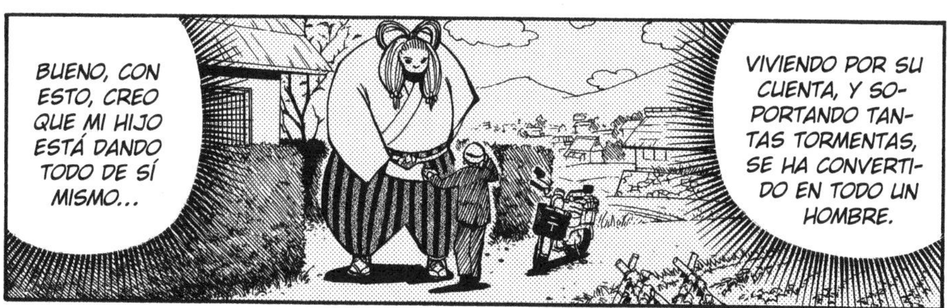

ESTE HIJO MÍO POR FIN HA ENCONTRADO UNA NOVIA...

Y ESTOY MUY FELIZ POR ELLO.

¡¡ESPERO QUE SEA UNA CHICA GENIAL!!

¡SÍ, YO TAMBIÉN!

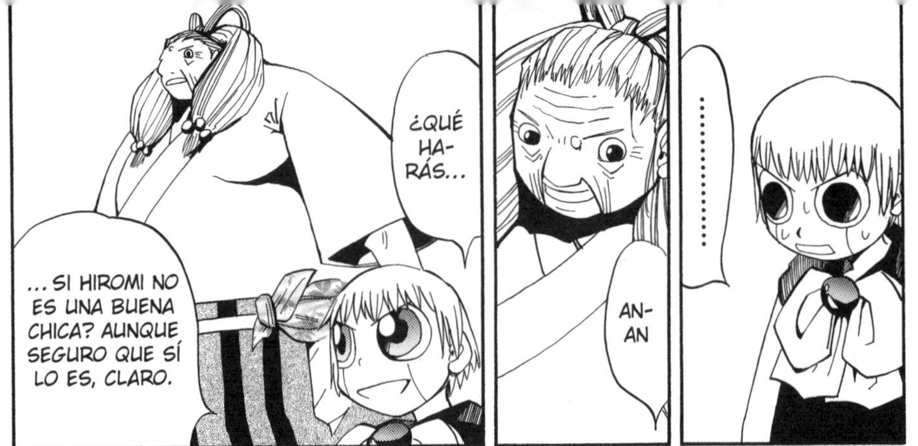

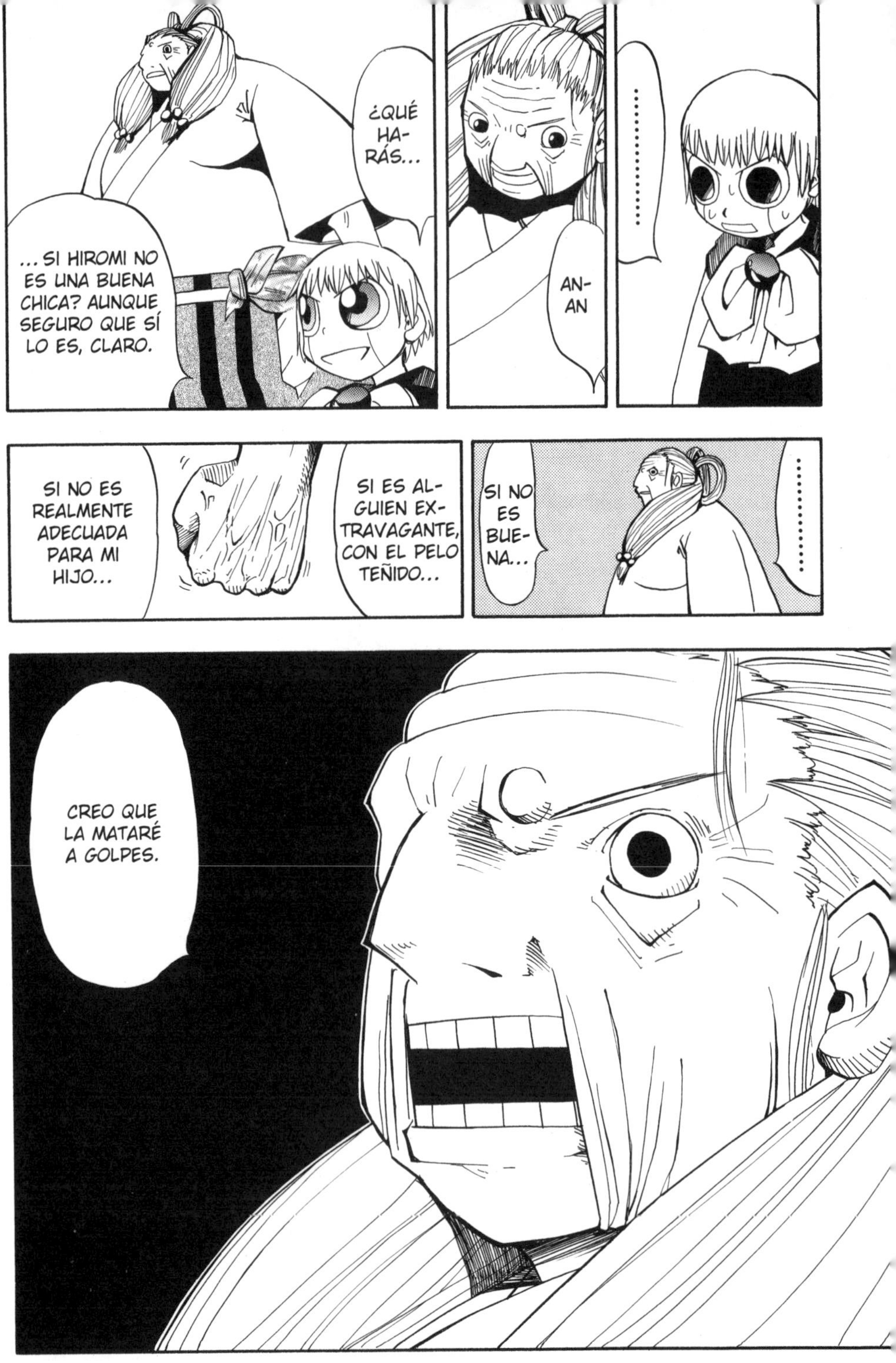

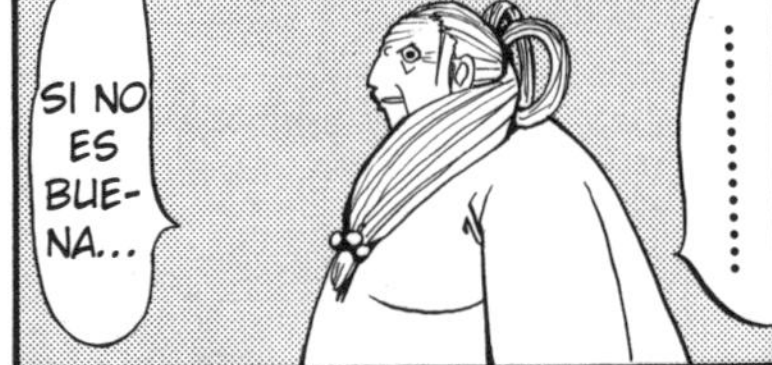

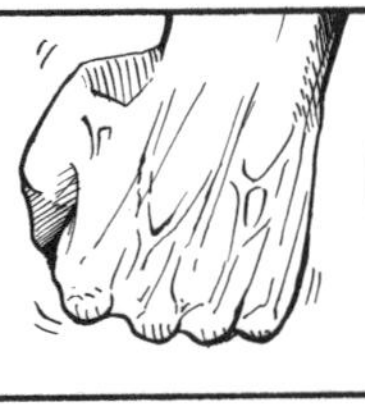

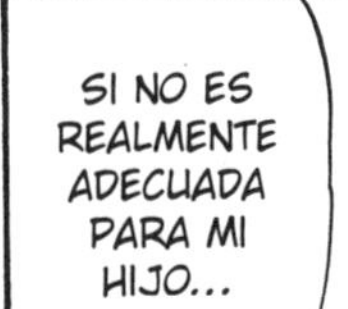

CREO QUE LA MATARÉ A GOLPES.

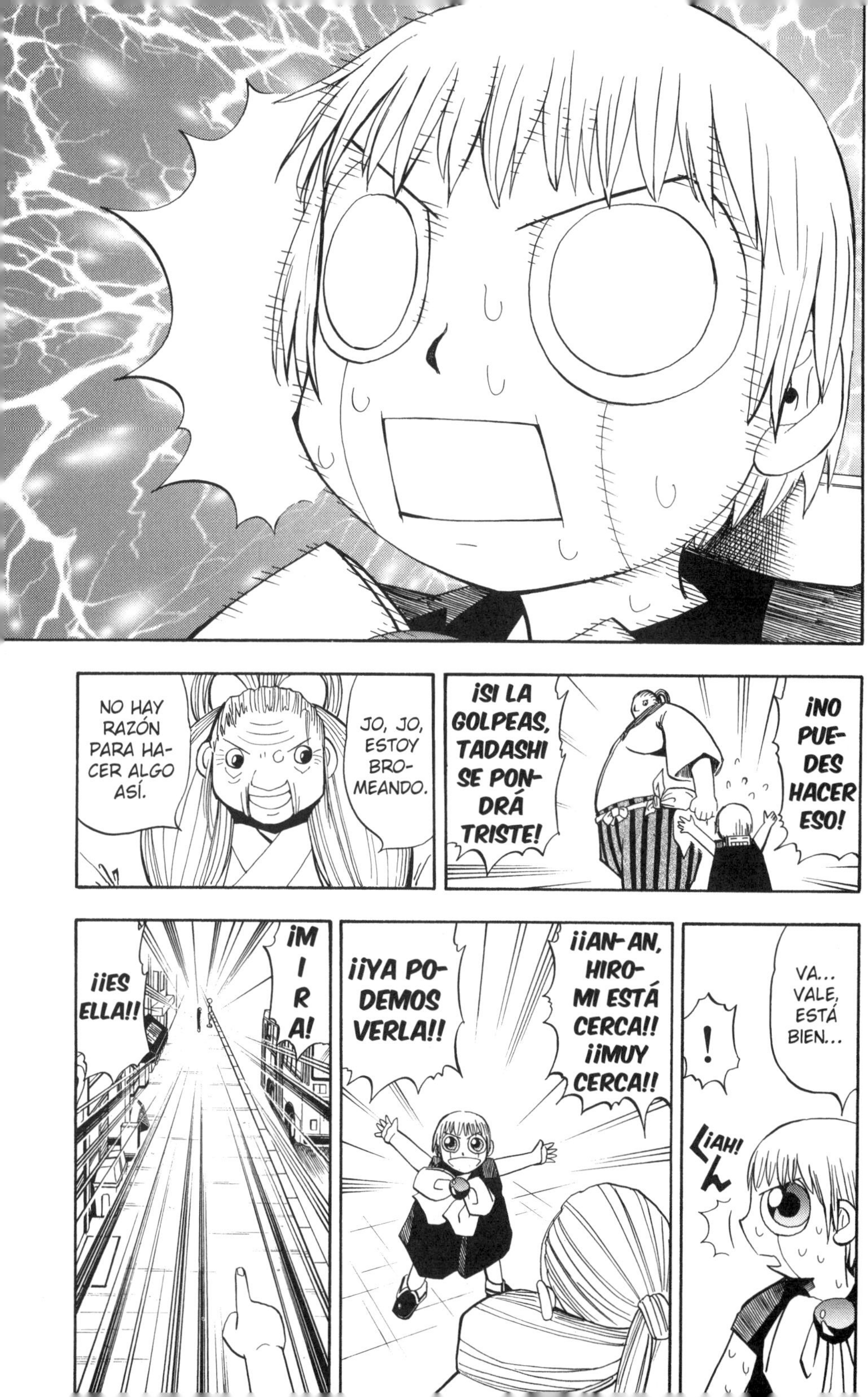

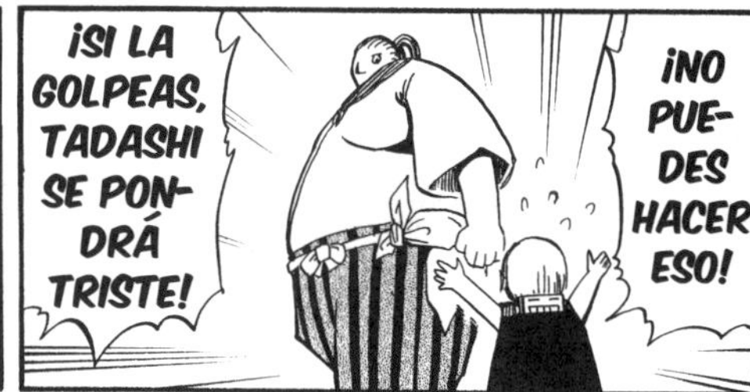
¡NO PUEDES HACER ESO!
¡SI LA GOLPEAS, TADASHI SE PONDRÁ TRISTE!

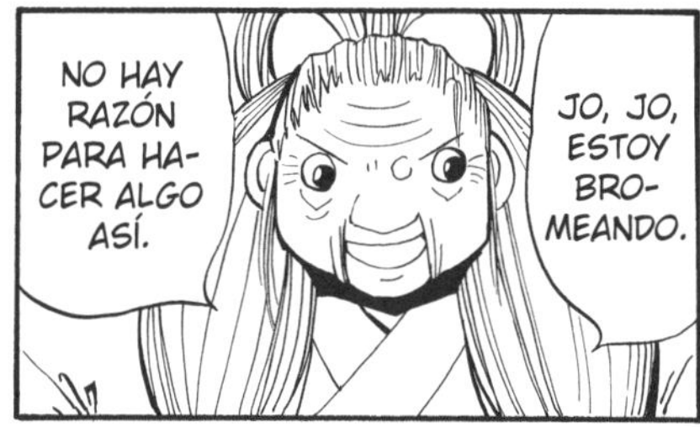
JO, JO, ESTOY BROMEANDO.
NO HAY RAZÓN PARA HACER ALGO ASÍ.

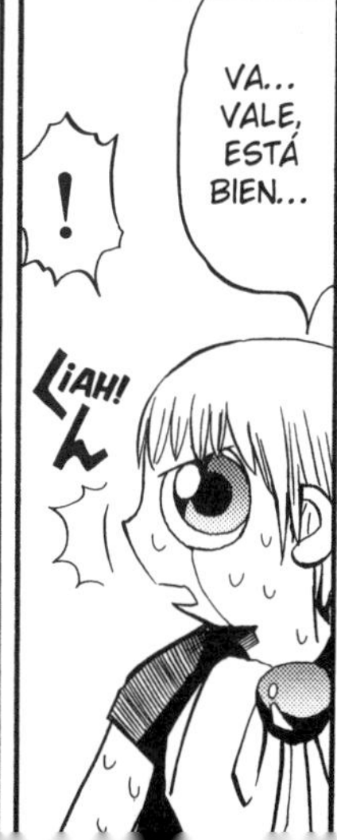
VA... VALE, ESTÁ BIEN...
!
¡AH!

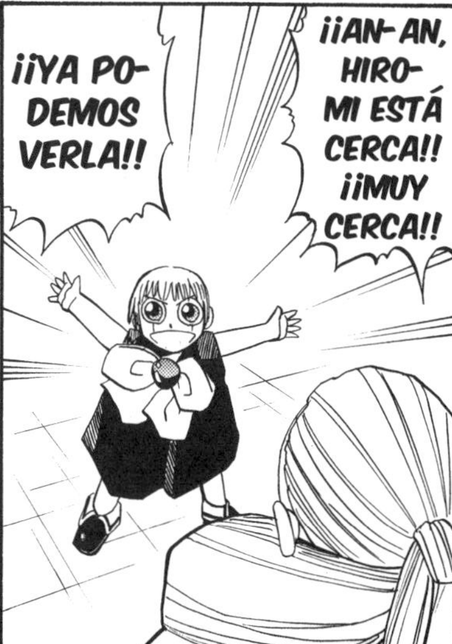
¡¡AN-AN, HIROMI ESTÁ CERCA!! ¡¡MUY CERCA!!
¡¡YA PODEMOS VERLA!!

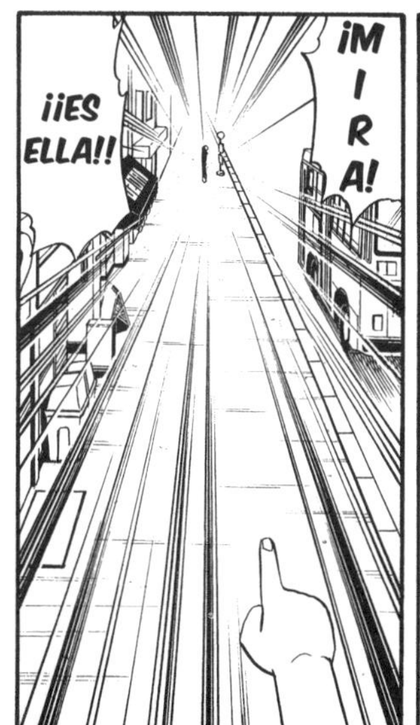
¡MIRA!
¡¡ES ELLA!!

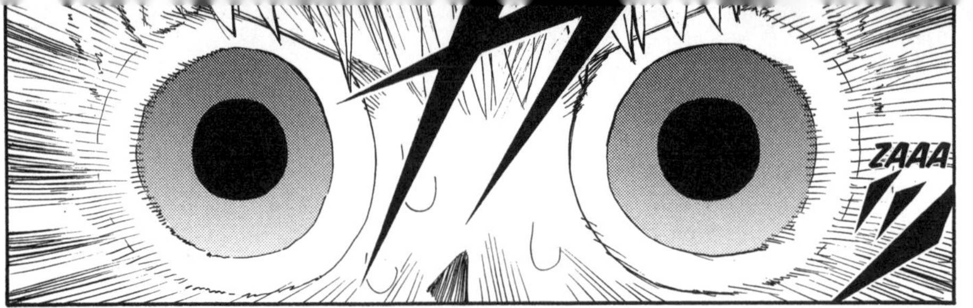

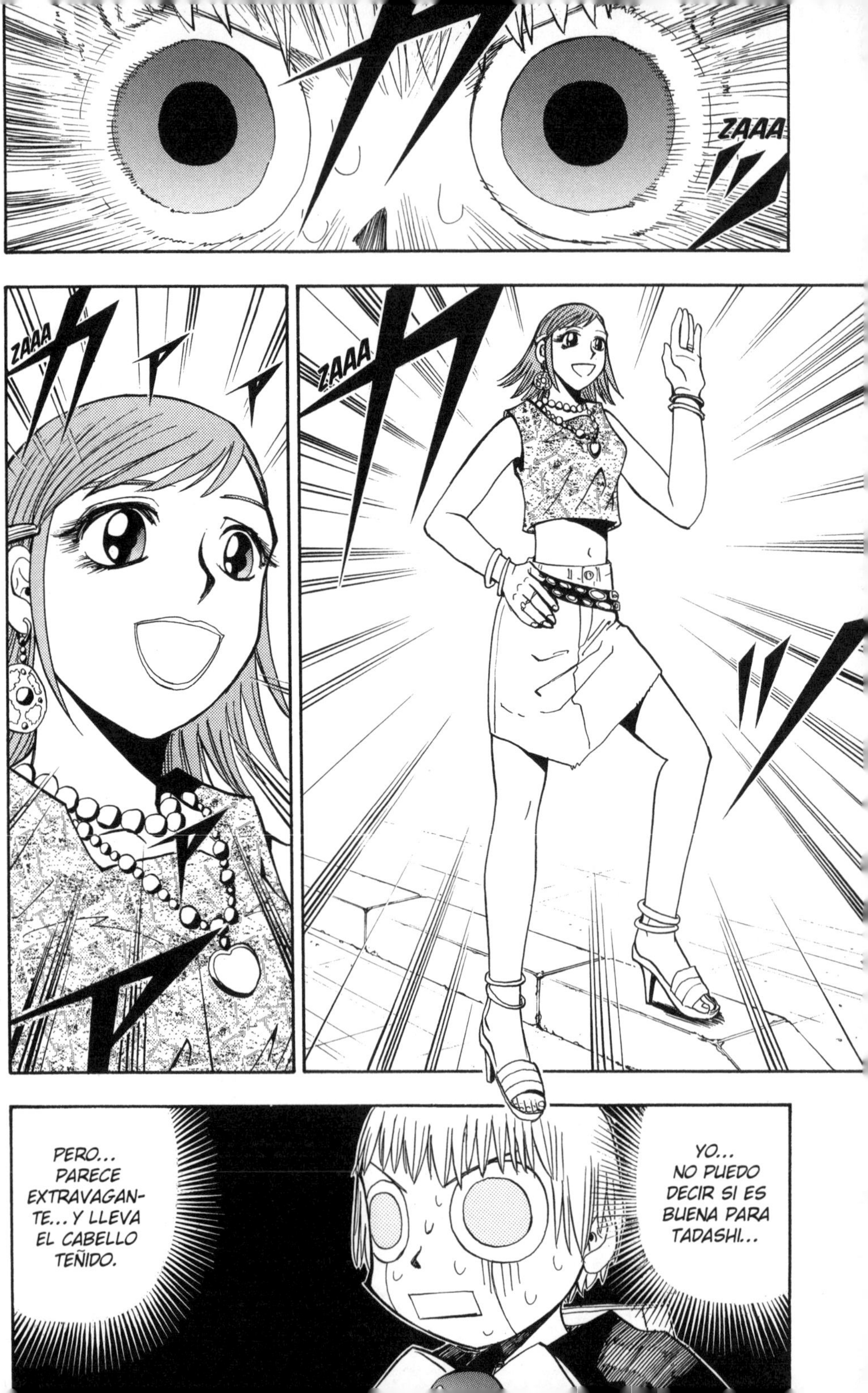

ZAAA

ZAAA

YO... NO PUEDO DECIR SI ES BUENA PARA TADASHI...

PERO... PARECE EXTRAVAGAN-TE... Y LLEVA EL CABELLO TEÑIDO.

チラ Mmm...

ビクゥ Ugh

¡¡UAAAAAAAAA!!

CÁLMATE, AN-AN.
CÁL-MA-TE...
SÍ, ESTÁ COGIEN-DO EL BUS.
¡ESO ES, HUYE, RÁPIDO!

¡¡¡AAAAAAAAAAAH!!!
ズーン FAS
ズーン FAS
ズーン FAS
¡¡NOOOOOO!!

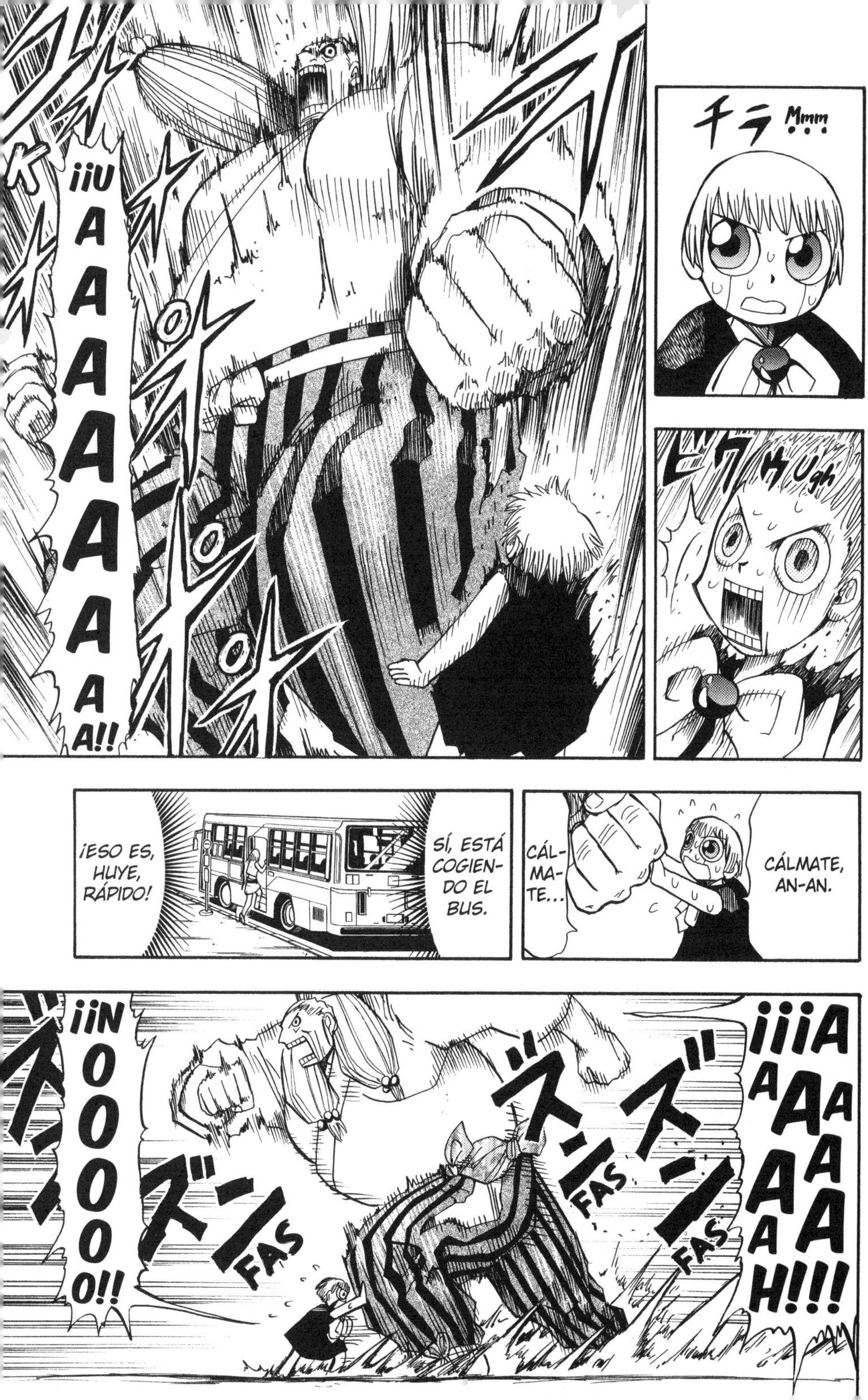

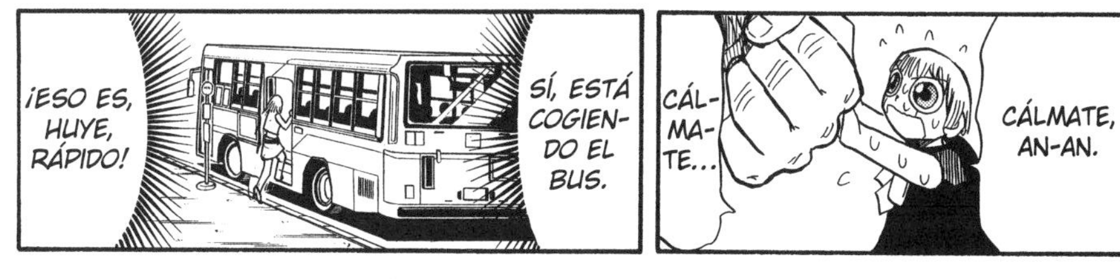

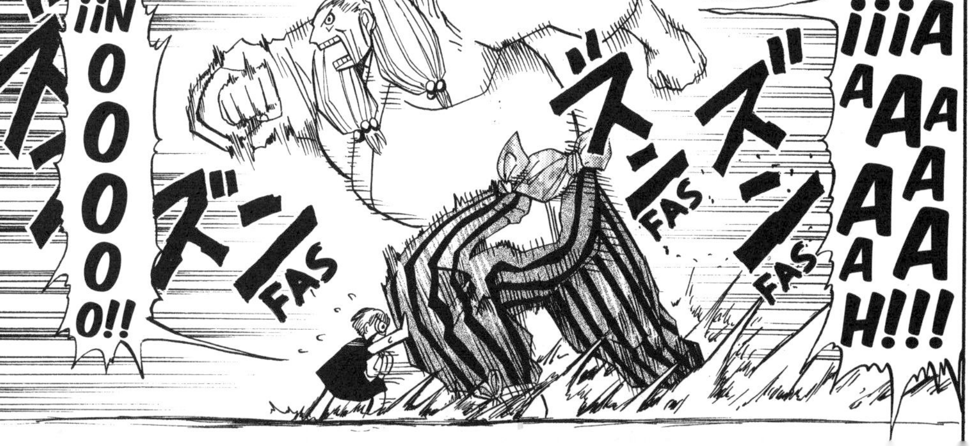

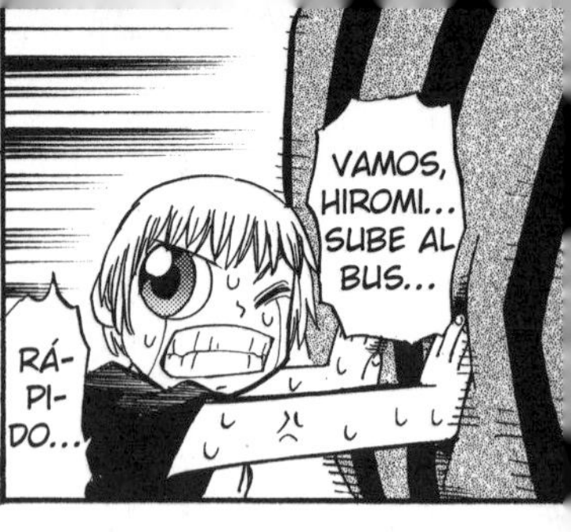
VAMOS, HIROMI... SUBE AL BUS...
RÁ-PI-DO...

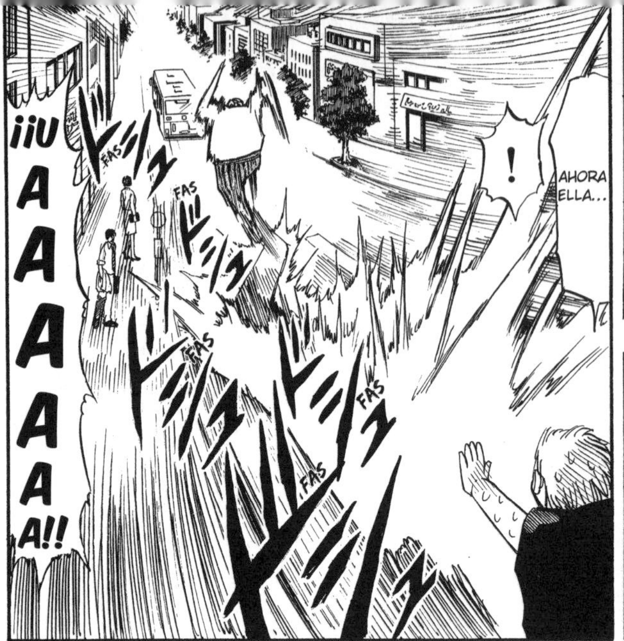
AHORA ELLA...
!
FAS
FAS
FAS
FAS
FAS
¡¡UAAAAAAAAA!!

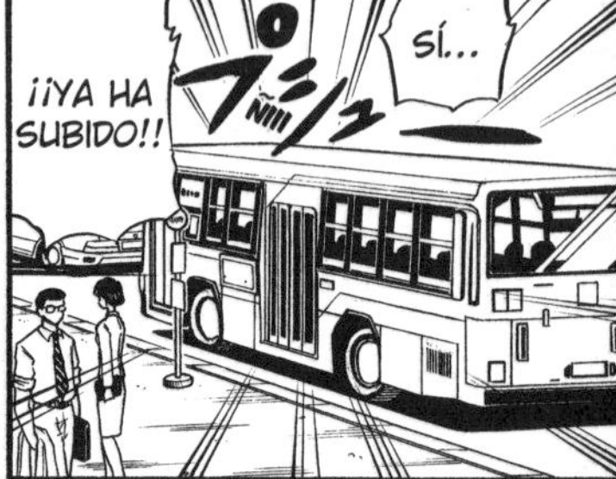
SÍ...
¡¡YA HA SUBIDO!!
ÑIII

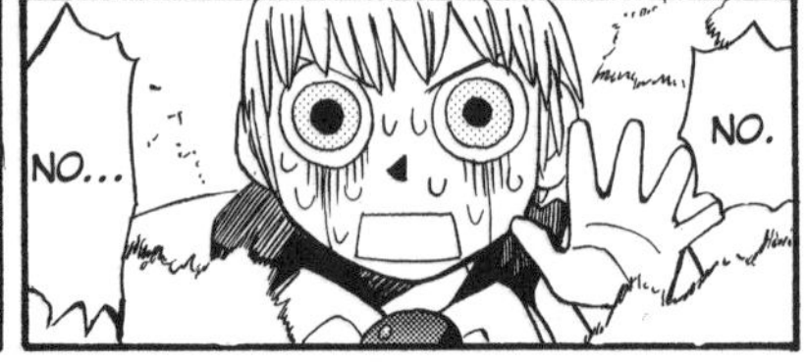
NO.
NO...

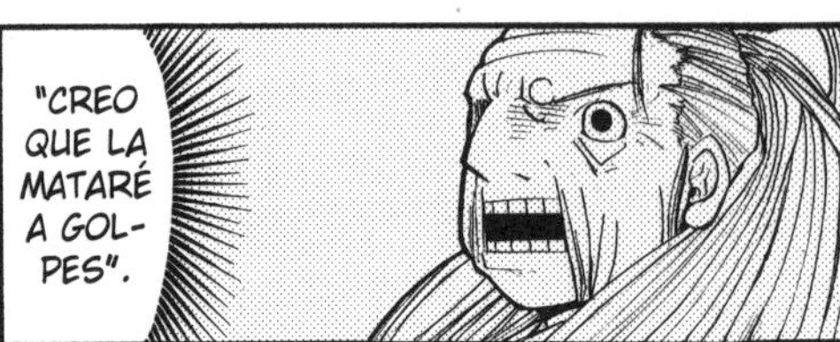
"CREO QUE LA MATARÉ A GOL-PES".

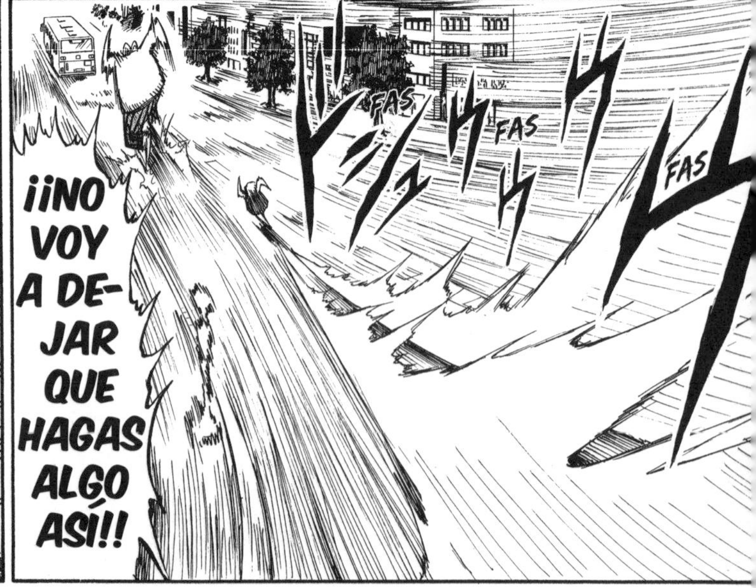
FAS
FAS
FAS
¡¡NO VOY A DE-JAR QUE HAGAS ALGO ASÍ!!

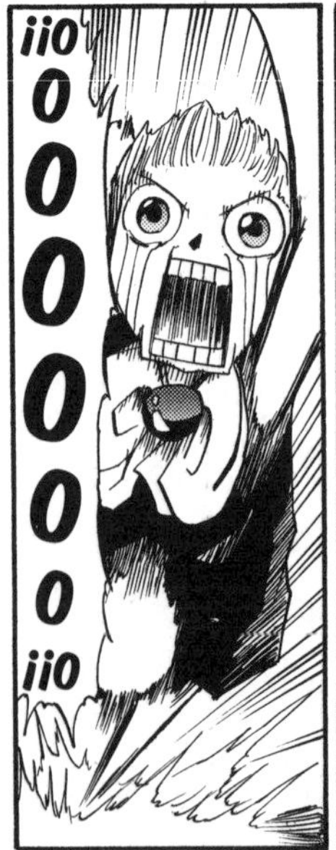
¡¡OOOOOOOOOO!!

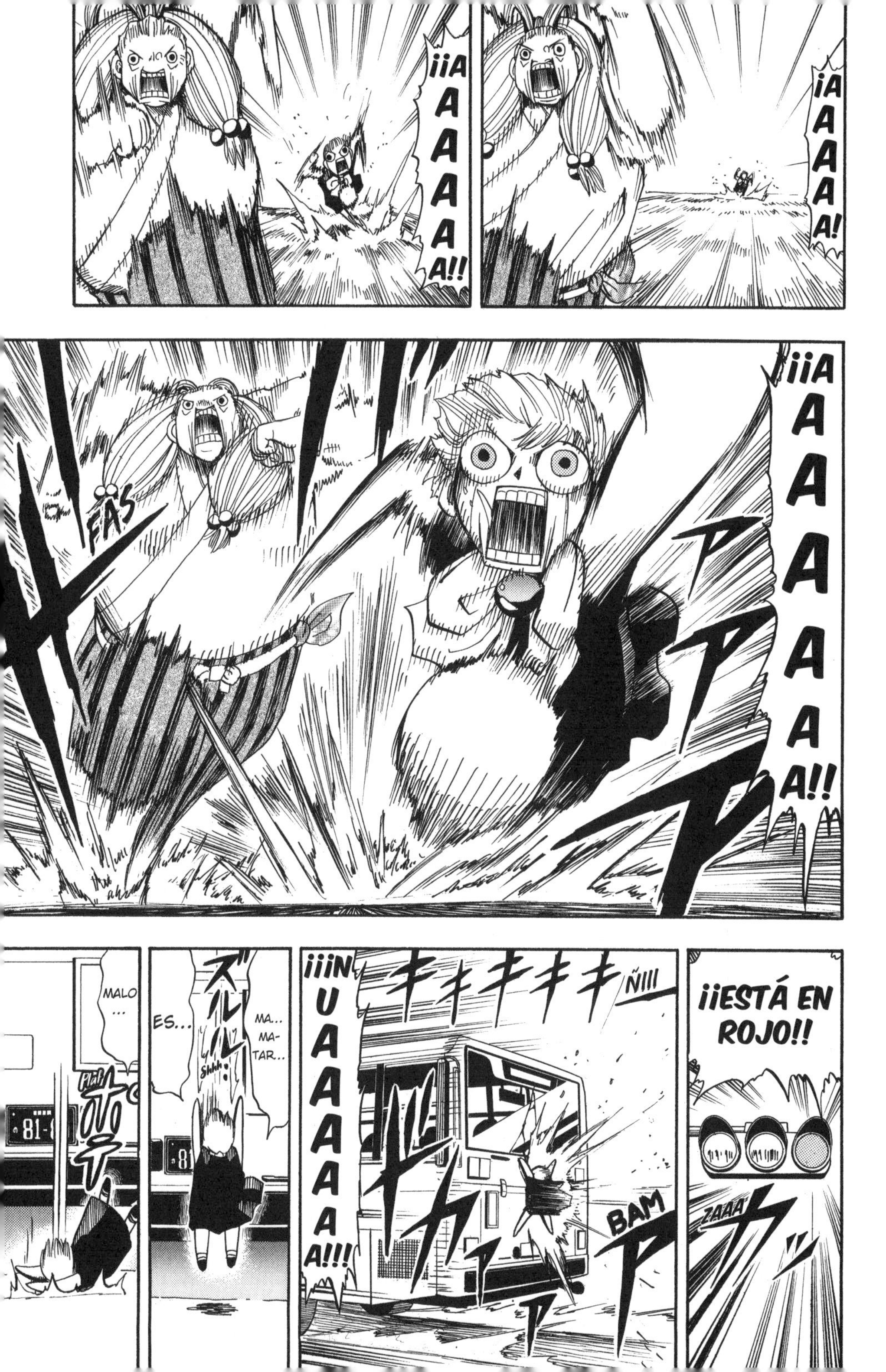

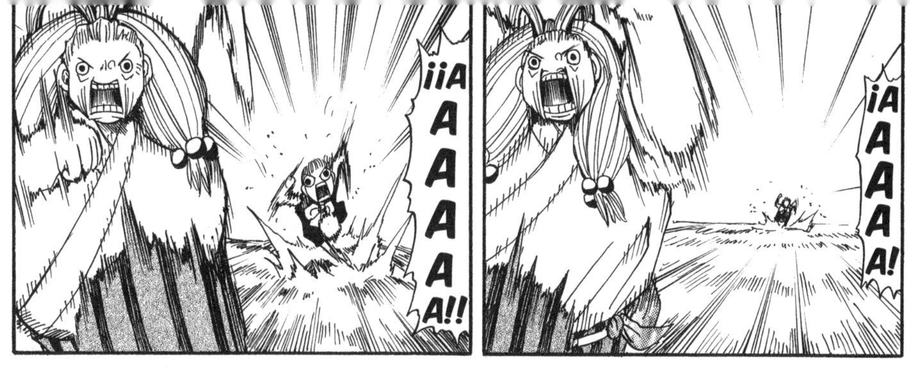

¡¡AAAAAAAA!!
FAS

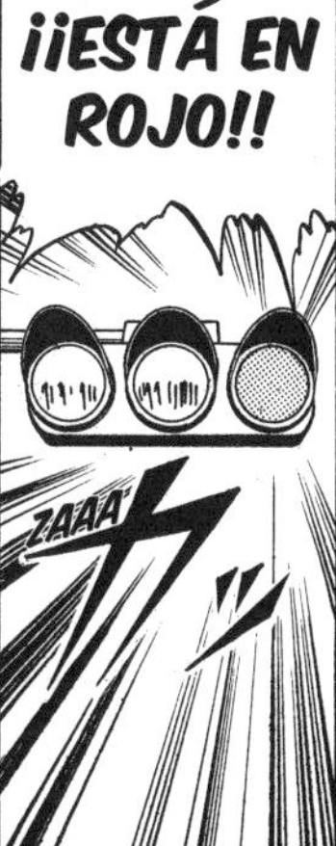

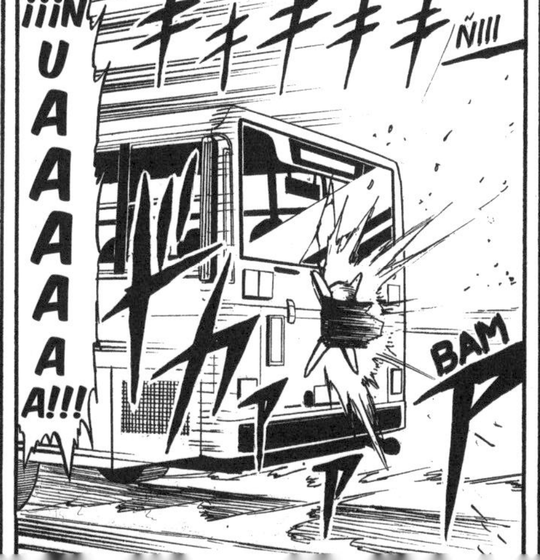

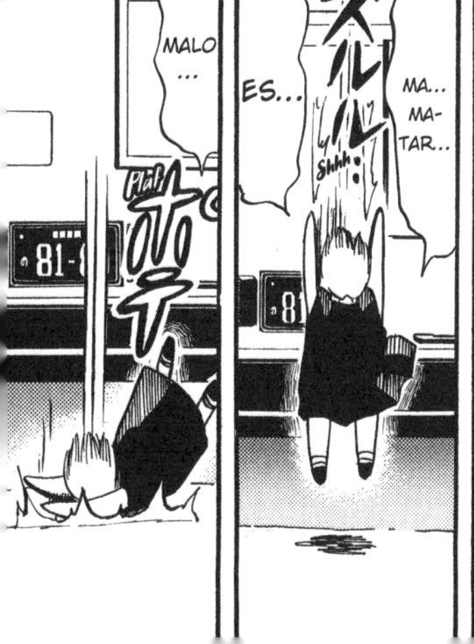

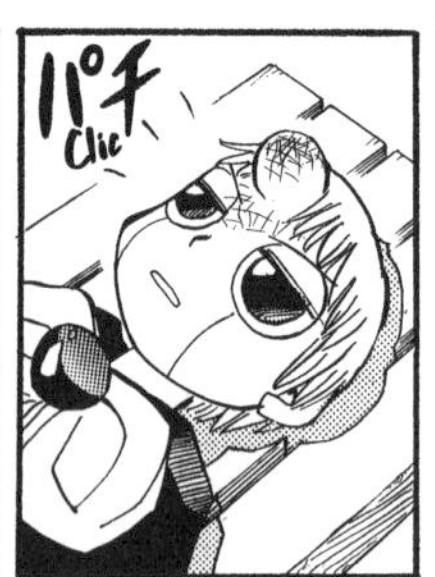
パチ
Clic

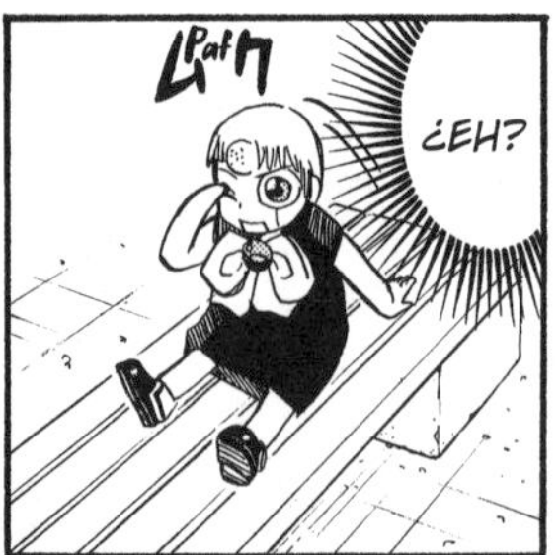
ムクッ
Paf
¿EH?

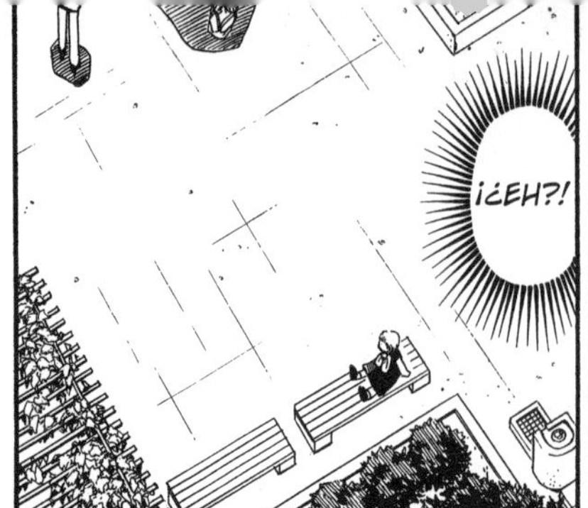
¡¿EH?!

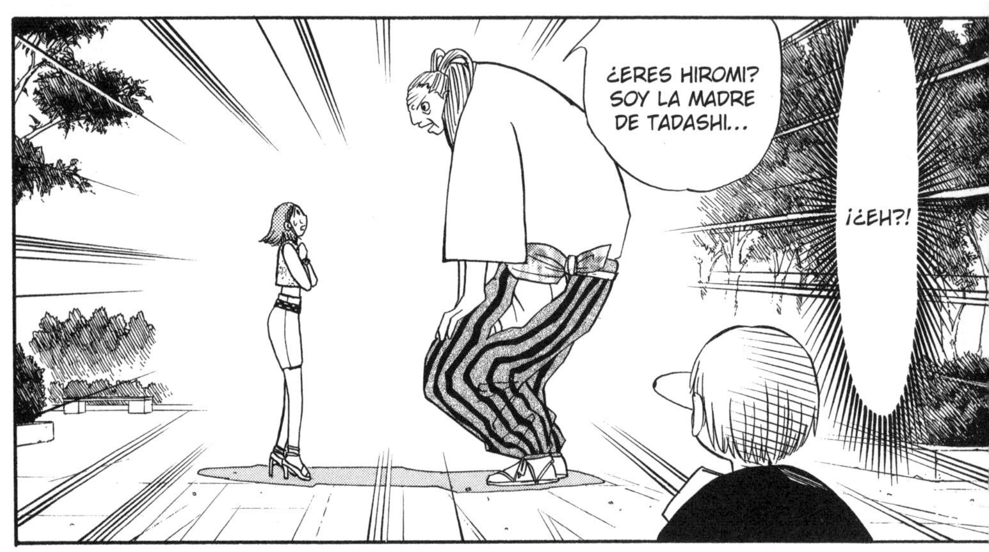
¿ERES HIROMI? SOY LA MADRE DE TADASHI...
¡¿EH?!

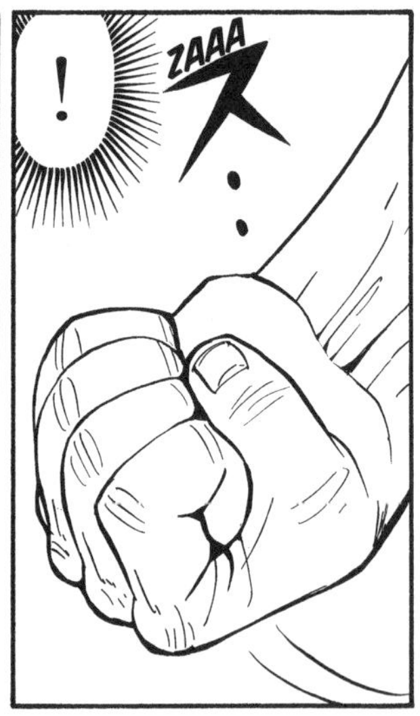
!
ZAAA
ス
...

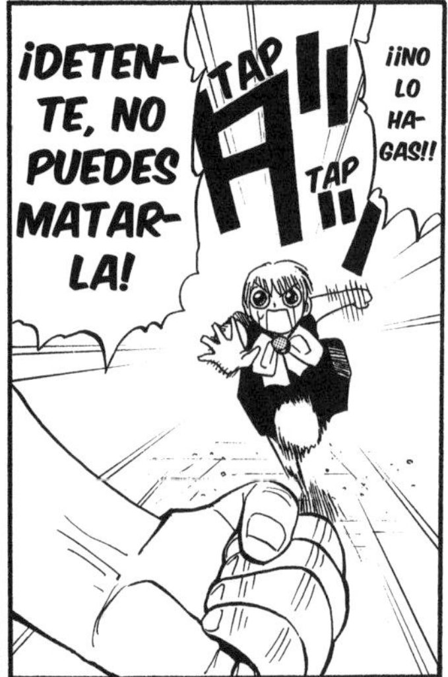
¡¡NO LO HAGAS!!
TAP
タ
TAP
¡DETENTE, NO PUEDES MATARLA!

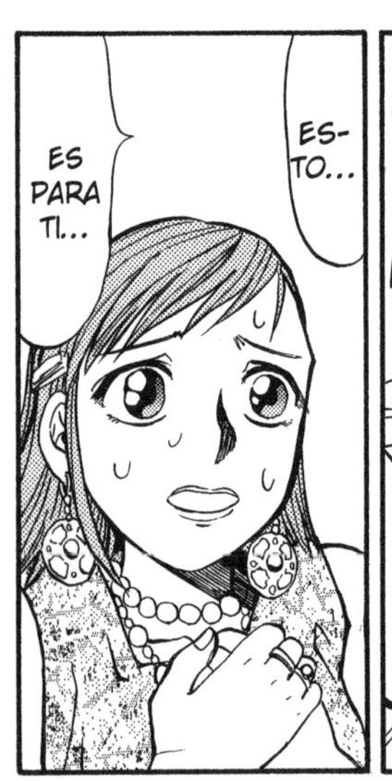
ESTO...
ES PARA TI...

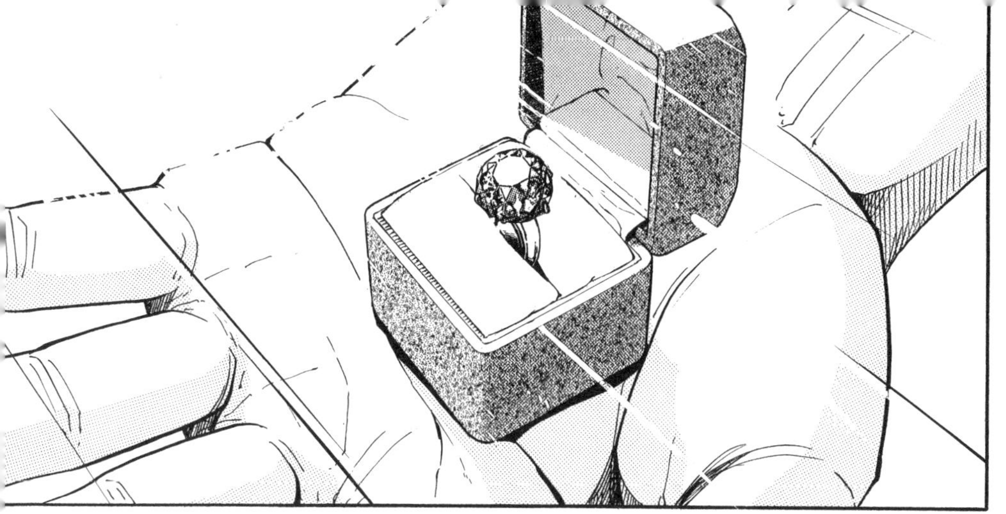

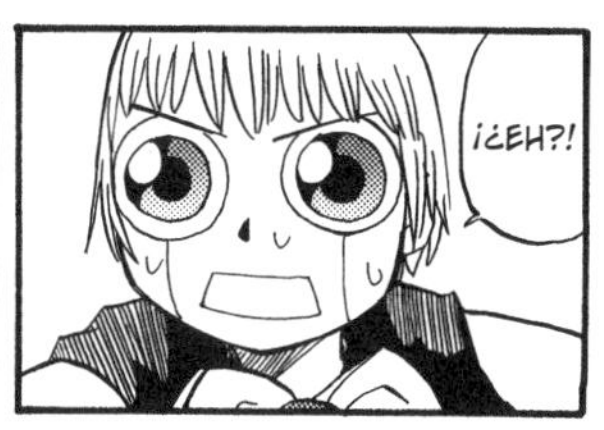
¡¿EH?!

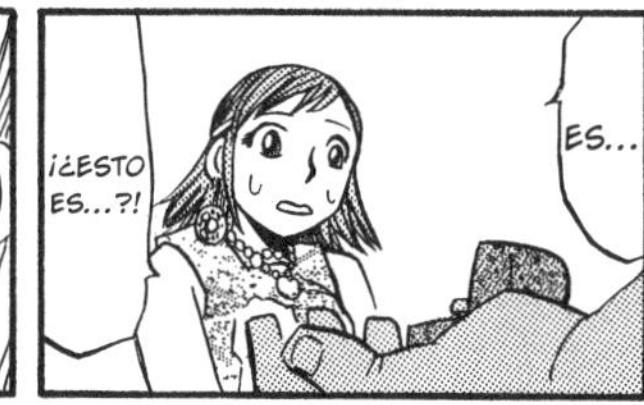
ES...
¡¿ESTO ES...?!

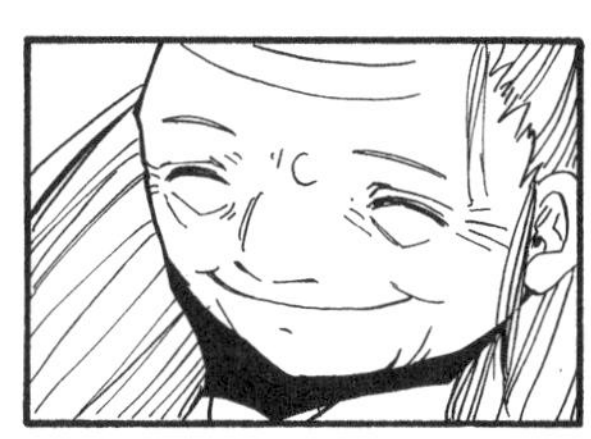

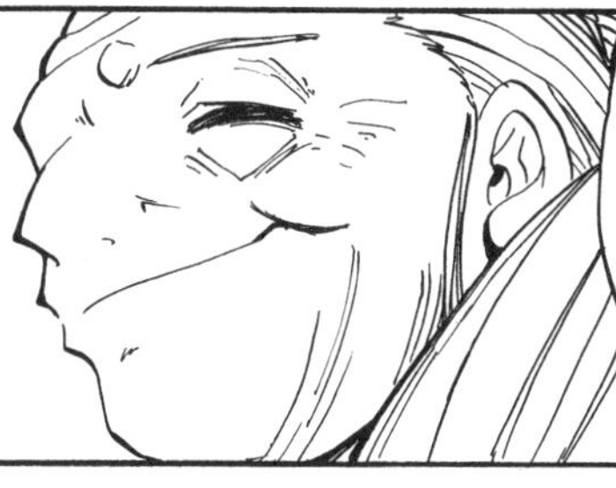
ES EL ANILLO QUE ME REGALARON CUANDO ME CASÉ...

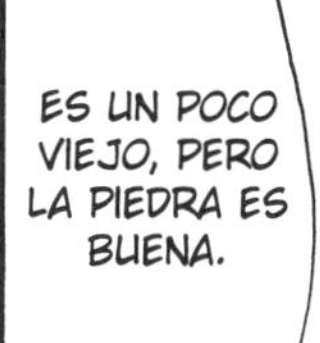
ES UN POCO VIEJO, PERO LA PIEDRA ES BUENA.

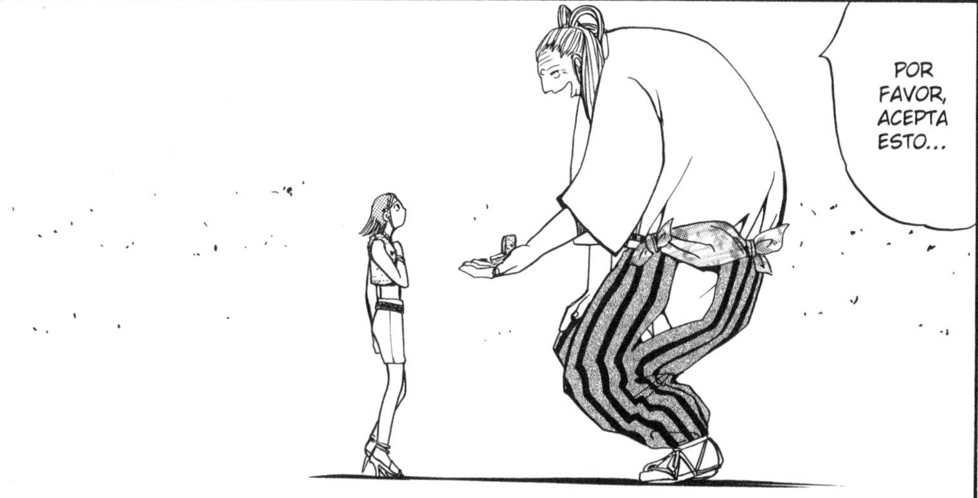
POR FAVOR, ACEPTA ESTO...

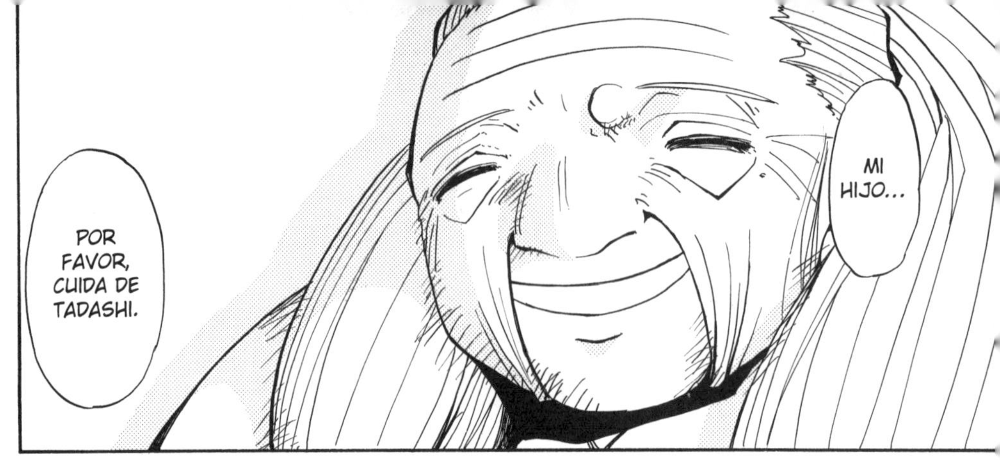
MI HIJO...
POR FAVOR, CUIDA DE TADASHI.

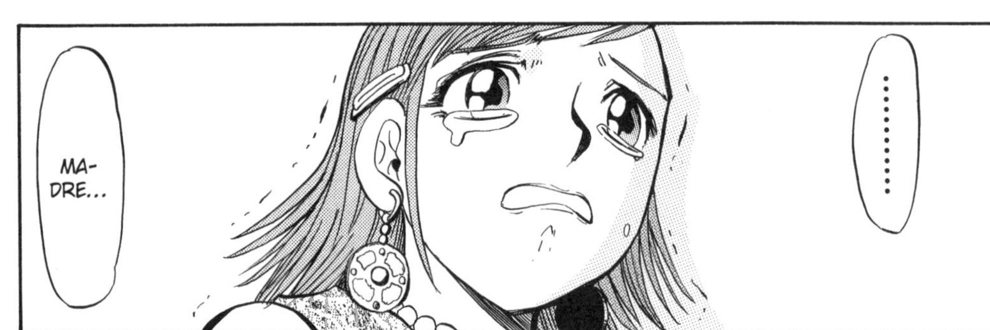
....
MADRE...

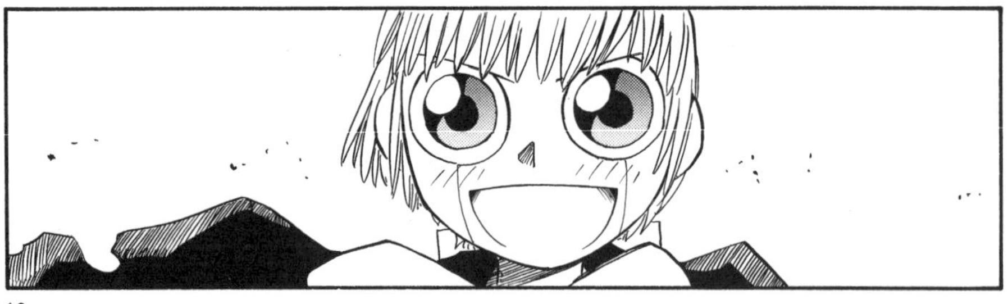

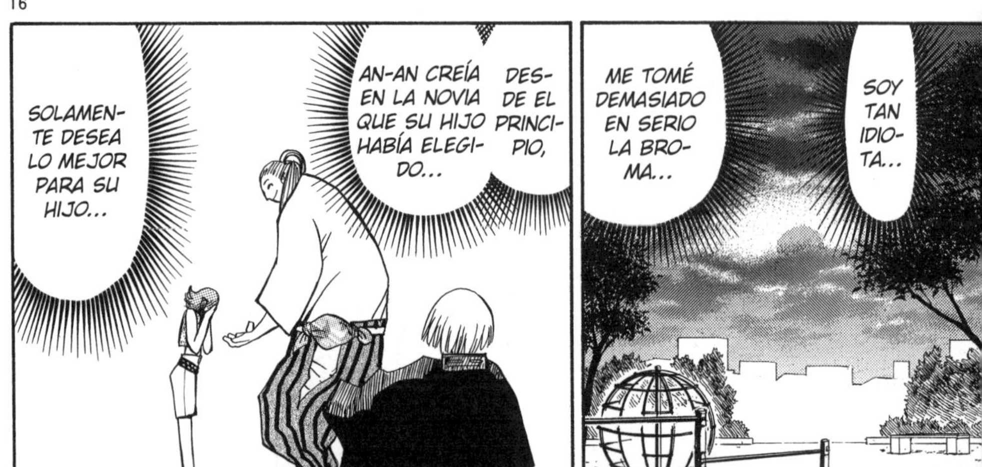
SOY TAN IDIOTA...
ME TOMÉ DEMASIADO EN SERIO LA BROMA...
DESDE EL PRINCIPIO,
AN-AN CREÍA EN LA NOVIA QUE SU HIJO HABÍA ELEGIDO...
SOLAMENTE DESEA LO MEJOR PARA SU HIJO...

SÍ...
ES UNA MADRE COMO ES DEBIDO...
ES MARAVILLOSO SER CAPAZ DE HACER ALGO TAN DESESPERADO POR EL BIEN DE TU HIJO.

MARA-VILLO-SO...
HA...

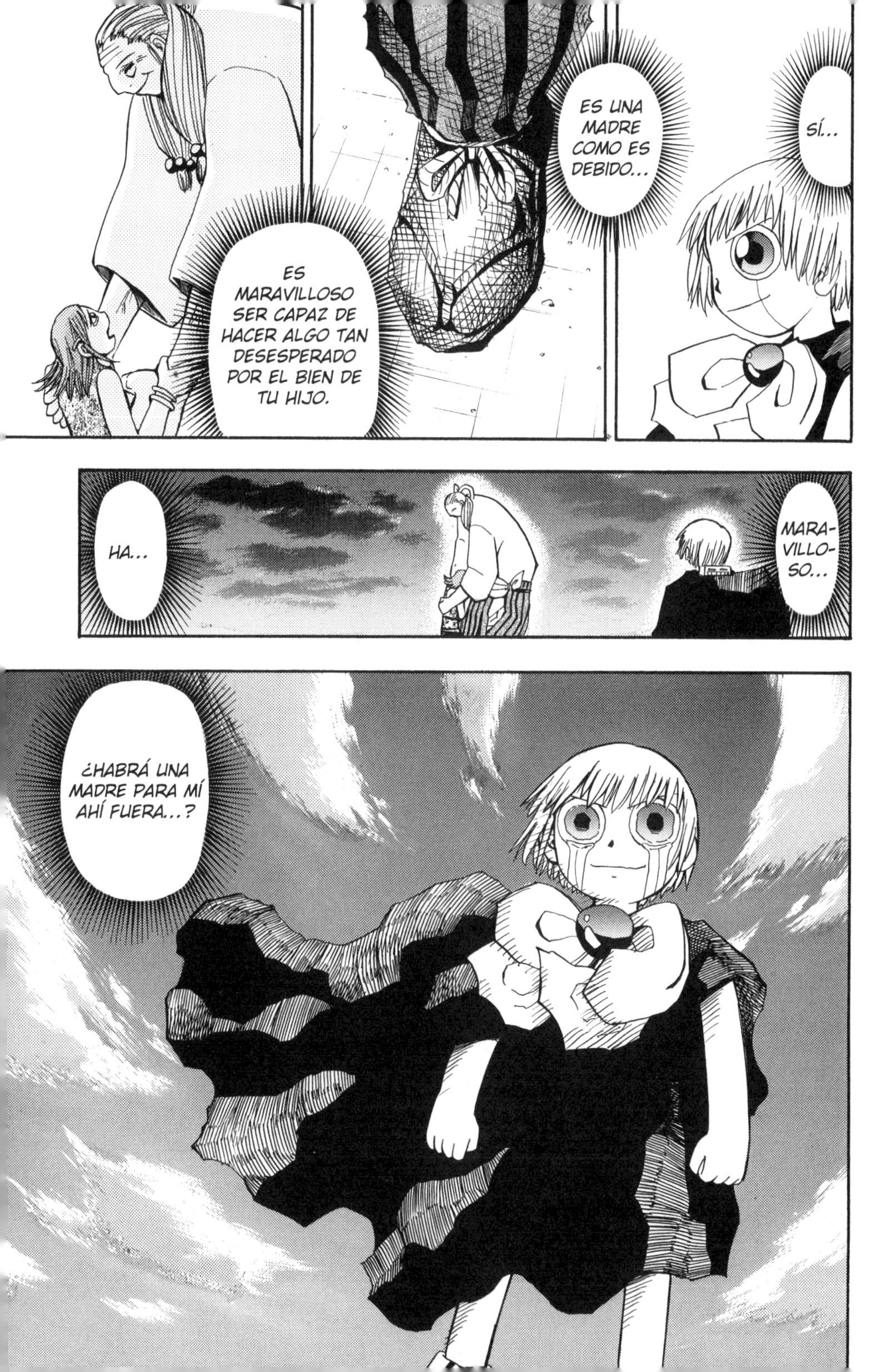

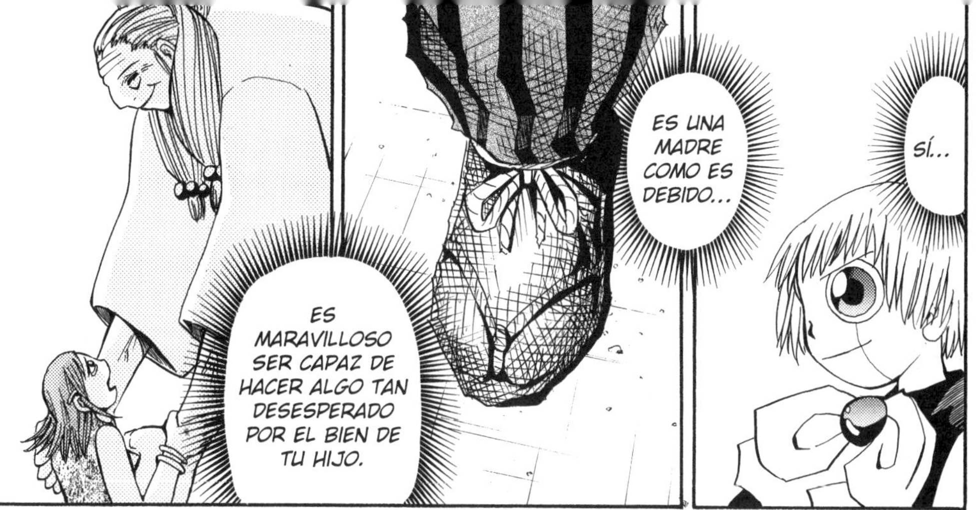

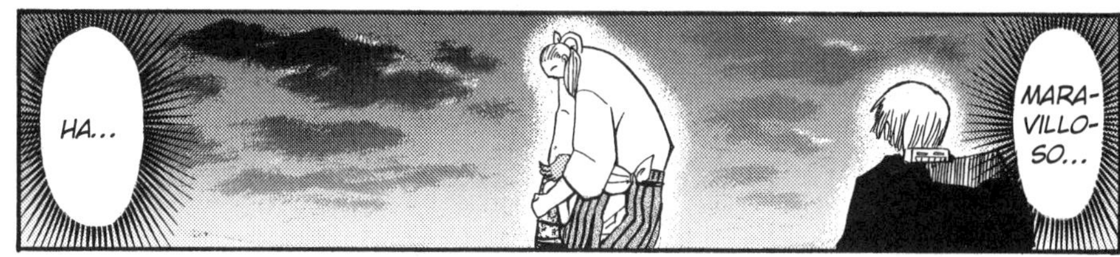

¿HABRÁ UNA MADRE PARA MÍ AHÍ FUERA...?

YA HE VUELTO...
OYE, LLEGAS ALGO TARDE.
¿QUÉ HAS HECHO HASTA ESTAS HORAS, ZATCH?
¿HM?

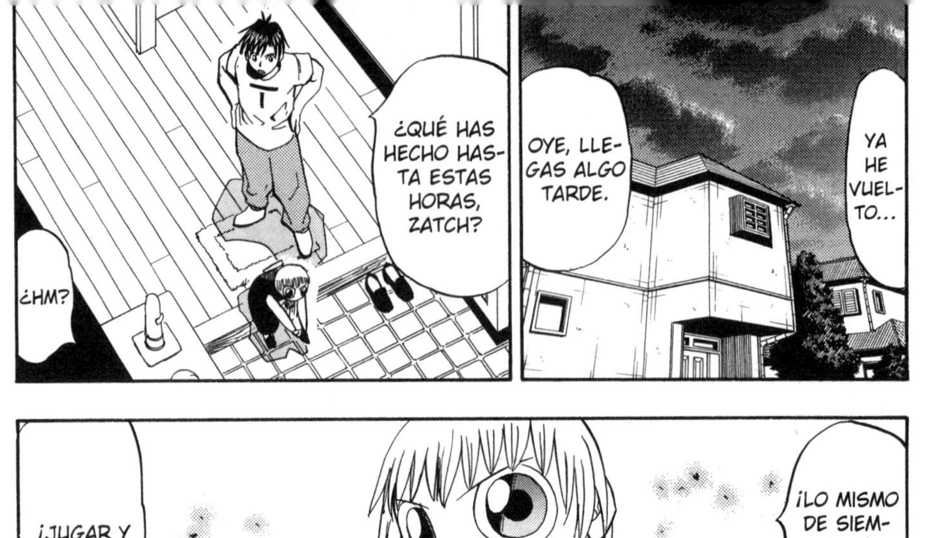

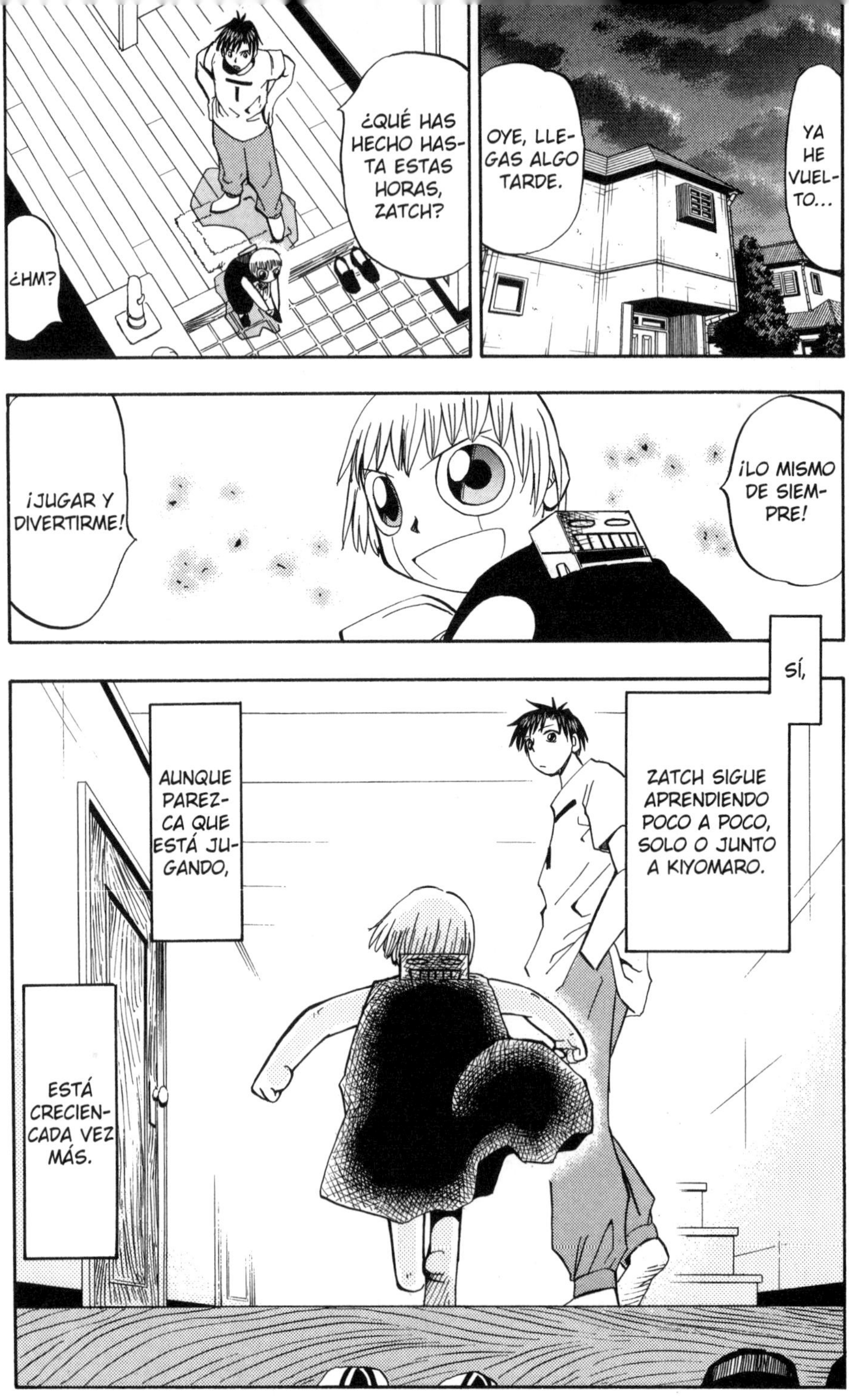

¡LO MISMO DE SIEMPRE!

¡JUGAR Y DIVERTIRME!

SÍ,

ZATCH SIGUE APRENDIENDO POCO A POCO, SOLO O JUNTO A KIYOMARO.

AUNQUE PAREZCA QUE ESTÁ JUGANDO,

ESTÁ CRECIENCADA VEZ MÁS.

NIVEL 34.
UN MAESTRO DEL PEOR TIPO

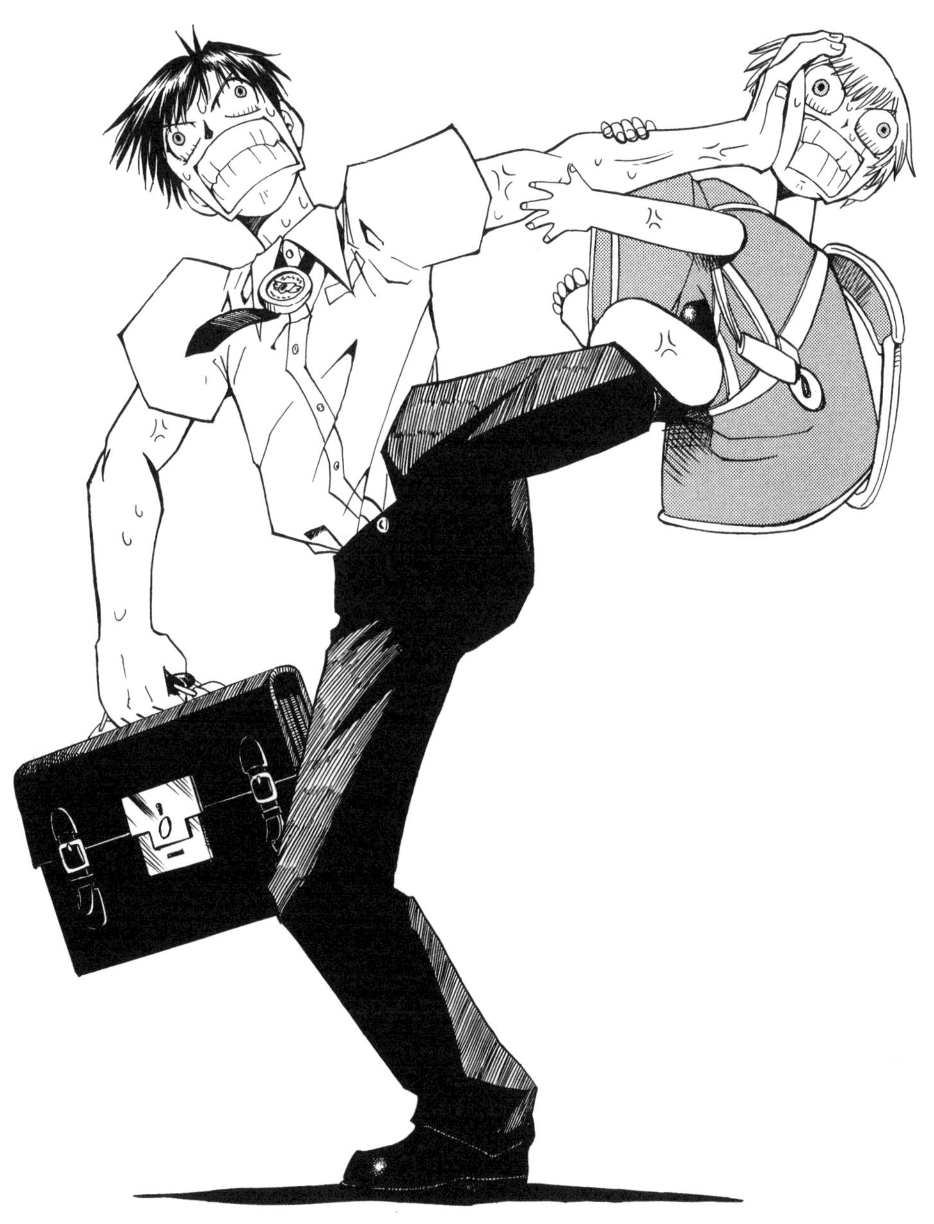

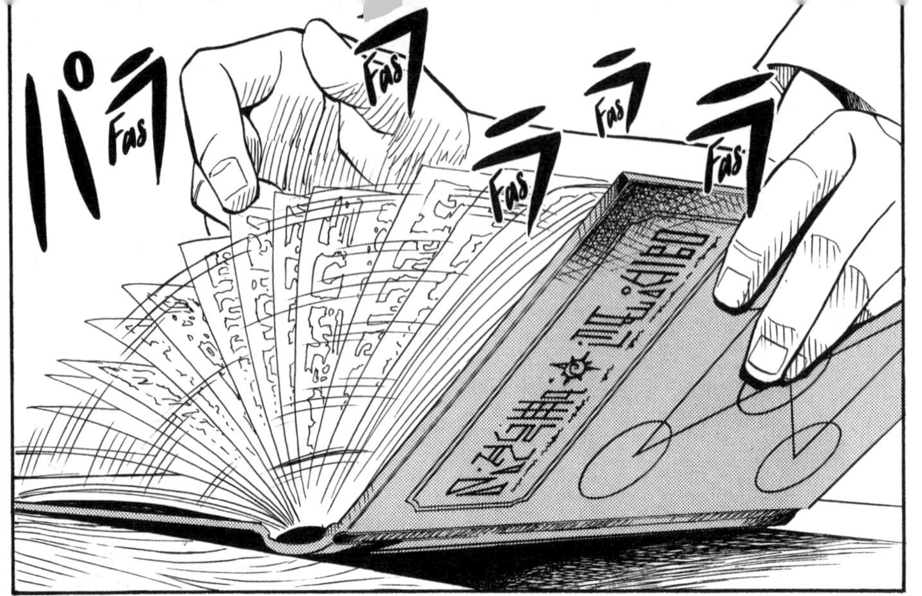
パラ
Fas
ラ
Fas
ラ
Fas
ラ
Fas
ラ
Fas

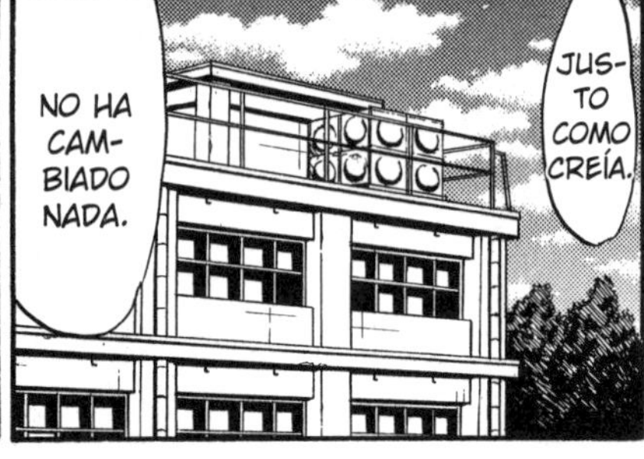
JUSTO COMO CREÍA.
NO HA CAMBIADO NADA.

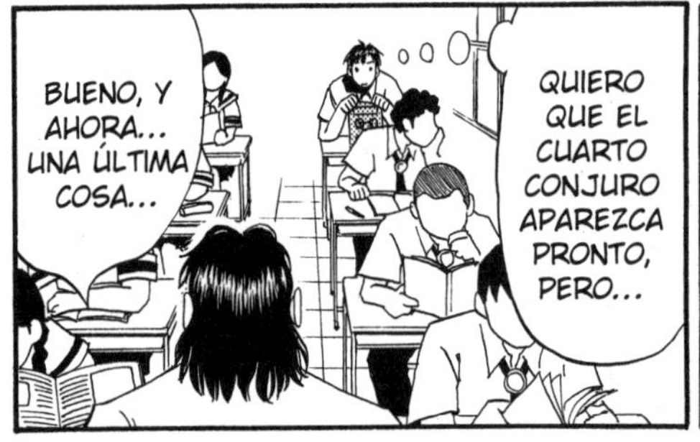
QUIERO QUE EL CUARTO CONJURO APAREZCA PRONTO, PERO...
BUENO, Y AHORA... UNA ÚLTIMA COSA...

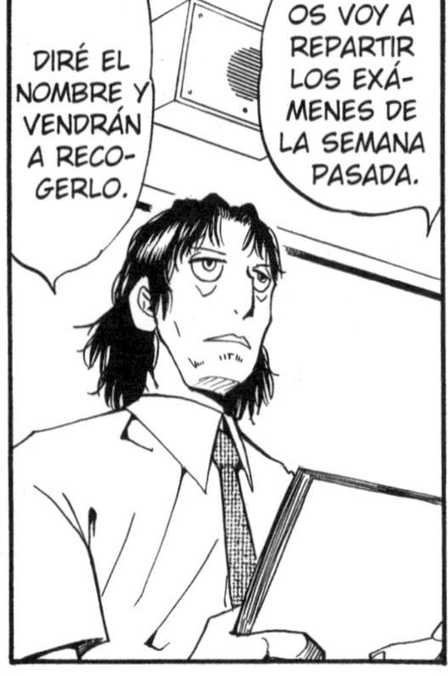
OS VOY A REPARTIR LOS EXÁMENES DE LA SEMANA PASADA.
DIRÉ EL NOMBRE Y VENDRÁN A RECOGERLO.

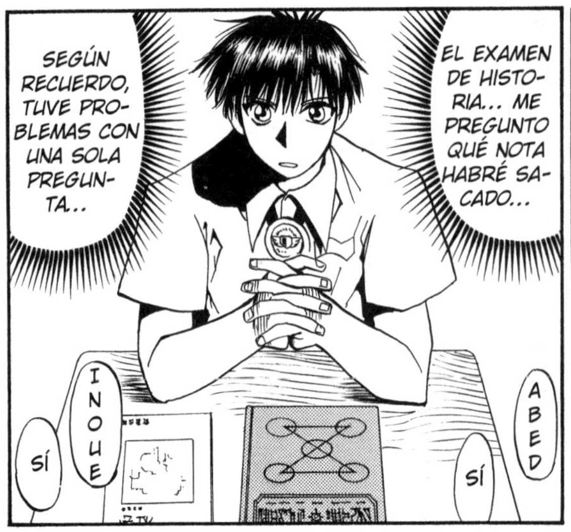
EL EXAMEN DE HISTORIA... ME PREGUNTO QUÉ NOTA HABRÉ SACADO...
SEGÚN RECUERDO, TUVE PROBLEMAS CON UNA SOLA PREGUNTA...
ABED
SÍ
INOUE
SÍ

TUN
TUN
EXAMEN DE HISTORIA
NOTA
70
NOMBRE
TAKAMINE KIYOMARO
TUN
TUN

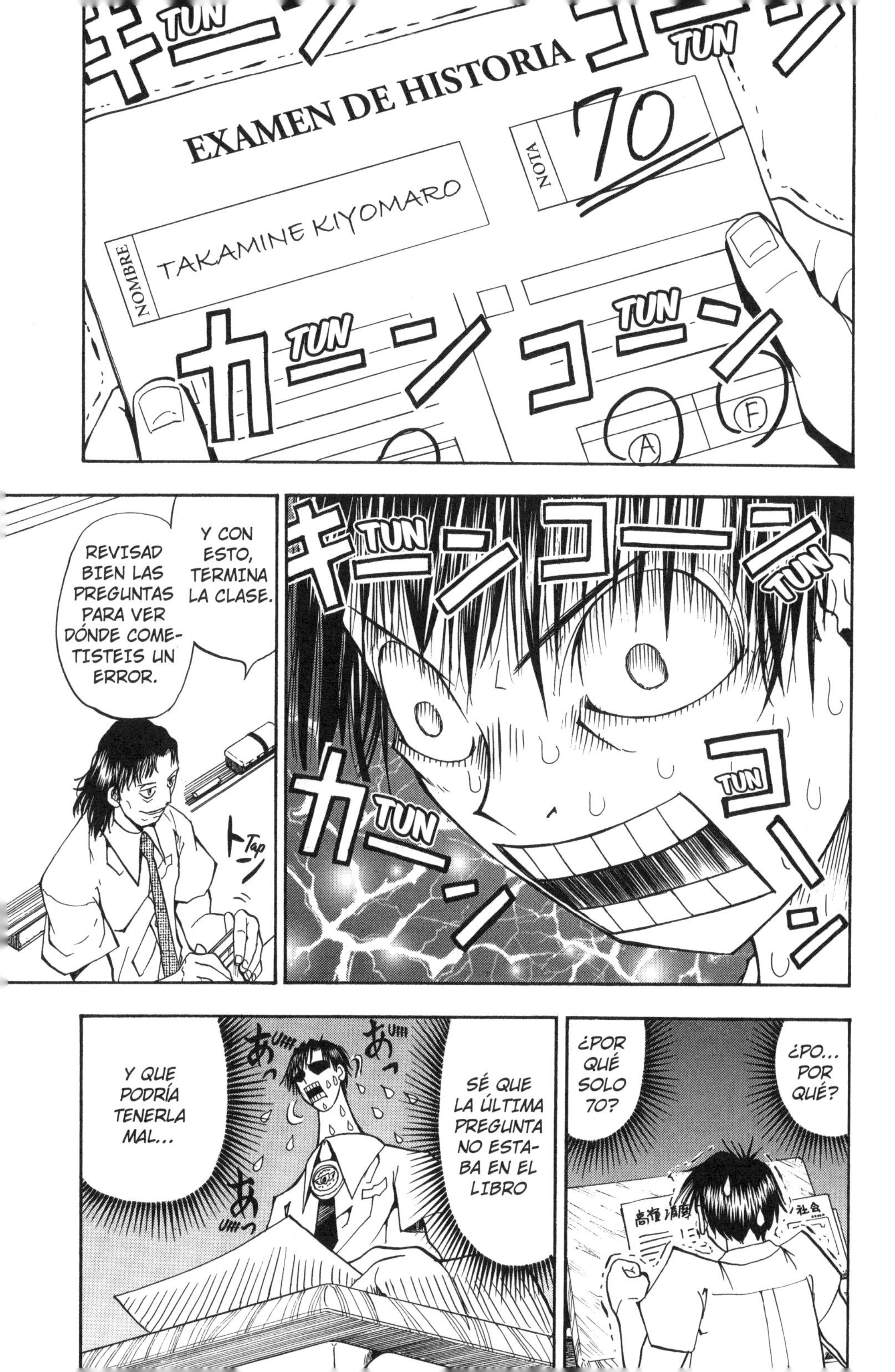

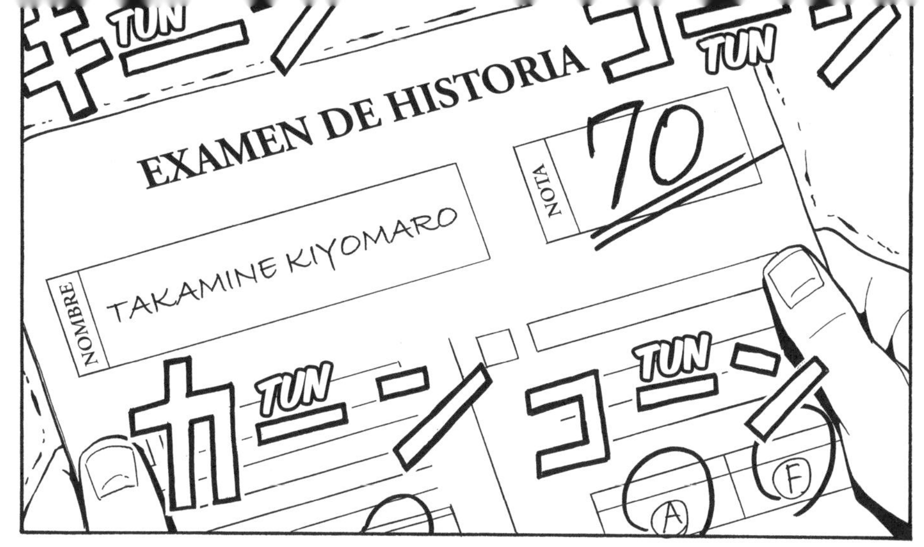

TUN
TUN
TUN
TUN

Y CON ESTO, TERMINA LA CLASE.

REVISAD BIEN LAS PREGUNTAS PARA VER DÓNDE COMETISTEIS UN ERROR.

Tap

¿PO... POR QUÉ?
¿POR QUÉ SOLO 70?
高嶺清麿
社会
SÉ QUE LA ÚLTIMA PREGUNTA NO ESTABA EN EL LIBRO
Y QUE PODRÍA TENERLA MAL...

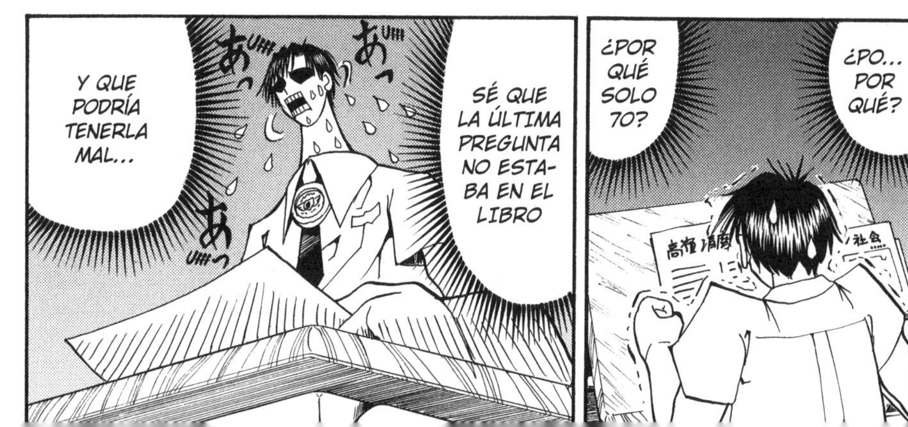

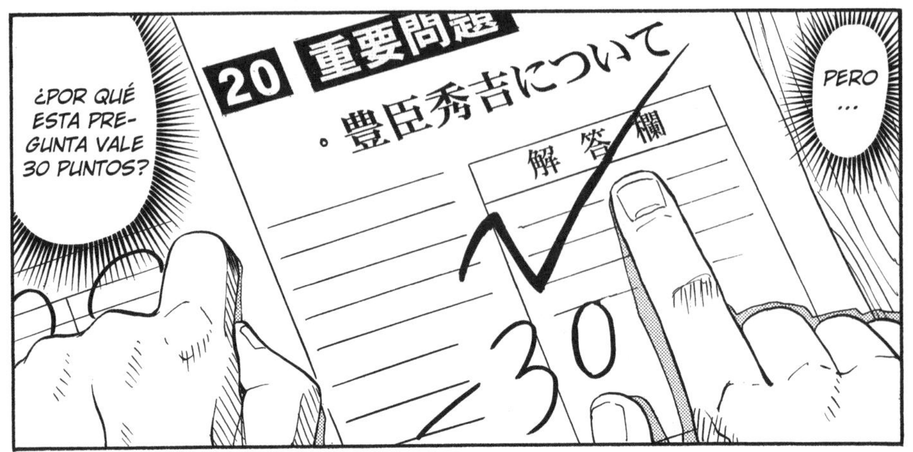
PERO...
20 重要問題
・豊臣秀吉について
解答欄
30
¿POR QUÉ ESTA PREGUNTA VALE 30 PUNTOS?

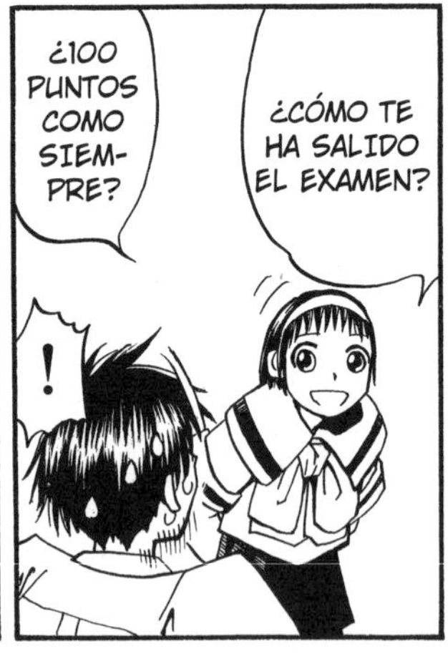
¿CÓMO TE HA SALIDO EL EXAMEN?
¿100 PUNTOS COMO SIEMPRE?
!

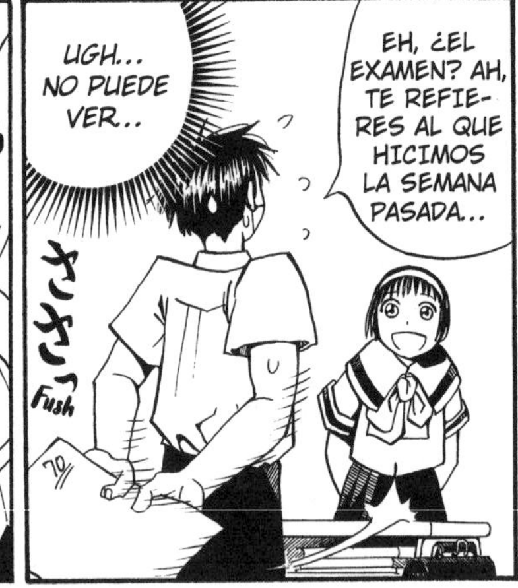
EH, ¿EL EXAMEN? AH, TE REFIERES AL QUE HICIMOS LA SEMANA PASADA...
UGH... NO PUEDE VER...
Fush

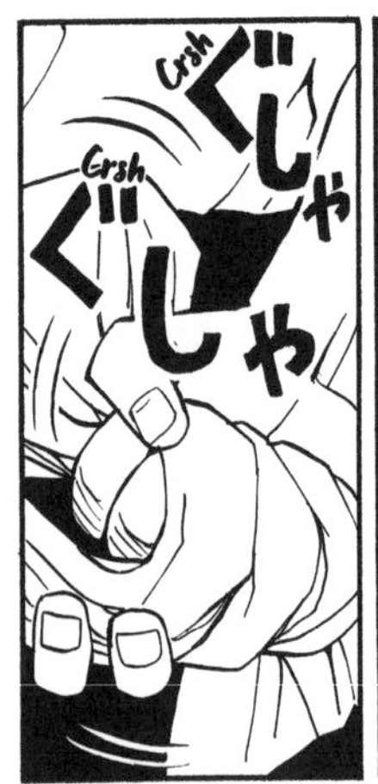
Crsh
Crsh

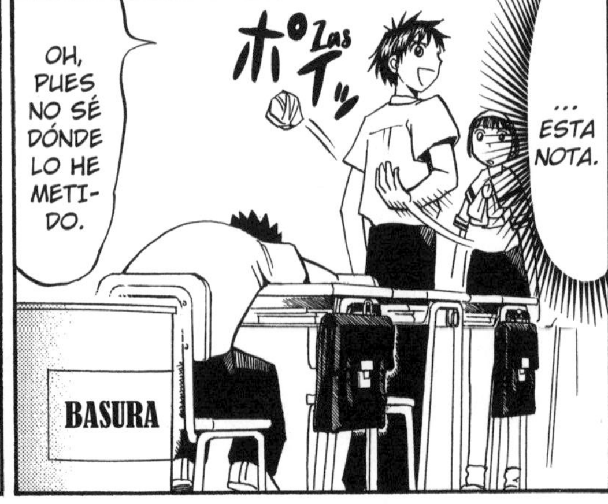
...ESTA NOTA.
Zas
OH, PUES NO SÉ DÓNDE LO HE METIDO.
BASURA

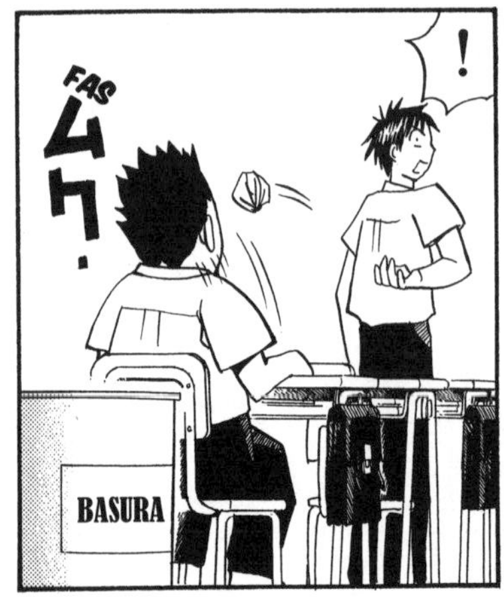
!
FAS
BASURA

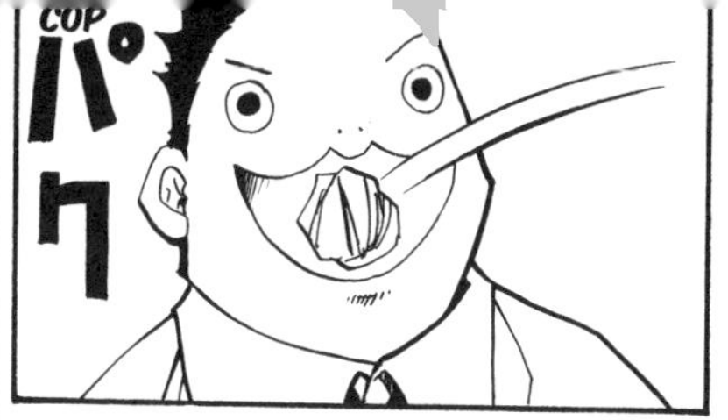
パク
COP

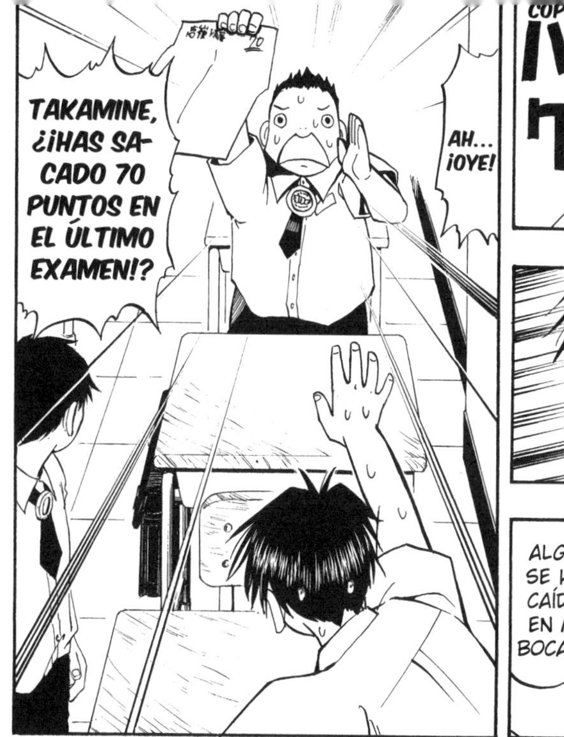
AH... ¡OYE!
TAKAMINE, ¿¡HAS SACADO 70 PUNTOS EN EL ÚLTIMO EXAMEN!?

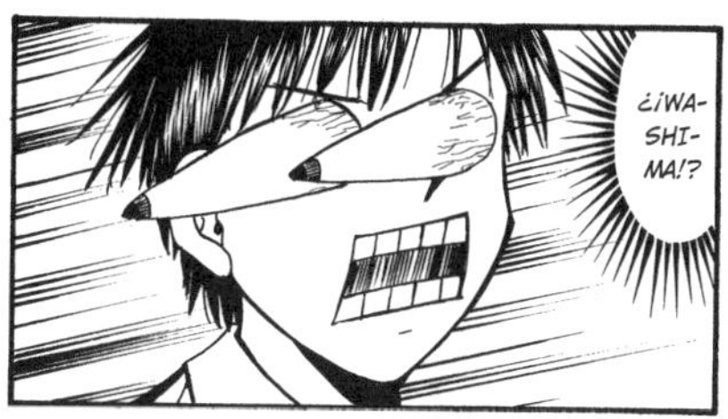
¿¡WASHIMA!?

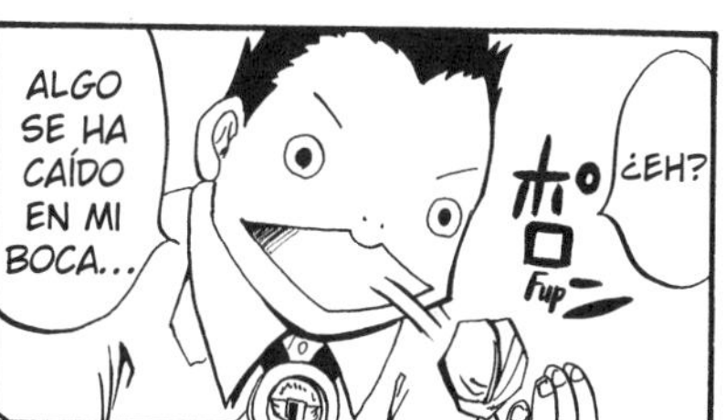
¿EH?
ポロ
Fup
ALGO SE HA CAÍDO EN MI BOCA...

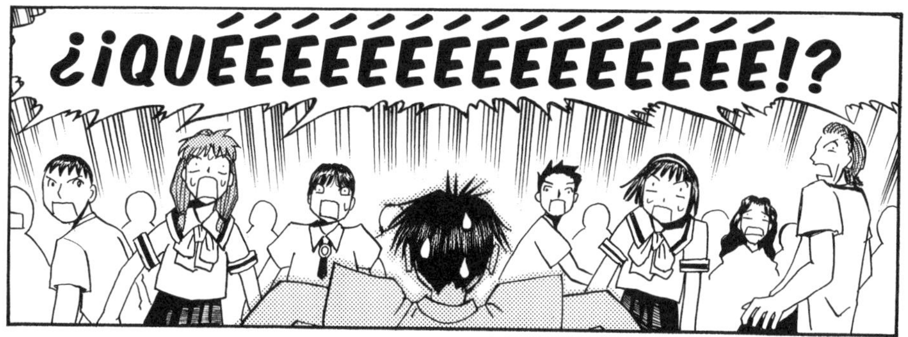
¿¡QUÉÉÉÉÉÉÉÉÉÉÉÉÉÉÉÉ!?

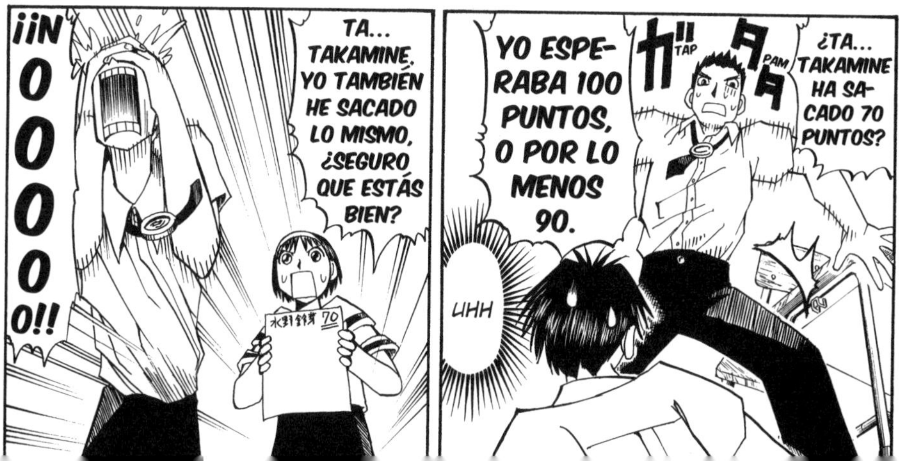
¿TA... TAKAMINE HA SACADO 70 PUNTOS?
ガタ
TAP
タ
PAM
YO ESPERABA 100 PUNTOS, O POR LO MENOS 90.
UHH
TA... TAKAMINE, YO TAMBIÉN HE SACADO LO MISMO, ¿SEGURO QUE ESTÁS BIEN?
¡¡NOOOOOOO!!
70

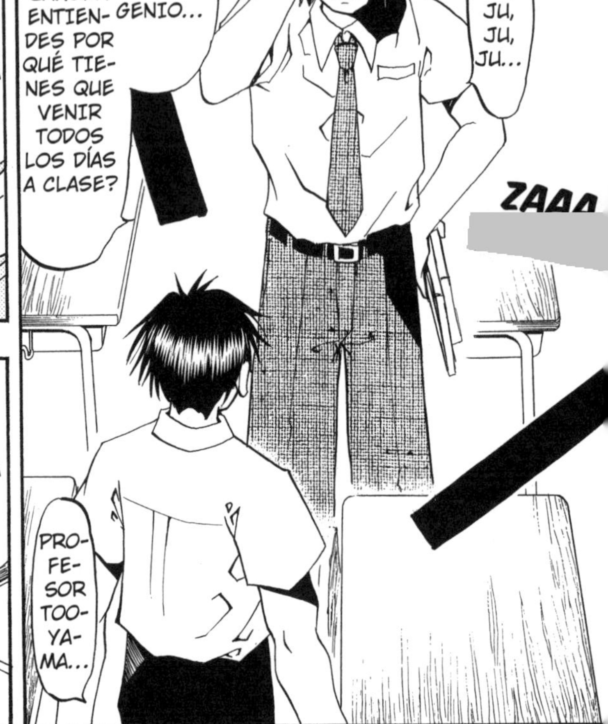
JU,
JU,
JU,
JU,
JU...
TAKAMINE EL GENIO...
¿AHORA ENTIENDES POR QUÉ TIENES QUE VENIR TODOS LOS DÍAS A CLASE?
ZAAA
PROFESOR TOOYAMA...

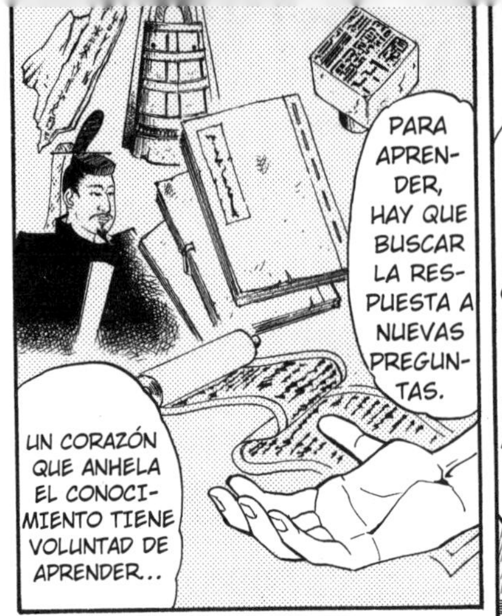
PARA APRENDER, HAY QUE BUSCAR LA RESPUESTA A NUEVAS PREGUNTAS.
UN CORAZÓN QUE ANHELA EL CONOCIMIENTO TIENE VOLUNTAD DE APRENDER...

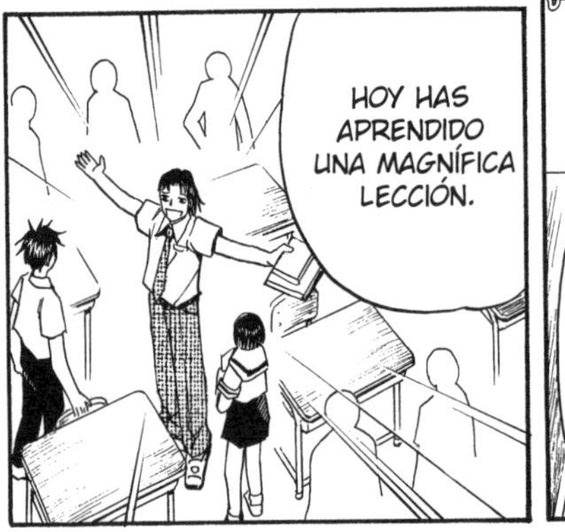
HOY HAS APRENDIDO UNA MAGNÍFICA LECCIÓN.

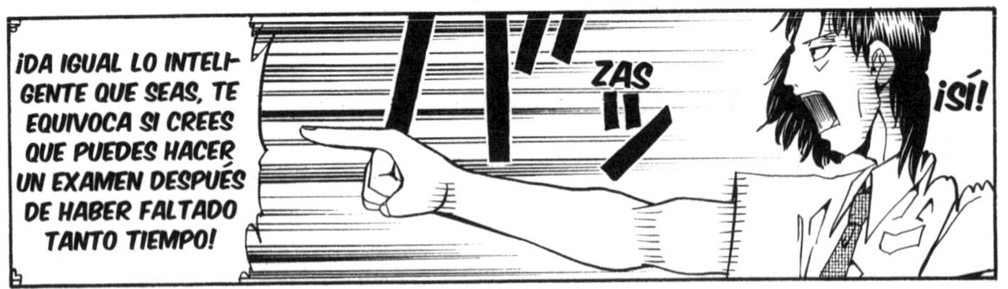
¡SÍ!
ZAS
¡DA IGUAL LO INTELIGENTE QUE SEAS, TE EQUIVOCA SI CREES QUE PUEDES HACER UN EXAMEN DESPUÉS DE HABER FALTADO TANTO TIEMPO!

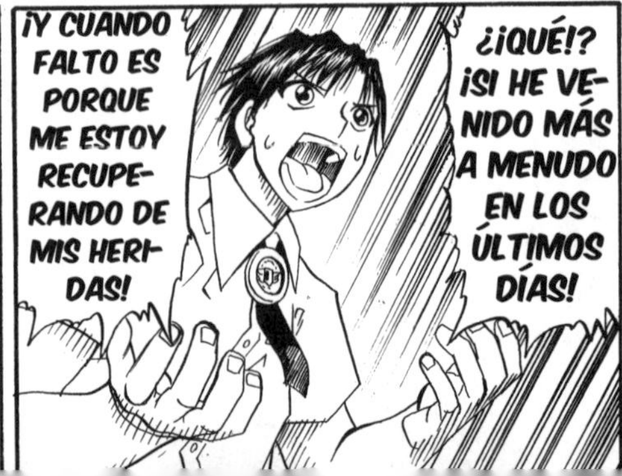
¿¡QUÉ!? ¡SI HE VENIDO MÁS A MENUDO EN LOS ÚLTIMOS DÍAS!
¡Y CUANDO FALTO ES PORQUE ME ESTOY RECUPERANDO DE MIS HERIDAS!

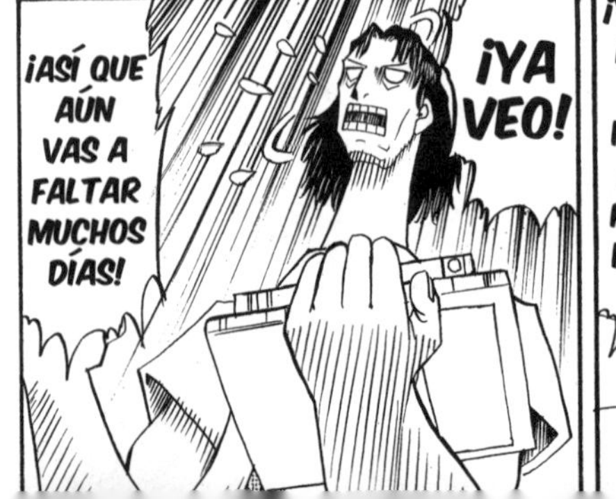
¡YA VEO!
¡ASÍ QUE AÚN VAS A FALTAR MUCHOS DÍAS!

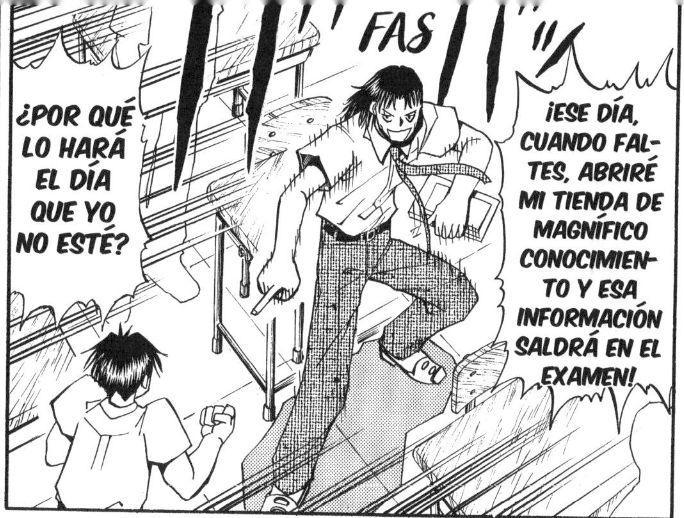
FAS
¡ESE DÍA, CUANDO FALTES, ABRIRÉ MI TIENDA DE MAGNÍFICO CONOCIMIENTO Y ESA INFORMACIÓN SALDRÁ EN EL EXAMEN!
¿POR QUÉ LO HARÁ EL DÍA QUE YO NO ESTÉ?

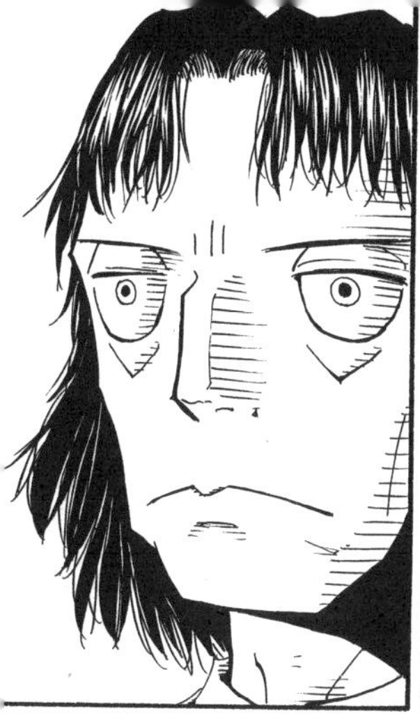

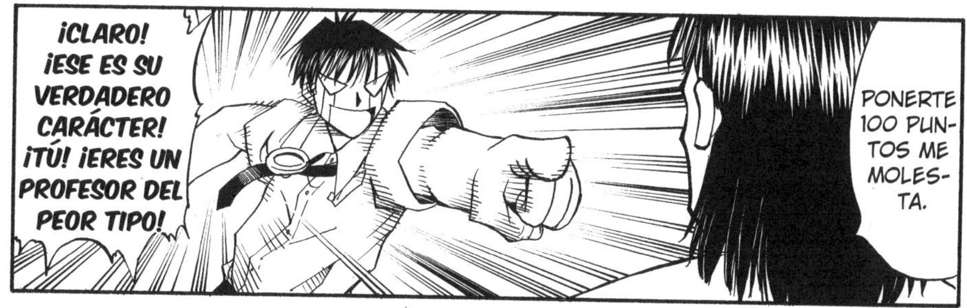
PONERTE 100 PUNTOS ME MOLESTA.
¡CLARO! ¡ESE ES SU VERDADERO CARÁCTER! ¡TÚ! ¡ERES UN PROFESOR DEL PEOR TIPO!

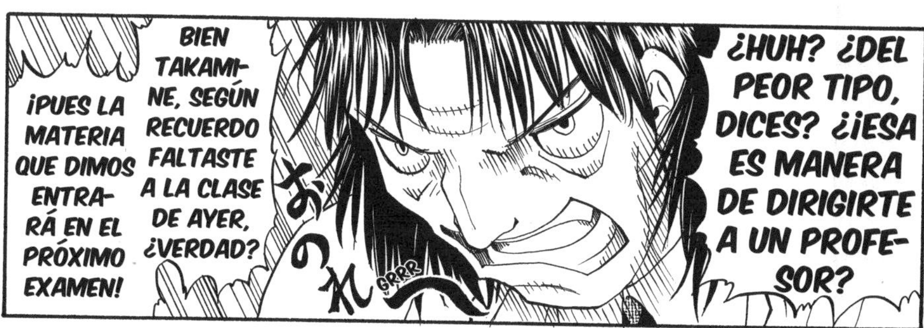
¿HUH? ¿DEL PEOR TIPO, DICES? ¿¡ESA ES MANERA DE DIRIGIRTE A UN PROFESOR?
GRRR
BIEN TAKAMINE, SEGÚN RECUERDO FALTASTE A LA CLASE DE AYER, ¿VERDAD?
¡PUES LA MATERIA QUE DIMOS ENTRARÁ EN EL PRÓXIMO EXAMEN!

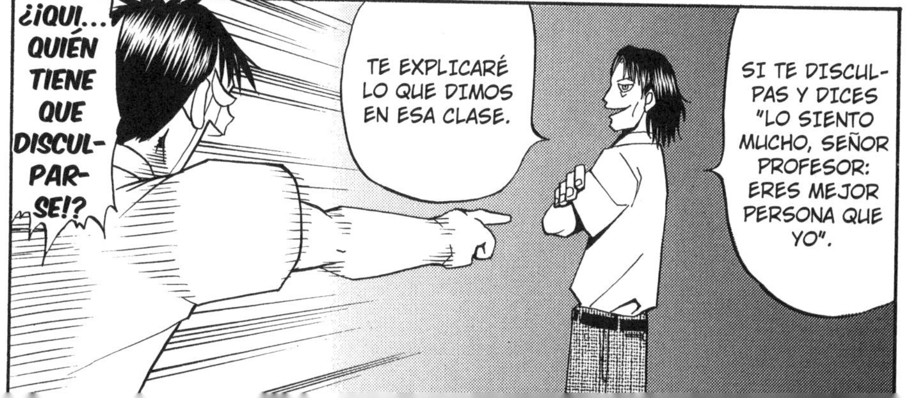
SI TE DISCULPAS Y DICES "LO SIENTO MUCHO, SEÑOR PROFESOR: ERES MEJOR PERSONA QUE YO".
TE EXPLICARÉ LO QUE DIMOS EN ESA CLASE.
¿¡QUI... QUIÉN TIENE QUE DISCULPARSE!?

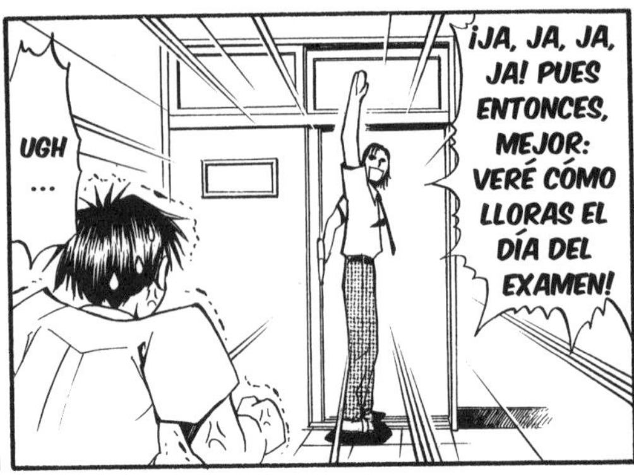
¡JA, JA, JA! PUES ENTONCES, MEJOR: VERÉ CÓMO LLORAS EL DÍA DEL EXAMEN!
UGH ...

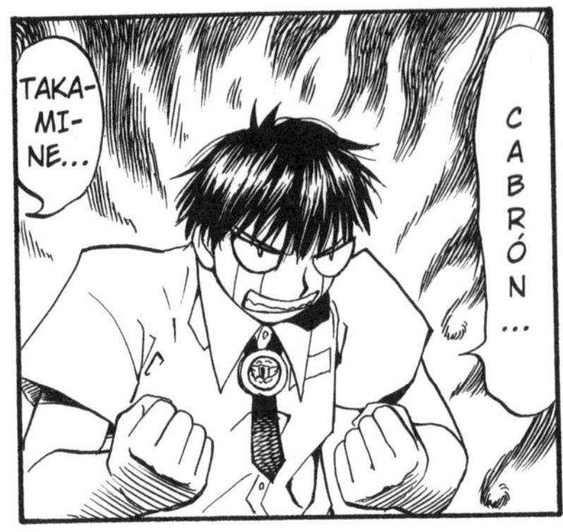
CABRÓN...
TAKA-MI-NE...

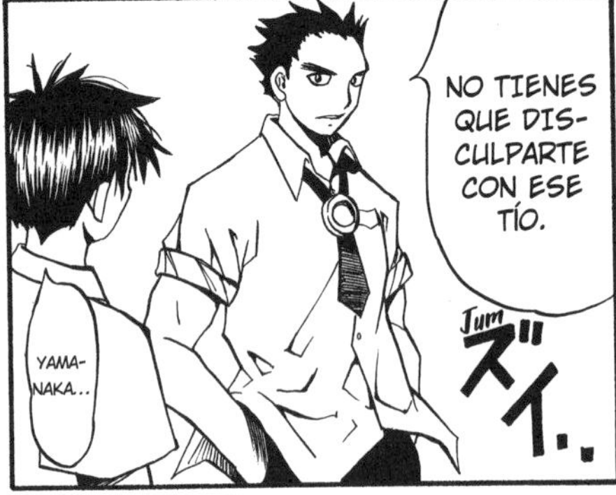
NO TIENES QUE DIS-CULPARTE CON ESE TÍO.
Jum
ズイ
YAMA-NAKA...

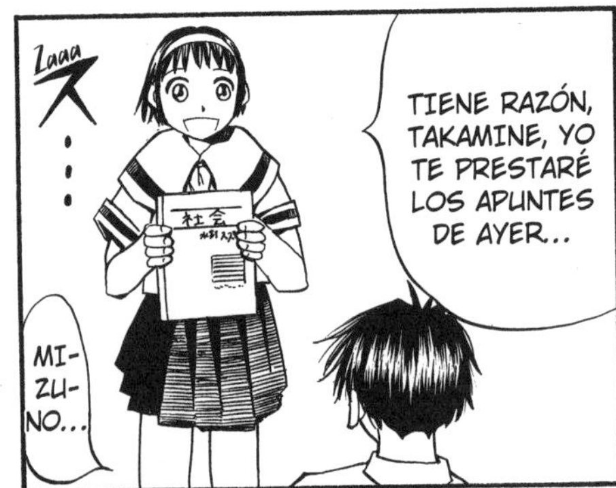
TIENE RAZÓN, TAKAMINE, YO TE PRESTARÉ LOS APUNTES DE AYER...
Zaaa
ス
MI-ZU-NO...

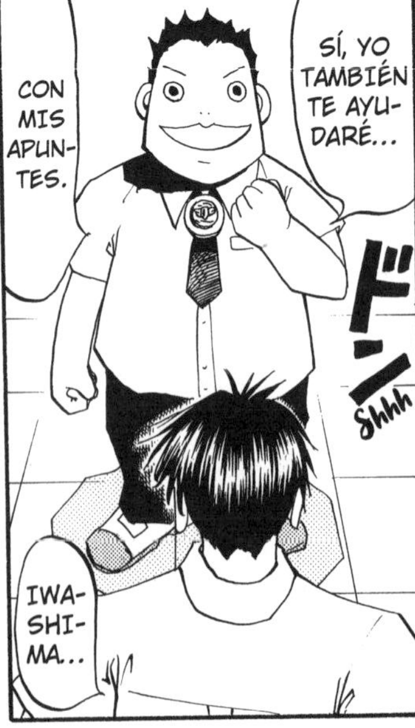
SÍ, YO TAMBIÉN TE AYU-DARÉ...
CON MIS APUN-TES.
ドン
Shhh
IWA-SHI-MA...

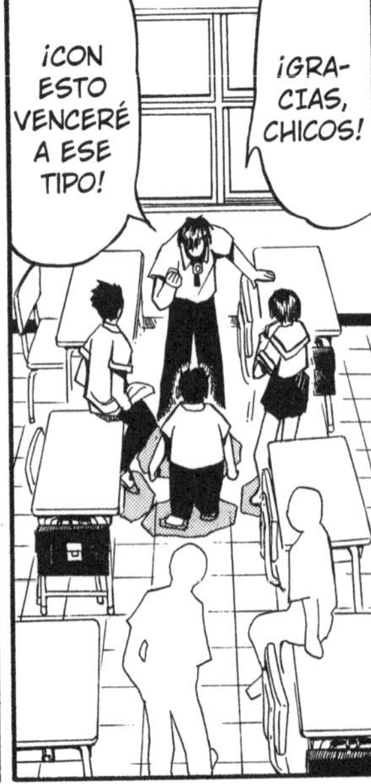
¡GRA-CIAS, CHICOS!
¡CON ESTO VENCERÉ A ESE TIPO!

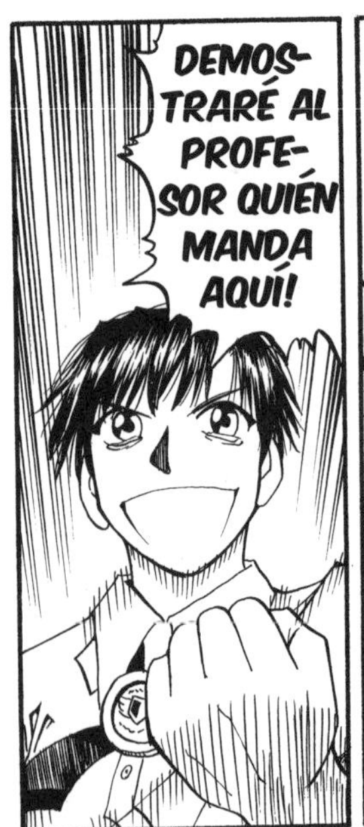
DEMOS-TRARÉ AL PROFE-SOR QUIÉN MANDA AQUÍ!

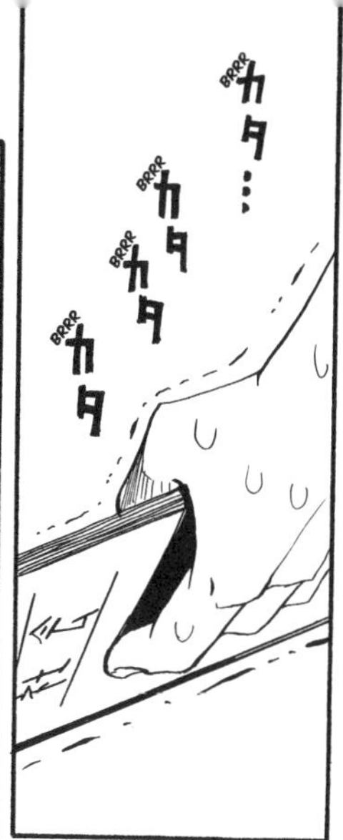

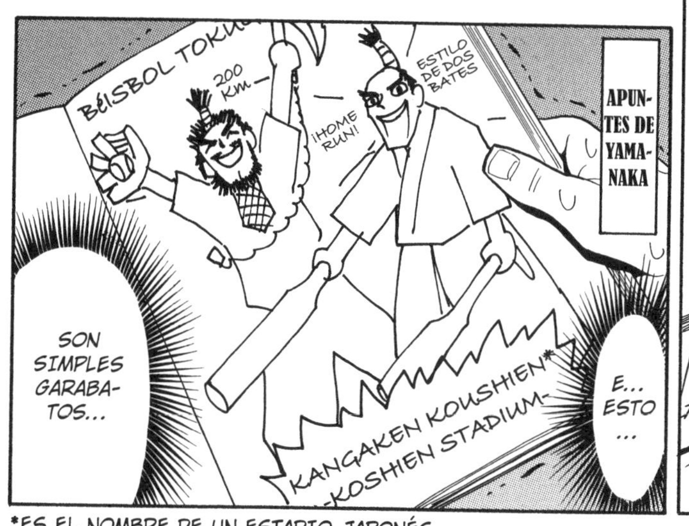

*ES EL NOMBRE DE UN ESTADIO JAPONÉS

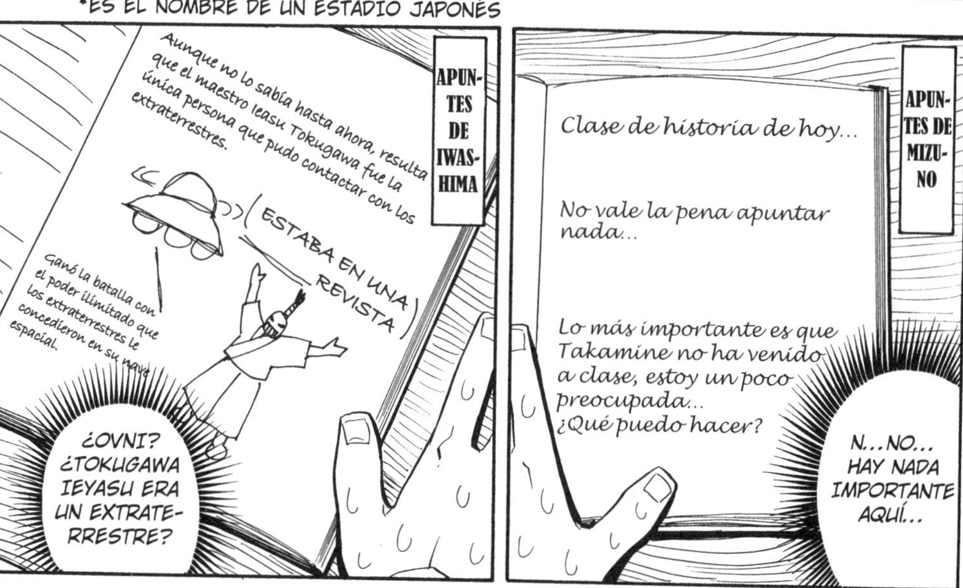

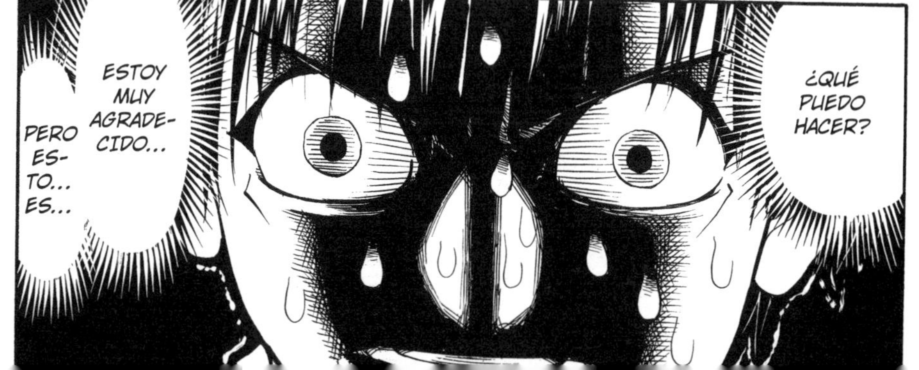

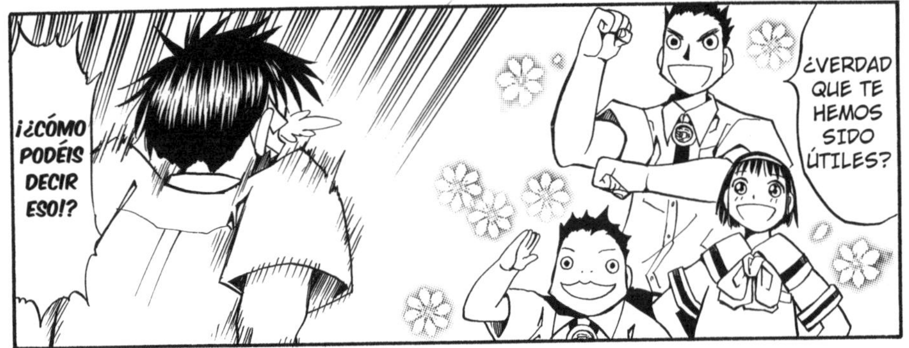
¿VERDAD QUE TE HEMOS SIDO ÚTILES?
¡¿CÓMO PODÉIS DECIR ESO!?

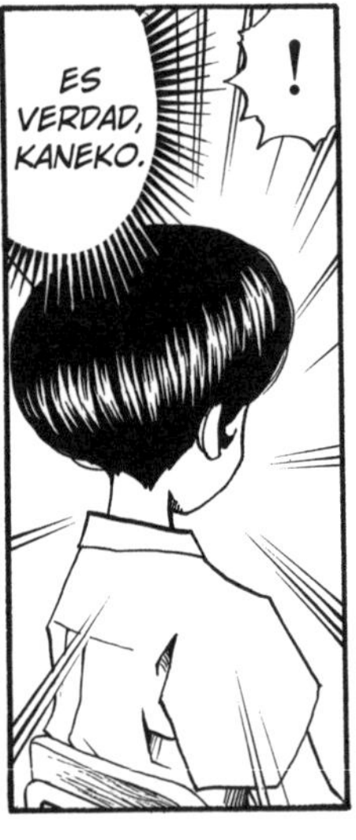
!
ES VERDAD, KANEKO.

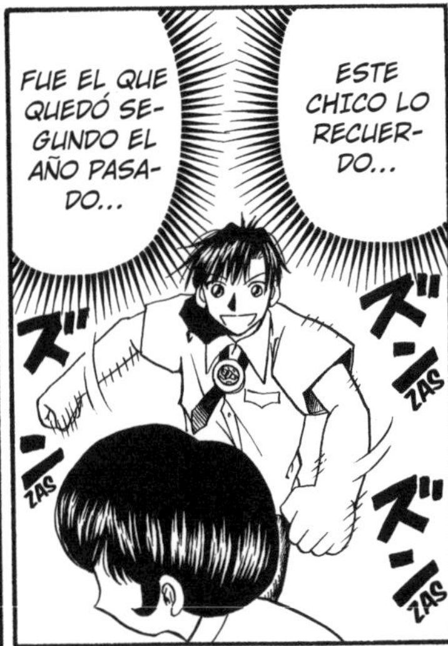
ESTE CHICO LO RECUER-DO...
FUE EL QUE QUEDÓ SE-GUNDO EL AÑO PASA-DO...
ズン ZAS
ズン ZAS
ズン ZAS

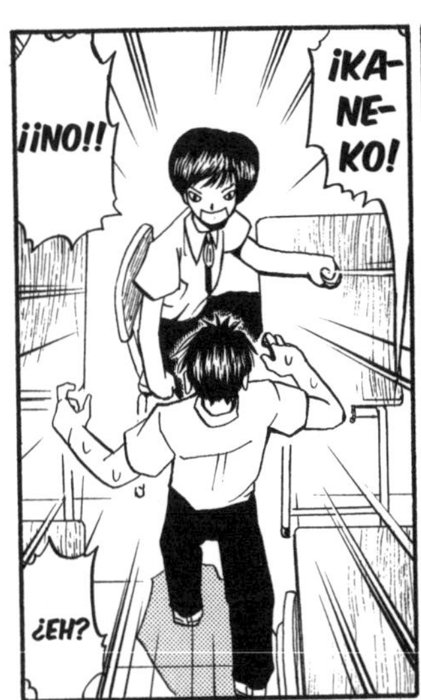
¡KA-NE-KO!
¡¡NO!!
¿EH?

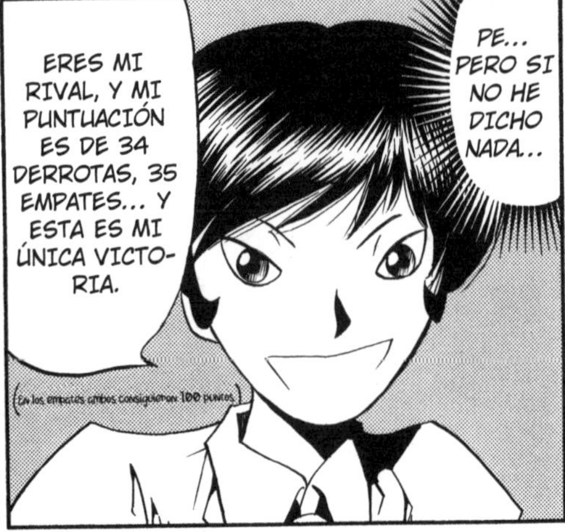
PE... PERO SI NO HE DICHO NADA...
ERES MI RIVAL, Y MI PUNTUACIÓN ES DE 34 DERROTAS, 35 EMPATES... Y ESTA ES MI ÚNICA VICTO-RIA.
(En los empates ambos consiguieron 100 puntos)

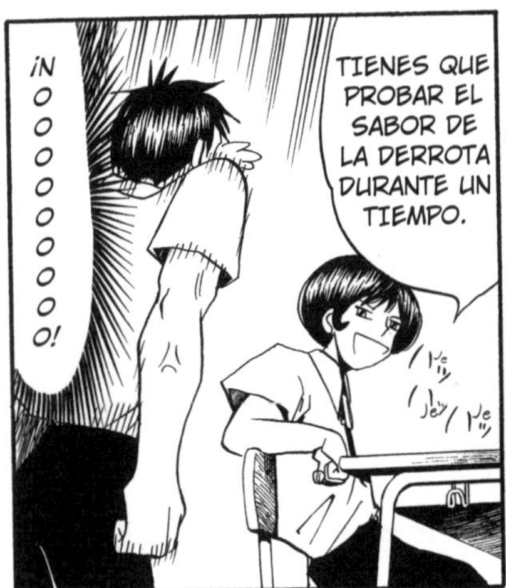
TIENES QUE PROBAR EL SABOR DE LA DERROTA DURANTE UN TIEMPO.
¡NOOOOOOOOOOOOOO!

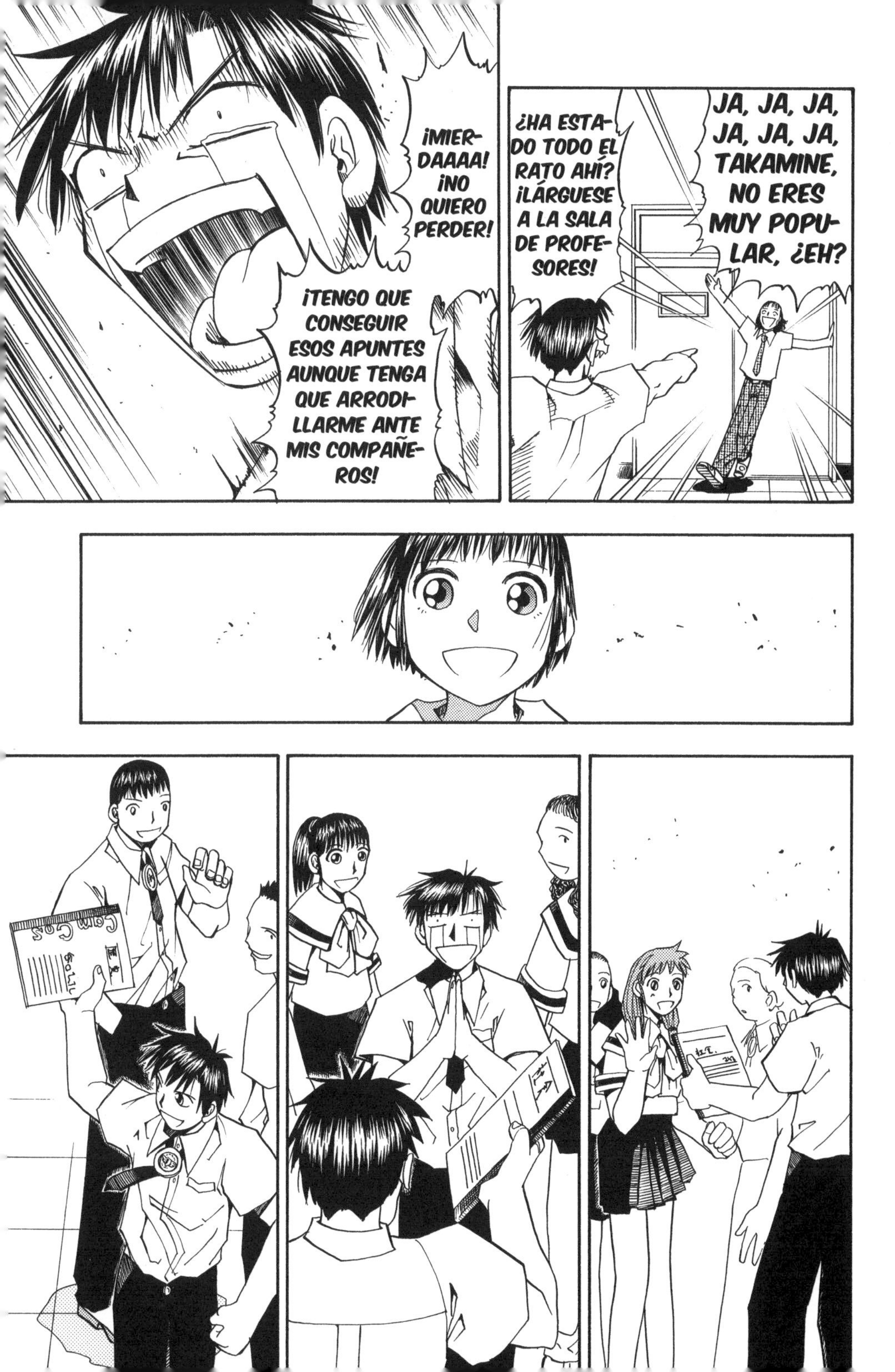

JA, JA, JA, JA, JA, JA, TAKAMINE, NO ERES MUY POPULAR, ¿EH?

¿HA ESTADO TODO EL RATO AHÍ? ¡LÁRGUESE A LA SALA DE PROFESORES!

¡MIERDAAAA! ¡NO QUIERO PERDER!

¡TENGO QUE CONSEGUIR ESOS APUNTES AUNQUE TENGA QUE ARRODILLARME ANTE MIS COMPAÑEROS!

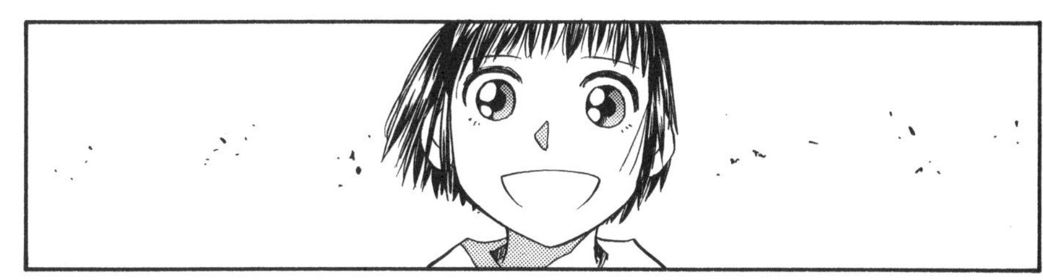

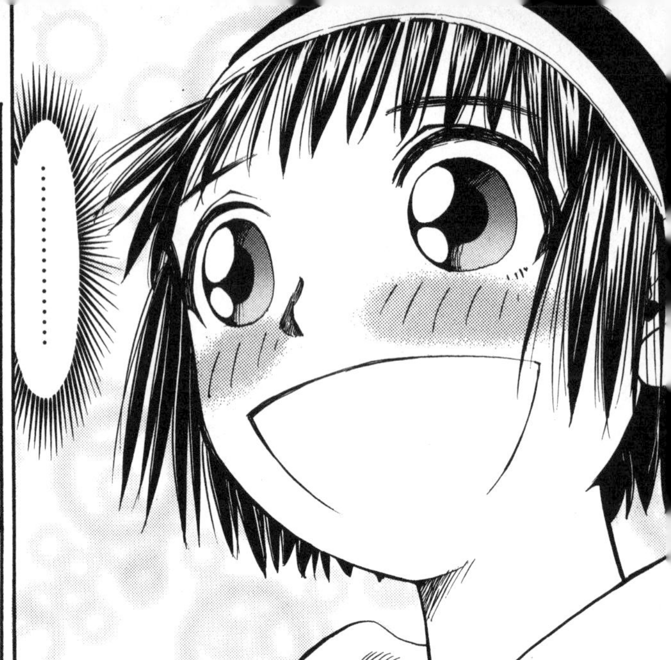
……

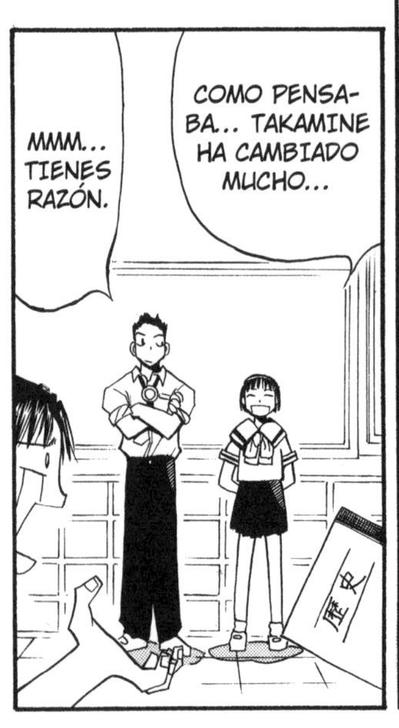
COMO PENSABA... TAKAMINE HA CAMBIADO MUCHO...
MMM... TIENES RAZÓN.

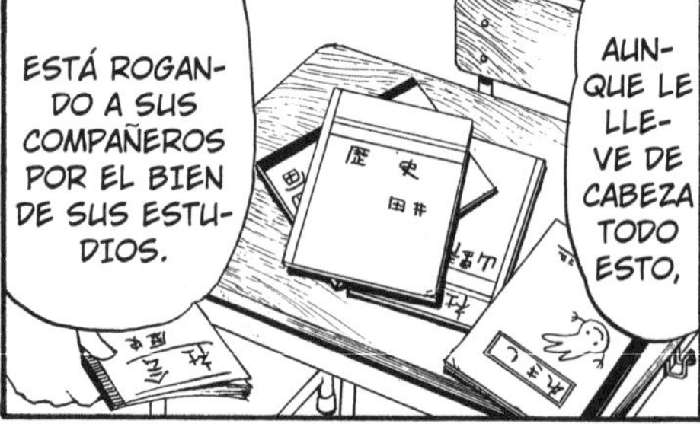
AUNQUE LE LLEVE DE CABEZA TODO ESTO,
ESTÁ ROGANDO A SUS COMPAÑEROS POR EL BIEN DE SUS ESTUDIOS.

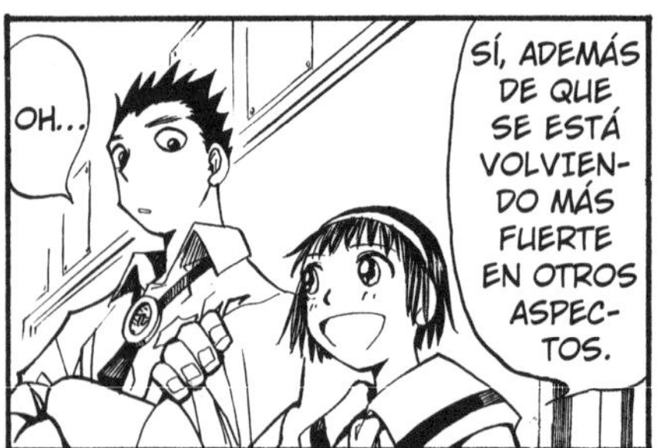
SÍ, ADEMÁS DE QUE SE ESTÁ VOLVIENDO MÁS FUERTE EN OTROS ASPECTOS.
OH...

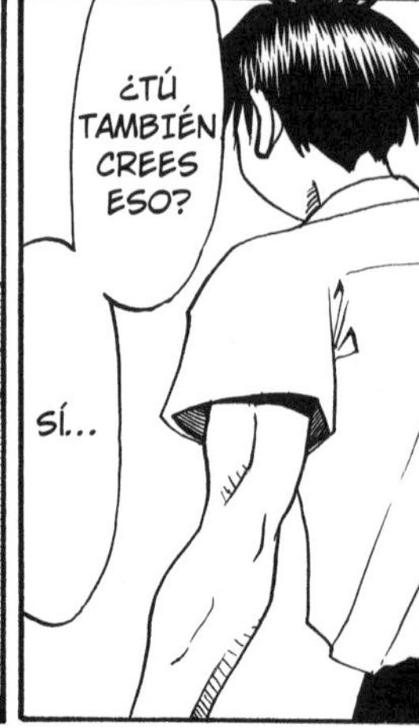
¿TÚ TAMBIÉN CREES ESO?
SÍ...

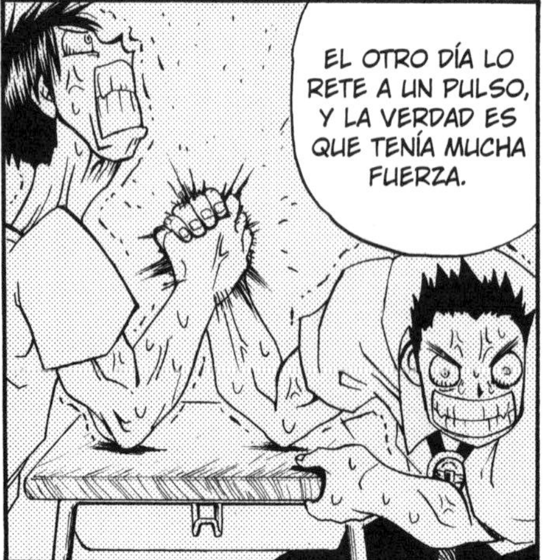
EL OTRO DÍA LO RETE A UN PULSO, Y LA VERDAD ES QUE TENÍA MUCHA FUERZA.

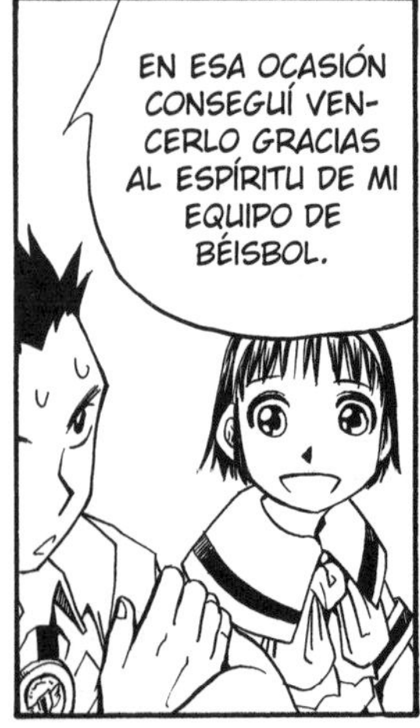
EN ESA OCASIÓN CONSEGUÍ VENCERLO GRACIAS AL ESPÍRITU DE MI EQUIPO DE BÉISBOL.

JU, JU, JU, JU, JU...
CIERTO... PARECE QUE MEJORE CADA DÍA QUE PASA...

ESTÁS MADURANDO...

TAKAMINE...

EL DÍA DEL EXAMEN
¡MUY BIEN, COMENCEMOS!
¡ME ESFORZARÉ AL MÁXIMO!
¡Y SACARÉ 100 PUNTOS!
ZAS!!
!

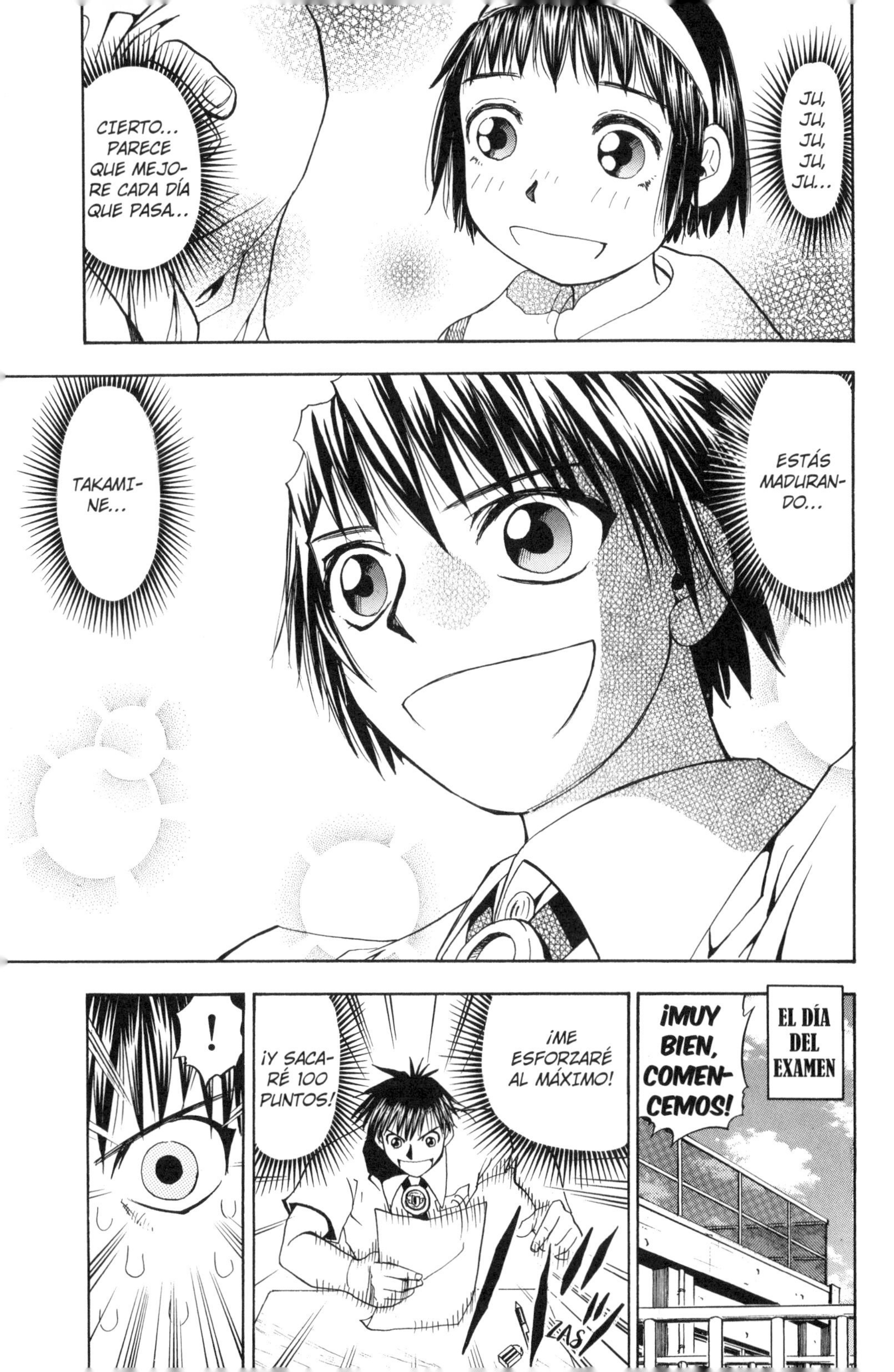

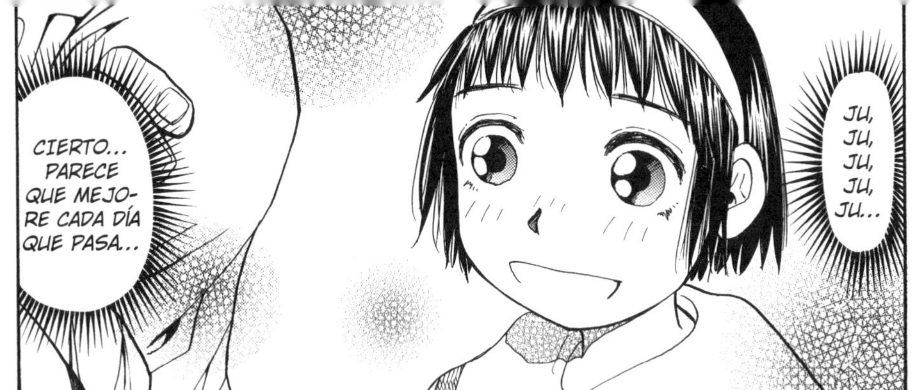

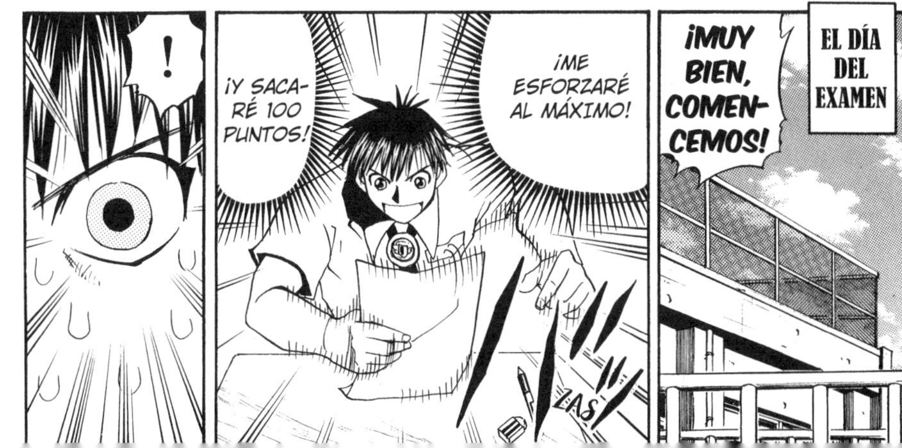

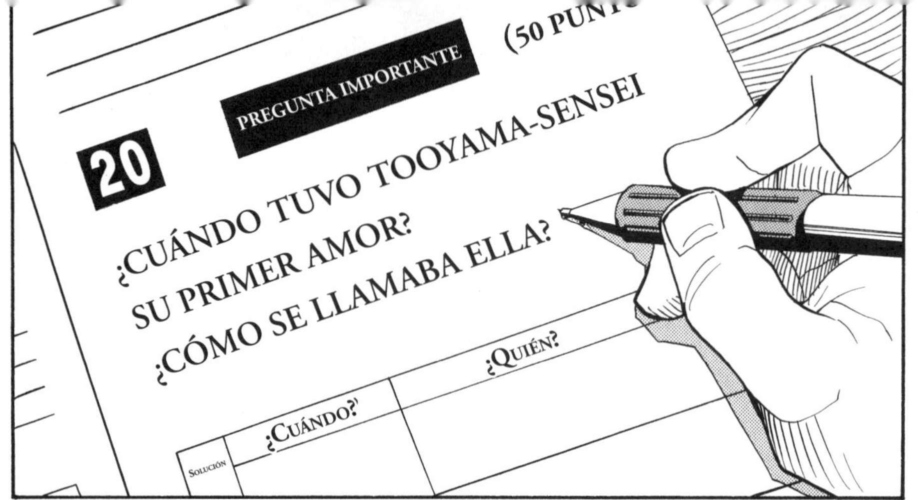

(50 PUNTOS
PREGUNTA IMPORTANTE
20
¿CUÁNDO TUVO TOOYAMA-SENSEI
SU PRIMER AMOR?
¿CÓMO SE LLAMABA ELLA?
¿QUIÉN?
¿CUÁNDO?
SOLUCIÓN

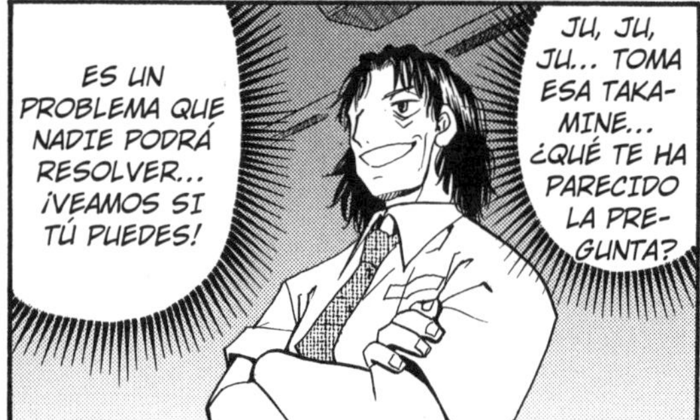

JU, JU, JU... TOMA ESA TAKAMINE... ¿QUÉ TE HA PARECIDO LA PREGUNTA?
ES UN PROBLEMA QUE NADIE PODRÁ RESOLVER... ¡VEAMOS SI TÚ PUEDES!

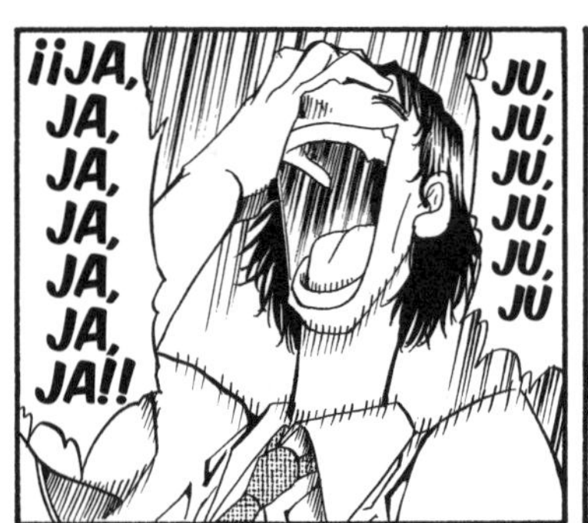

JU, JU, JU, JU, JU, JÚ
¡¡JA, JA, JA, JA, JA, JA, JA!!

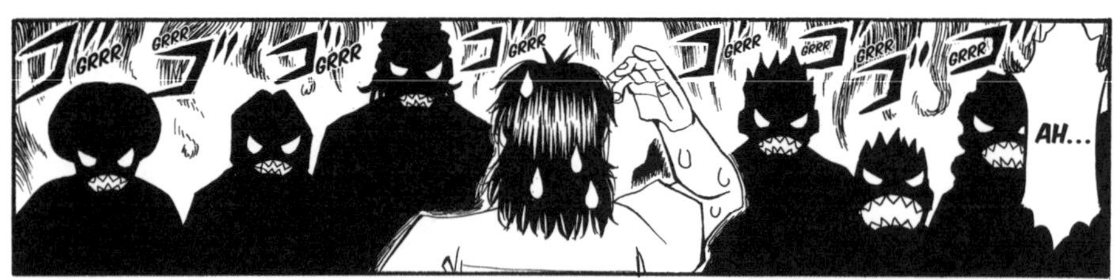

GRRR
GRRR
GRRR
GRRR
GRRR
GRRR
GRRR
GRRR
AH...

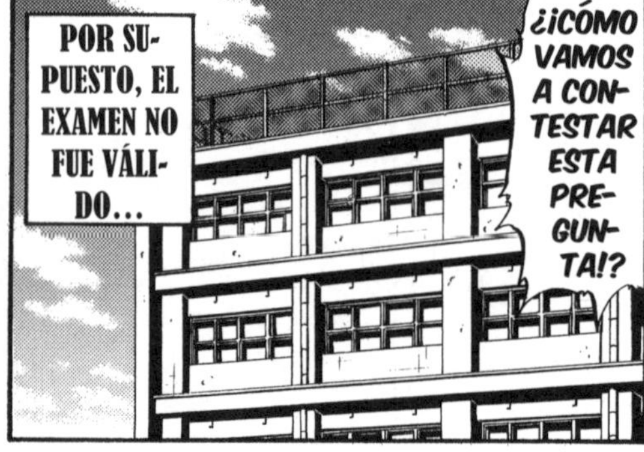

¡¿CÓMO VAMOS A CONTESTAR ESTA PREGUNTA!?
POR SUPUESTO, EL EXAMEN NO FUE VÁLIDO...

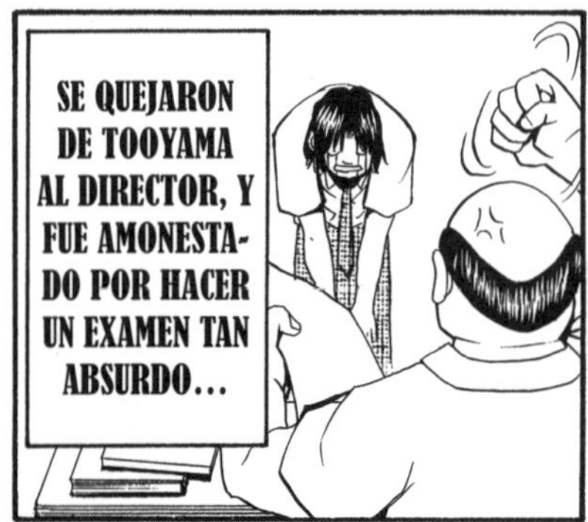

SE QUEJARON DE TOOYAMA AL DIRECTOR, Y FUE AMONESTADO POR HACER UN EXAMEN TAN ABSURDO...

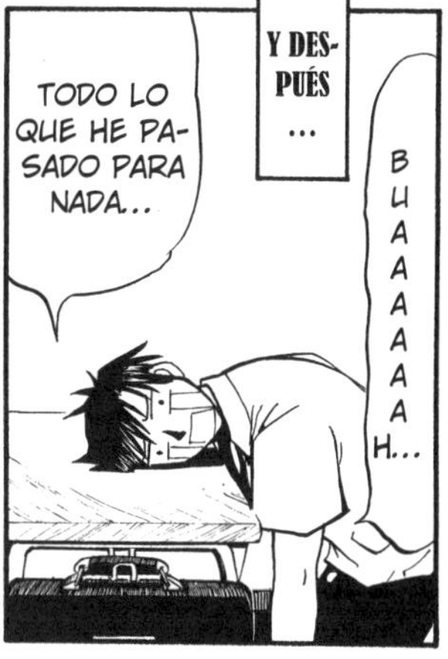
Y DES-
PUÉS
...
BUAAAAAAAAH...
TODO LO
QUE HE PA-
SADO PARA
NADA...

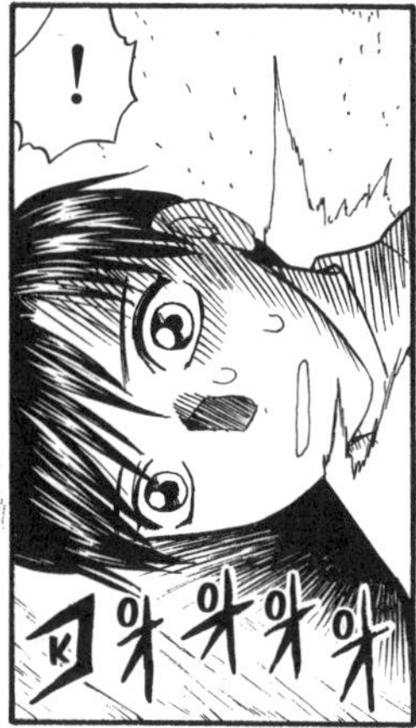
!

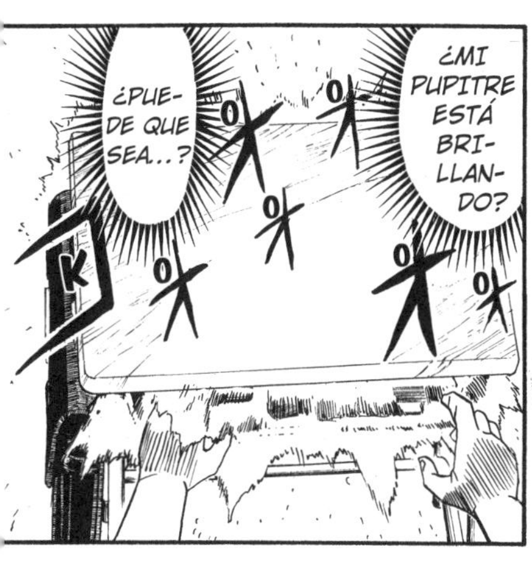
¿MI
PUPITRE
ESTÁ
BRI-
LLAN-
DO?
¿PUE-
DE QUE
SEA...?

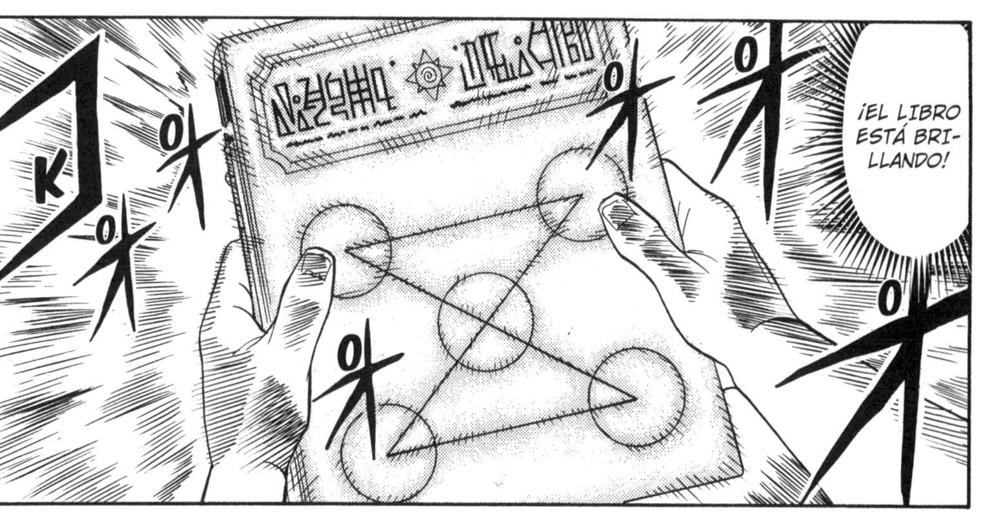
¡EL LIBRO
ESTÁ BRI-
LLANDO!

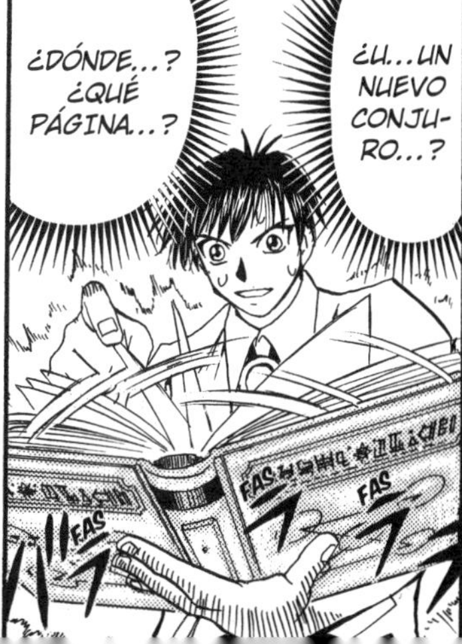
¿U...UN
NUEVO
CONJU-
RO...?
¿DÓNDE...?
¿QUÉ
PÁGINA...?
FAS
FAS
FAS

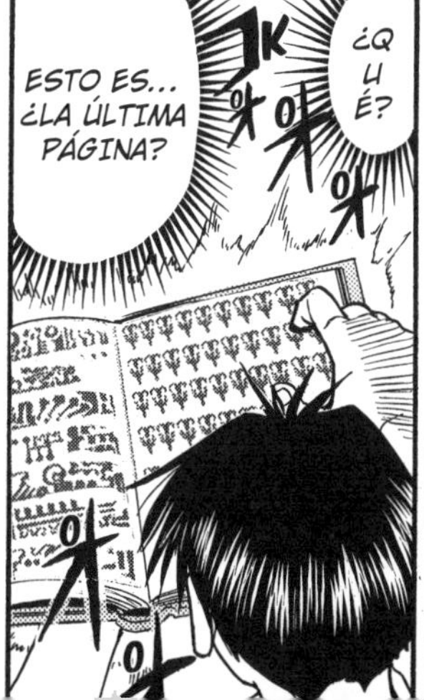
¿Q
U
É?
ESTO ES...
¿LA ÚLTIMA
PÁGINA?

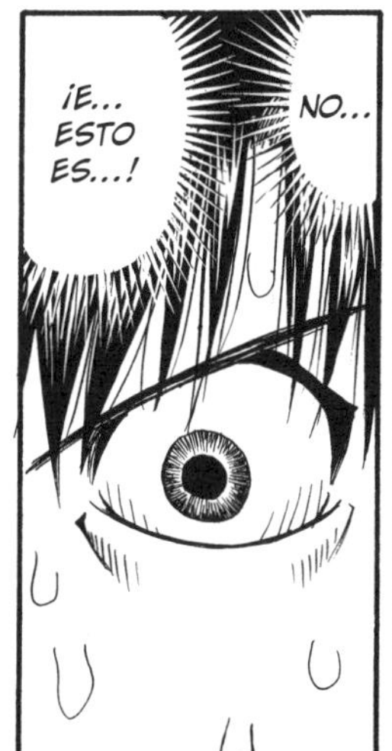
NO...
¡E...
ESTO
ES...!

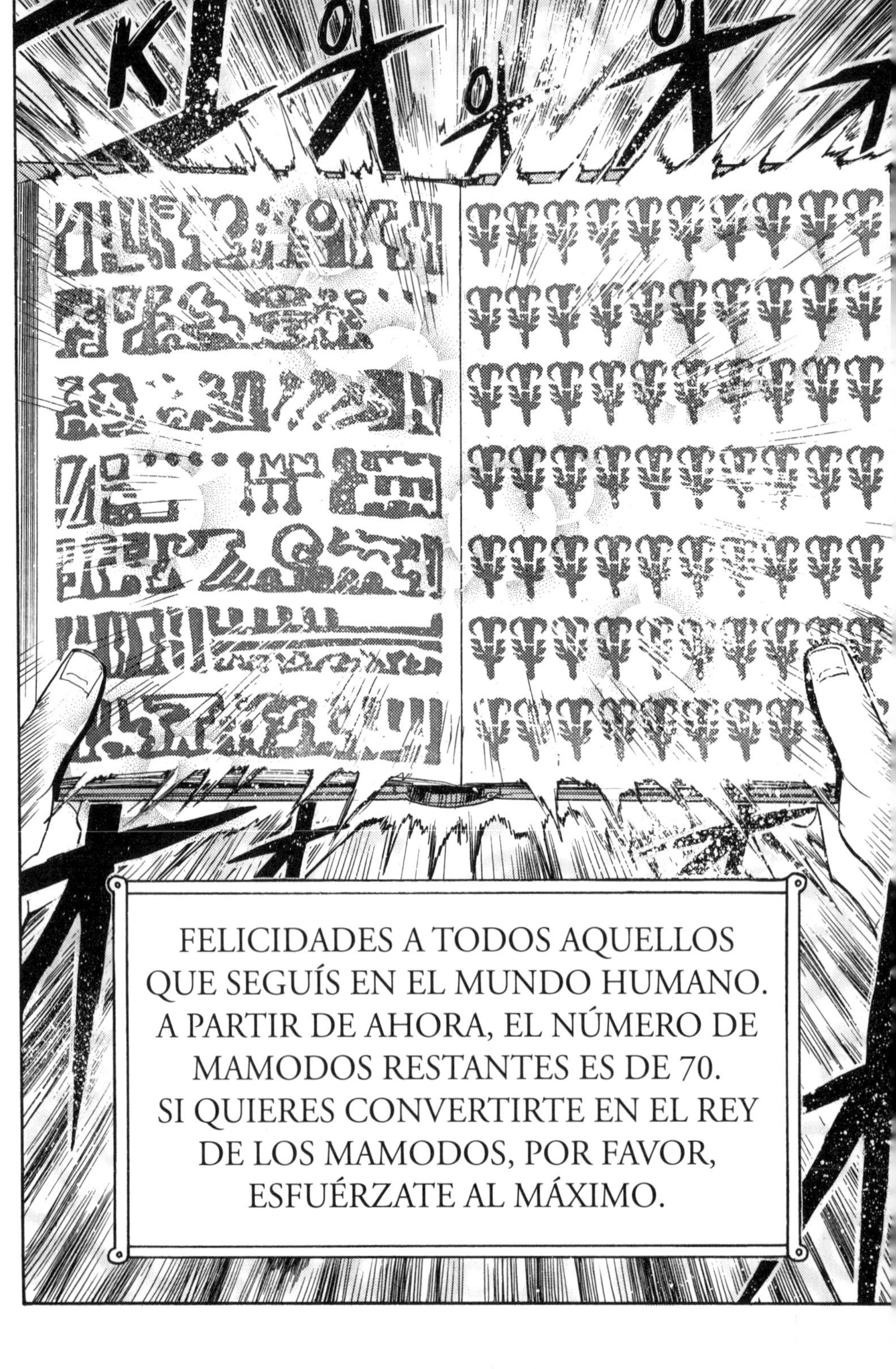
KLOOOO
FELICIDADES A TODOS AQUELLOS QUE SEGUÍS EN EL MUNDO HUMANO. A PARTIR DE AHORA, EL NÚMERO DE MAMODOS RESTANTES ES DE 70. SI QUIERES CONVERTIRTE EN EL REY DE LOS MAMODOS, POR FAVOR, ESFUÉRZATE AL MÁXIMO.

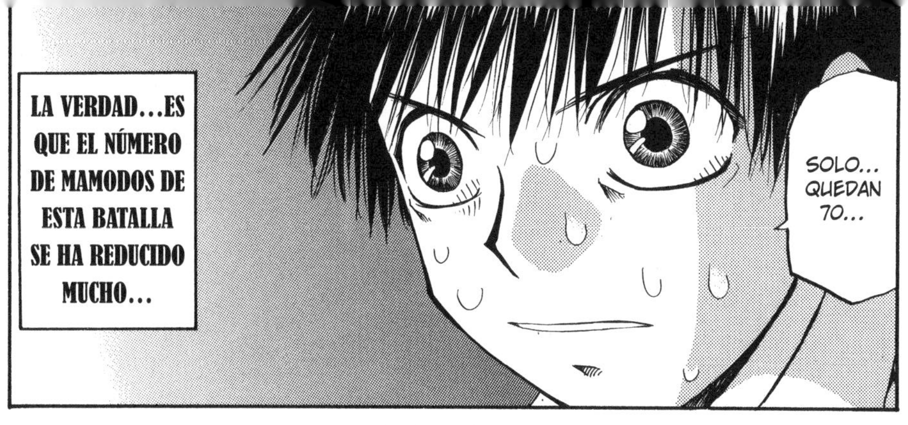
SOLO... QUEDAN 70...
LA VERDAD...ES QUE EL NÚMERO DE MAMODOS DE ESTA BATALLA SE HA REDUCIDO MUCHO...

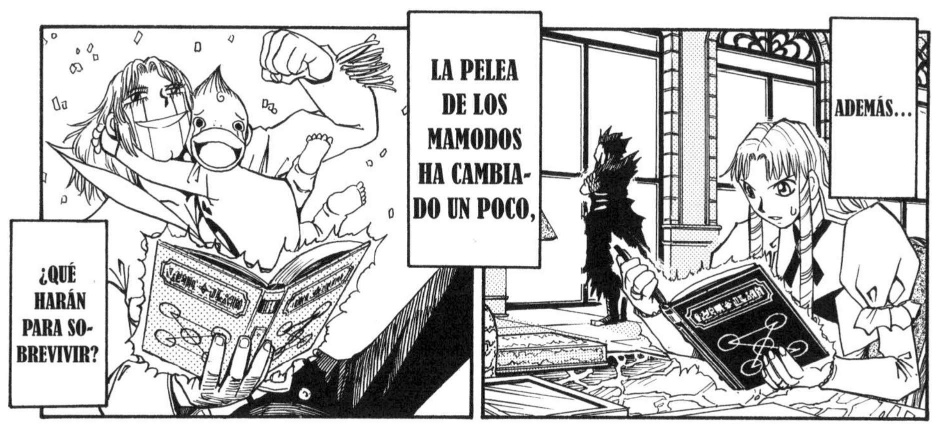
ADEMÁS...
LA PELEA DE LOS MAMODOS HA CAMBIADO UN POCO,
¿QUÉ HARÁN PARA SOBREVIVIR?

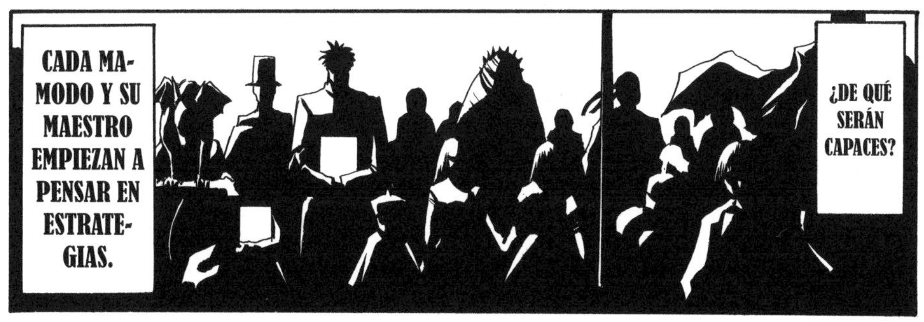
¿DE QUÉ SERÁN CAPACES?
CADA MAMODO Y SU MAESTRO EMPIEZAN A PENSAR EN ESTRATEGIAS.

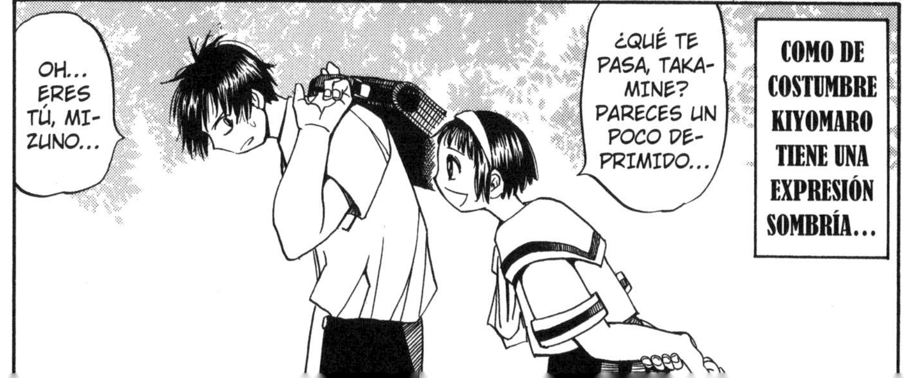
COMO DE COSTUMBRE KIYOMARO TIENE UNA EXPRESIÓN SOMBRÍA...
¿QUÉ TE PASA, TAKAMINE? PARECES UN POCO DEPRIMIDO...
DOK
OH... ERES TÚ, MIZUNO...

NO LO SÉ...
TENGO EL PRESENTIMIENTO DE QUE ESTA VEZ NO SERÁ LA ÚLTIMA QUE SUFRIRÉ DE ESTE MODO, Y PENSAR ESO ME AGOTA...

JU, JU...
NO SÉ DE QUÉ SUFRIMIENTO HABLAS, PERO...

¡SEA LO QUE SEA, SEGURO QUE ESTARÁS BIEN, TAKAMINE!
¿EH?

¿POR QUÉ?
PORQUE... TAKAMINE, TE HAS VUELTO MUY FUERTE.

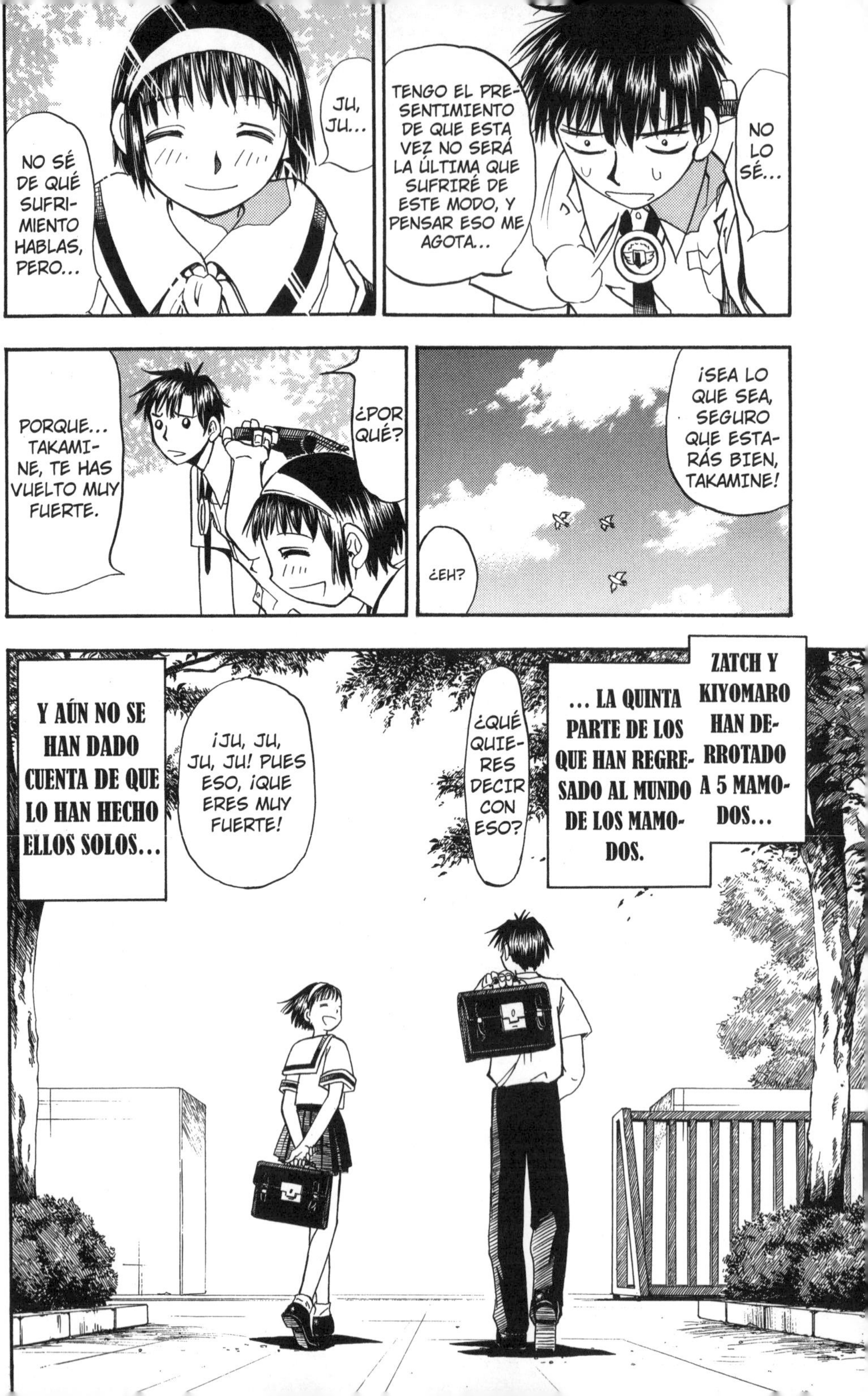

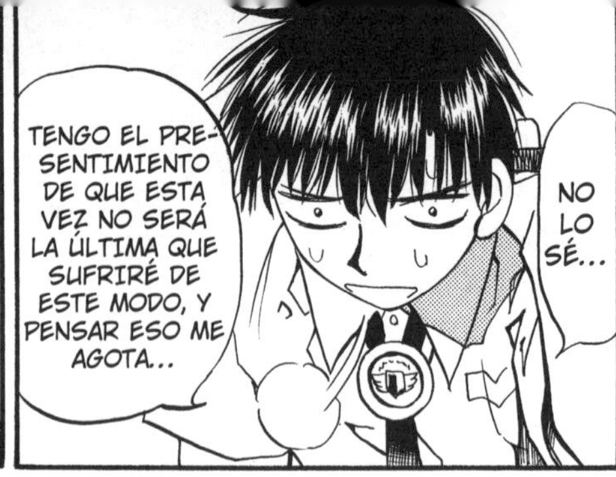

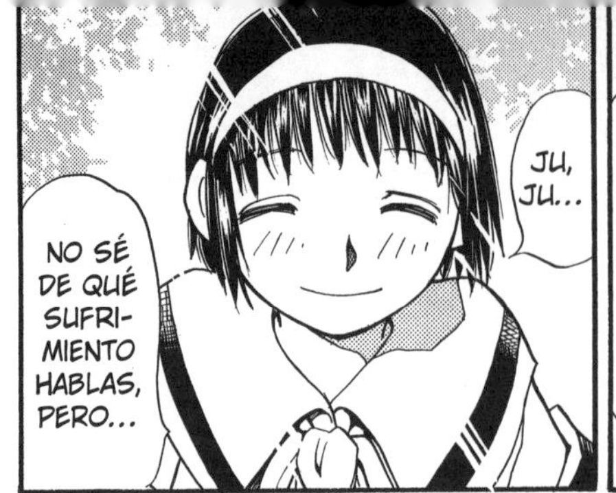

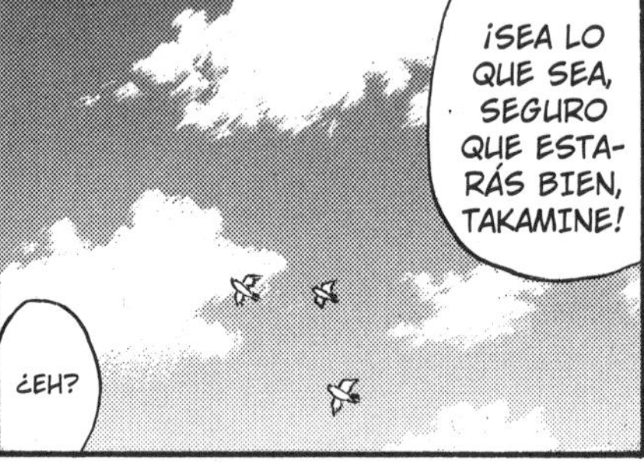

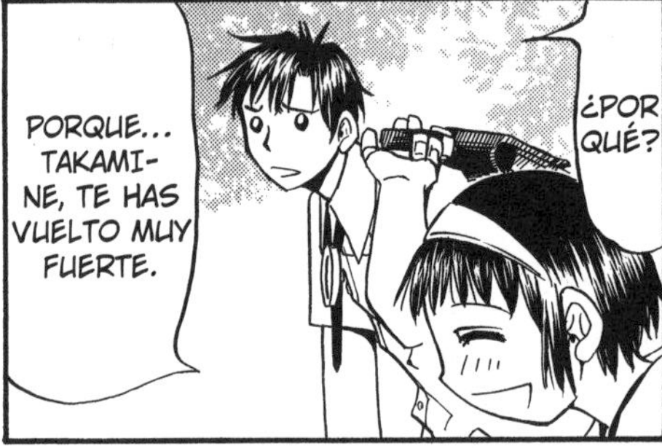

ZATCH Y KIYOMARO HAN DERROTADO A 5 MAMODOS...

... LA QUINTA PARTE DE LOS QUE HAN REGRESADO AL MUNDO DE LOS MAMODOS.

¿QUÉ QUIERES DECIR CON ESO?

¡JU, JU, JU, JU! PUES ESO, ¡QUE ERES MUY FUERTE!

Y AÚN NO SE HAN DADO CUENTA DE QUE LO HAN HECHO ELLOS SOLOS...

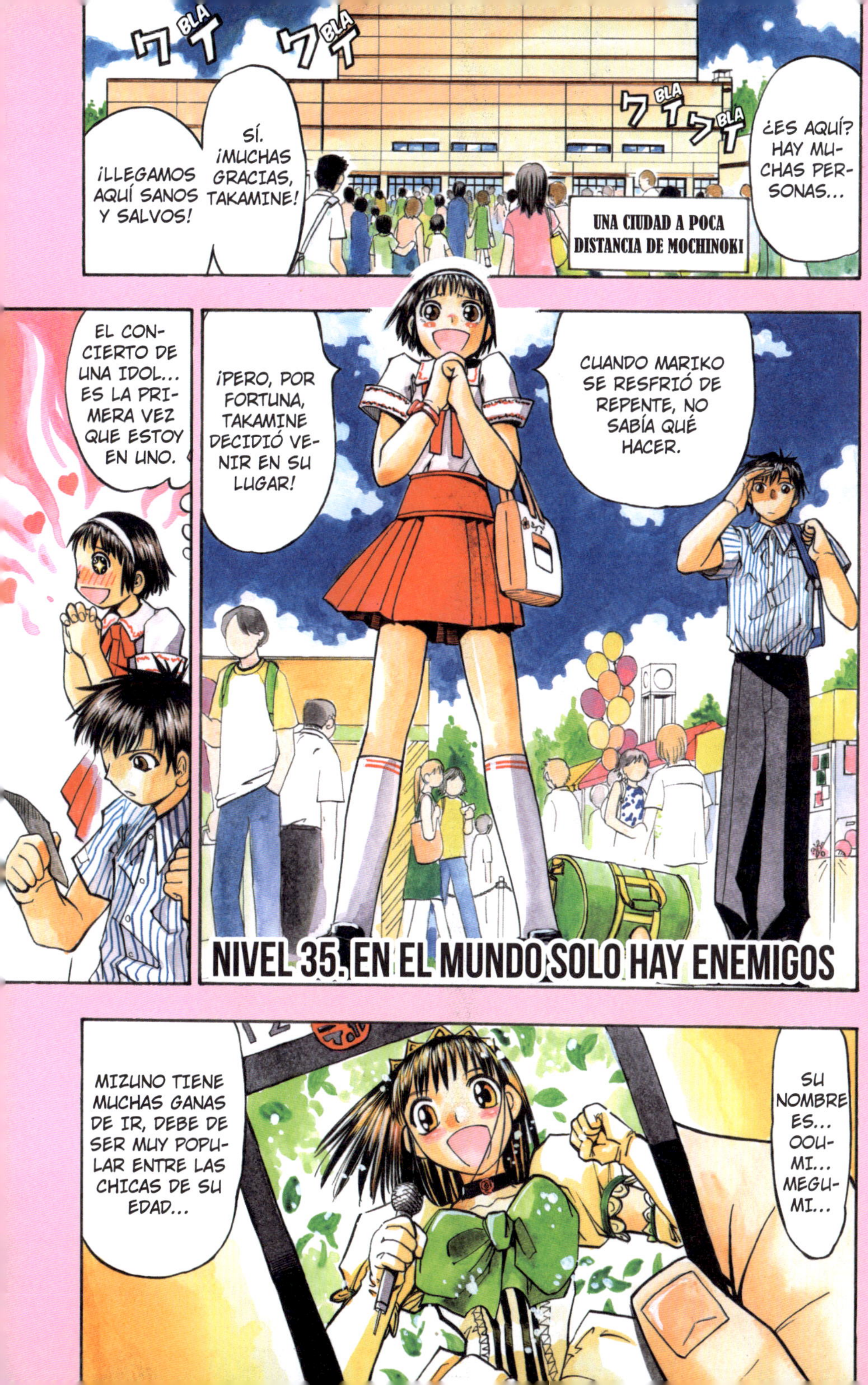

ワイ BLA ワイ BLA

ワイ BLA ワイ BLA

¿ES AQUÍ? HAY MUCHAS PERSONAS...

UNA CIUDAD A POCA DISTANCIA DE MOCHINOKI

SÍ. ¡MUCHAS GRACIAS, TAKAMINE!

¡LLEGAMOS AQUÍ SANOS Y SALVOS!

CUANDO MARIKO SE RESFRIÓ DE REPENTE, NO SABÍA QUÉ HACER.

¡PERO, POR FORTUNA, TAKAMINE DECIDIÓ VENIR EN SU LUGAR!

EL CONCIERTO DE UNA IDOL... ES LA PRIMERA VEZ QUE ESTOY EN UNO.

NIVEL 35. EN EL MUNDO SOLO HAY ENEMIGOS

SU NOMBRE ES... OOUMI... MEGUMI...
MIZUNO TIENE MUCHAS GANAS DE IR, DEBE DE SER MUY POPULAR ENTRE LAS CHICAS DE SU EDAD...

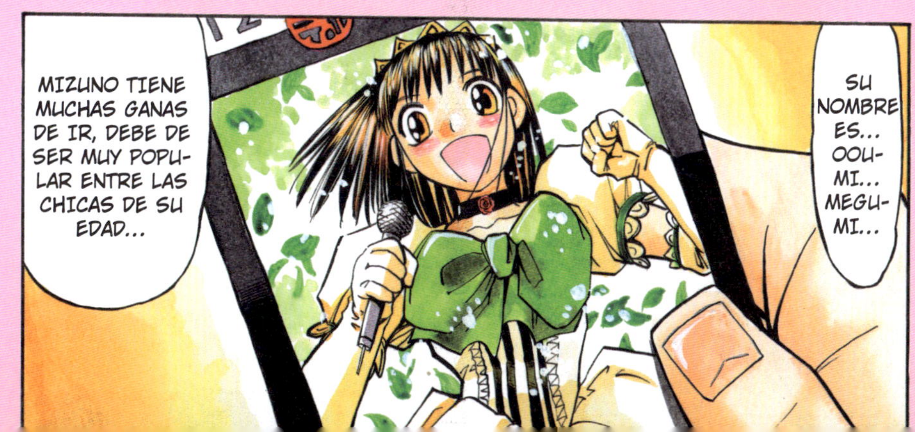

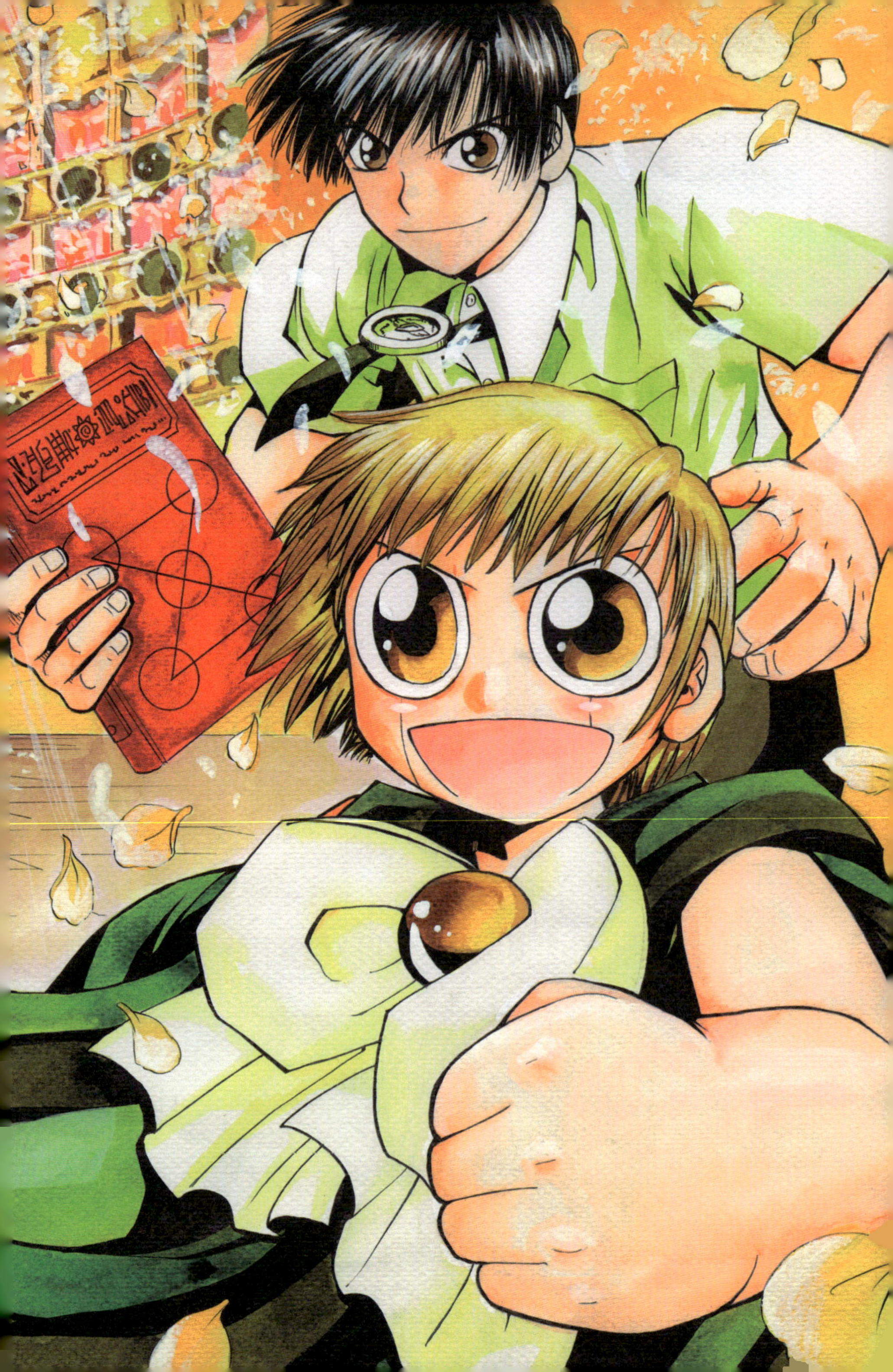

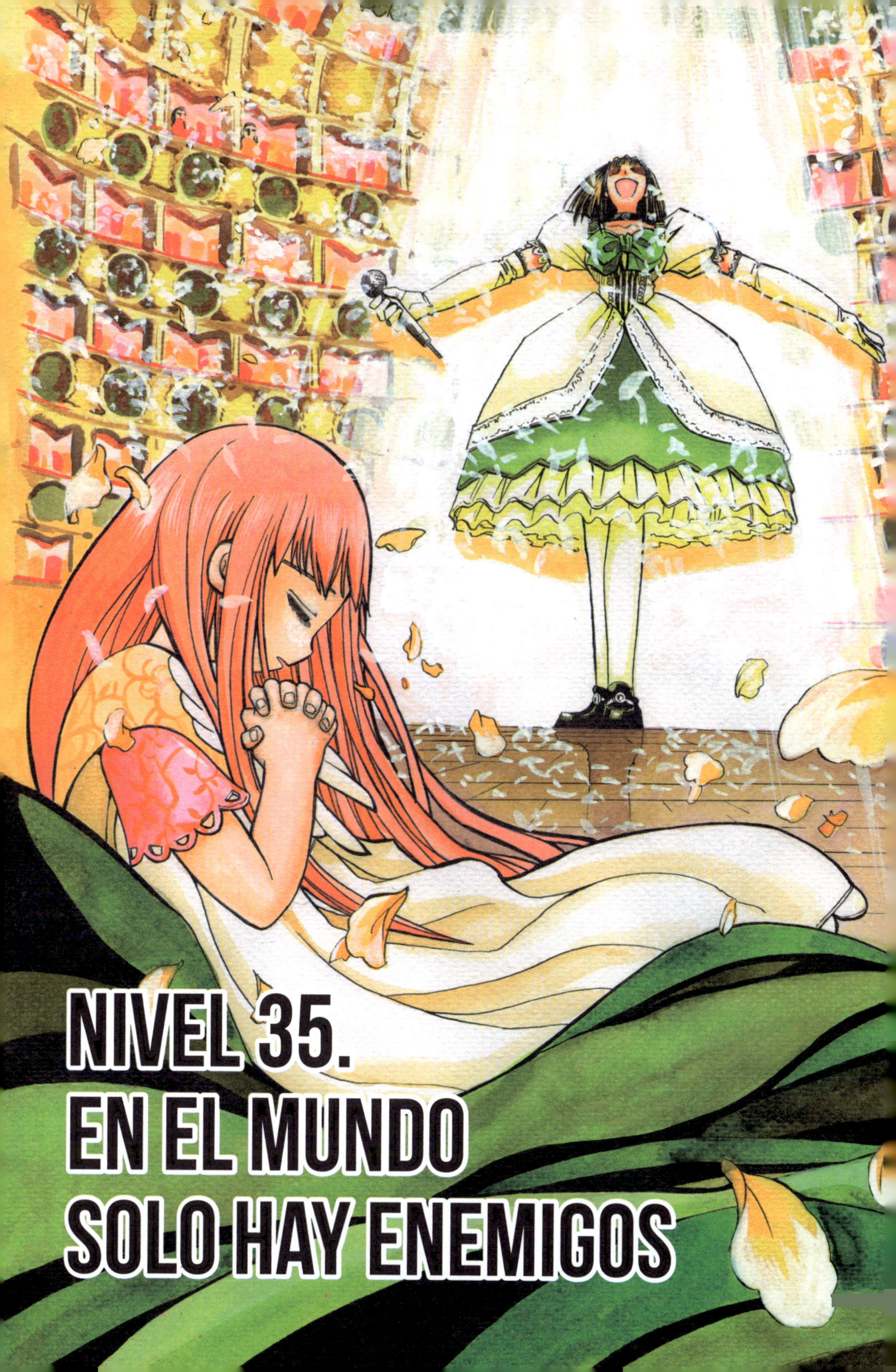
NIVEL 35.
EN EL MUNDO
SOLO HAY ENEMIGOS

OYE, TÍA... DEBERÍAMOS CANCELAR EL CONCIERTO...
大海恵

¡¿AÚN SIGUES PENSANDO EN ESO!?
¡TE DIJE QUE ME DEJARAS EL PROBLEMA CON EL MAMODO A MÍ! ¿NO?
¡DE NINGUNA MANERA DEJARÉ QUE INTERFIERA!!

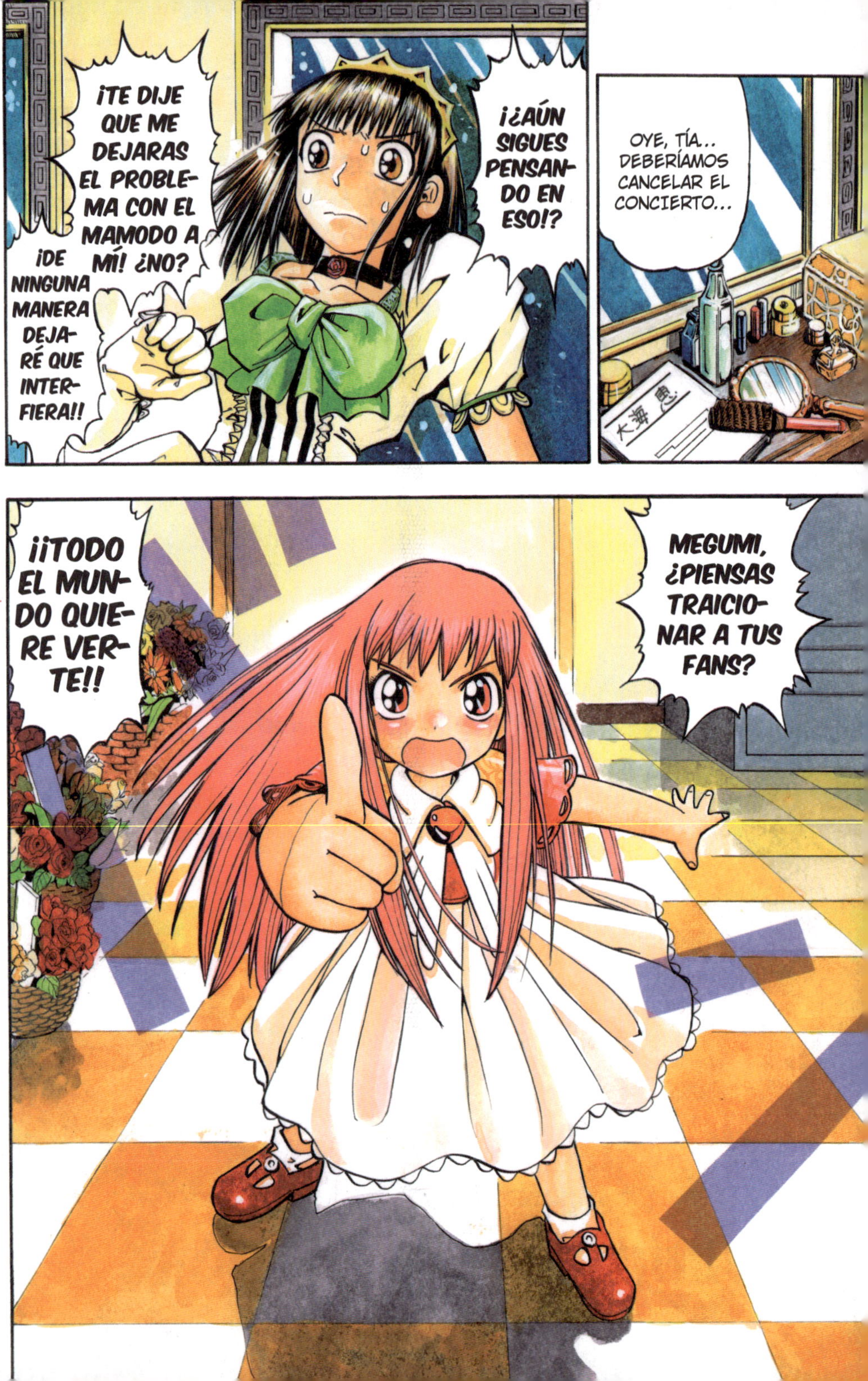

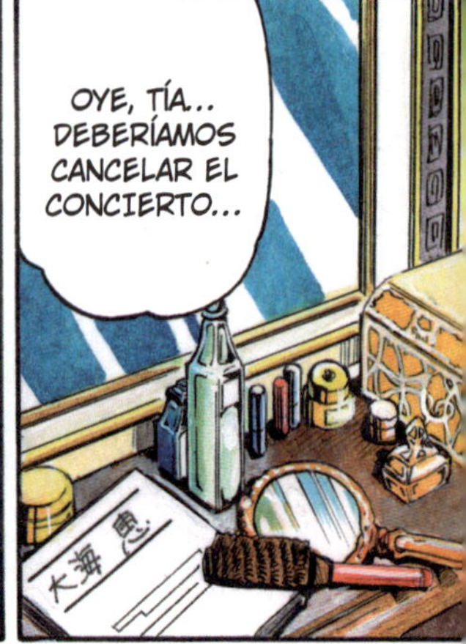

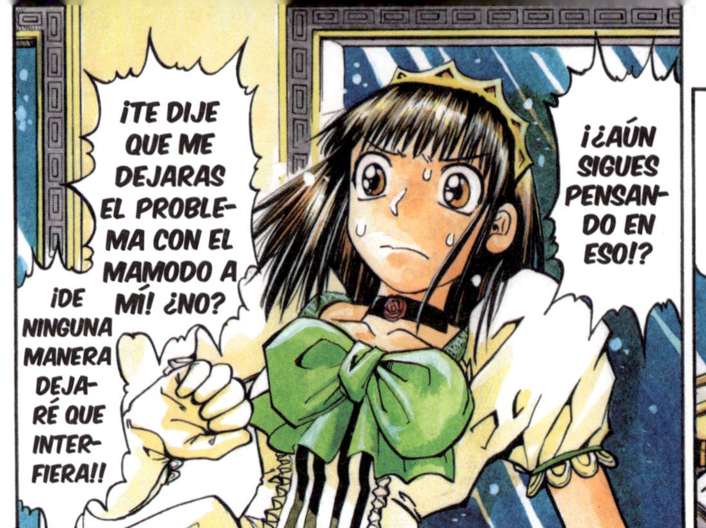

MEGUMI, ¿PIENSAS TRAICIONAR A TUS FANS?

¡¡TODO EL MUNDO QUIERE VERTE!!

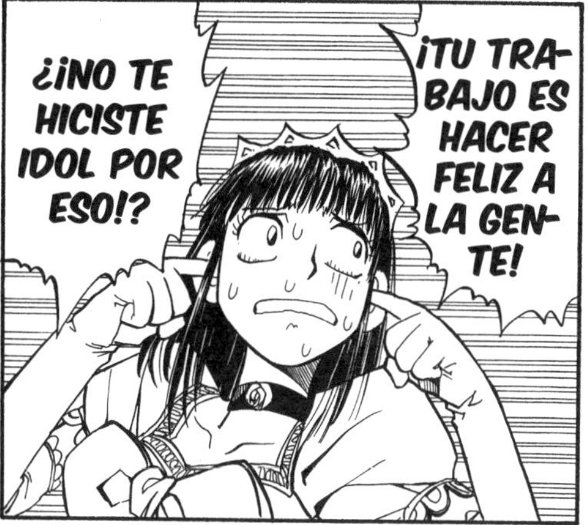
¡TU TRABAJO ES HACER FELIZ A LA GENTE!
¿NO TE HICISTE IDOL POR ESO!?

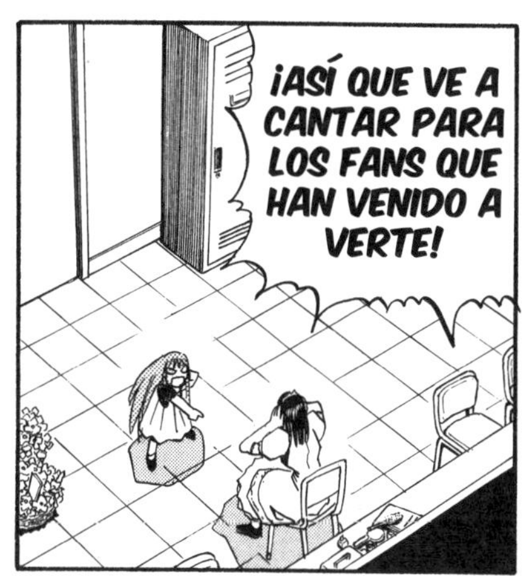
¡ASÍ QUE VE A CANTAR PARA LOS FANS QUE HAN VENIDO A VERTE!

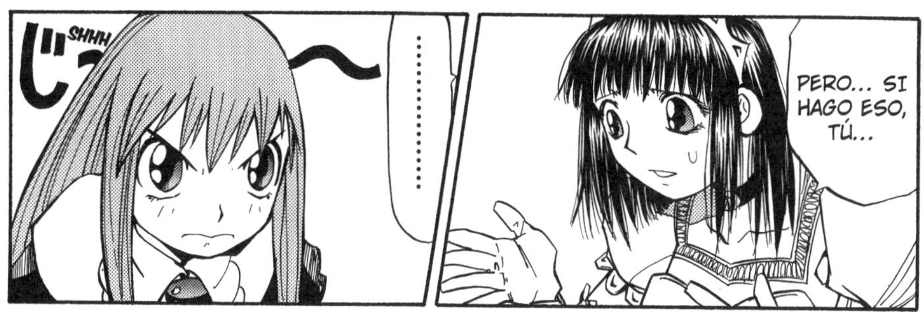
PERO... SI HAGO ESO, TÚ...
....
SHHH

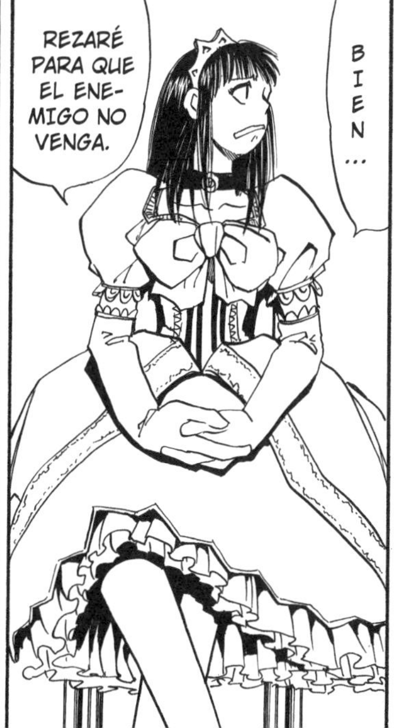
BIEN...
REZARÉ PARA QUE EL ENEMIGO NO VENGA.

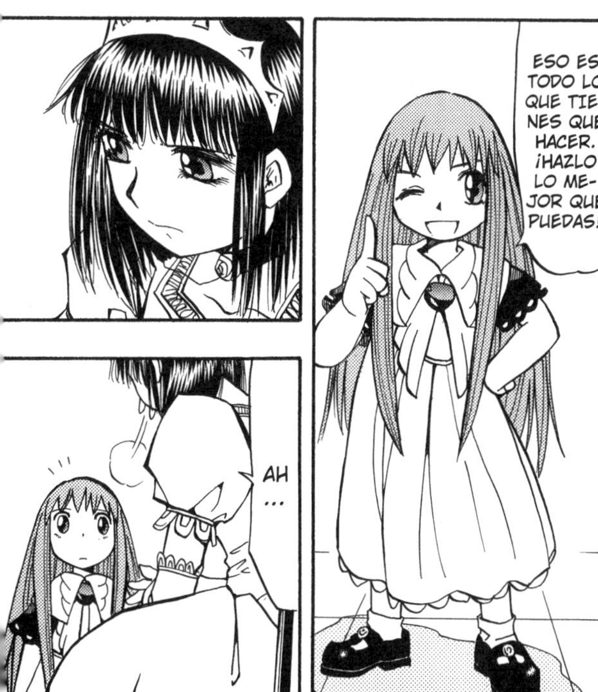
ESO ES TODO LO QUE TIENES QUE HACER. ¡HAZLO LO MEJOR QUE PUEDAS!
AH...

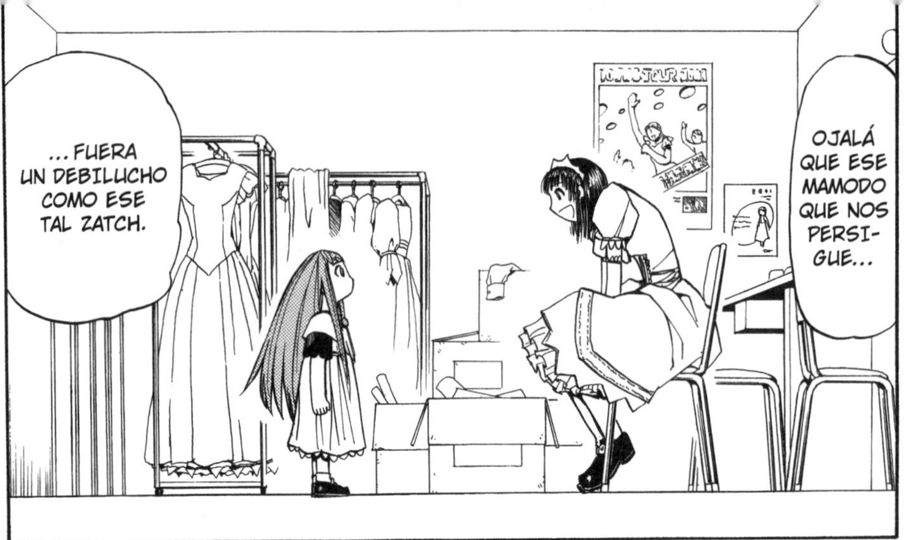
OJALÁ QUE ESE MAMODO QUE NOS PERSIGUE...
...FUERA UN DEBILUCHO COMO ESE TAL ZATCH.

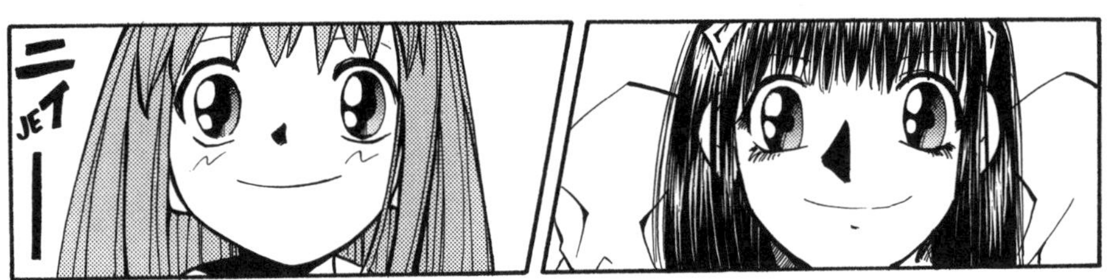
JE

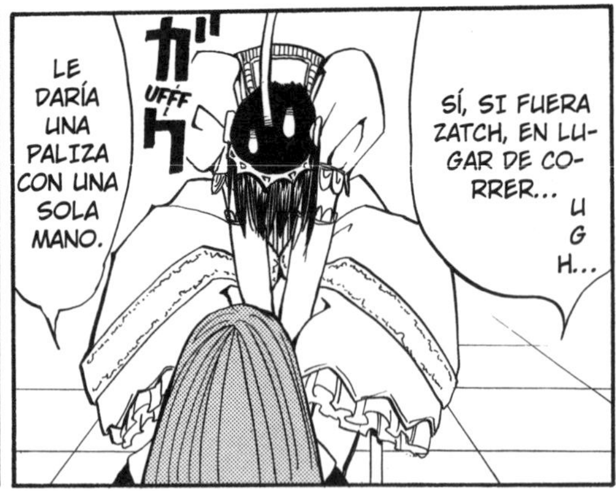
SÍ, SI FUERA ZATCH, EN LUGAR DE CORRER...
UGH...
UFFF
LE DARÍA UNA PALIZA CON UNA SOLA MANO.

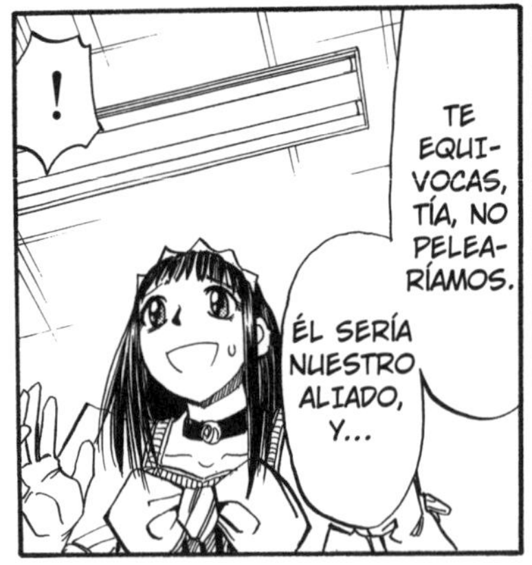
!
TE EQUIVOCAS, TÍA, NO PELEARÍAMOS.
ÉL SERÍA NUESTRO ALIADO, Y...

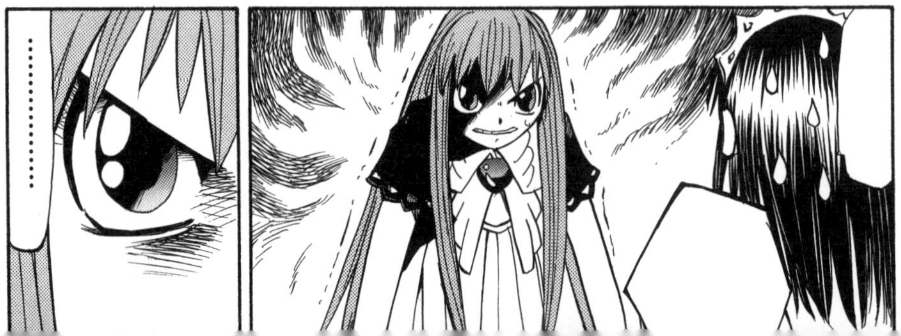
......

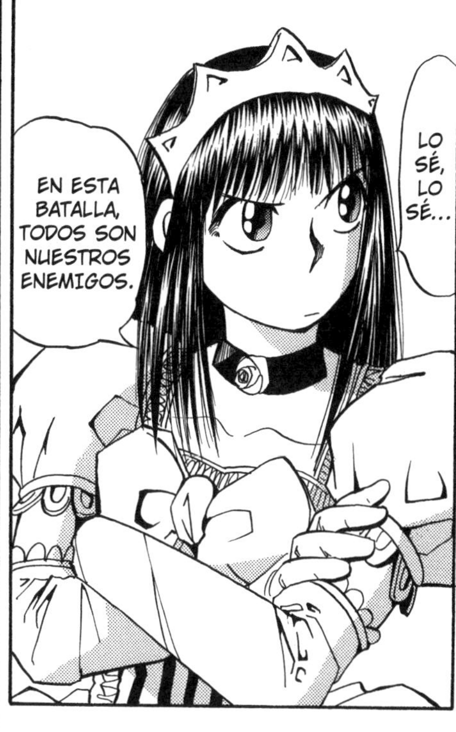
LO SÉ, LO SÉ...
EN ESTA BATALLA, TODOS SON NUESTROS ENEMIGOS.

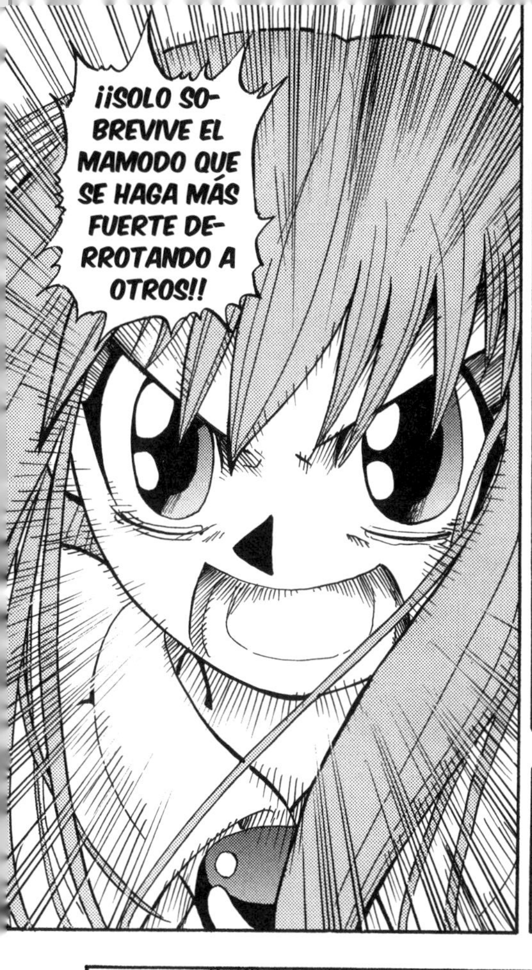
¡¡SOLO SOBREVIVE EL MAMODO QUE SE HAGA MÁS FUERTE DERROTANDO A OTROS!!

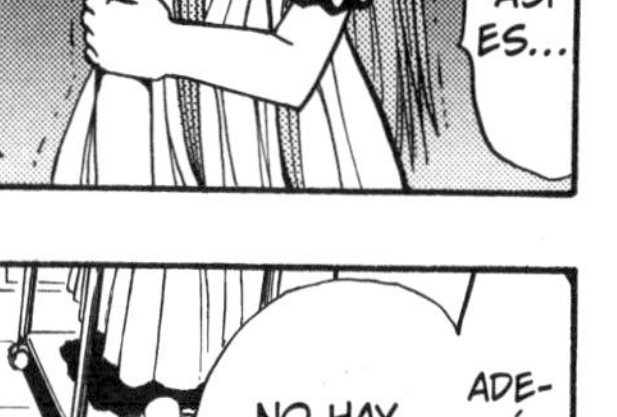
ASÍ ES...

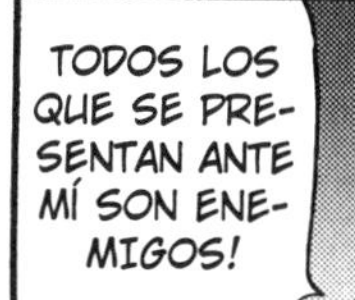
TODOS LOS QUE SE PRESENTAN ANTE MÍ SON ENEMIGOS!

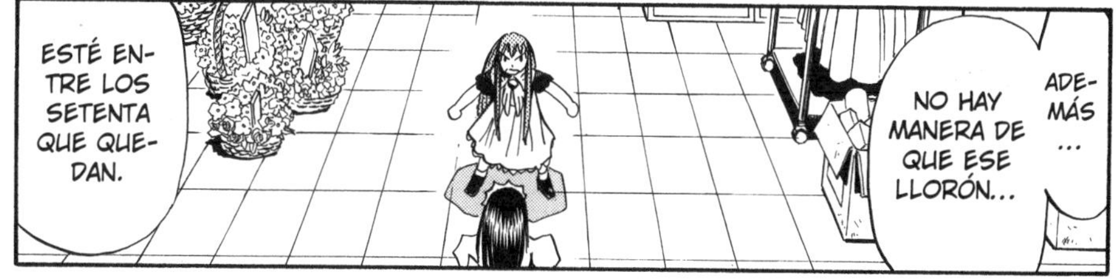
ADEMÁS...
NO HAY MANERA DE QUE ESE LLORÓN...
ESTÉ ENTRE LOS SETENTA QUE QUEDAN.

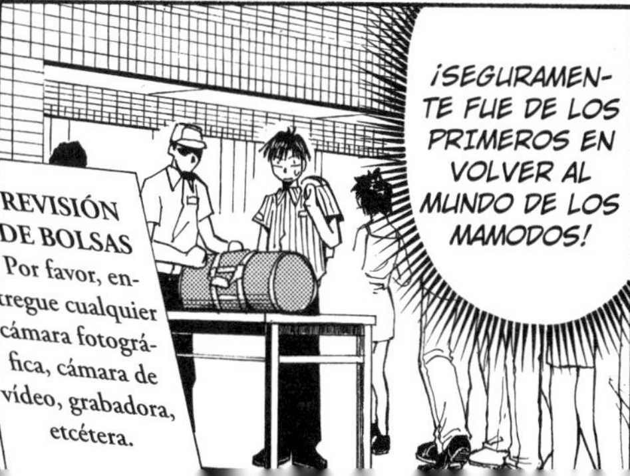
¡SEGURAMENTE FUE DE LOS PRIMEROS EN VOLVER AL MUNDO DE LOS MAMODOS!
REVISIÓN DE BOLSAS
Por favor, entregue cualquier cámara fotográfica, cámara de vídeo, grabadora, etcétera.

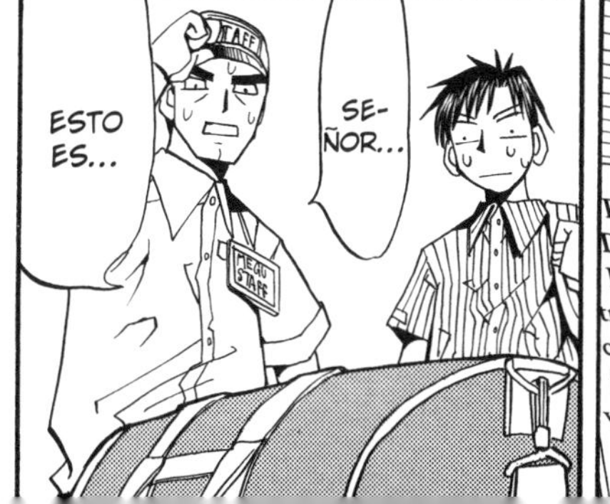
SEÑOR...
ESTO ES...

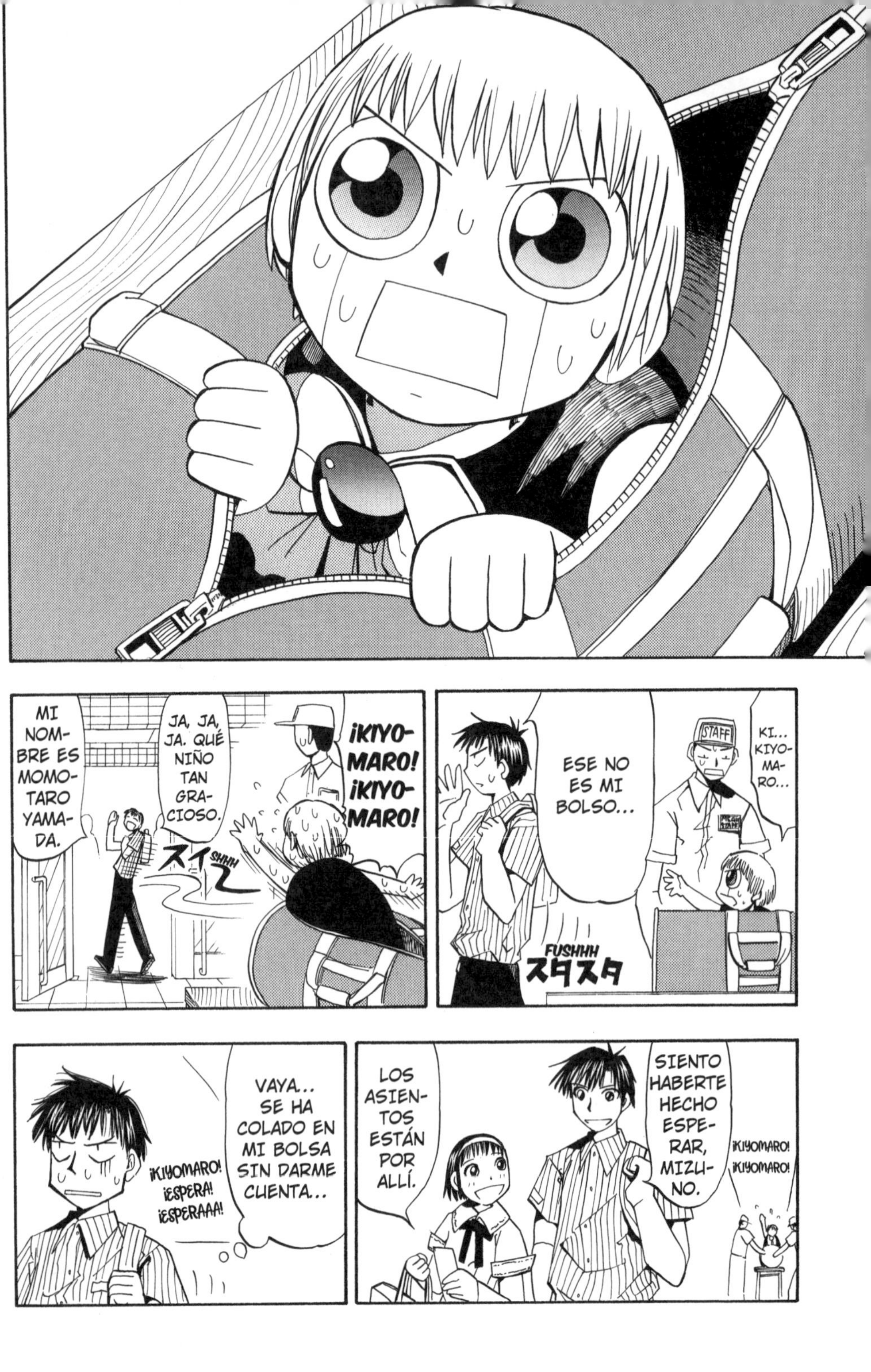

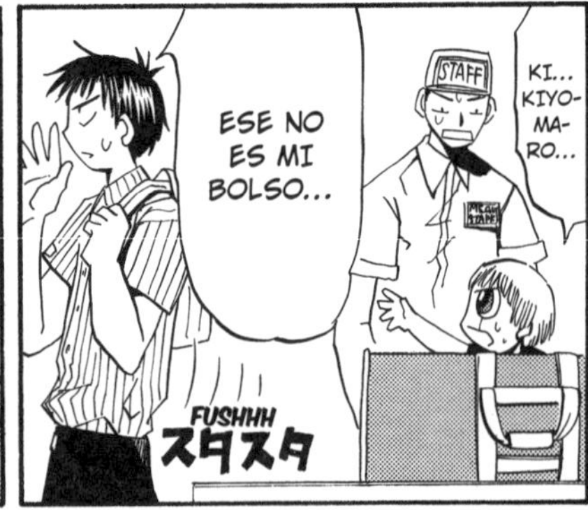
KI... KIYOMARO...
ESE NO ES MI BOLSO...
FUSHHH
スタスタ

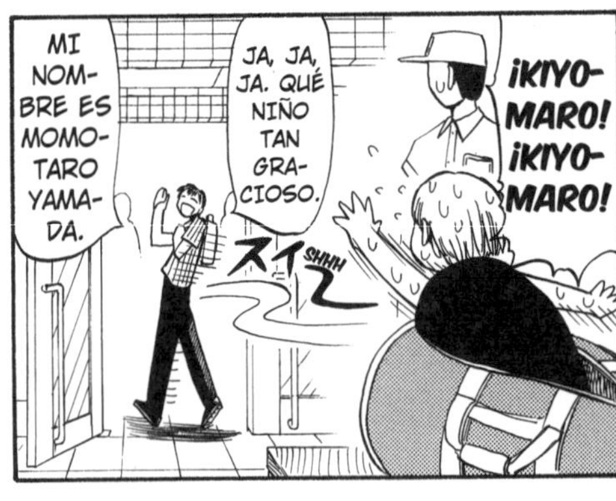
¡KIYOMARO! ¡KIYOMARO!
JA, JA, JA. QUÉ NIÑO TAN GRACIOSO.
MI NOMBRE ES MOMOTARO YAMADA.
スイ
SHHH

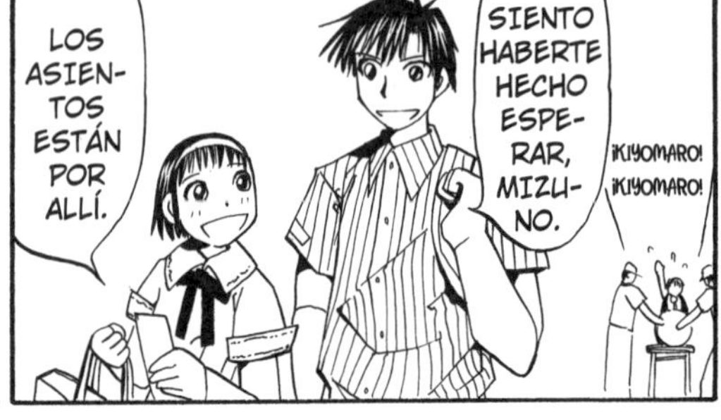
¡KIYOMARO! ¡KIYOMARO!
SIENTO HABERTE HECHO ESPERAR, MIZUNO.
LOS ASIENTOS ESTÁN POR ALLÍ.

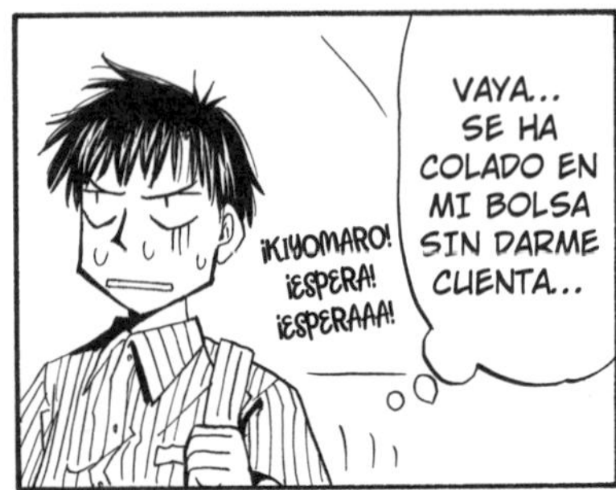
VAYA... SE HA COLADO EN MI BOLSA SIN DARME CUENTA...
¡KIYOMARO! ¡ESPERA! ¡ESPERAAA!

NIÑO, LA PRÓXIMA VEZ QUE VENGAS COMPRA UNA ENTRADA Y QUE TE ACOMPAÑE TU MADRE.
¡ESTO ES TAN INJUSTO!
¿POR QUÉ SOLO PUEDE DIVERTIRSE KIYOMARO?
ダッ TAP
ダッ TAP

¡¡YA SÉ!!
¡¡BUSCARÉ OTRA FORMA DE ENTRAR!!
¡¡USARÉ MI FUERZA SI ES NECESARIO!!
のっし
のっし

JU...
CON QUE AQUÍ ESTÁ...

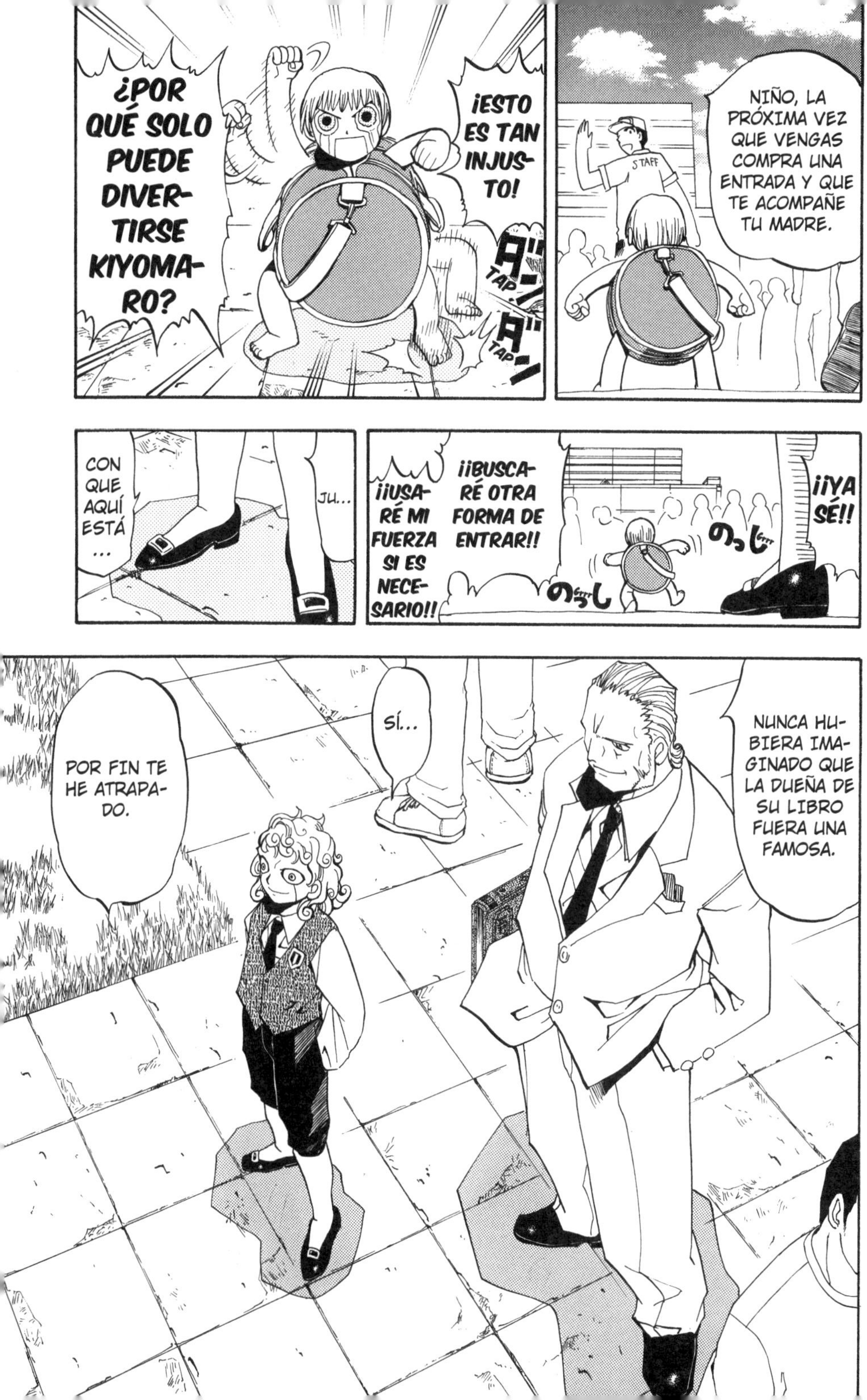

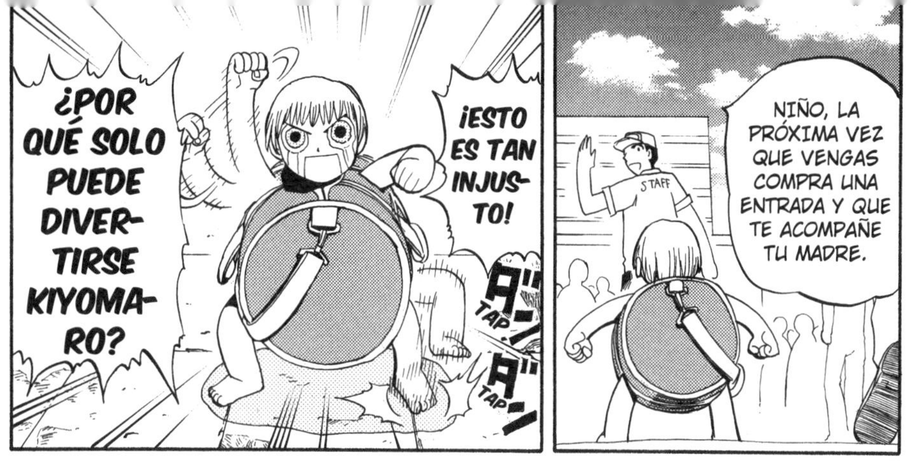

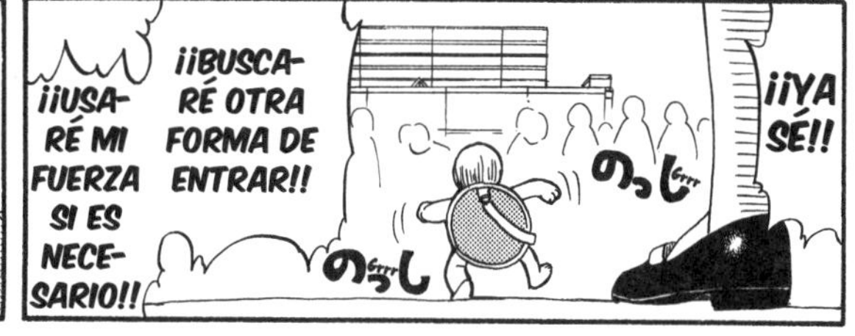

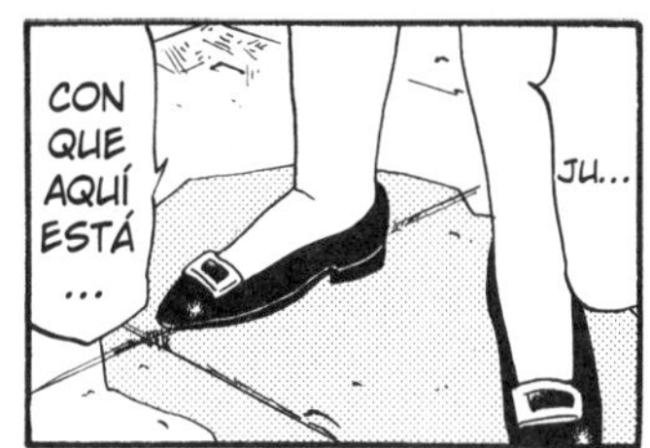

NUNCA HUBIERA IMAGINADO QUE LA DUEÑA DE SU LIBRO FUERA UNA FAMOSA.

SÍ...

POR FIN TE HE ATRAPADO.

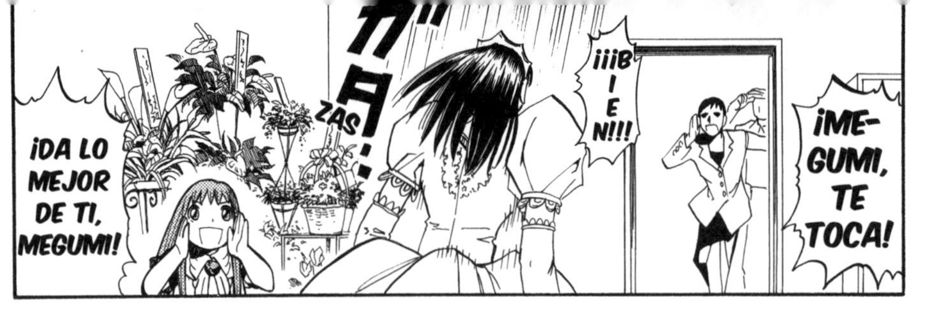
¡MEGUMI, TE TOCA!
¡¡¡BIEN!!!
ZAS
¡DA LO MEJOR DE TI, MEGUMI!

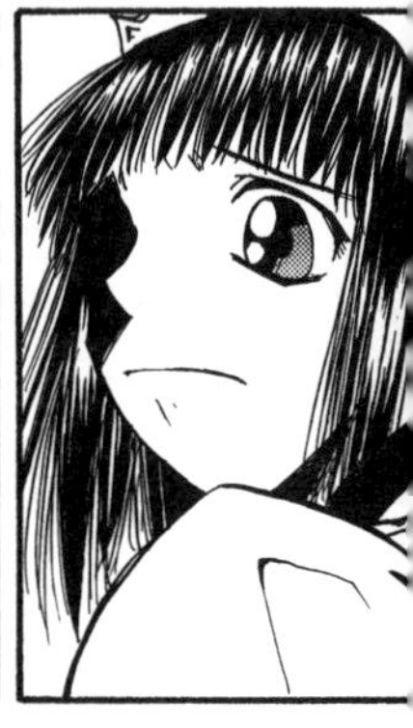

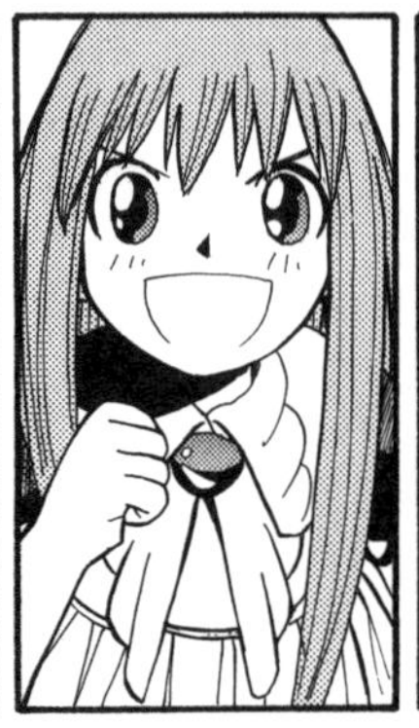

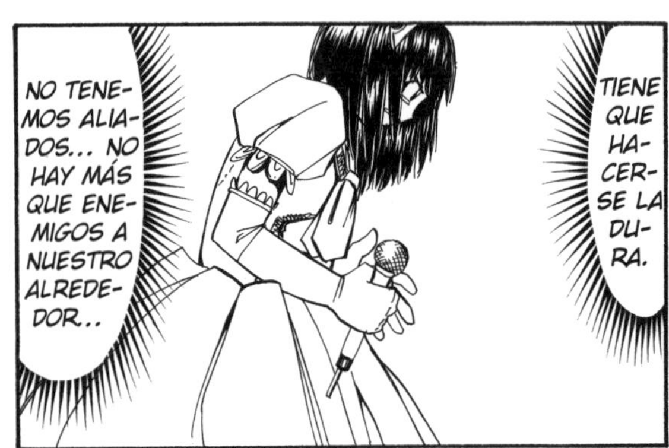
TIENE QUE HACERSE LA DURA.
NO TENEMOS ALIADOS... NO HAY MÁS QUE ENEMIGOS A NUESTRO ALREDEDOR...

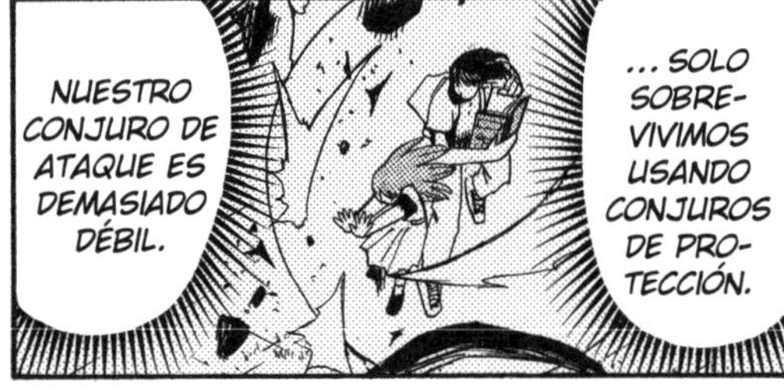
... SOLO SOBREVIVIMOS USANDO CONJUROS DE PROTECCIÓN.
NUESTRO CONJURO DE ATAQUE ES DEMASIADO DÉBIL.

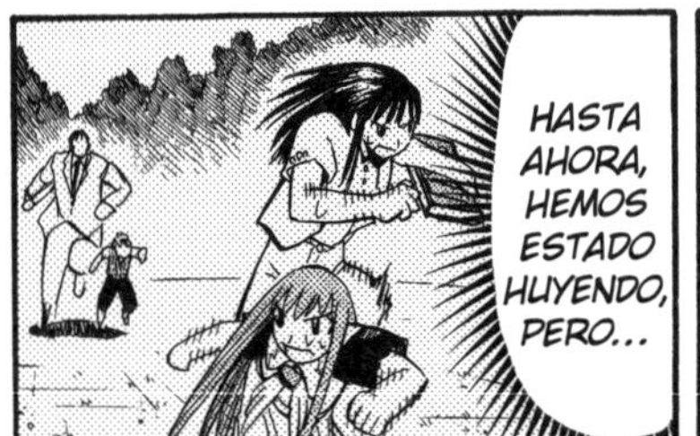
HASTA AHORA, HEMOS ESTADO HUYENDO, PERO...

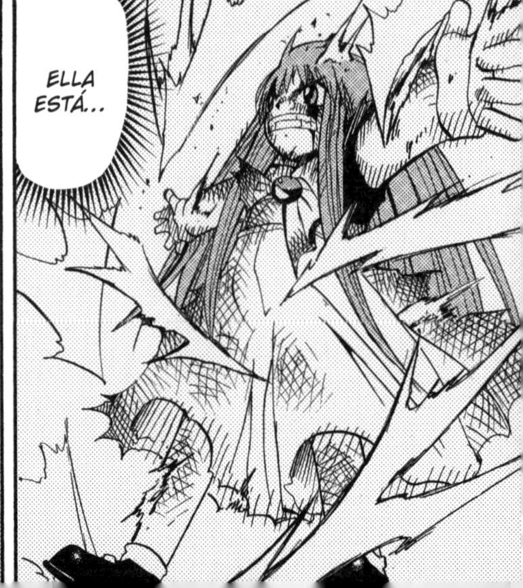
ELLA ESTÁ...

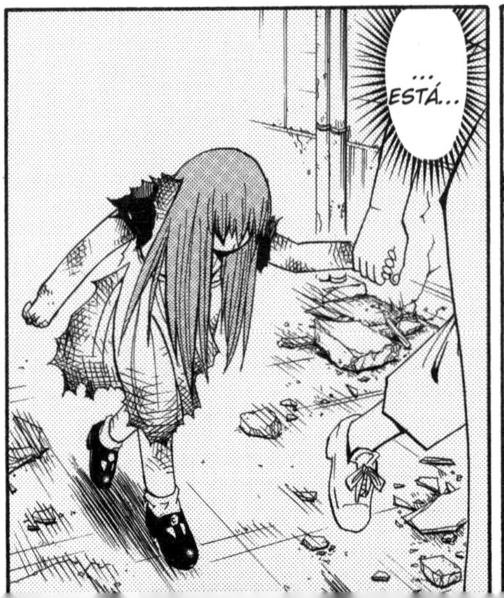
... ESTÁ...

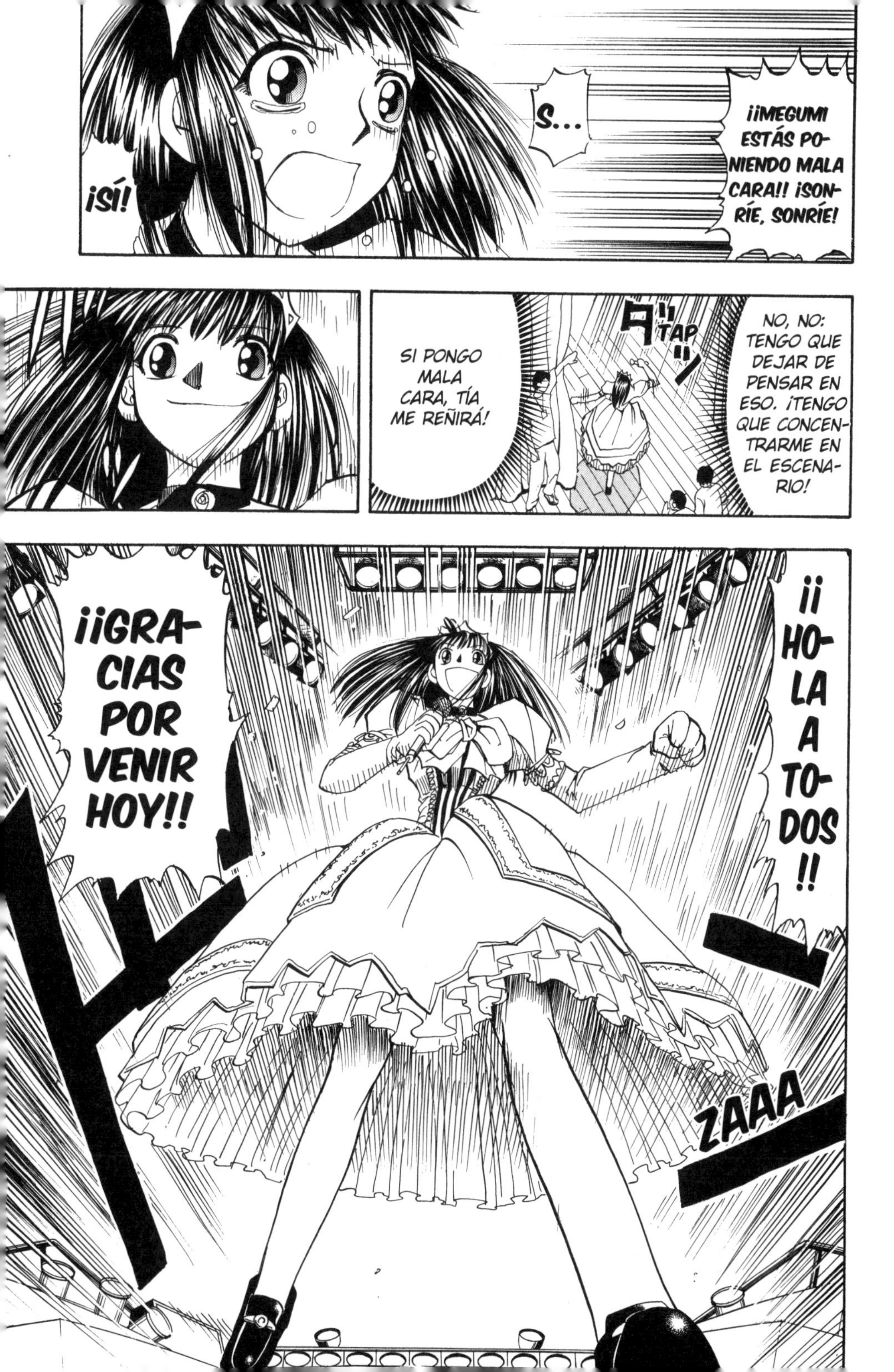

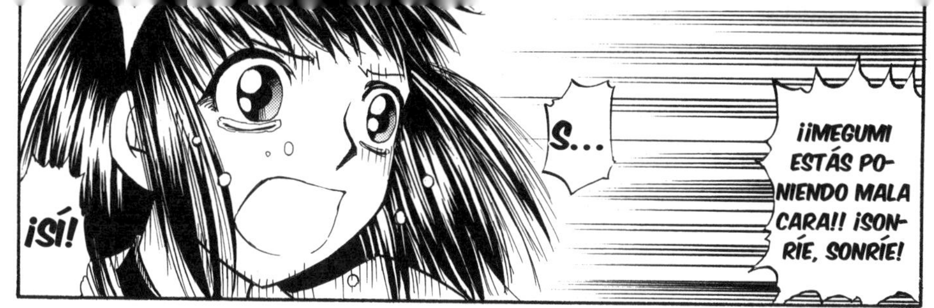
¡¡MEGUMI ESTÁS PONIENDO MALA CARA!! ¡SONRÍE, SONRÍE!
S...
¡SÍ!

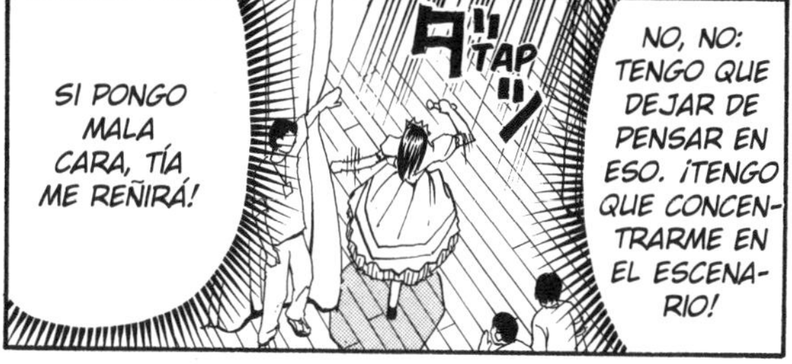
NO, NO: TENGO QUE DEJAR DE PENSAR EN ESO. ¡TENGO QUE CONCENTRARME EN EL ESCENARIO!
TAP
SI PONGO MALA CARA, TÍA ME REÑIRÁ!

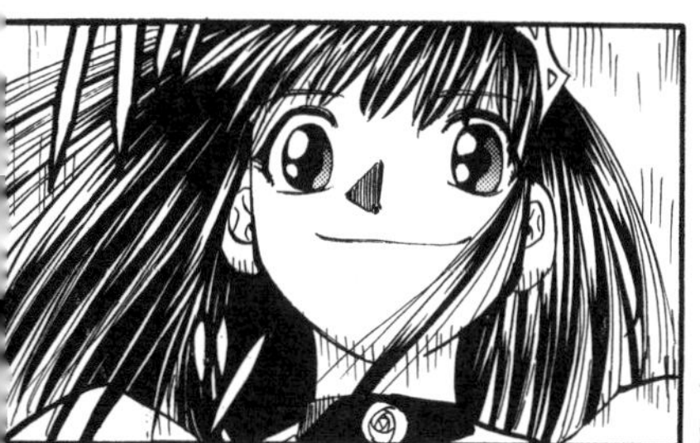

¡¡HOLA A TODOS!!
¡¡GRACIAS POR VENIR HOY!!
ZAAA

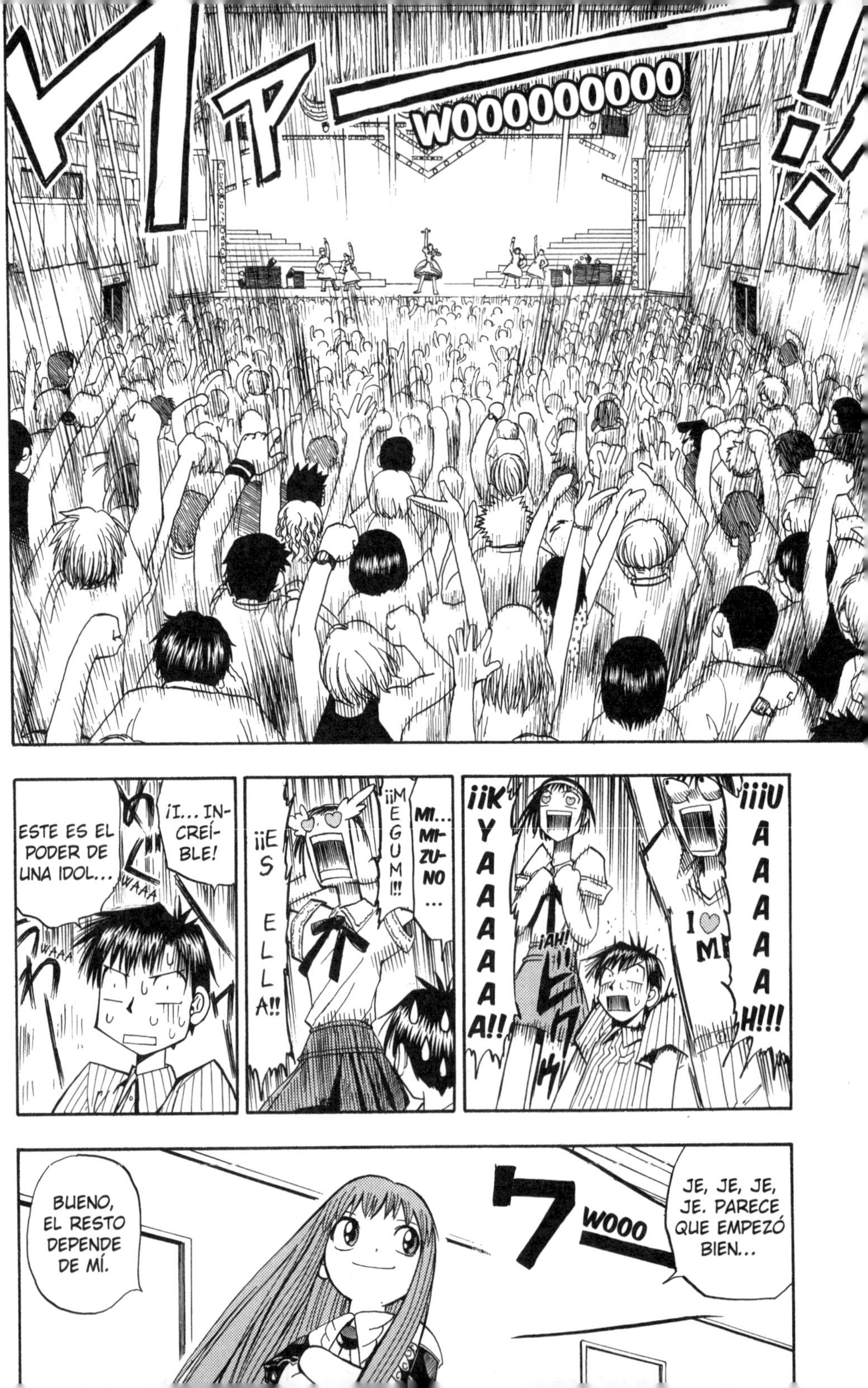

WOOOOOOOOO

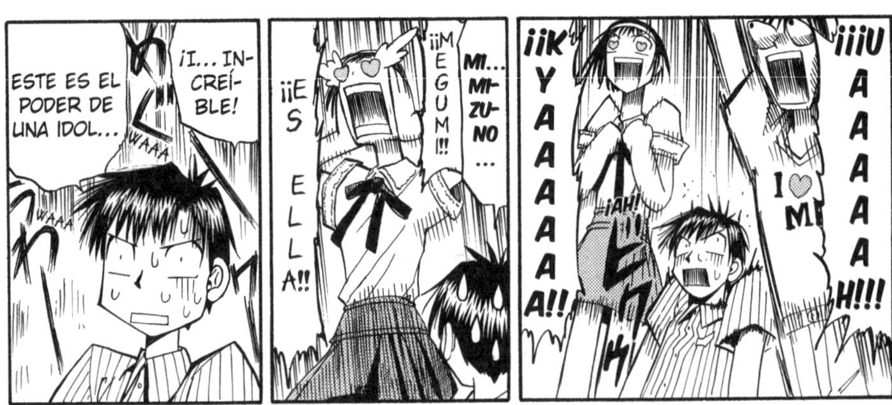
¡¡¡UAAAAAAAH!!!
I ♥ MI
¡¡KYAAAAAAA!!
¡AH!
MI... MIZUNO...
¡¡MEGUMI!!
¡¡ES ELLA!!
¡I... INCREÍBLE!
ESTE ES EL PODER DE UNA IDOL...
WAAA
WAAA

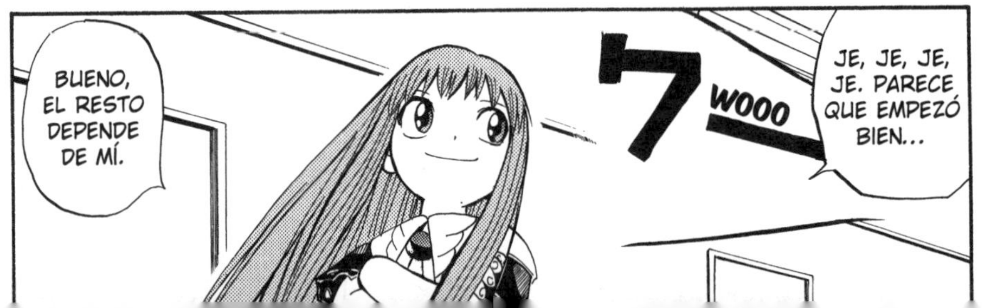
JE, JE, JE, JE. PARECE QUE EMPEZÓ BIEN...
WOOO
BUENO, EL RESTO DEPENDE DE MÍ.

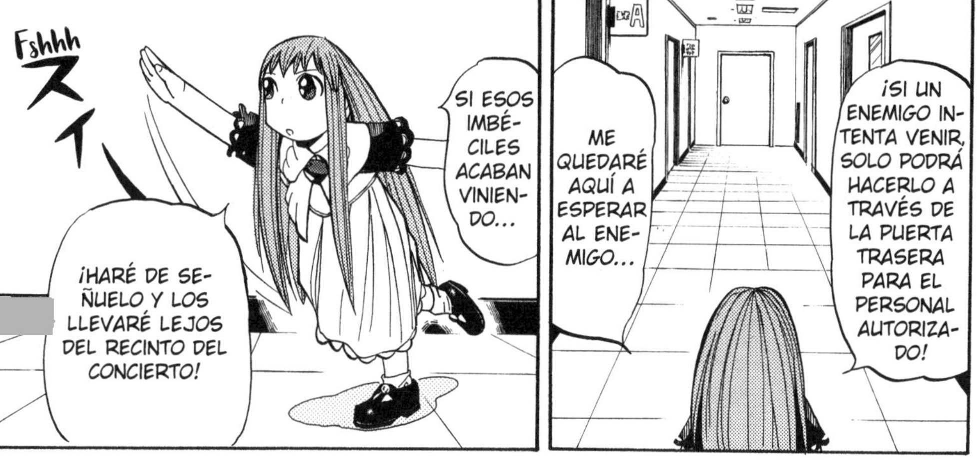
¡SI UN ENEMIGO INTENTA VENIR, SOLO PODRÁ HACERLO A TRAVÉS DE LA PUERTA TRASERA PARA EL PERSONAL AUTORIZADO!
ME QUEDARÉ AQUÍ A ESPERAR AL ENEMIGO...
SI ESOS IMBÉCILES ACABAN VINIENDO...
¡HARÉ DE SEÑUELO Y LOS LLEVARÉ LEJOS DEL RECINTO DEL CONCIERTO!
Fshhh
スイ

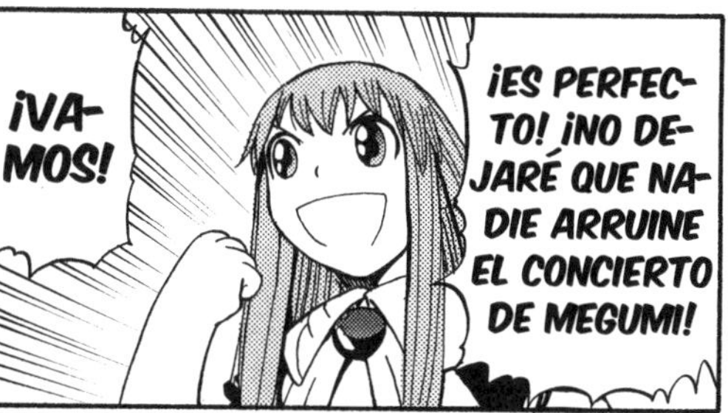
¡ES PERFECTO! ¡NO DEJARÉ QUE NADIE ARRUINE EL CONCIERTO DE MEGUMI!
¡VAMOS!

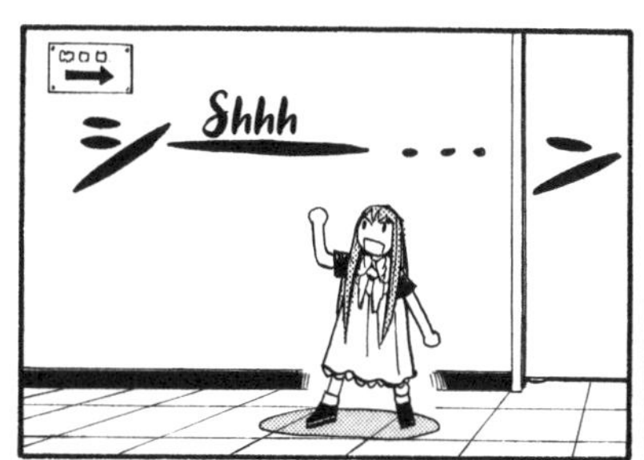
Shhh
シ...ッ

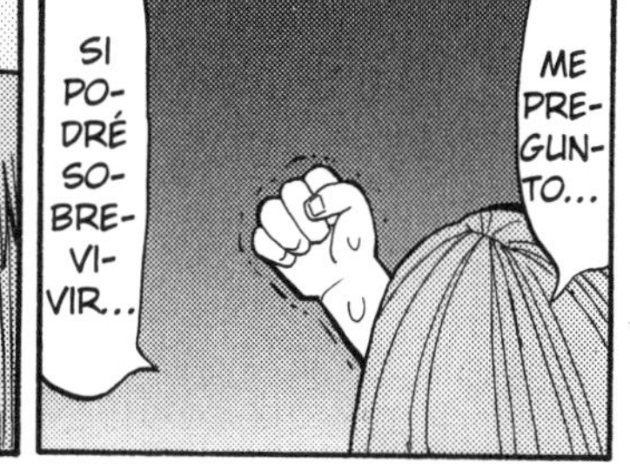
ME PREGUNTO...
SI PODRÉ SOBREVIVIR...

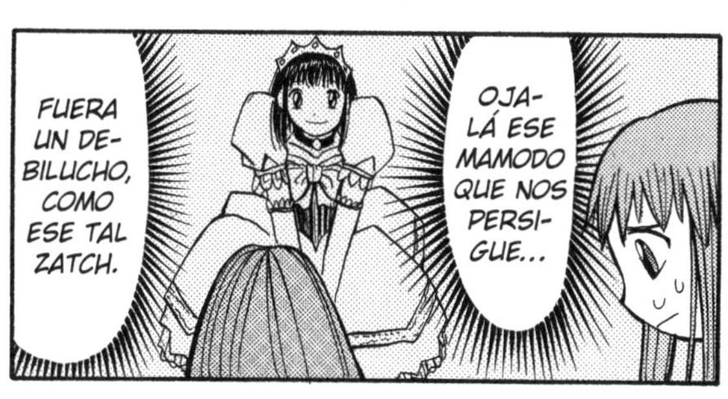
OJALÁ ESE MAMODO QUE NOS PERSIGUE...
FUERA UN DEBILUCHO, COMO ESE TAL ZATCH.

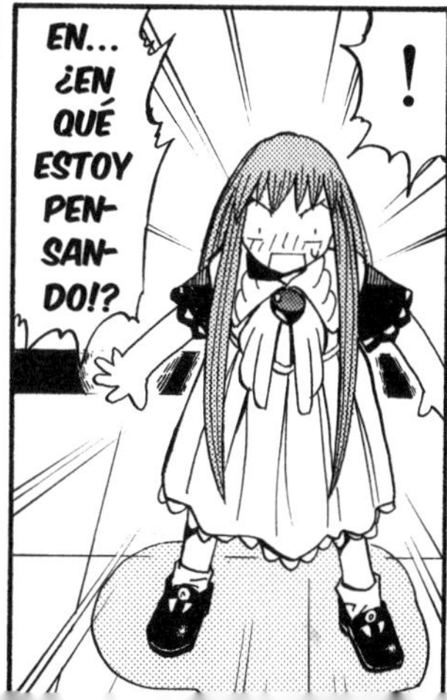
!
EN... ¿EN QUÉ ESTOY PENSANDO!?

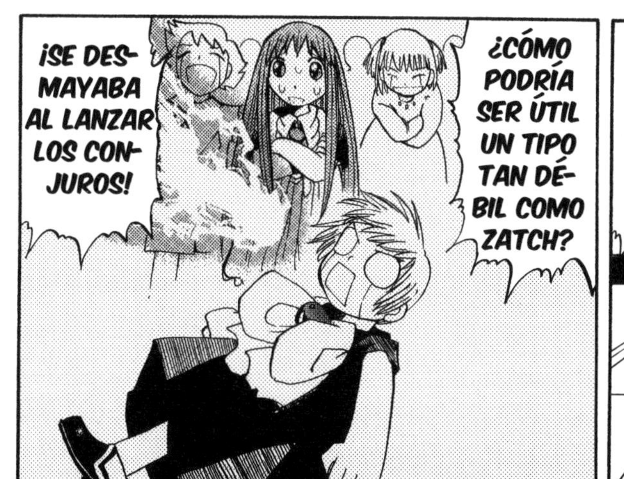
¿CÓMO PODRÍA SER ÚTIL UN TIPO TAN DÉBIL COMO ZATCH?
¡SE DESMAYABA AL LANZAR LOS CONJUROS!

¡SI TE METÍAS CON ÉL, AUNQUE FUERA UN POCO, COMENZABA A LLORAR!
¡ALGUIEN COMO ÉL SERÍA UN ESTORBO!
Y... Y...
EN ESTA LUCHA, COSAS COMO LOS ALIADOS...

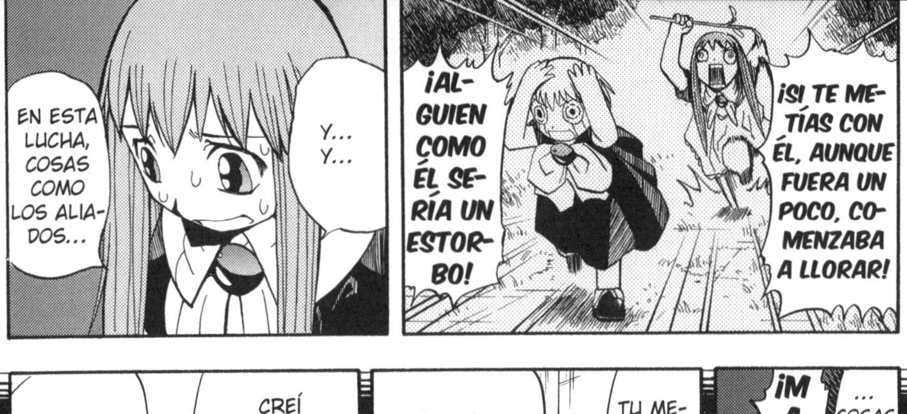

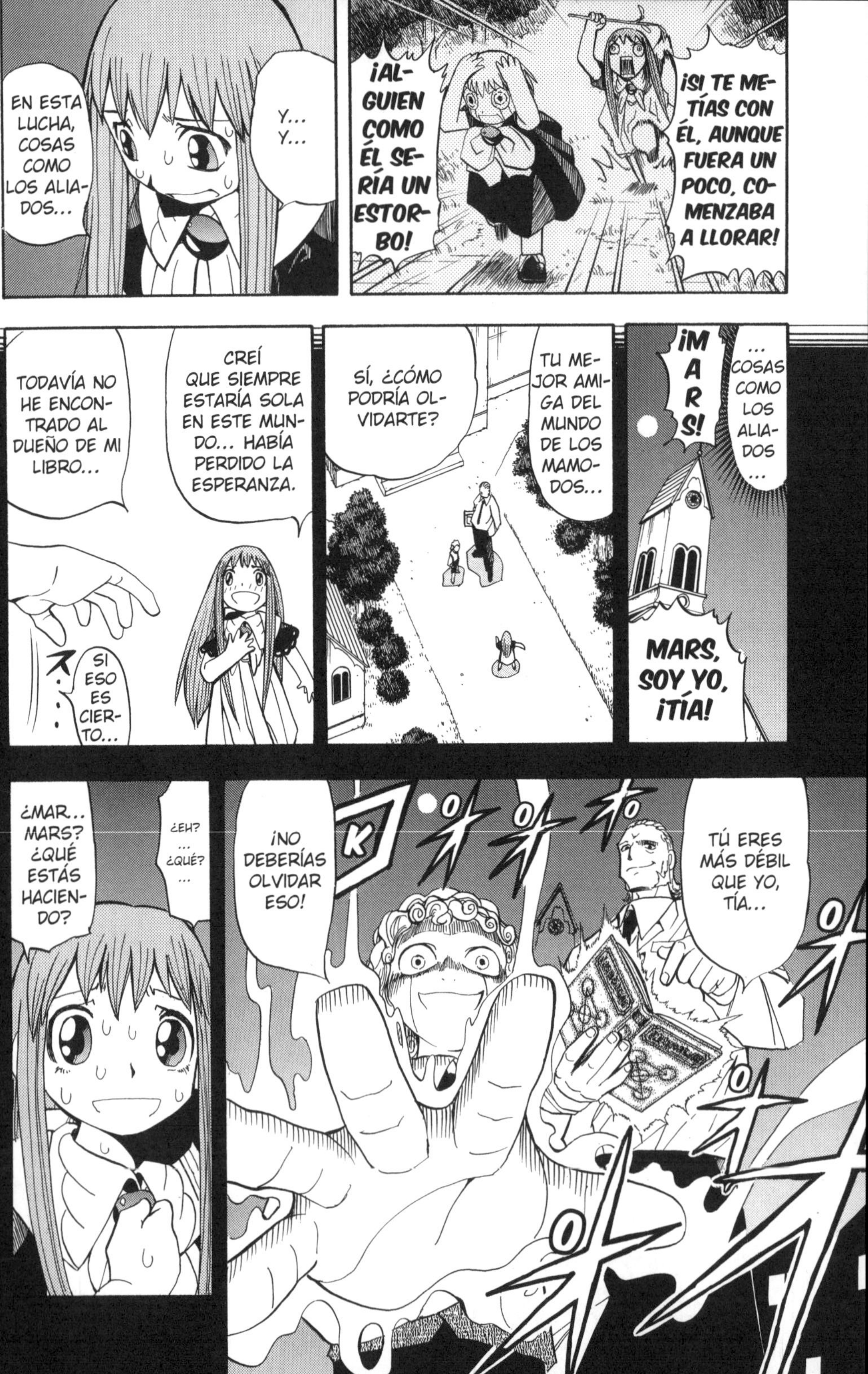

...COSAS COMO LOS ALIADOS...

¡MARS!

MARS, SOY YO, ¡TÍA!

TU MEJOR AMIGA DEL MUNDO DE LOS MAMODOS...

SÍ, ¿CÓMO PODRÍA OLVIDARTE?

CREÍ QUE SIEMPRE ESTARÍA SOLA EN ESTE MUNDO... HABÍA PERDIDO LA ESPERANZA.

TODAVÍA NO HE ENCONTRADO AL DUEÑO DE MI LIBRO...

SI ESO ES CIERTO...

TÚ ERES MÁS DÉBIL QUE YO, TÍA...

¡NO DEBERÍAS OLVIDAR ESO!

KOOOOOO

¿EH? ... ¿QUÉ? ...

¿MAR... MARS? ¿QUÉ ESTÁS HACIENDO?

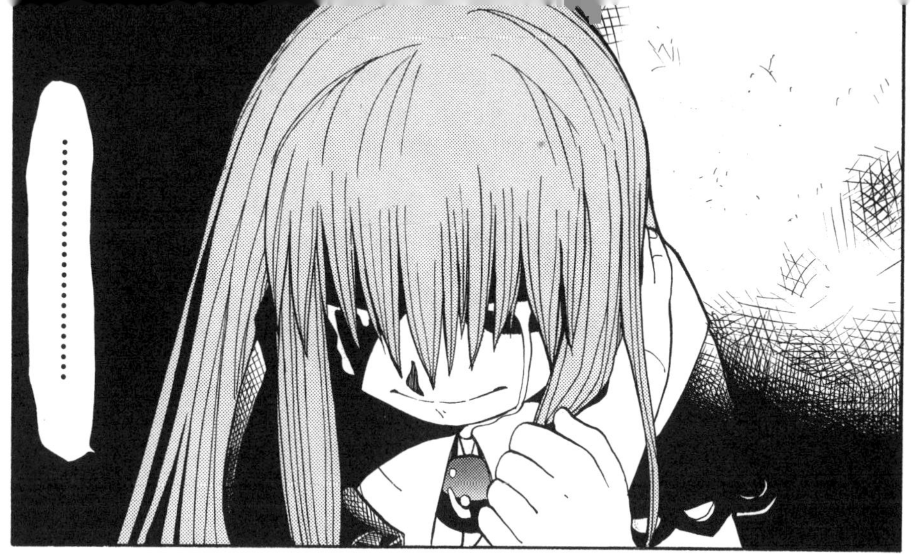
…………
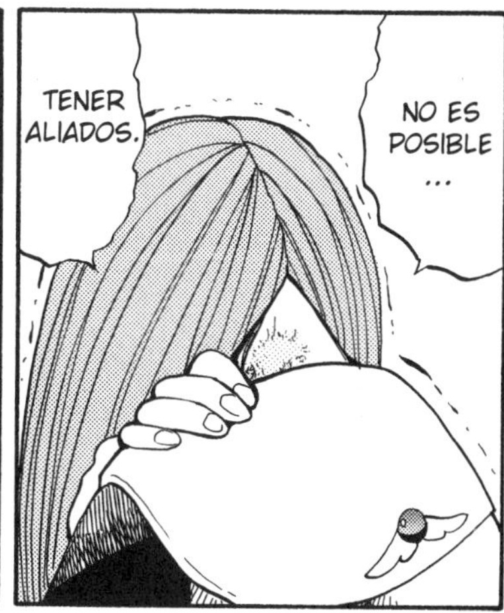
NO ES POSIBLE …
TENER ALIADOS.
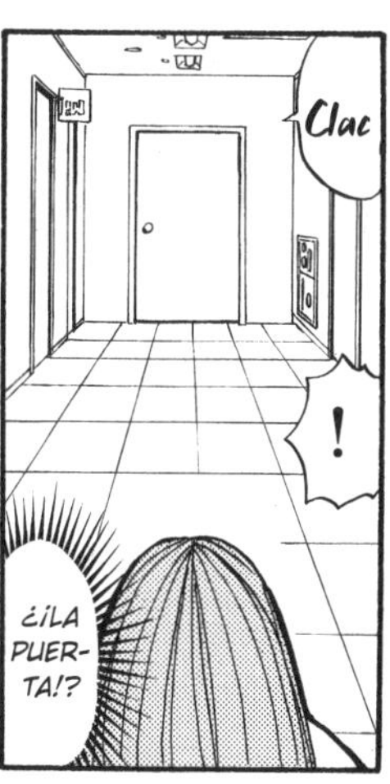
Clac
!
¿¡LA PUERTA!?
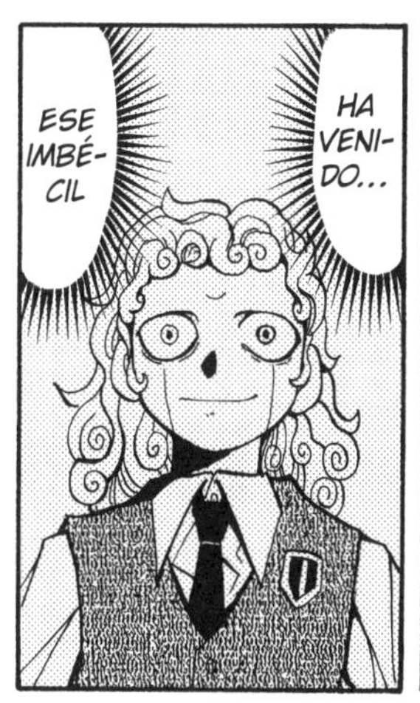
HA VENIDO…
ESE IMBÉCIL
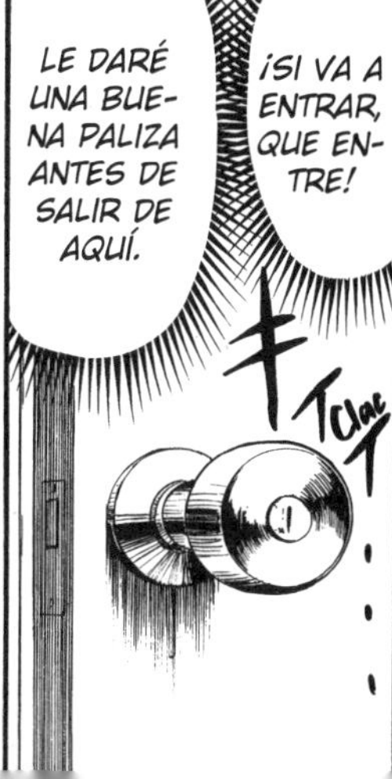
¡SI VA A ENTRAR, QUE ENTRE!
LE DARÉ UNA BUENA PALIZA ANTES DE SALIR DE AQUÍ.
Clac
…
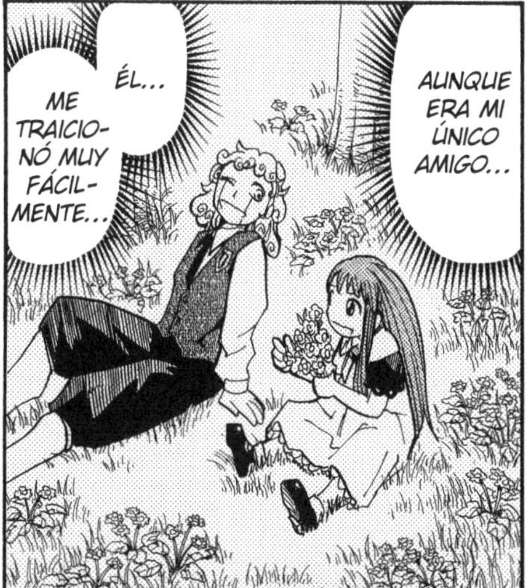
AUNQUE ERA MI ÚNICO AMIGO…
ÉL…
ME TRAICIONÓ MUY FÁCILMENTE…
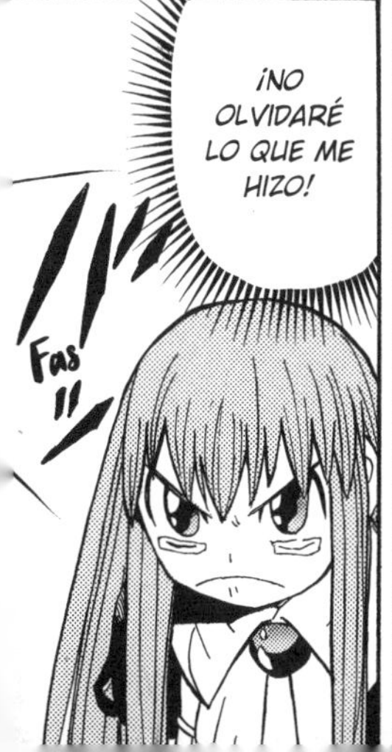
¡NO OLVIDARÉ LO QUE ME HIZO!
Fas !!

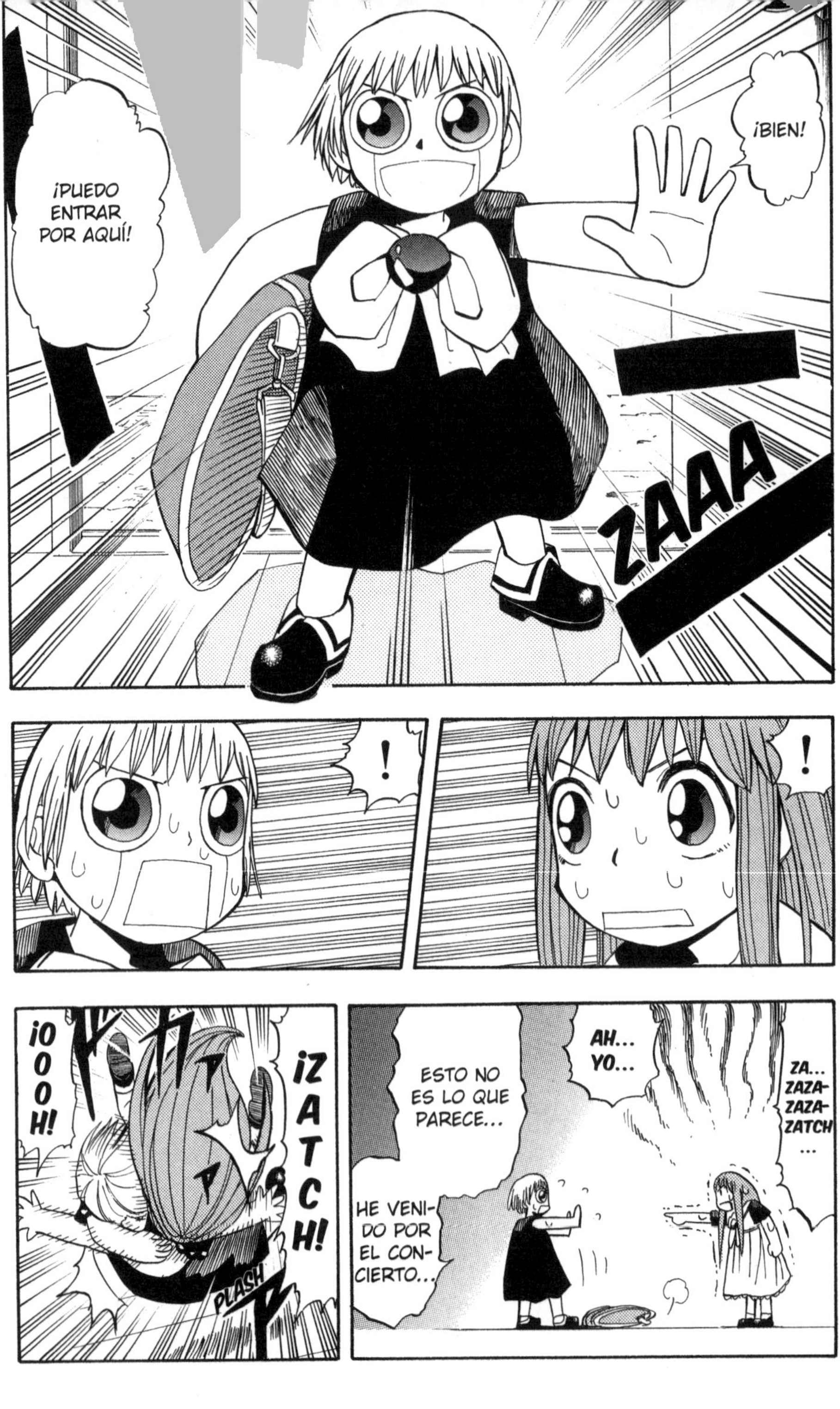

¡BIEN!
¡PUEDO ENTRAR POR AQUÍ!
ZAAAA

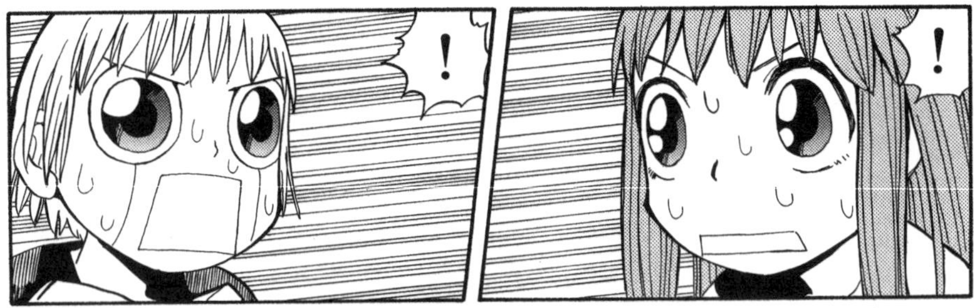

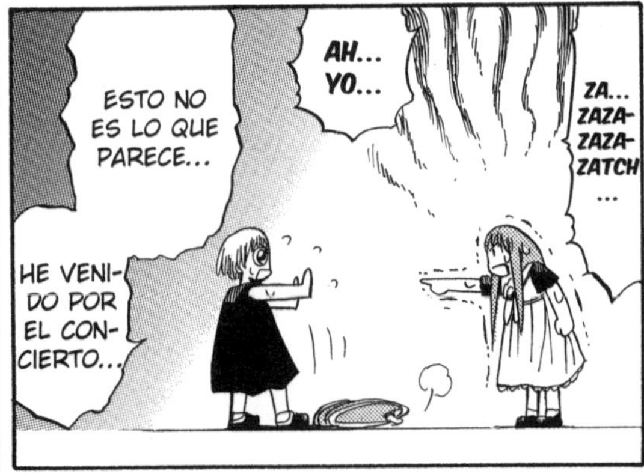

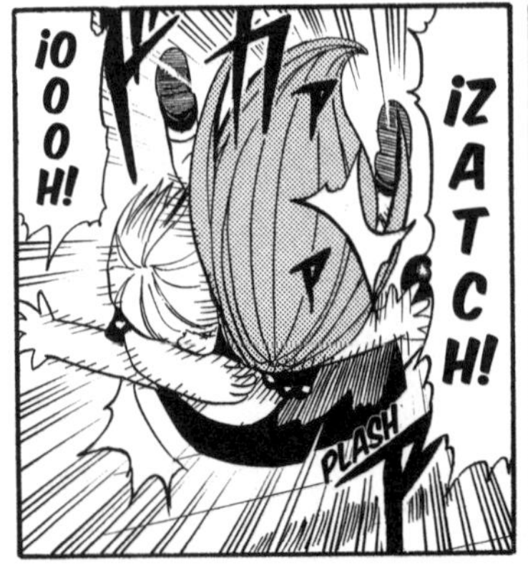

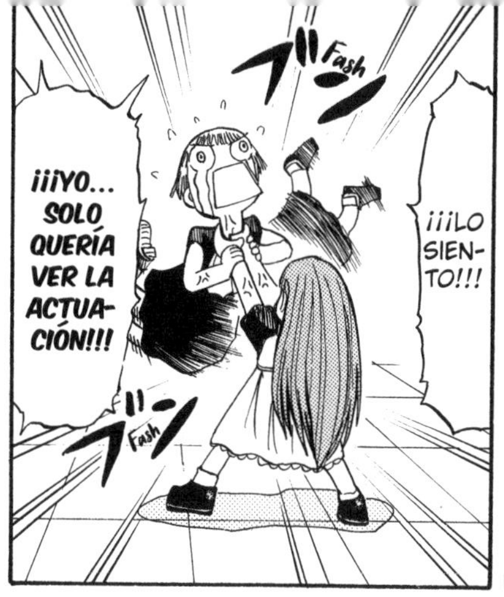
Fash
¡¡¡YO... SOLO QUERÍA VER LA ACTUACIÓN!!!
¡¡¡LO SIENTO!!!
Fash

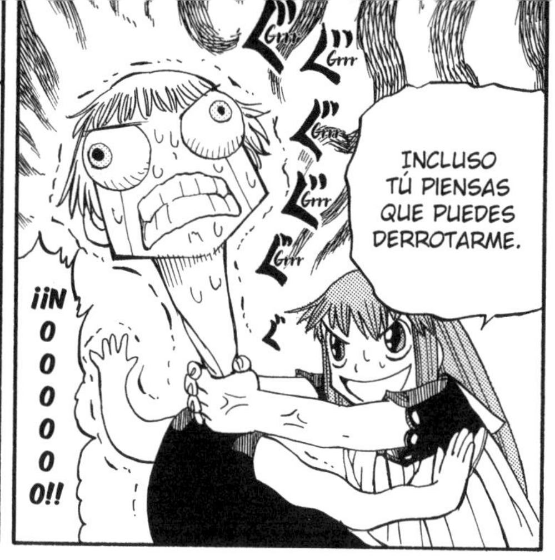
Grrr
Grrr
Grrr
Grrr
Grrr
INCLUSO TÚ PIENSAS QUE PUEDES DERROTARME.
¡¡NOOOOOOOO!!

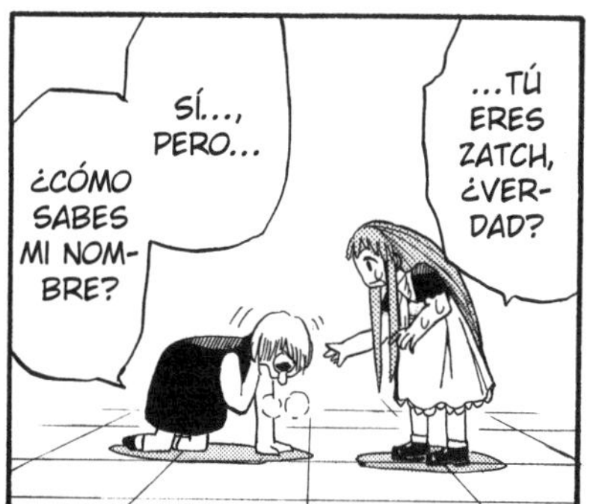
...TÚ ERES ZATCH, ¿VERDAD?
SÍ..., PERO...
¿CÓMO SABES MI NOMBRE?

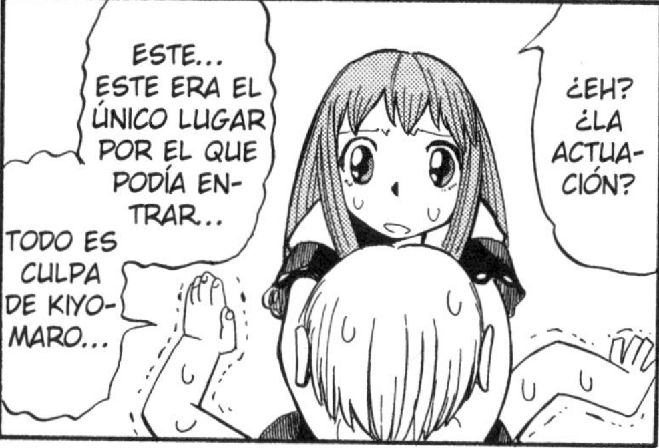
¿EH? ¿LA ACTUACIÓN?
ESTE... ESTE ERA EL ÚNICO LUGAR POR EL QUE PODÍA ENTRAR...
TODO ES CULPA DE KIYOMARO...

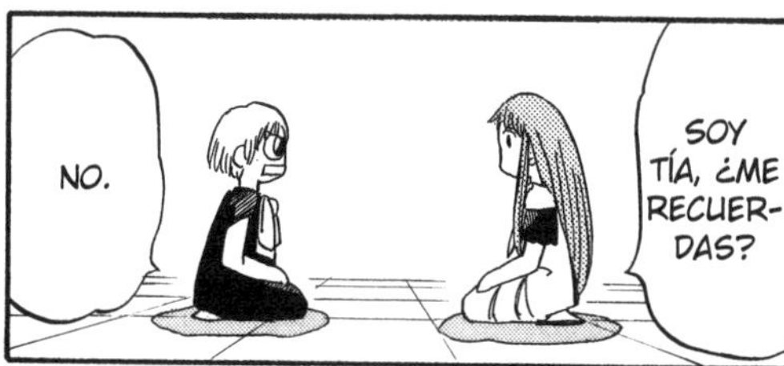
SOY TÍA, ¿ME RECUERDAS?
NO.

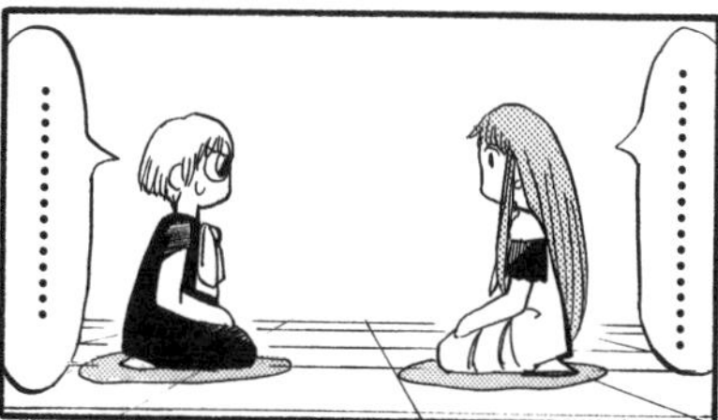
......
......

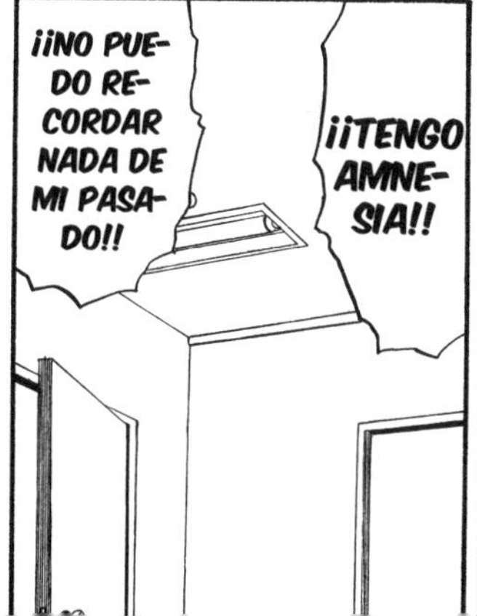
¡¡TENGO AMNESIA!!
¡¡NO PUEDO RECORDAR NADA DE MI PASADO!!

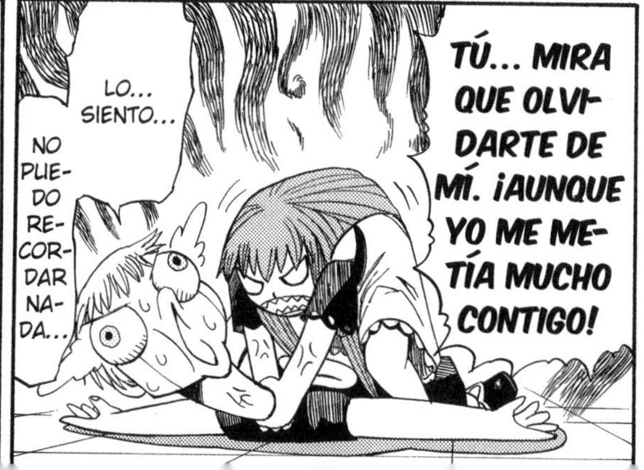
TÚ... MIRA QUE OLVIDARTE DE MÍ. ¡AUNQUE YO ME METÍA MUCHO CONTIGO!
LO... SIENTO...
NO PUEDO RECORDAR NADA...

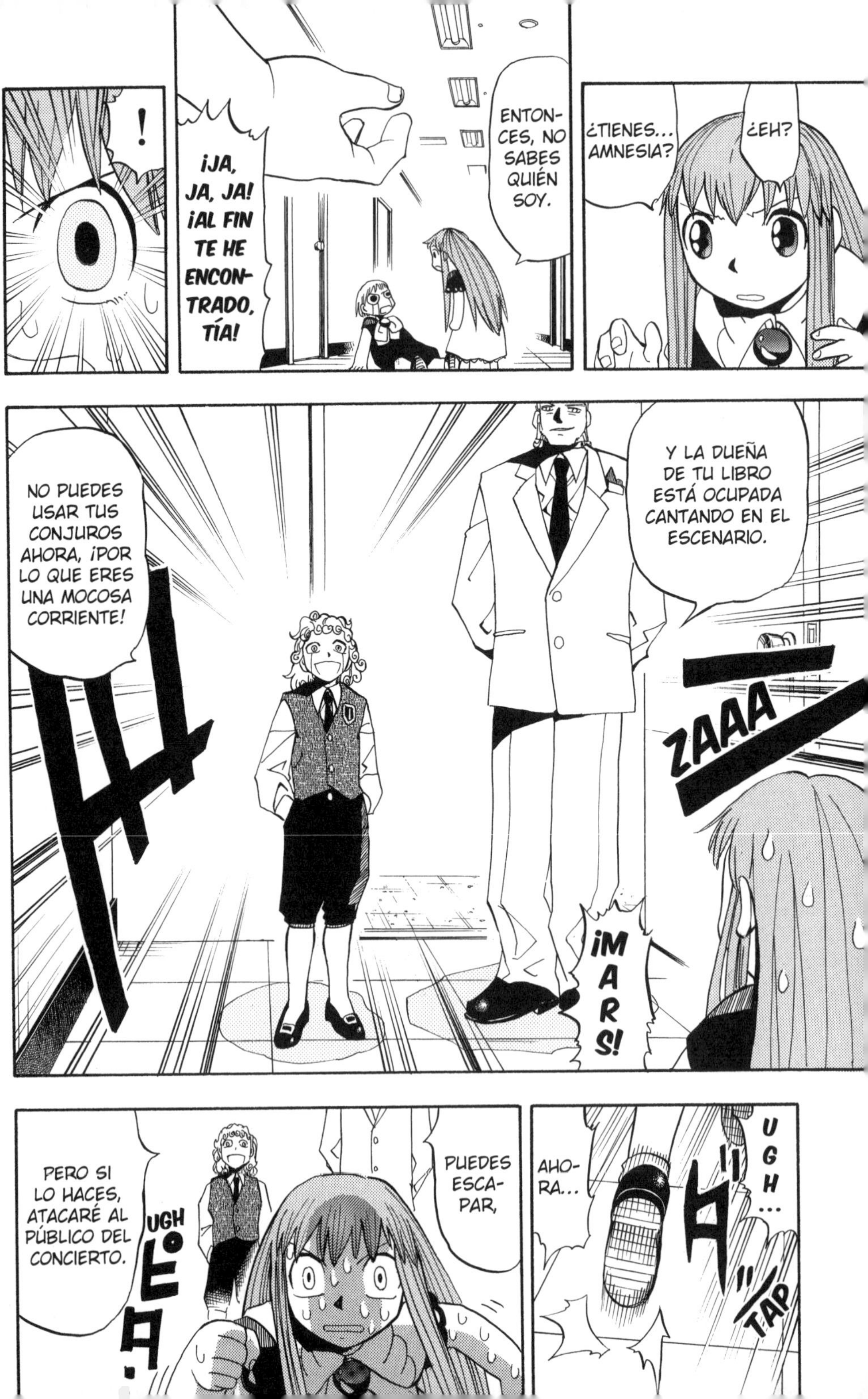

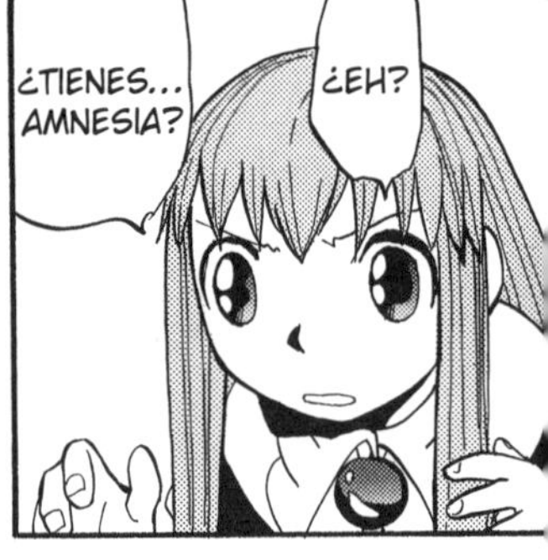

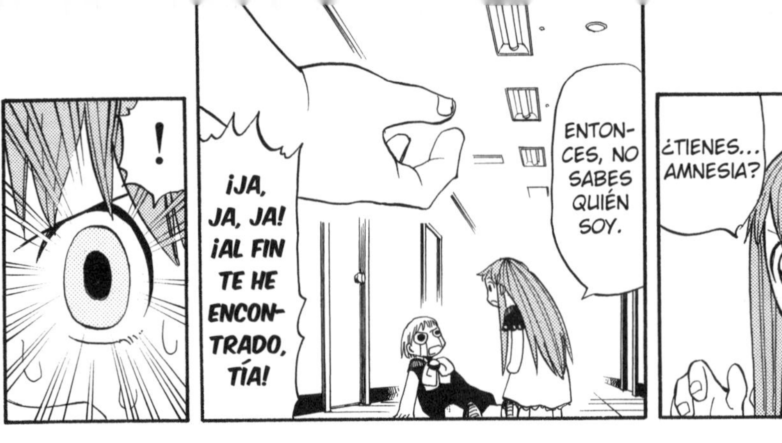

Y LA DUEÑA DE TU LIBRO ESTÁ OCUPADA CANTANDO EN EL ESCENARIO.

ZAAA

¡MARS!

NO PUEDES USAR TUS CONJUROS AHORA, ¡POR LO QUE ERES UNA MOCOSA CORRIENTE!

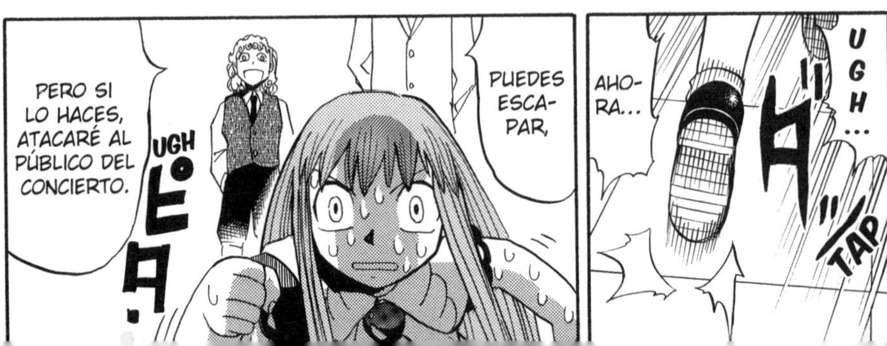

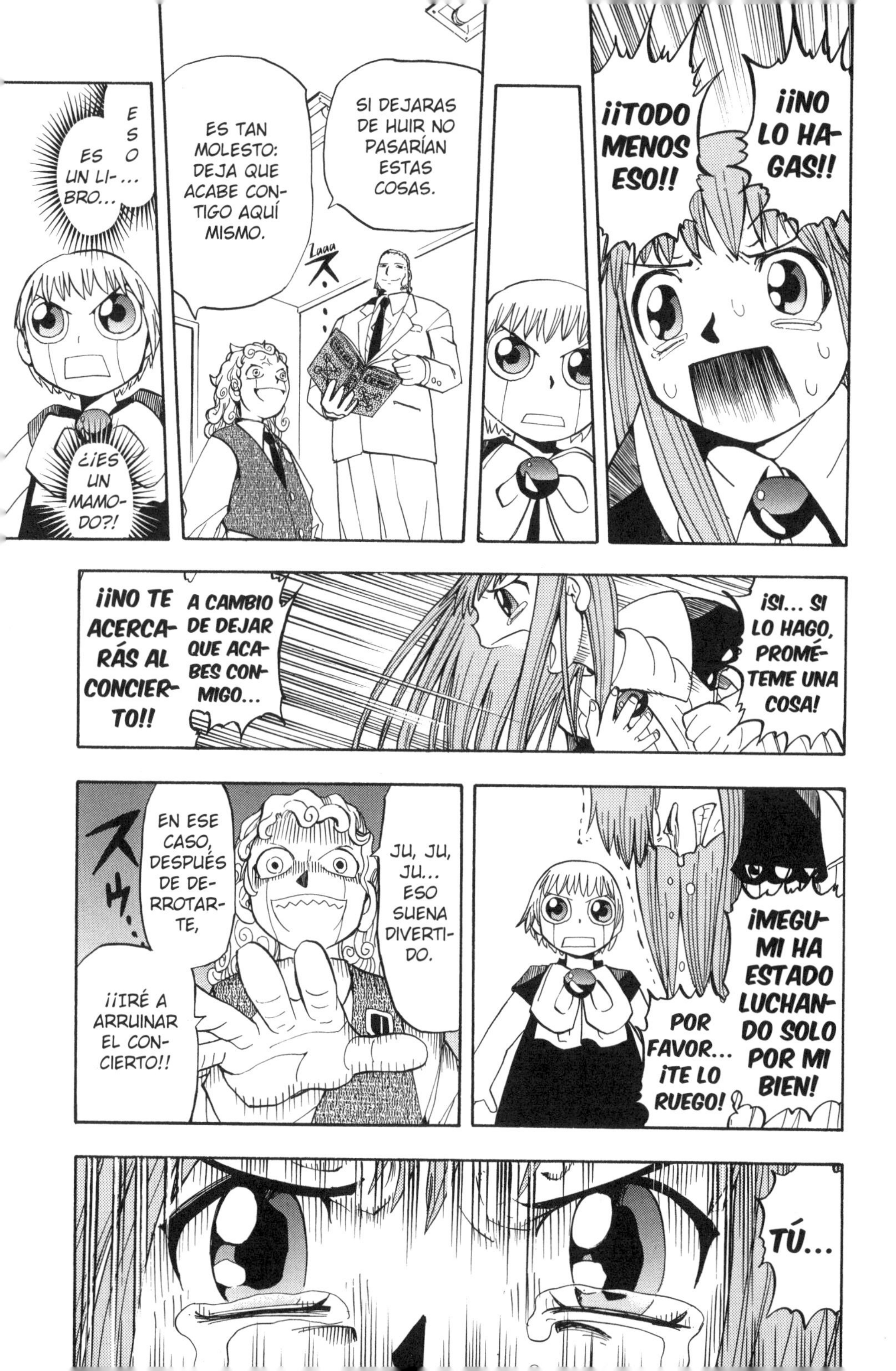

¡¡NO LO HAGAS!!
¡¡TODO MENOS ESO!!
SI DEJARAS DE HUIR NO PASARÍAN ESTAS COSAS.
ES TAN MOLESTO: DEJA QUE ACABE CONTIGO AQUÍ MISMO.
ESO...
ES UN LIBRO...
¿¡ES UN MAMODO?!

¡SI... SI LO HAGO, PROMÉTEME UNA COSA!
A CAMBIO DE DEJAR QUE ACABES CONMIGO...
¡¡NO TE ACERCARÁS AL CONCIERTO!!

¡MEGUMI HA ESTADO LUCHANDO SOLO POR MI BIEN!
POR FAVOR... ¡TE LO RUEGO!
JU, JU, JU... ESO SUENA DIVERTIDO.
EN ESE CASO, DESPUÉS DE DERROTARTE,
¡¡IRÉ A ARRUINAR EL CONCIERTO!!

TÚ...

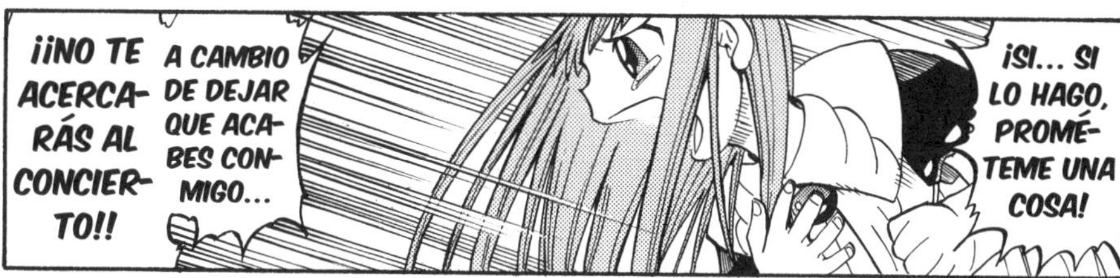

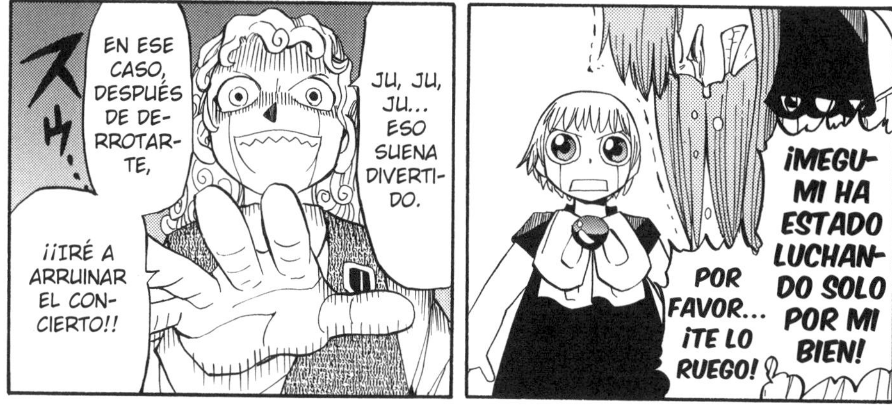

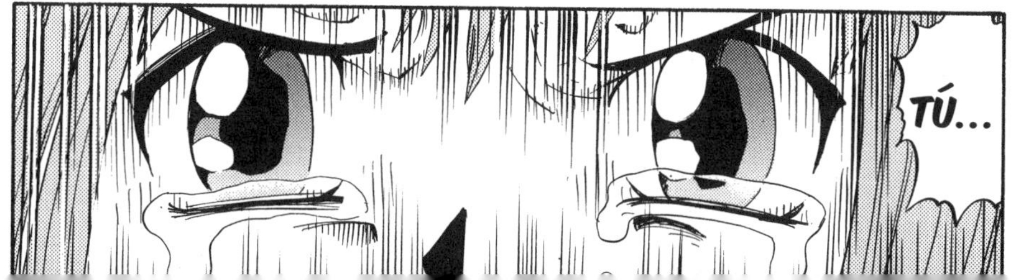

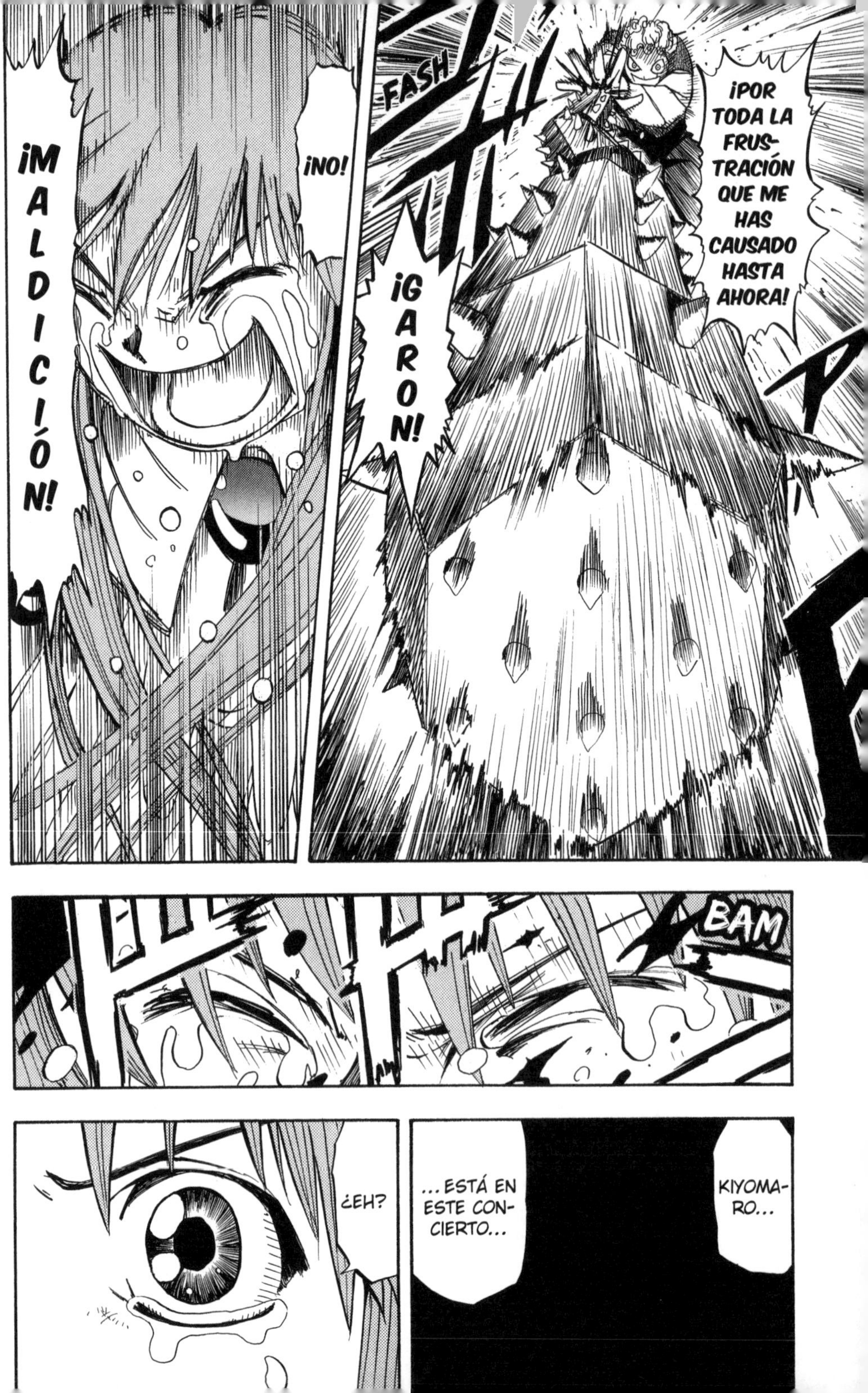

FASH
¡POR TODA LA FRUSTRACIÓN QUE ME HAS CAUSADO HASTA AHORA!
¡GARON!
¡NO!
¡MALDICIÓN!

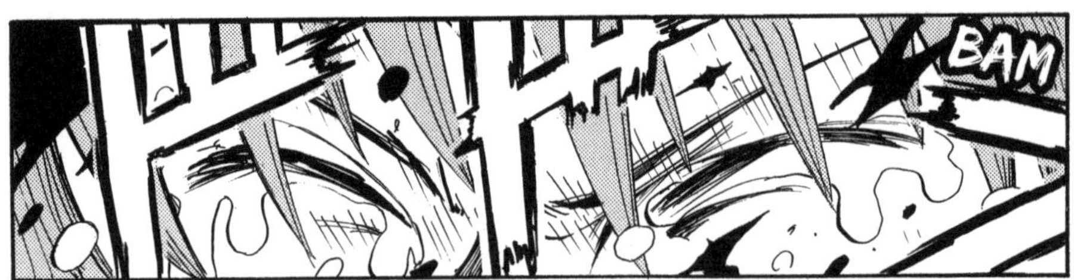

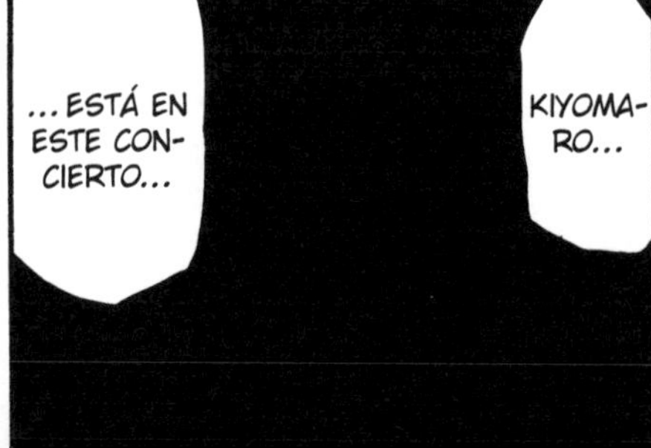

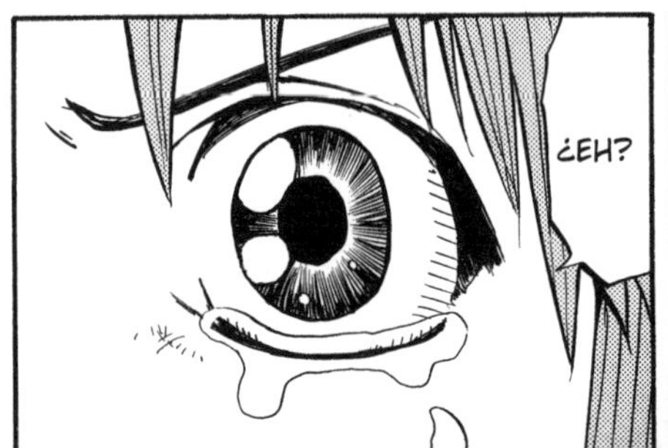

TRÁELO AQUÍ...

¡ES EL DUEÑO DE MI LIBRO!

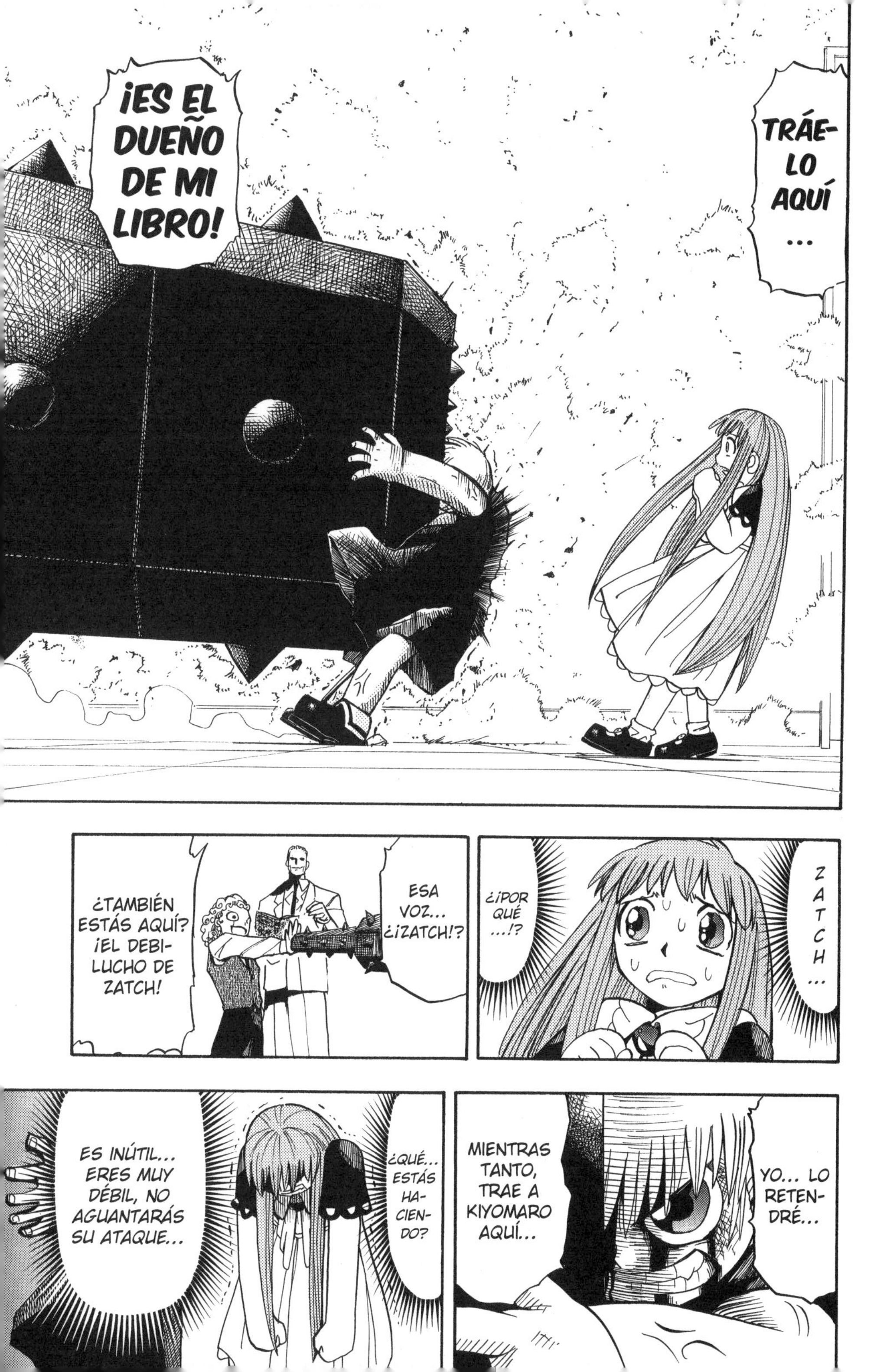

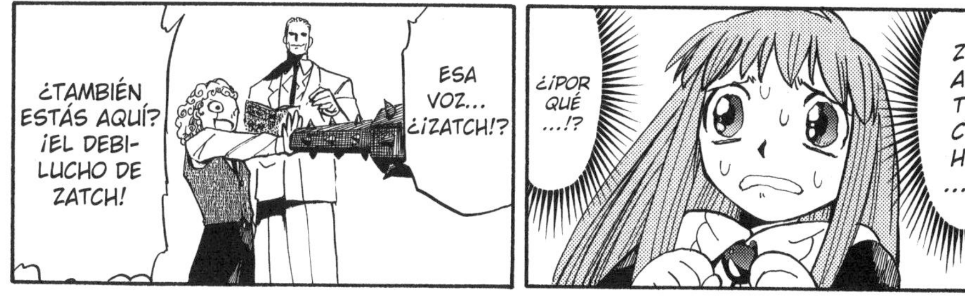

YO... LO RETENDRÉ...
MIENTRAS TANTO, TRAE A KIYOMARO AQUÍ...
¿QUÉ... ESTÁS HACIENDO?
ES INÚTIL... ERES MUY DÉBIL, NO AGUANTARÁS SU ATAQUE...

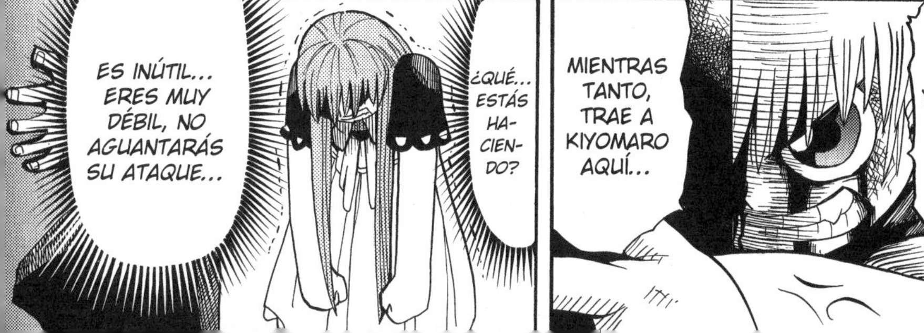

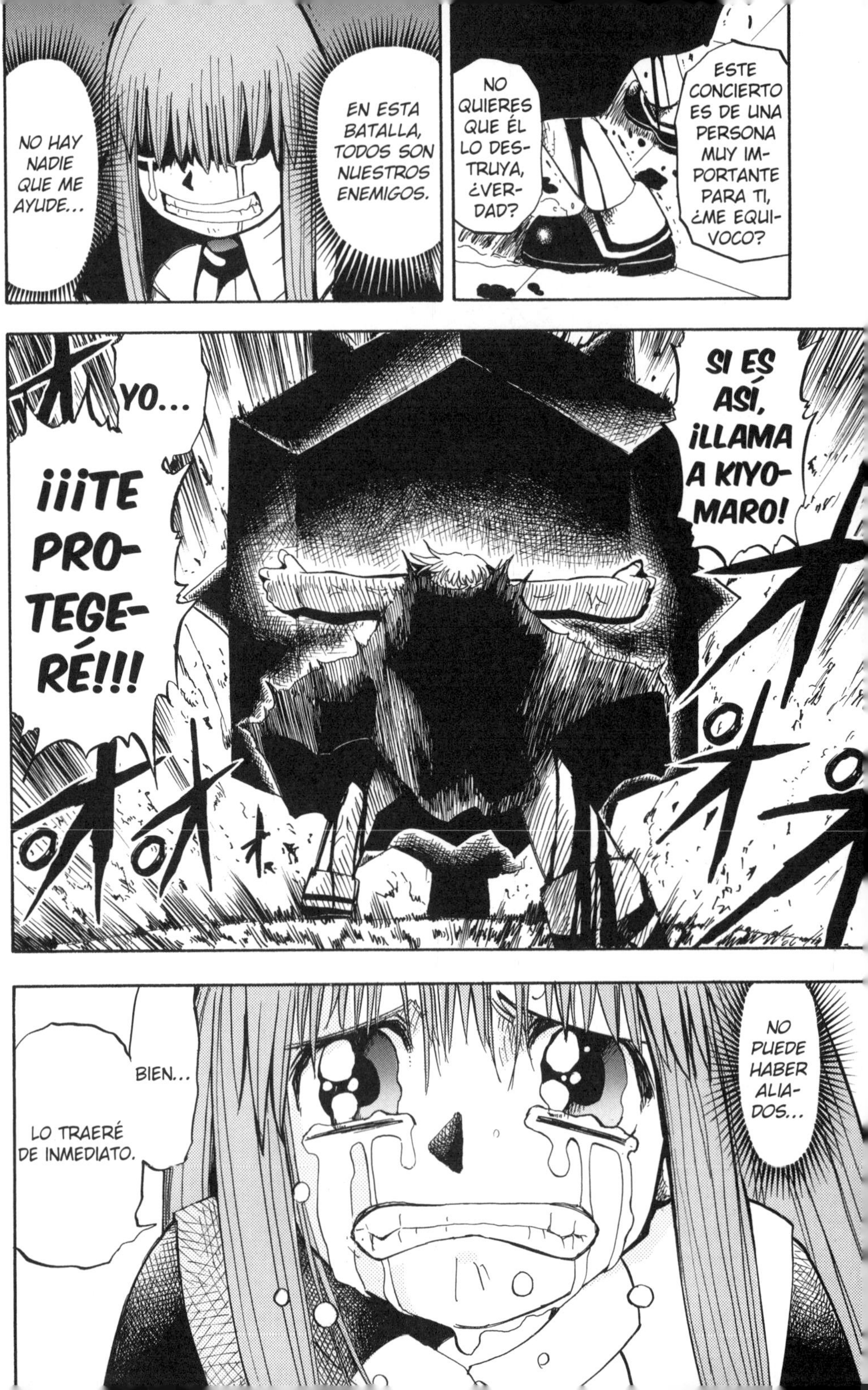

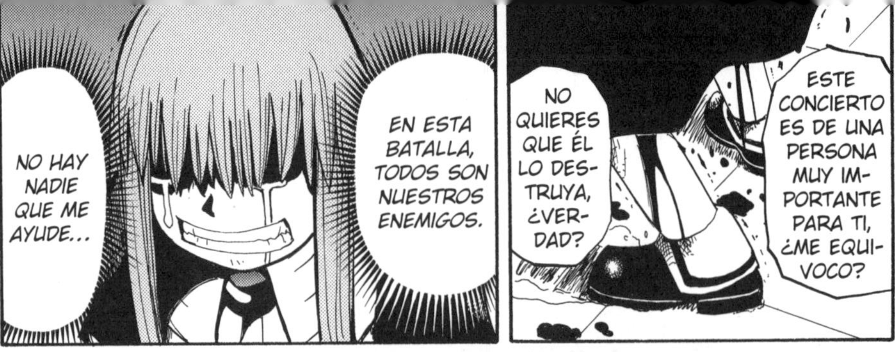

SI ES ASÍ, ¡LLAMA A KIYOMARO!

YO...

¡¡¡TE PROTEGERÉ!!!

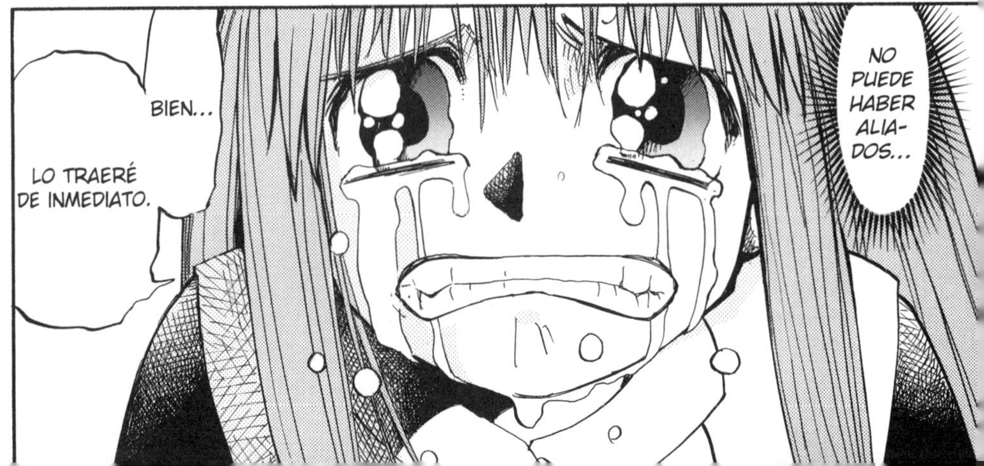

NIVEL 36. UNA GUERRERA SOLITARIA

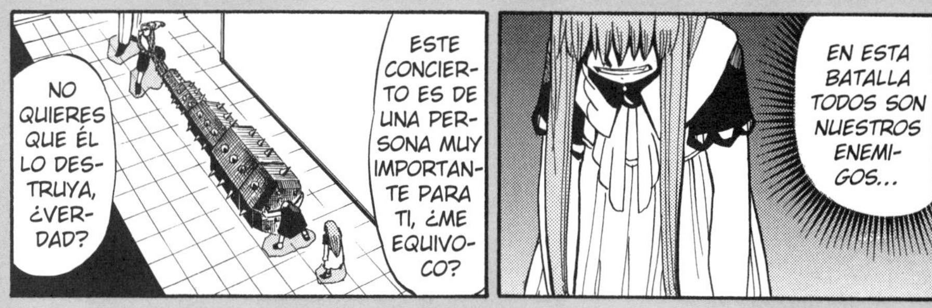

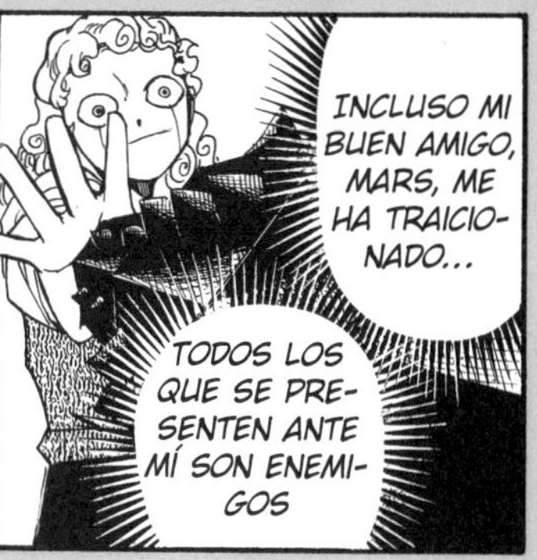

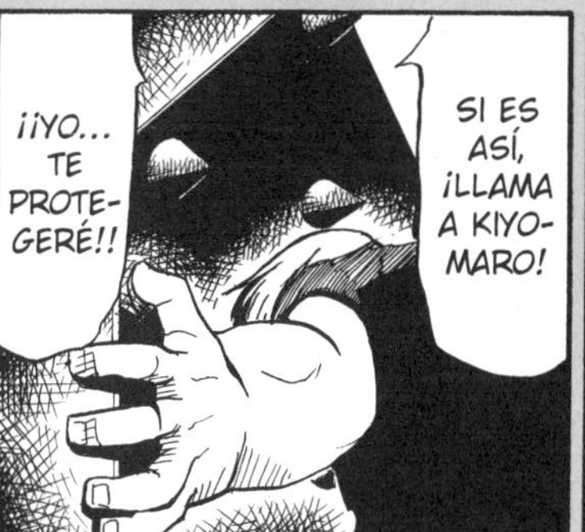

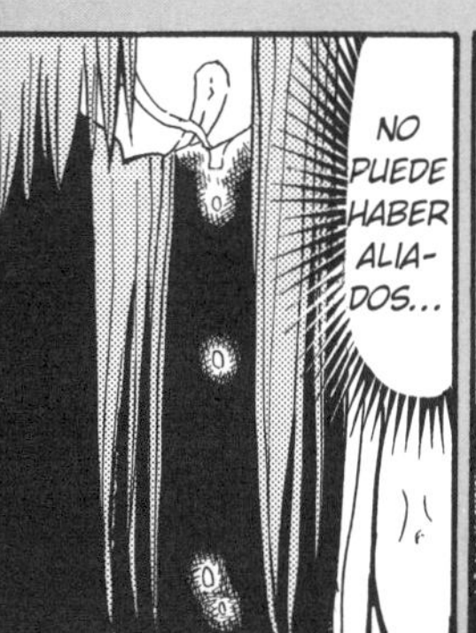

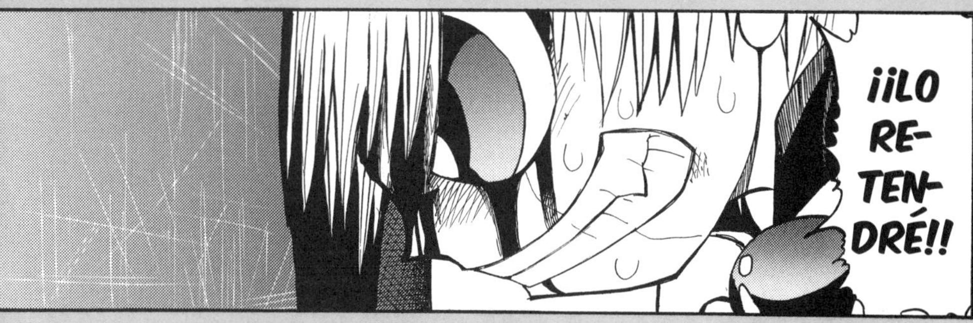

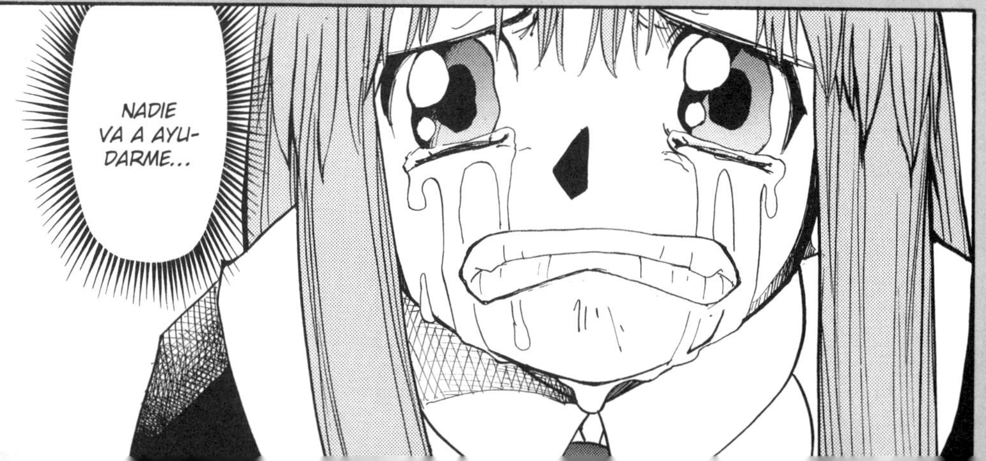

¡ZATCH! ¡ESPÉRAME! ¡LO TRAERÉ AHORA MISMO!
TAP

NIVEL. 36 — GUERRERA SOLITARIA

MENCIONÓ UNA L Y UN 18!
Asiento L–18
TODO DEPENDE DE TI!
¡MALDITO!
FSHHH
¡NO TE ENTROMETAS EN ESTO!

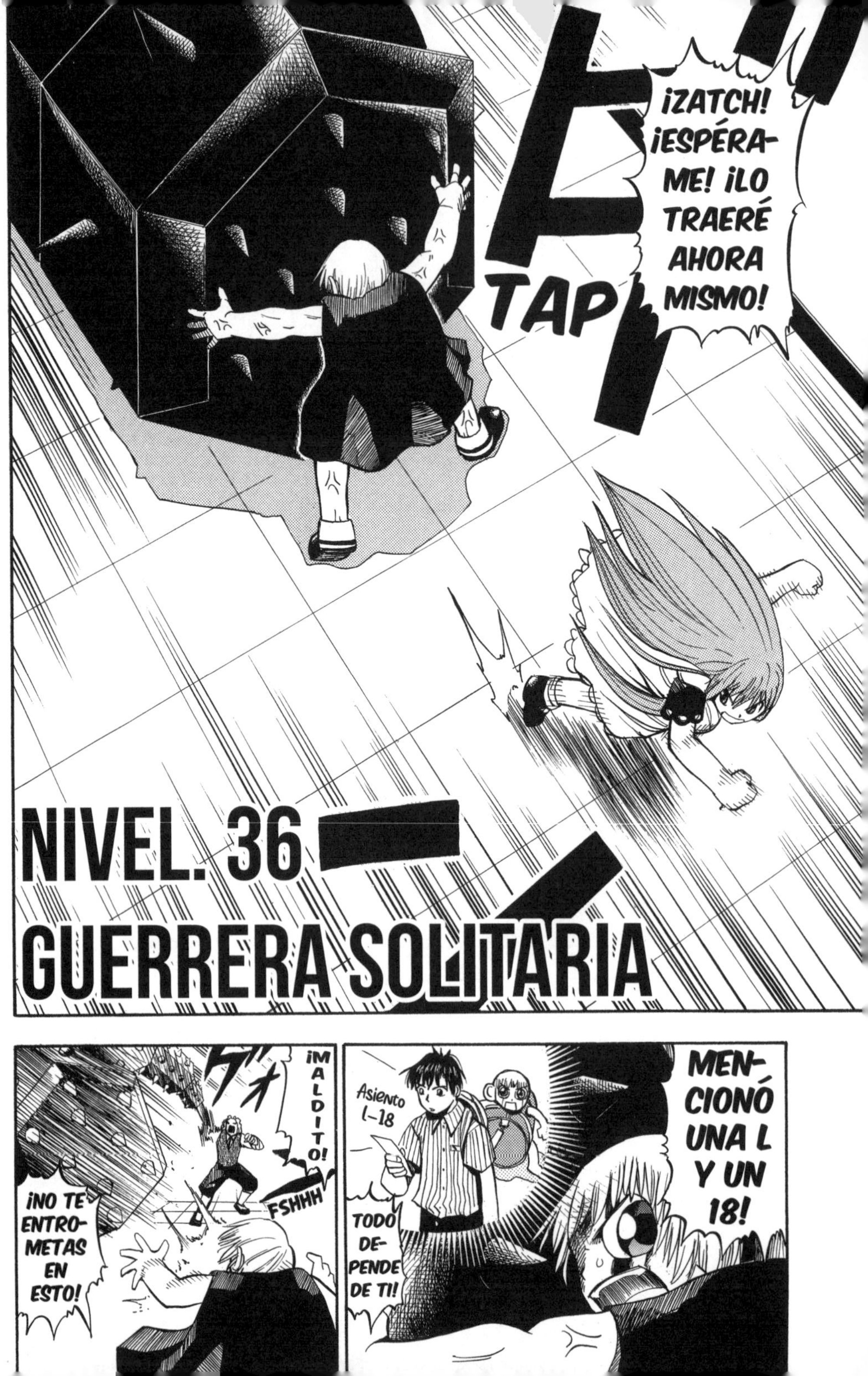

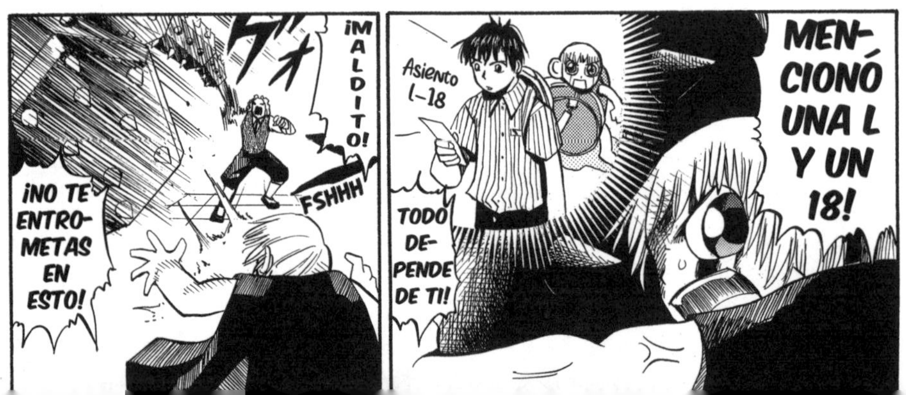

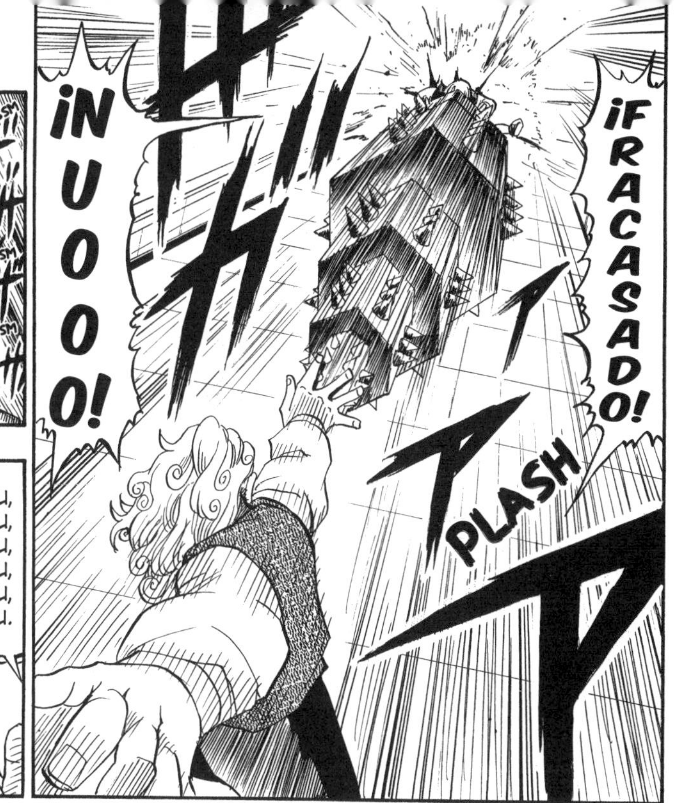
¡FRACASADO!
¡NUOOOO!
PLASH

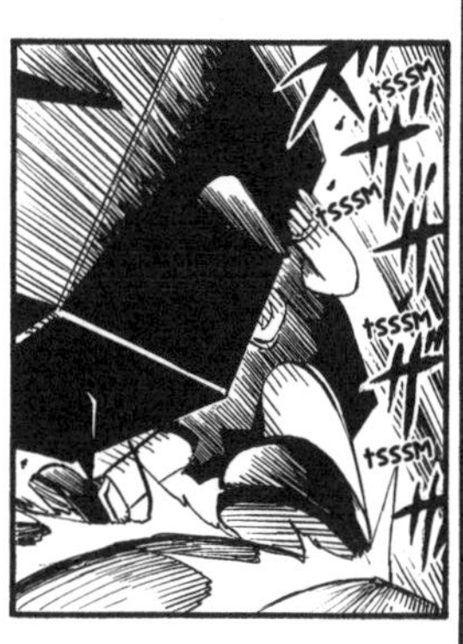
tsssm
tsssm
tsssm
tsssm

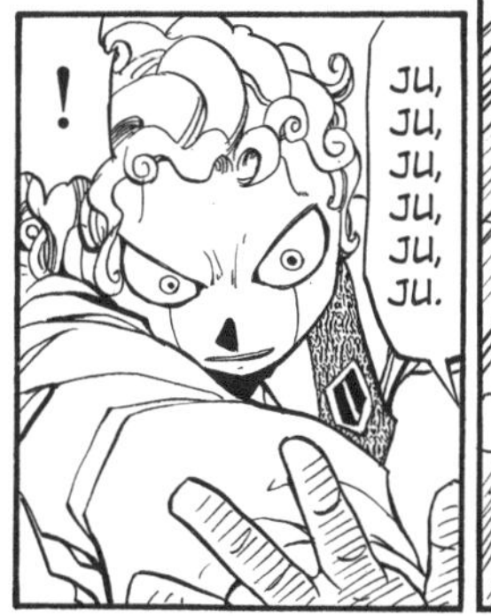
!
JU, JU, JU, JU, JU, JU.

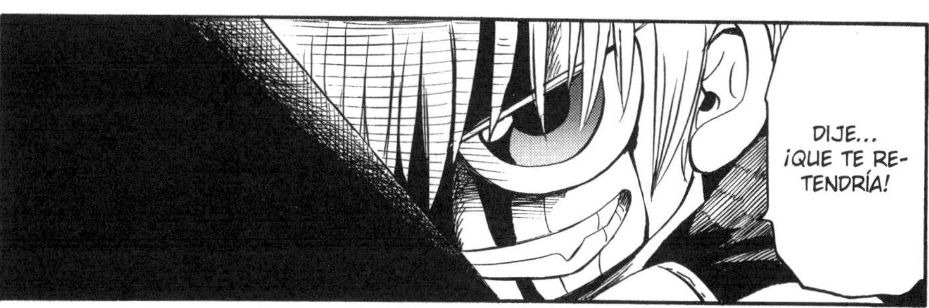
DIJE... ¡QUE TE RETENDRÍA!

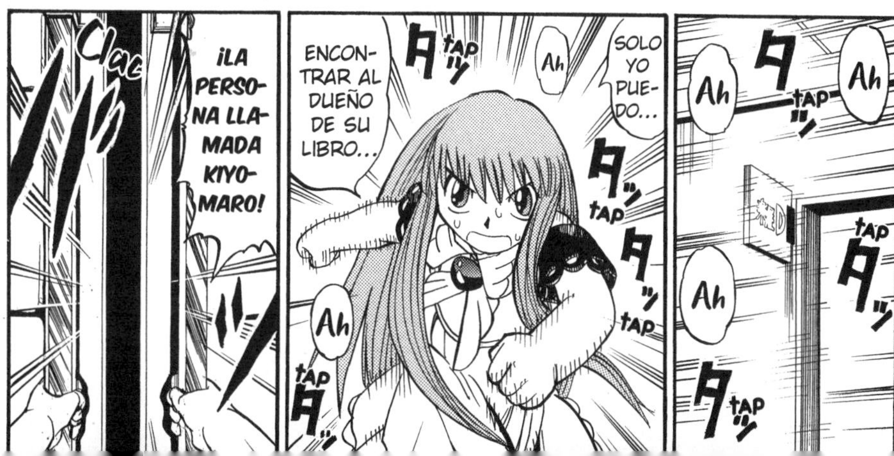
Ah
Ah
tap
Ah
tap
tap
SOLO YO PUEDO...
Ah
tap
ENCONTRAR AL DUEÑO DE SU LIBRO...
tap
tap
tap
Ah
tap
¡LA PERSONA LLAMADA KIYOMARO!
Clac

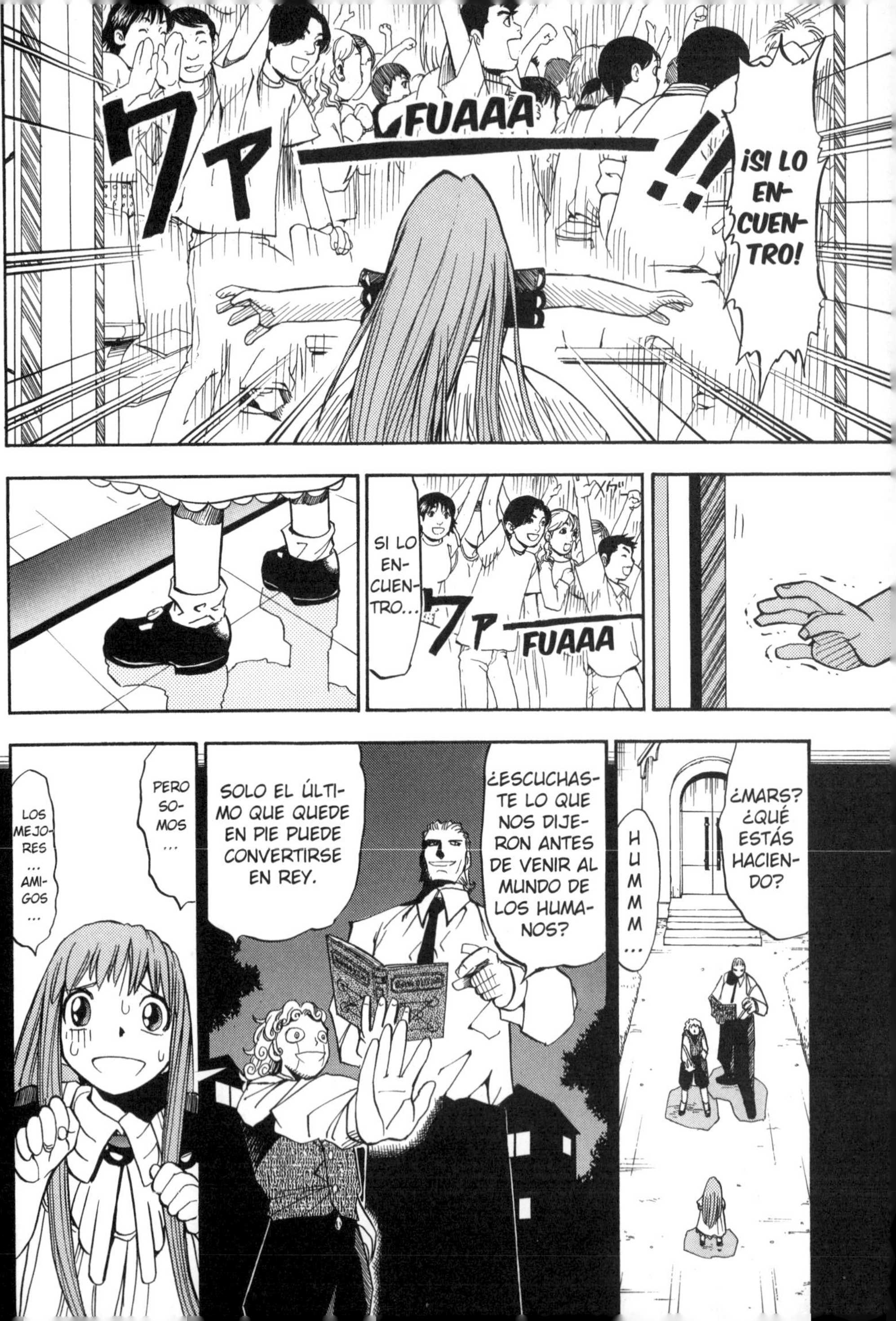

ワァ FUAAA!!

¡SI LO ENCUENTRO!

SI LO ENCUENTRO...

ワァ FUAAA

¿MARS? ¿QUÉ ESTÁS HACIENDO?

HUMMM...

¿ESCUCHASTE LO QUE NOS DIJERON ANTES DE VENIR AL MUNDO DE LOS HUMANOS?

SOLO EL ÚLTIMO QUE QUEDE EN PIE PUEDE CONVERTIRSE EN REY.

PERO SOMOS...

LOS MEJORES... AMIGOS...

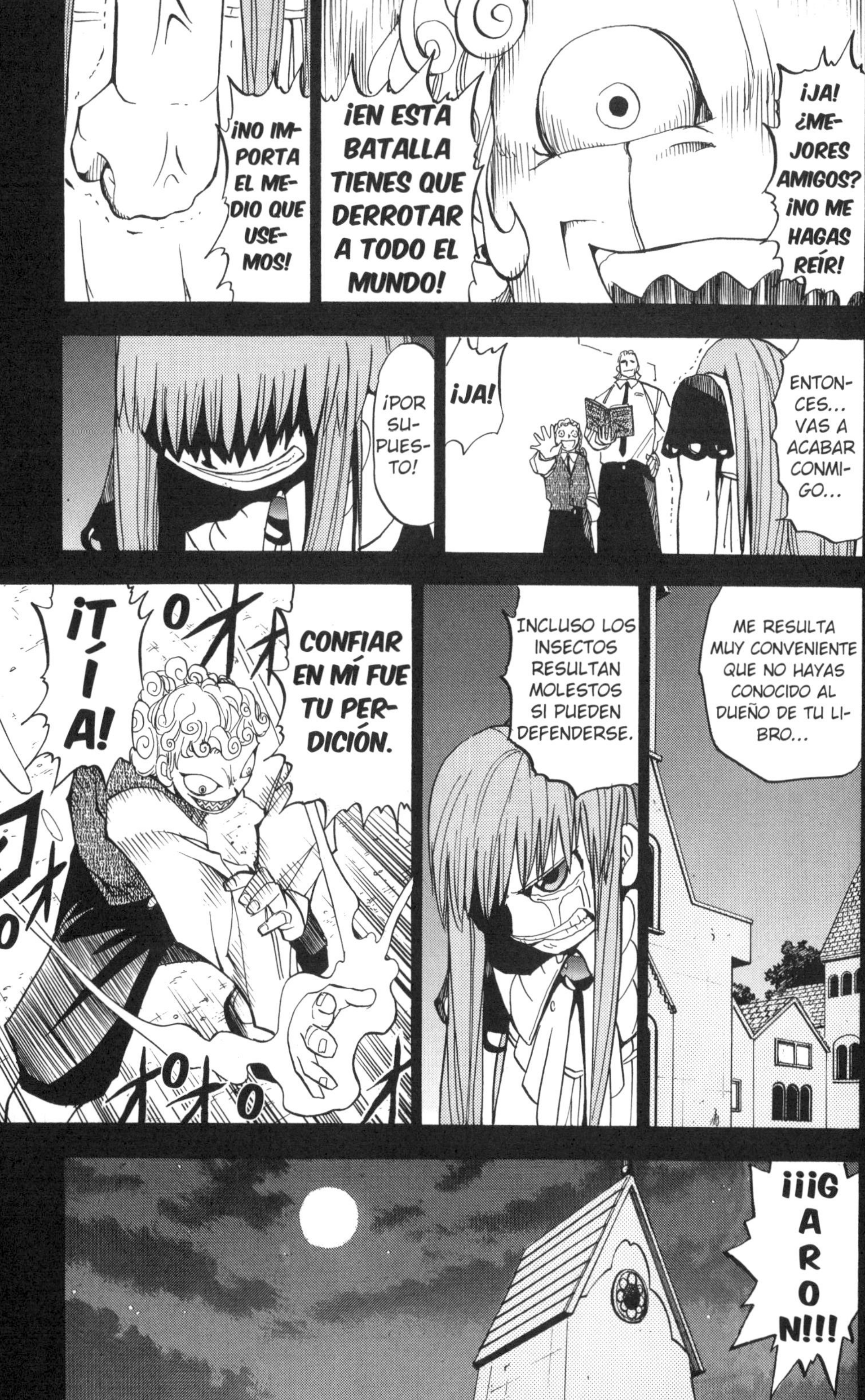
¡JA! ¿MEJORES AMIGOS? ¡NO ME HAGAS REÍR!
¡EN ESTA BATALLA TIENES QUE DERROTAR A TODO EL MUNDO!
¡NO IMPORTA EL MEDIO QUE USEMOS!
ENTONCES... VAS A ACABAR CONMIGO...
¡JA!
¡POR SUPUESTO!
ME RESULTA MUY CONVENIENTE QUE NO HAYAS CONOCIDO AL DUEÑO DE TU LIBRO...
INCLUSO LOS INSECTOS RESULTAN MOLESTOS SI PUEDEN DEFENDERSE.
CONFIAR EN MÍ FUE TU PERDICIÓN.
¡TÍ-A!
¡¡¡GARON!!!

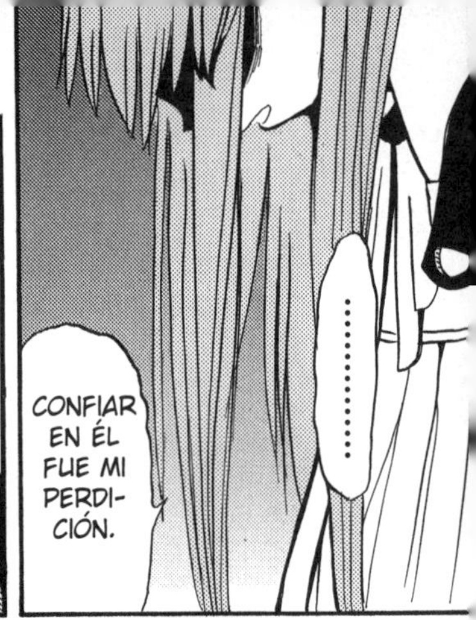
……
CONFIAR EN ÉL FUE MI PERDICIÓN.

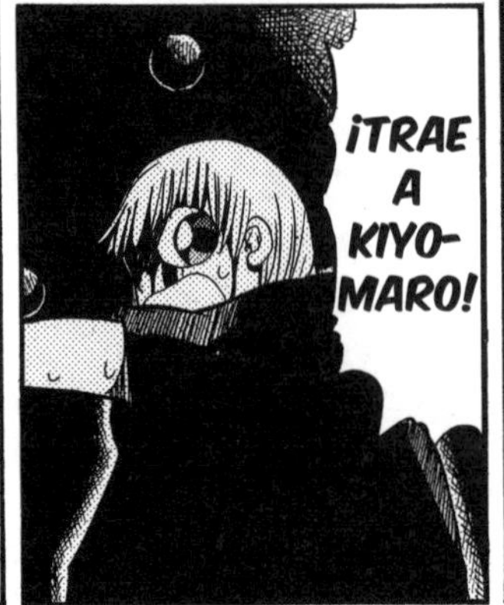
¡TRAE A KIYOMARO!

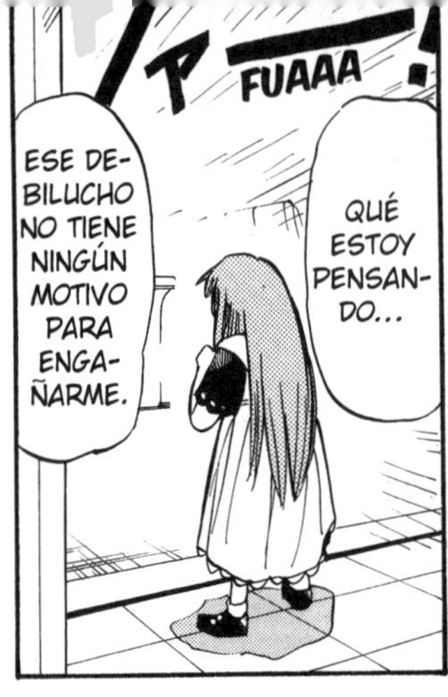
FUAAA
QUÉ ESTOY PENSANDO…
ESE DEBILUCHO NO TIENE NINGÚN MOTIVO PARA ENGAÑARME.

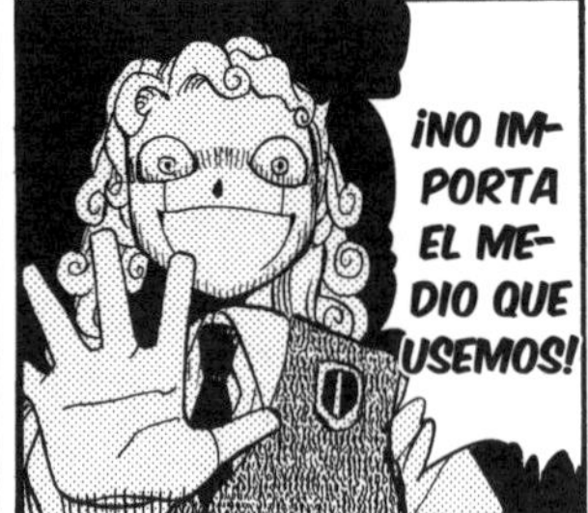
¡NO IMPORTA EL MEDIO QUE USEMOS!

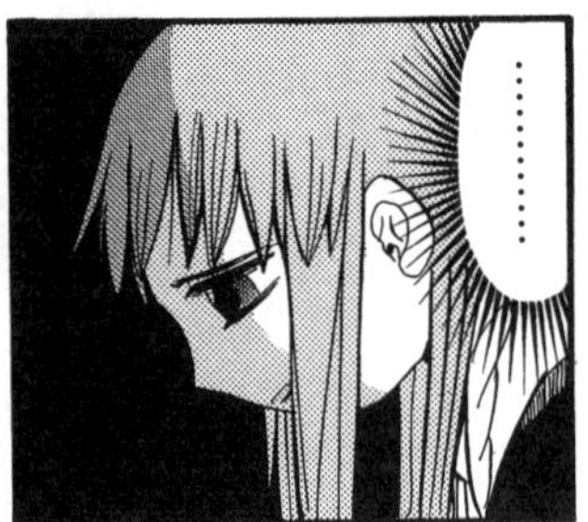
……

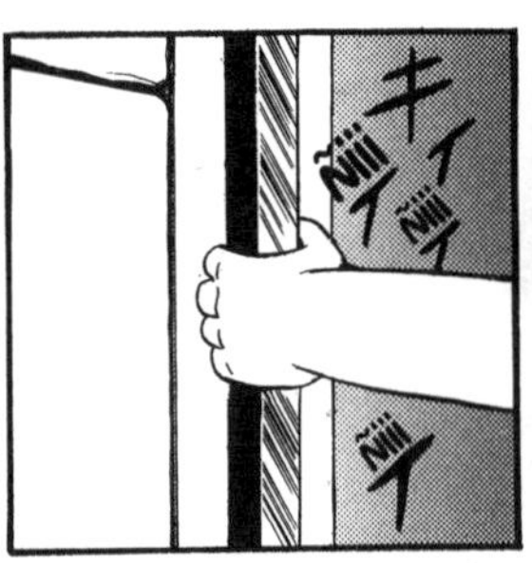
ÑIII
ÑIII
ÑIII

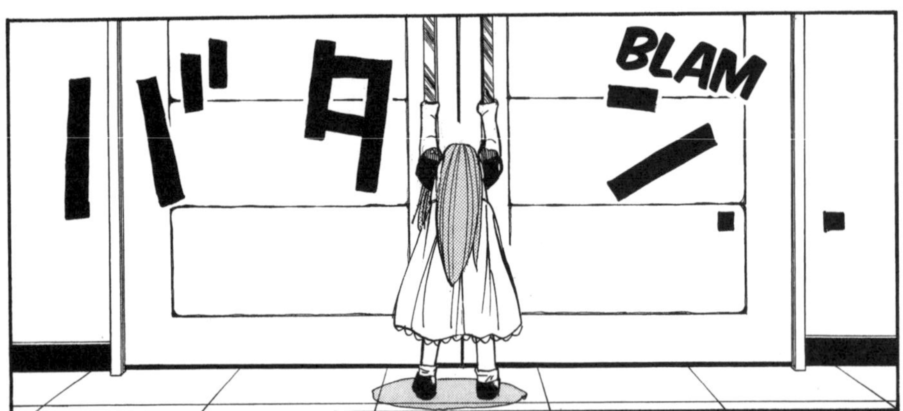
BLAM

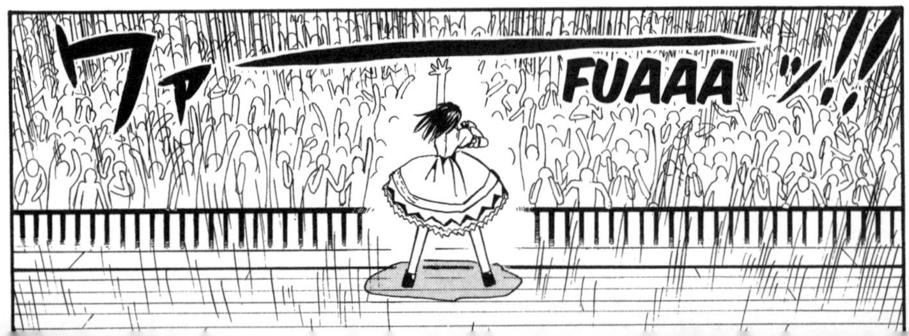
FUAAA

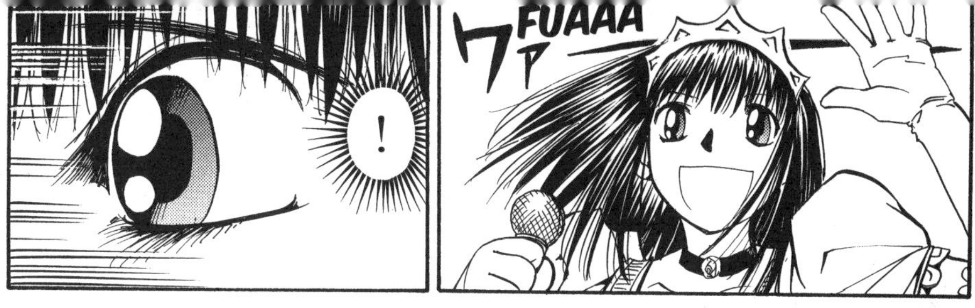
FUAAAA
!
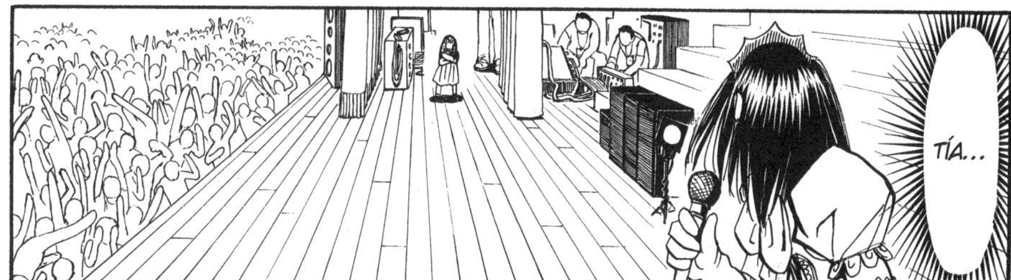
TÍA…
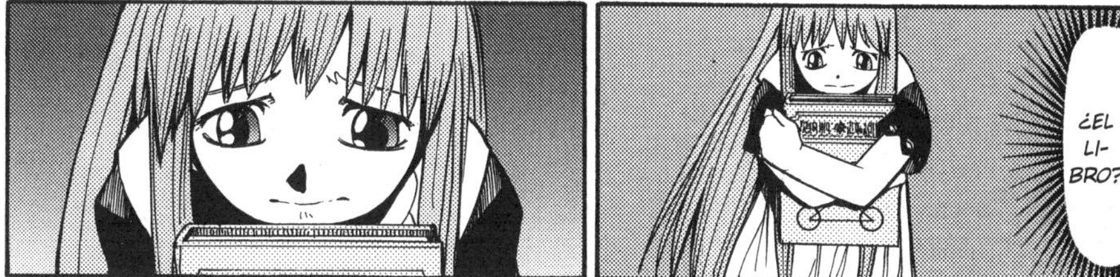
¿EL LIBRO?
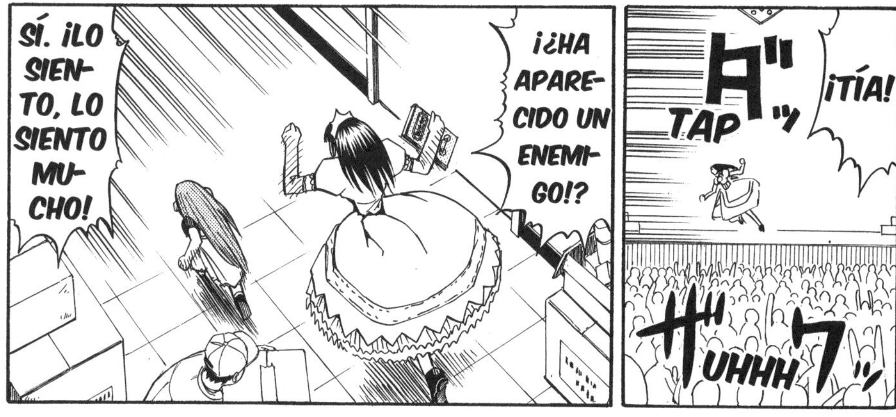
¡TÍA!
TAP
UHHH
¡¿HA APARECIDO UN ENEMIGO!?
SÍ. ¡LO SIENTO, LO SIENTO MUCHO!
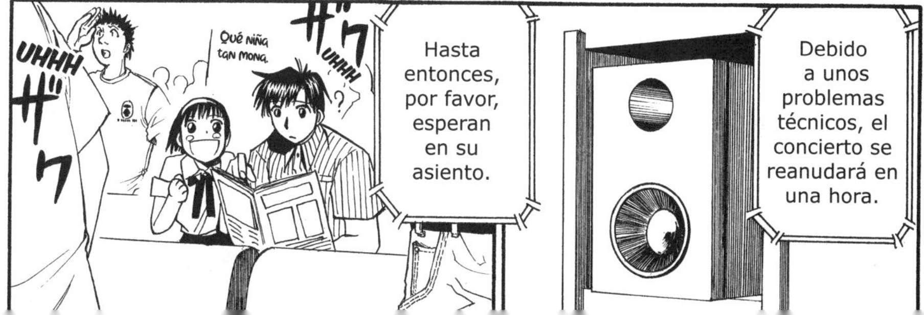
Debido a unos problemas técnicos, el concierto se reanudará en una hora.
Hasta entonces, por favor, esperan en su asiento.
UHHH
Qué niña tan mona.
UHHH
?

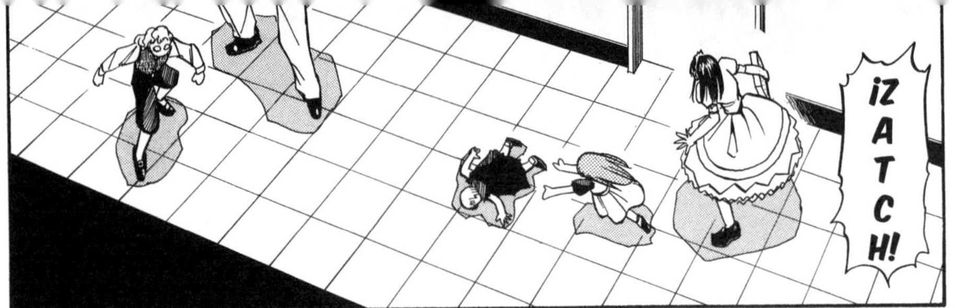
¡ZATCH!

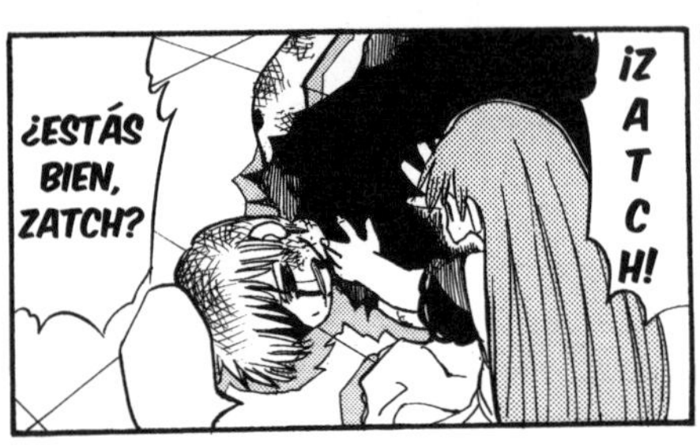
¡ZATCH!
¿ESTÁS BIEN, ZATCH?

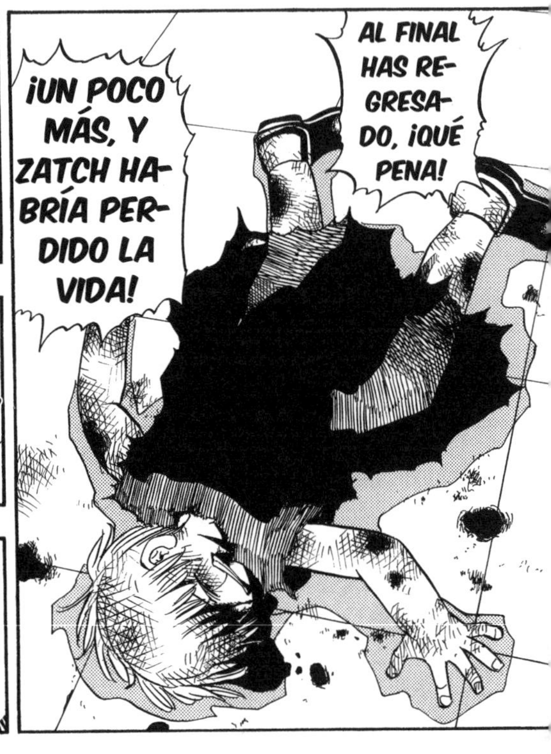
AL FINAL HAS REGRESADO, ¡QUÉ PENA!
¡UN POCO MÁS, Y ZATCH HABRÍA PERDIDO LA VIDA!

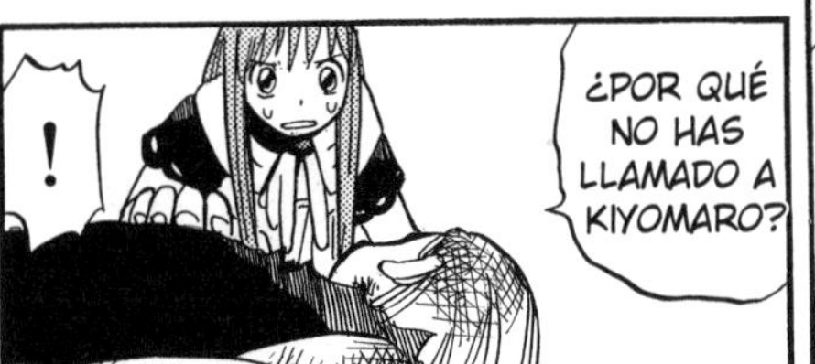
¿POR QUÉ NO HAS LLAMADO A KIYOMARO?
!

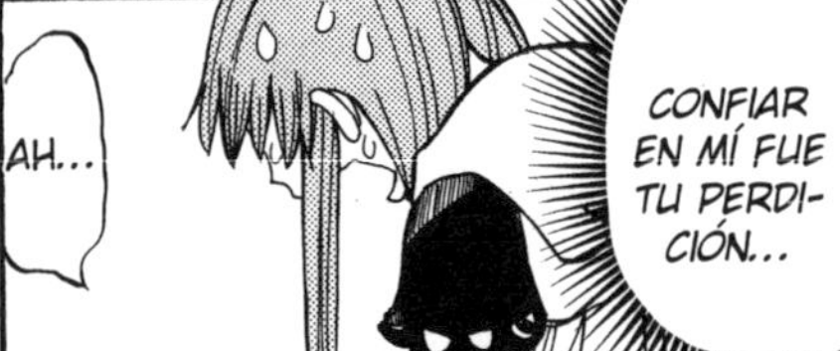
CONFIAR EN MÍ FUE TU PERDICIÓN...
AH...

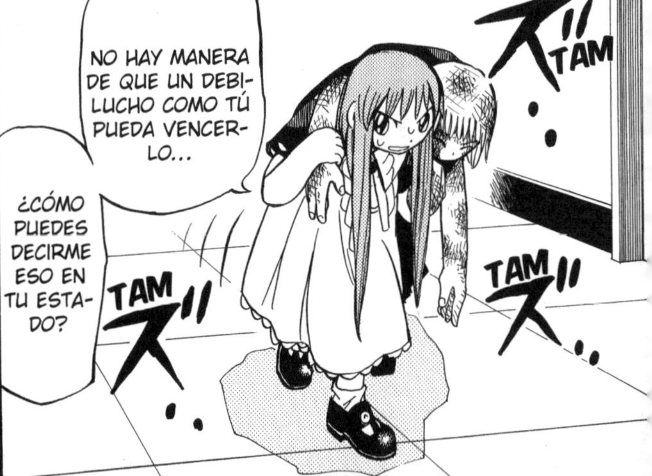
TAM
NO HAY MANERA DE QUE UN DEBILUCHO COMO TÚ PUEDA VENCERLO...
¿CÓMO PUEDES DECIRME ESO EN TU ESTADO?
TAM
TAM

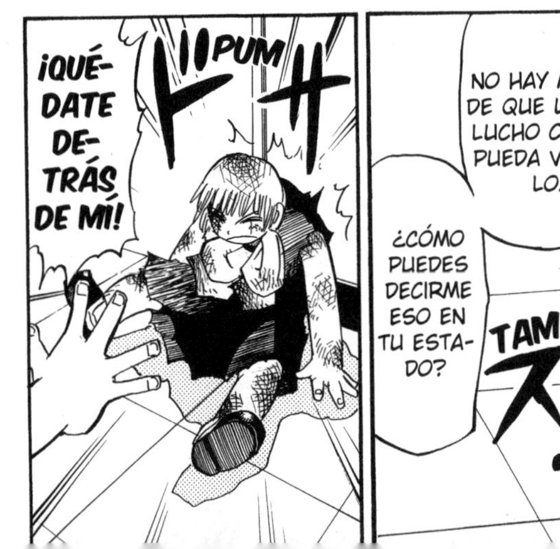
PUM
¡QUÉDATE DETRÁS DE MÍ!

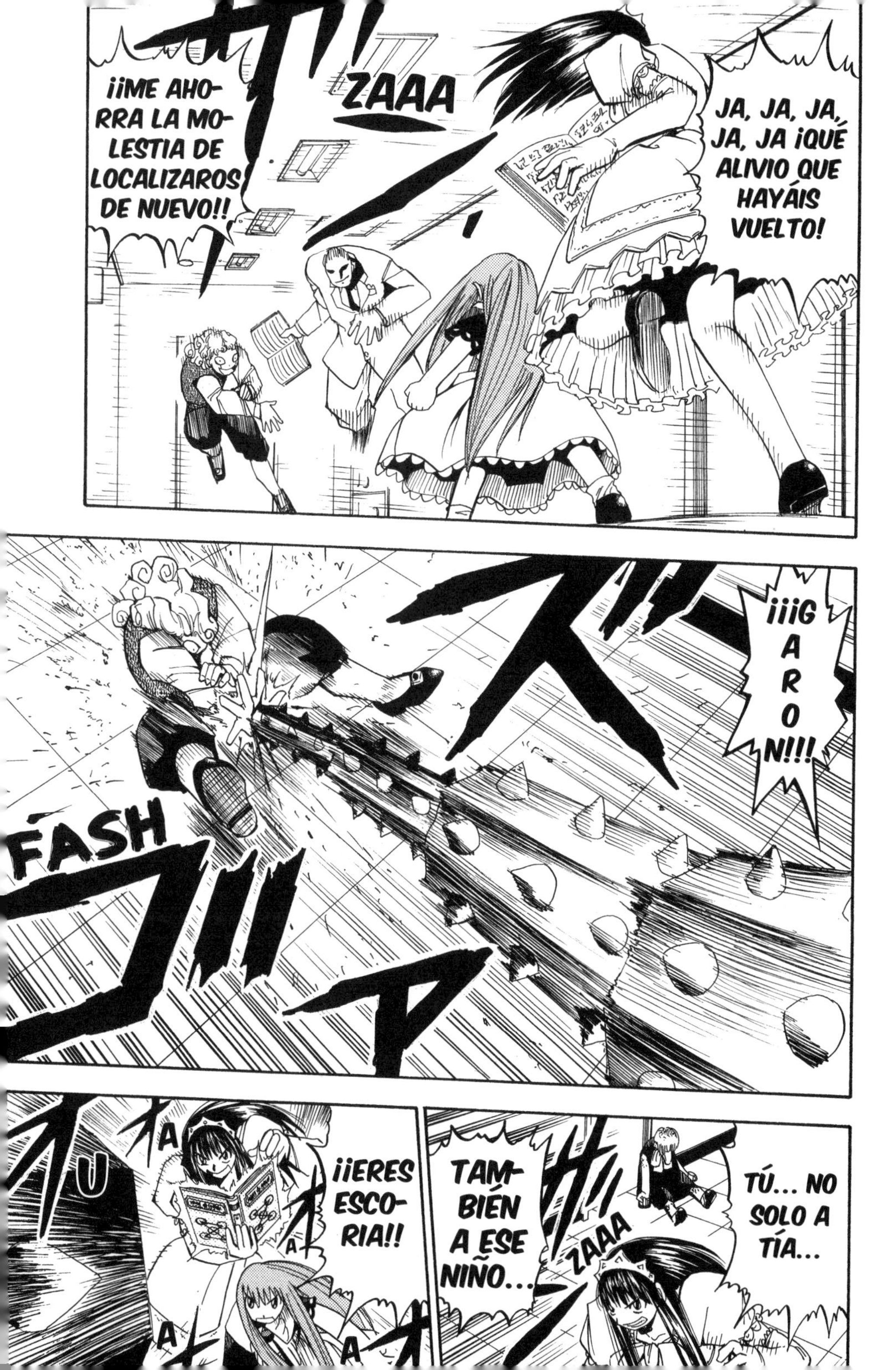

ZAAA

JA, JA, JA, JA, JA ¡QUÉ ALIVIO QUE HAYÁIS VUELTO!

¡¡ME AHORRA LA MOLESTIA DE LOCALIZAROS DE NUEVO!!

¡¡¡GARON!!!

FASH

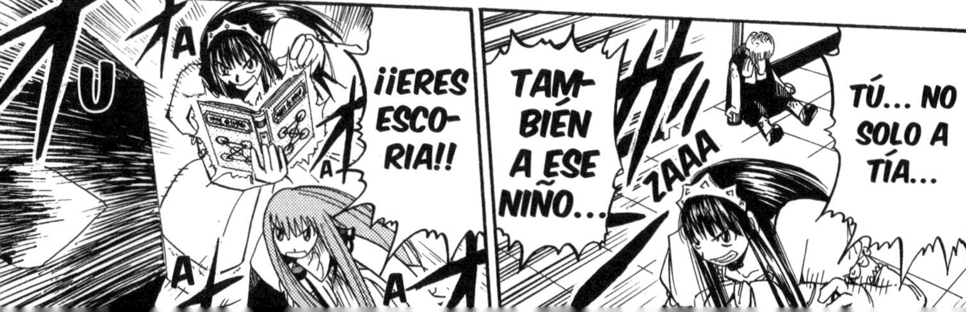

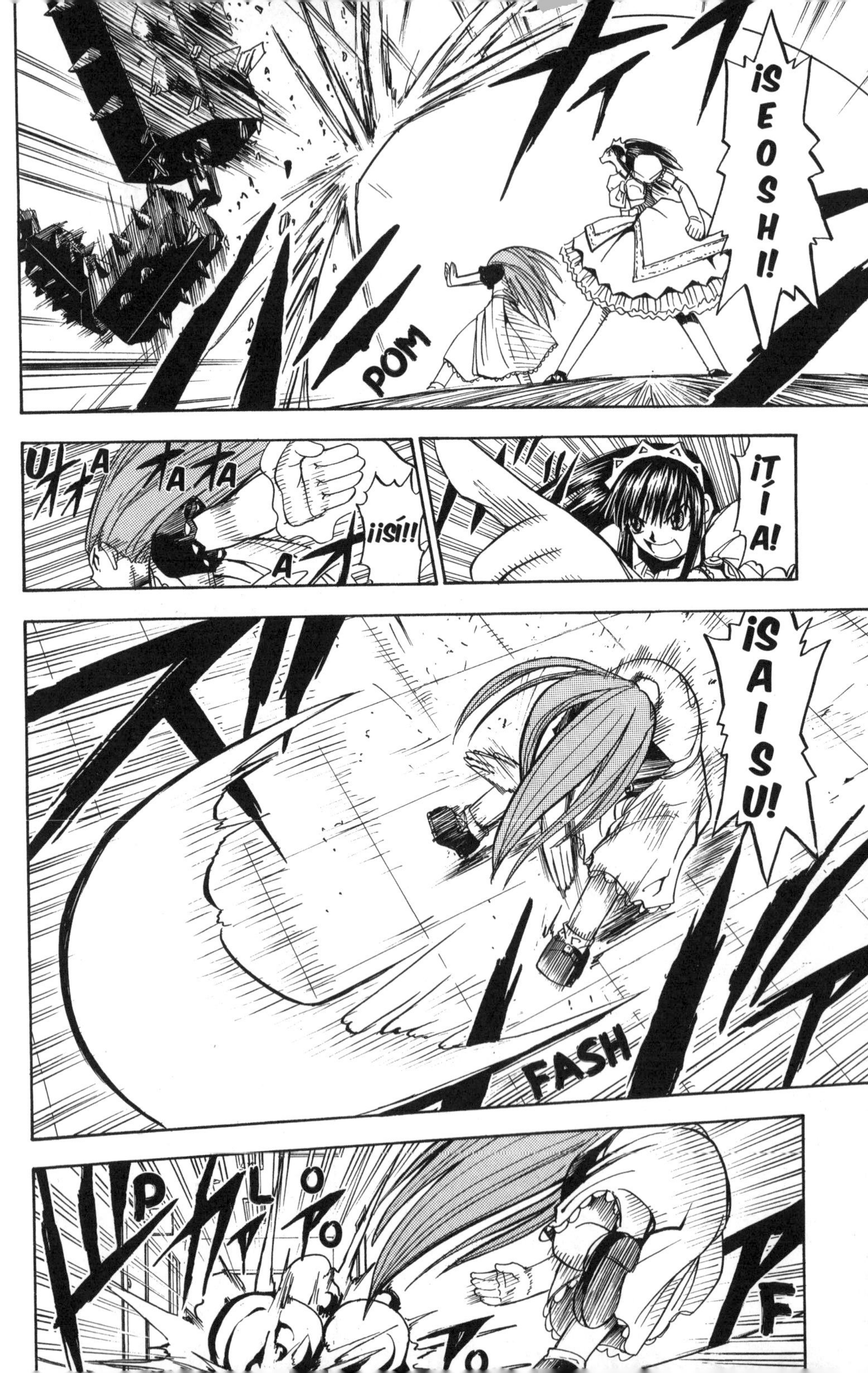
¡SEOSHI!
POM
¡TÍA!
¡¡SÍ!!
UAAAAA
¡SAISU!
FASH
PLOPOPO
F

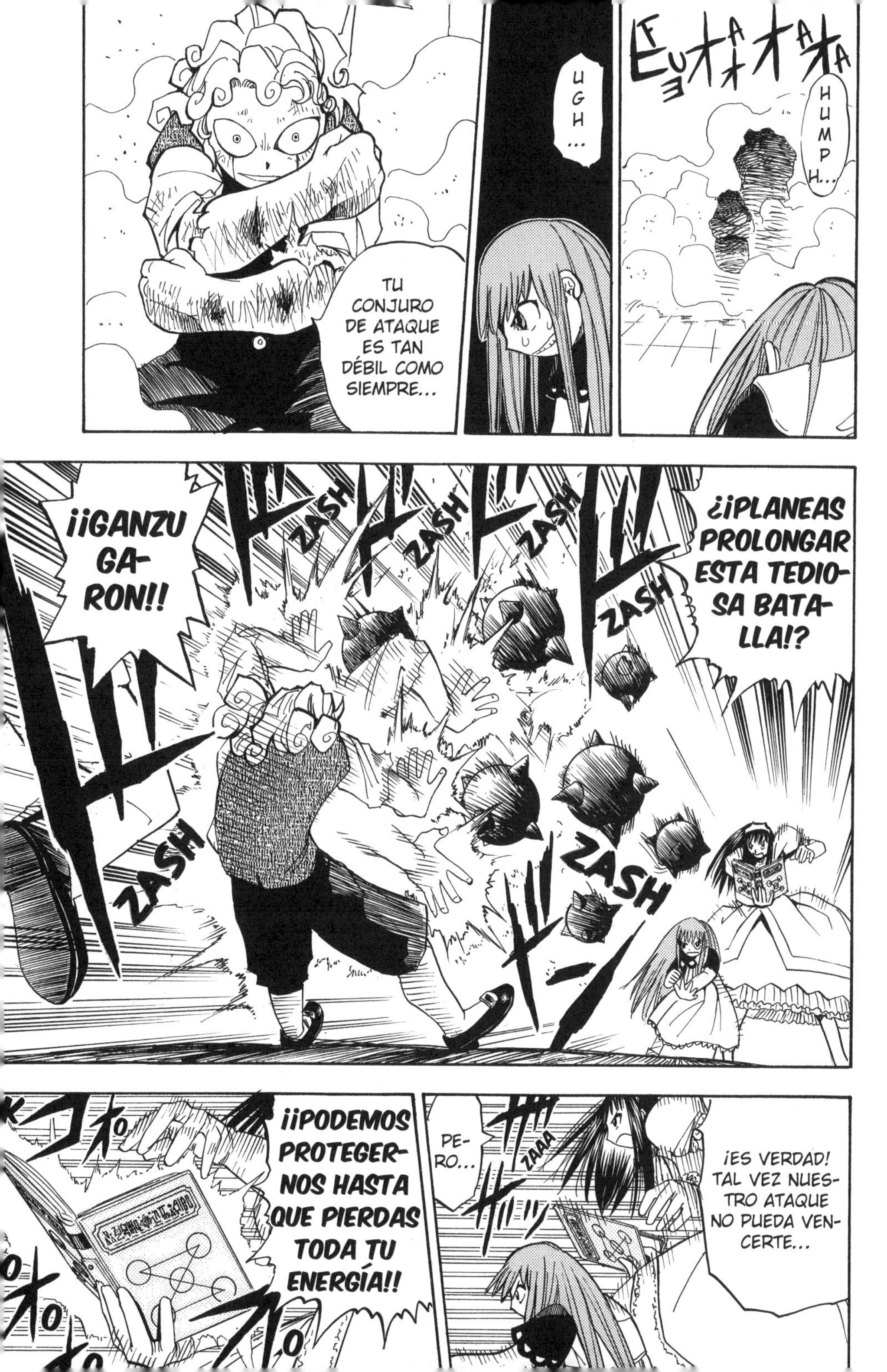

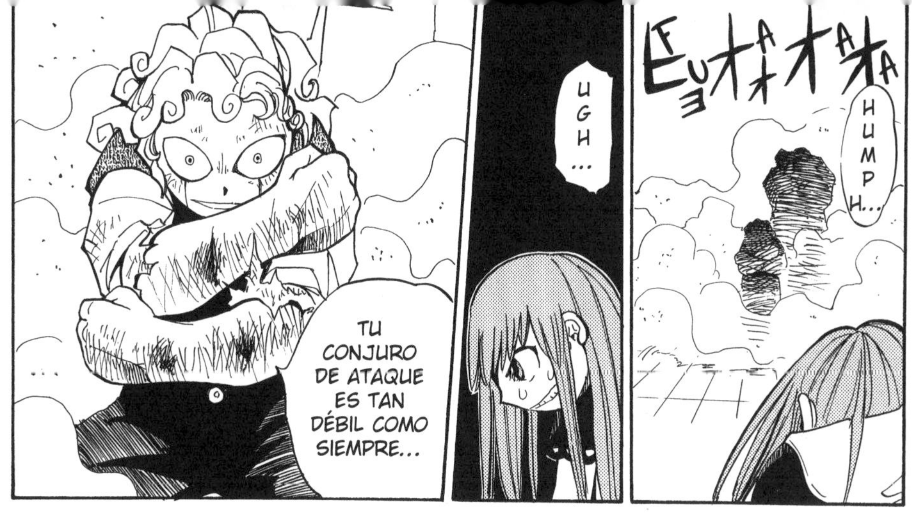
HUMPH...
UGH...
TU CONJURO DE ATAQUE ES TAN DÉBIL COMO SIEMPRE...

¿¡PLANEAS PROLONGAR ESTA TEDIOSA BATALLA!?
ZASH
ZASH
ZASH
ZASH
¡¡GANZU GARON!!
ZASH
ZASH

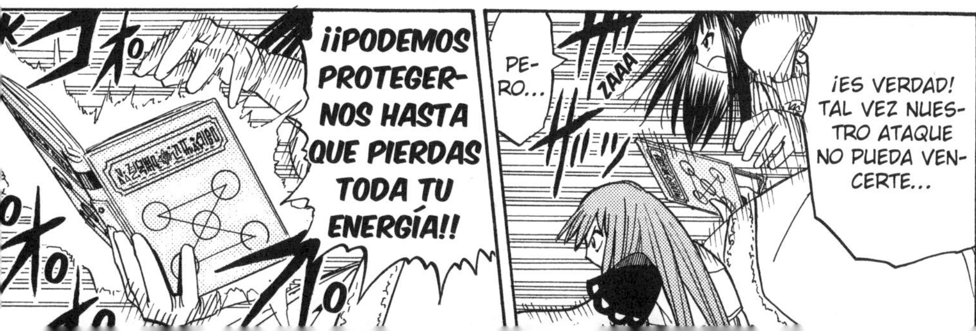
¡ES VERDAD! TAL VEZ NUESTRO ATAQUE NO PUEDA VENCERTE...
ZAAA
PERO...
¡¡PODEMOS PROTEGERNOS HASTA QUE PIERDAS TODA TU ENERGÍA!!

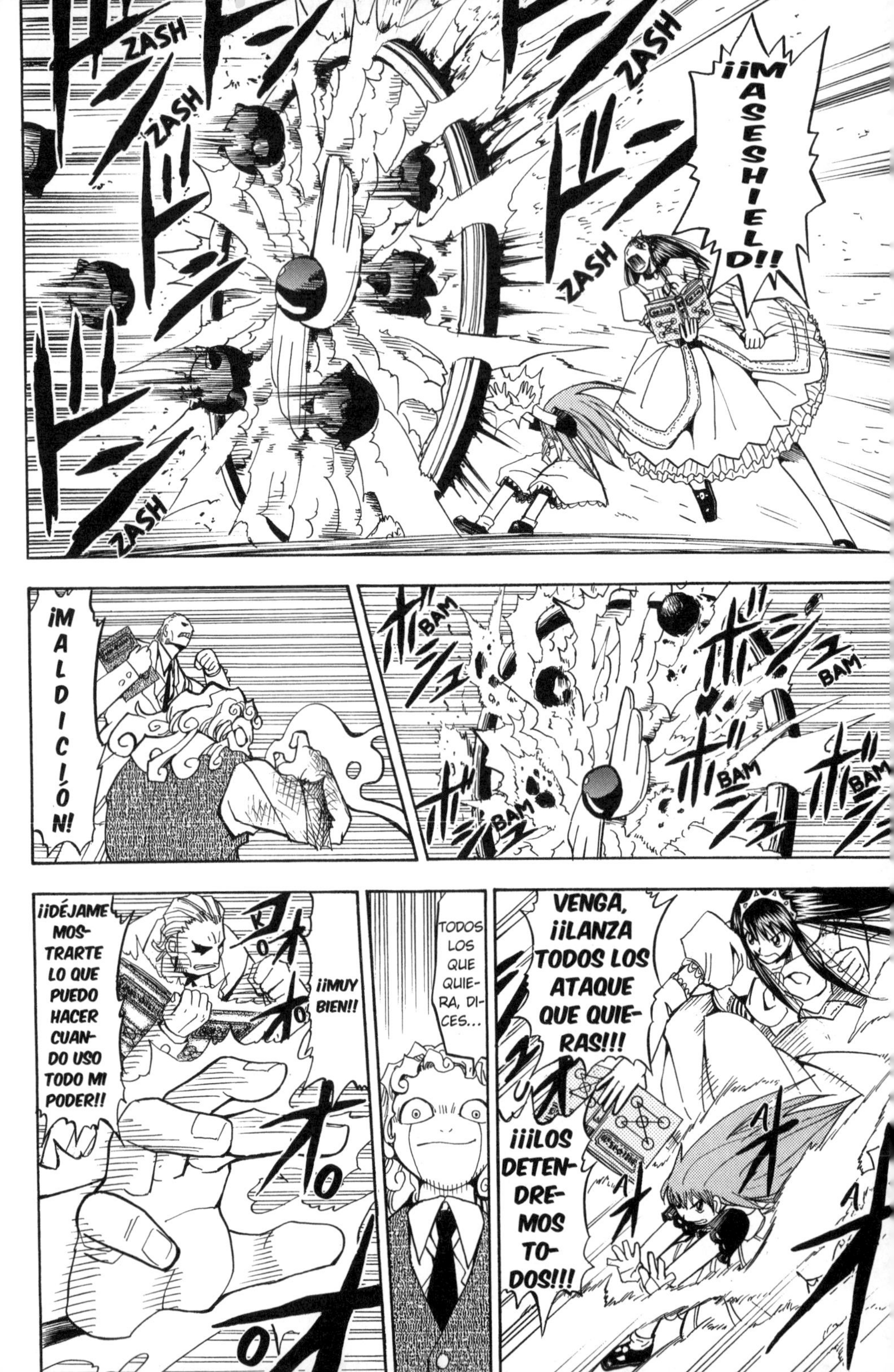

¡¡MASESHIELD!!
ZASH
ZASH
ZASH
ZASH
ZASH
¡MALDICIÓN!
BAM
BAM
BAM
BAM
BAM
VENGA, ¡¡LANZA TODOS LOS ATAQUE QUE QUIERAS!!!
¡¡¡LOS DETENDREMOS TODOS!!!
TODOS LOS QUE QUIERA, DICES...
¡¡MUY BIEN!!
¡¡DÉJAME MOSTRARTE LO QUE PUEDO HACER CUANDO USO TODO MI PODER!!

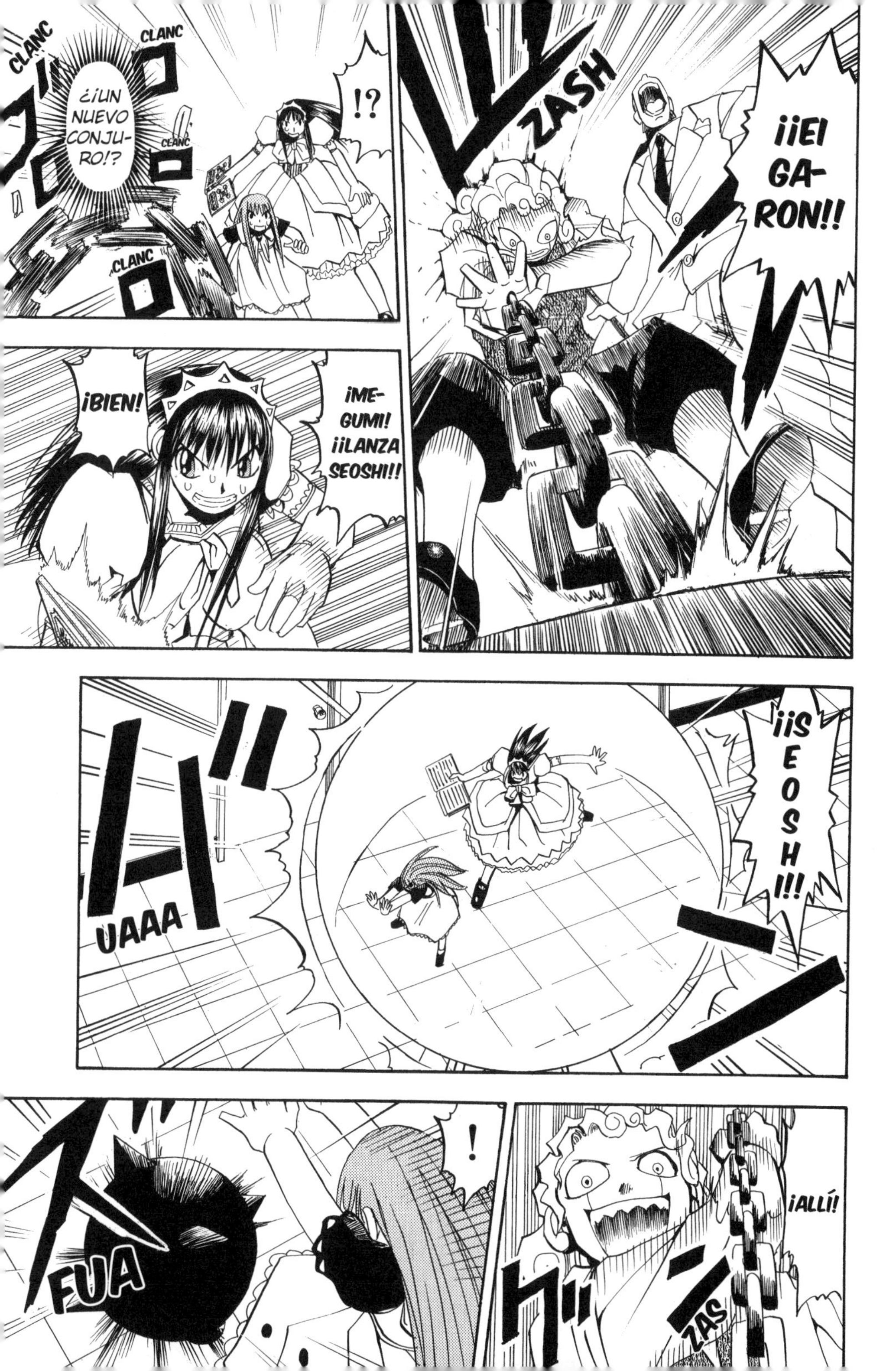

ZASH
¡¡EI GARON!!
CLANC
CLANC
CLANC
CLANC
¿¡UN NUEVO CONJURO!?
!?
¡MEGUMI! ¡¡LANZA SEOSHI!!
¡BIEN!

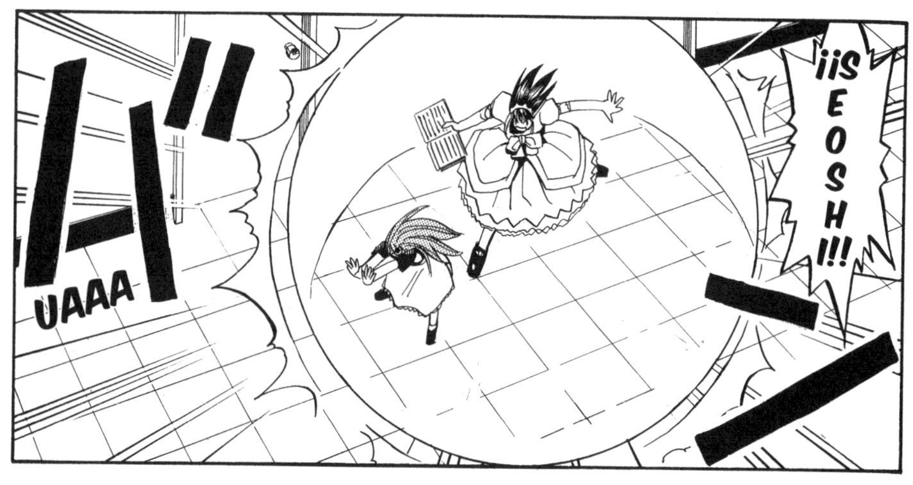
¡¡SEOSHI!!
UAAA

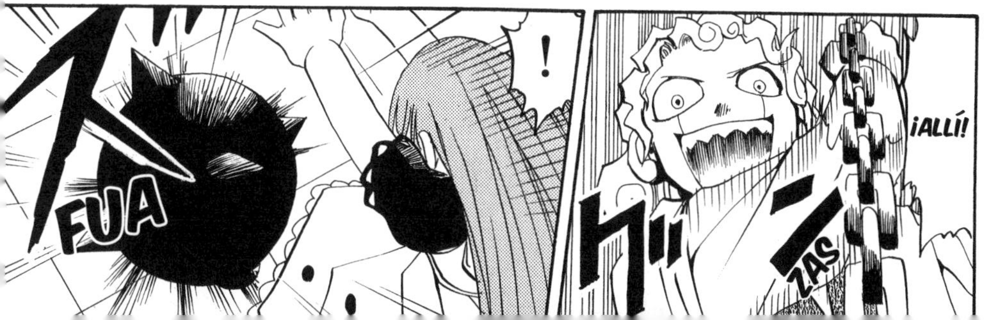
¡ALLÍ!
ZAS
!
FUA

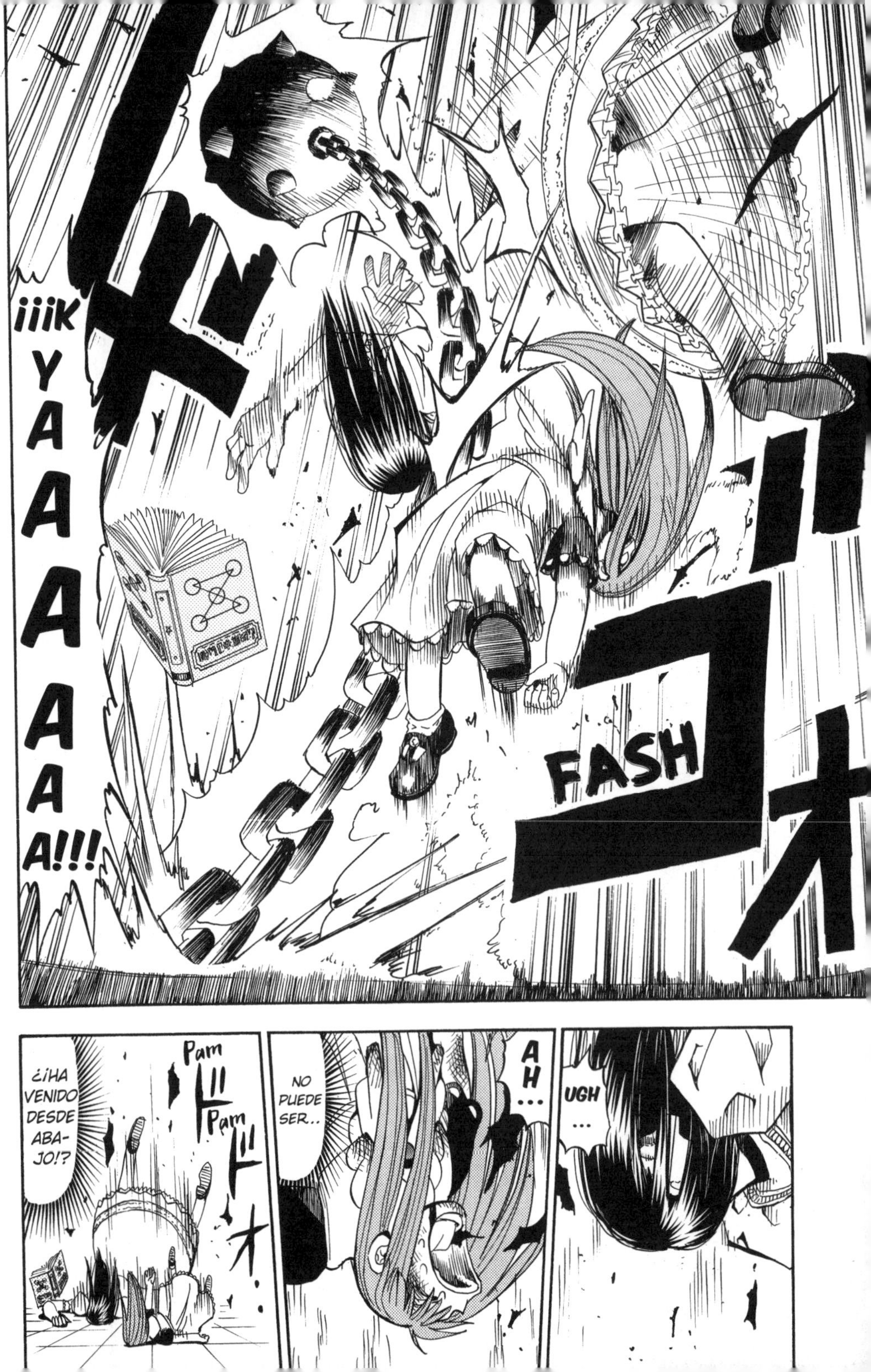

FASH

¡¡¡KYAAAAAA!!!

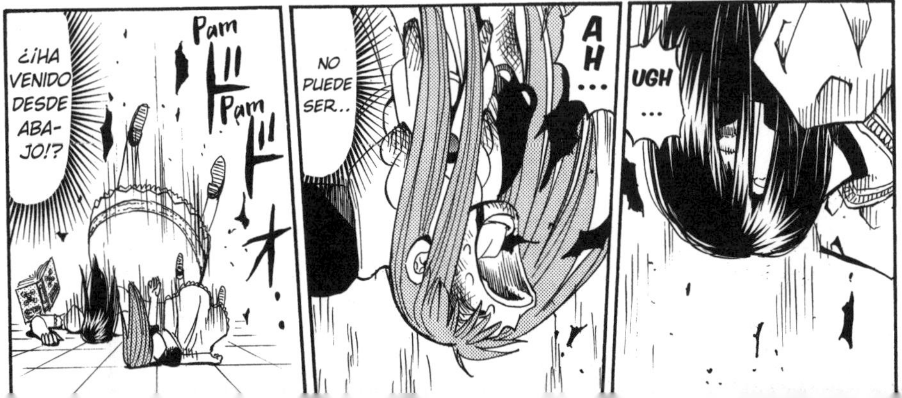

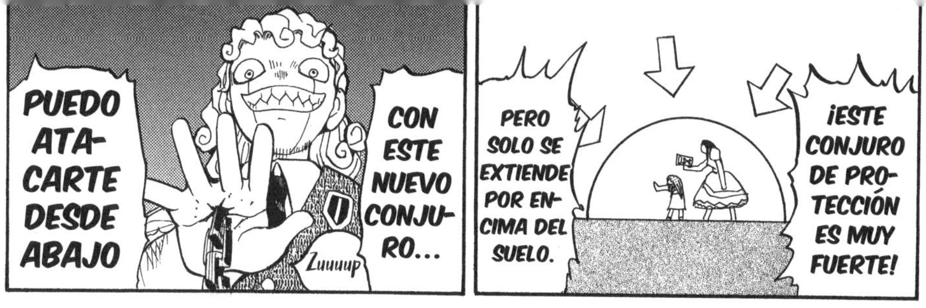
¡ESTE CONJURO DE PROTECCIÓN ES MUY FUERTE!
PERO SOLO SE EXTIENDE POR ENCIMA DEL SUELO.
CON ESTE NUEVO CONJURO...
Zuuuup
PUEDO ATACARTE DESDE ABAJO

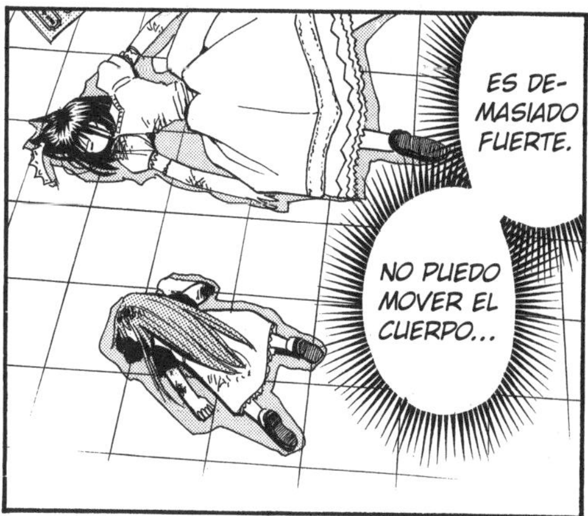
ES DEMASIADO FUERTE.
NO PUEDO MOVER EL CUERPO...

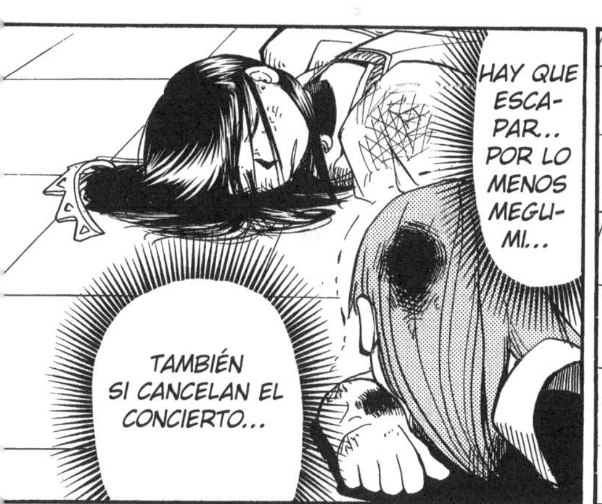
HAY QUE ESCAPAR... POR LO MENOS MEGUMI...
TAMBIÉN SI CANCELAN EL CONCIERTO...

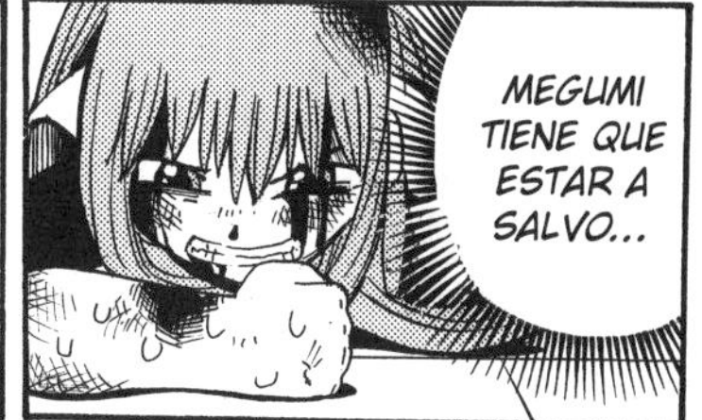
MEGUMI TIENE QUE ESTAR A SALVO...

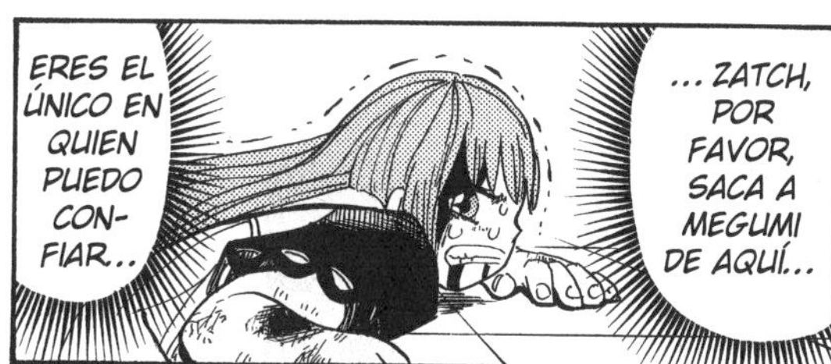
...ZATCH, POR FAVOR, SACA A MEGUMI DE AQUÍ...
ERES EL ÚNICO EN QUIEN PUEDO CONFIAR...

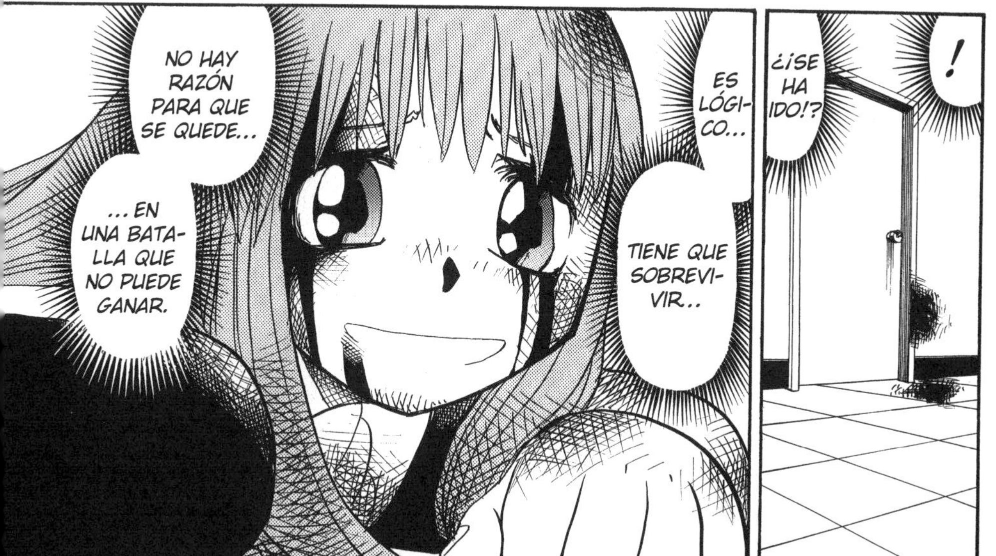
!
¿¡SE HA IDO!?
ES LÓGICO...
TIENE QUE SOBREVIVIR...
NO HAY RAZÓN PARA QUE SE QUEDE...
...EN UNA BATALLA QUE NO PUEDE GANAR.

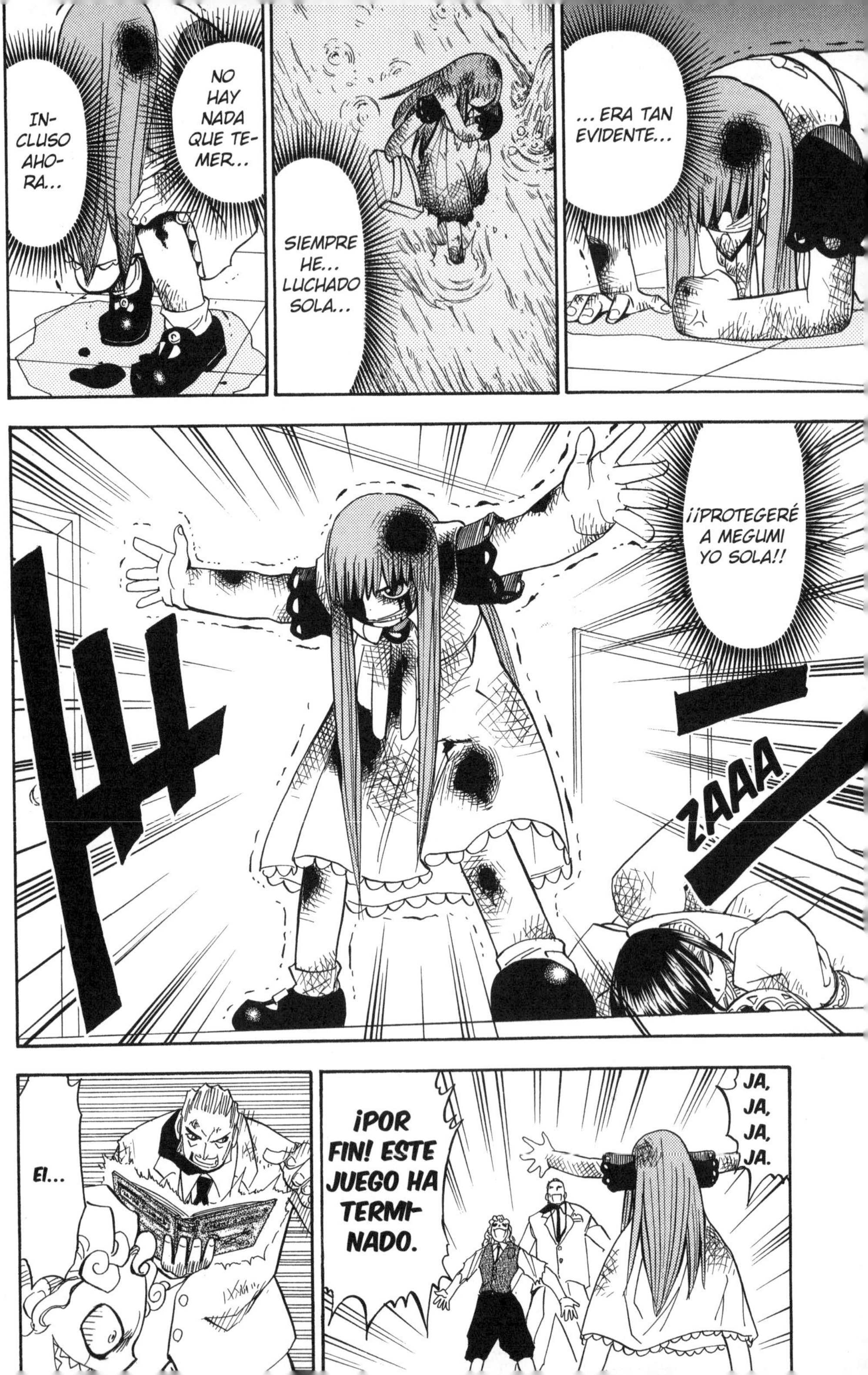

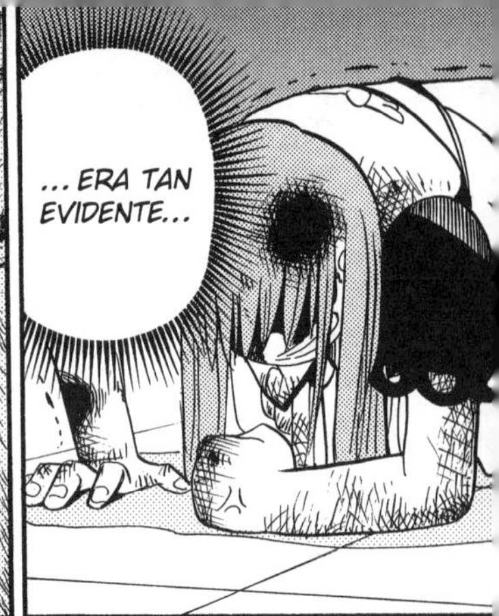

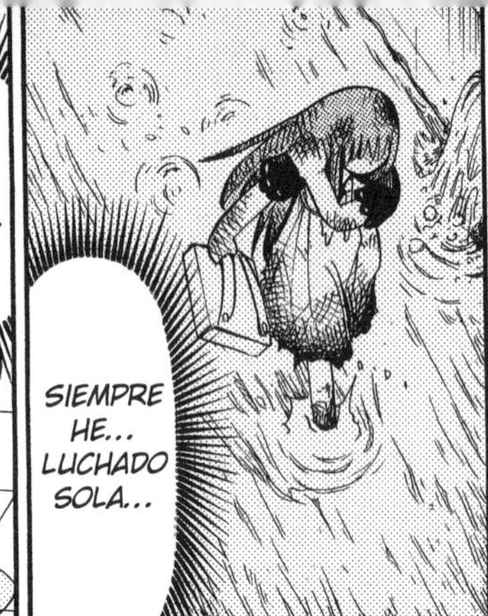

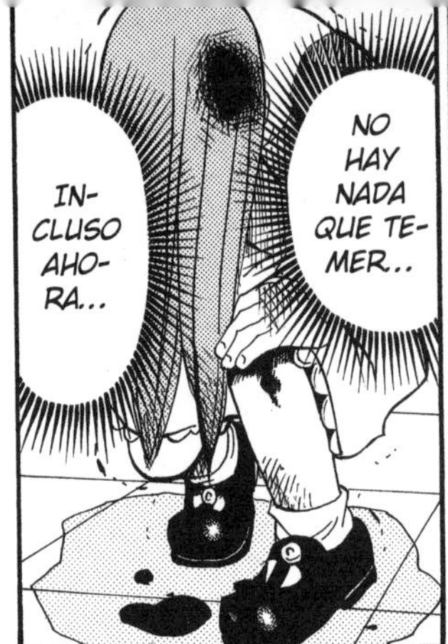

¡¡PROTEGERÉ A MEGUMI YO SOLA!!

ZAAA

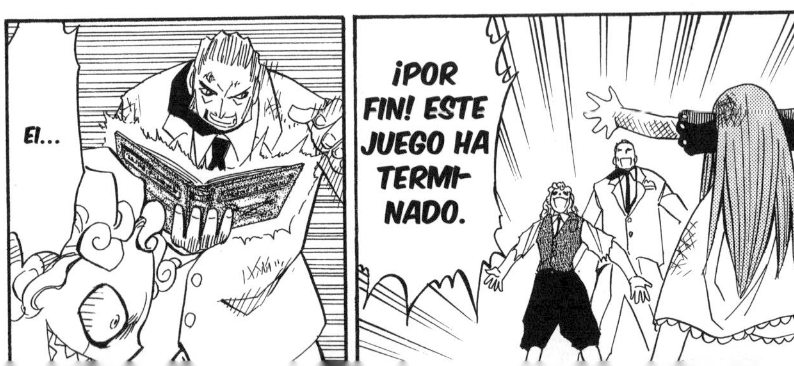

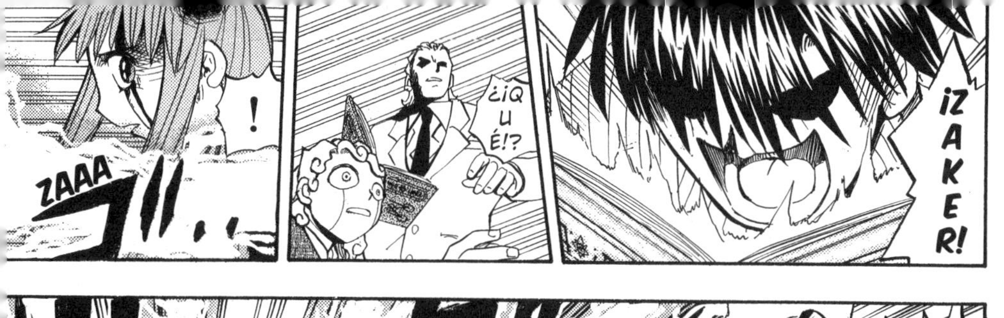
¡ZAKER!
¿¡QUÉ!?
!
ZAAA
¡UUAAAAAA!
ZASH

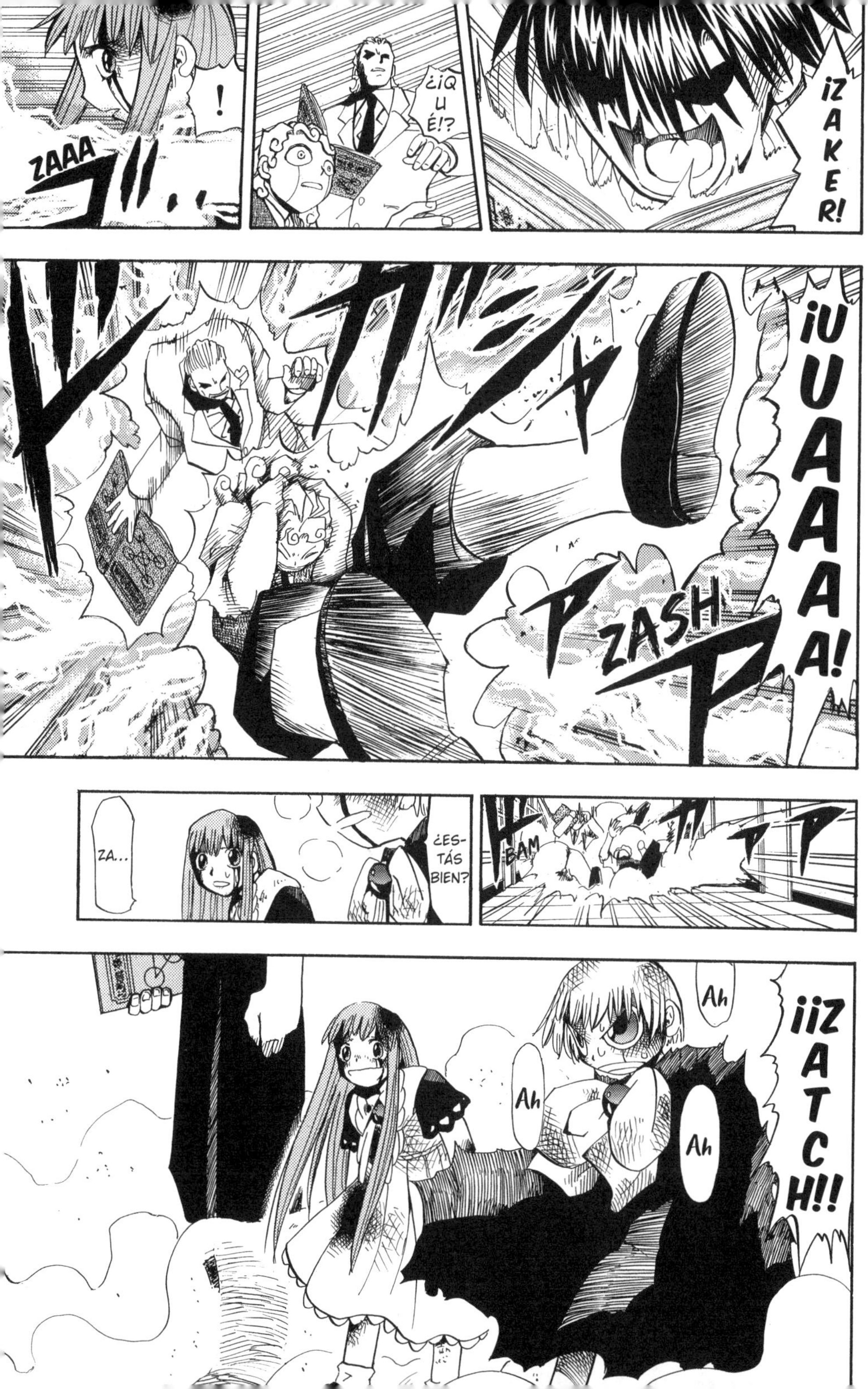

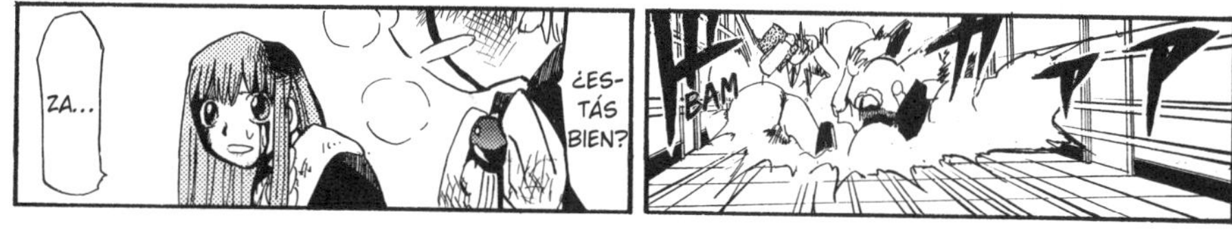
BAM
¿ESTÁS BIEN?
ZA...

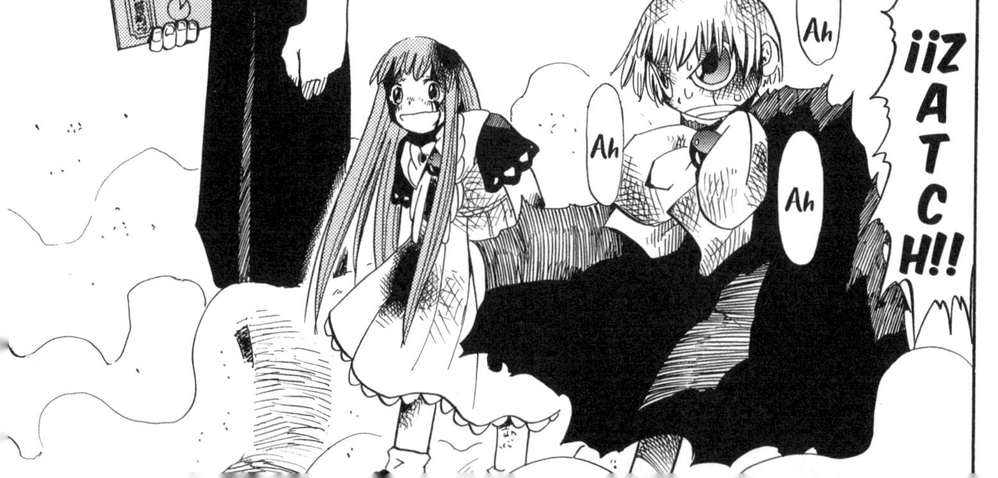
¡¡ZATCH!!
Ah
Ah
Ah

DIJISTE QUE QUERÍAS PROTEGER EL CONCIERTO, ¿VERDAD?

LO HAS HECHO MUY BIEN...

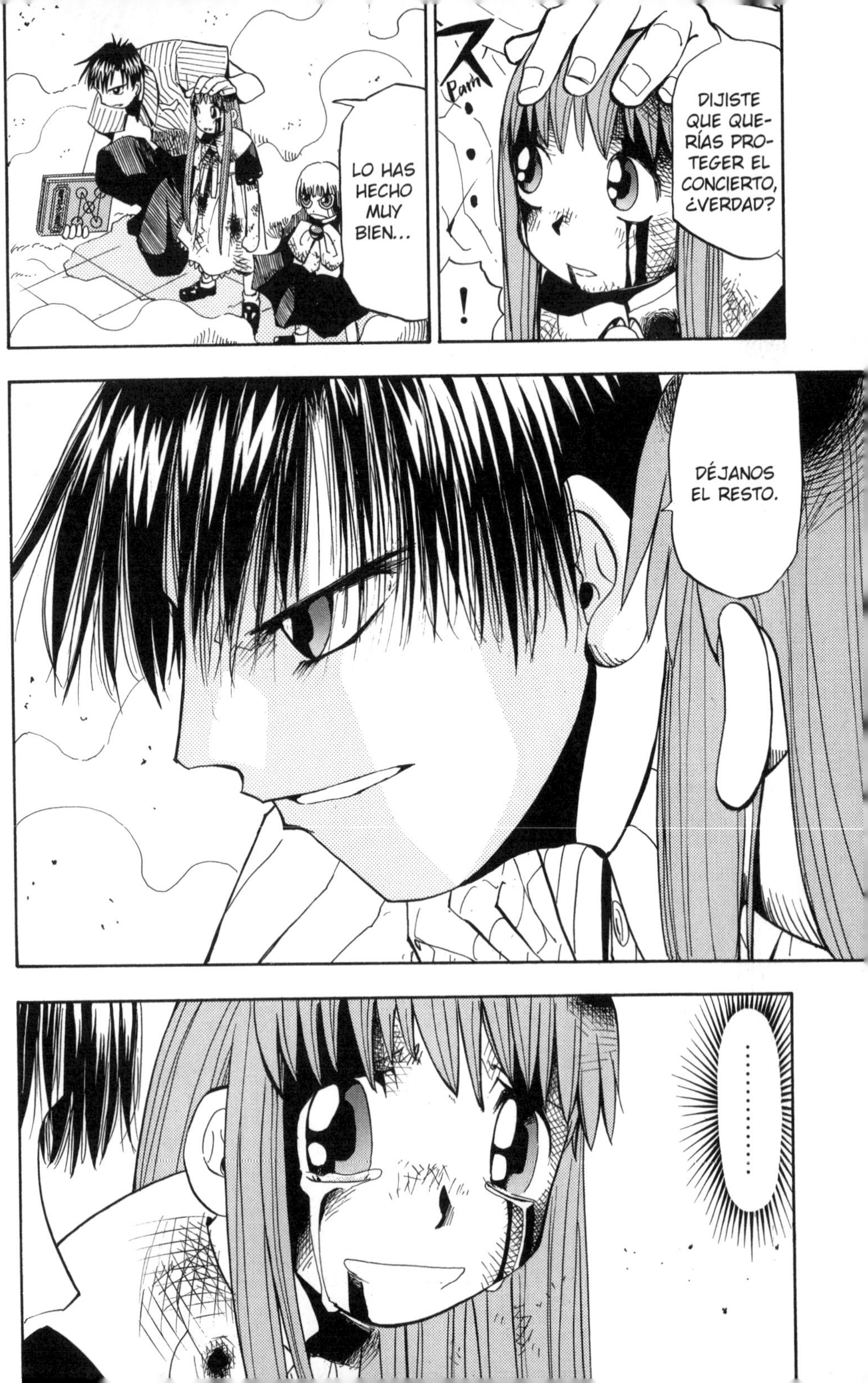

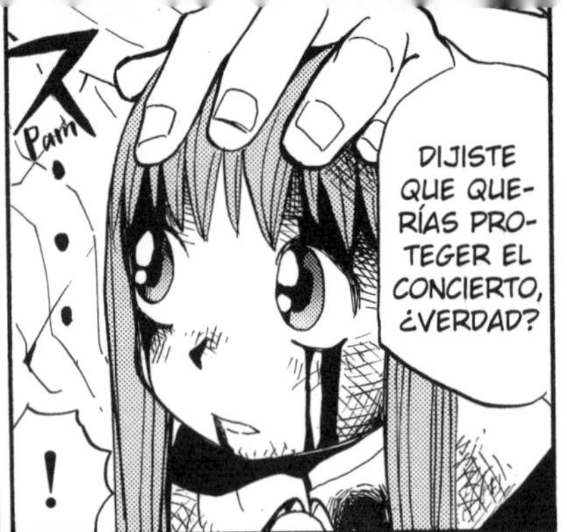

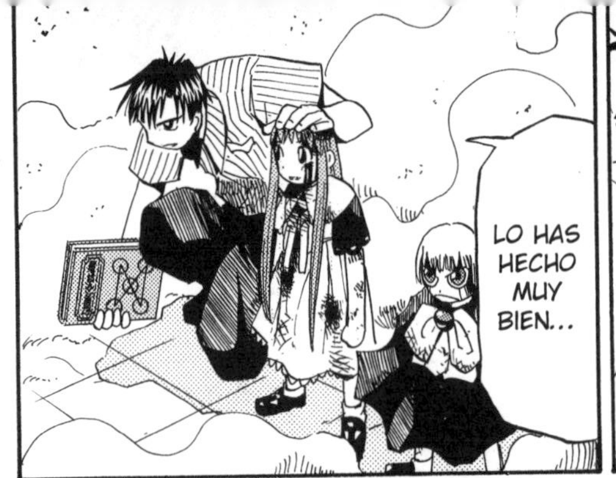

DÉJANOS EL RESTO.

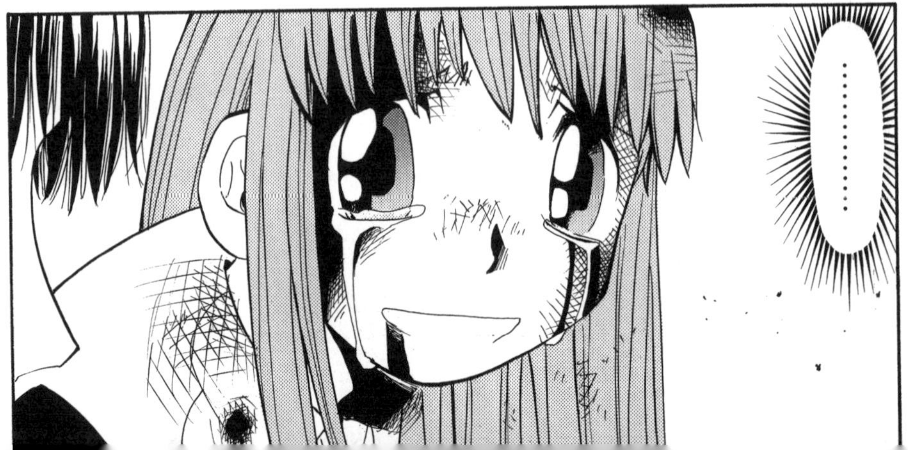

NIVEL 37. UNA ACUMULACIÓN DE BATALLAS

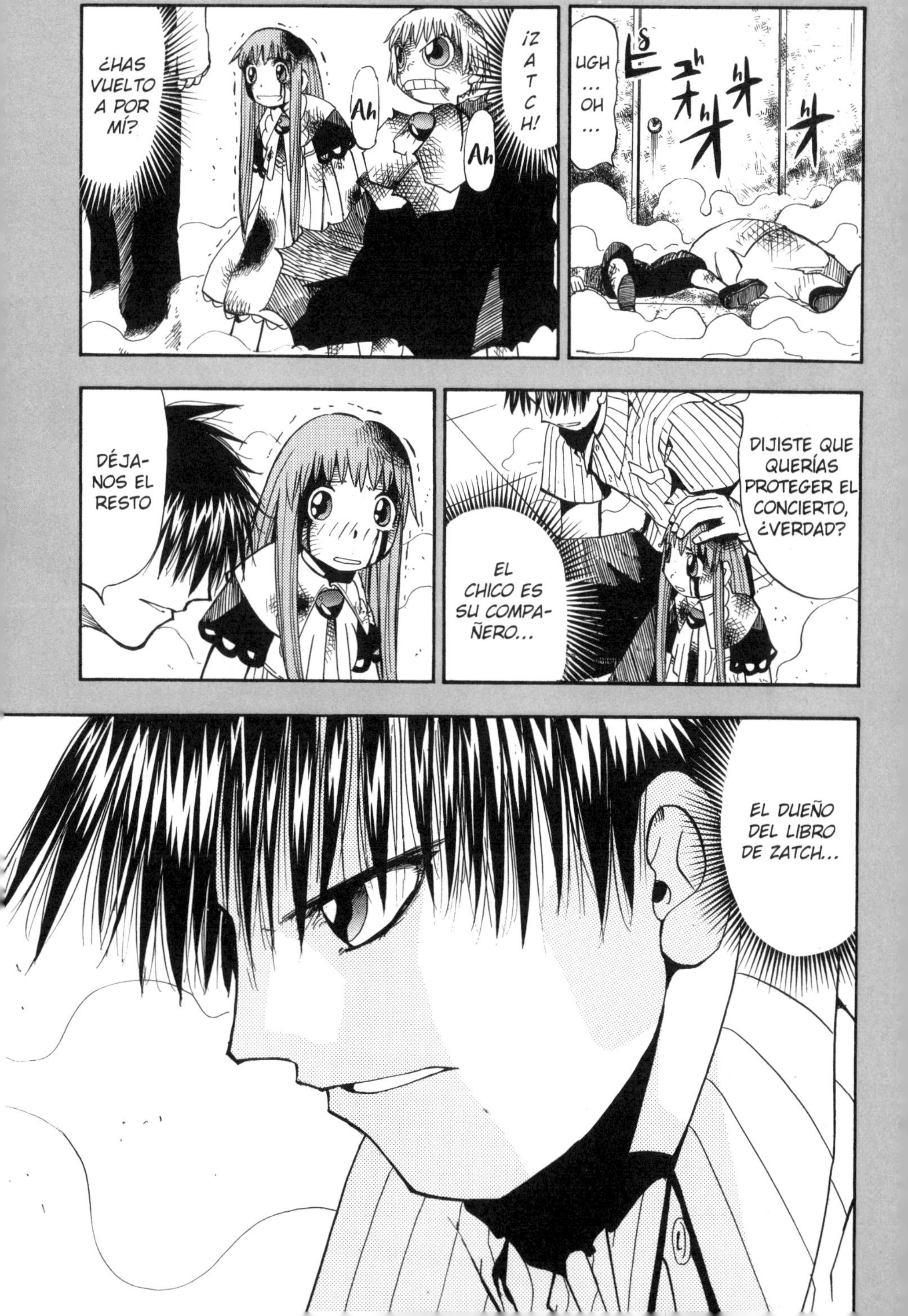

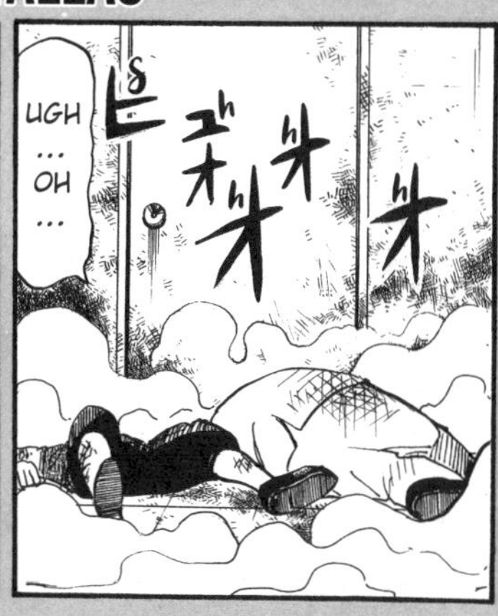

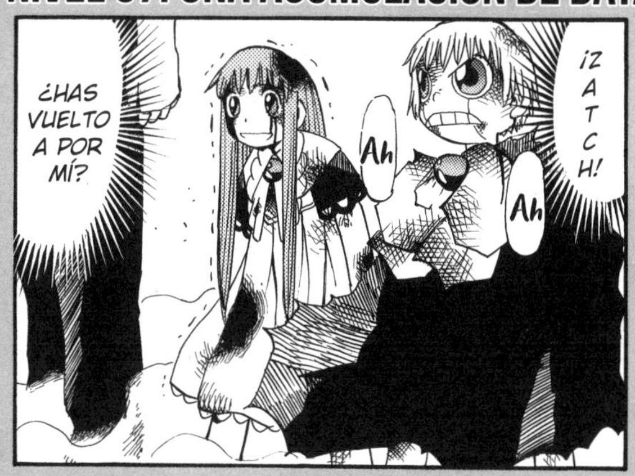

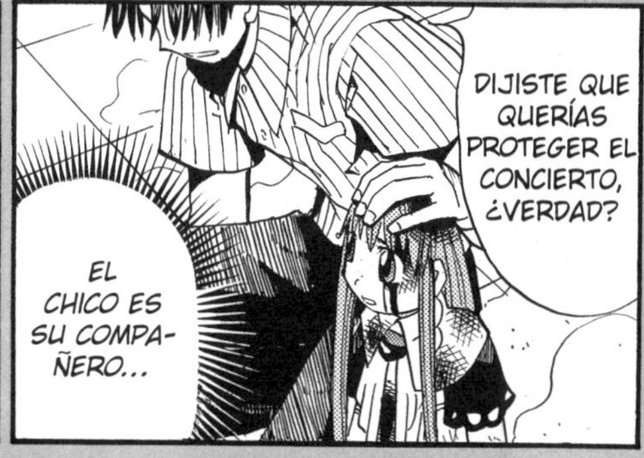

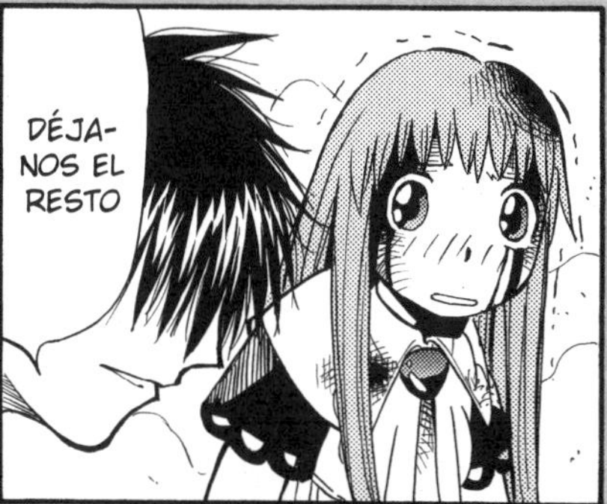

EL DUEÑO DEL LIBRO DE ZATCH...

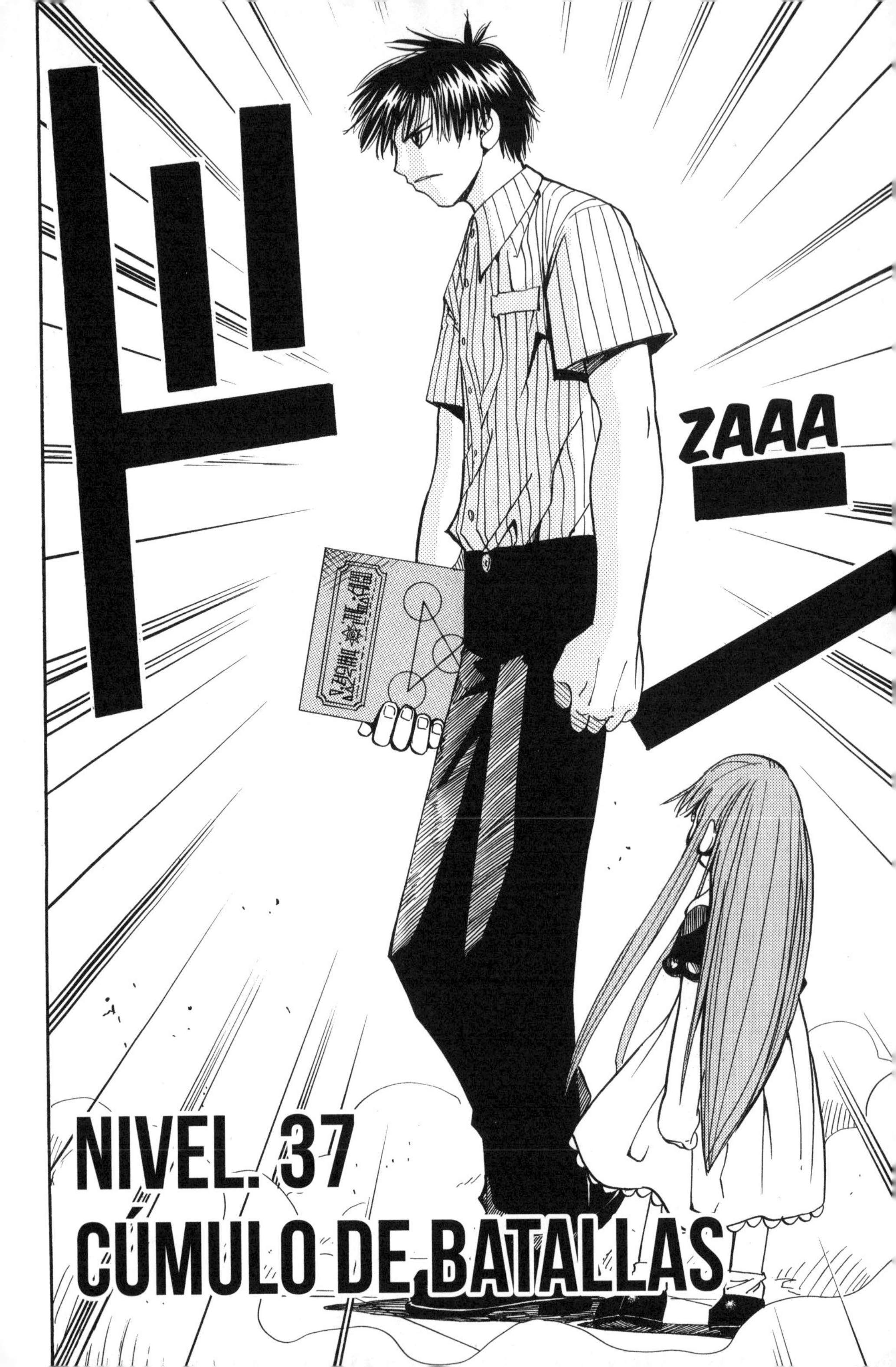
ZAAA
NIVEL. 37
CÚMULO DE BATALLAS

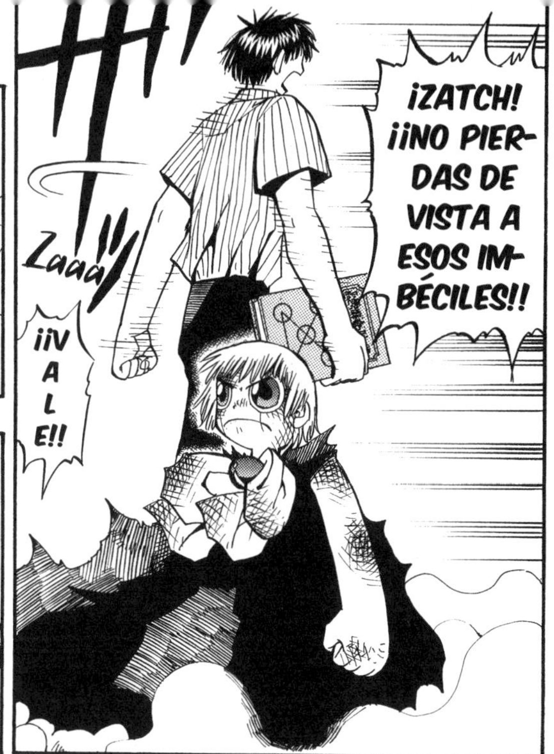
¡ZATCH! ¡¡NO PIERDAS DE VISTA A ESOS IMBÉCILES!!
Zaaa
¡¡VALE!!

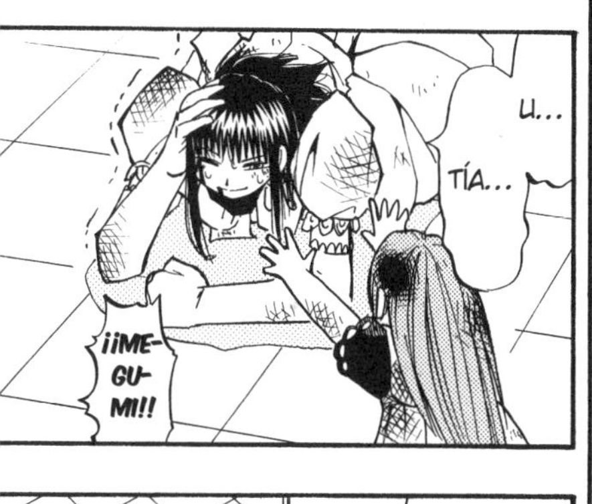
U...
TÍA...
¡¡MEGUMI!!

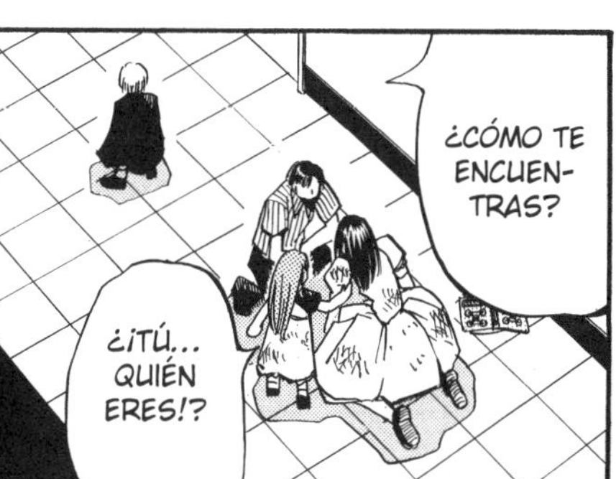
¿CÓMO TE ENCUENTRAS?
¿¡TÚ... QUIÉN ERES!?

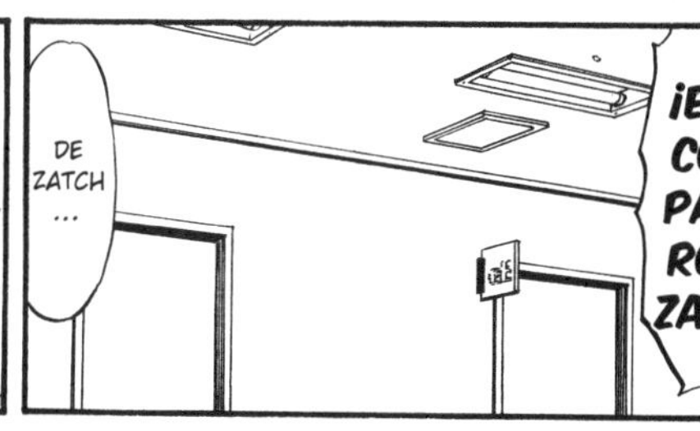
¡ES EL COMPAÑERO DE ZATCH!
DE ZATCH...

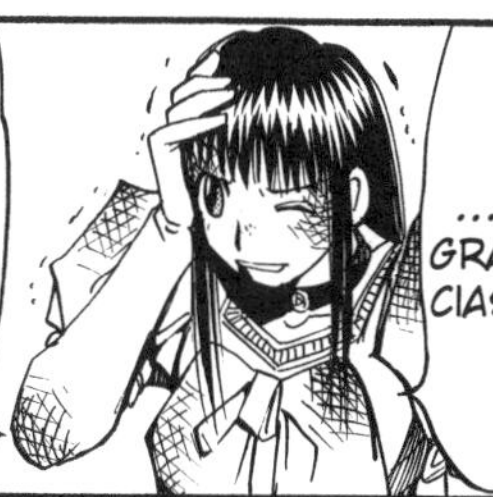
...GRACIAS.
ESTOY BIEN... HA SIDO UN GOLPE MUY FUERTE, ESO ES TODO.

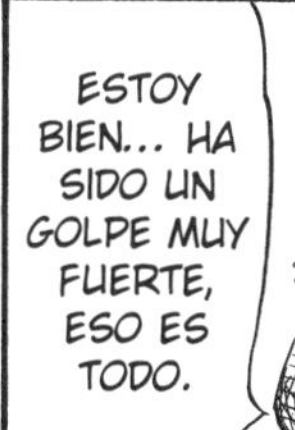

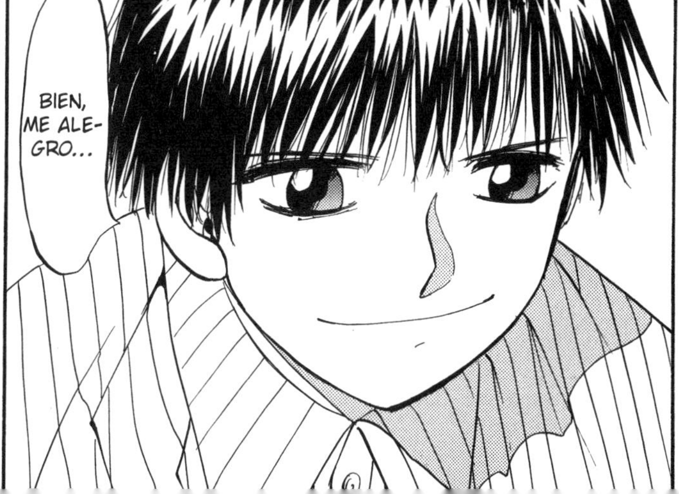
BIEN, ME ALEGRO...

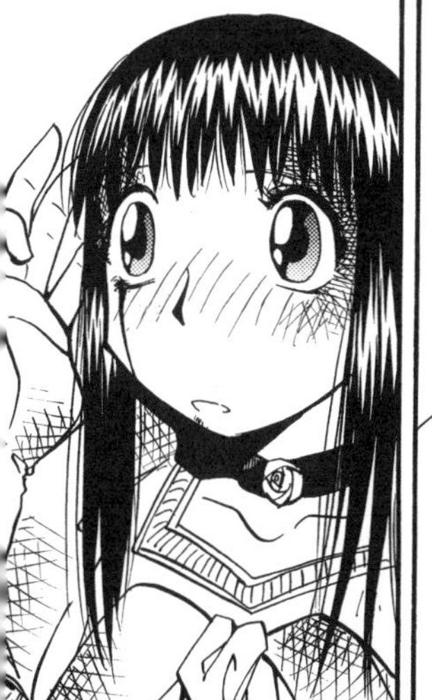

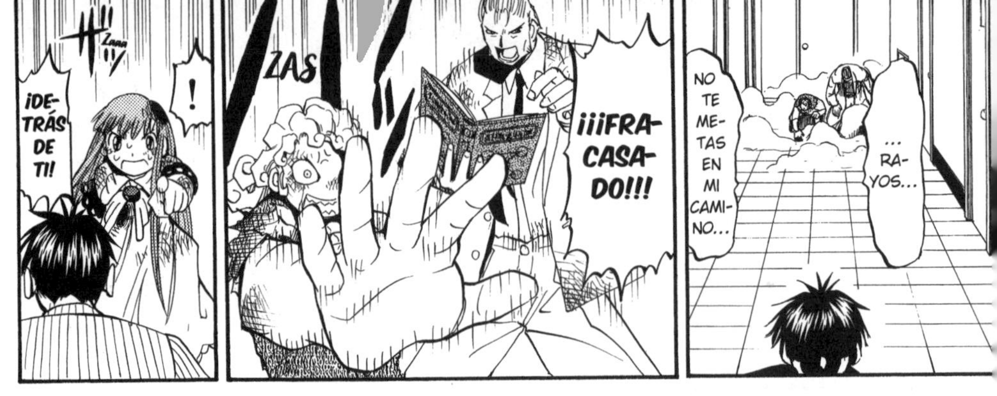

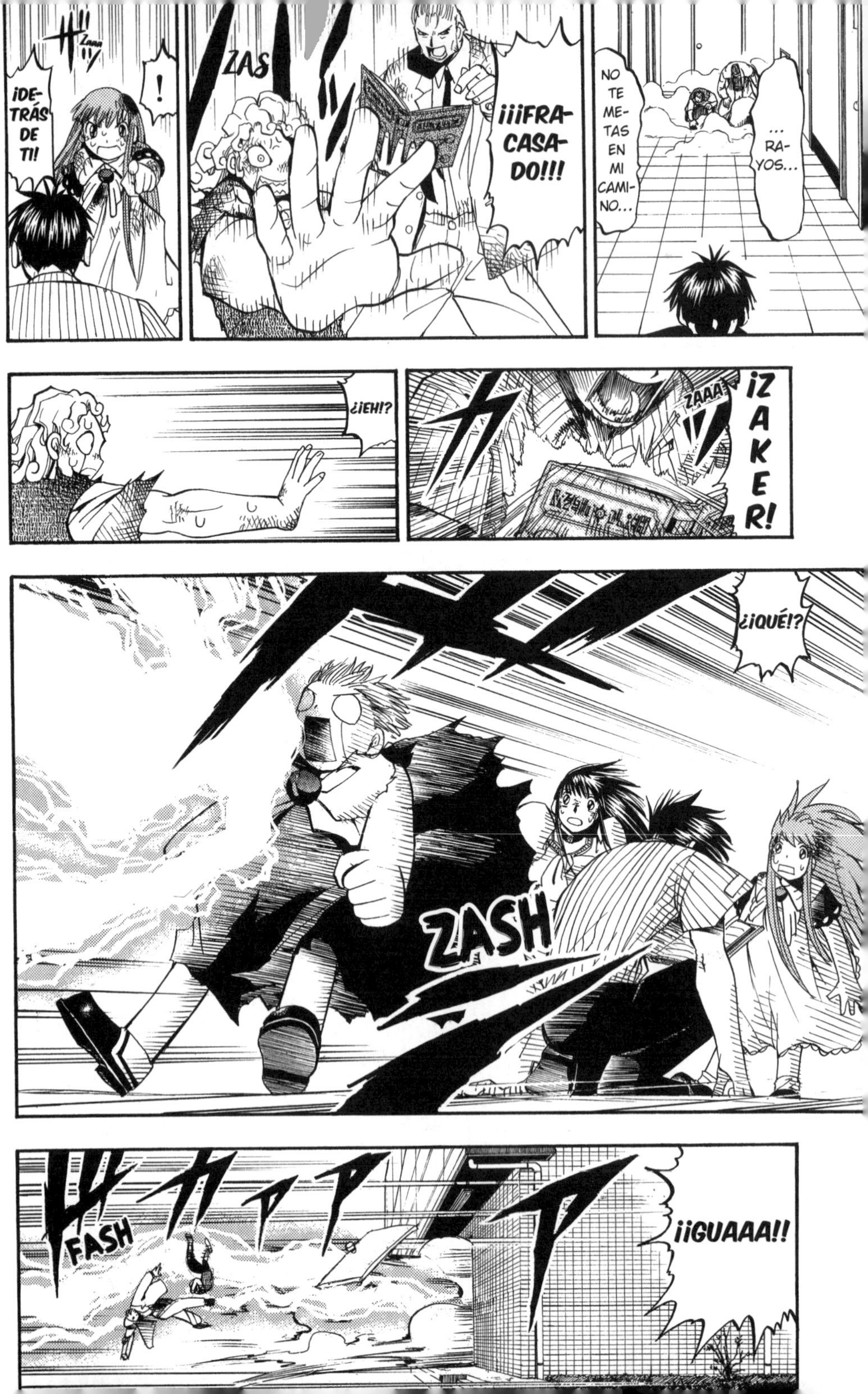

¡DETRÁS DE TI!
!
ZAS
¡¡¡FRACASADO!!!
NO TE METAS EN MI CAMINO...
... RAYOS...

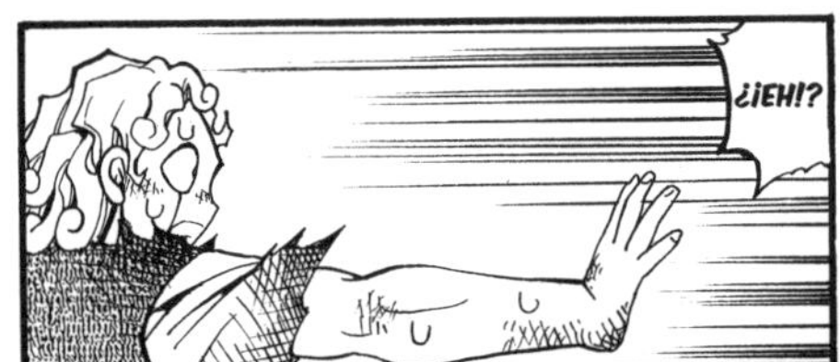

¿EH!?

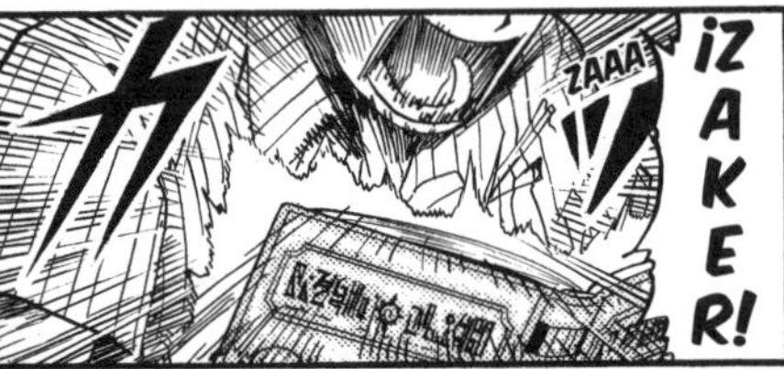

ZAAA
¡ZAKER!

¿¡QUÉ!?
ZASH

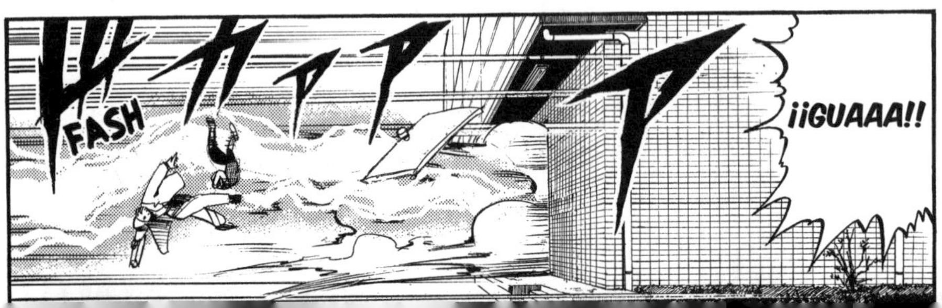

FASH
¡¡GUAAA!!

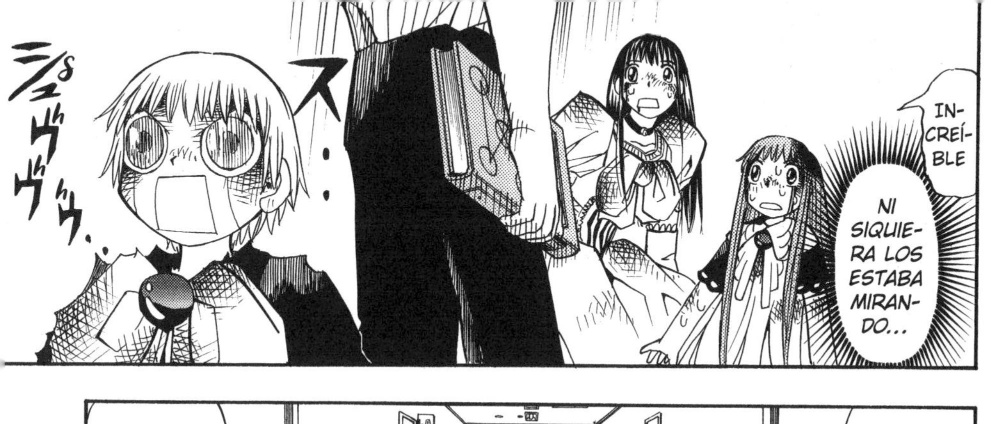
INCREÍBLE
NI SIQUIERA LOS ESTABA MIRANDO...

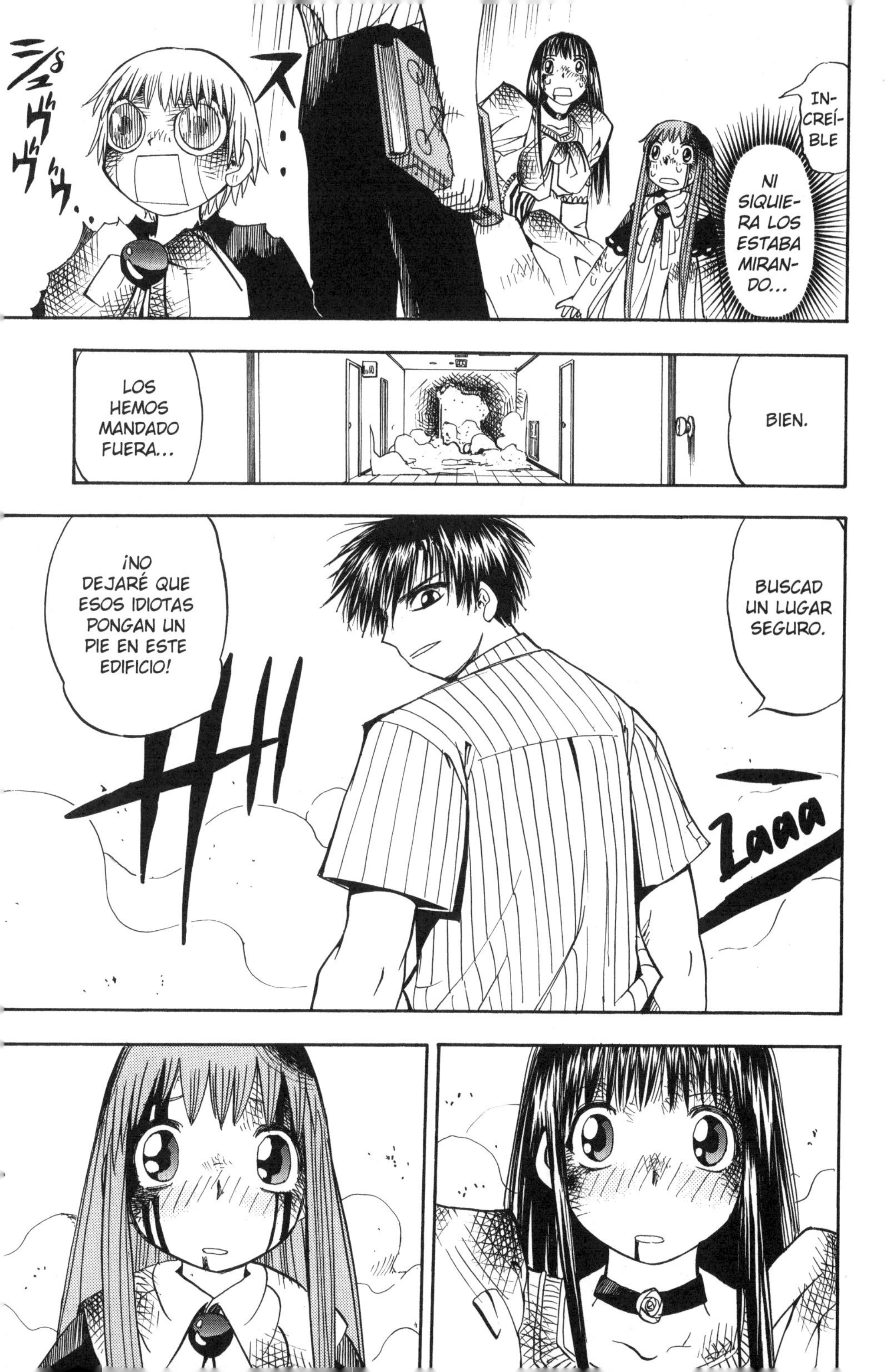

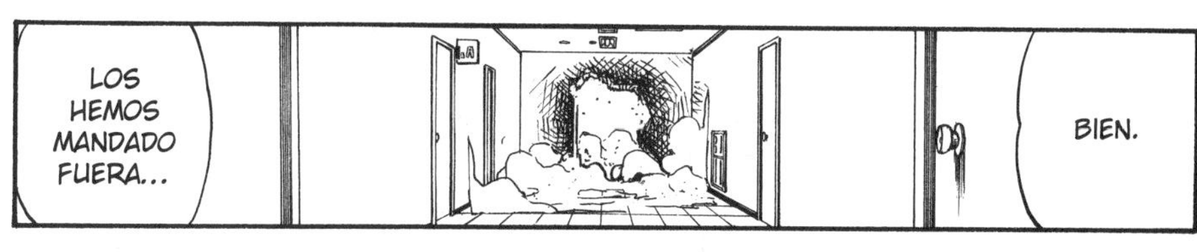
BIEN.
LOS HEMOS MANDADO FUERA...

BUSCAD UN LUGAR SEGURO.
¡NO DEJARÉ QUE ESOS IDIOTAS PONGAN UN PIE EN ESTE EDIFICIO!
Zaaa

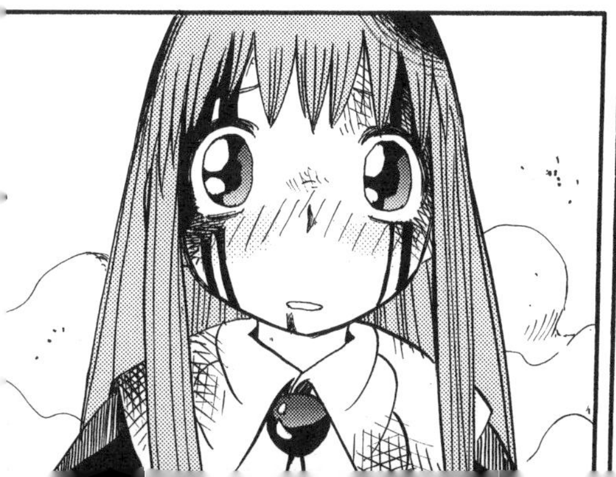

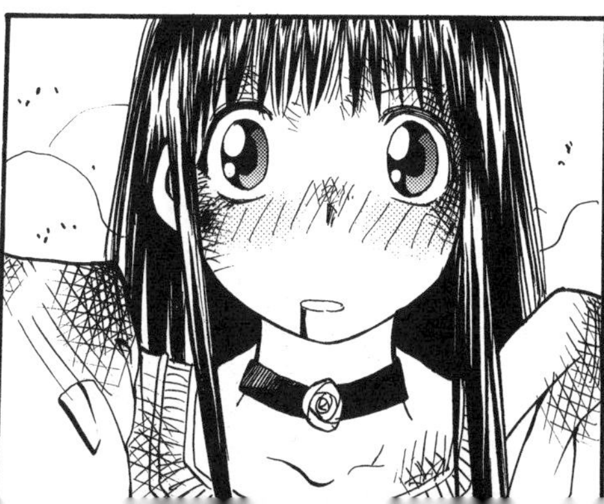

¡ES-PE-RA!

¿POR QUÉ...? ¿POR QUÉ NOS AYUDAS?

Zas

... EH...

NO SÉ POR QUÉ ME PREGUNTAS ESO.
DAOS PRISA, CURAD VUESTRAS HERIDAS.

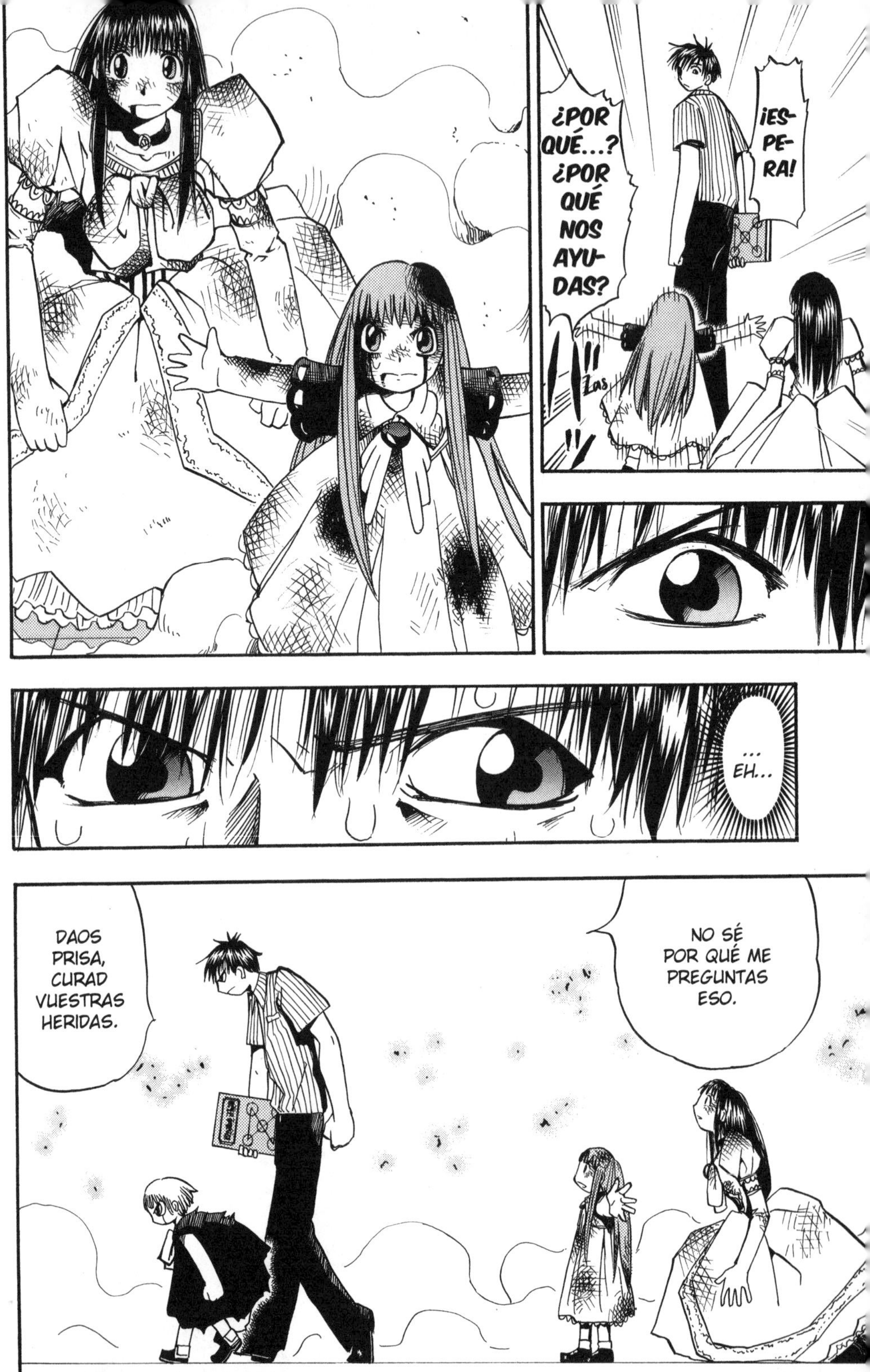

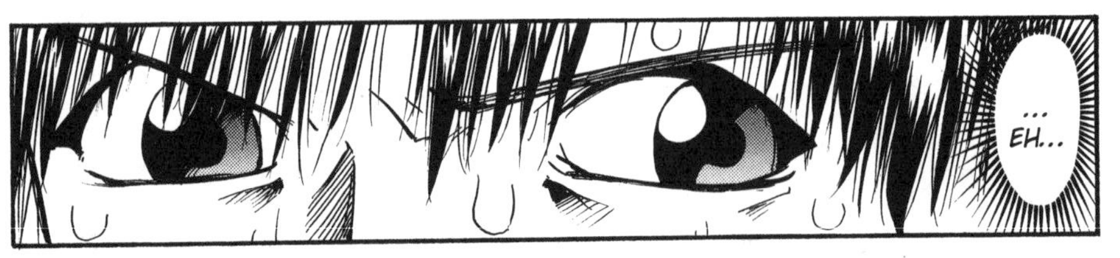

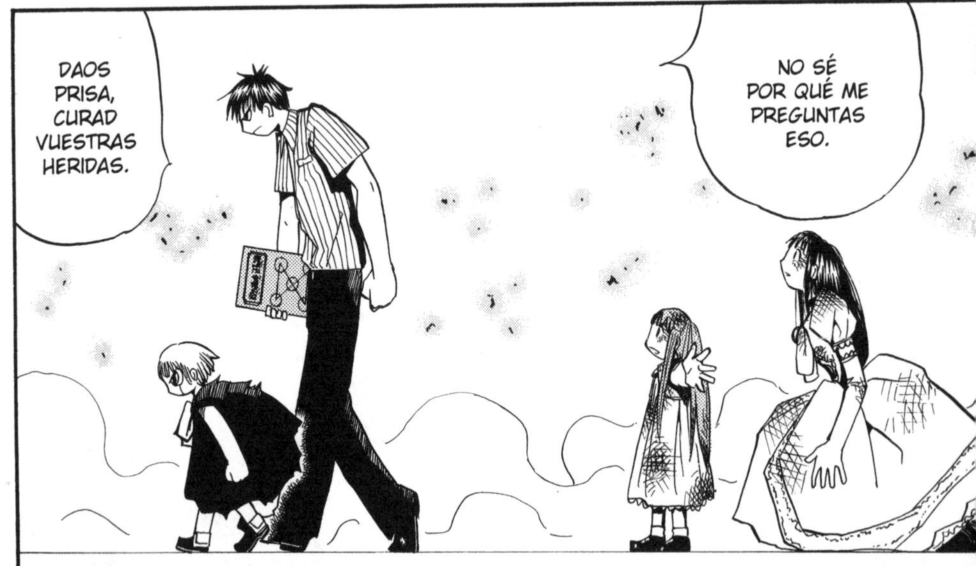

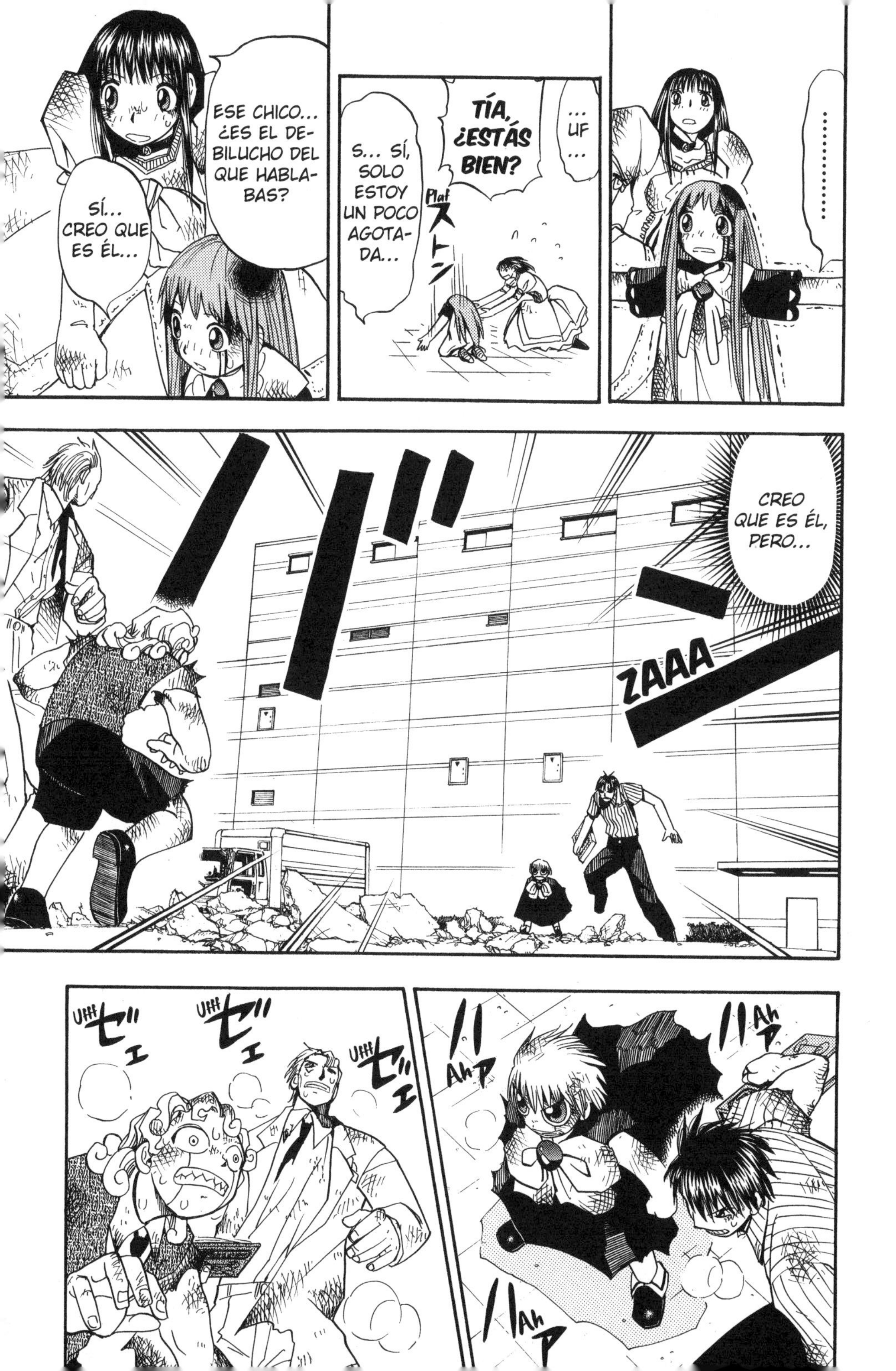

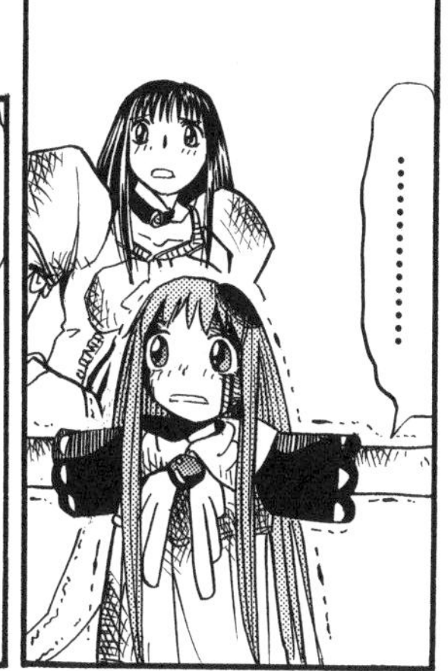

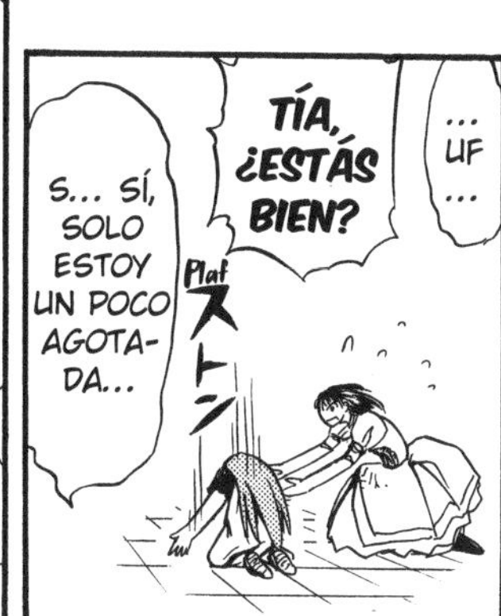

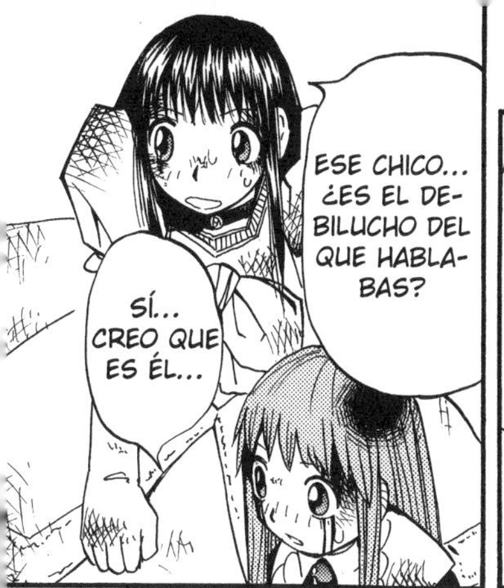

CREO QUE ES ÉL, PERO...

ZAAA

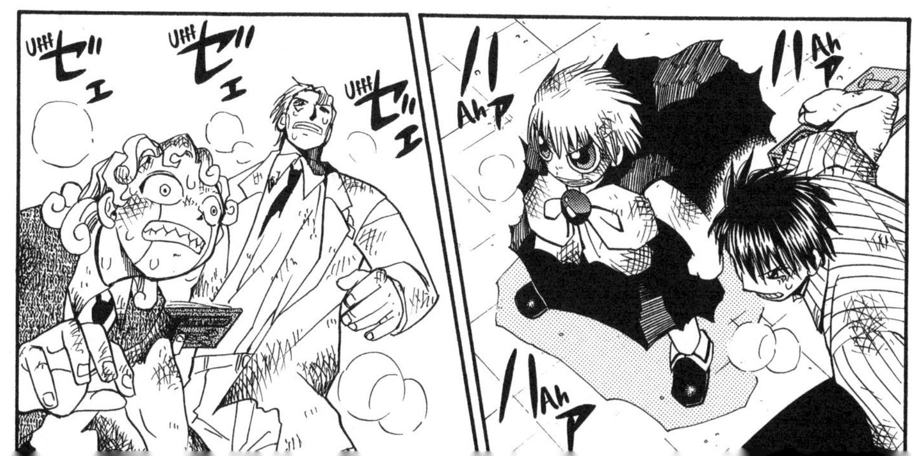

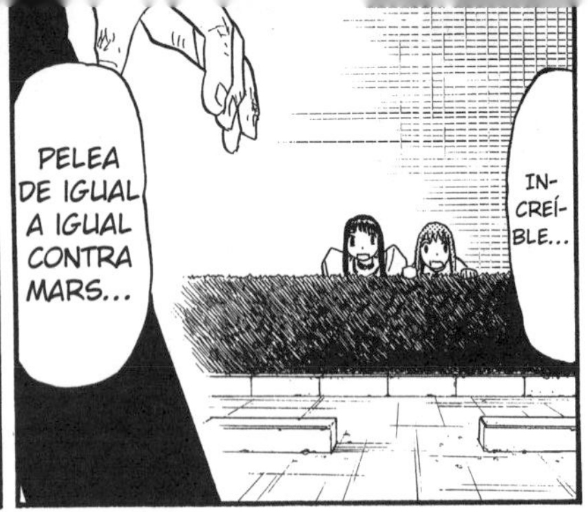
INCREÍBLE...
PELEA DE IGUAL A IGUAL CONTRA MARS...

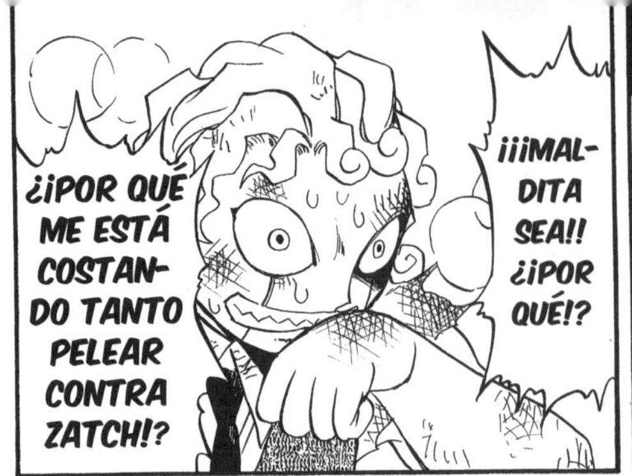
¡¡¡MALDITA SEA!! ¿¡POR QUÉ!?
¿¡POR QUÉ ME ESTÁ COSTANDO TANTO PELEAR CONTRA ZATCH!?

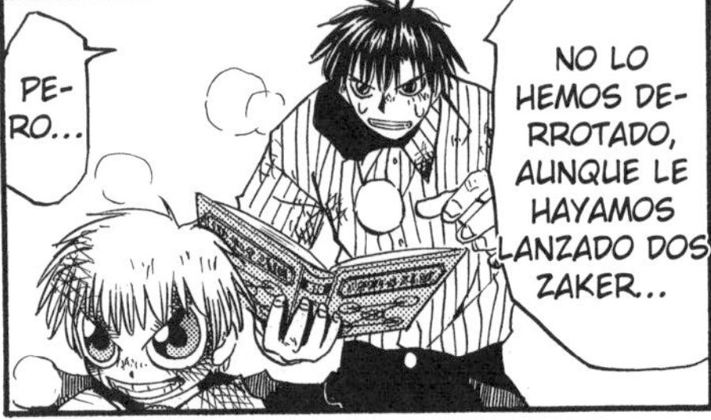
NO LO HEMOS DERROTADO, AUNQUE LE HAYAMOS LANZADO DOS ZAKER...
PERO...

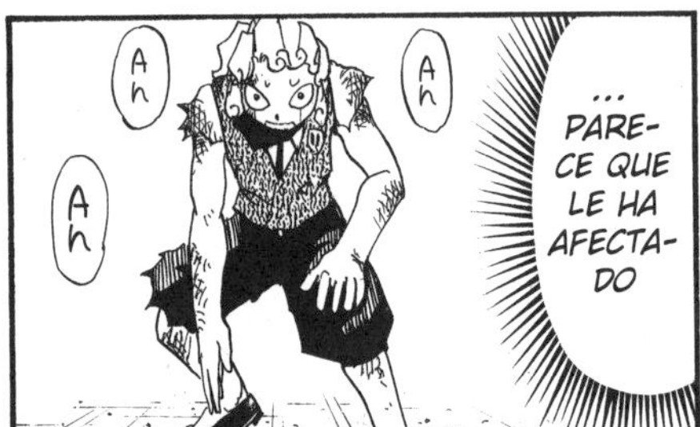
... PARECE QUE LE HA AFECTADO
Ah
Ah
Ah

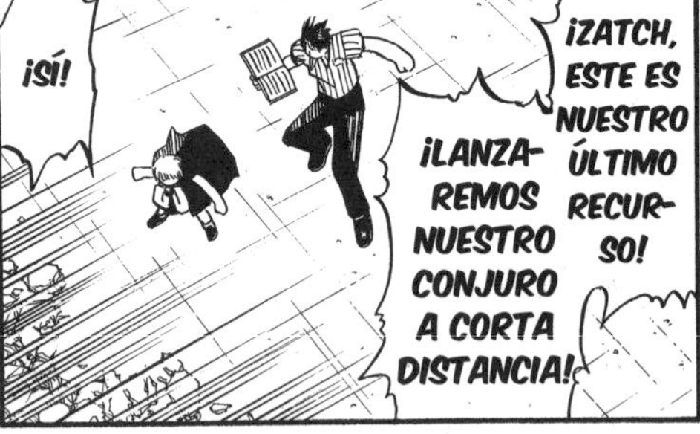
¡ZATCH, ESTE ES NUESTRO ÚLTIMO RECURSO!
¡LANZAREMOS NUESTRO CONJURO A CORTA DISTANCIA!
¡SÍ!

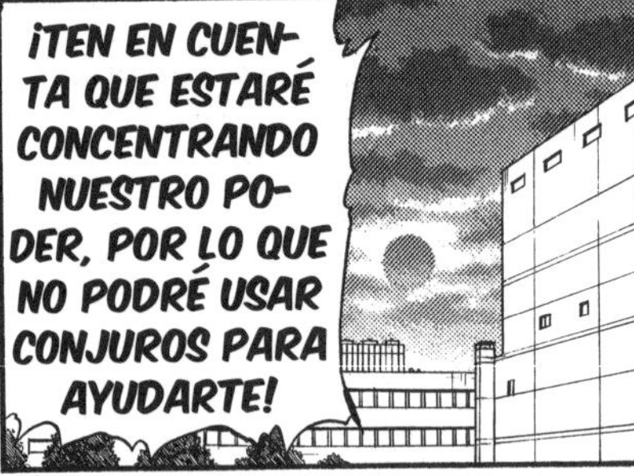
¡TEN EN CUENTA QUE ESTARÉ CONCENTRANDO NUESTRO PODER, POR LO QUE NO PODRÉ USAR CONJUROS PARA AYUDARTE!

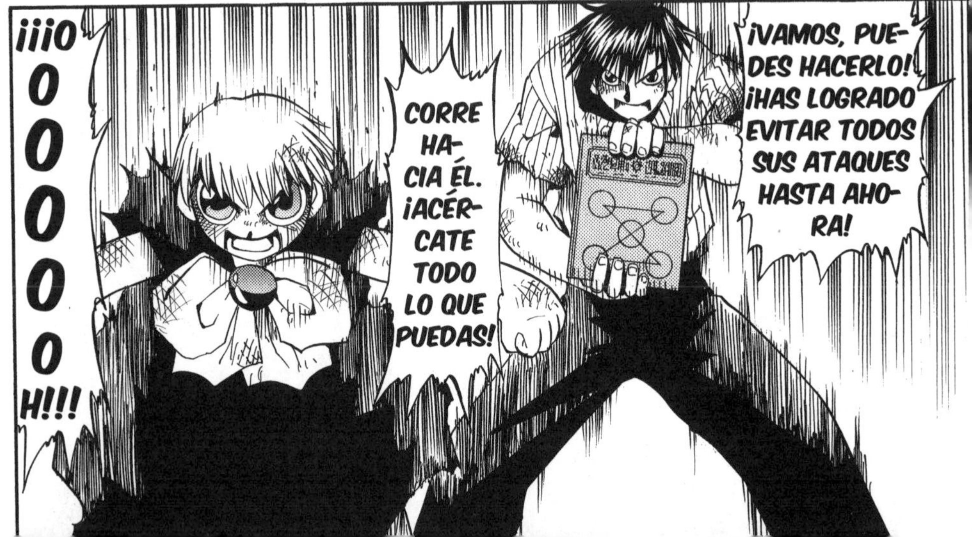
¡VAMOS, PUEDES HACERLO! ¡HAS LOGRADO EVITAR TODOS SUS ATAQUES HASTA AHORA!
CORRE HACIA ÉL. ¡ACÉRCATE TODO LO QUE PUEDAS!
¡¡¡OOOOOOOOH!!!

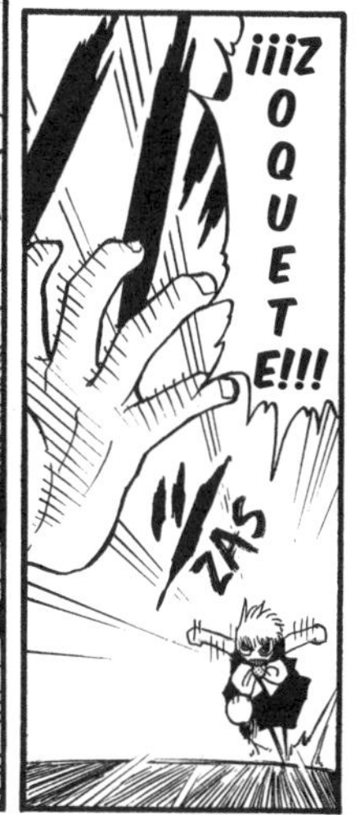
¡¡¡ZOQUETE!!!
ZAS

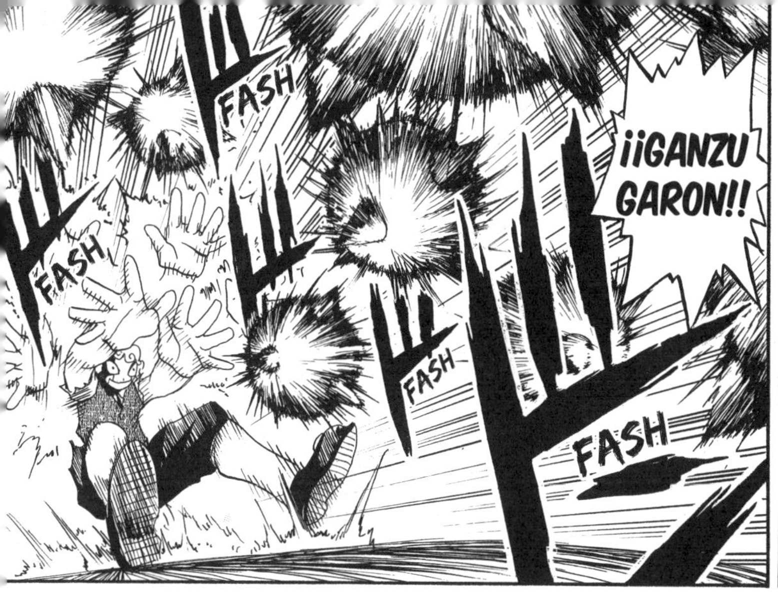
¡¡GANZU GARON!!
FASH
FASH
FASH
FASH
FASH

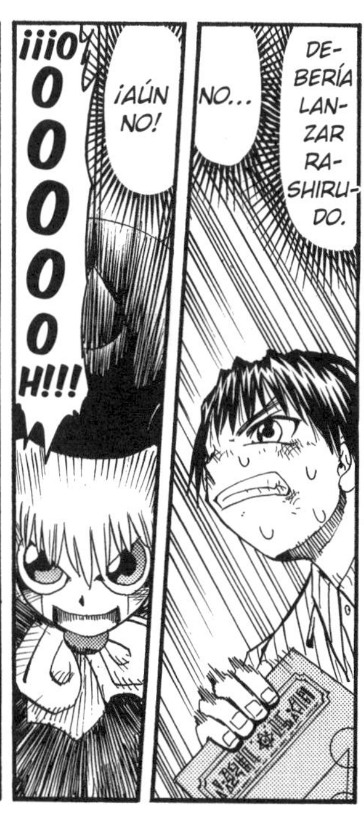
DEBERÍA LANZAR RASHIRUDO.
NO...
¡AÚN NO!
¡¡¡OOOOOOOH!!!

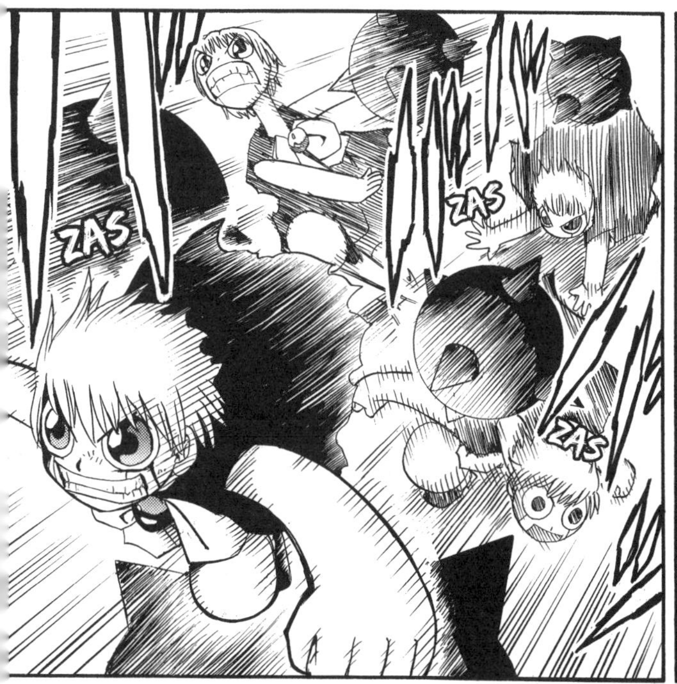
ZAS
ZAS
ZAS

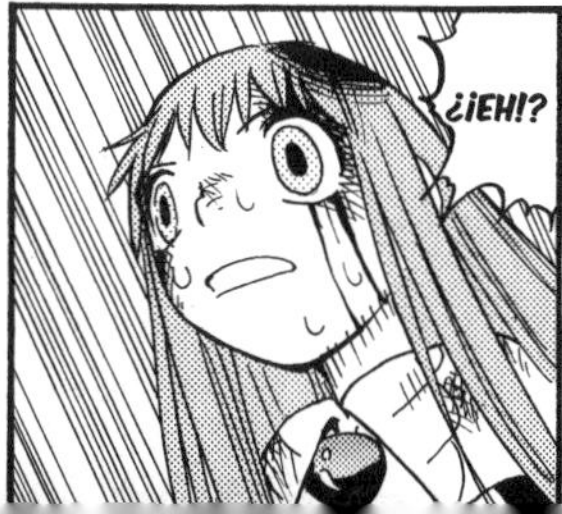
¿¡EH!?

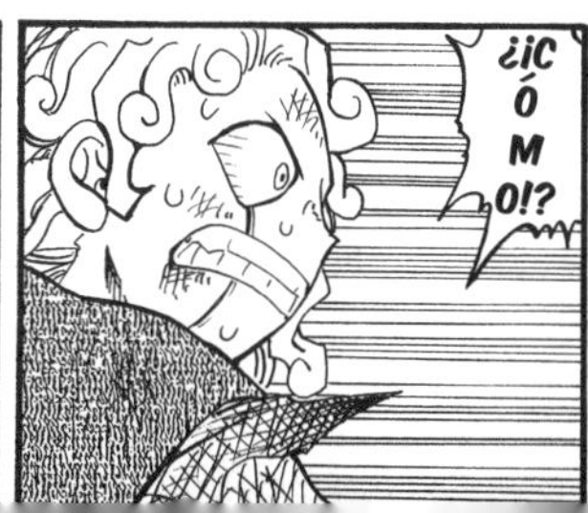
¿¡CÓMO!?

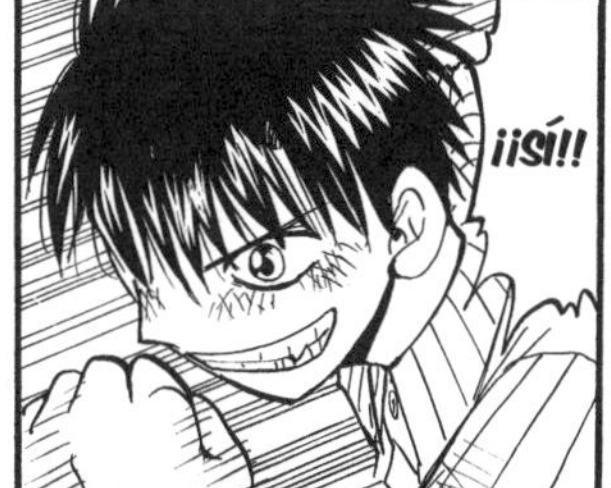
¡¡SÍ!!

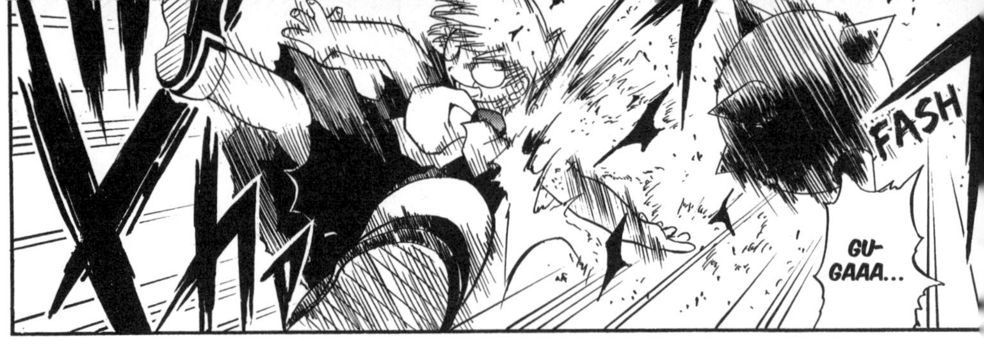
FASH
GU-
GAAA...

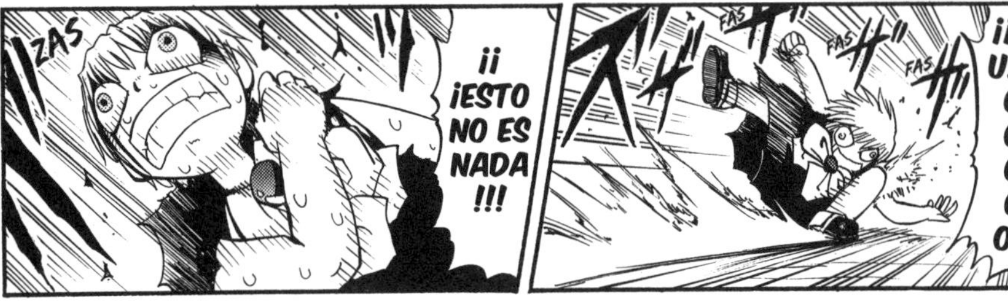
¡¡NU...
OOOOOO!!
FAS
FAS
FAS
ZAS
¡¡ ¡ESTO NO ES NADA !!!

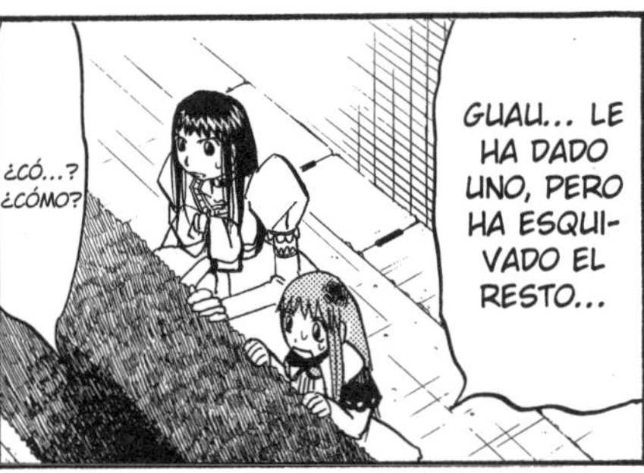
GUAU... LE HA DADO UNO, PERO HA ESQUIVADO EL RESTO...
¿CÓ...? ¿CÓMO?

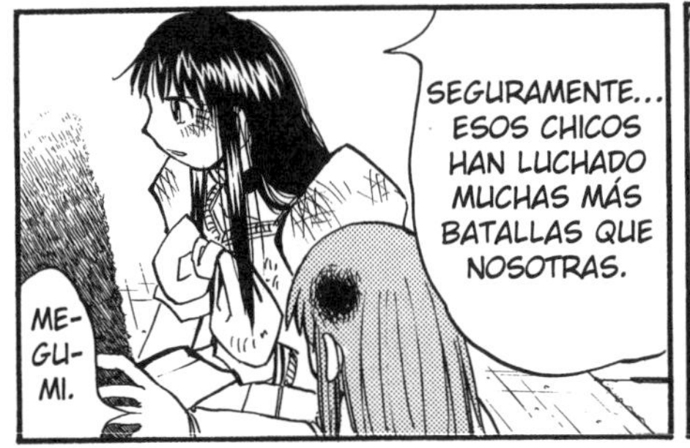
SEGURAMENTE... ESOS CHICOS HAN LUCHADO MUCHAS MÁS BATALLAS QUE NOSOTRAS.
ME-GU-MI.

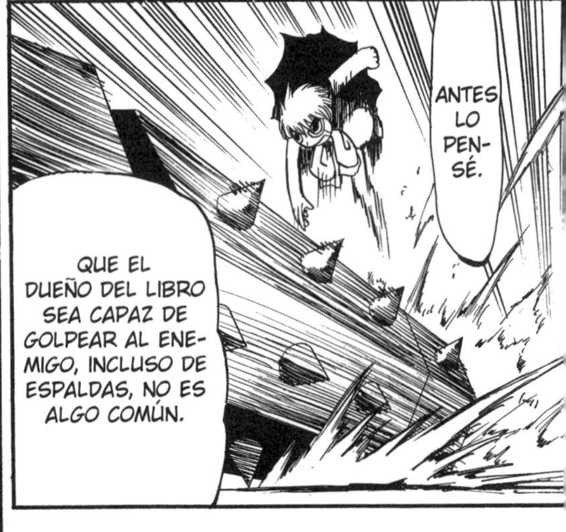
ANTES LO PEN-SÉ.
QUE EL DUEÑO DEL LIBRO SEA CAPAZ DE GOLPEAR AL ENE-MIGO, INCLUSO DE ESPALDAS, NO ES ALGO COMÚN.

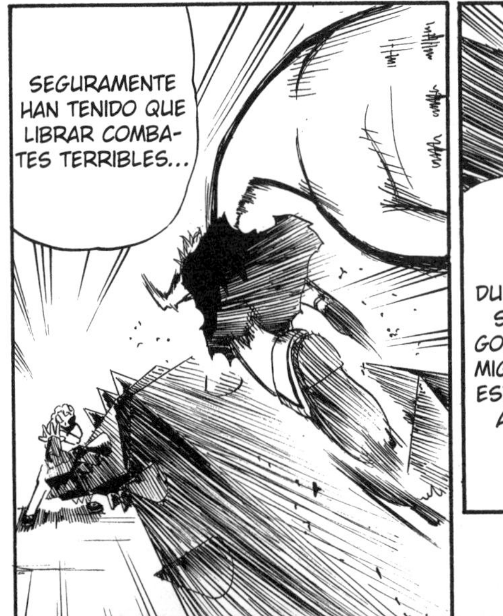
SEGURAMENTE HAN TENIDO QUE LIBRAR COMBA-TES TERRIBLES...

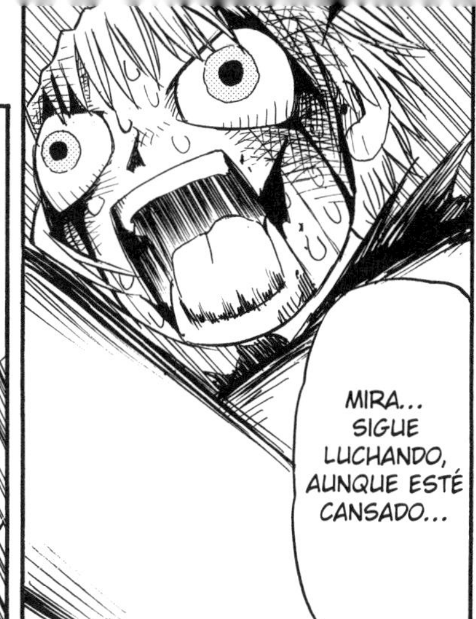
MIRA... SIGUE LUCHANDO, AUNQUE ESTÉ CANSADO...

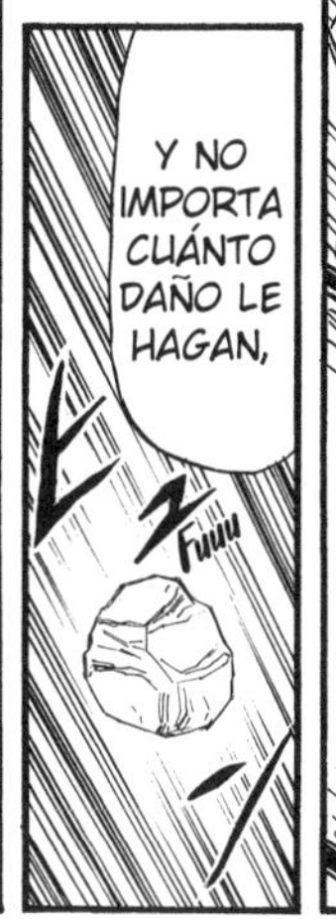
Y NO IMPORTA CUÁNTO DAÑO LE HAGAN,
Fuuu

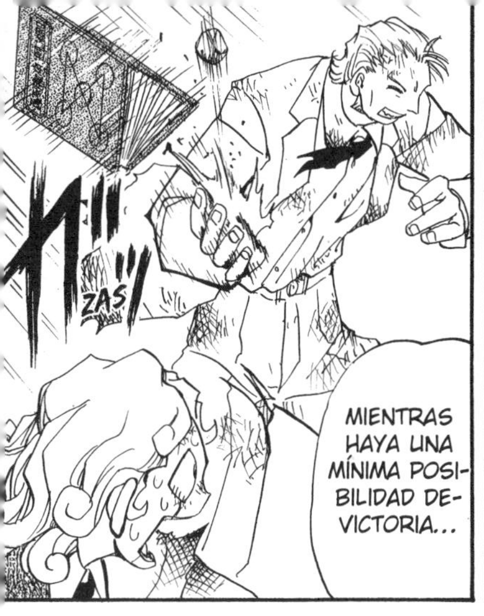
MIENTRAS HAYA UNA MÍNIMA POSIBILIDAD DE VICTORIA...
ZAS

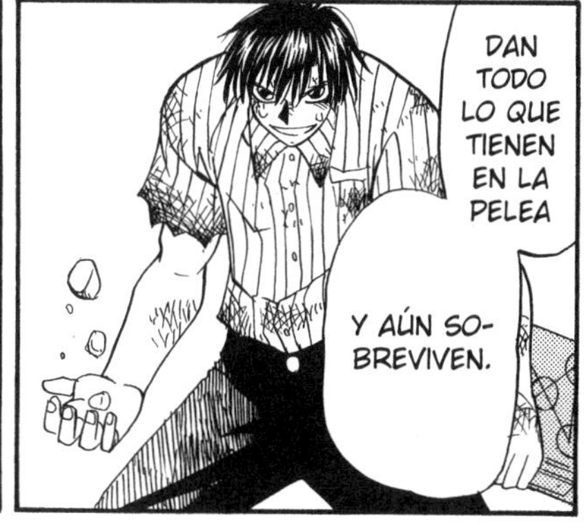
DAN TODO LO QUE TIENEN EN LA PELEA
Y AÚN SOBREVIVEN.

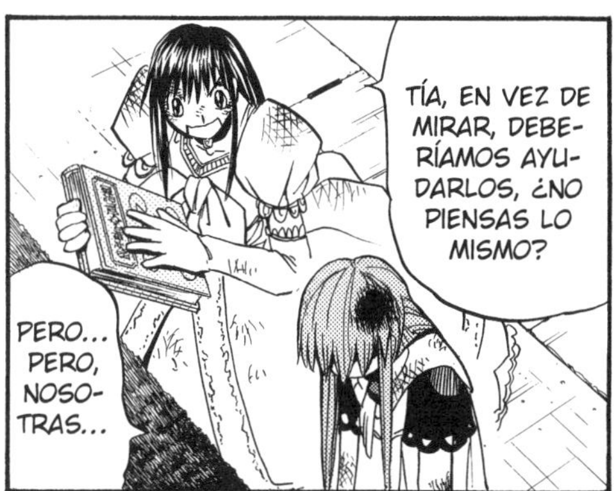
TÍA, EN VEZ DE MIRAR, DEBERÍAMOS AYUDARLOS, ¿NO PIENSAS LO MISMO?
PERO... PERO, NOSOTRAS...

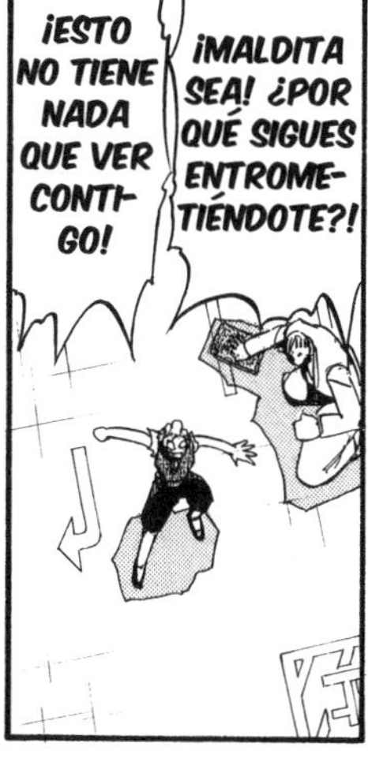
¡MALDITA SEA! ¿POR QUÉ SIGUES ENTROMETIÉNDOTE?!
¡ESTO NO TIENE NADA QUE VER CONTIGO!

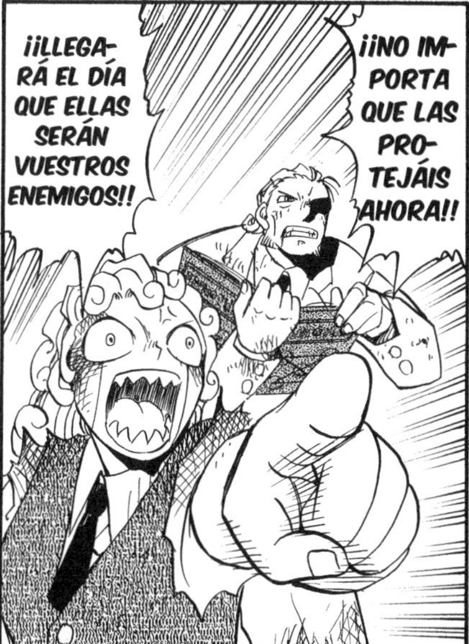
¡¡NO IMPORTA QUE LAS PROTEJÁIS AHORA!!
¡¡LLEGARÁ EL DÍA QUE ELLAS SERÁN VUESTROS ENEMIGOS!!

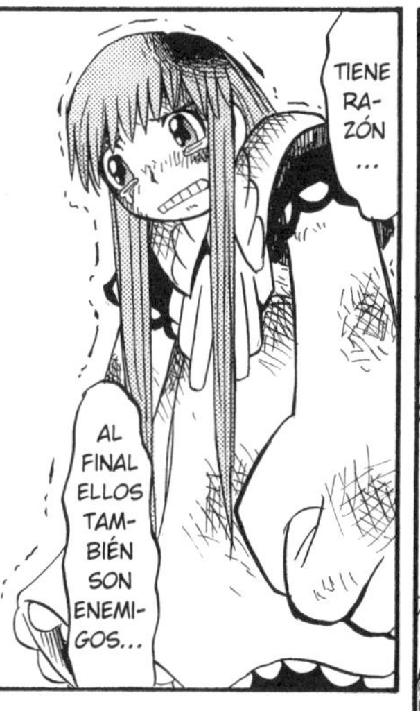
TIENE RAZÓN ...
AL FINAL ELLOS TAMBIÉN SON ENEMIGOS...

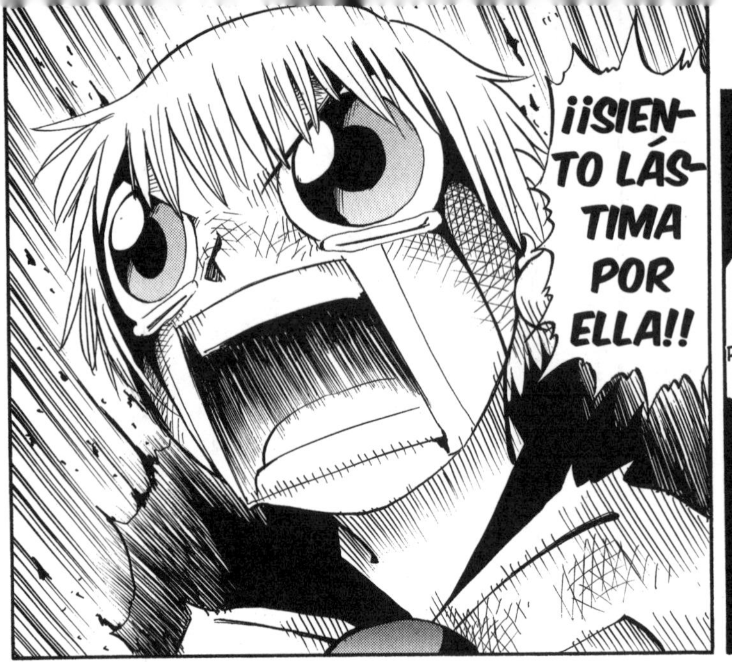
¡¡SIENTO LÁSTIMA POR ELLA!!

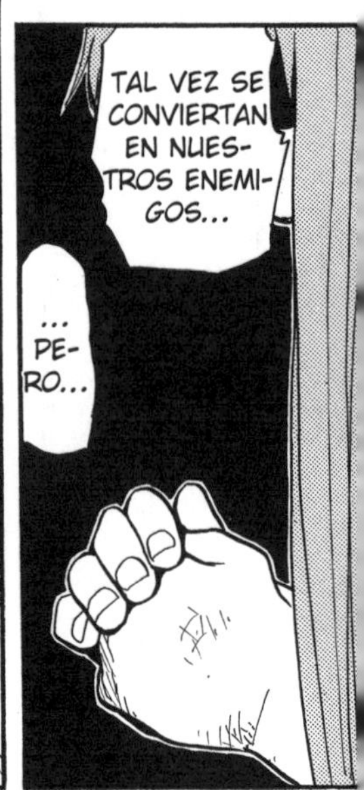
TAL VEZ SE CONVIERTAN EN NUESTROS ENEMIGOS...
... PERO...

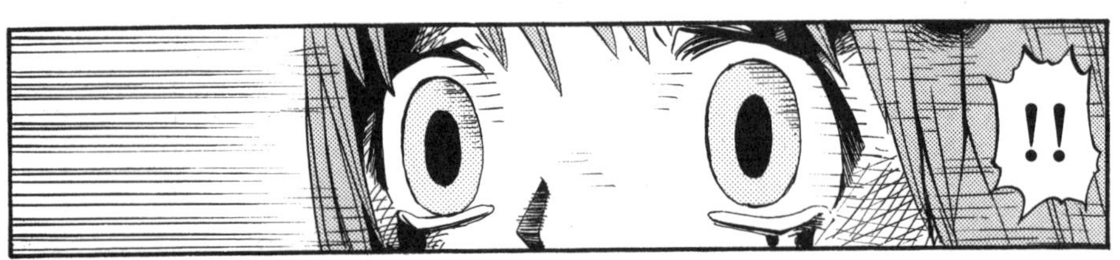
!!

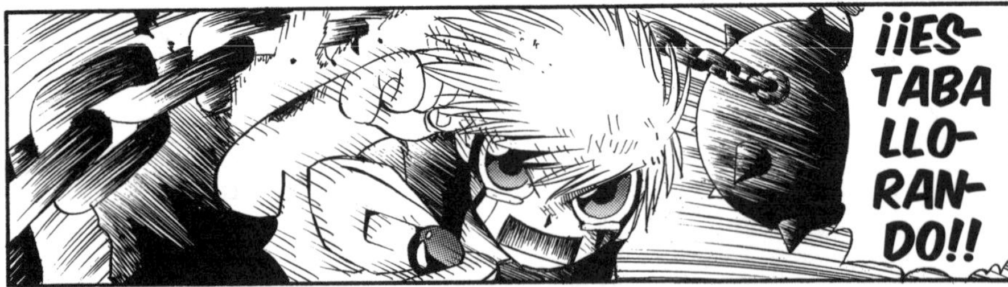
¡¡ESTABA LLORANDO!!

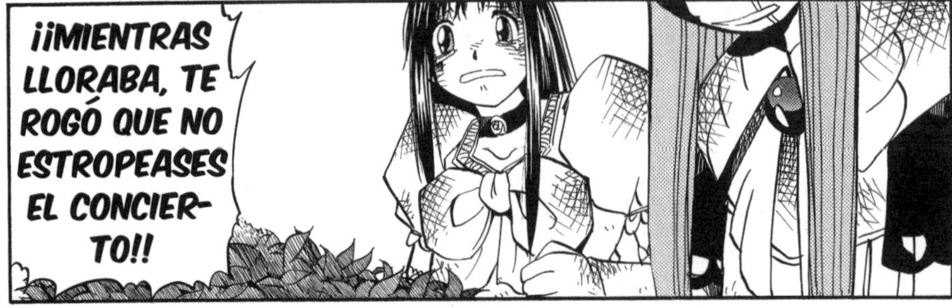
¡¡MIENTRAS LLORABA, TE ROGÓ QUE NO ESTROPEASES EL CONCIERTO!!

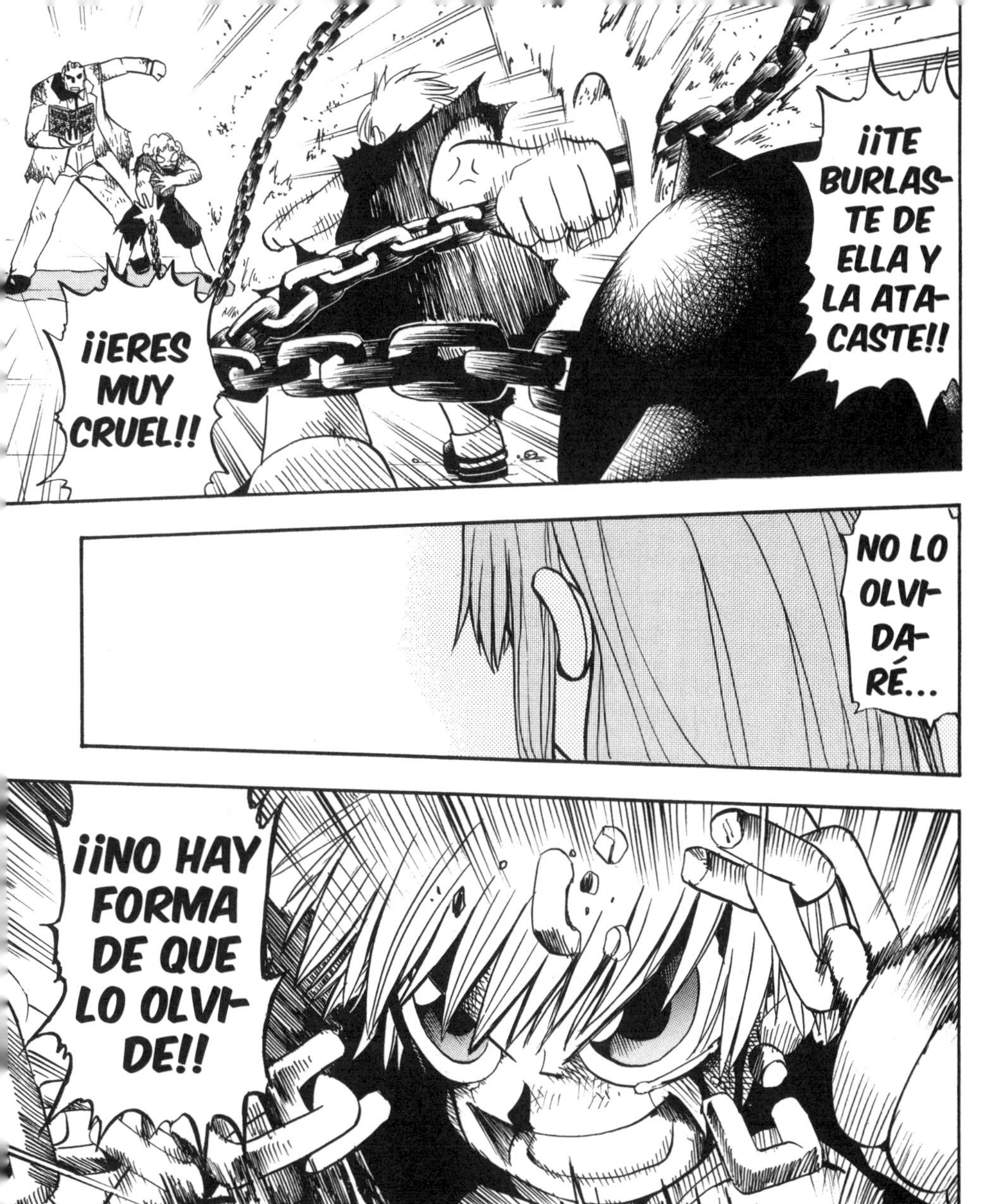

¡¡TE BURLASTE DE ELLA Y LA ATACASTE!!
¡¡ERES MUY CRUEL!!
NO LO OLVIDARÉ...
¡¡NO HAY FORMA DE QUE LO OLVIDE!!

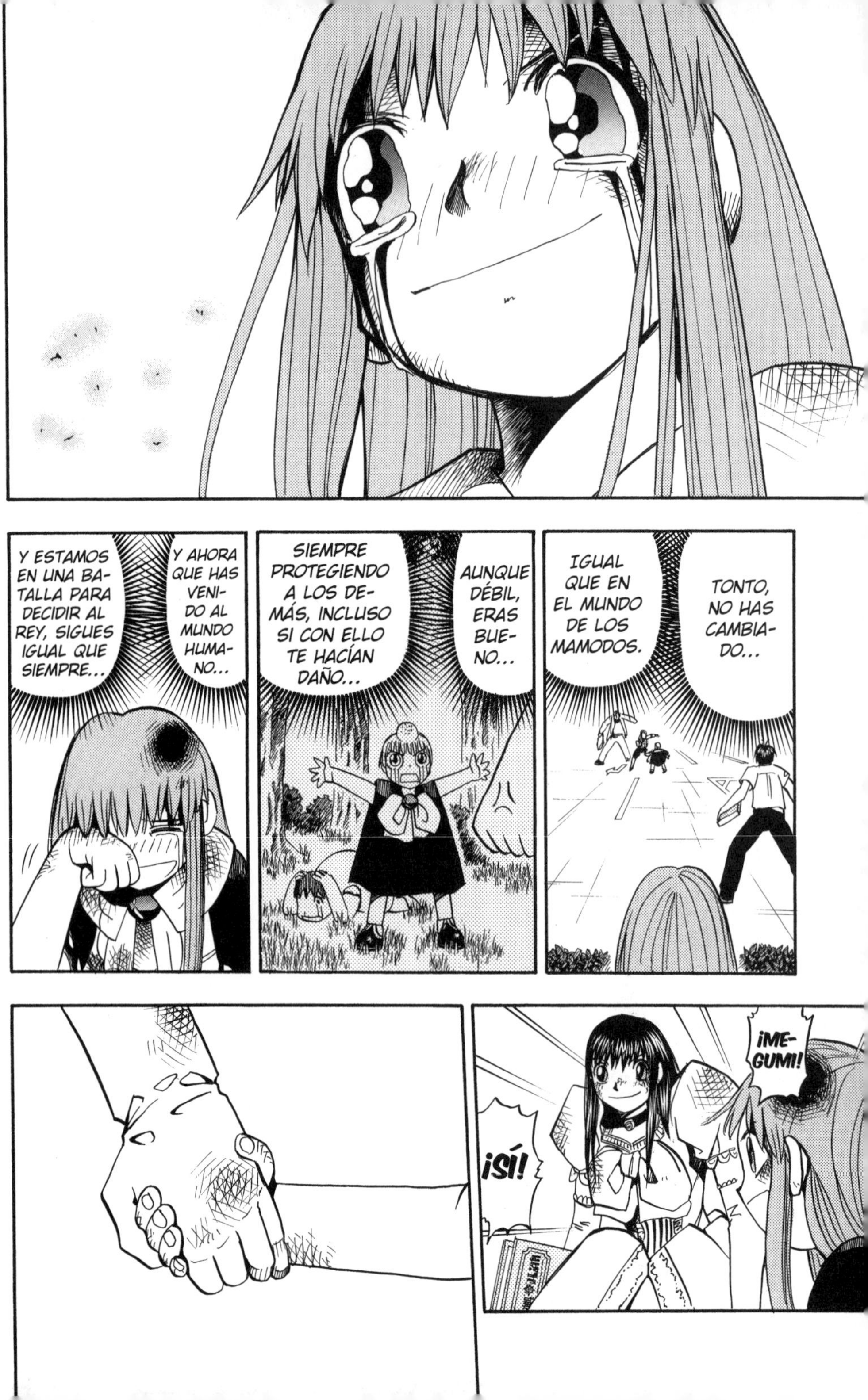

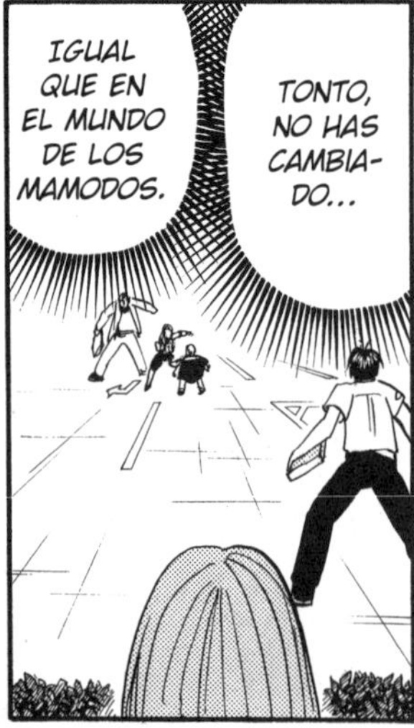
TONTO, NO HAS CAMBIADO...
IGUAL QUE EN EL MUNDO DE LOS MAMODOS.

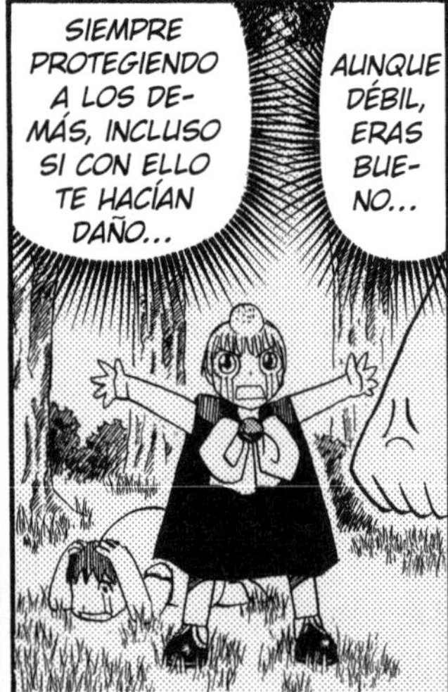
AUNQUE DÉBIL, ERAS BUENO...
SIEMPRE PROTEGIENDO A LOS DEMÁS, INCLUSO SI CON ELLO TE HACÍAN DAÑO...

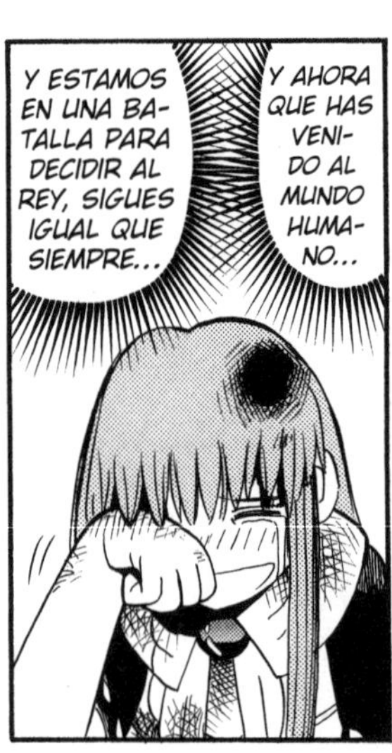
Y AHORA QUE HAS VENIDO AL MUNDO HUMANO...
Y ESTAMOS EN UNA BATALLA PARA DECIDIR AL REY, SIGUES IGUAL QUE SIEMPRE...

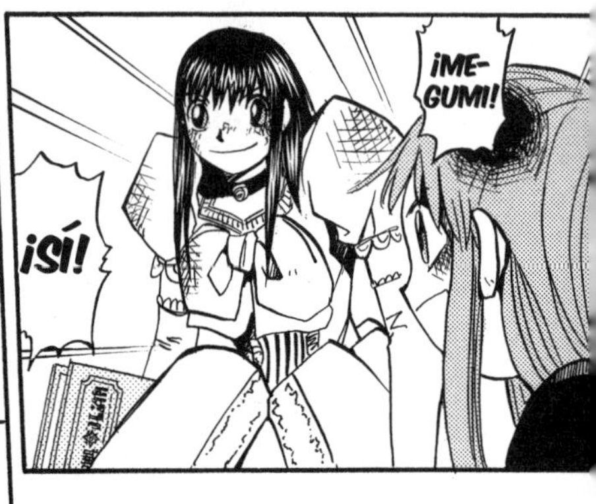
¡MEGUMI!
¡SÍ!

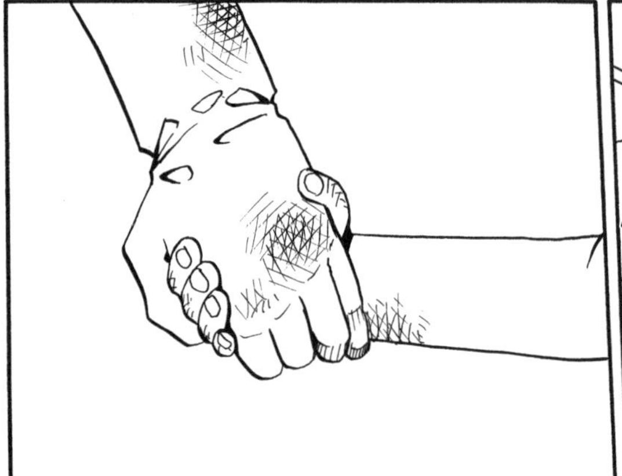

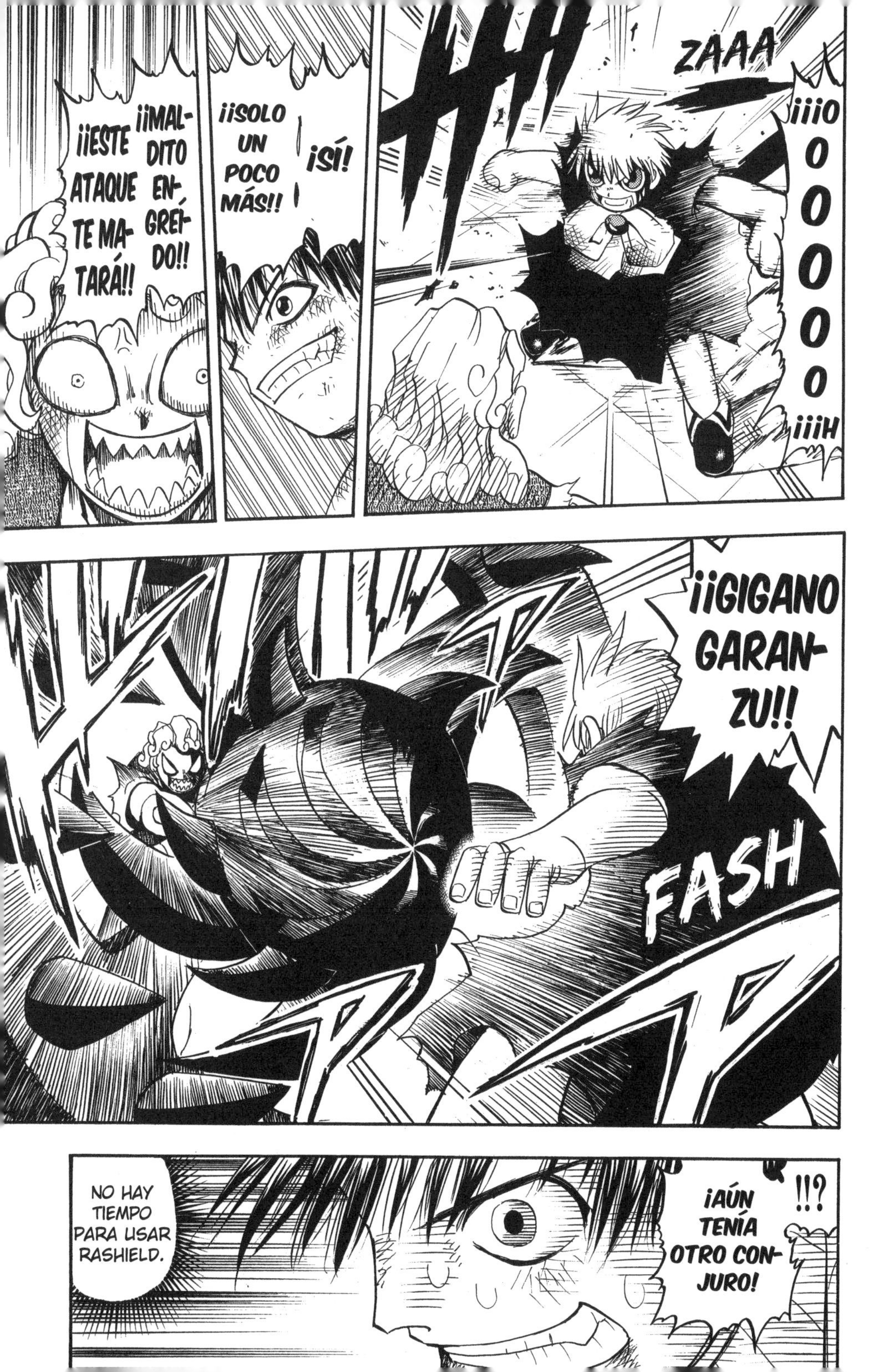

ZAAA
¡¡¡OOOOOOOH!!!
¡¡SOLO UN POCO MÁS!!
¡SÍ!
¡¡MALDITO ENGREÍDO!!
¡¡ESTE ATAQUE TE MATARÁ!!
¡¡GIGANO GARANZU!!
FASH

!!?
¡AÚN TENÍA OTRO CONJURO!
NO HAY TIEMPO PARA USAR RASHIELD.

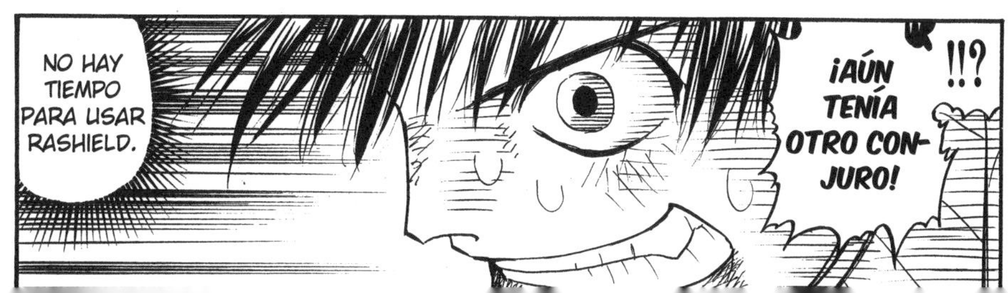

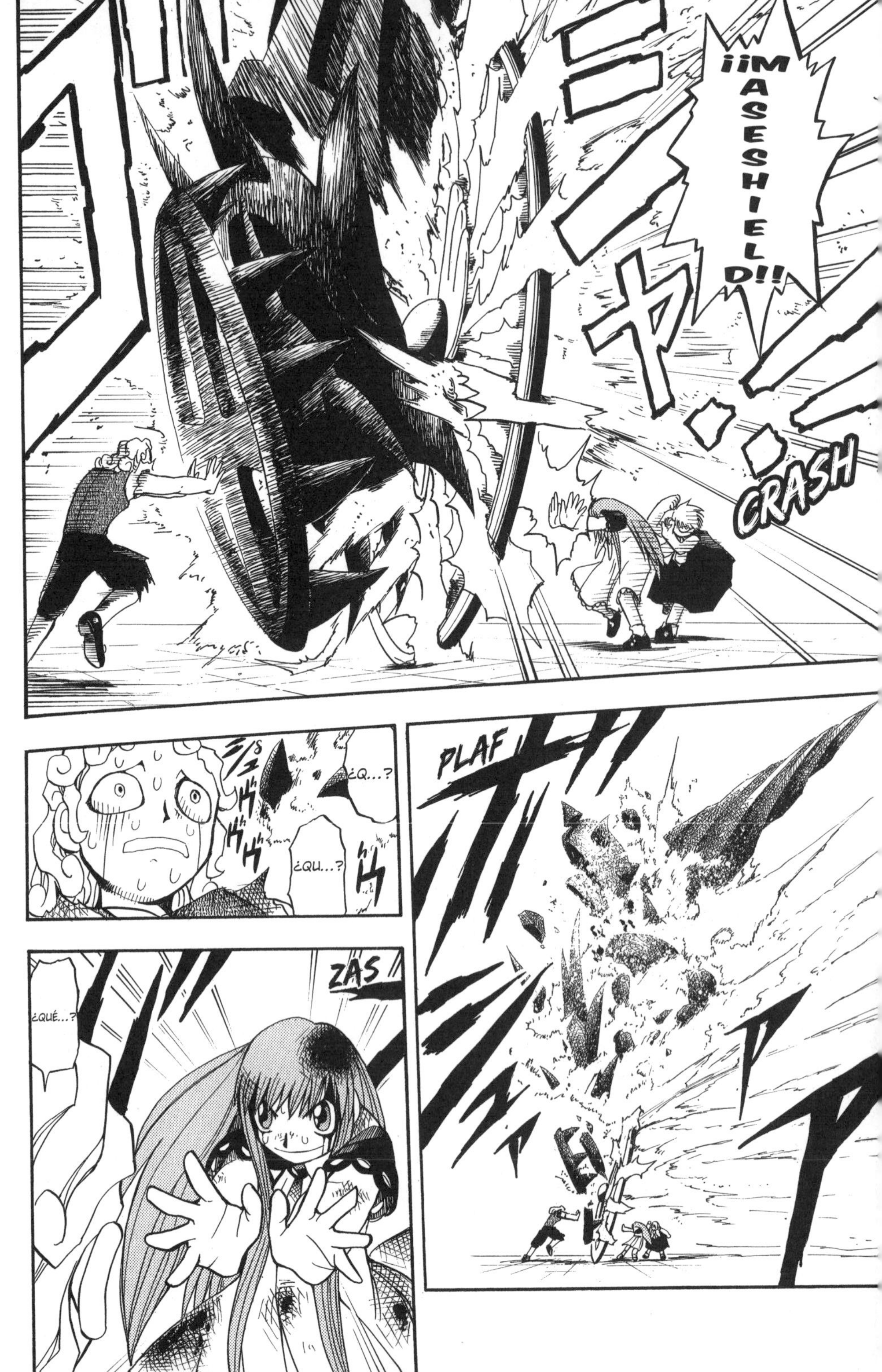
¡¡MASESHIELD!!
CRASH
PLAF
¿Q...?
¿QU...?
ZÁS
¿QUÉ...?

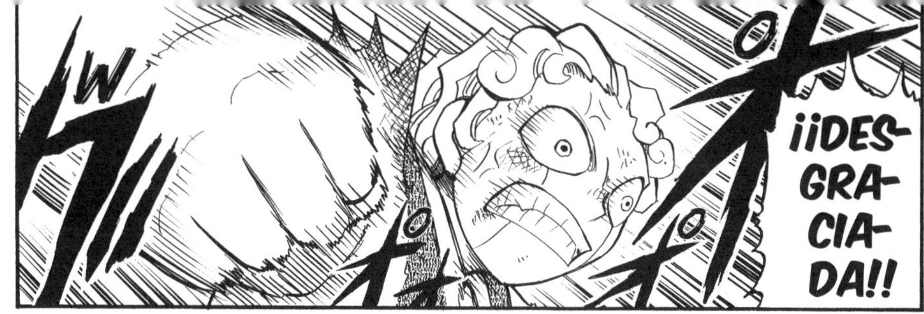
W
¡¡DES-
GRA-
CIA-
DA!!

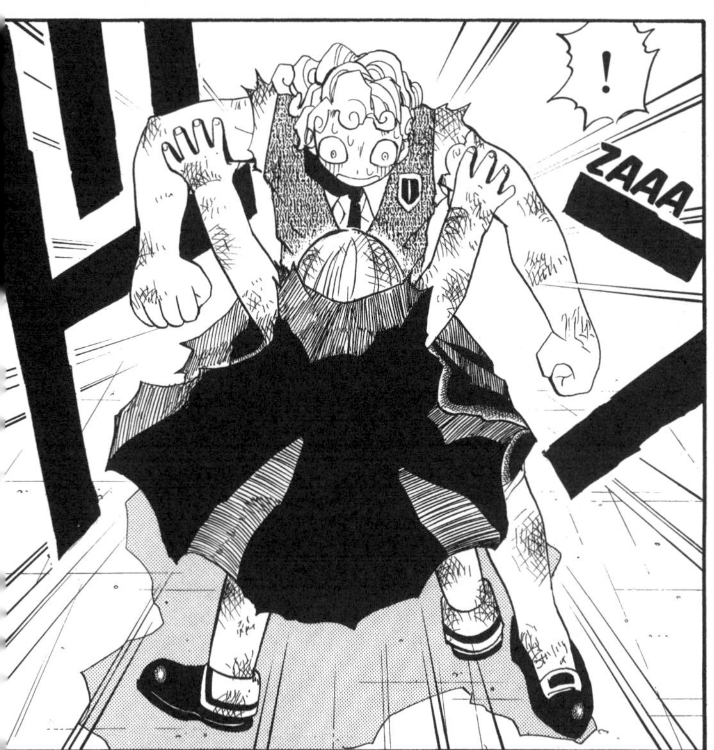
!
ZAAA

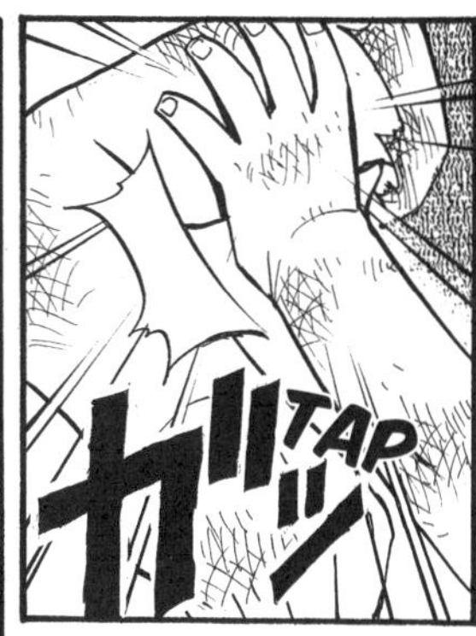
TAP

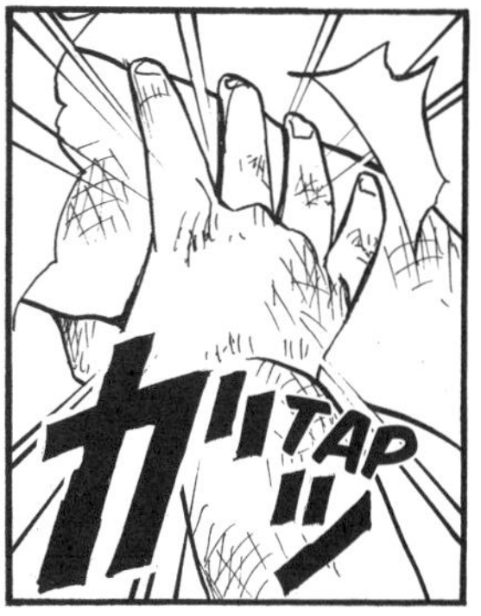
TAP

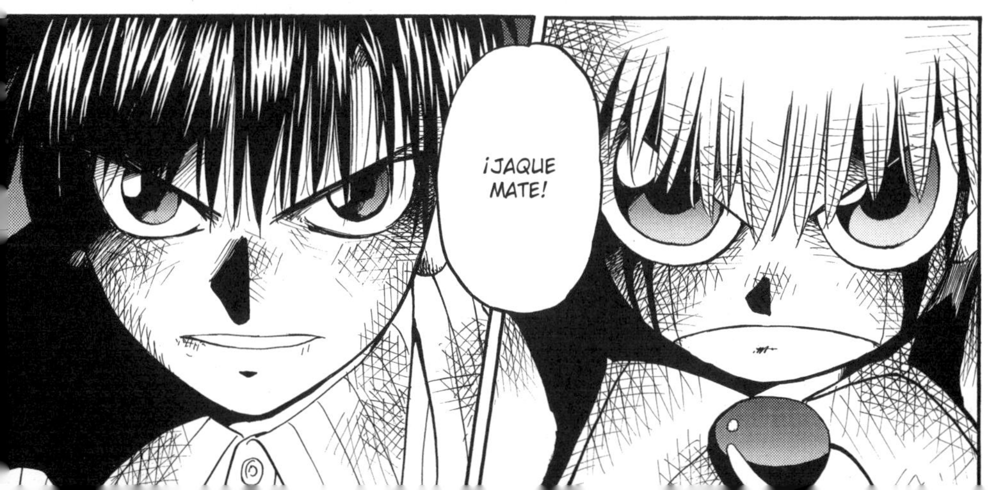
¡JAQUE
MATE!

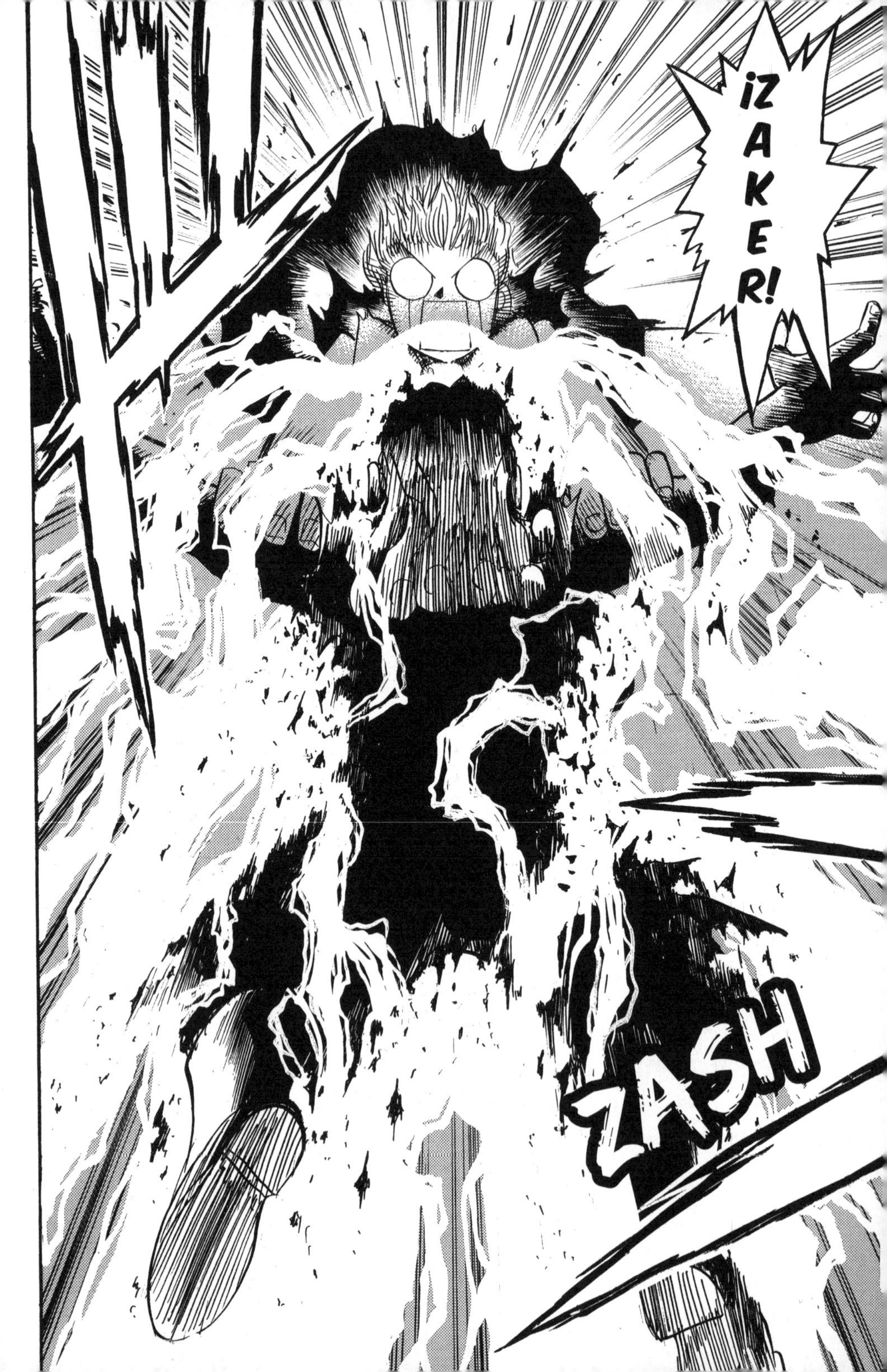
¡ZAKER!
ZASH

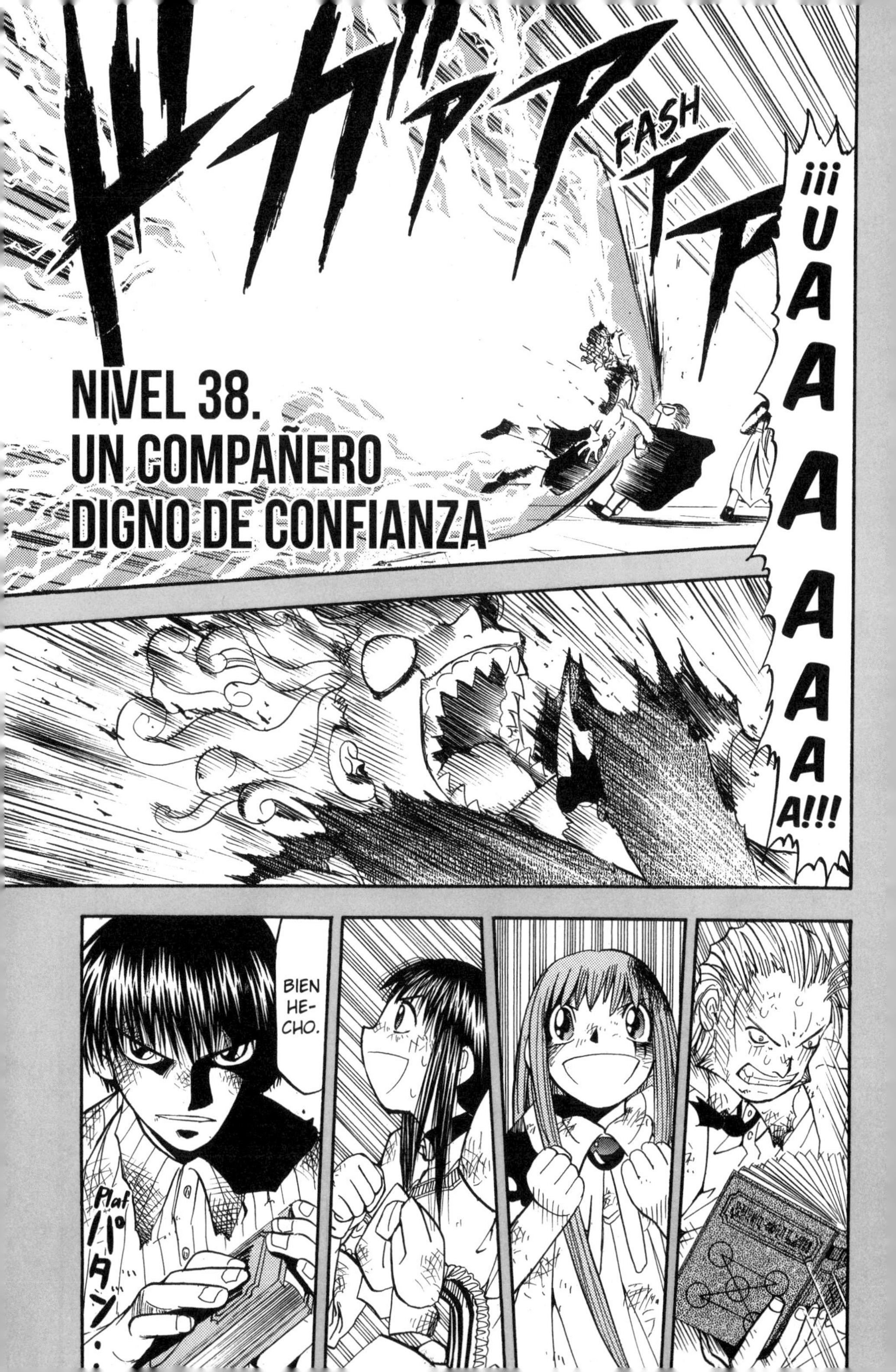

FASH

¡¡¡UAAAAAAAAAA!!!

NIVEL 38. UN COMPAÑERO DIGNO DE CONFIANZA

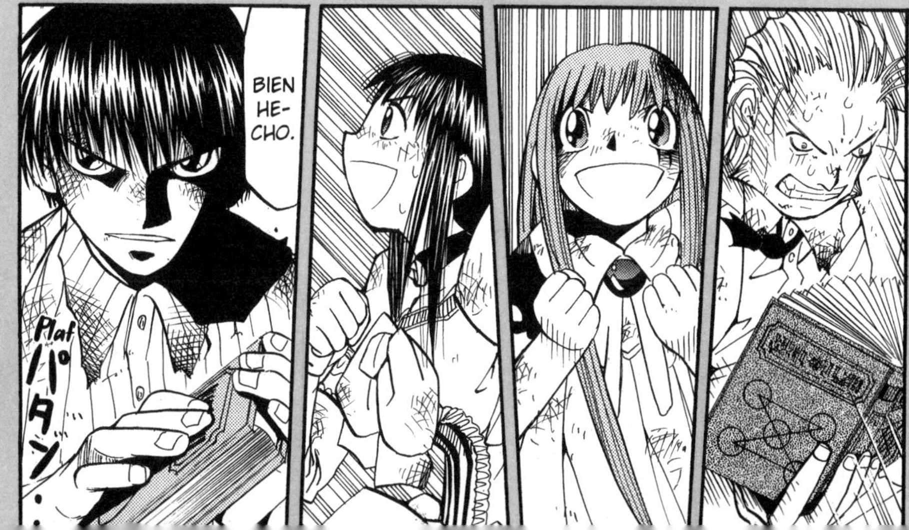

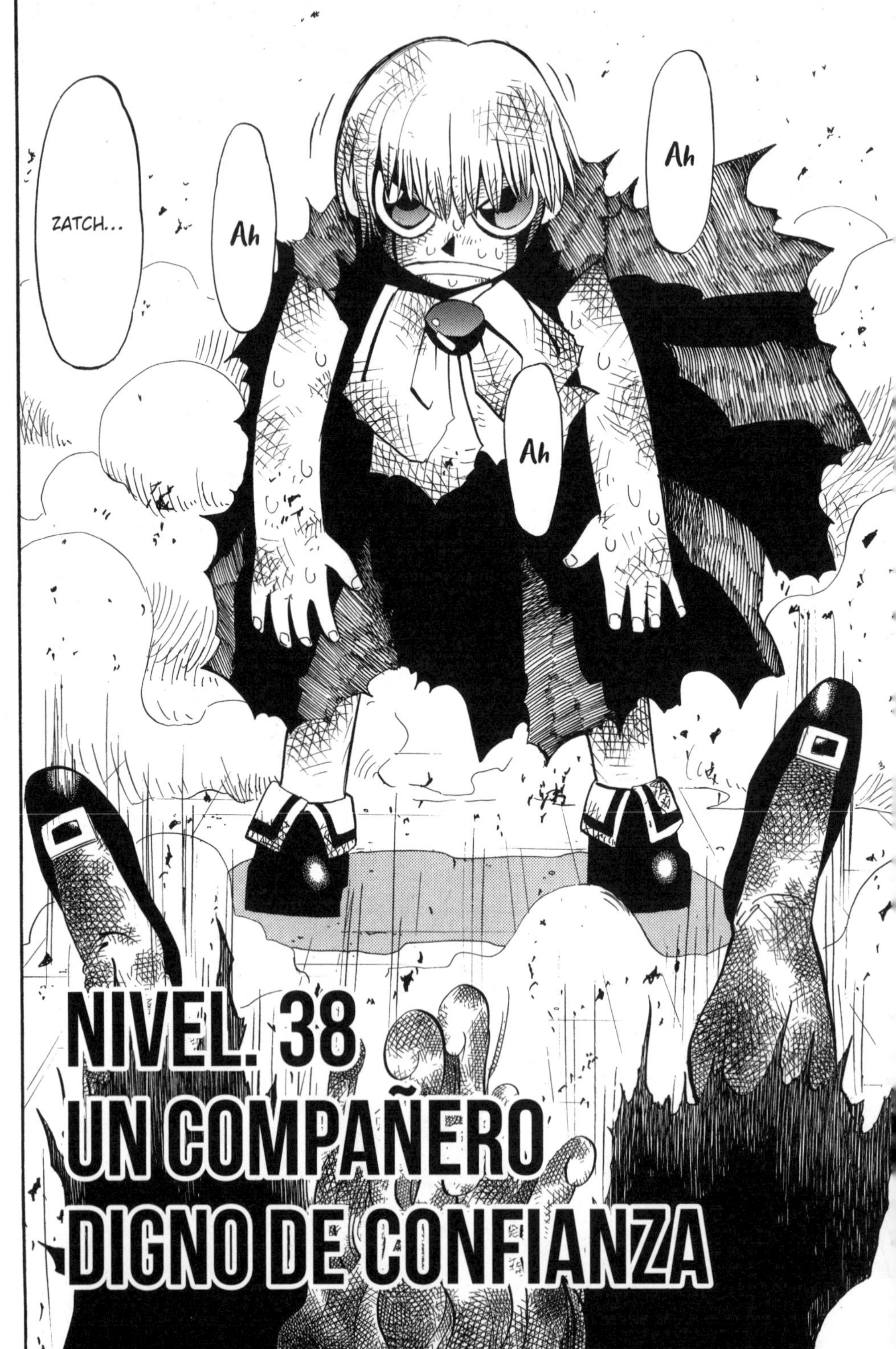

NIVEL. 38
UN COMPAÑERO DIGNO DE CONFIANZA

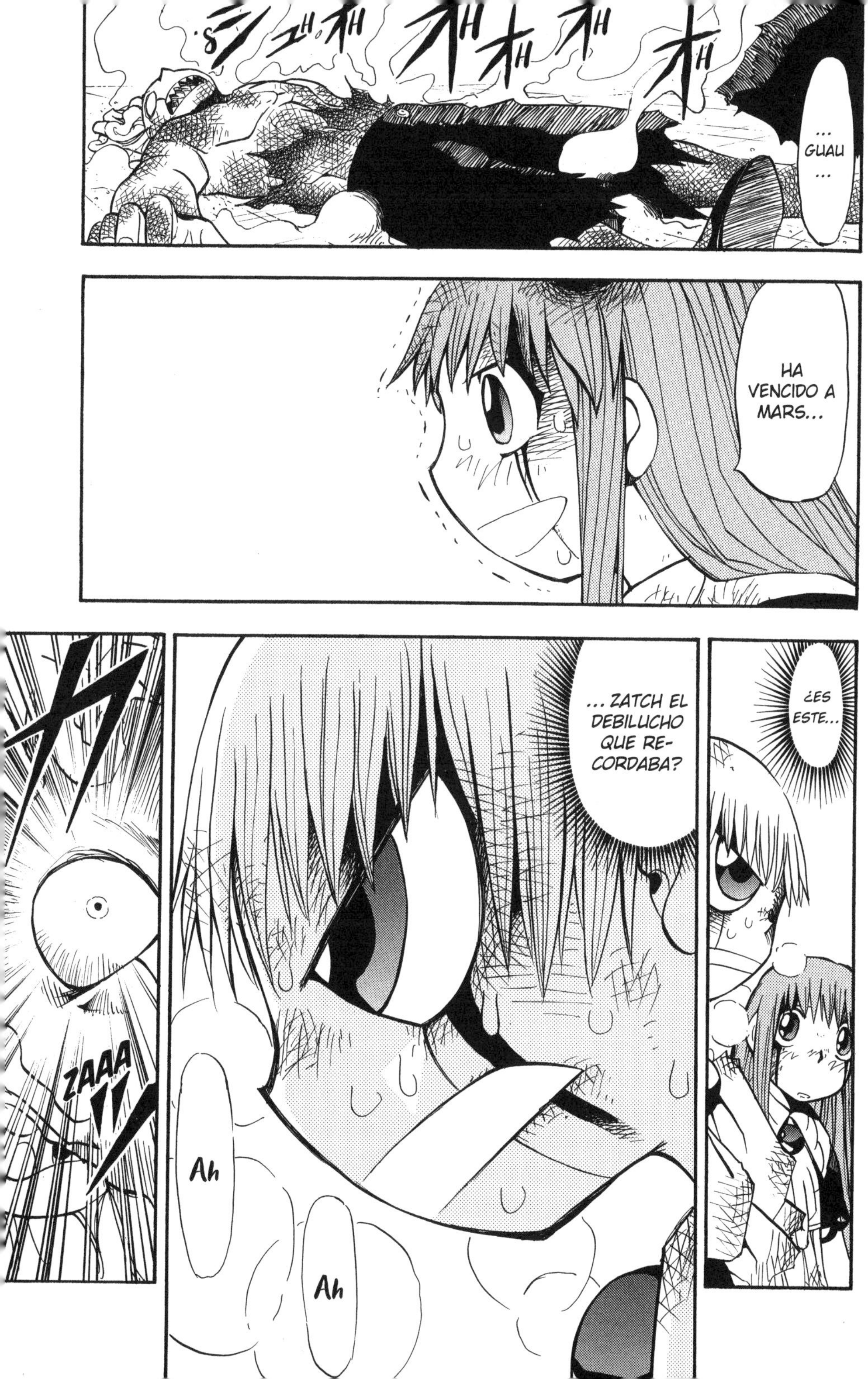

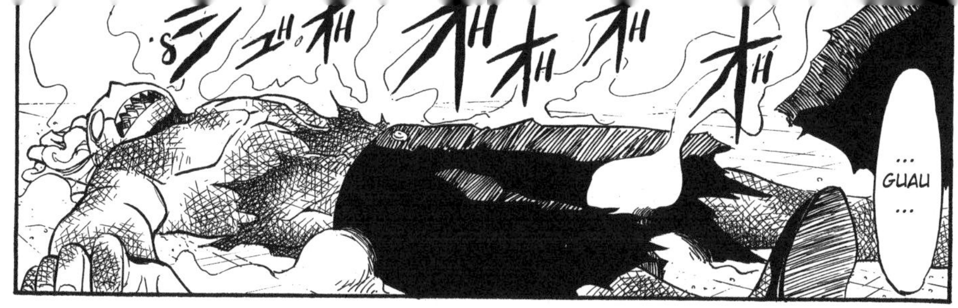

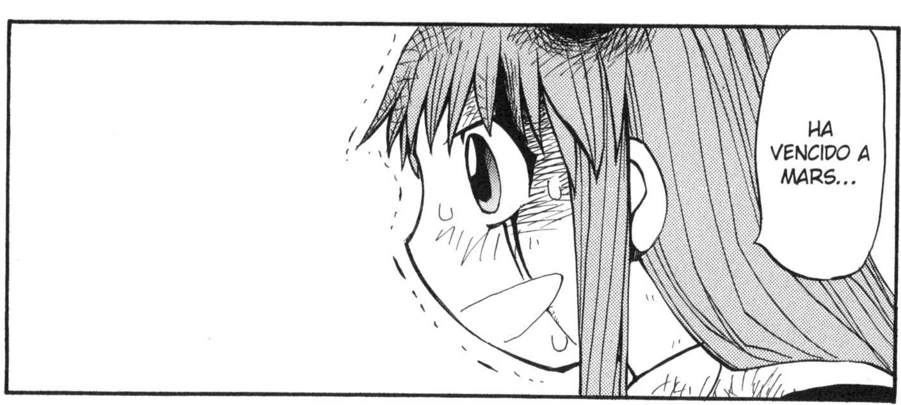

¿ES ESTE...

... ZATCH EL DEBILUCHO QUE RE-CORDABA?

Ah

Ah

ZAAA

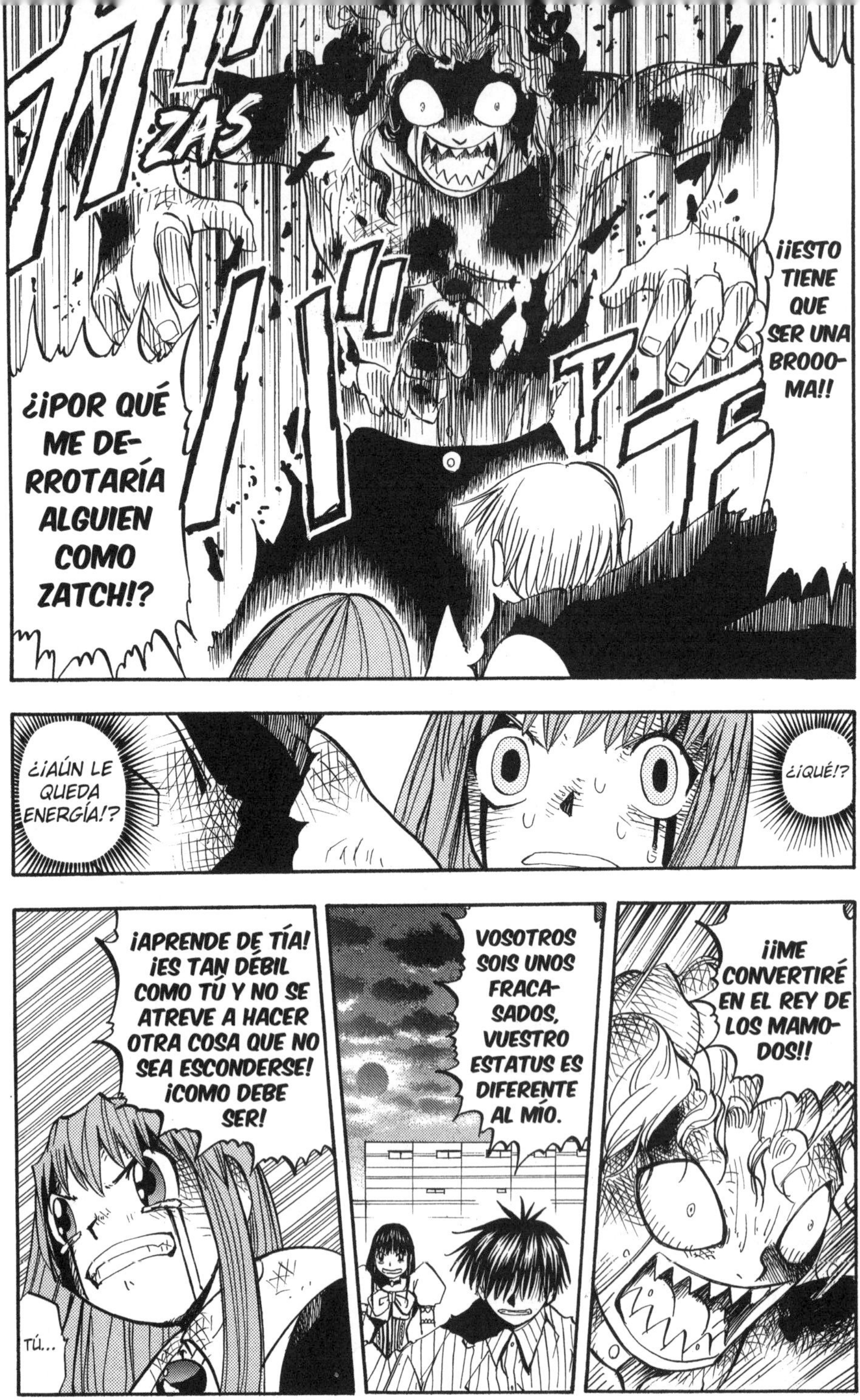

ZAS

¡¡ESTO TIENE QUE SER UNA BROOOMA!!

¿¡POR QUÉ ME DERROTARÍA ALGUIEN COMO ZATCH!?

¿¡QUÉ!?
¿¡AÚN LE QUEDA ENERGÍA!?

¡¡ME CONVERTIRÉ EN EL REY DE LOS MAMODOS!!
VOSOTROS SOIS UNOS FRACASADOS, VUESTRO ESTATUS ES DIFERENTE AL MÍO.
¡APRENDE DE TÍA! ¡ES TAN DÉBIL COMO TÚ Y NO SE ATREVE A HACER OTRA COSA QUE NO SEA ESCONDERSE! ¡COMO DEBE SER!
TÚ...

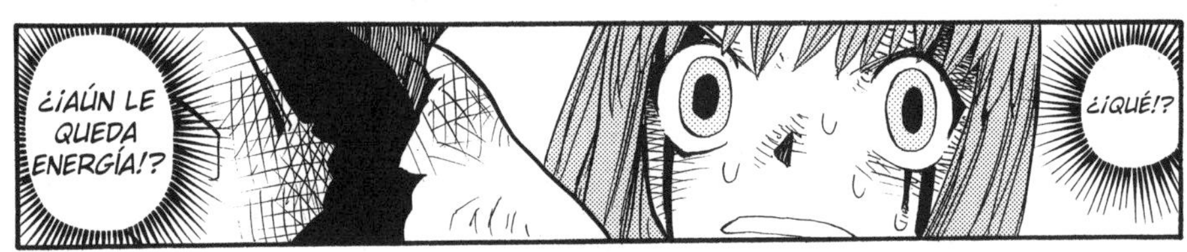

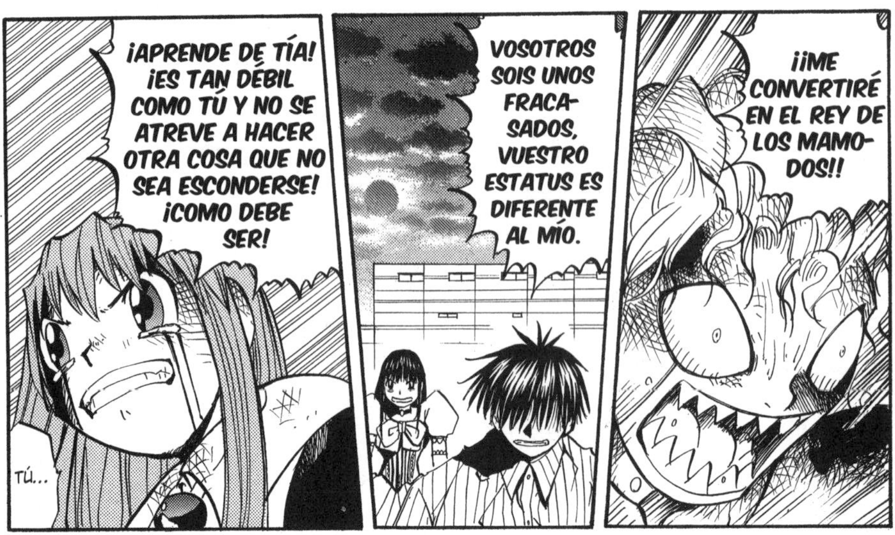

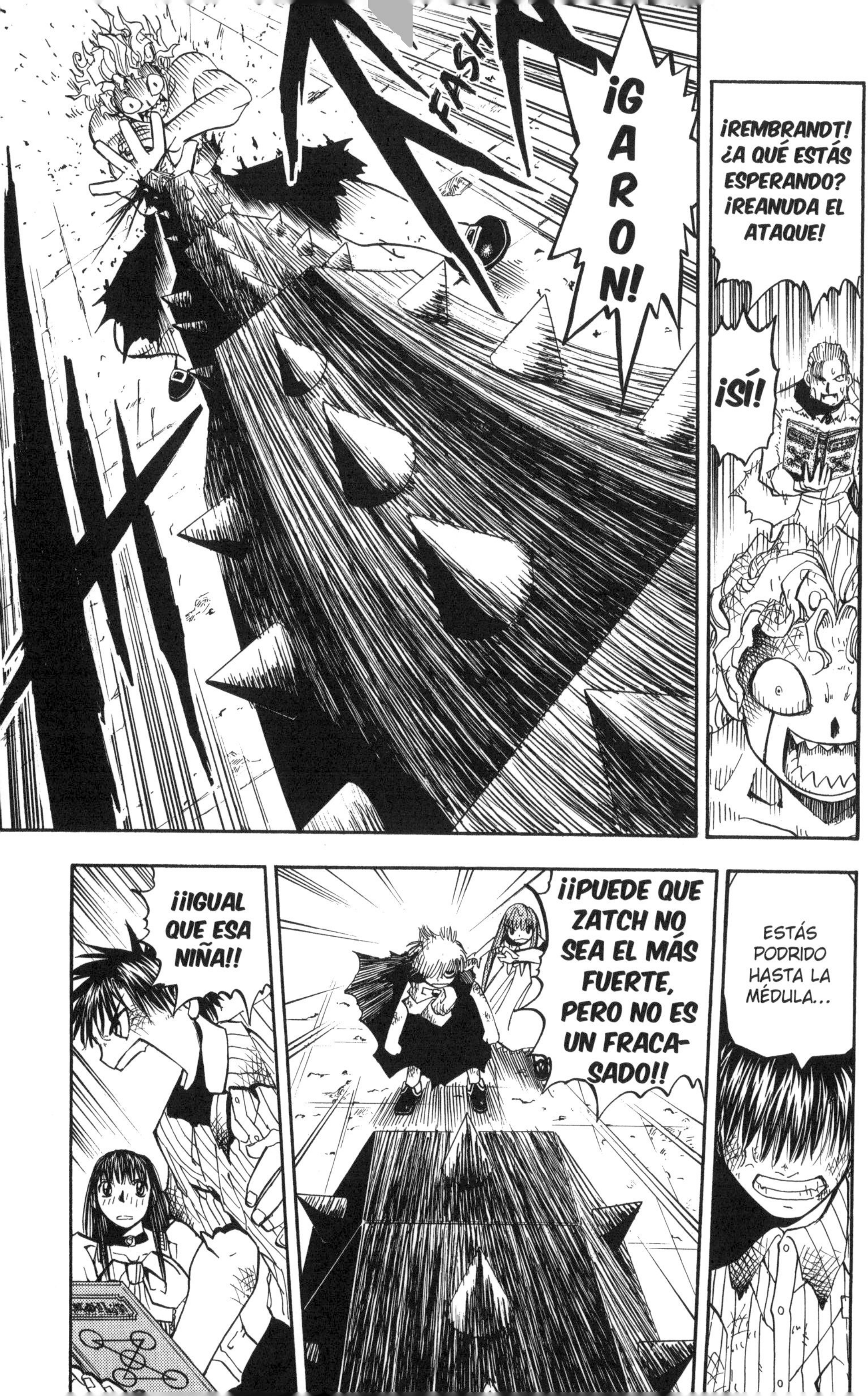

¡REMBRANDT! ¿A QUÉ ESTÁS ESPERANDO? ¡REANUDA EL ATAQUE!

¡SÍ!

¡GARON!

FASH

ESTÁS PODRIDO HASTA LA MÉDULA...
¡¡PUEDE QUE ZATCH NO SEA EL MÁS FUERTE, PERO NO ES UN FRACASADO!!
¡¡IGUAL QUE ESA NIÑA!!

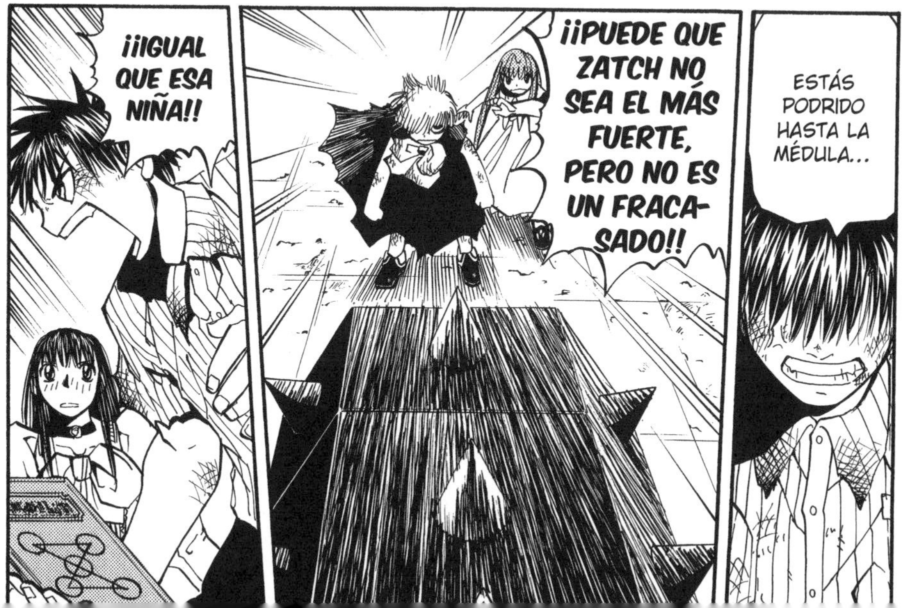

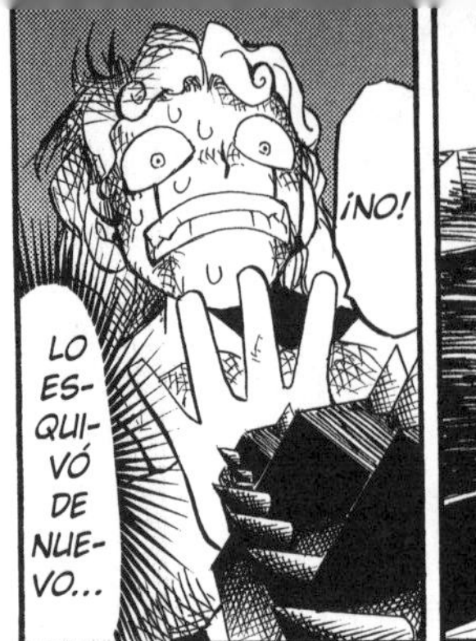
¡NO!
LO ES-QUI-VÓ DE NUE-VO...
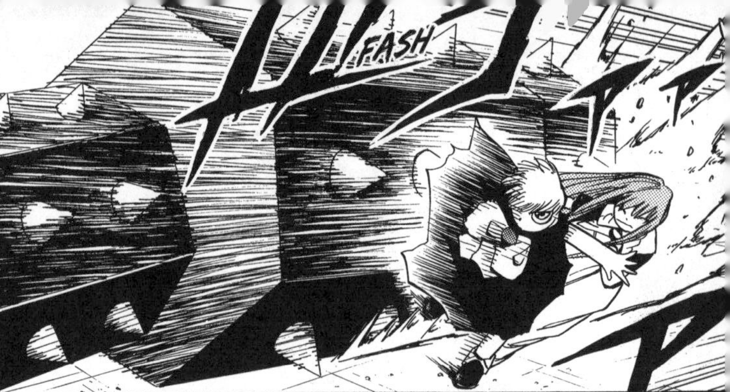
FASH
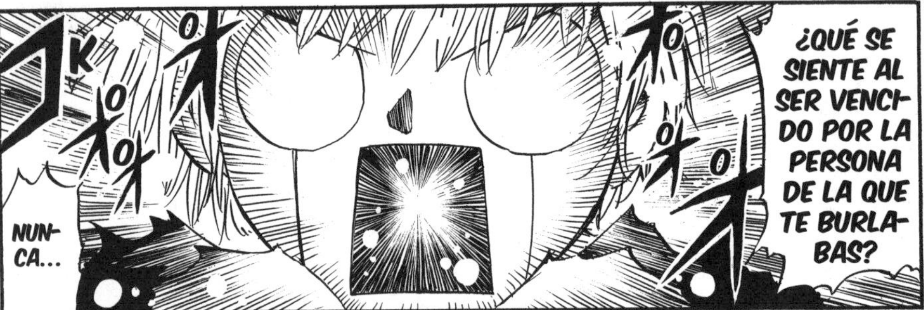
¿QUÉ SE SIENTE AL SER VENCI-DO POR LA PERSONA DE LA QUE TE BURLA-BAS?
NUN-CA...
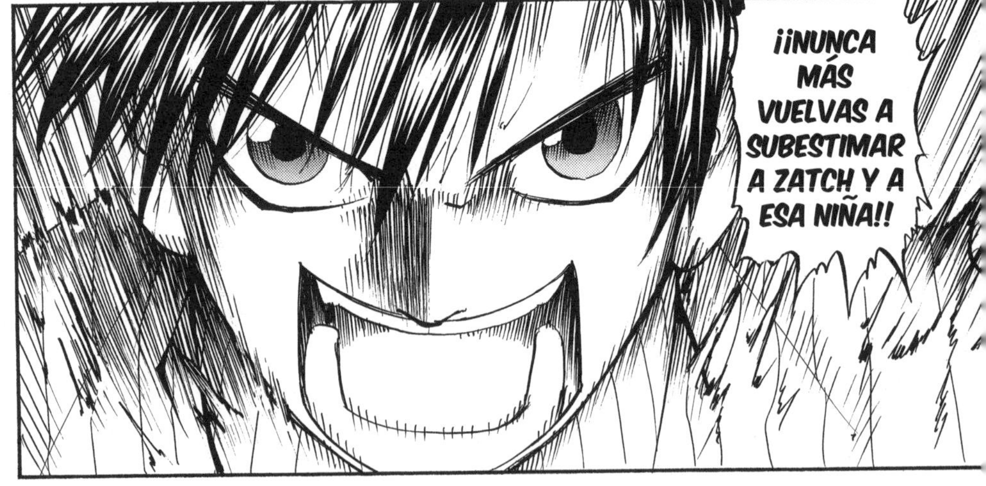
¡¡NUNCA MÁS VUELVAS A SUBESTIMAR A ZATCH Y A ESA NIÑA!!
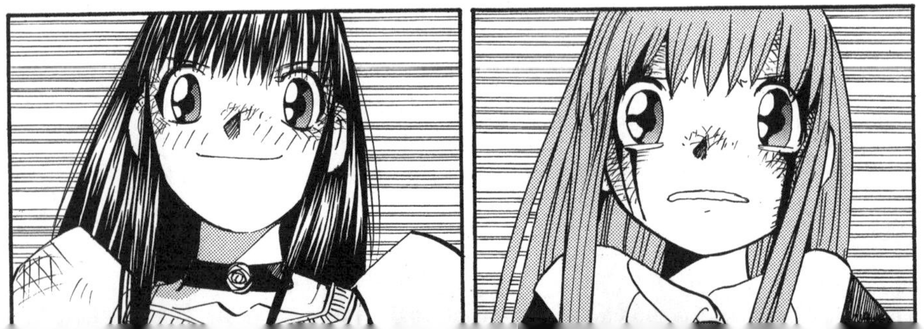

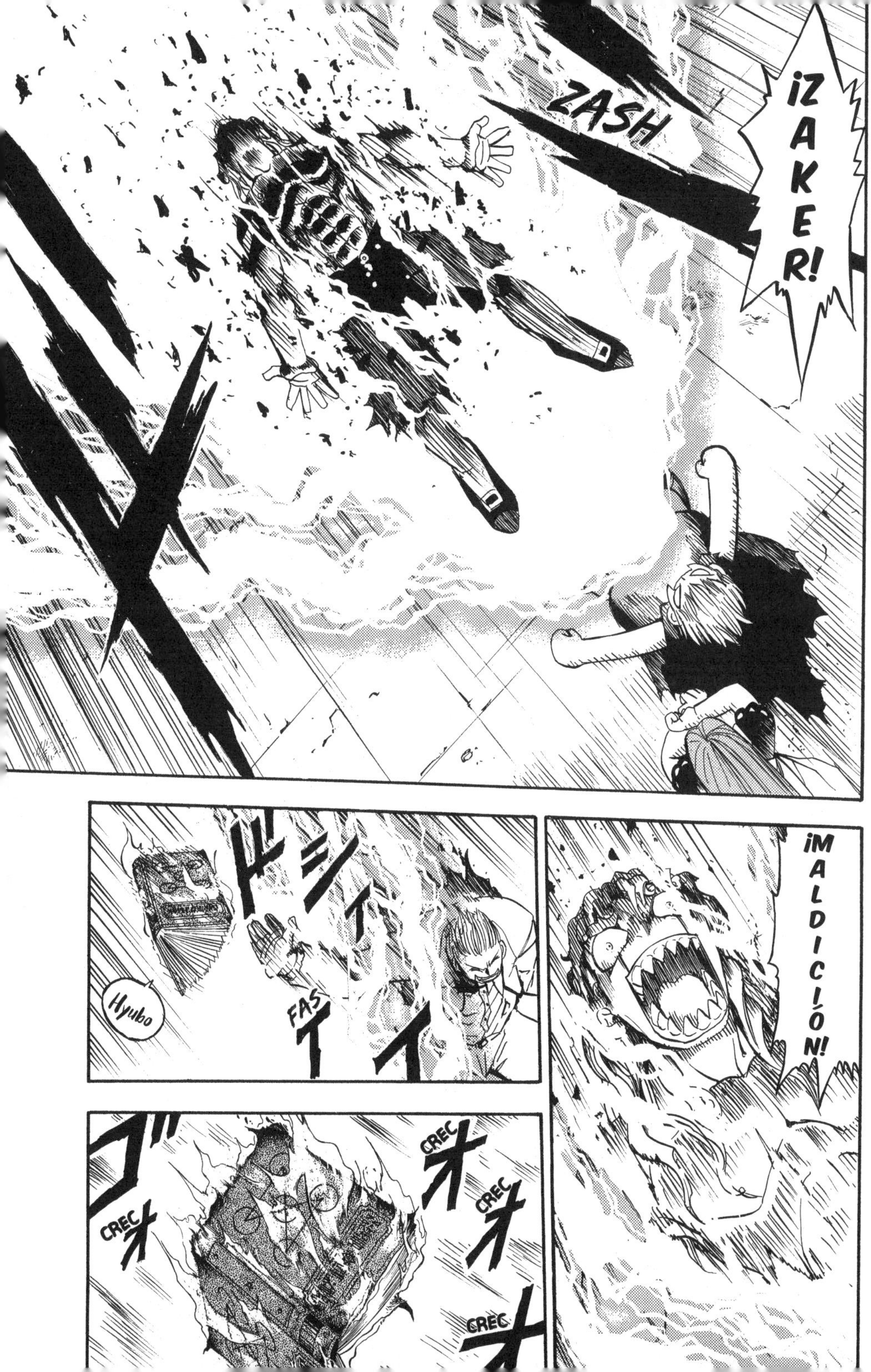

¡ZAKER!
ZASH
¡MALDICIÓN!
FAS
Hyubo
CREC
CREC
CREC
CREC

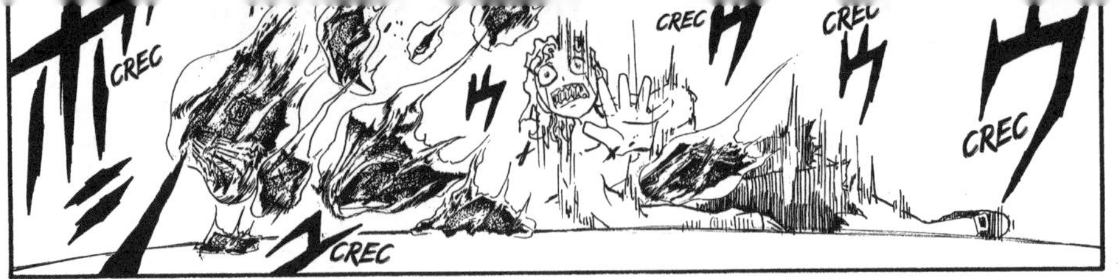
CREC
CREC
CREC
CREC
CREC

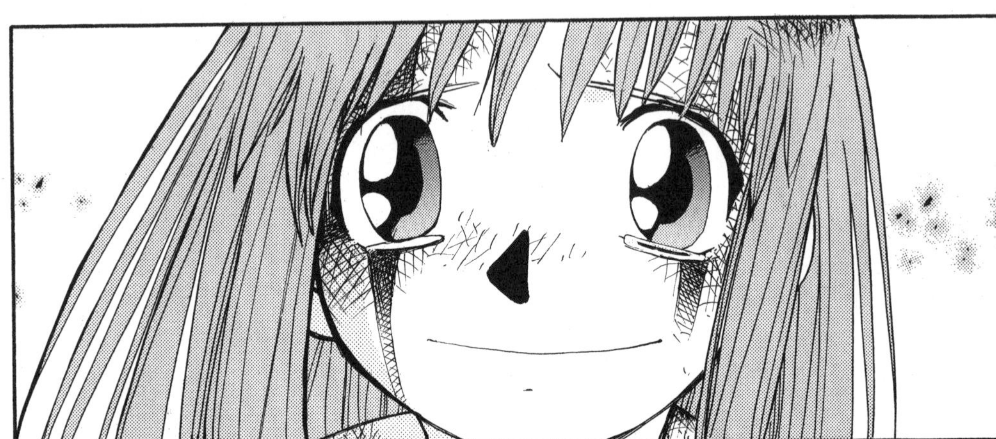

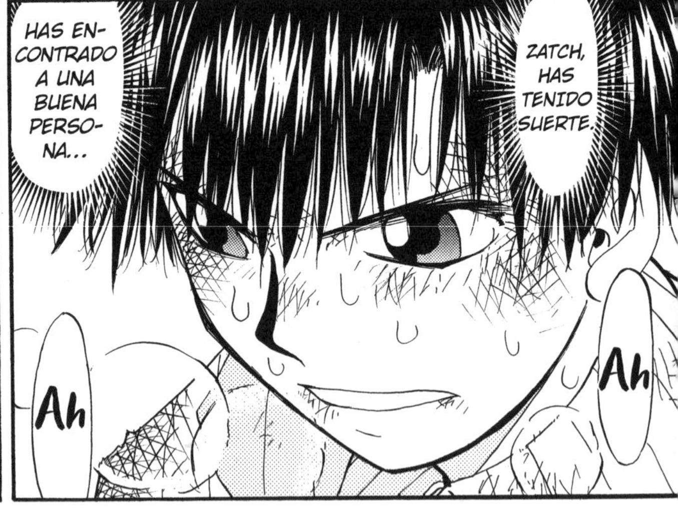
ZATCH, HAS TENIDO SUERTE.
HAS ENCONTRADO A UNA BUENA PERSONA...
Ah
Ah

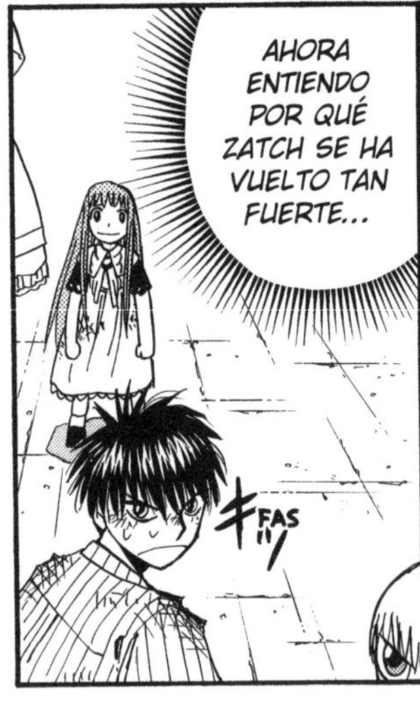
AHORA ENTIENDO POR QUÉ ZATCH SE HA VUELTO TAN FUERTE...
FAS

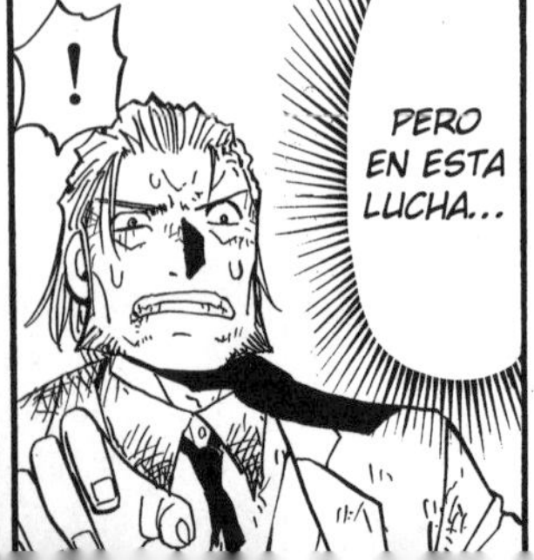
PERO EN ESTA LUCHA...
!

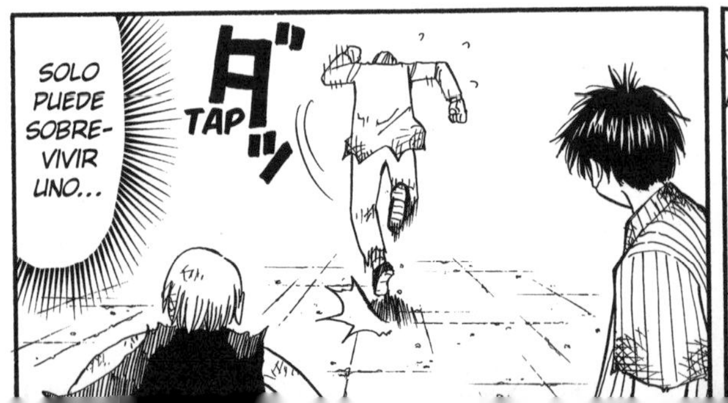
TAP
SOLO PUEDE SOBREVIVIR UNO...

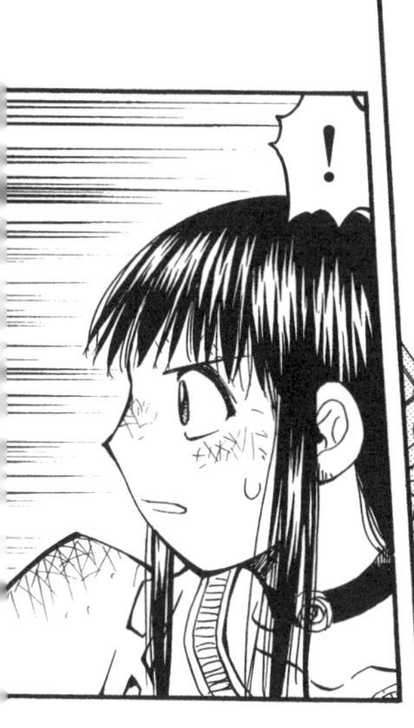
!
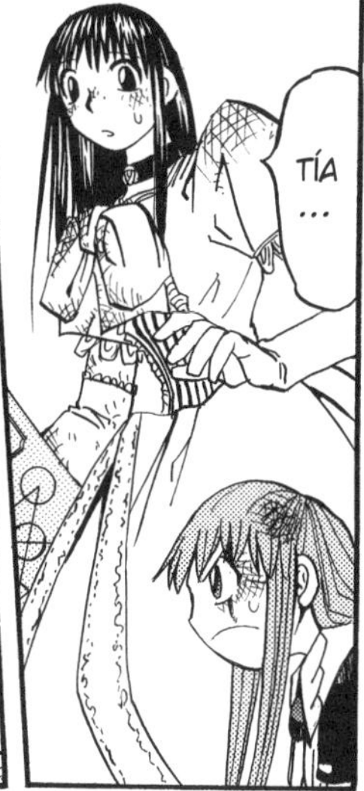
TÍA
...
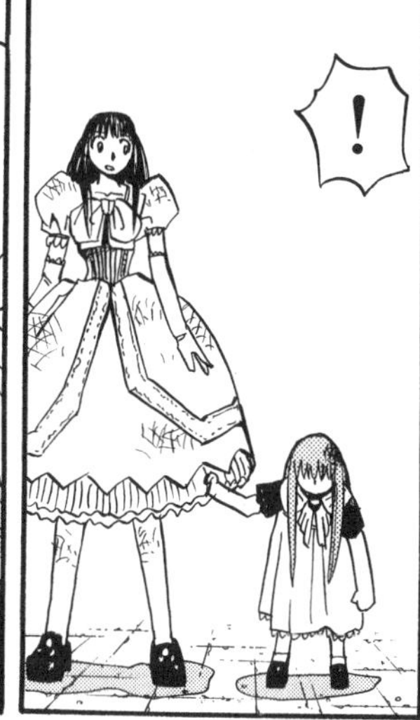
!
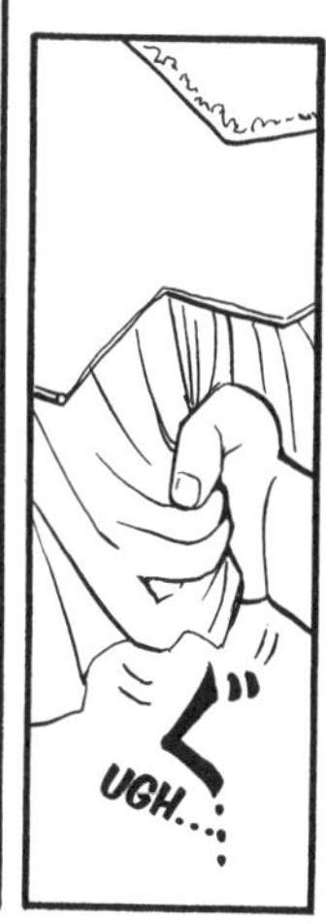
UGH...
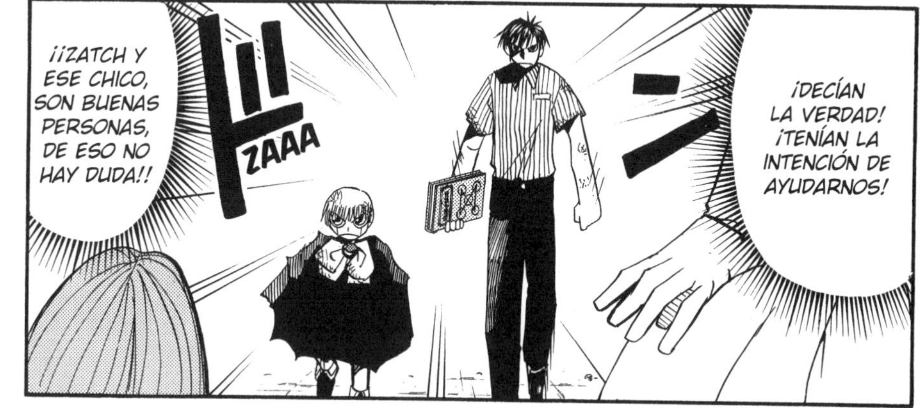
¡DECÍAN LA VERDAD! ¡TENÍAN LA INTENCIÓN DE AYUDARNOS!
ZAAA
¡¡ZATCH Y ESE CHICO, SON BUENAS PERSONAS, DE ESO NO HAY DUDA!!
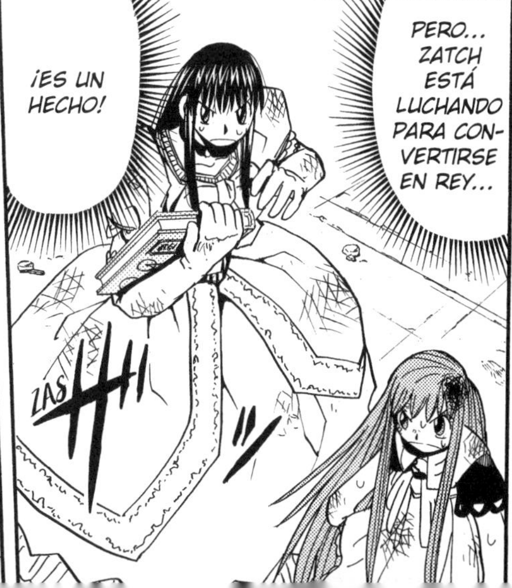
PERO... ZATCH ESTÁ LUCHANDO PARA CONVERTIRSE EN REY...
¡ES UN HECHO!
ZAS
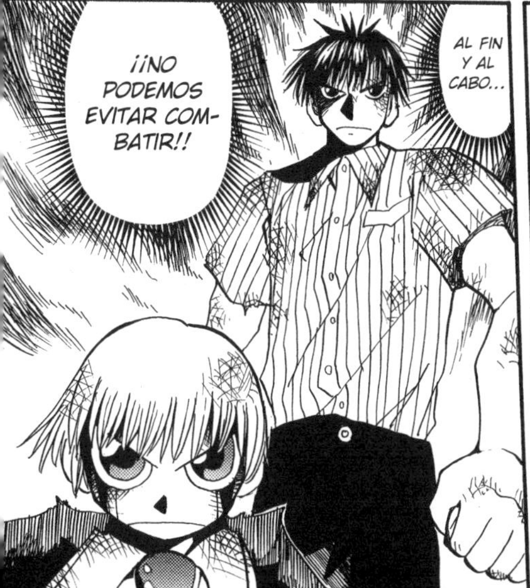
AL FIN Y AL CABO...
¡¡NO PODEMOS EVITAR COMBATIR!!

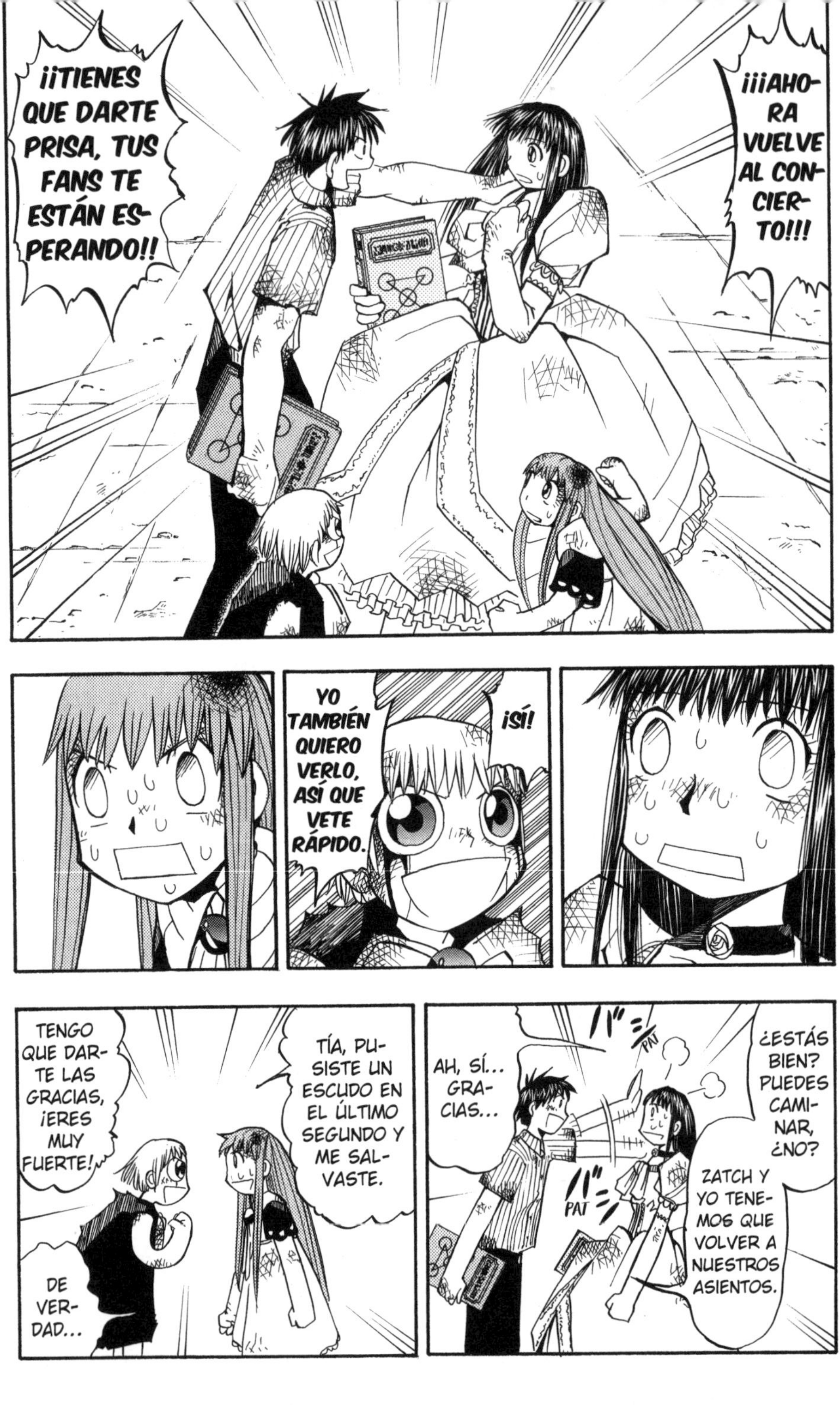

¡¡¡AHORA VUELVE AL CONCIERTO!!!

¡¡TIENES QUE DARTE PRISA, TUS FANS TE ESTÁN ESPERANDO!!

¡SÍ!
YO TAMBIÉN QUIERO VERLO, ASÍ QUE VETE RÁPIDO.

¿ESTÁS BIEN? PUEDES CAMINAR, ¿NO?
PAT
AH, SÍ... GRACIAS...
PAT
ZATCH Y YO TENEMOS QUE VOLVER A NUESTROS ASIENTOS.

TÍA, PUSISTE UN ESCUDO EN EL ÚLTIMO SEGUNDO Y ME SALVASTE.
TENGO QUE DARTE LAS GRACIAS, ¡ERES MUY FUERTE!
DE VERDAD...

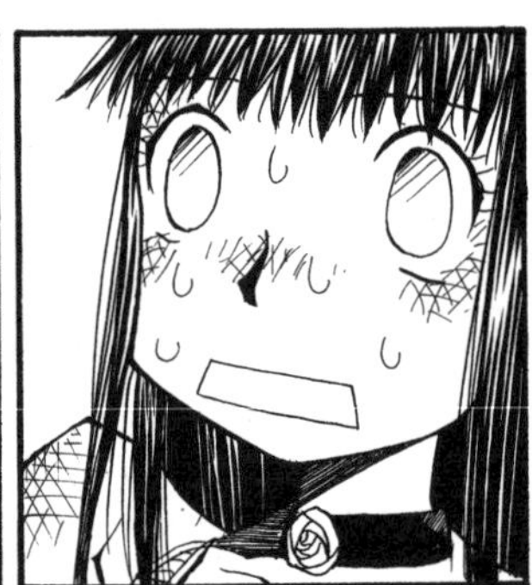

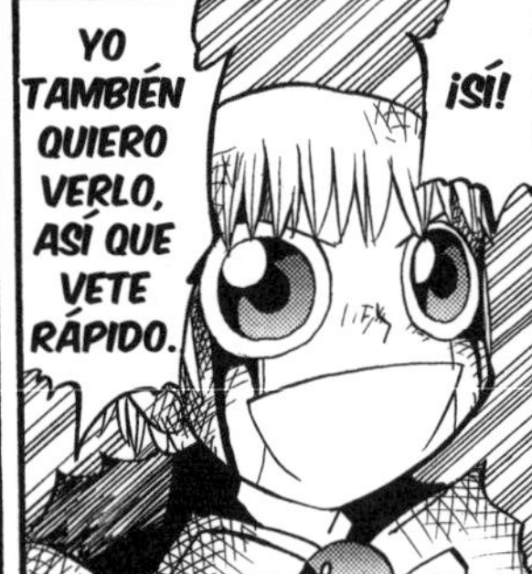

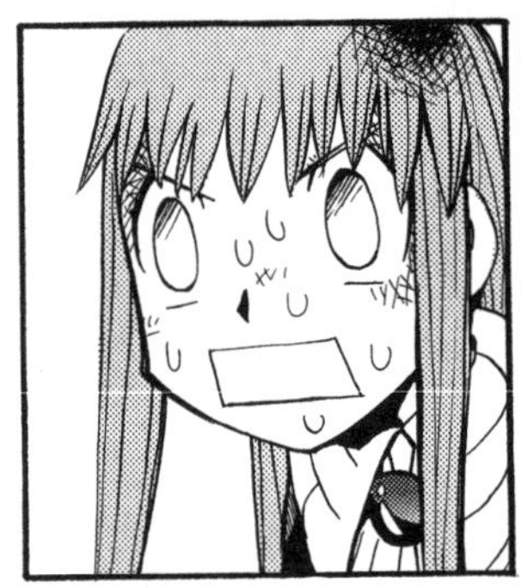

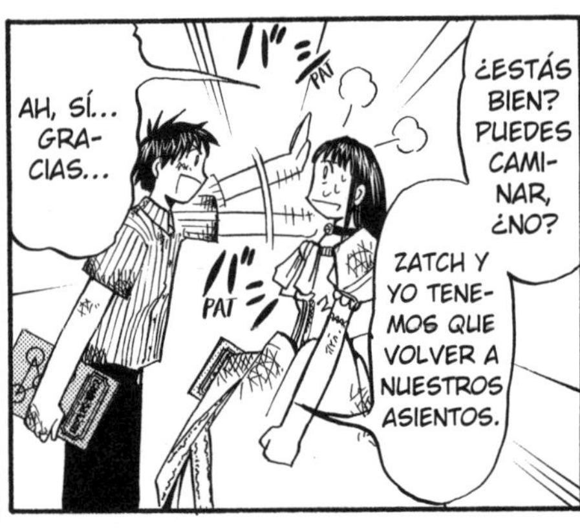

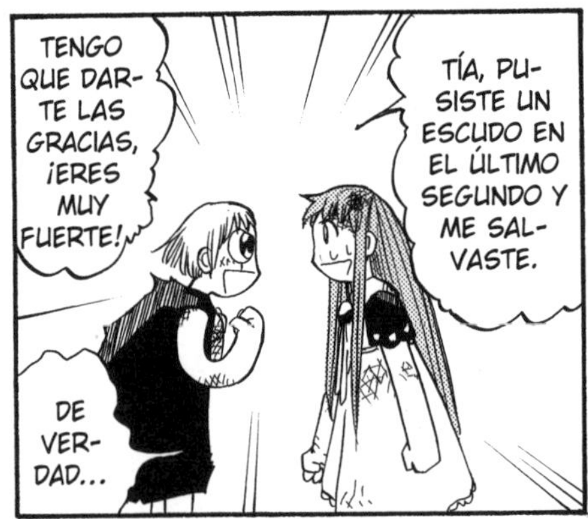

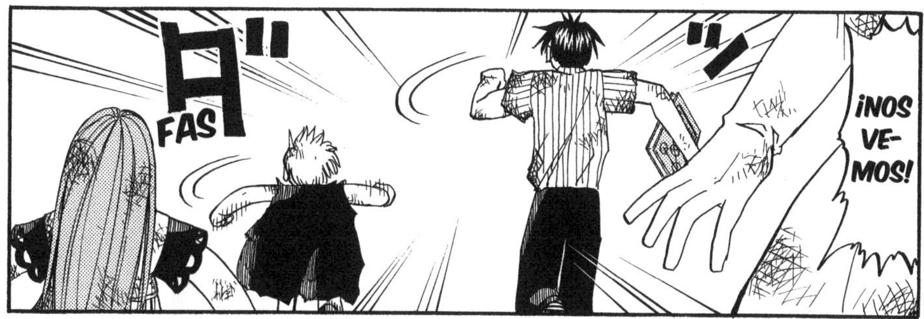
¡NOS VE-MOS!
FAS

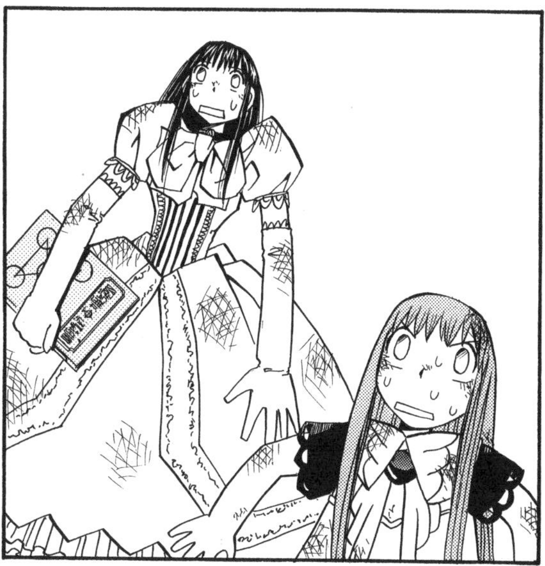

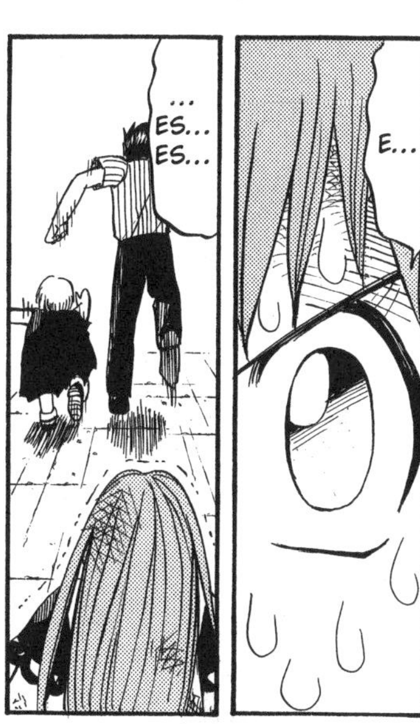
E...
... ES... ES...

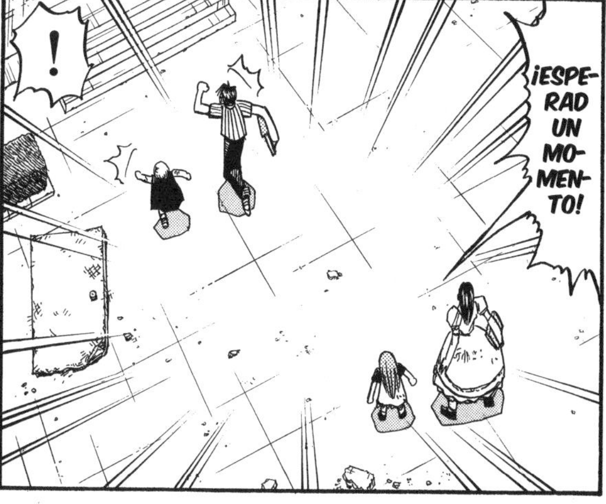
¡ESPE-RAD UN MO-MEN-TO!
!

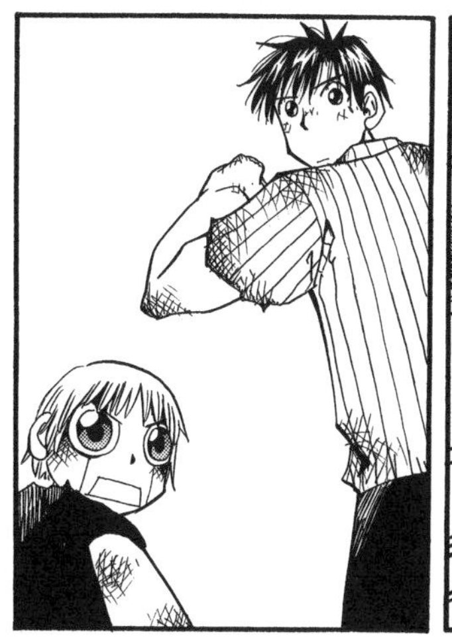

¿POR QUÉ NOS DAIS LA ESPALDA?!
¡SOLO UN MAMODO PUEDE SOBREVIVIR!
TÚ Y YO SOMOS ENEMIGOS, ¿NO?
¿POR QUÉ NO LUCHAS CONTRA MÍ?

……

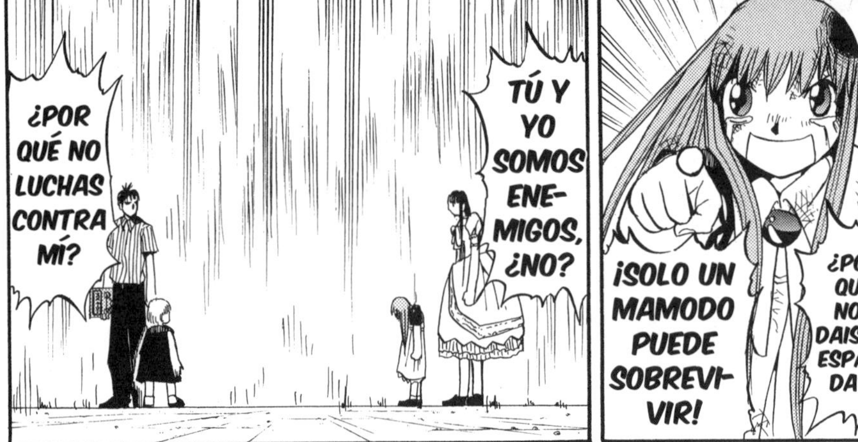

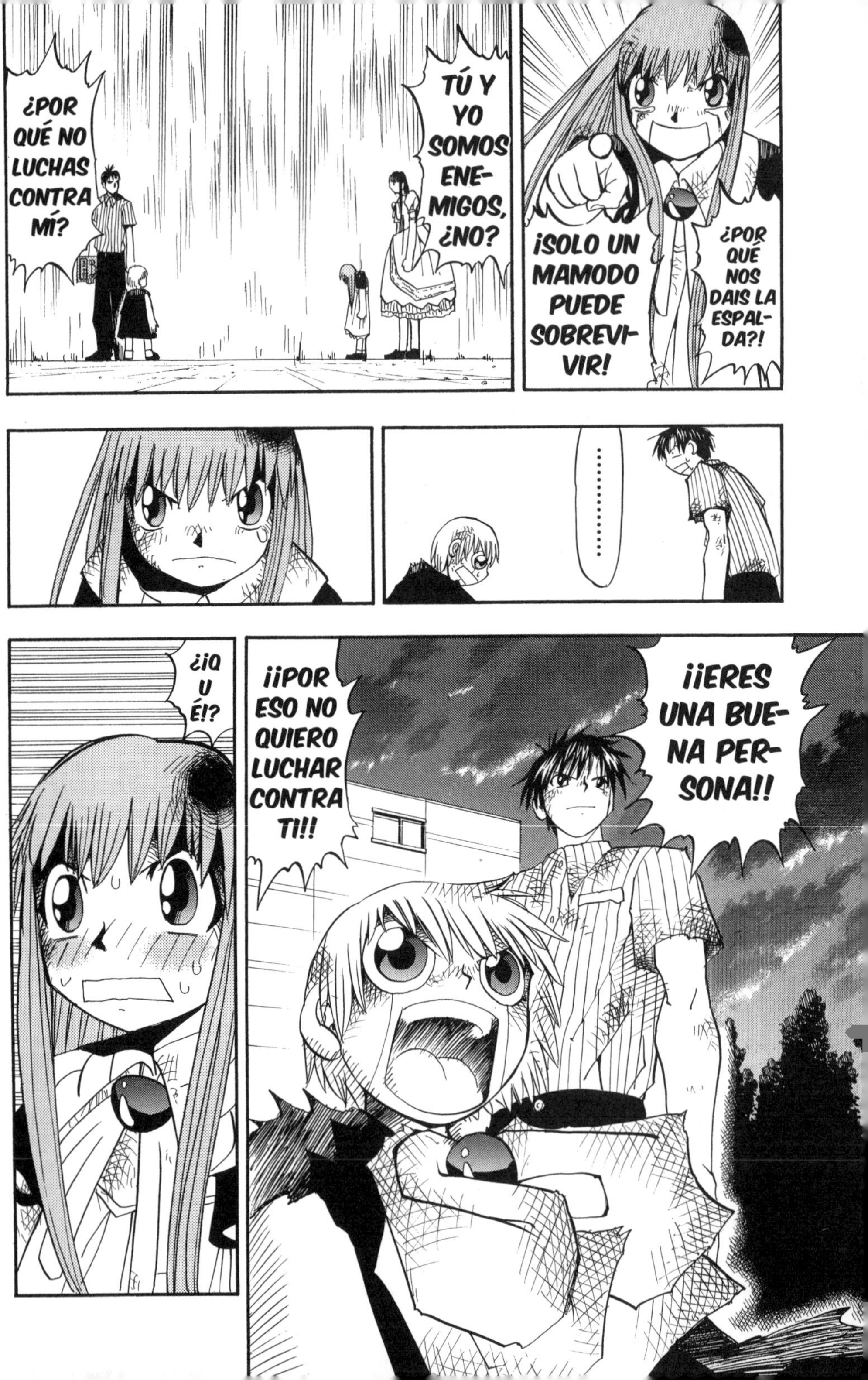

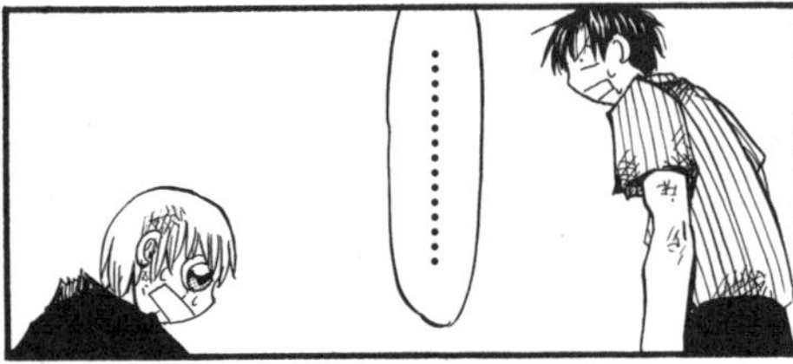

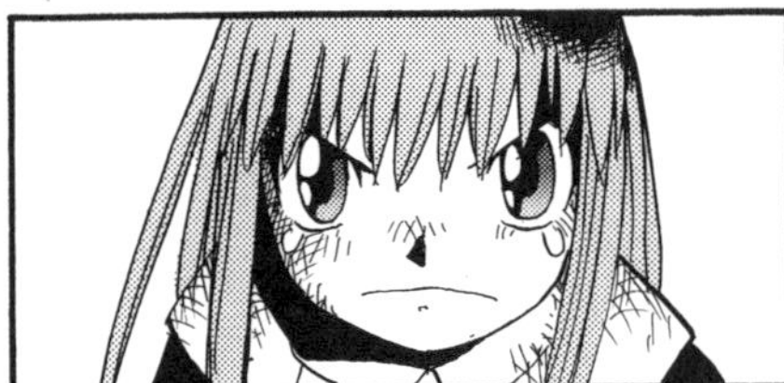

¡¡ERES UNA BUENA PERSONA!!

¡¡POR ESO NO QUIERO LUCHAR CONTRA TI!!

¿¡QUÉ!?

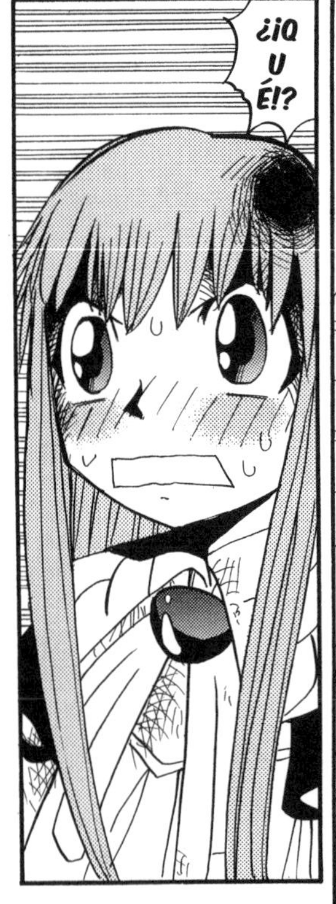

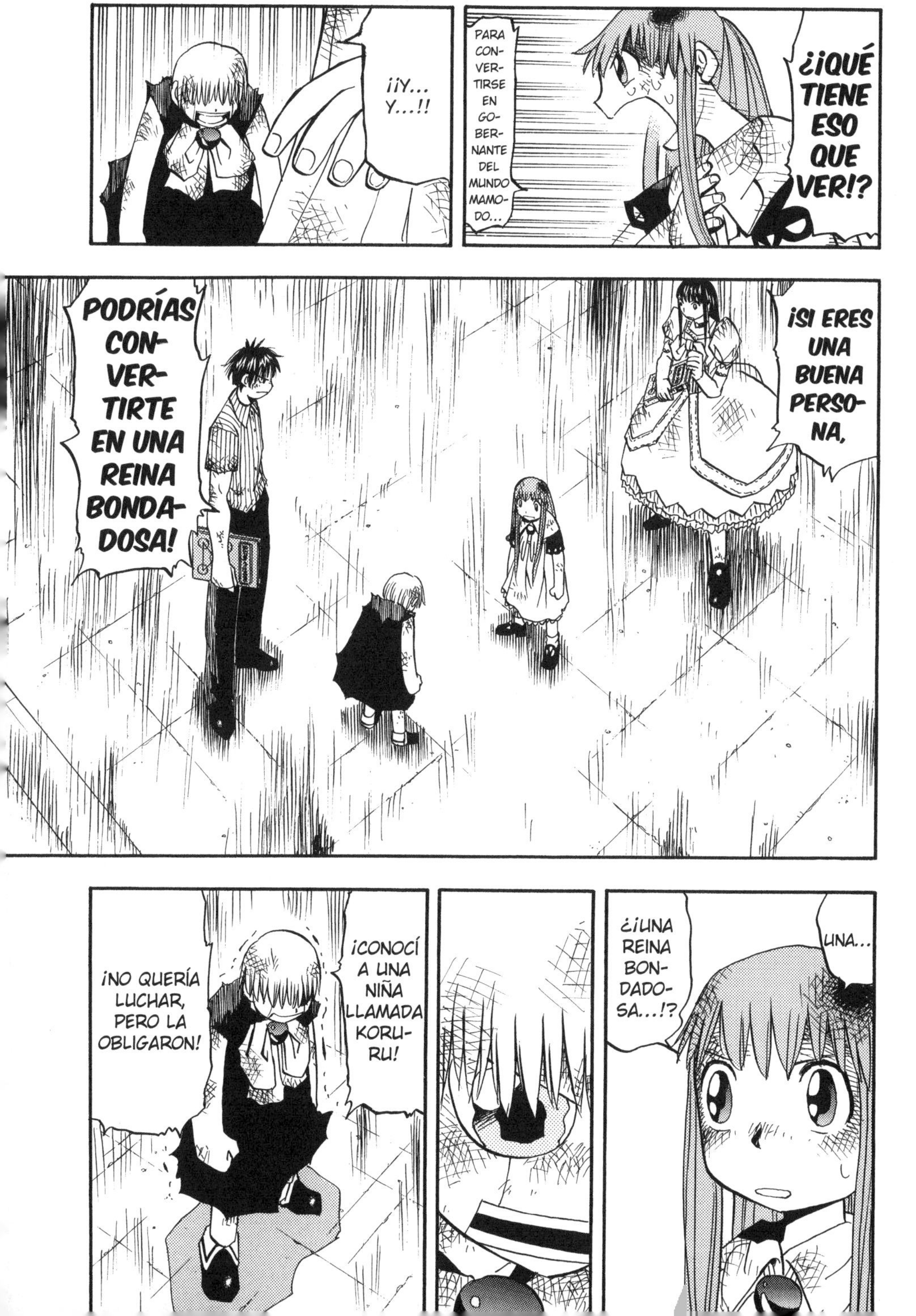

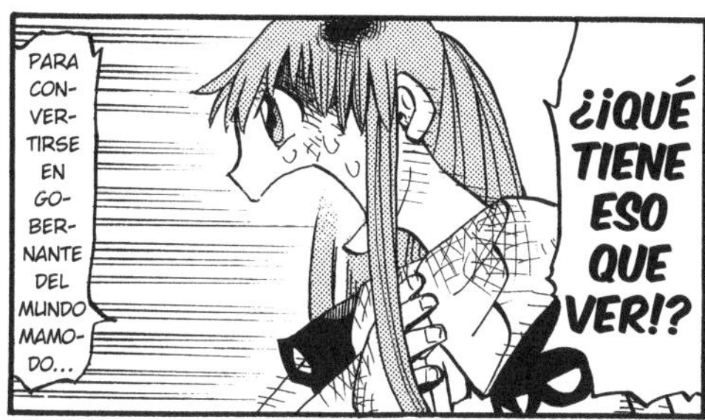

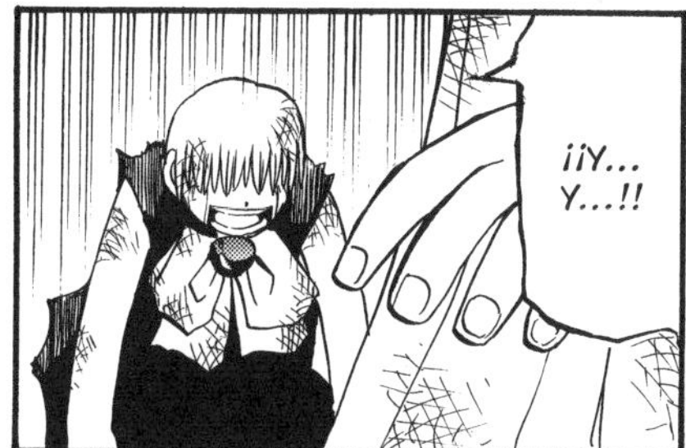

¡SI ERES UNA BUENA PERSONA,

PODRÍAS CONVERTIRTE EN UNA REINA BONDADOSA!

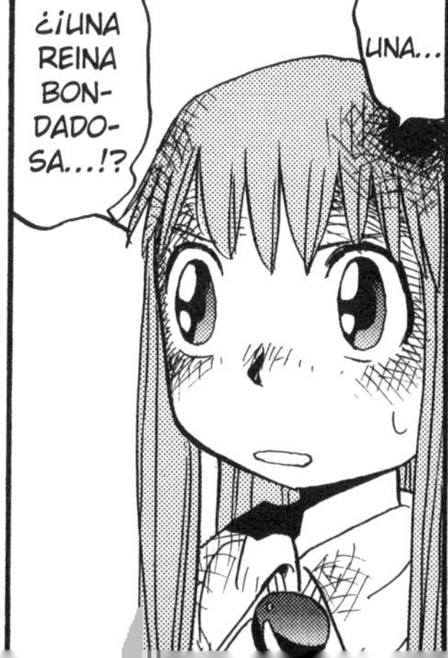

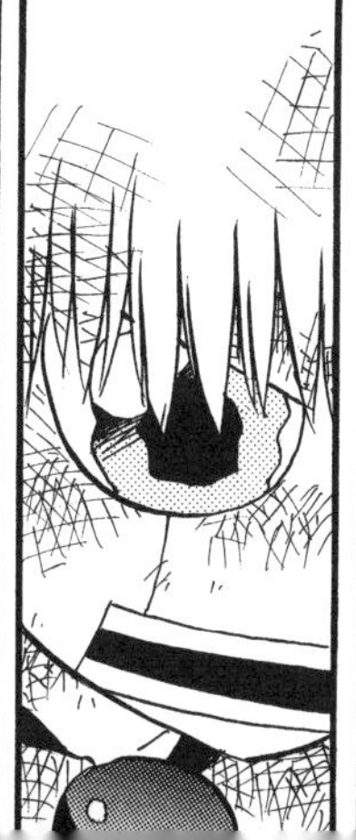

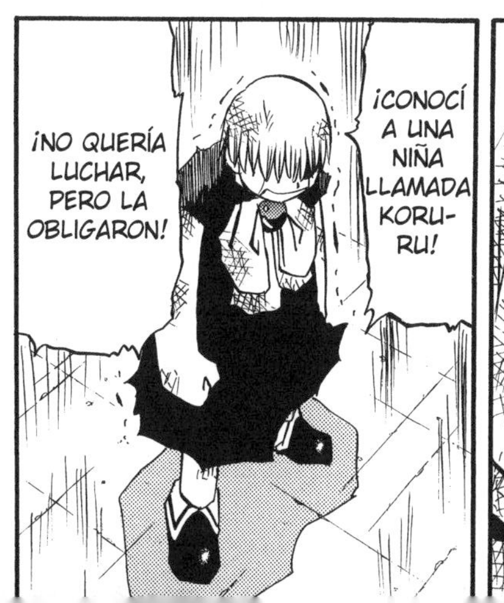

¡ESA NIÑA ME DIJO ESTO!
"SI TUVIÉRAMOS UN GOBERNANTE BONDADOSO, NO TENDRÍAMOS QUE SUFRIR ESTA BATALLA TAN DOLOROSA".

!!

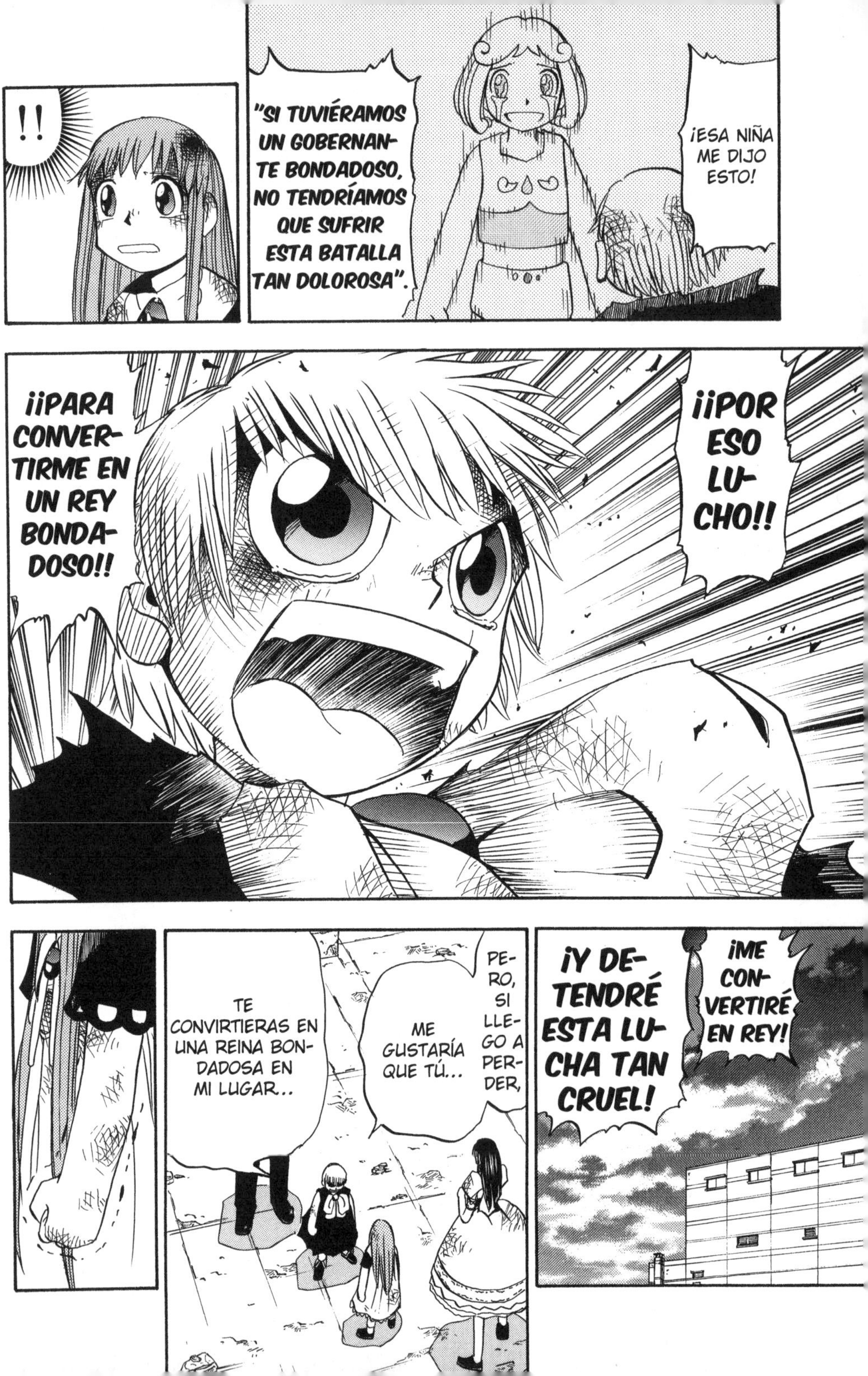

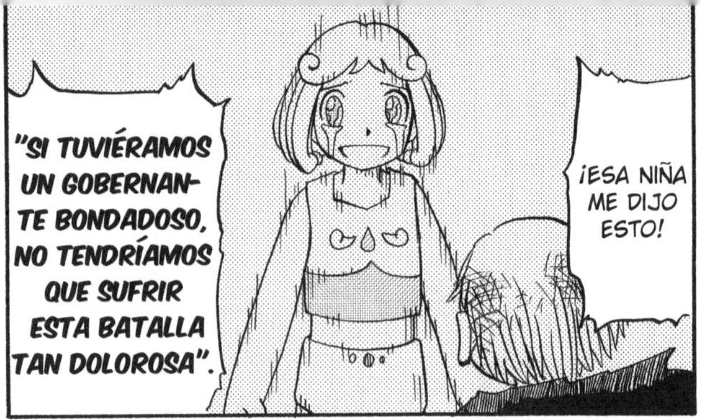

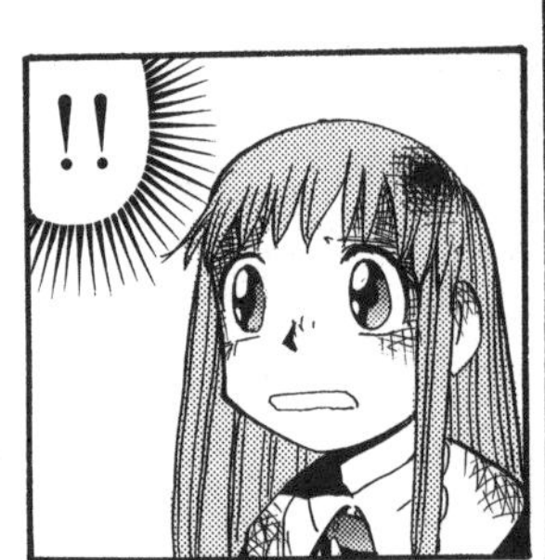

¡¡POR ESO LUCHO!!

¡¡PARA CONVERTIRME EN UN REY BONDADOSO!!

¡ME CONVERTIRÉ EN REY!
¡Y DETENDRÉ ESTA LUCHA TAN CRUEL!

PERO, SI LLEGO A PERDER,
ME GUSTARÍA QUE TÚ...
TE CONVIRTIERAS EN UNA REINA BONDADOSA EN MI LUGAR..

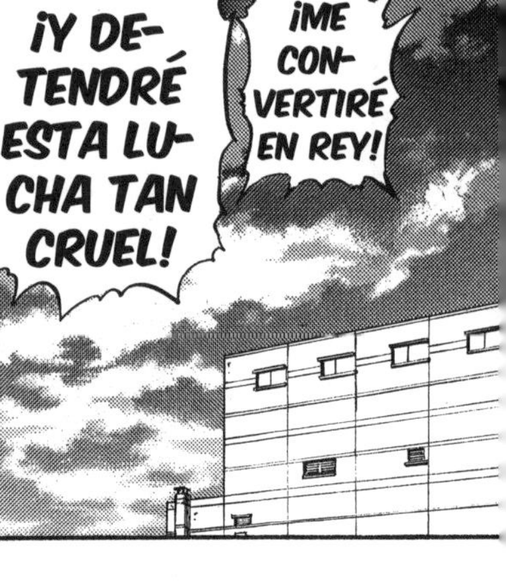

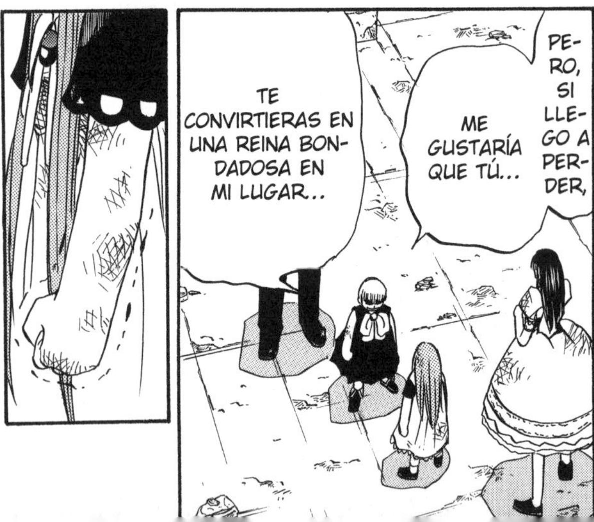

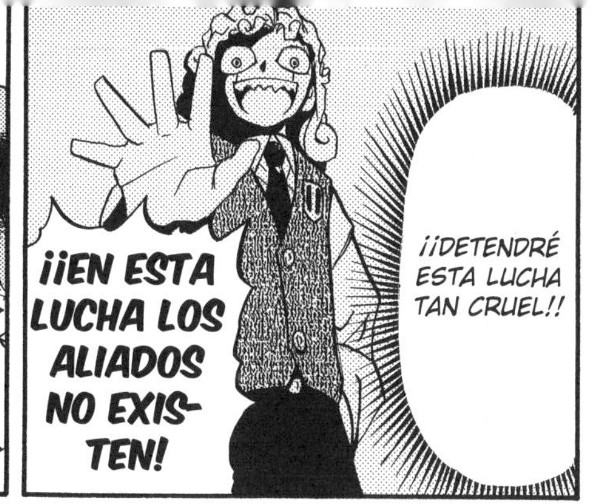
¡¡DETENDRÉ ESTA LUCHA TAN CRUEL!!
¡¡EN ESTA LUCHA LOS ALIADOS NO EXISTEN!
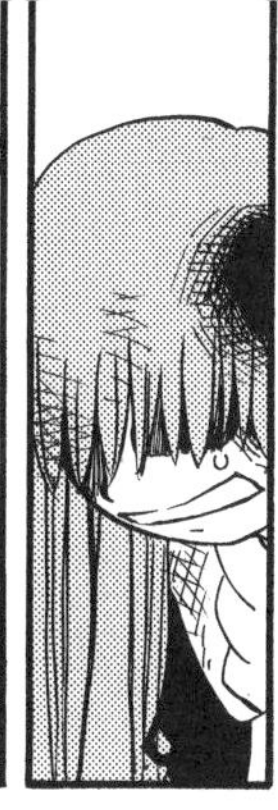
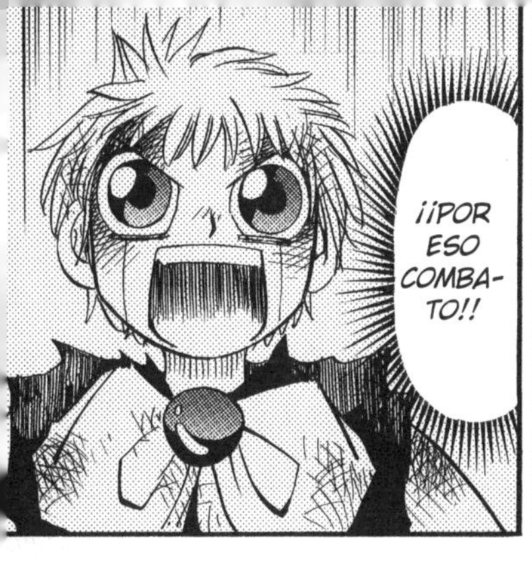
¡¡POR ESO COMBATO!!
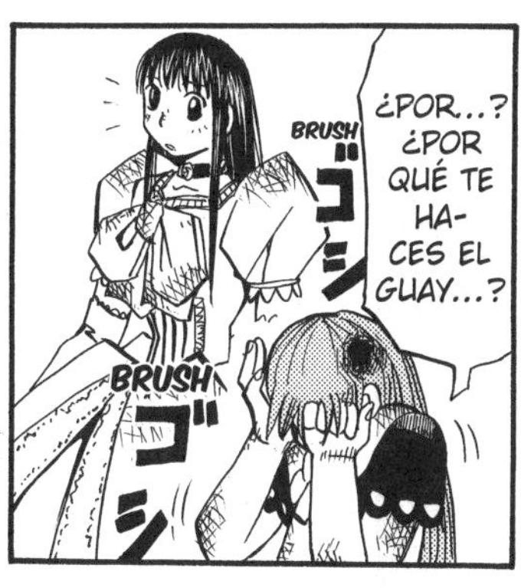
¿POR...? ¿POR QUÉ TE HACES EL GUAY...?
BRUSH
BRUSH
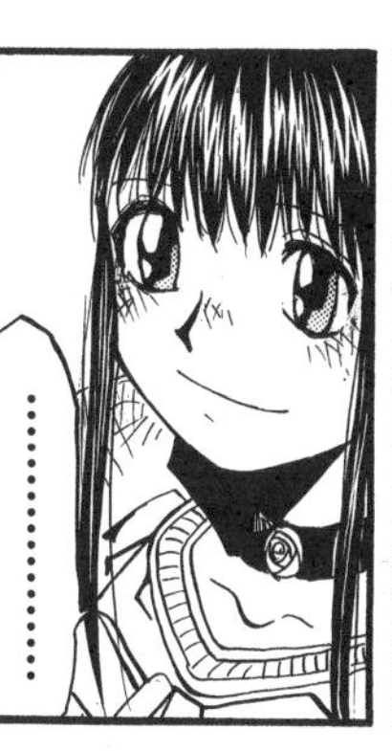
....
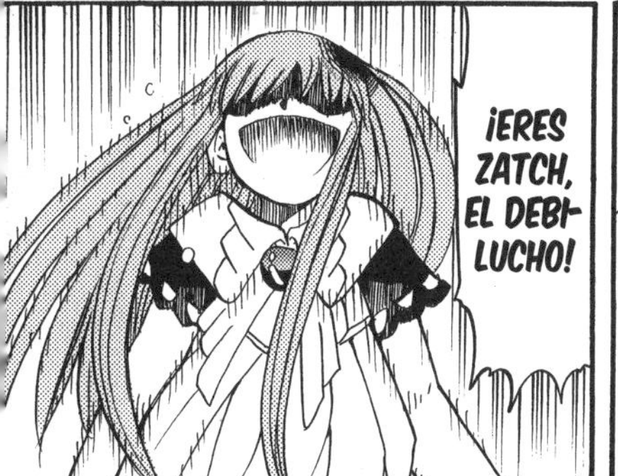
¡ERES ZATCH, EL DEBILUCHO!
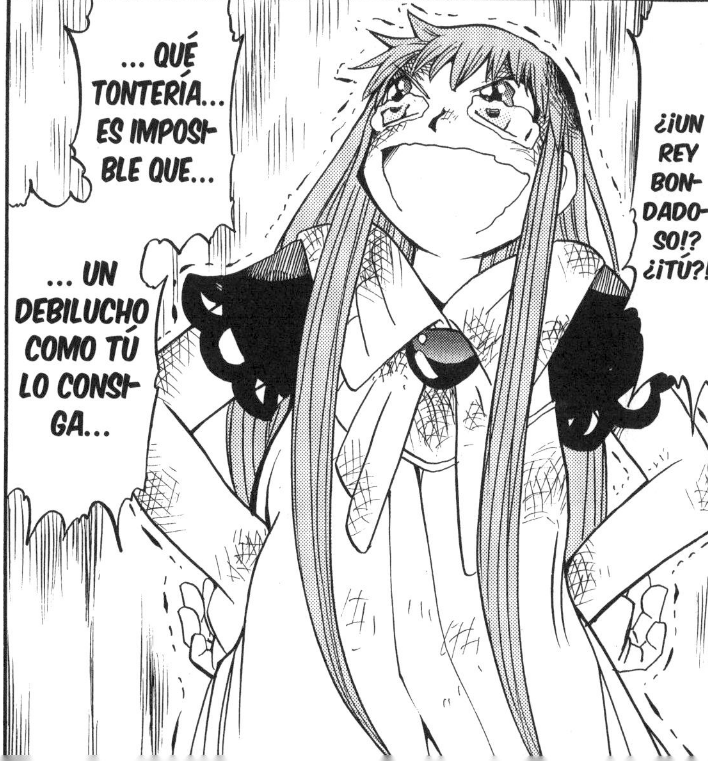
¿¡UN REY BONDADOSO!? ¿¡TÚ?!
... QUÉ TONTERÍA... ES IMPOSIBLE QUE...
... UN DEBILUCHO COMO TÚ LO CONSIGA...
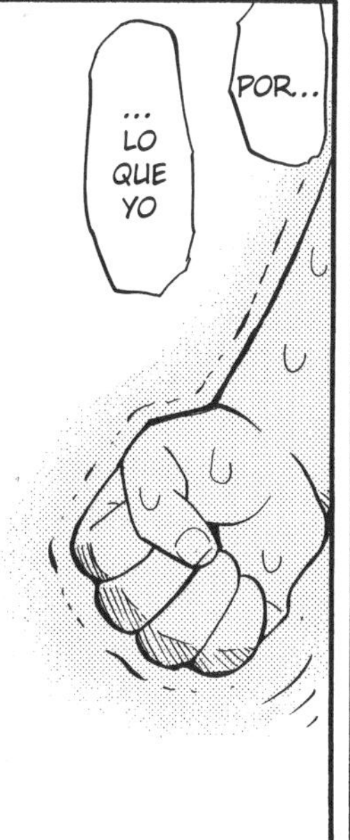
POR...
... LO QUE YO

LUCHARÉ PARA SER UNA REINA BONDADOSA

SI SOMOS LOS ÚNICOS QUE QUEDAN AL FINAL DE ESTA BATALLA...
NO IMPORTA QUIÉN GANE, EL MUNDO MAMODO TENDRÁ UN BUEN GOBERNANTE.
SÍ.
¡POR SUPUESTO!

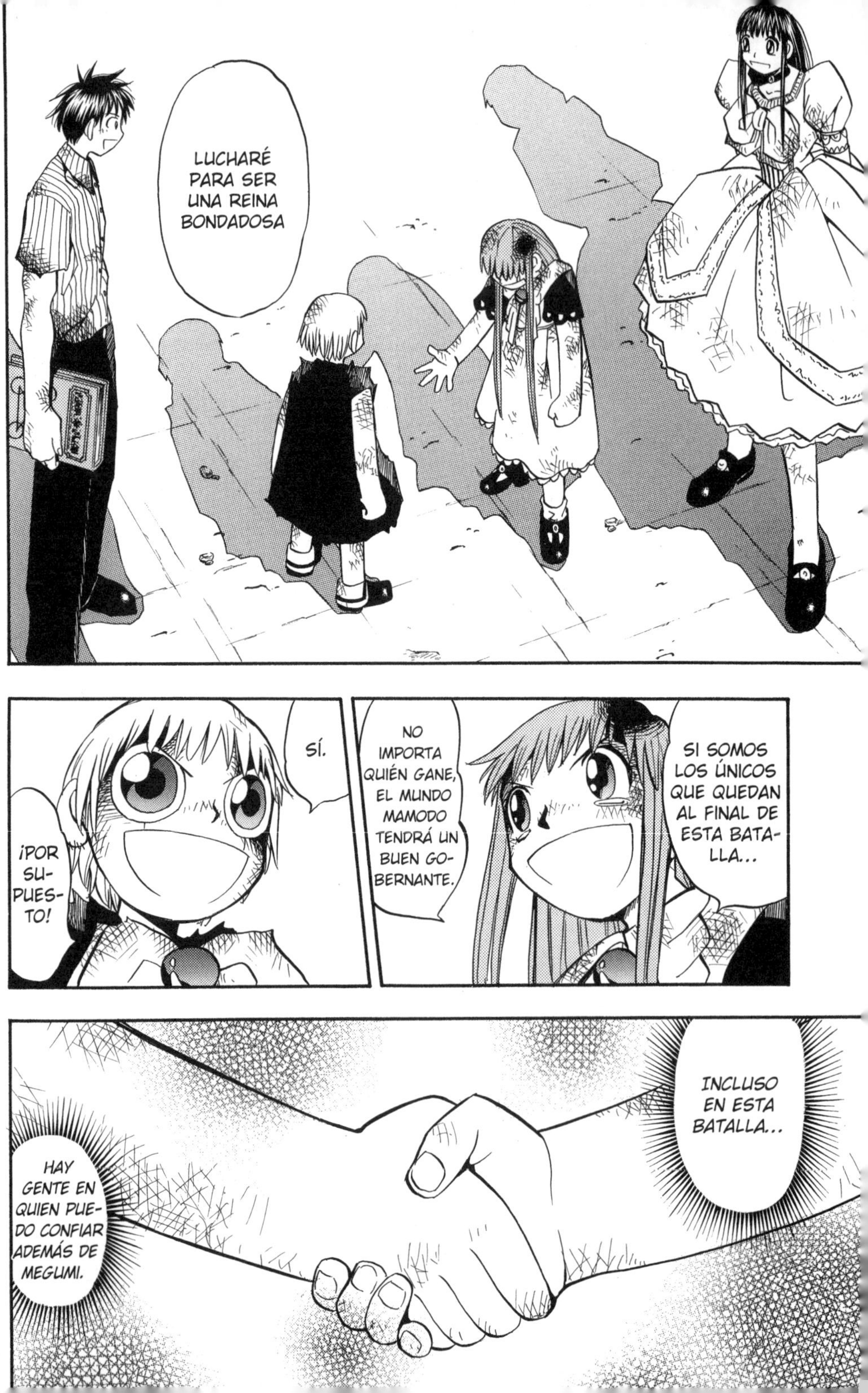

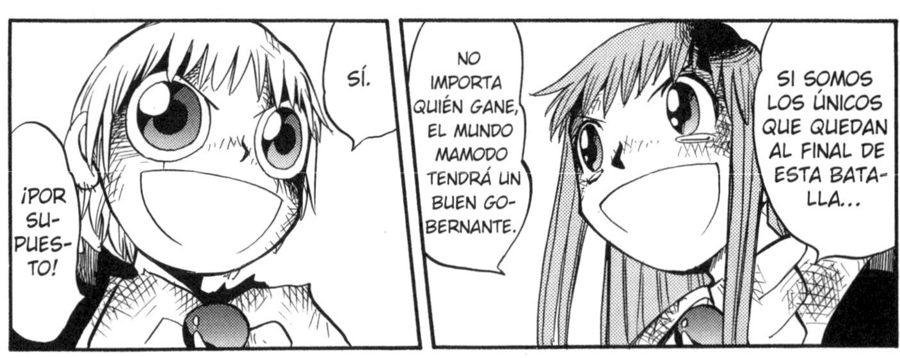

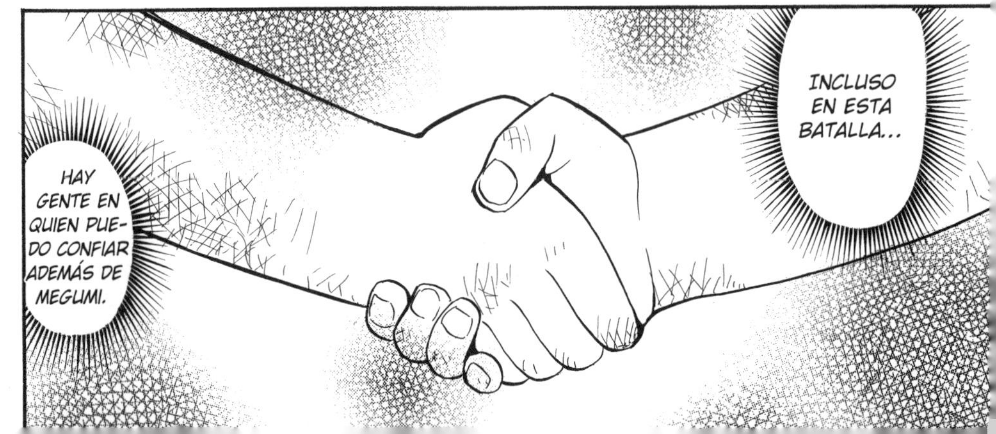

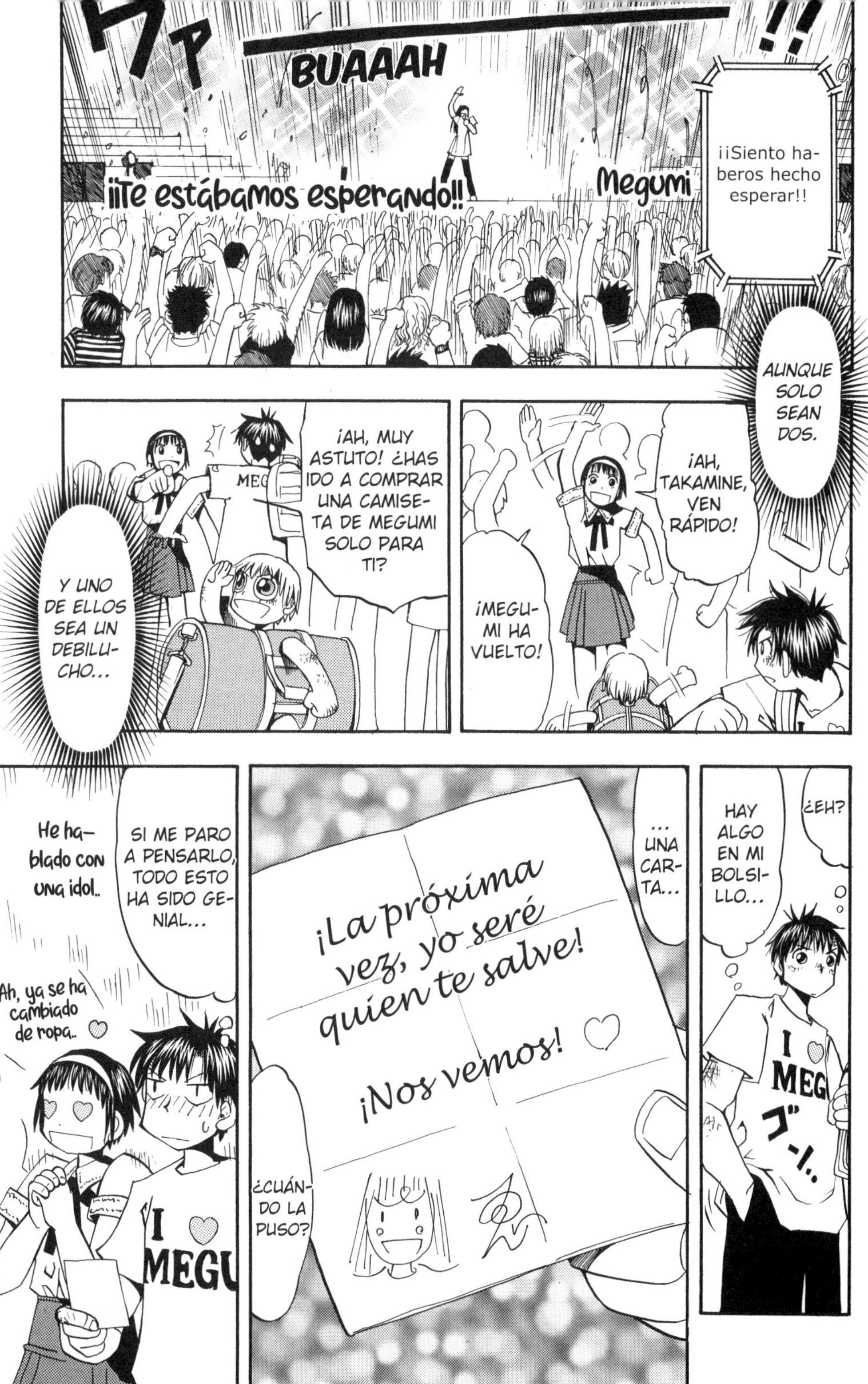

BUAAAH
¡¡Te estábamos esperando!!
Megumi
¡¡Siento haberos hecho esperar!!
AUNQUE SOLO SEAN DOS.
¡AH, TAKAMINE, VEN RÁPIDO!
¡MEGUMI HA VUELTO!
¡AH, MUY ASTUTO! ¿HAS IDO A COMPRAR UNA CAMISETA DE MEGUMI SOLO PARA TI?
MEG
Y UNO DE ELLOS SEA UN DEBILUCHO...
¿EH?
HAY ALGO EN MI BOLSILLO...
I MEG
... UNA CARTA...
¡La próxima vez, yo seré quien te salve!
¡Nos vemos!
¿CUÁNDO LA PUSO?
SI ME PARO A PENSARLO, TODO ESTO HA SIDO GENIAL...
He hablado con una idol..
Ah, ya se ha cambiado de ropa..
I MEGU

ワァ
BUAAAH
JU, JU, JU...
Megumi
ZATCH Y...
KIYOMARO... HUH.
SON BUENOS COMPAÑEROS...
TÍA...

!
AH...
HEY, TÍA...

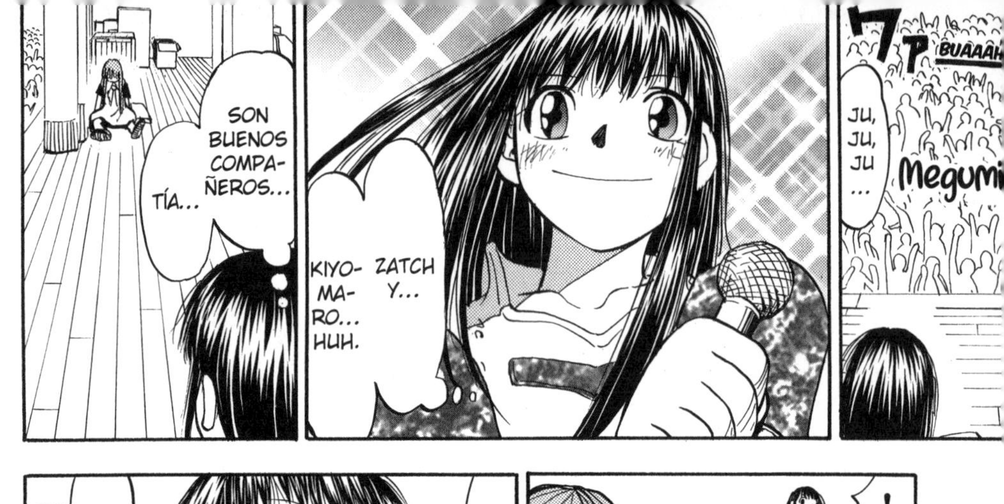

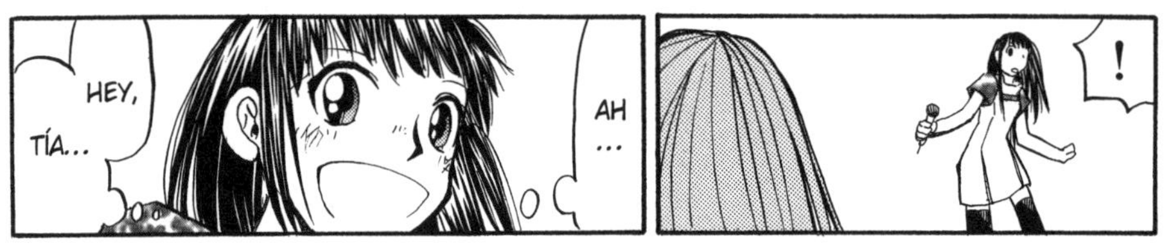

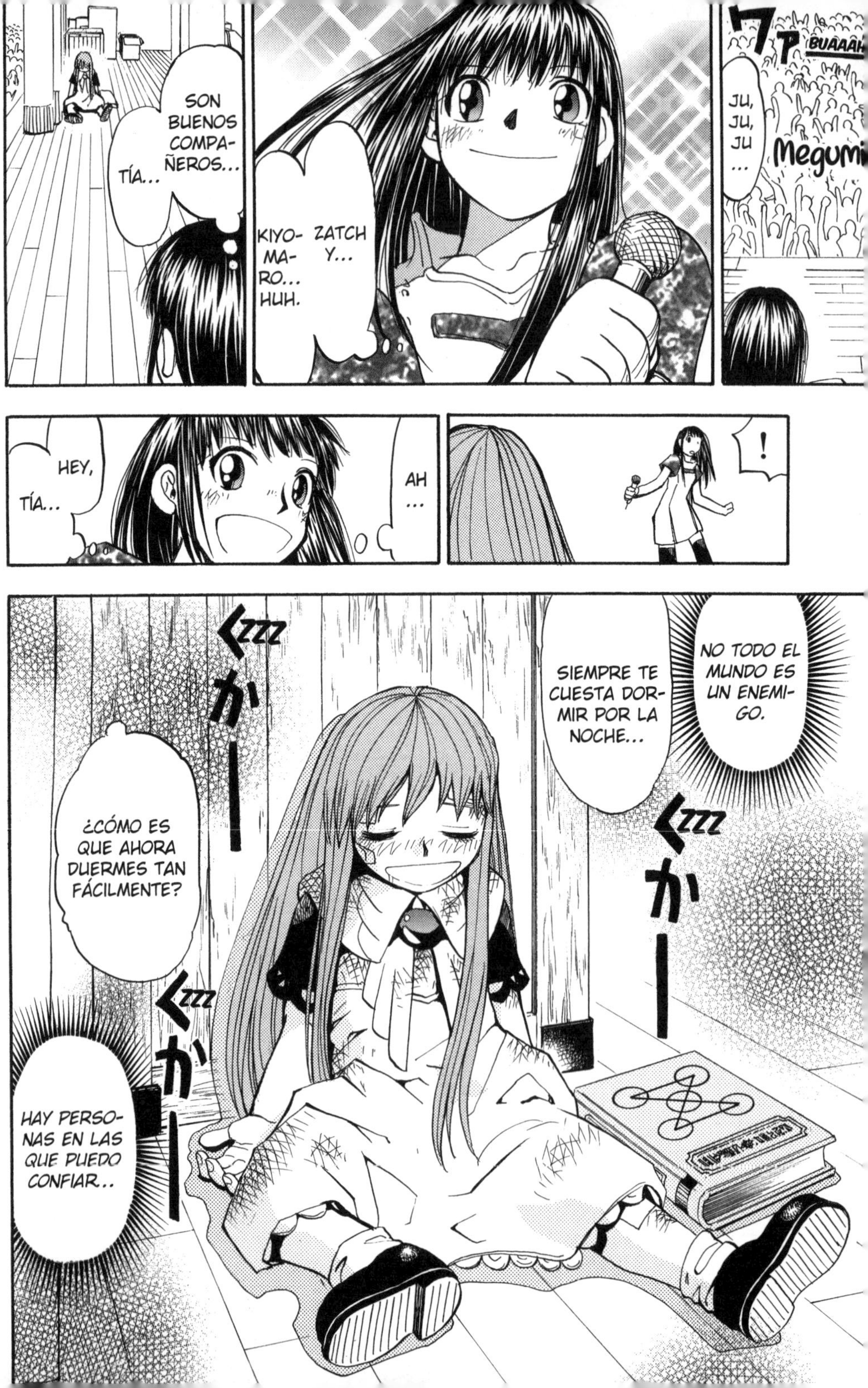

NO TODO EL MUNDO ES UN ENEMIGO.

SIEMPRE TE CUESTA DORMIR POR LA NOCHE...

Zzz かー

¿CÓMO ES QUE AHORA DUERMES TAN FÁCILMENTE?

Zzz かー

Zzz かー

HAY PERSONAS EN LAS QUE PUEDO CONFIAR..

NIVEL. 39
LAS VACACIONES DE KIYOMARO

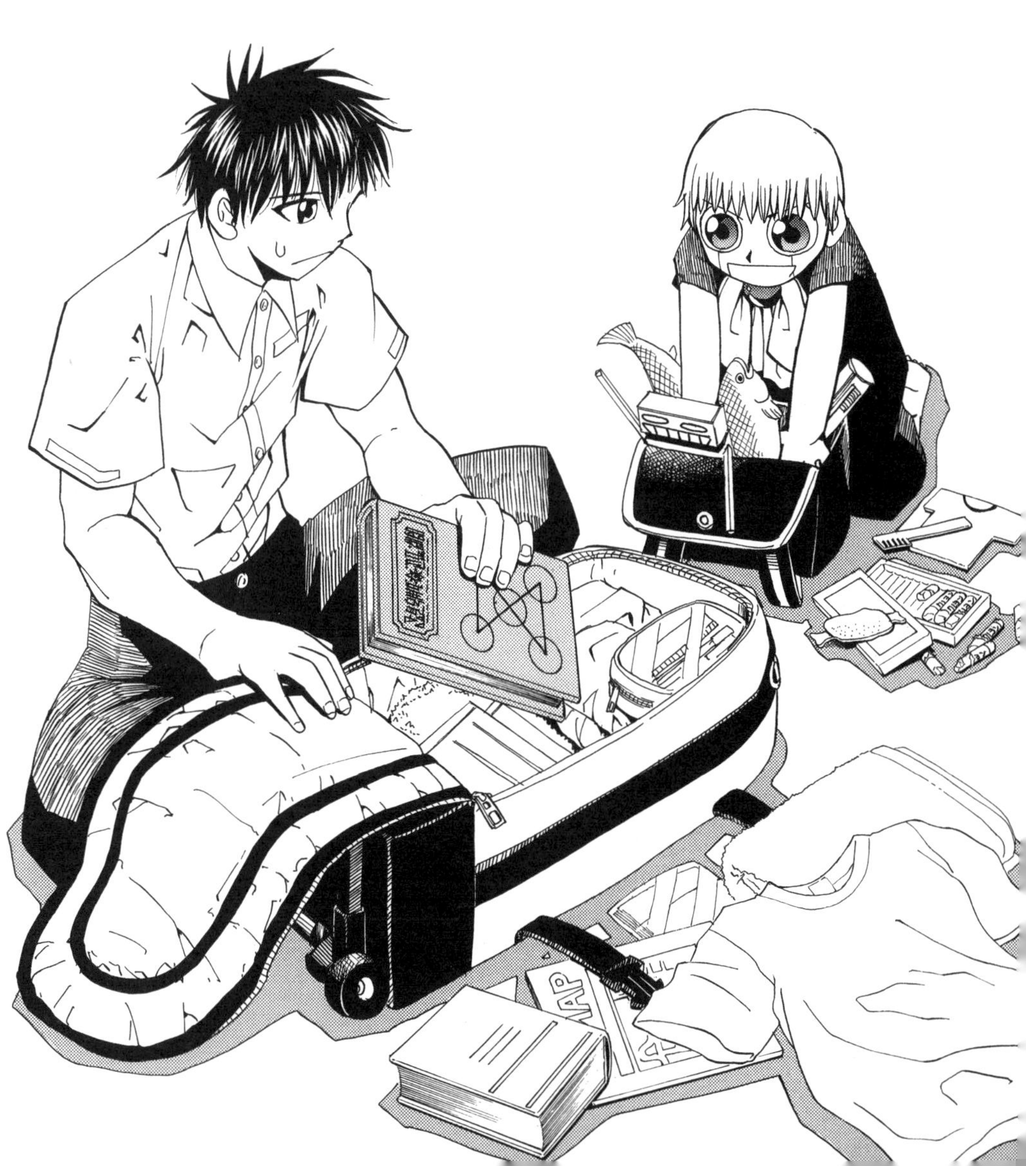

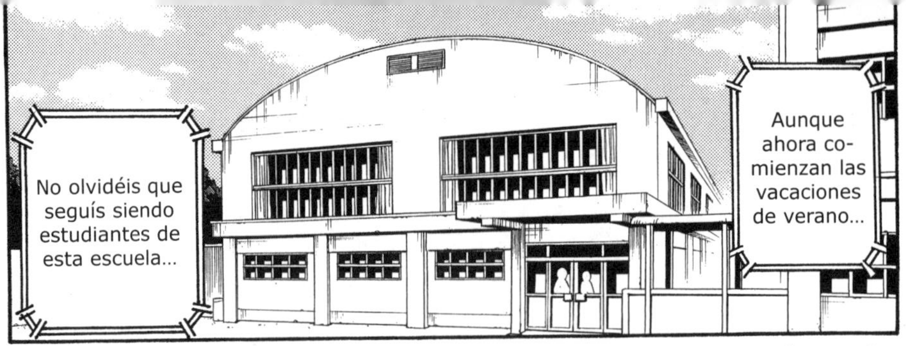
Aunque ahora comienzan las vacaciones de verano...
No olvidéis que seguís siendo estudiantes de esta escuela...

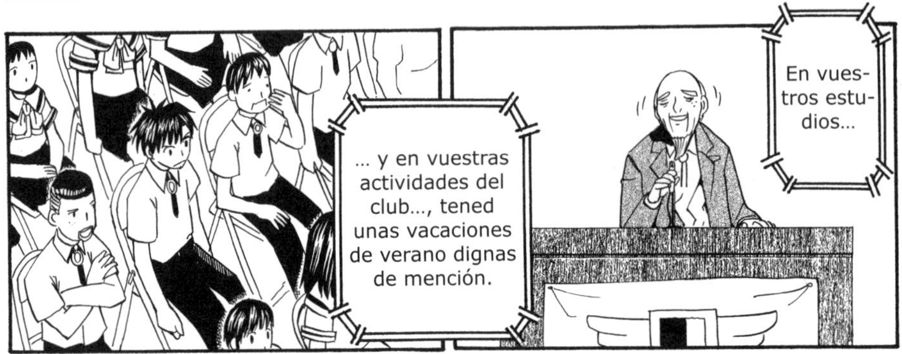
En vuestros estudios...
... y en vuestras actividades del club..., tened unas vacaciones de verano dignas de mención.

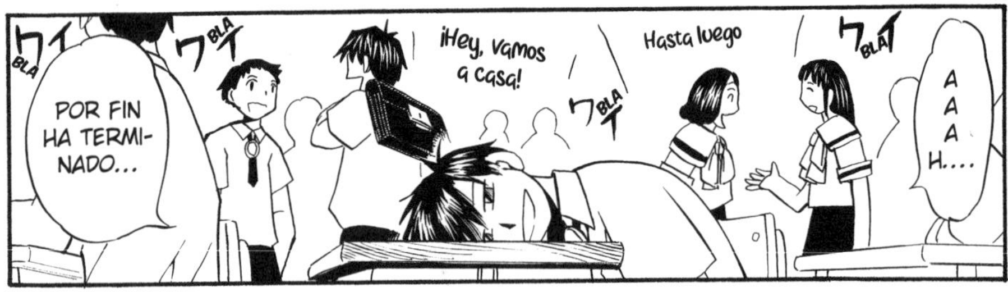
AAAAH....
BLA
Hasta luego
BLA
¡Hey, vamos a casa!
BLA
BLA
POR FIN HA TERMINADO...

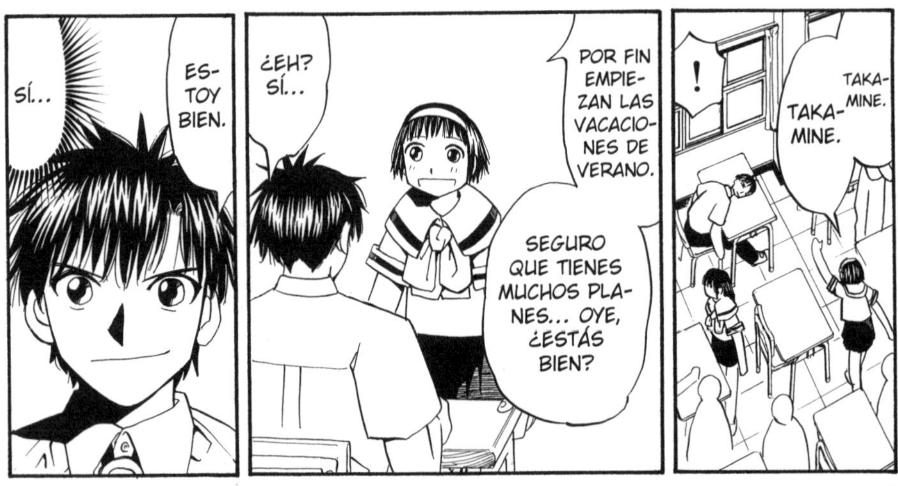
!
TAKAMINE.
TAKAMINE.
POR FIN EMPIEZAN LAS VACACIONES DE VERANO.
SEGURO QUE TIENES MUCHOS PLANES... OYE, ¿ESTÁS BIEN?
¿EH? SÍ...
ESTOY BIEN.
SÍ...

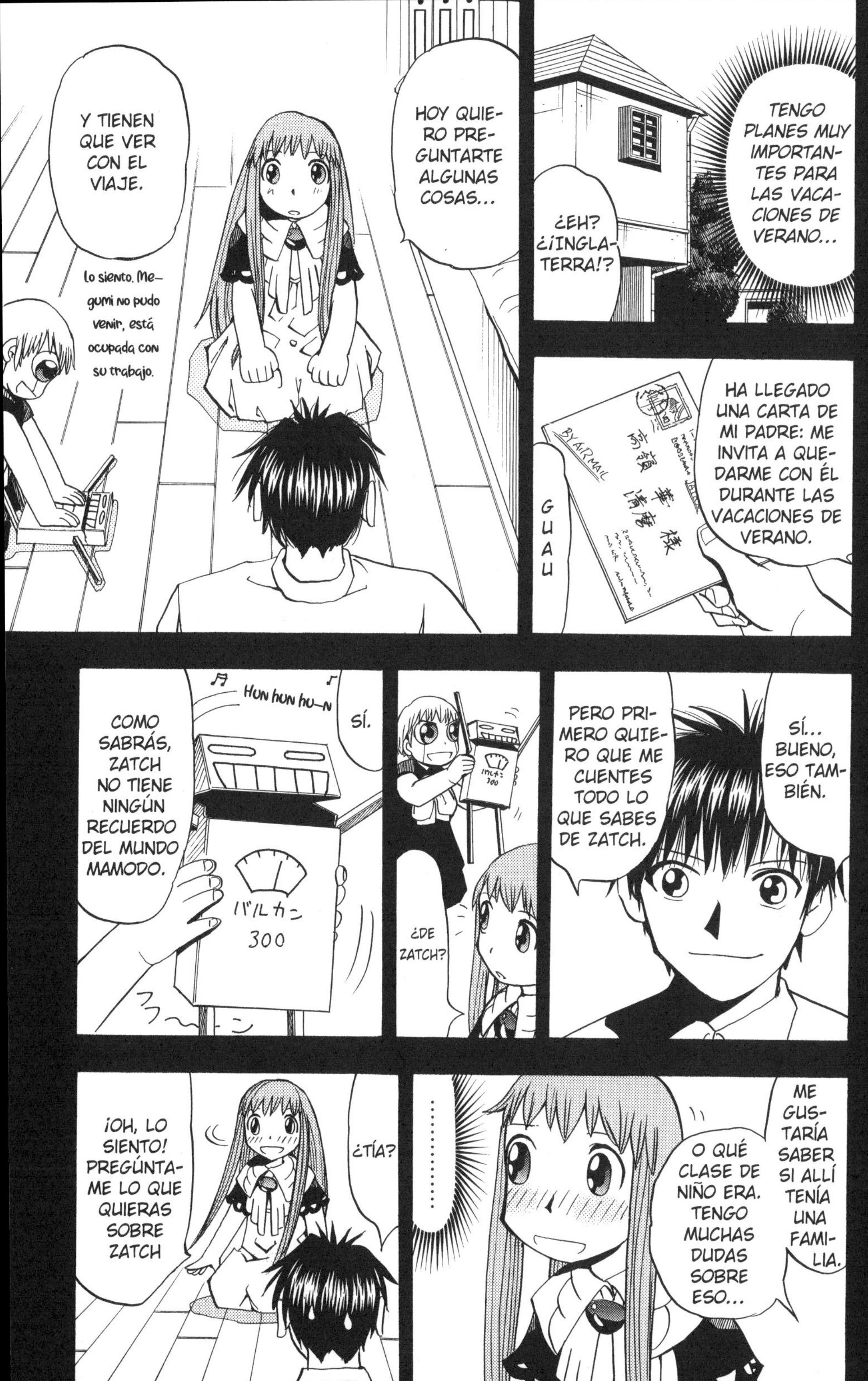
TENGO PLANES MUY IMPORTANTES PARA LAS VACACIONES DE VERANO...
¿EH? ¿¡INGLATERRA!?
HOY QUIERO PREGUNTARTE ALGUNAS COSAS...
Y TIENEN QUE VER CON EL VIAJE.
Lo siento. Megumi no pudo venir, está ocupada con su trabajo.
HA LLEGADO UNA CARTA DE MI PADRE: ME INVITA A QUEDARME CON ÉL DURANTE LAS VACACIONES DE VERANO.
BY AIR MAIL
GUAU
SÍ... BUENO, ESO TAMBIÉN.
PERO PRIMERO QUIERO QUE ME CUENTES TODO LO QUE SABES DE ZATCH.
¿DE ZATCH?
SÍ.
HUN hun hu-n
COMO SABRÁS, ZATCH NO TIENE NINGÚN RECUERDO DEL MUNDO MAMODO.
バルカン 300
ME GUSTARÍA SABER SI ALLÍ TENÍA UNA FAMILIA.
O QUÉ CLASE DE NIÑO ERA. TENGO MUCHAS DUDAS SOBRE ESO...
....
¿TÍA?
¡OH, LO SIENTO! PREGÚNTAME LO QUE QUIERAS SOBRE ZATCH

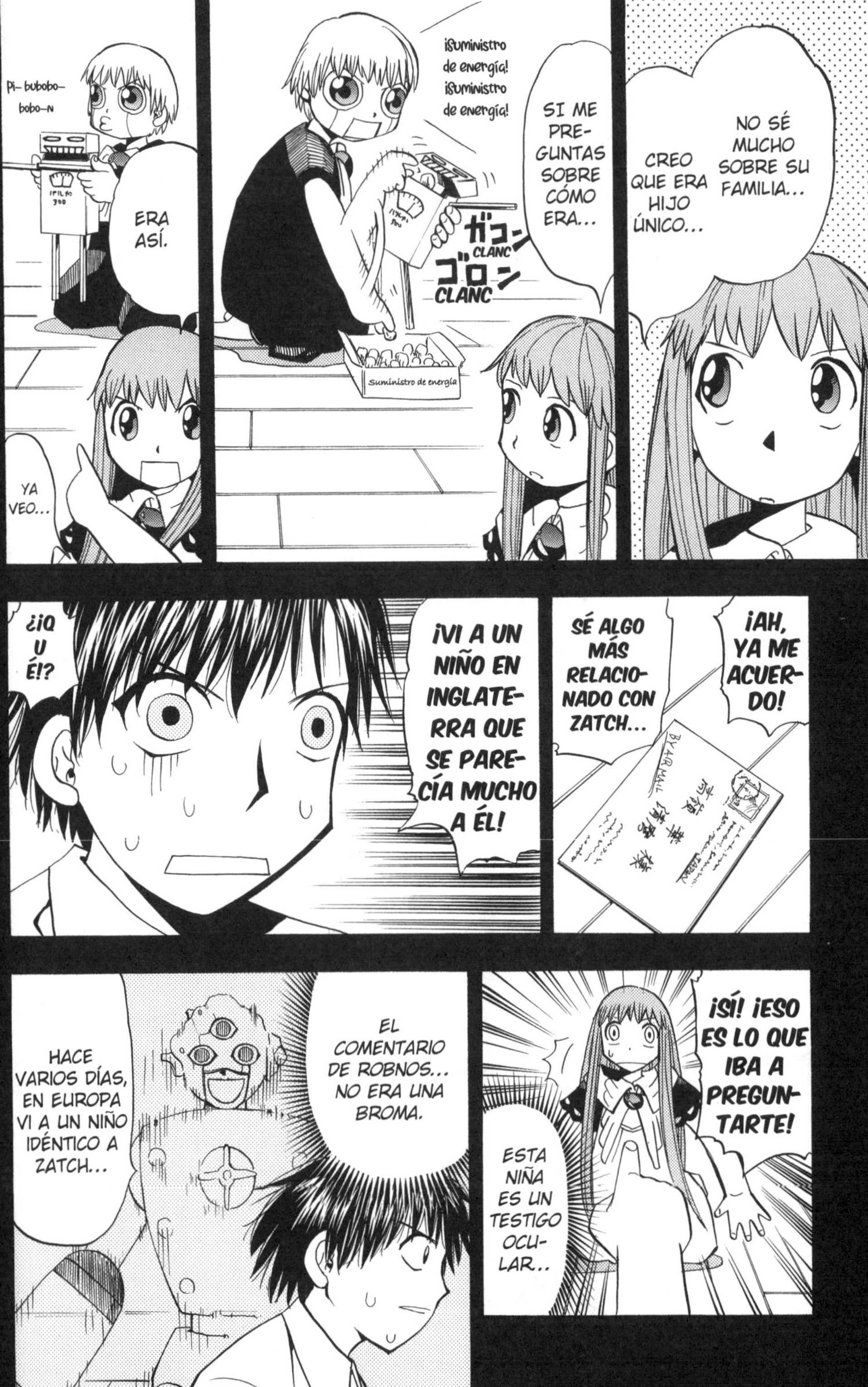
NO SÉ MUCHO SOBRE SU FAMILIA...
CREO QUE ERA HIJO ÚNICO...
SI ME PREGUNTAS SOBRE CÓMO ERA...
¡Suministro de energía! ¡Suministro de energía!
ガコン
CLANC
ゴロン
CLANC
Suministro de energía
ERA ASÍ.
Pi- bubobo- bobo-N
YA VEO...
¡AH, YA ME ACUERDO!
SÉ ALGO MÁS RELACIONADO CON ZATCH...
BY AIR MAIL
¡VI A UN NIÑO EN INGLATERRA QUE SE PARECÍA MUCHO A ÉL!
¿¡Q U É!?
¡SÍ! ¡ESO ES LO QUE IBA A PREGUNTARTE!
ESTA NIÑA ES UN TESTIGO OCULAR...
EL COMENTARIO DE ROBNOS... NO ERA UNA BROMA.
HACE VARIOS DÍAS, EN EUROPA VI A UN NIÑO IDÉNTICO A ZATCH...

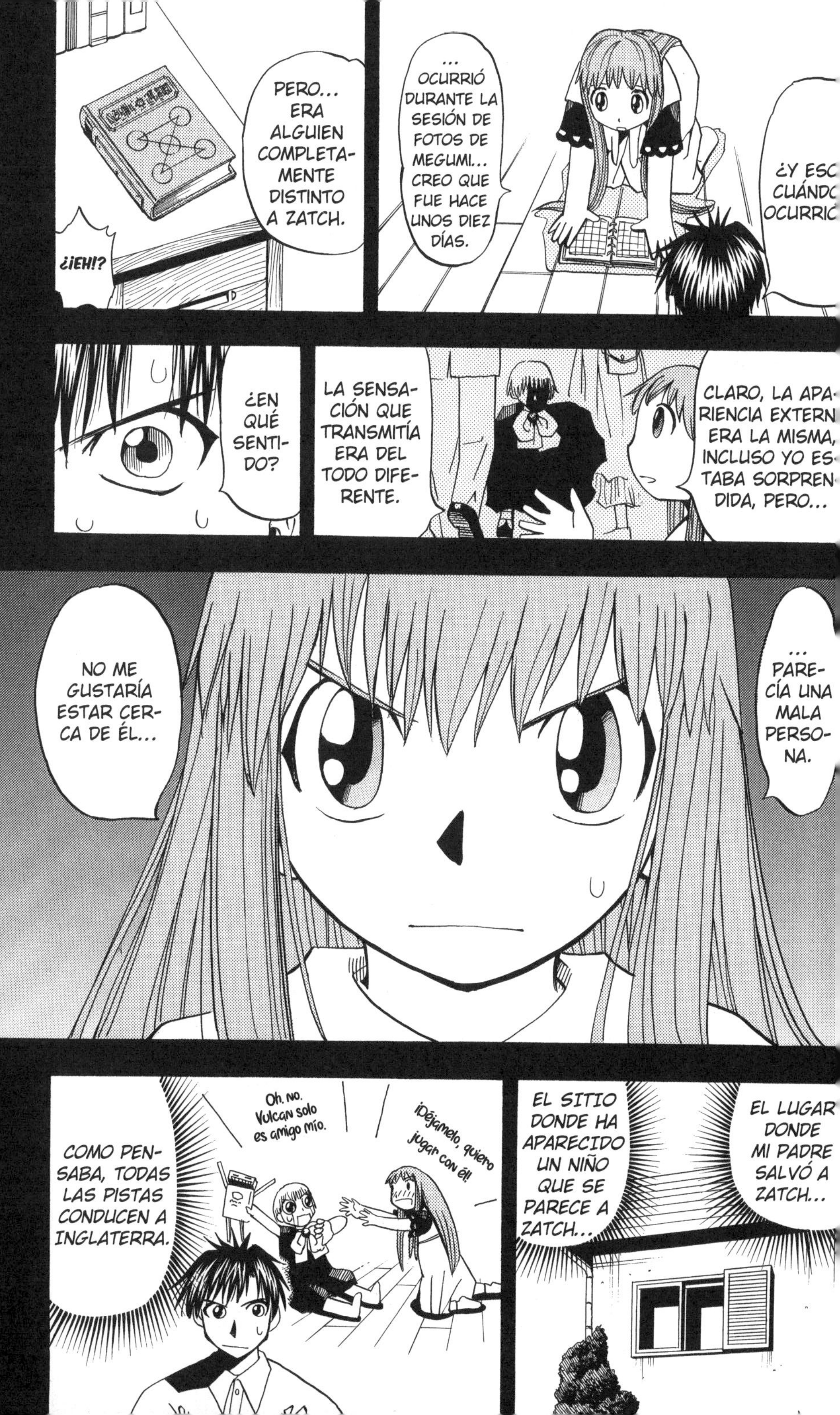
¿Y ESC CUÁND OCURRI
... OCURRIÓ DURANTE LA SESIÓN DE FOTOS DE MEGUMI... CREO QUE FUE HACE UNOS DIEZ DÍAS.
PERO... ERA ALGUIEN COMPLETAMENTE DISTINTO A ZATCH.
¿¡EH!?
CLARO, LA APARIENCIA EXTERN ERA LA MISMA, INCLUSO YO ESTABA SORPRENDIDA, PERO...
LA SENSACIÓN QUE TRANSMITÍA ERA DEL TODO DIFERENTE.
¿EN QUÉ SENTIDO?
... PARECÍA UNA MALA PERSONA.
NO ME GUSTARÍA ESTAR CERCA DE ÉL...
EL LUGAR DONDE MI PADRE SALVÓ A ZATCH...
EL SITIO DONDE HA APARECIDO UN NIÑO QUE SE PARECE A ZATCH...
¡Déjamelo, quiero jugar con él!
Oh, no. Vulcan solo es amigo mío.
COMO PENSABA, TODAS LAS PISTAS CONDUCEN A INGLATERRA.

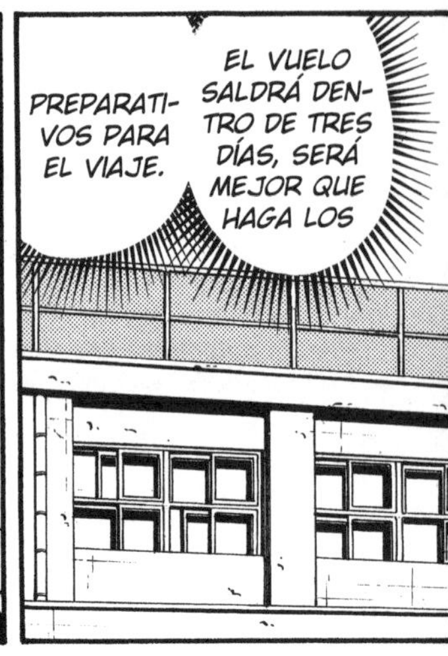
EL VUELO SALDRÁ DENTRO DE TRES DÍAS, SERÁ MEJOR QUE HAGA LOS
PREPARATIVOS PARA EL VIAJE.

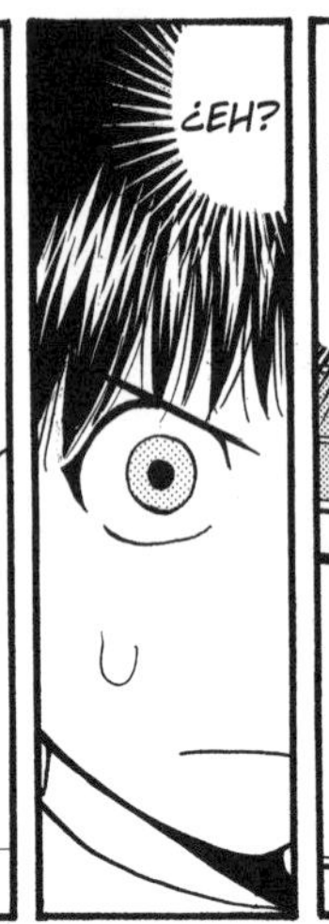
¿EH?

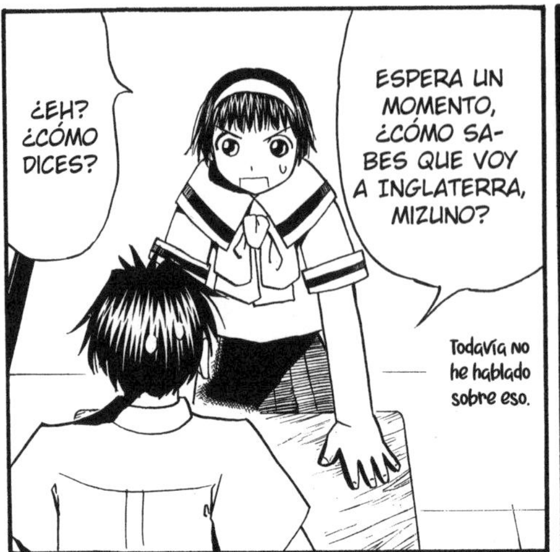
ESPERA UN MOMENTO, ¿CÓMO SABES QUE VOY A INGLATERRA, MIZUNO?
Todavía no he hablado sobre eso.
¿EH? ¿CÓMO DICES?

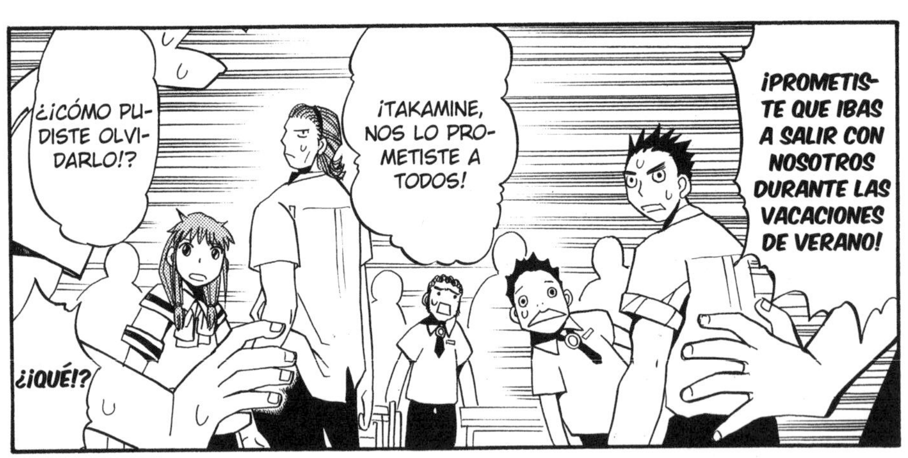
¡PROMETISTE QUE IBAS A SALIR CON NOSOTROS DURANTE LAS VACACIONES DE VERANO!
¡TAKAMINE, NOS LO PROMETISTE A TODOS!
¿¡CÓMO PUDISTE OLVIDARLO!?
¿¡QUÉ!?

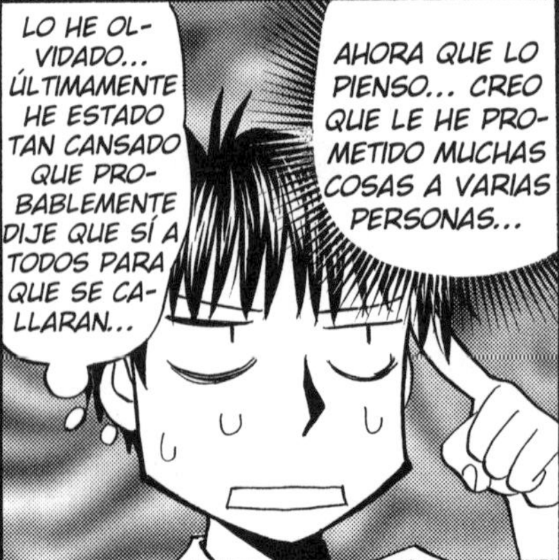
AHORA QUE LO PIENSO... CREO QUE LE HE PROMETIDO MUCHAS COSAS A VARIAS PERSONAS...
LO HE OLVIDADO... ÚLTIMAMENTE HE ESTADO TAN CANSADO QUE PROBABLEMENTE DIJE QUE SÍ A TODOS PARA QUE SE CALLARAN...

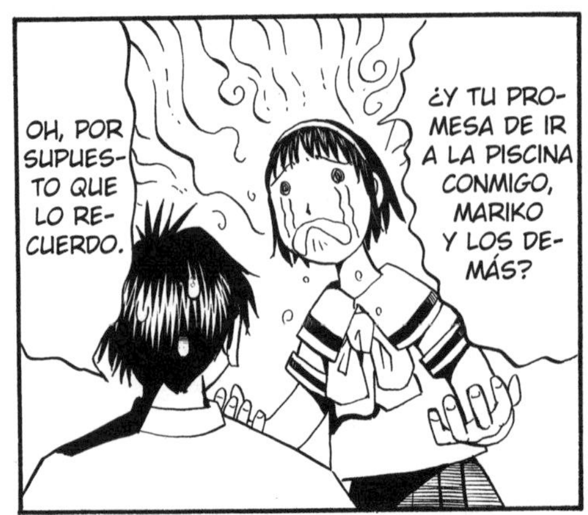
¿Y TU PROMESA DE IR A LA PISCINA CONMIGO, MARIKO Y LOS DEMÁS?
OH, POR SUPUESTO QUE LO RECUERDO.

TAKAMINE, ¿NO ME PROMETISTE QUE VENDRÍAS A ENTRENAR AL BÉISBOL?
ESA PROMESA TAMBIÉN LA RECUERDO.

TAKAMINE, ¿¡OLVIDASTE TAMBIÉN QUE ME PROMETISTE QUE LLAMARÍAMOS JUNTOS A LOS ALIENÍGENAS!?
NO PUEDES HABER OLVIDADO ESO, ¿VERDAD?
HEY... ¿CUANDO PROMETÍ ESO?

TAKAMINE, ¿Y QUÉ SUCEDE CON LA PROMESA DE ATRAPAR UN TSUCHINOKO CONMIGO?
¿HICE ESO? ¿¡EN SERIO PROMETÍ ESO!?

SOY NOGUCHI, DE LA CLASE DE AL LADO. ¿NO PROMETISTE VENIR A VER CAMPANILLAS CON...
¡NUNCA TE HE VISTO ANTES! ¡LÁRGATE! ¡VUELVE A TU CLASE!

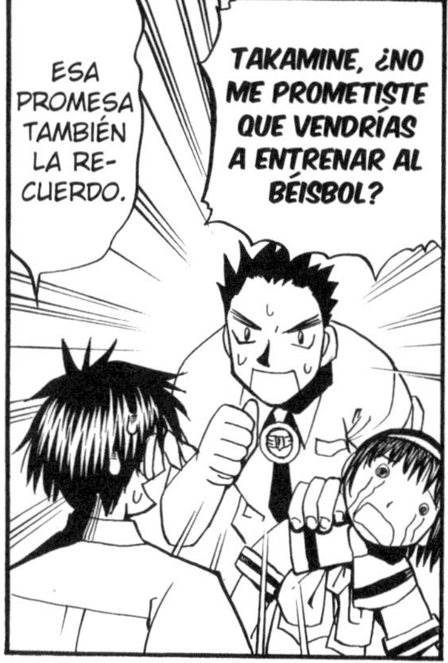

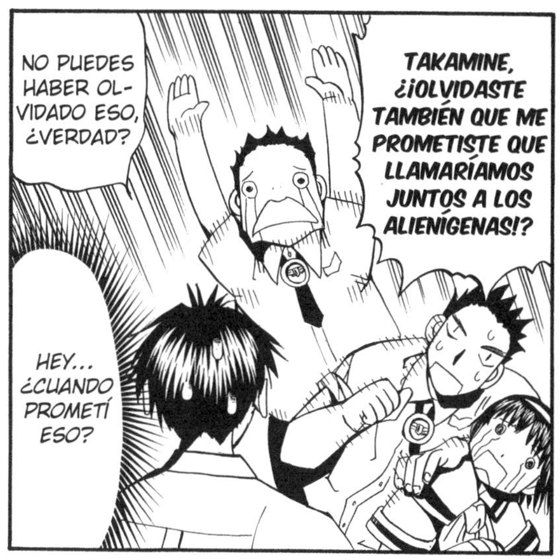

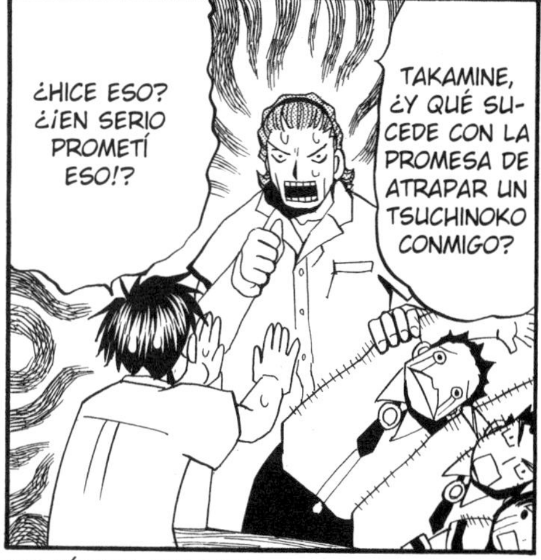

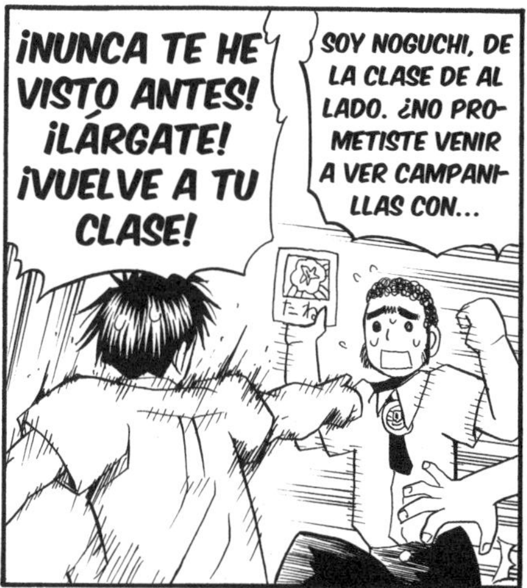

N. DE LA T.: EL TSUCHINOKO ES UNA SERPIENTE MÍSTICA JAPONESA.

BIEN, TAKAMINE ¡¡HACE MUCHO QUE ESPERAMOS ESTE MOMENTO!!
¿EH?
¿EH? ¿¡EHHH!?

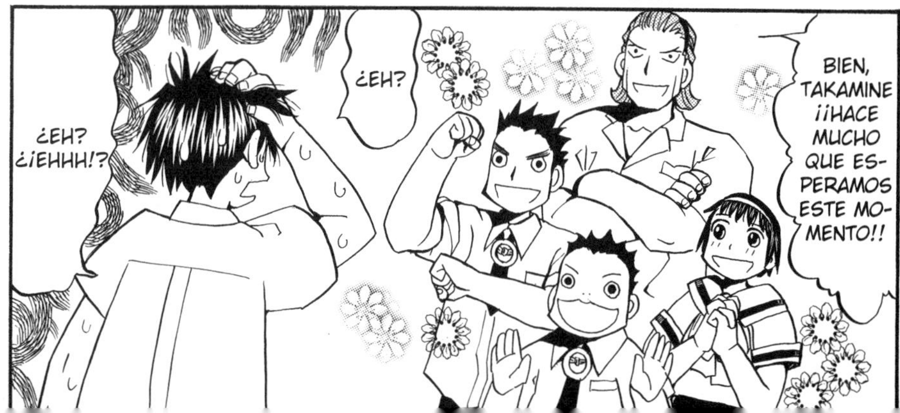

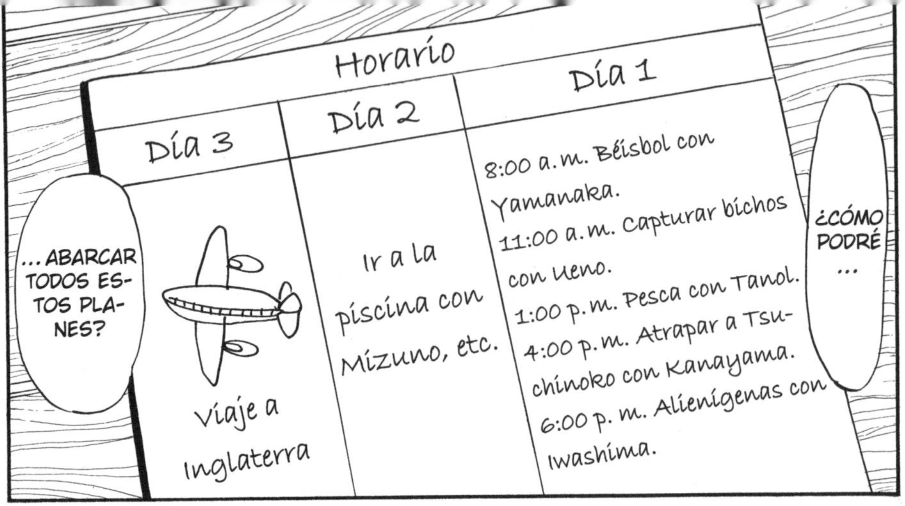
¿CÓMO PODRÉ ...
Horario
Día 1
8:00 a.m. Béisbol con Yamanaka.
11:00 a.m. Capturar bichos con Ueno.
1:00 p.m. Pesca con Tanol.
4:00 p.m. Atrapar a Tsuchinoko con Kanayama.
6:00 p.m. Alienígenas con Iwashima.
Día 2
Ir a la piscina con Mizuno, etc.
Día 3
Viaje a Inglaterra
... ABARCAR TODOS ESTOS PLANES?

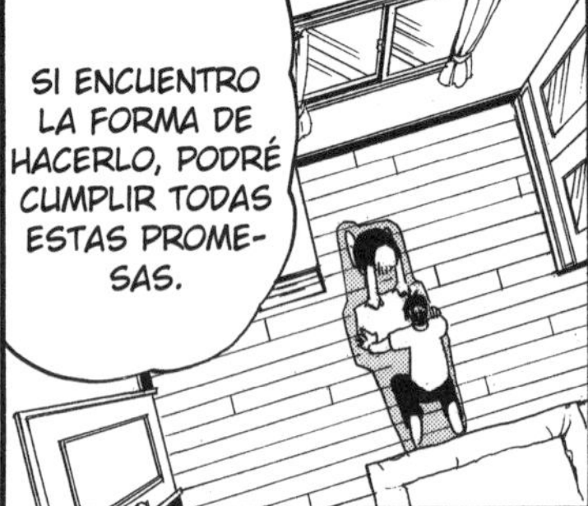
SI ENCUENTRO LA FORMA DE HACERLO, PODRÉ CUMPLIR TODAS ESTAS PROMESAS.

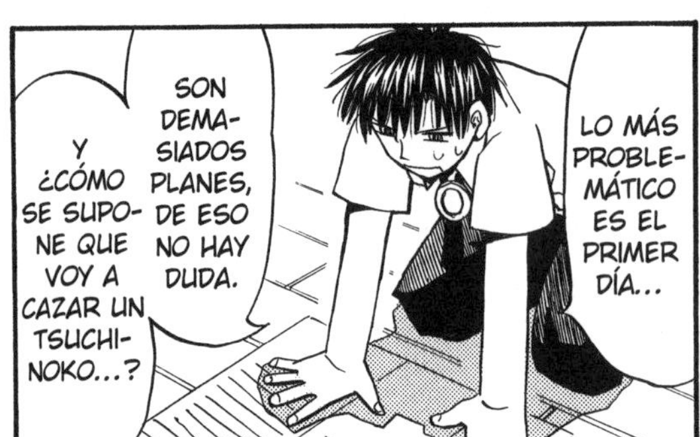
LO MÁS PROBLEMÁTICO ES EL PRIMER DÍA...
SON DEMASIADOS PLANES, DE ESO NO HAY DUDA.
Y ¿CÓMO SE SUPONE QUE VOY A CAZAR UN TSUCHINOKO...?

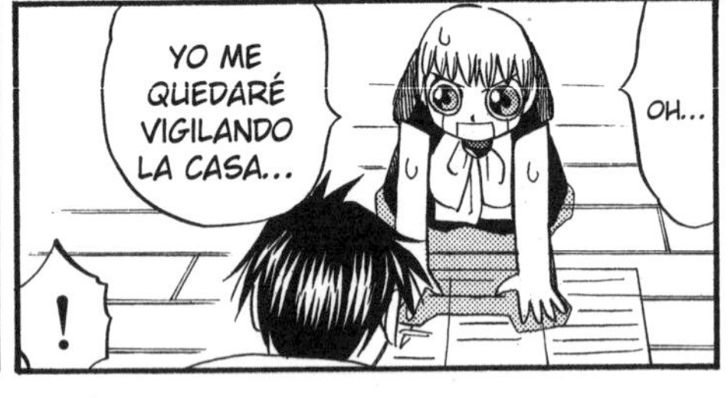
OH...
YO ME QUEDARÉ VIGILANDO LA CASA...
!

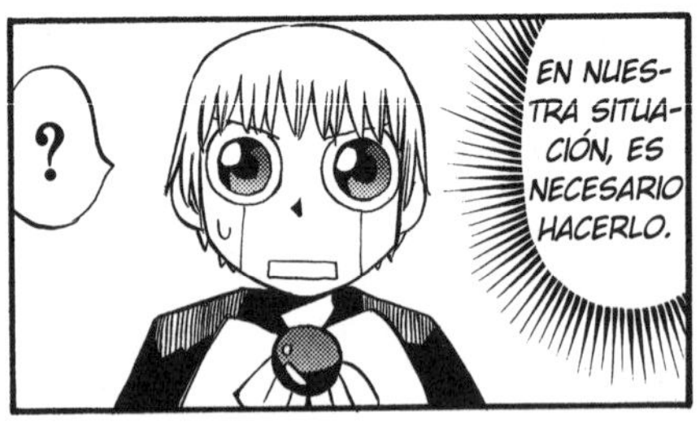
EN NUESTRA SITUACIÓN, ES NECESARIO HACERLO.
?

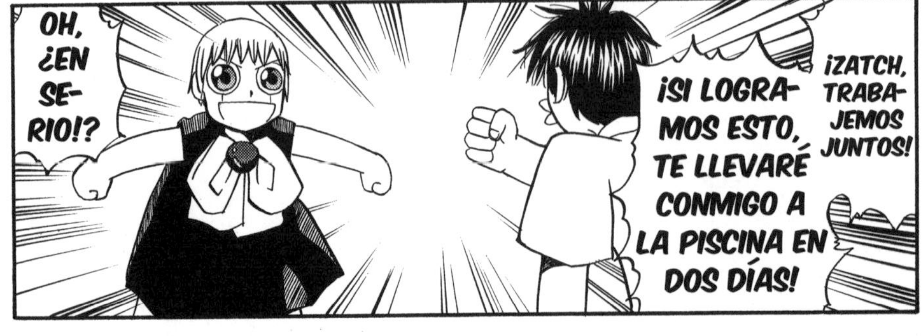
¡ZATCH, TRABAJEMOS JUNTOS!
¡SI LOGRAMOS ESTO, TE LLEVARÉ CONMIGO A LA PISCINA EN DOS DÍAS!
OH, ¿EN SERIO!?

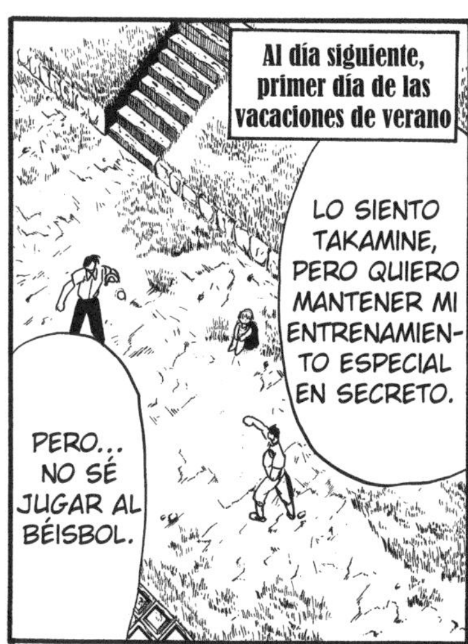
Al día siguiente, primer día de las vacaciones de verano
LO SIENTO TAKAMINE, PERO QUIERO MANTENER MI ENTRENAMIENTO ESPECIAL EN SECRETO.
PERO... NO SÉ JUGAR AL BÉISBOL.

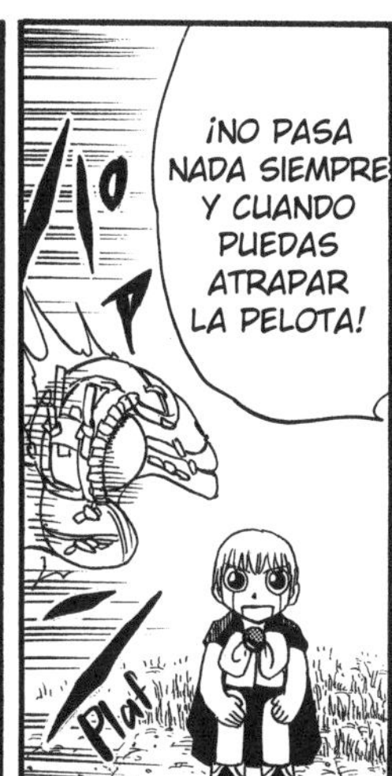
¡NO PASA NADA SIEMPRE Y CUANDO PUEDAS ATRAPAR LA PELOTA!
Plaf

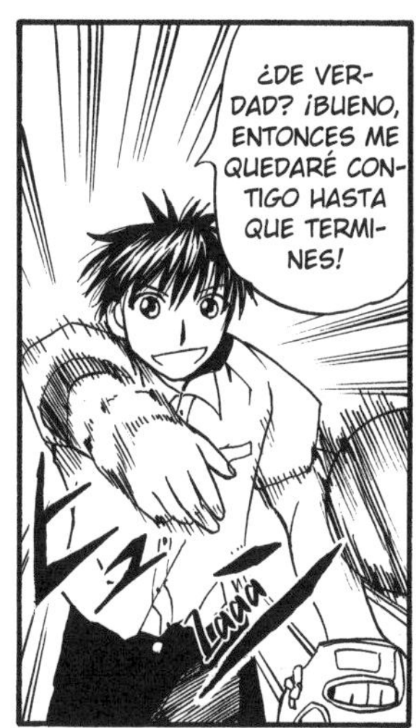
¿DE VERDAD? ¡BUENO, ENTONCES ME QUEDARÉ CONTIGO HASTA QUE TERMINES!
Zaaaa

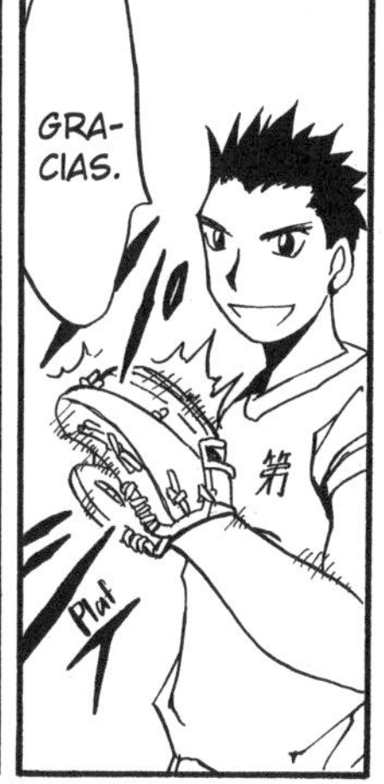
GRACIAS.
Plaf

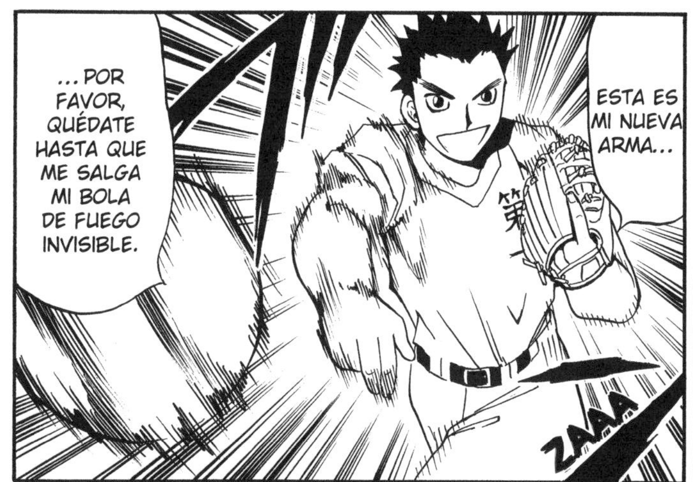
ESTA ES MI NUEVA ARMA...
...POR FAVOR, QUÉDATE HASTA QUE ME SALGA MI BOLA DE FUEGO INVISIBLE.
ZAAAA

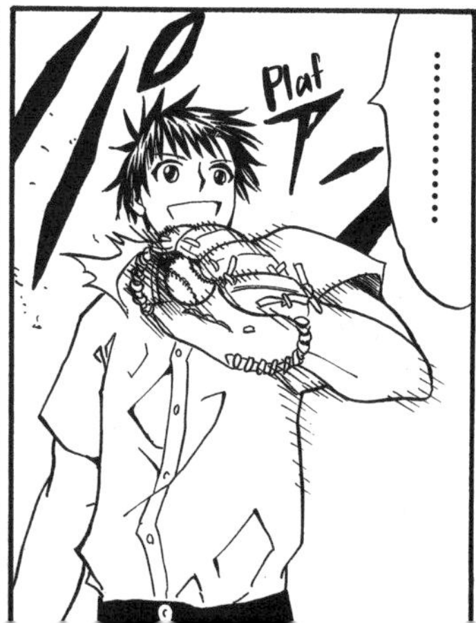
Plaf
......

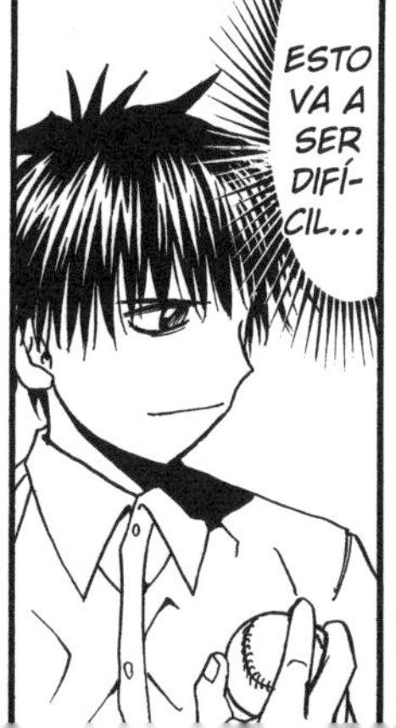
ESTO VA A SER DIFÍCIL...

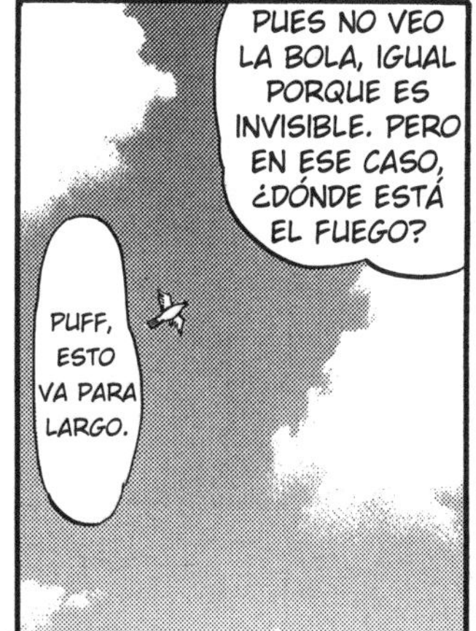
PUES NO VEO LA BOLA, IGUAL PORQUE ES INVISIBLE. PERO EN ESE CASO, ¿DÓNDE ESTÁ EL FUEGO?
PUFF, ESTO VA PARA LARGO.

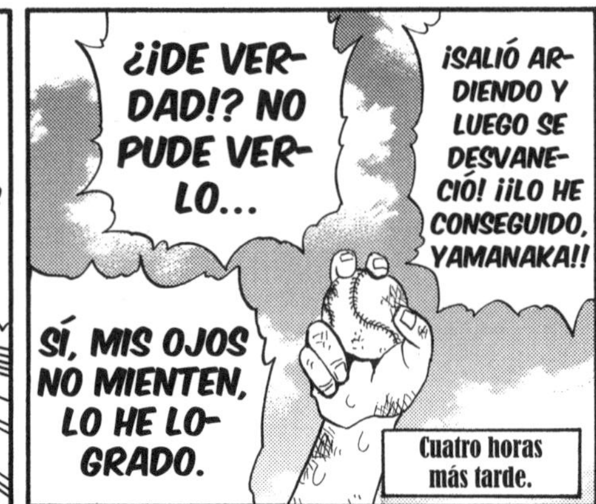
Cuatro horas más tarde.
¡SALIÓ ARDIENDO Y LUEGO SE DESVANECIÓ! ¡¡LO HE CONSEGUIDO, YAMANAKA!!
¿¡DE VERDAD!? NO PUDE VERLO...
SÍ, MIS OJOS NO MIENTEN, LO HE LOGRADO.

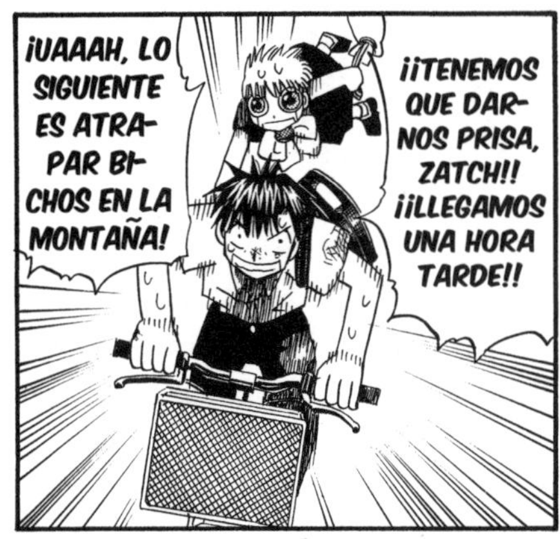
¡¡TENEMOS QUE DARNOS PRISA, ZATCH!! ¡¡LLEGAMOS UNA HORA TARDE!!
¡UAAAH, LO SIGUIENTE ES ATRAPAR BICHOS EN LA MONTAÑA!

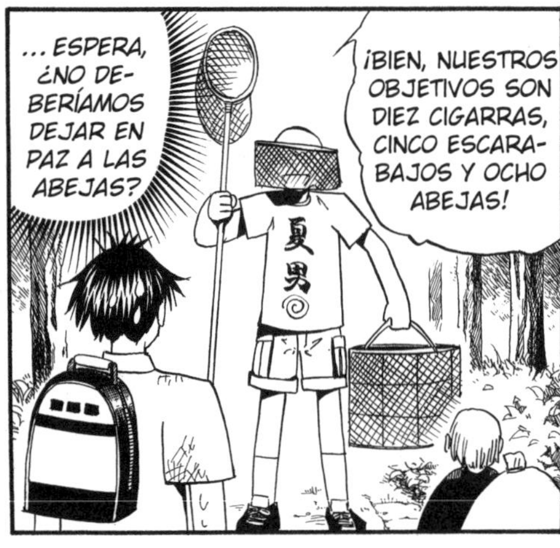
¡BIEN, NUESTROS OBJETIVOS SON DIEZ CIGARRAS, CINCO ESCARABAJOS Y OCHO ABEJAS!
... ESPERA, ¿NO DEBERÍAMOS DEJAR EN PAZ A LAS ABEJAS?

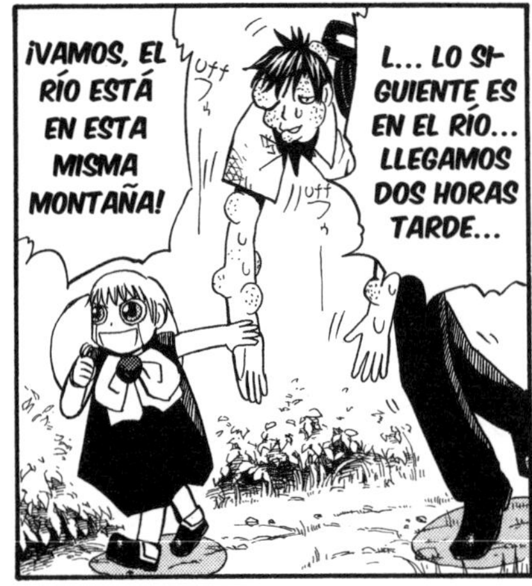
L... LO SIGUIENTE ES EN EL RÍO... LLEGAMOS DOS HORAS TARDE...
¡VAMOS, EL RÍO ESTÁ EN ESTA MISMA MONTAÑA!

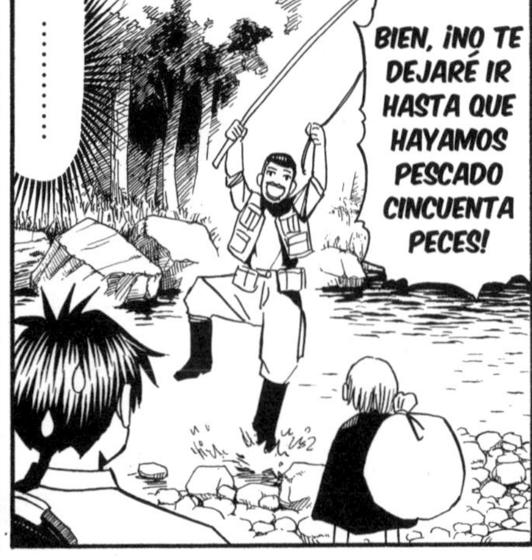
BIEN, ¡NO TE DEJARÉ IR HASTA QUE HAYAMOS PESCADO CINCUENTA PECES!
....

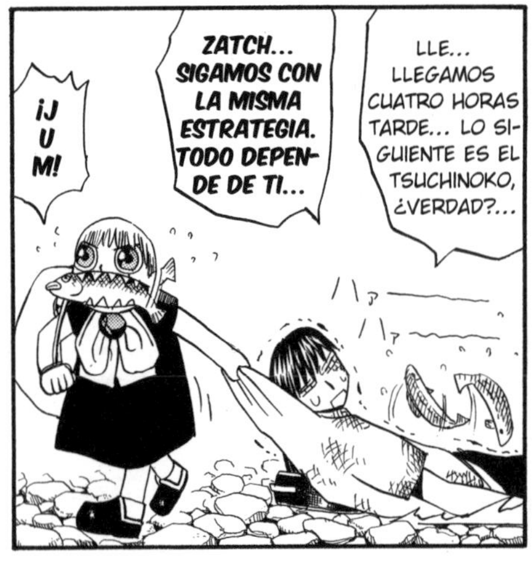
LLE... LLEGAMOS CUATRO HORAS TARDE... LO SIGUIENTE ES EL TSUCHINOKO, ¿VERDAD?...
ZATCH... SIGAMOS CON LA MISMA ESTRATEGIA. TODO DEPENDE DE TI...
¡JUM!

¡LLEGAS TARDE, TAKAMI-NE!
LO SIEN-TO....

NO TE DEJARÉ IR HASTA QUE ATRAPEMOS UN TSUCHI-NOKO.
YA ME LO FIGU-RABA...

DE TI DEPENDE, ZATCH...
Grrr

¡AH!
¡ES ENORME!
FSHHH

!
¡AH, UN TSUCHI-NOKO!
¡¿Q U É!?

¡¡BIEN, VAMOS A ATRA-PARLO!! ¡¡TAKAMI-NE!!
ZAS
ESTÚPIDO, ¿QUÉ ESTÁS DICIENDO? ¡¡DEBEMOS CORRER!!
ZAAA

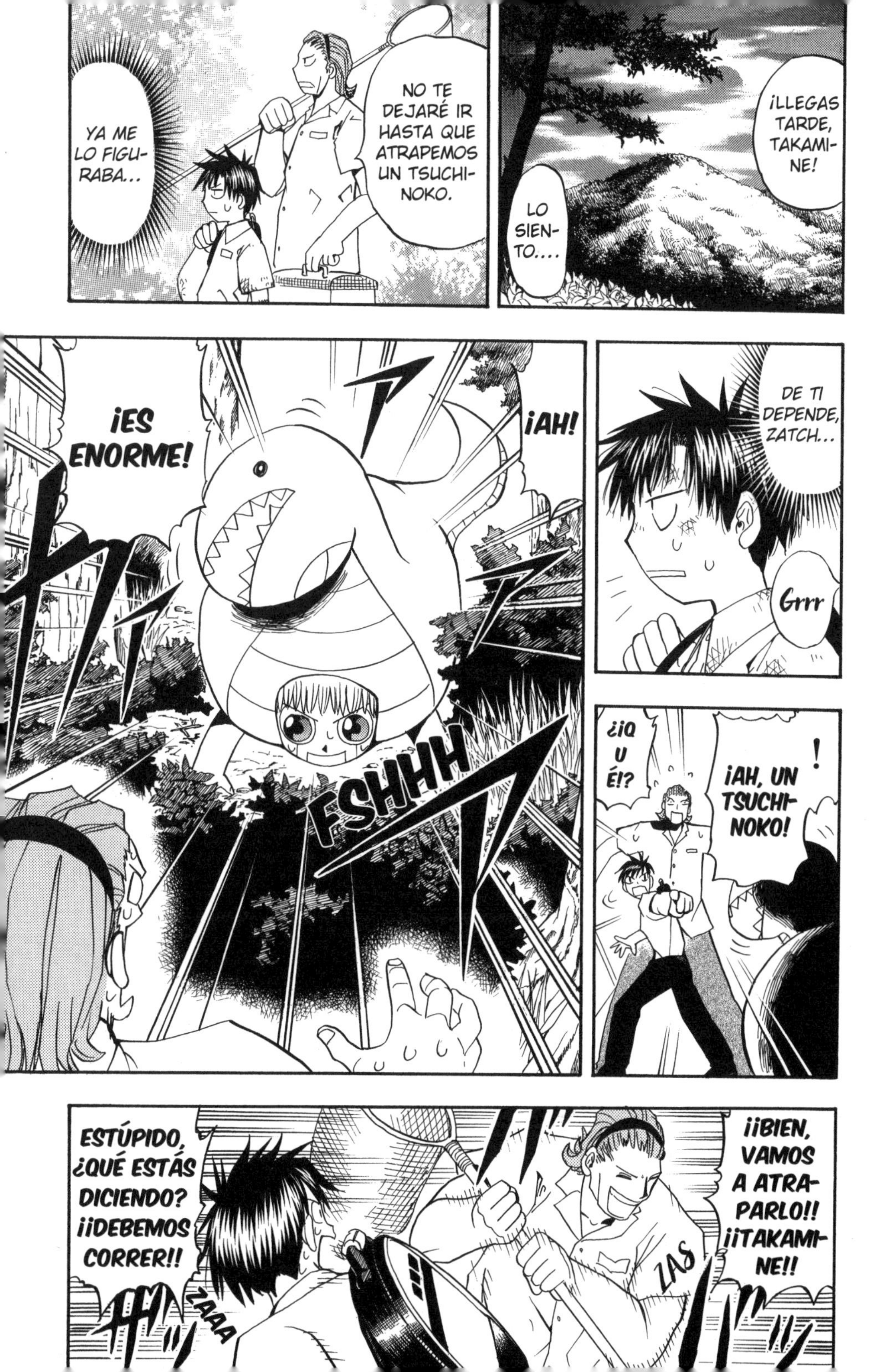

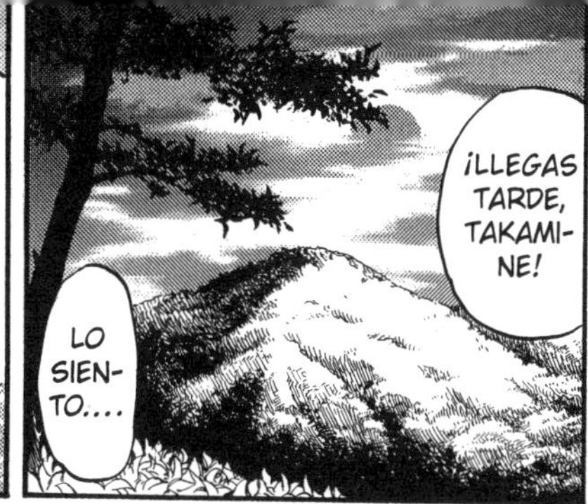

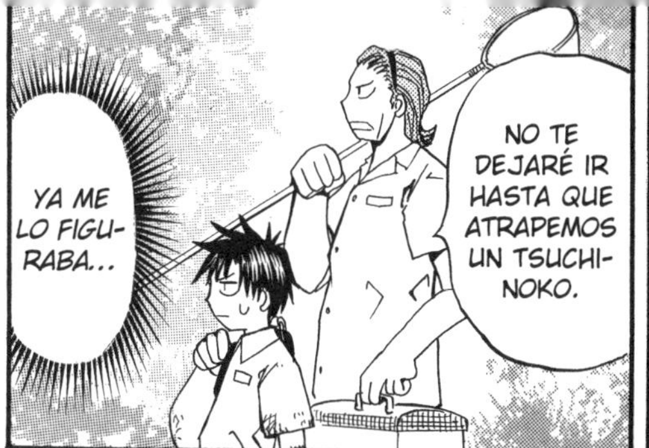

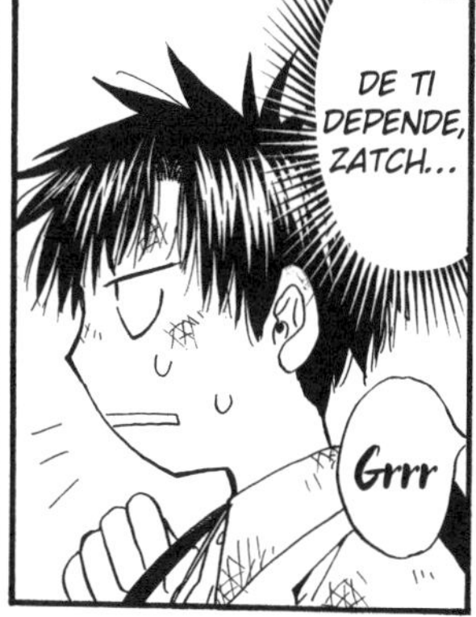

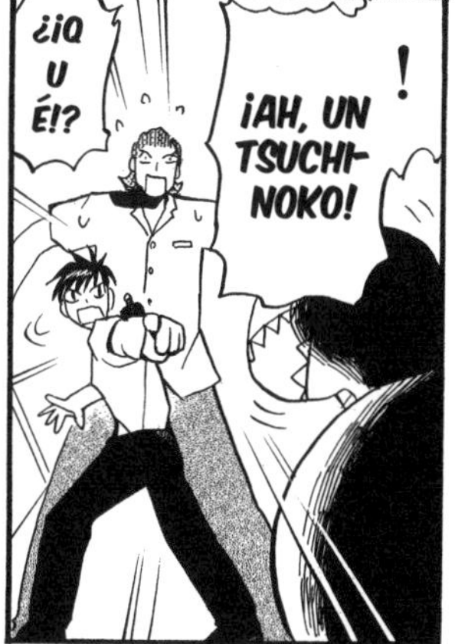

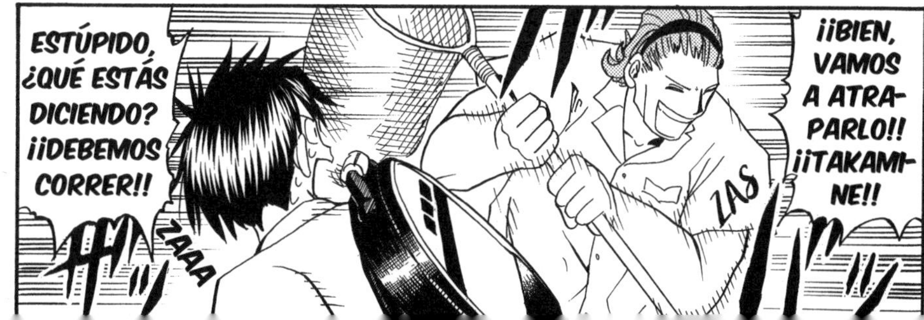

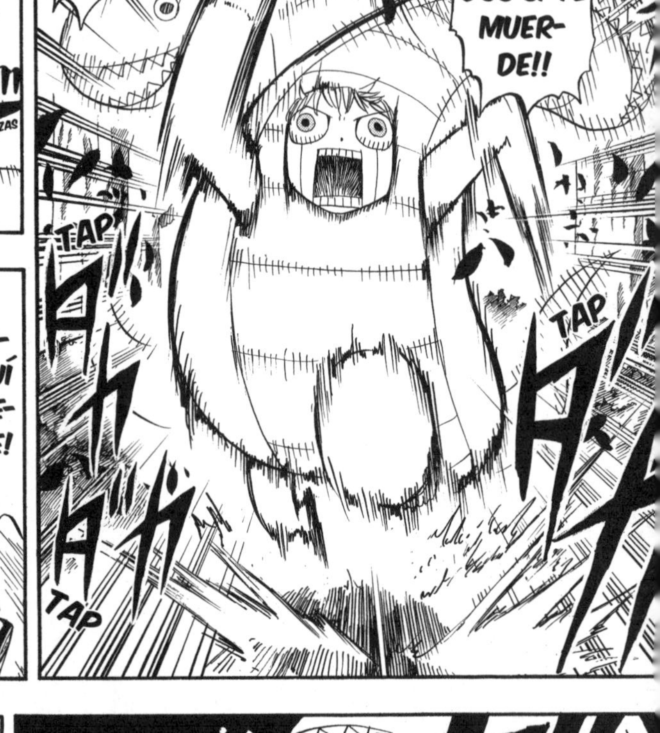
TAP
TAP
¡¡MORIRÁS EN OCHO SEGUNDOS SI TE MUERDE!!
¿¡QUÉ!? ¿¡OCHO SEGUNDOS!?
TAP
TAP
TAP
TAP

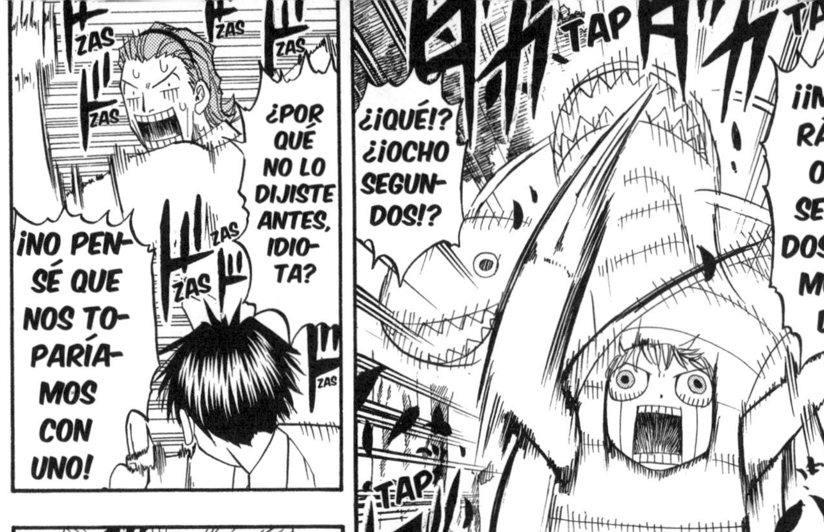
ZAS
ZAS
ZAS
ZAS
¿POR QUÉ NO LO DIJISTE ANTES, IDIOTA?
¡NO PENSÉ QUE NOS TOPARÍAMOS CON UNO!
ZAS
ZAS
ZAS

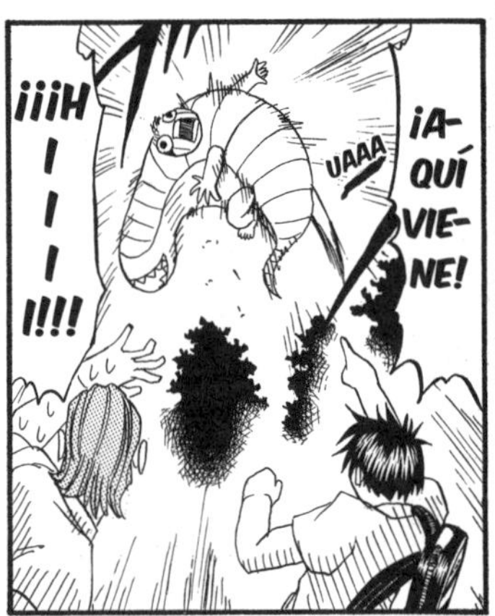
¡AQUÍ VIENE!
UAAA
¡¡¡HIIIII!!!

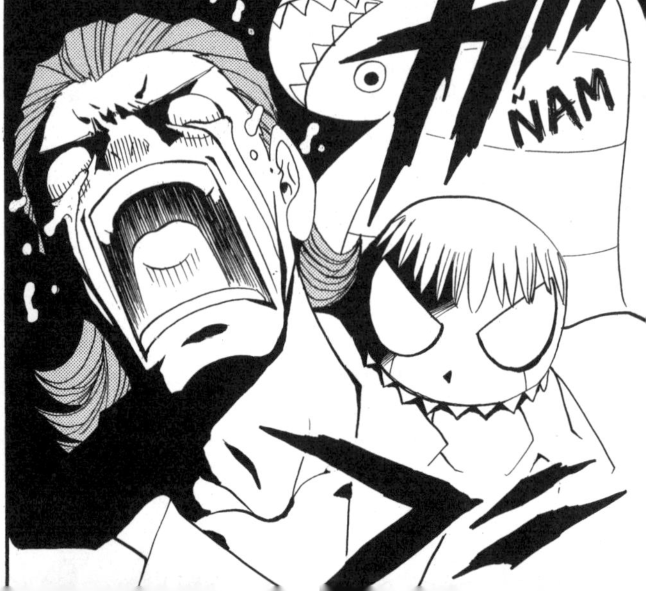
ÑAM

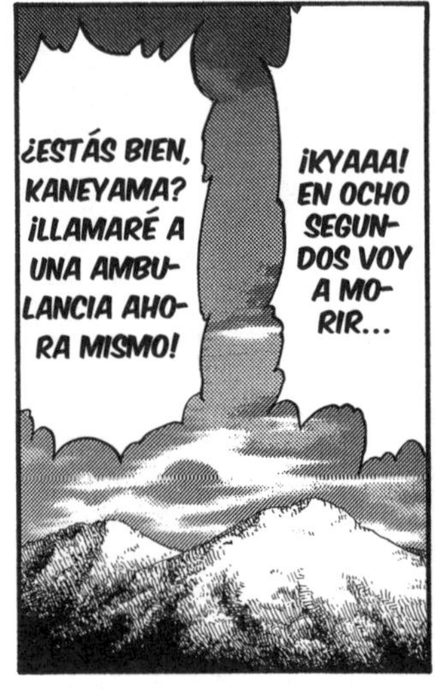
¡KYAAA! EN OCHO SEGUNDOS VOY A MORIR...
¿ESTÁS BIEN, KANEYAMA? ¡LLAMARÉ A UNA AMBULANCIA AHORA MISMO!

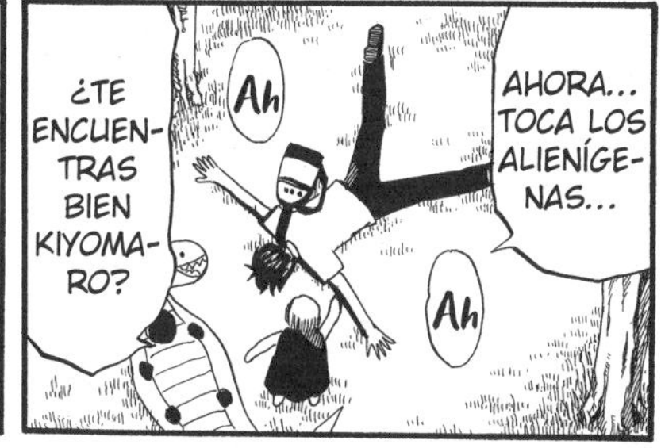
AHORA... TOCA LOS ALIENÍGE-NAS...
Ah
Ah
¿TE ENCUEN-TRAS BIEN KIYOMA-RO?

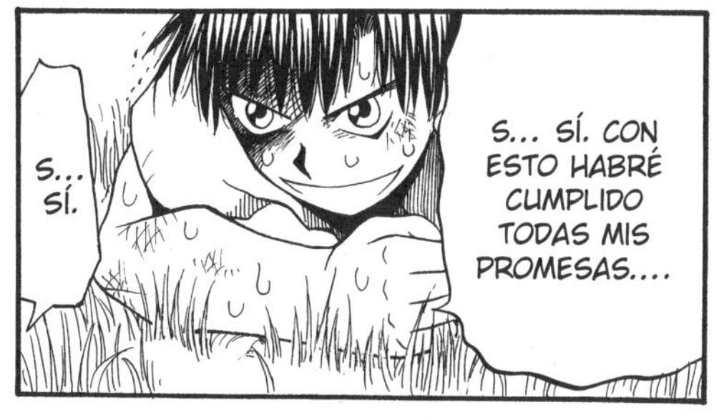
S... SÍ. CON ESTO HABRÉ CUMPLIDO TODAS MIS PROMESAS....
S... SÍ.

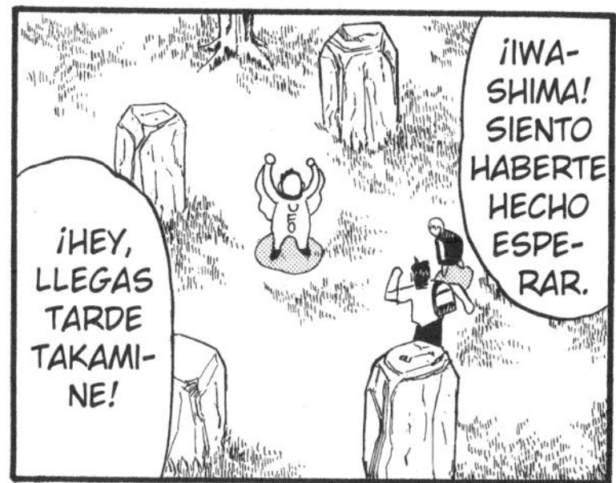
¡IWA-SHIMA! SIENTO HABERTE HECHO ESPE-RAR.
¡HEY, LLEGAS TARDE TAKAMI-NE!

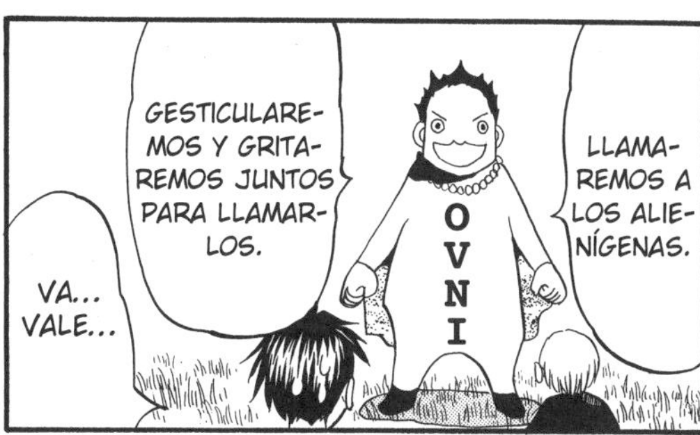
LLAMA-REMOS A LOS ALIE-NÍGENAS.
OVNI
GESTICULARE-MOS Y GRITA-REMOS JUNTOS PARA LLAMAR-LOS.
VA... VALE...

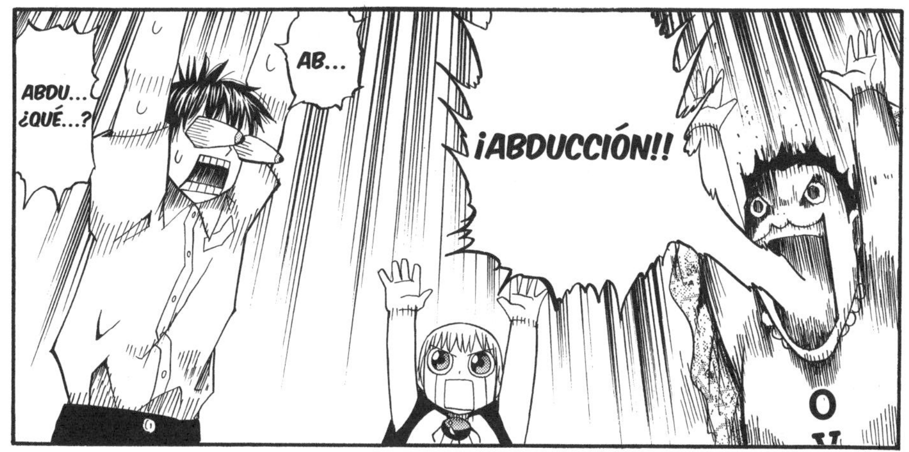
¡ABDUCCIÓN!!
AB...
ABDU... ¿QUÉ...?

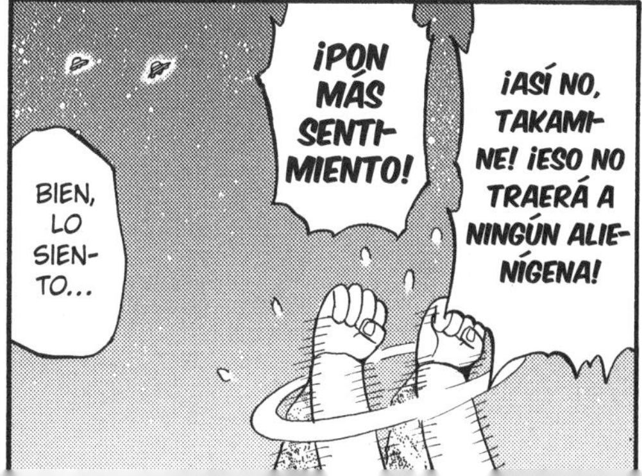
¡ASÍ NO, TAKAMI-NE! ¡ESO NO TRAERÁ A NINGÚN ALIE-NÍGENA!
¡PON MÁS SENTI-MIENTO!
BIEN, LO SIEN-TO...

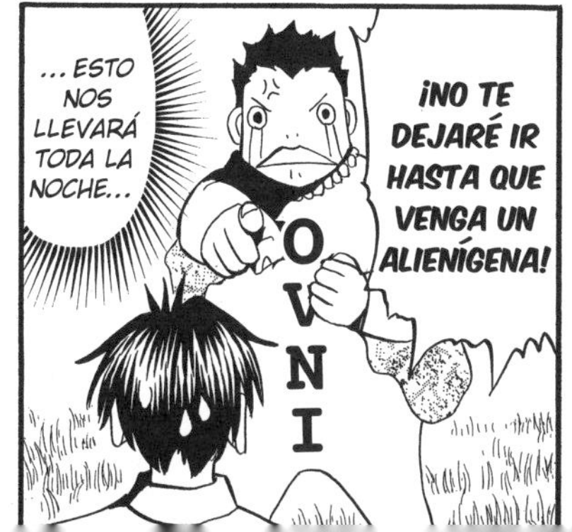
¡NO TE DEJARÉ IR HASTA QUE VENGA UN ALIENÍGENA!
OVNI
... ESTO NOS LLEVARÁ TODA LA NOCHE...

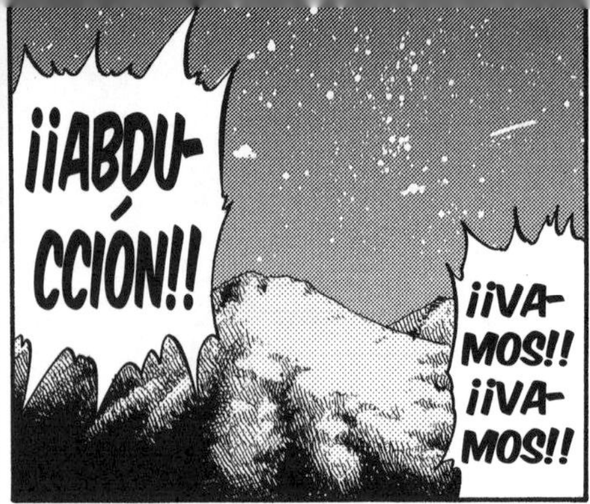
¡¡VAMOS!! ¡¡VAMOS!!
¡¡ABDUCCIÓN!!

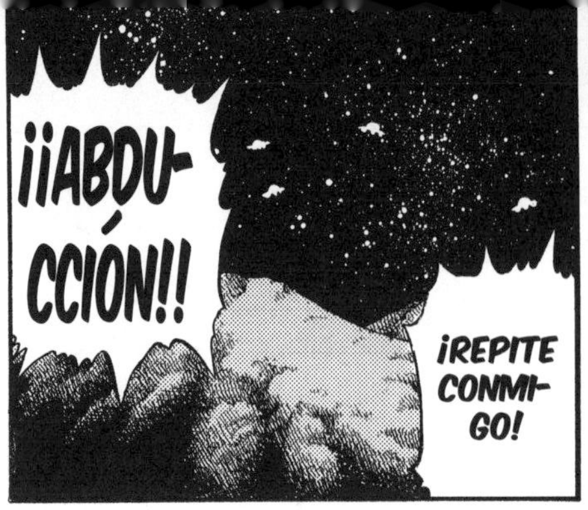
¡REPITE CONMIGO!
¡¡ABDUCCIÓN!!

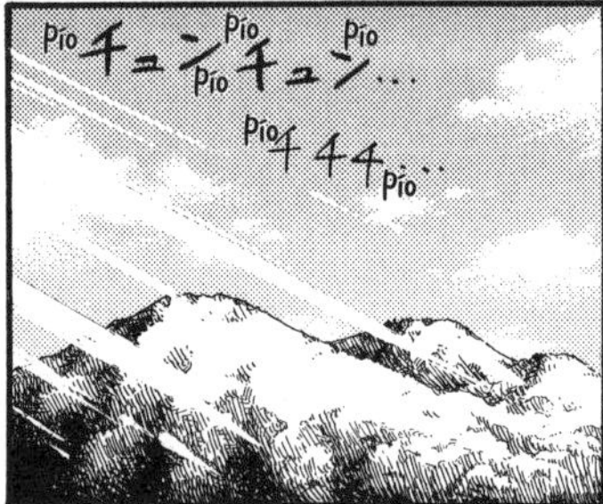
Pío チュン Pío Pío チュン Pío…
Pío チチチ Pío…

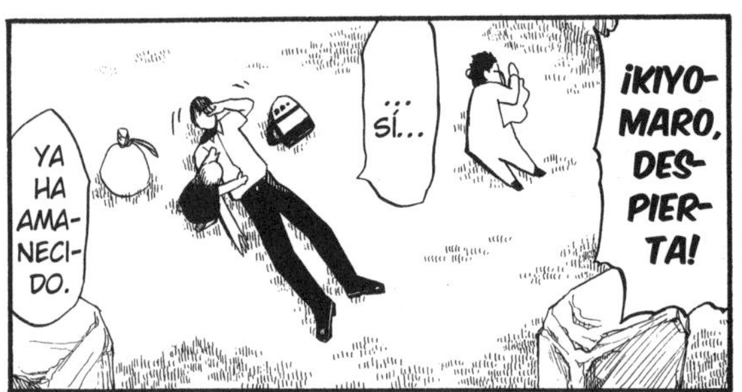
¡KIYOMARO, DESPIERTA!
… SÍ…
YA HA AMANECIDO.

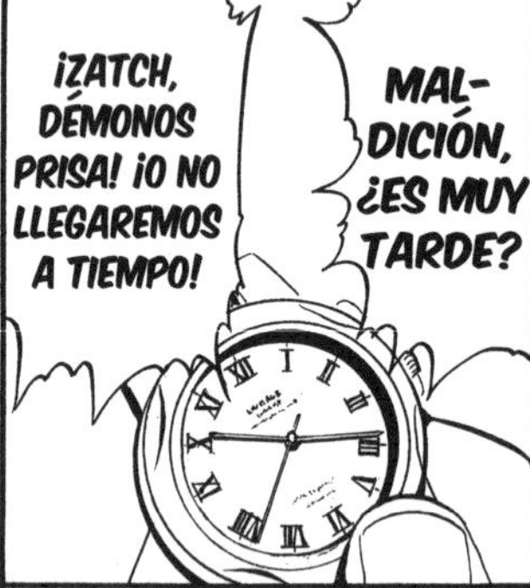
MALDICIÓN, ¿ES MUY TARDE?
¡ZATCH, DÉMONOS PRISA! ¡O NO LLEGAREMOS A TIEMPO!

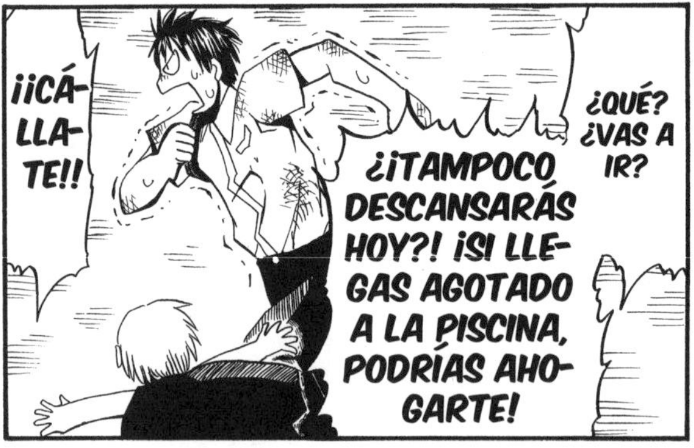
¿QUÉ? ¿VAS A IR?
¿¡TAMPOCO DESCANSARÁS HOY?! ¡SI LLEGAS AGOTADO A LA PISCINA, PODRÍAS AHOGARTE!
¡¡CÁLLATE!!

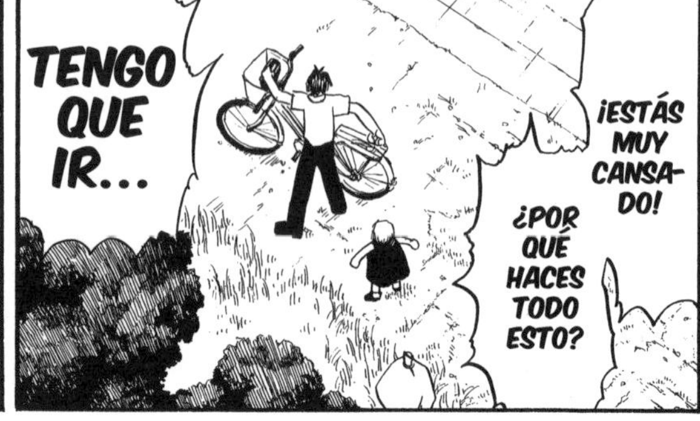
¡ESTÁS MUY CANSADO!
¿POR QUÉ HACES TODO ESTO?
TENGO QUE IR…

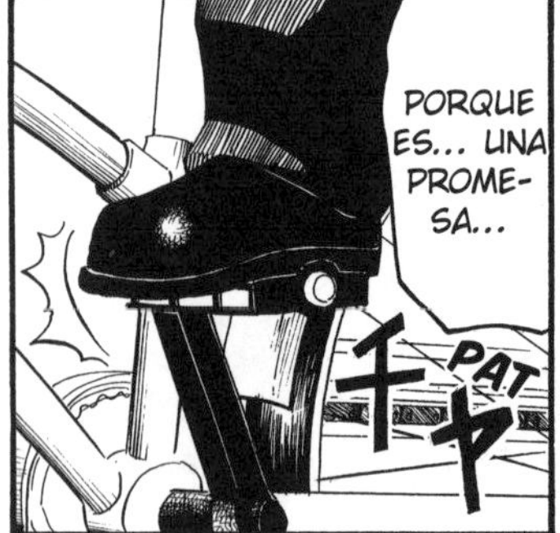
PORQUE ES… UNA PROMESA…
PAT
チャ

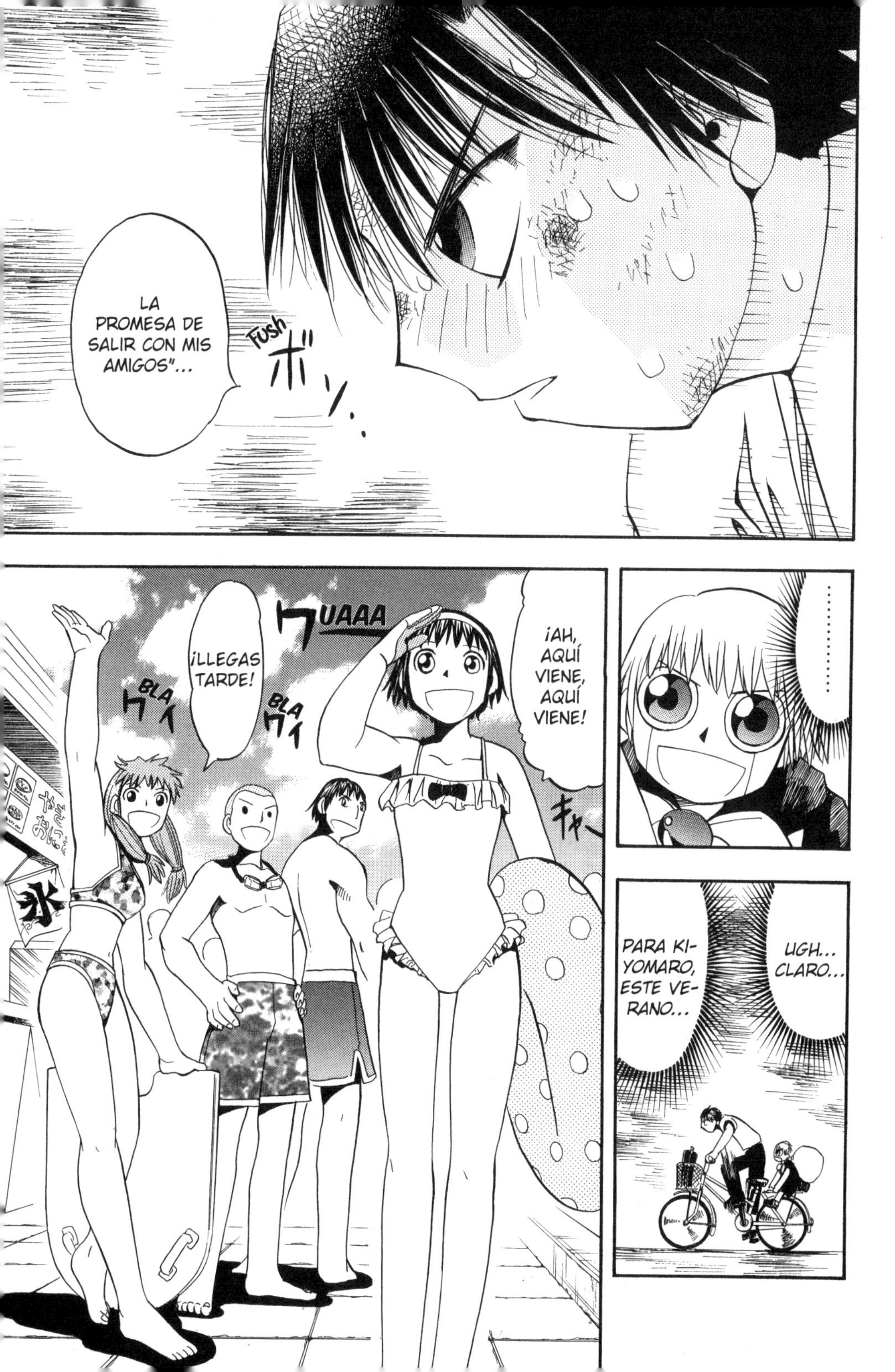

LA PROMESA DE SALIR CON MIS AMIGOS"...

FUSH

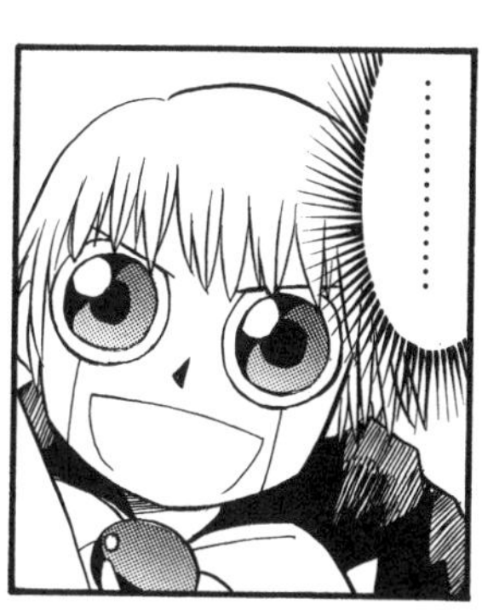

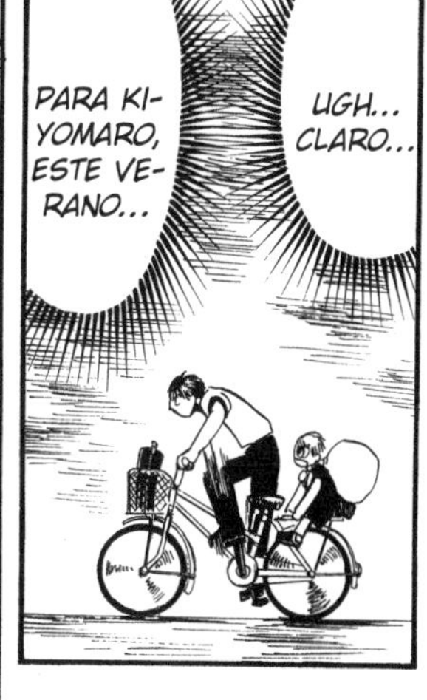

¡AH, AQUÍ VIENE, AQUÍ VIENE!

UAAA

¡LLEGAS TARDE!

BLA

BLA

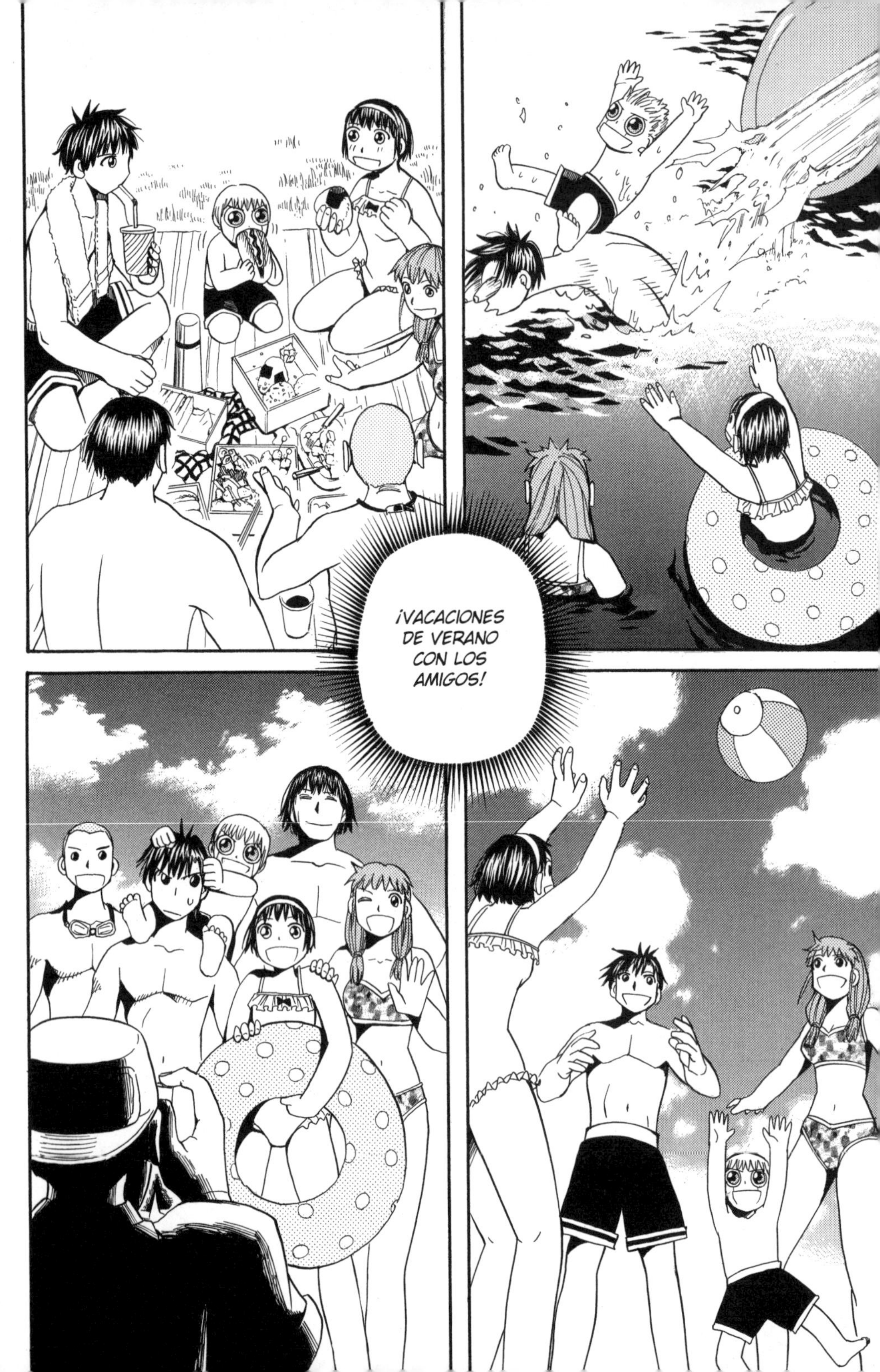
¡VACACIONES
DE VERANO
CON LOS
AMIGOS!

HA SIDO DIVERTIDO, TAKAMINE.
SÍ, GRACIAS POR INVITARME.

¡SÍ!
TE INVITARÉ DE NUEVO OTRO DÍA.

¡NOS VEMOS LUEGO!
SÍ.

VALE.
¡HA SIDO MUY DIVERTIDO, KIYOMARO!

SÍ...
KIYO...

HA SIDO ...
ドサッ
PAM

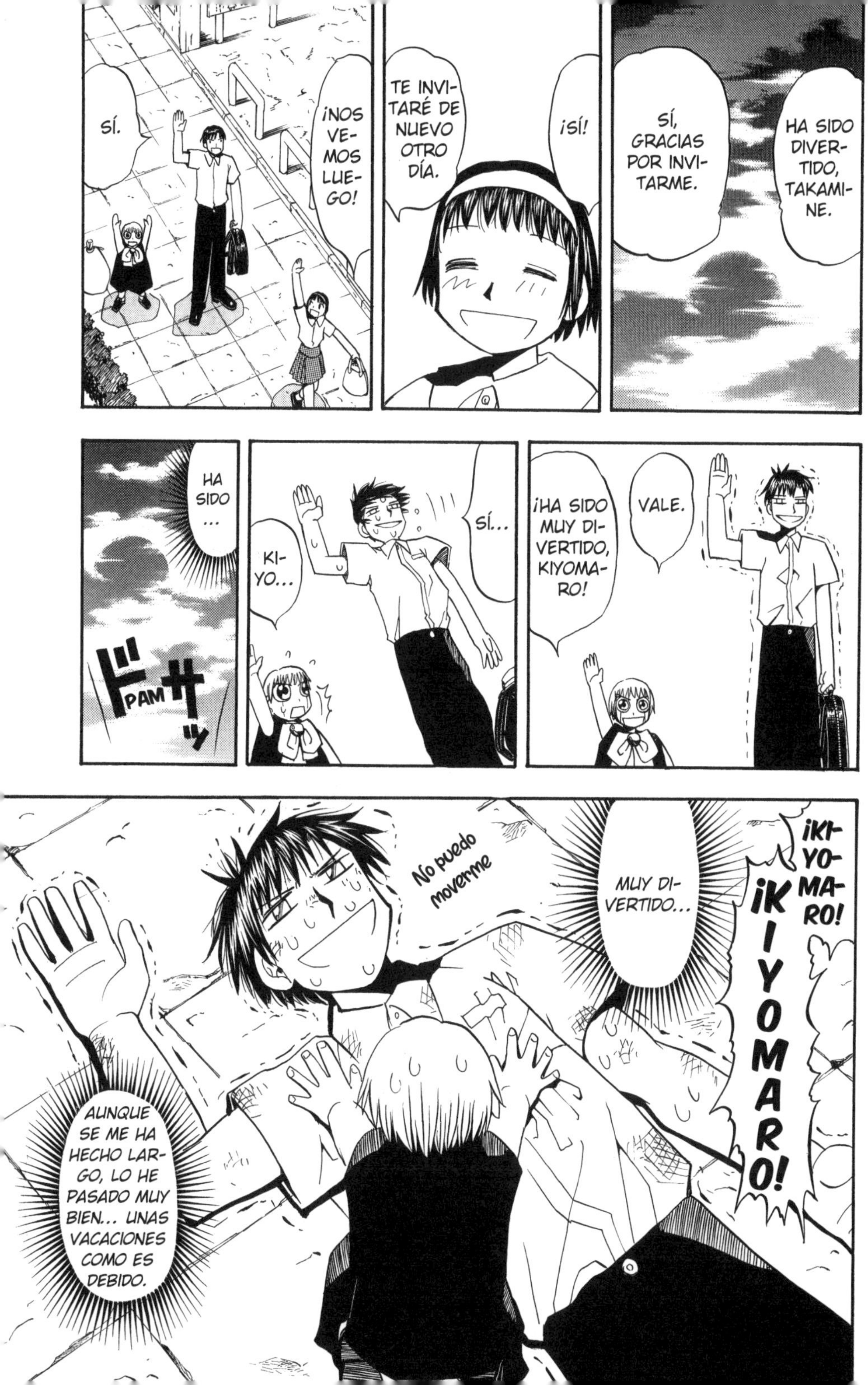

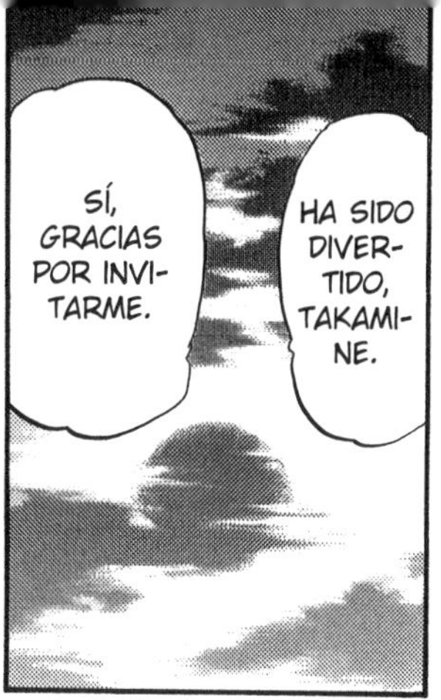

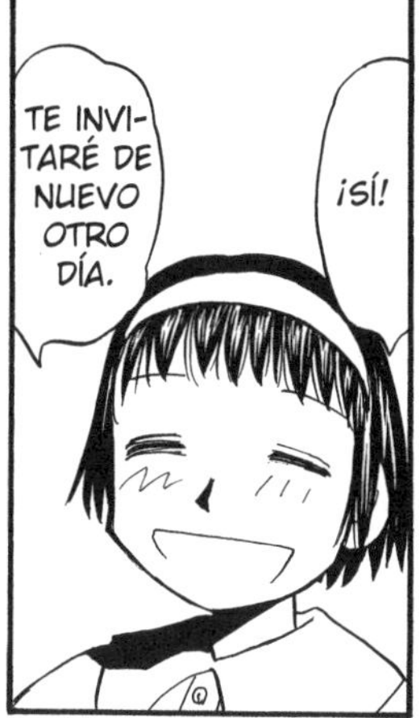

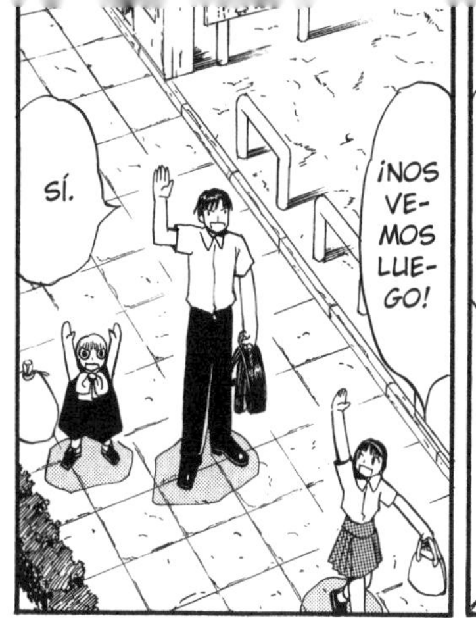

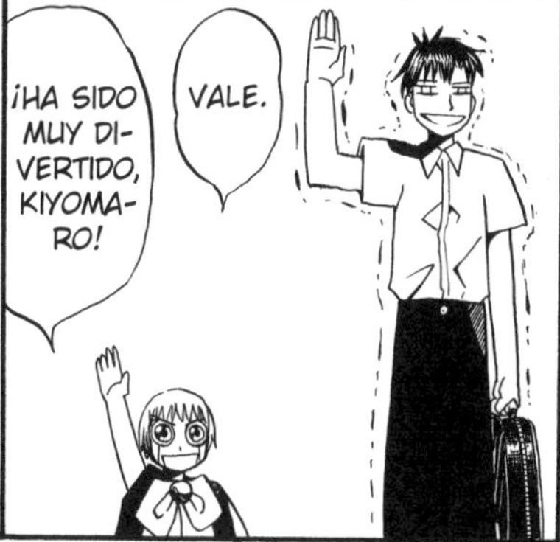

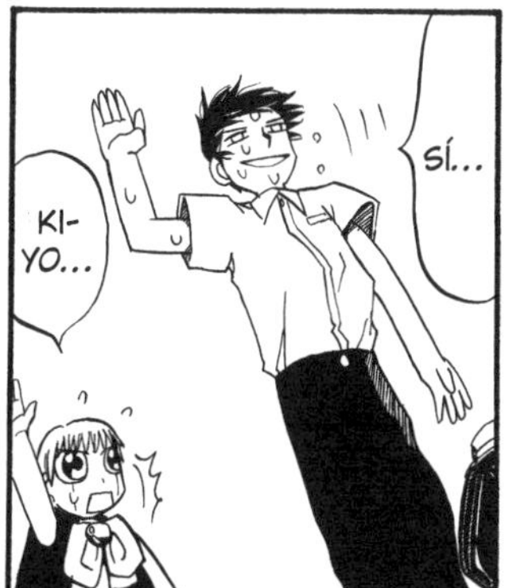

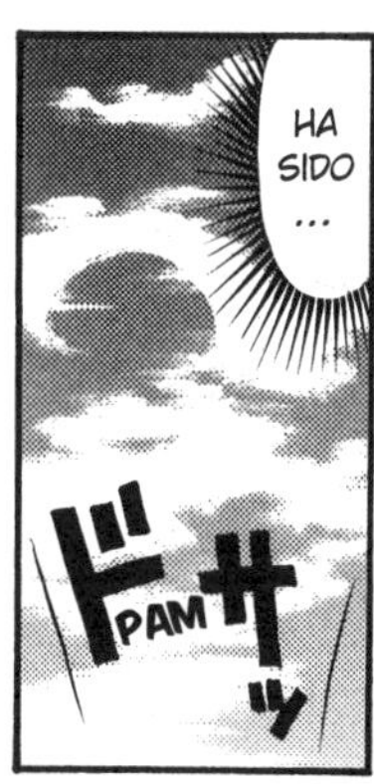

¡KIYOMARO!
¡KIYOMARO!
MUY DIVERTIDO...
No puedo moverme
AUNQUE SE ME HA HECHO LARGO, LO HE PASADO MUY BIEN... UNAS VACACIONES COMO ES DEBIDO.

AL DÍA SIGUIENTE
¡¡BUENO, VAMOS ZATCH!!
¡SÍ!
¡AHORA, A INGLATERRA!
バスのりば
地下コンコース

HACE UN AÑO QUE NO VEO A MI PADRE.

ESTARÍA BIEN QUE PUDIÉRAMOS CONOCER UN MAMODO SIMPÁTICO EN INGLATERRA.

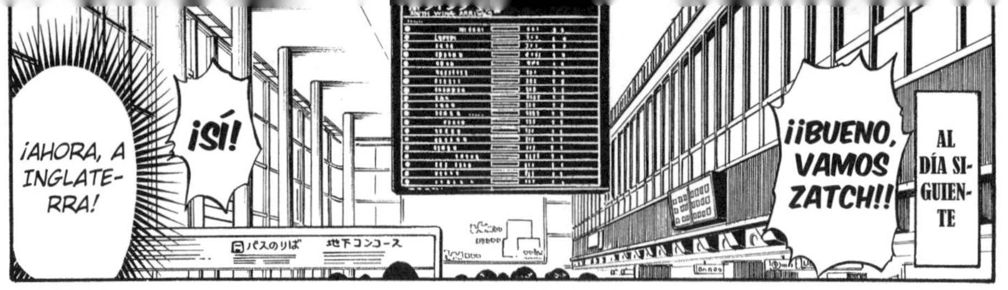

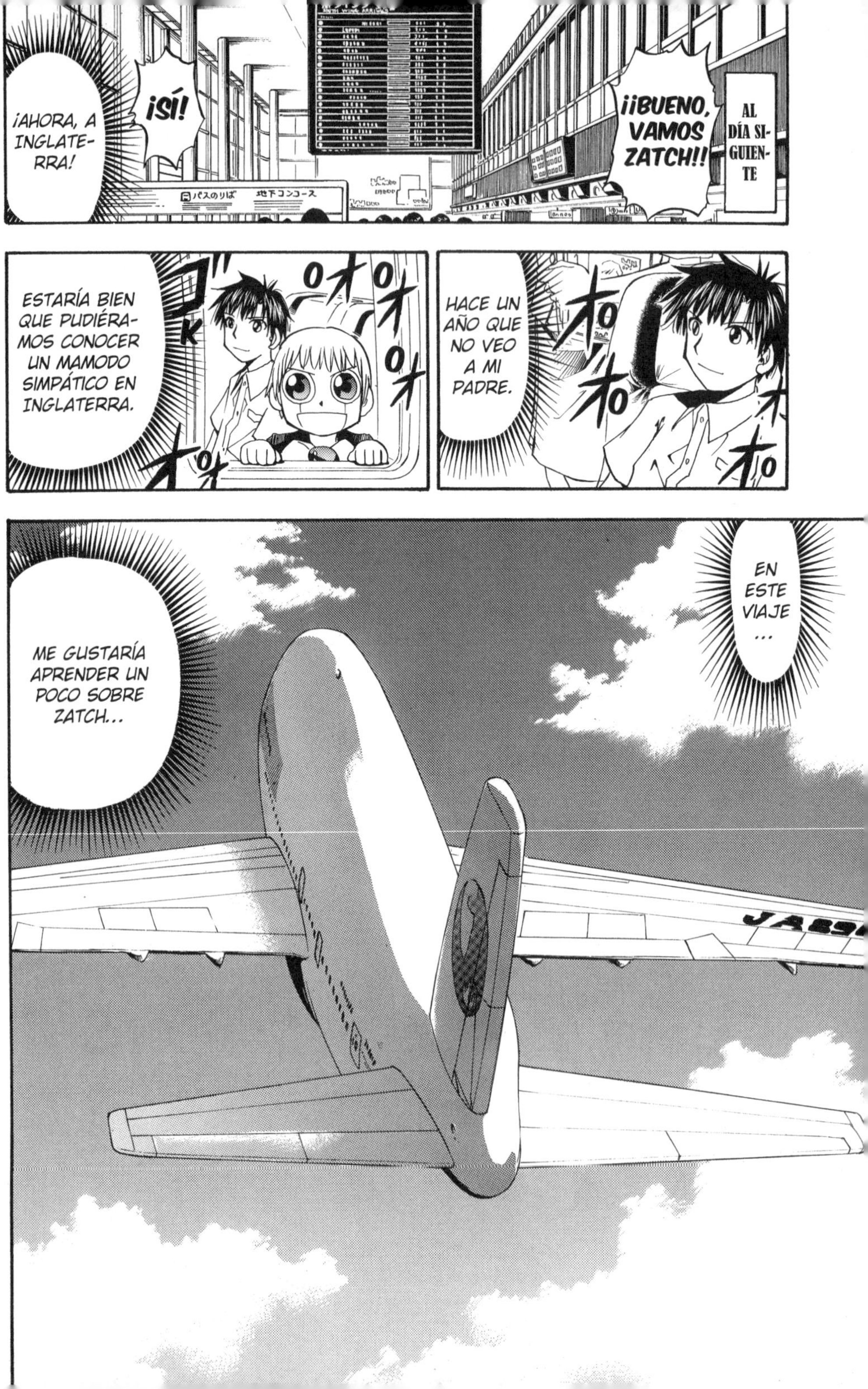

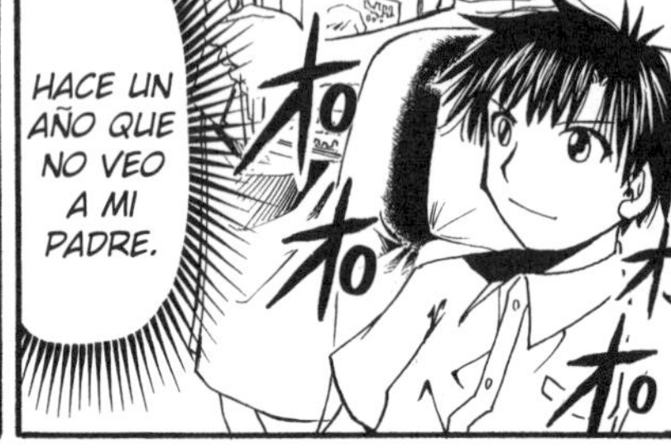

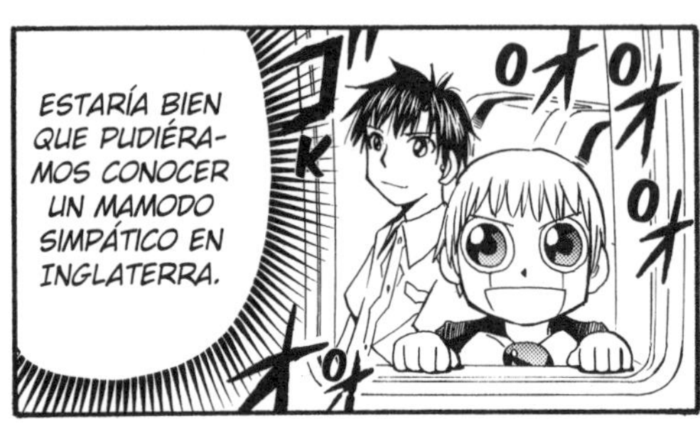

EN ESTE VIAJE...

ME GUSTARÍA APRENDER UN POCO SOBRE ZATCH...

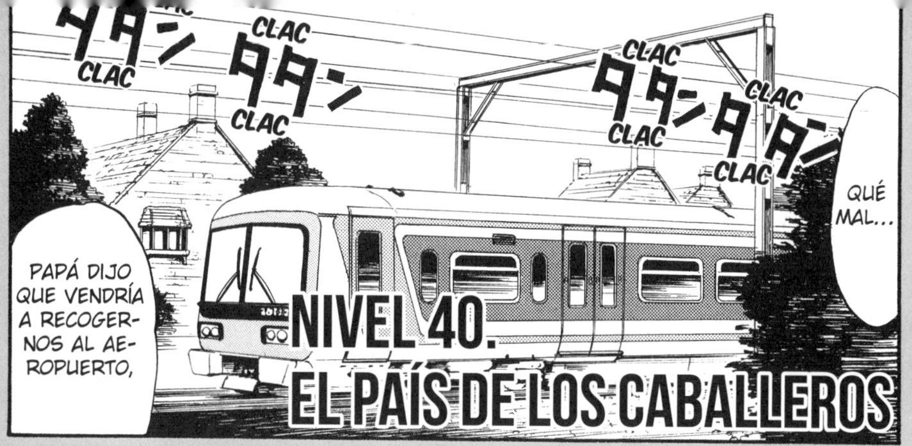

タタン
CLAC
CLAC
CLAC
CLAC
QUÉ MAL...
PAPÁ DIJO QUE VENDRÍA A RECOGERNOS AL AEROPUERTO,
NIVEL 40. EL PAÍS DE LOS CABALLEROS

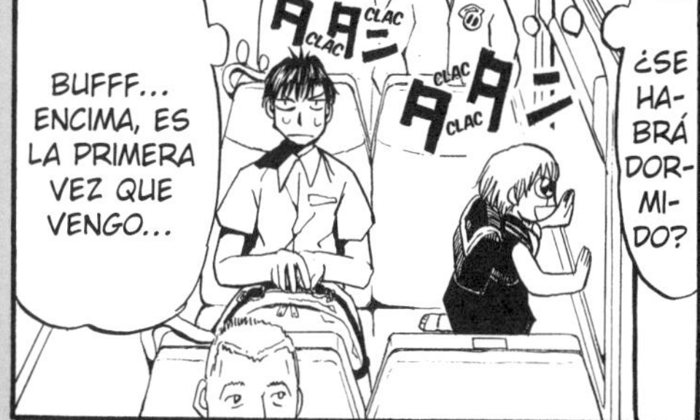

¿SE HABRÁ DORMIDO?
BUFFF... ENCIMA, ES LA PRIMERA VEZ QUE VENGO...
CLAC
CLAC

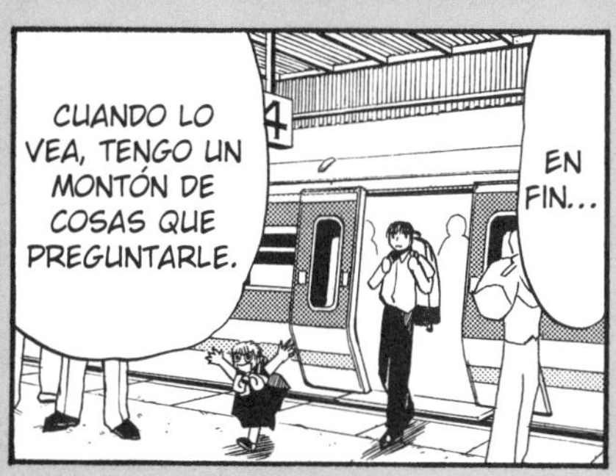

EN FIN...
CUANDO LO VEA, TENGO UN MONTÓN DE COSAS QUE PREGUNTARLE.

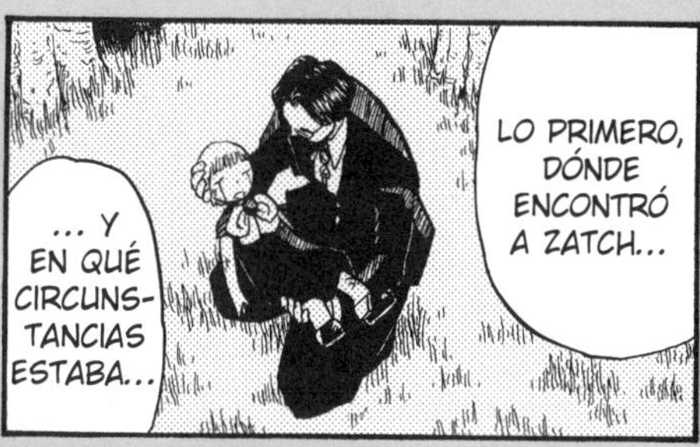

LO PRIMERO, DÓNDE ENCONTRÓ A ZATCH...
... Y EN QUÉ CIRCUNSTANCIAS ESTABA...

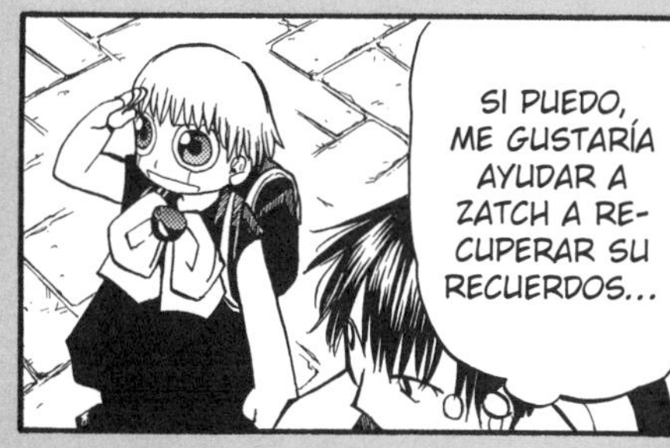

SI PUEDO, ME GUSTARÍA AYUDAR A ZATCH A RECUPERAR SU RECUERDOS...

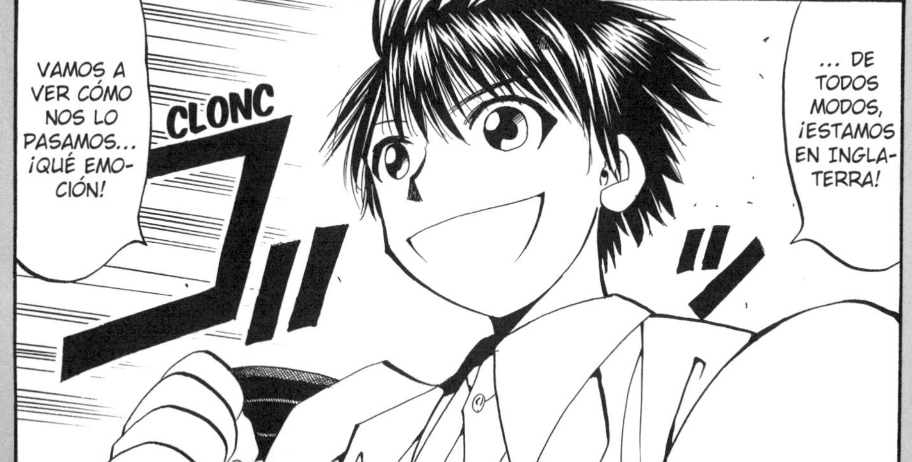

... DE TODOS MODOS, ¡ESTAMOS EN INGLATERRA!
CLONC
VAMOS A VER CÓMO NOS LO PASAMOS... ¡QUÉ EMOCIÓN!

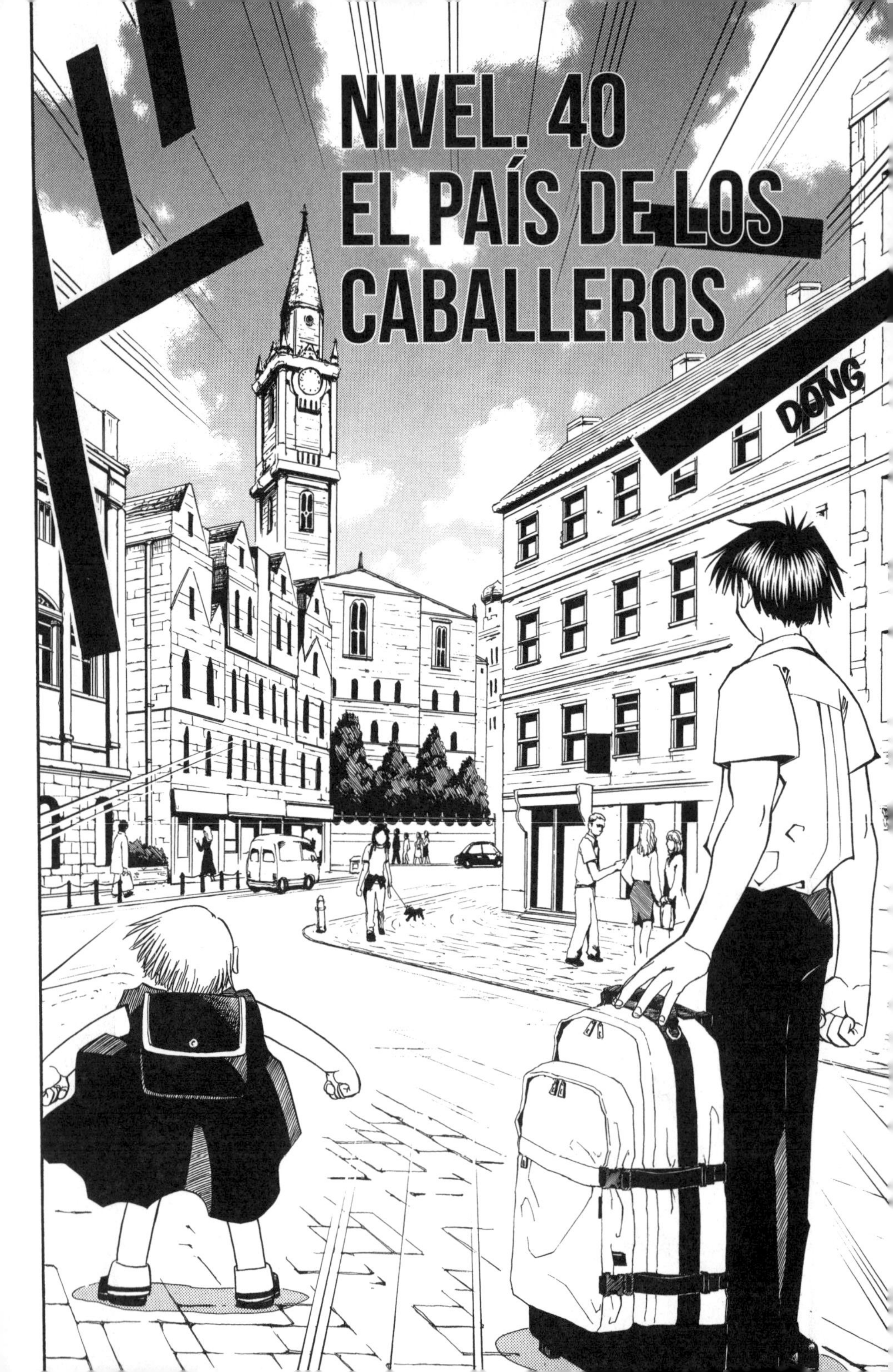
NIVEL. 40
EL PAÍS DE LOS
CABALLEROS
DONG

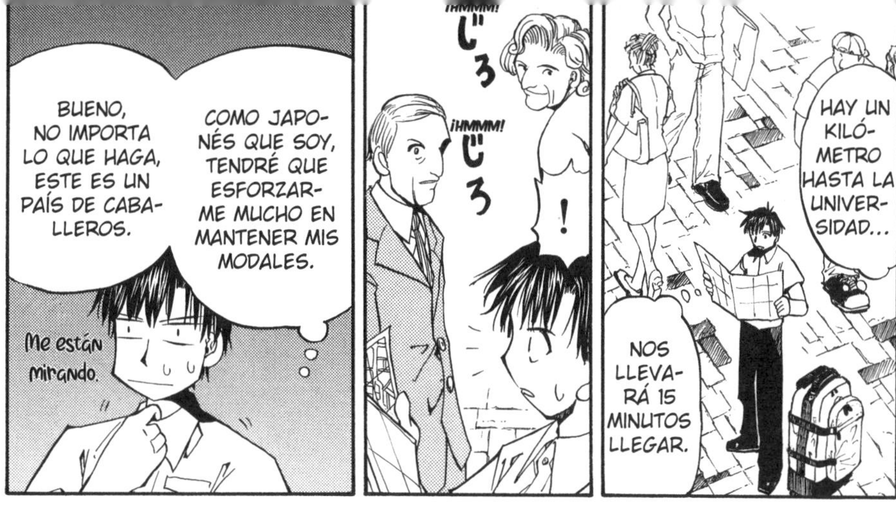
HAY UN KILÓMETRO HASTA LA UNIVERSIDAD...
NOS LLEVARÁ 15 MINUTOS LLEGAR.
じろ
¡HMMM!
じろ
!
COMO JAPONÉS QUE SOY, TENDRÉ QUE ESFORZARME MUCHO EN MANTENER MIS MODALES.
BUENO, NO IMPORTA LO QUE HAGA, ESTE ES UN PAÍS DE CABALLEROS.
Me están mirando.

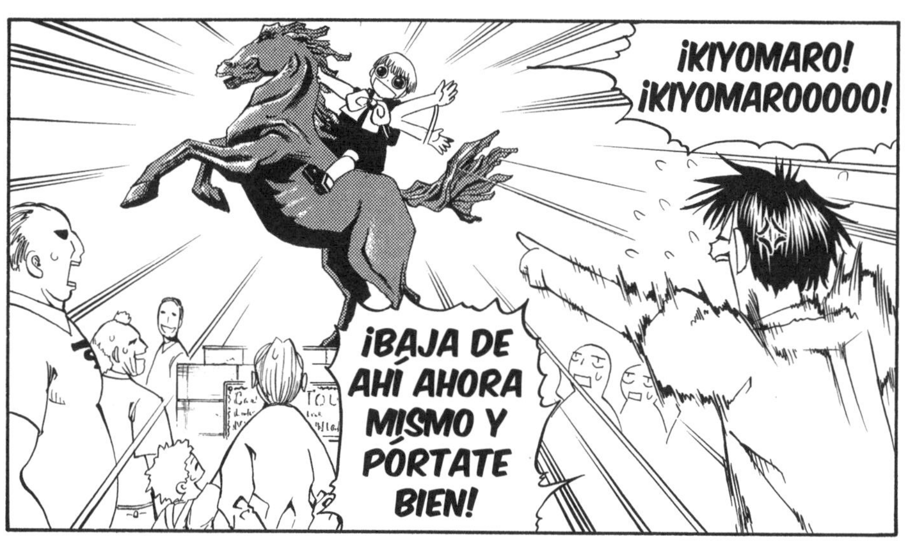
¡KIYOMARO! ¡KIYOMAROOOOO!
¡BAJA DE AHÍ AHORA MISMO Y PÓRTATE BIEN!

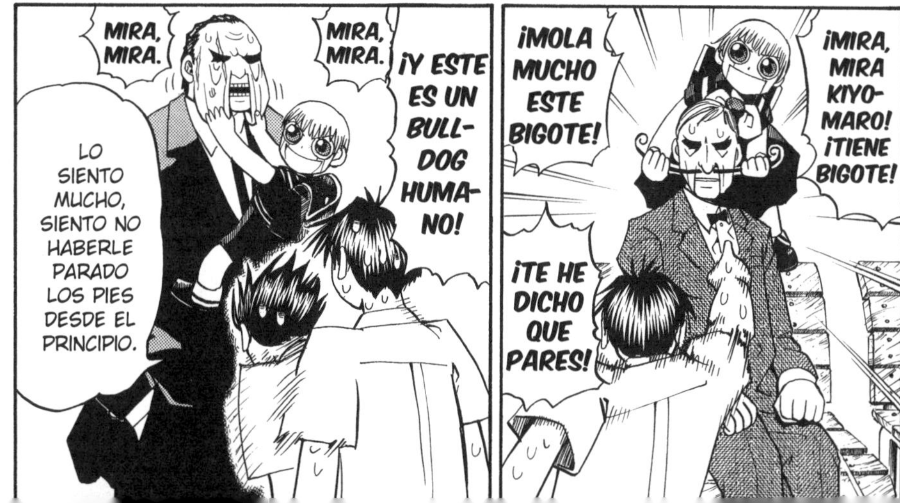
¡MIRA, MIRA KIYOMARO! ¡TIENE BIGOTE!
¡MOLA MUCHO ESTE BIGOTE!
¡TE HE DICHO QUE PARES!
MIRA, MIRA.
MIRA, MIRA.
¡Y ESTE ES UN BULL-DOG HUMANO!
LO SIENTO MUCHO, SIENTO NO HABERLE PARADO LOS PIES DESDE EL PRINCIPIO.

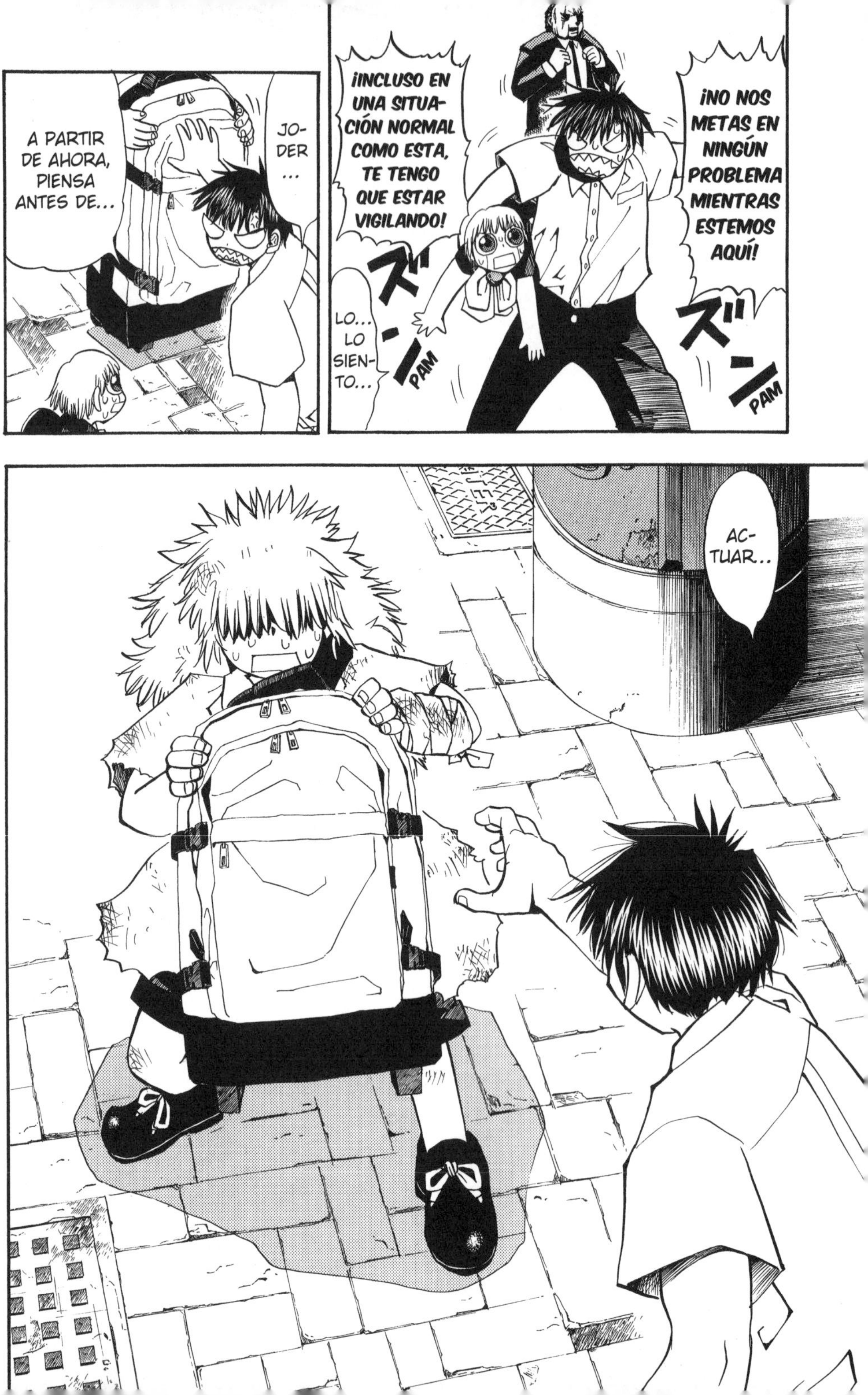

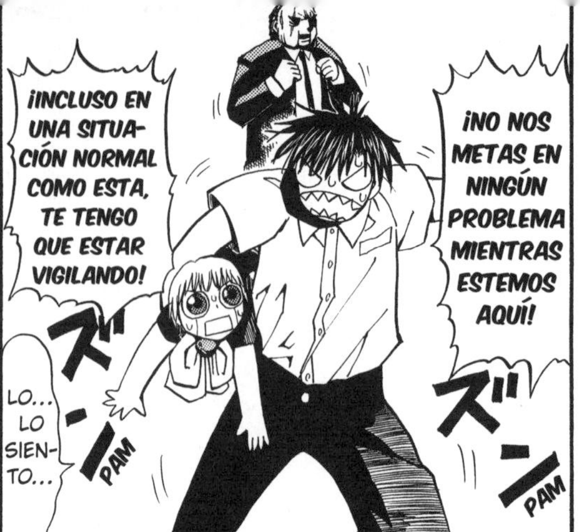
¡NO NOS METAS EN NINGÚN PROBLEMA MIENTRAS ESTEMOS AQUÍ!
ズン
PAM
¡INCLUSO EN UNA SITUACIÓN NORMAL COMO ESTA, TE TENGO QUE ESTAR VIGILANDO!
ズン
PAM
LO... LO SIENTO...

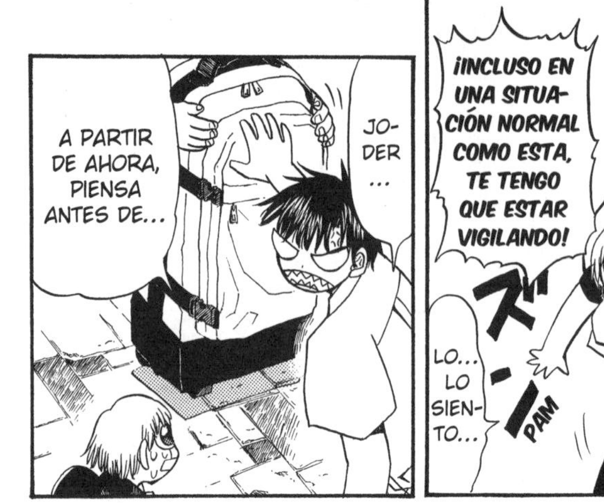
JODER...
A PARTIR DE AHORA, PIENSA ANTES DE...

AC-TUAR...

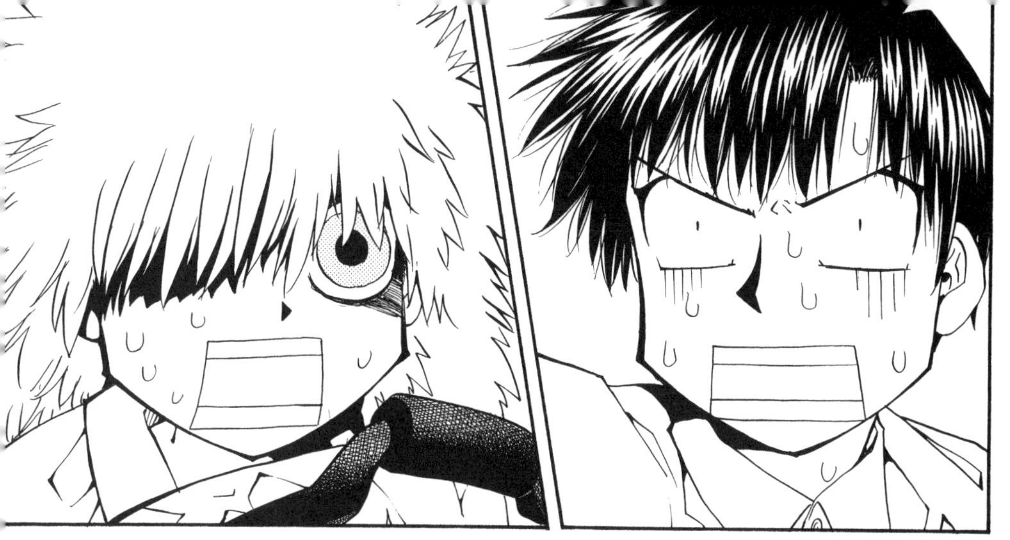

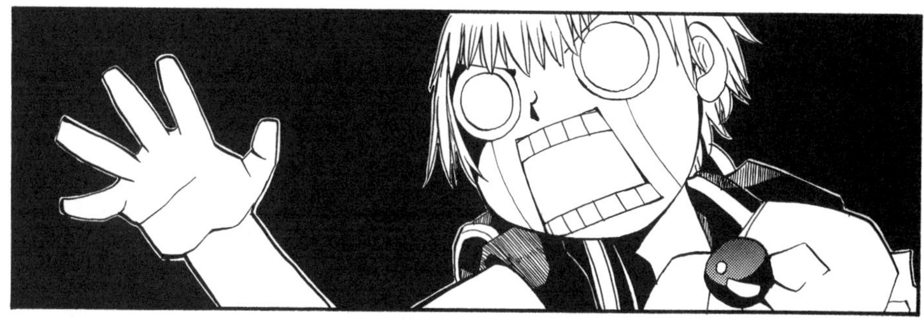

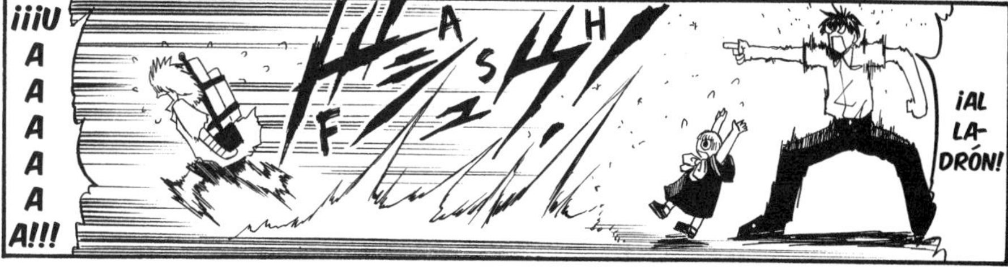
¡AL LADRÓN!
FLASH
¡¡¡UAAAAAAA!!!

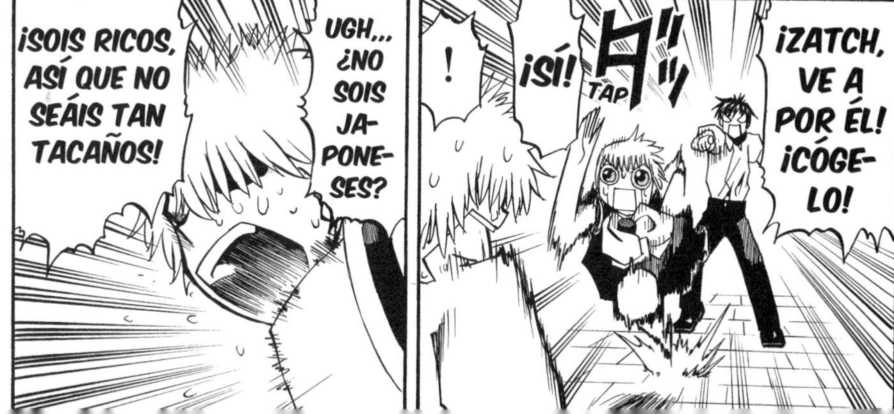
¡ZATCH, VE A POR ÉL! ¡CÓGELO!
TAP
¡SÍ!
!
UGH... ¿NO SOIS JAPONESES?
¡SOIS RICOS, ASÍ QUE NO SEÁIS TAN TACAÑOS!

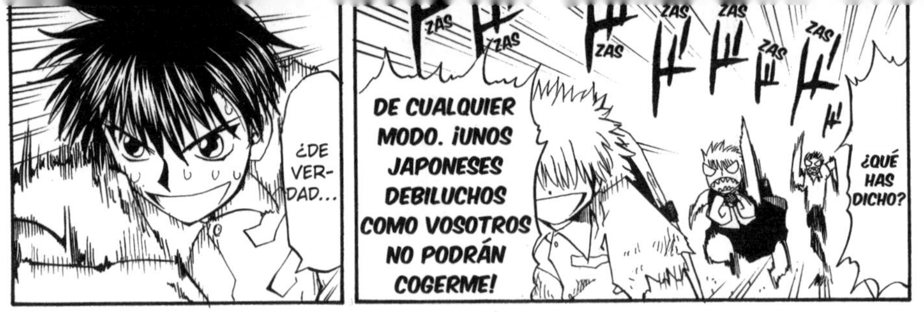
¿DE VERDAD...
DE CUALQUIER MODO. ¡UNOS JAPONESES DEBILUCHOS COMO VOSOTROS NO PODRÁN COGERME!
ZAS ZAS ZAS ZAS ZAS ZAS
¿QUÉ HAS DICHO?
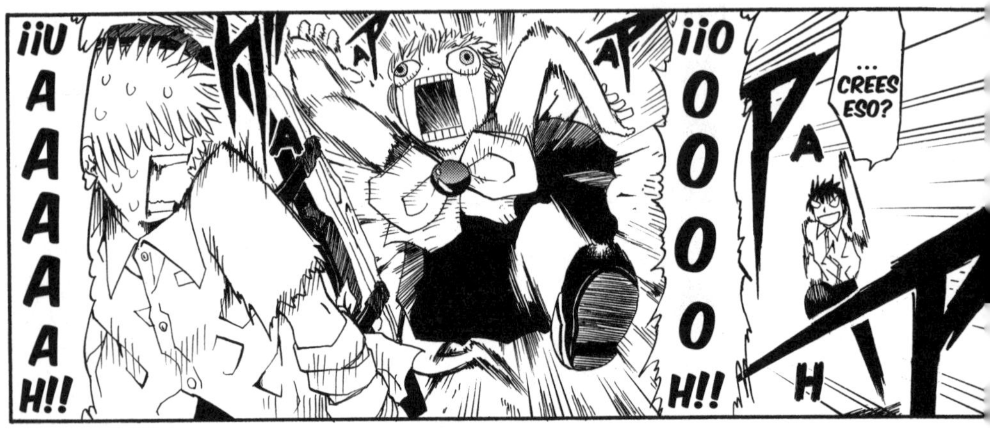
...CREES ESO?
PAH
¡¡OOOOOOH!!
¡¡UAAAAAAAH!!
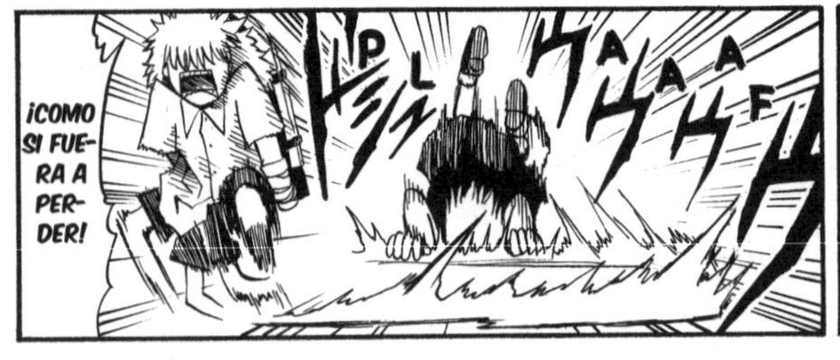
PLAAAF
¡COMO SI FUERA A PERDER!
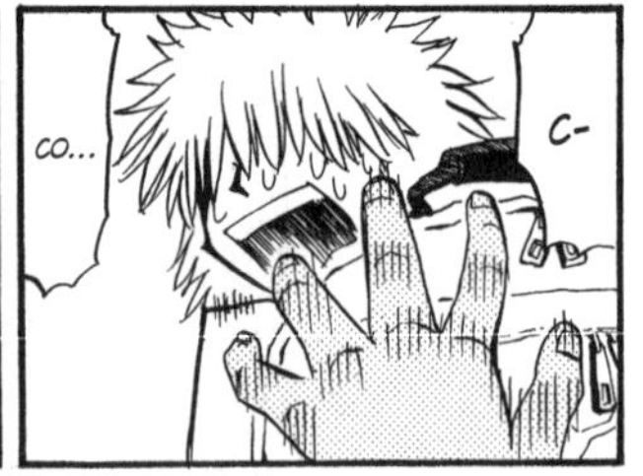
C-
CO...
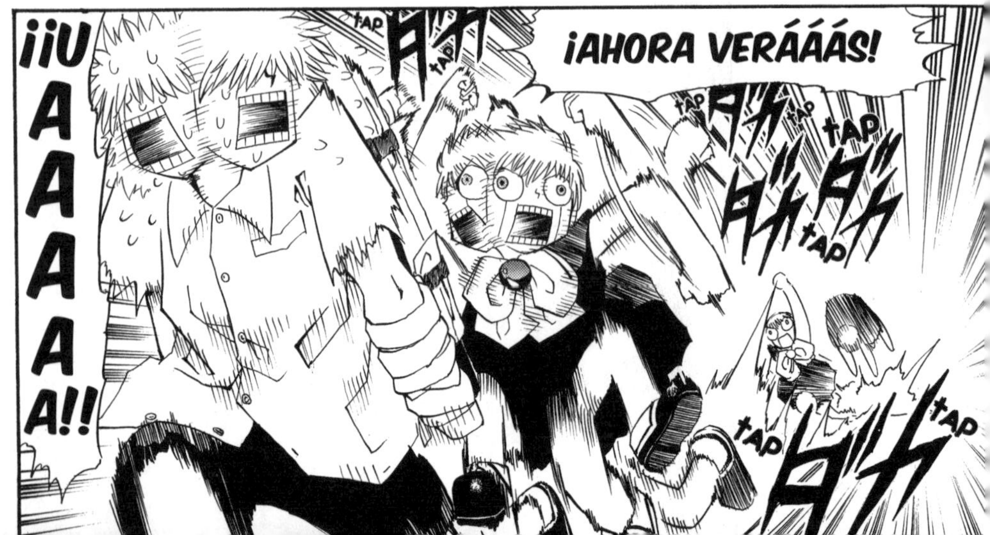
¡AHORA VERÁÁÁS!
TAP TAP TAP TAP TAP TAP TAP TAP
¡¡UAAAAAAAA!!

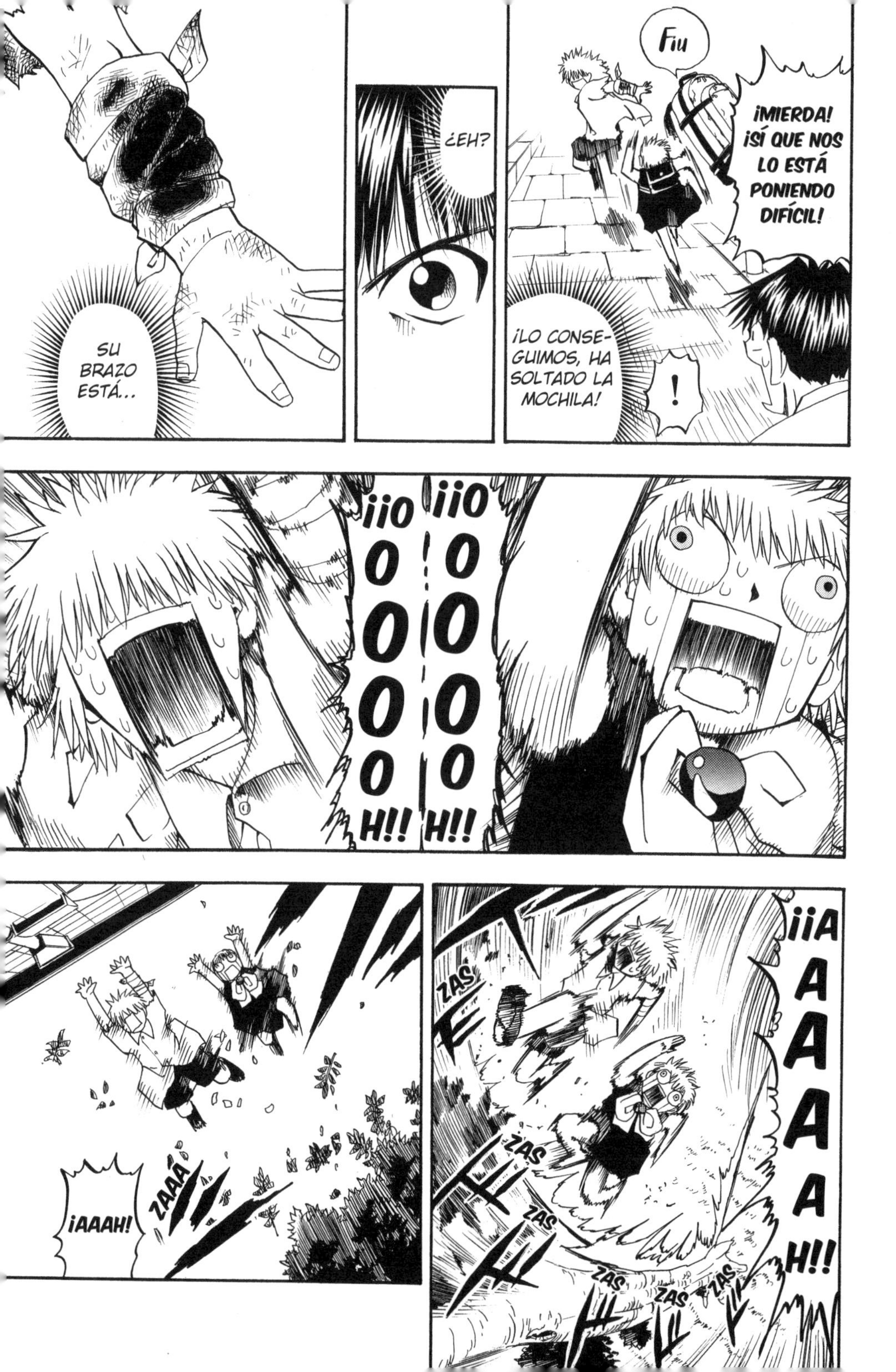

Fiu

¡MIERDA! ¡SÍ QUE NOS LO ESTÁ PONIENDO DIFÍCIL!

¡LO CONSEGUIMOS, HA SOLTADO LA MOCHILA!

!

¿EH?

SU BRAZO ESTÁ...

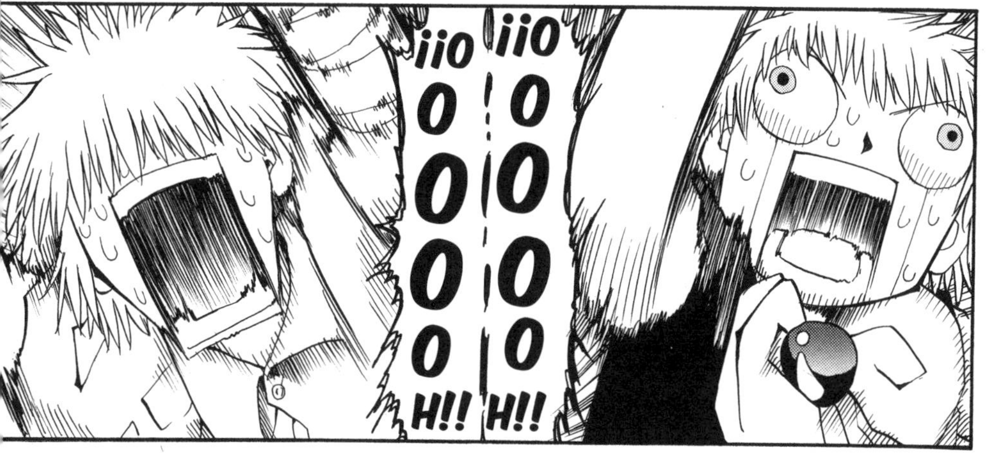

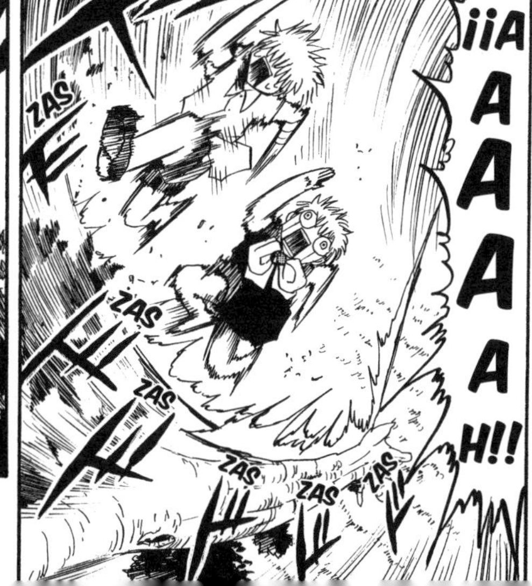

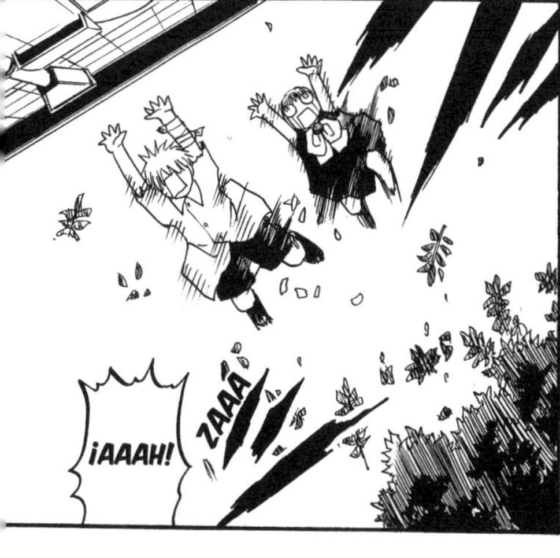

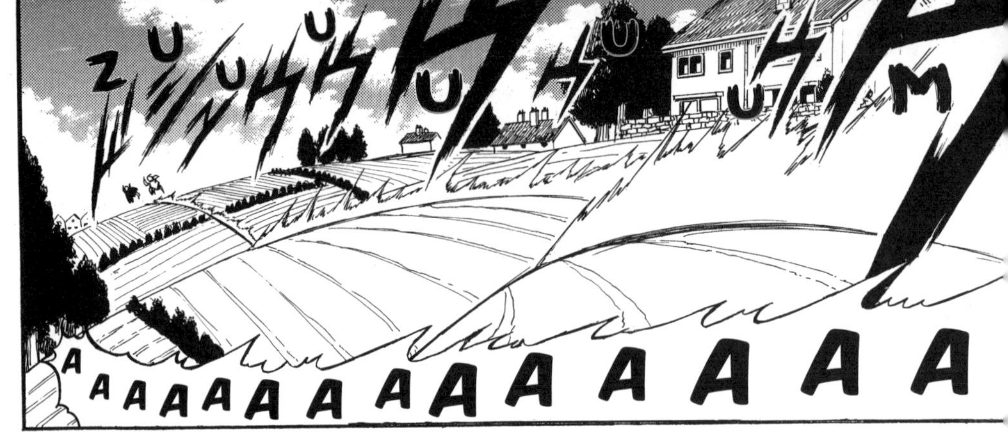
ZUUUUUUUUM
AAAAAAAAAAAAAAAA

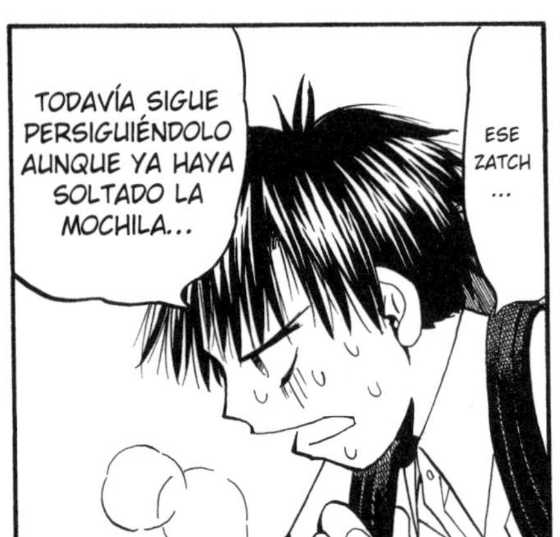
ESE ZATCH...
TODAVÍA SIGUE PERSIGUIÉNDOLO AUNQUE YA HAYA SOLTADO LA MOCHILA...

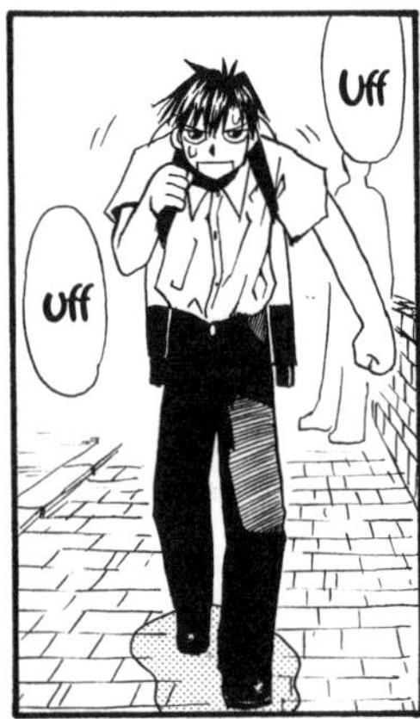
Uff
Uff

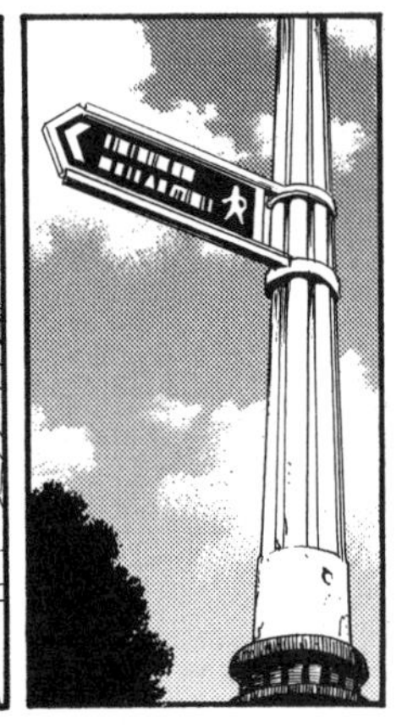

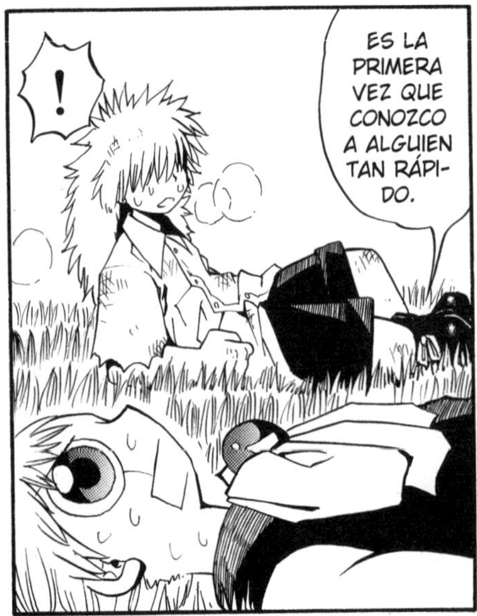
!
ES LA PRIMERA VEZ QUE CONOZCO A ALGUIEN TAN RÁPIDO.

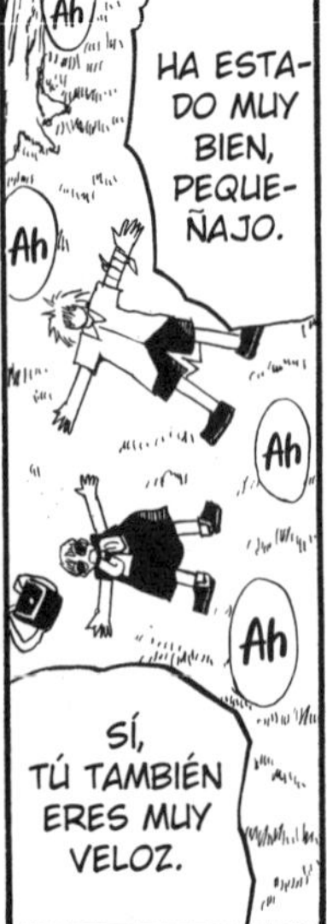
Ah
HA ESTADO MUY BIEN, PEQUEÑAJO.
Ah
Ah
Ah
SÍ, TÚ TAMBIÉN ERES MUY VELOZ.

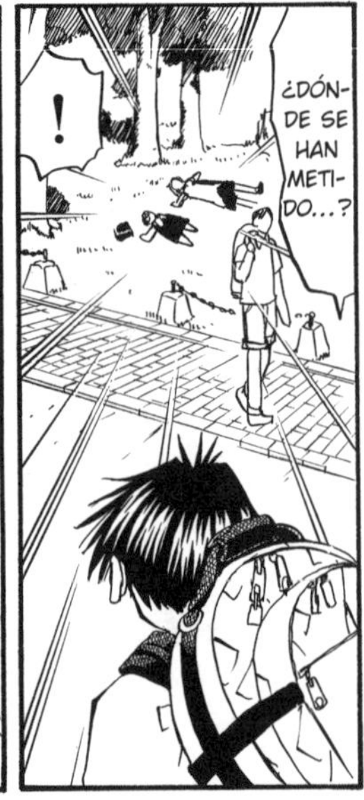
!
¿DÓNDE SE HAN METIDO...?

Niii

E-ESPERA UN MOMENTO.
Grs Grs
TOMA, AQUÍ TIENES. ¡ES CHOCOLATE DE PRIMERA CALIDAD!
GRACIAS.
¿CÓMO TE LLAMAS, PEQUEÑAJO?

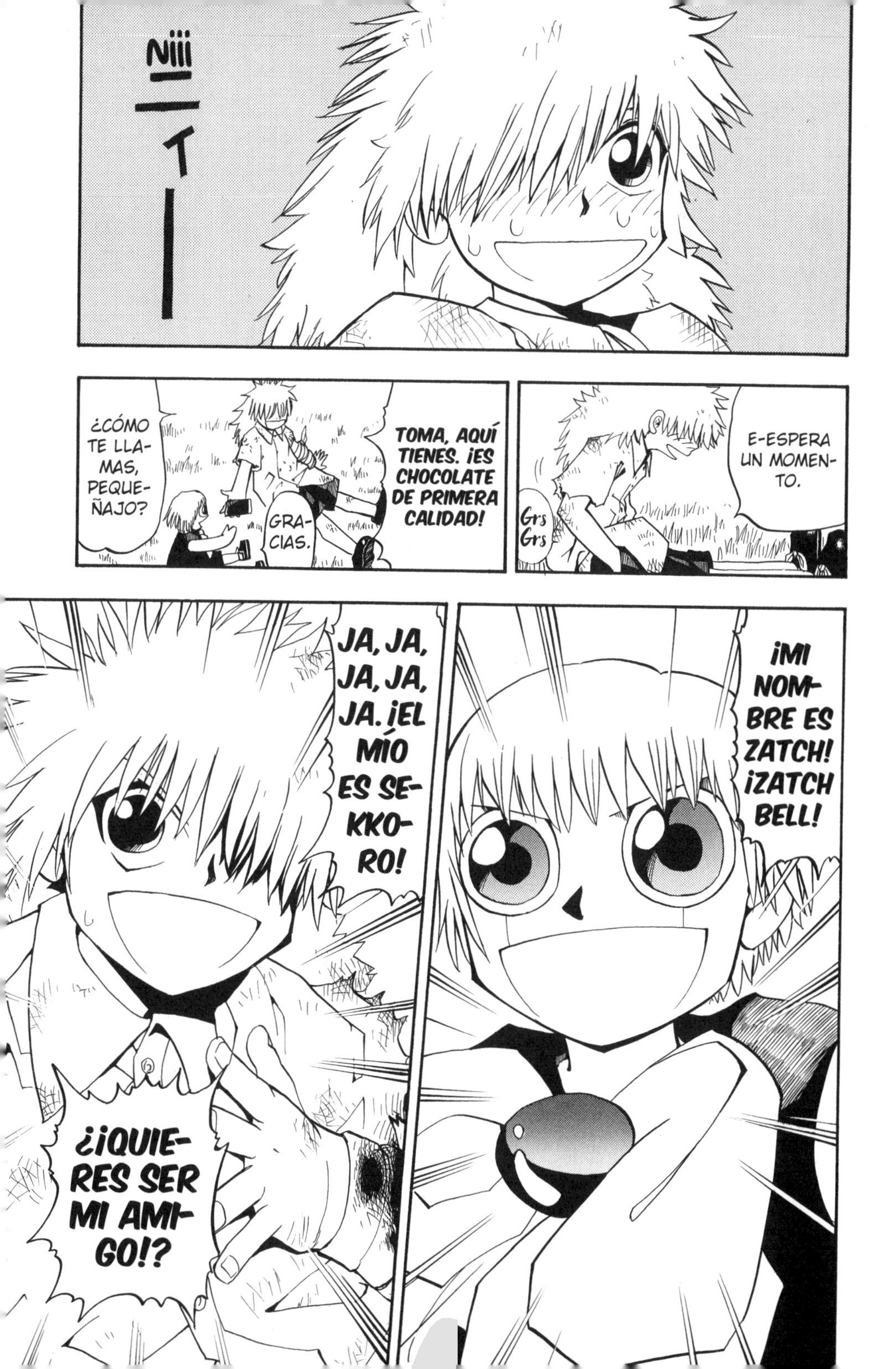

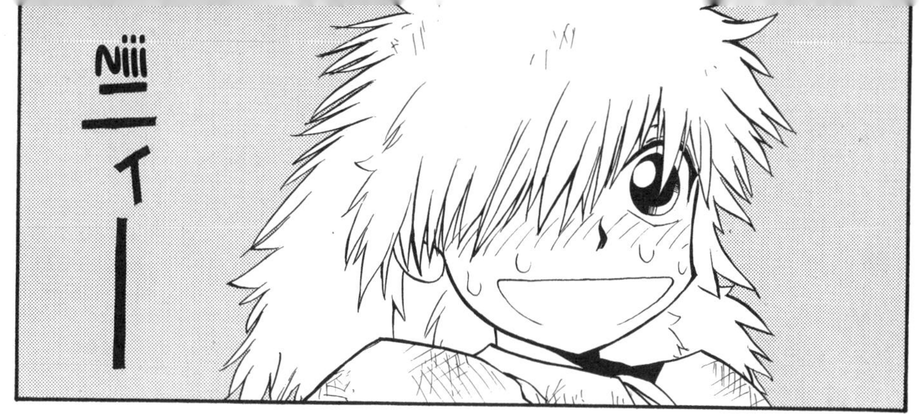

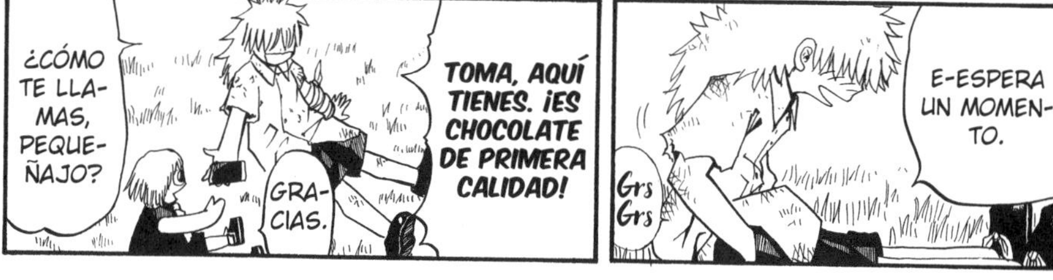

¡MI NOMBRE ES ZATCH! ¡ZATCH BELL!

JA, JA, JA, JA, JA. ¡EL MÍO ES SEKKORO!

¿¡QUIERES SER MI AMIGO!?

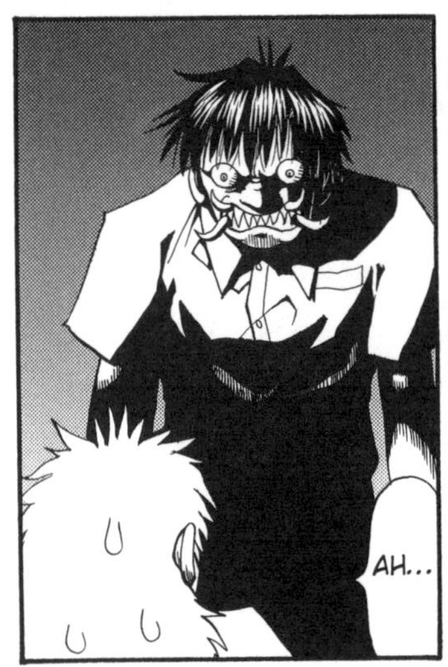
AH...

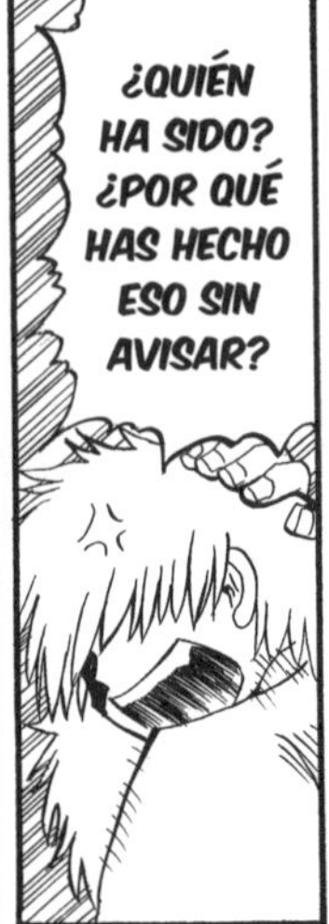
¿QUIÉN HA SIDO? ¿POR QUÉ HAS HECHO ESO SIN AVISAR?

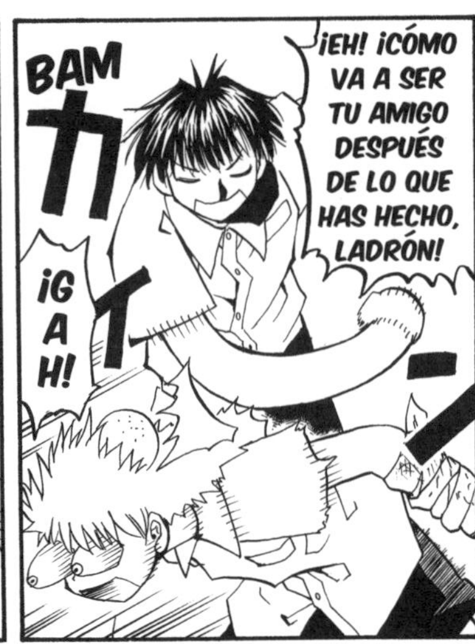
¡EH! ¡CÓMO VA A SER TU AMIGO DESPUÉS DE LO QUE HAS HECHO, LADRÓN!
BAM
カイー
¡GAH!

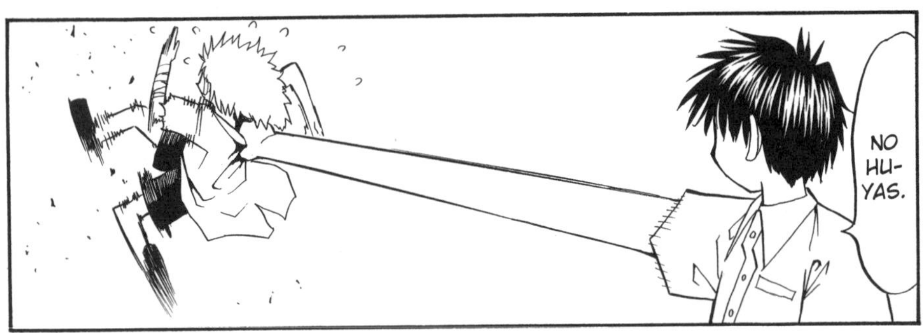
NO HU-YAS.

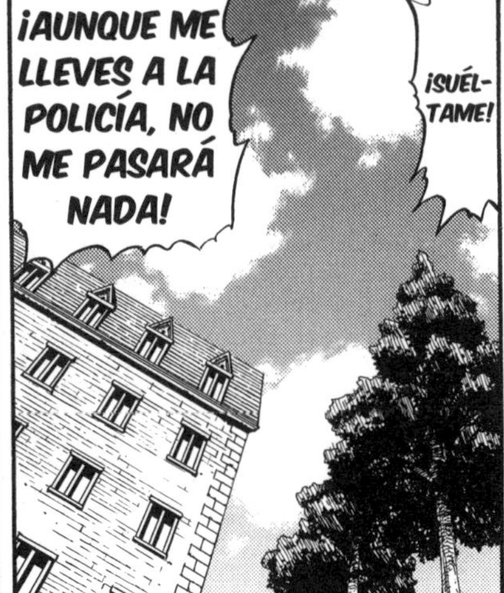
¡SUÉL-TAME!
¡AUNQUE ME LLEVES A LA POLICÍA, NO ME PASARÁ NADA!

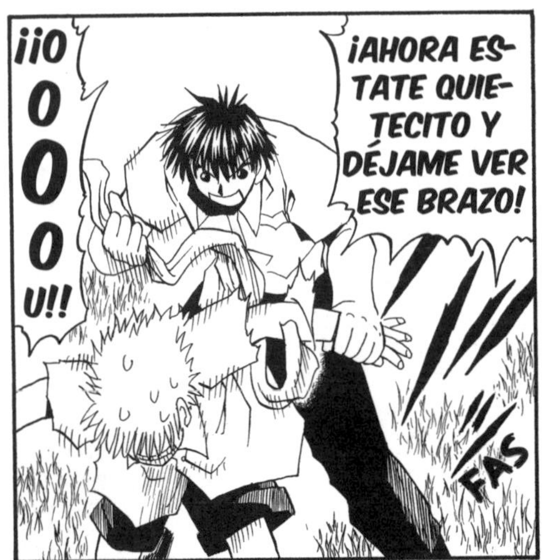
¡AHORA ES-TATE QUIE-TECITO Y DÉJAME VER ESE BRAZO!
¡¡OOOOOU!!
FAS

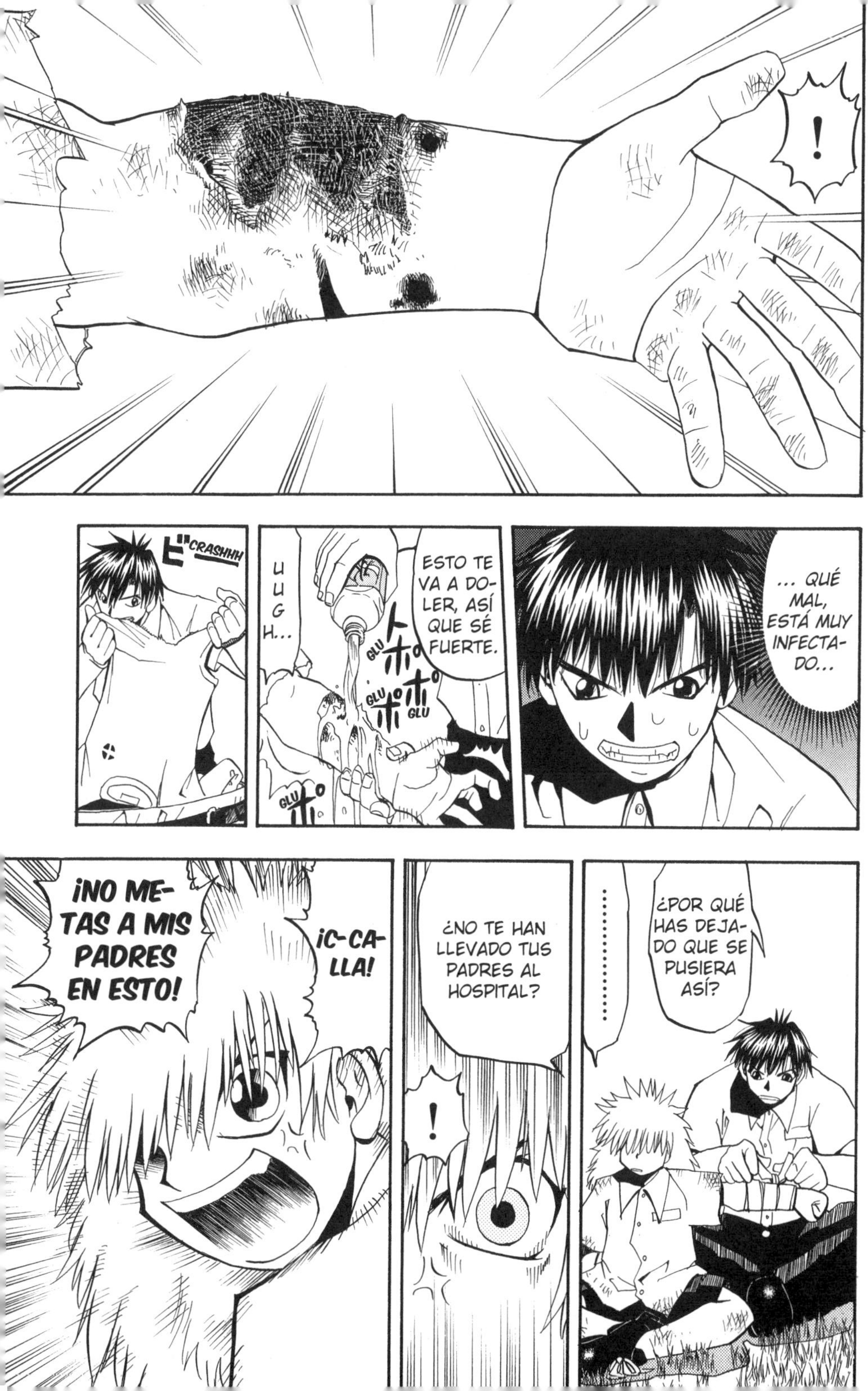

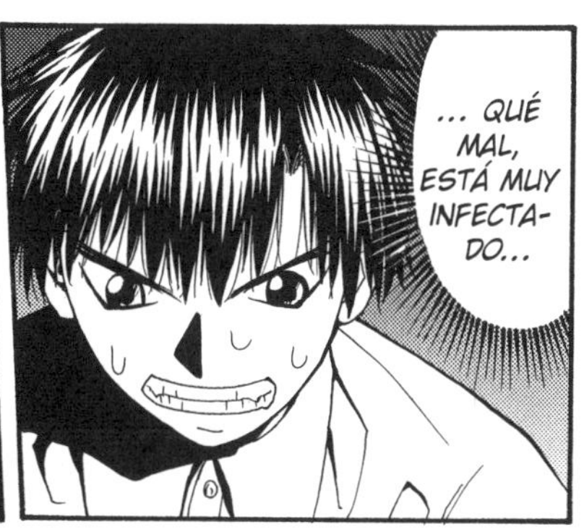
... QUÉ MAL, ESTÁ MUY INFECTADO...

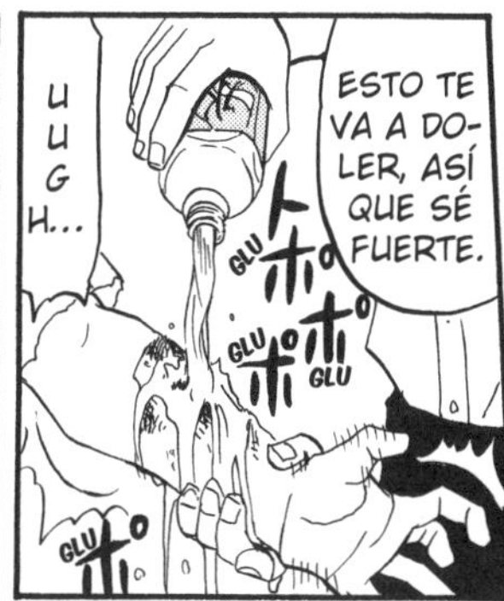
ESTO TE VA A DOLER, ASÍ QUE SÉ FUERTE.
UUGH...
GLU
GLU
GLU
GLU

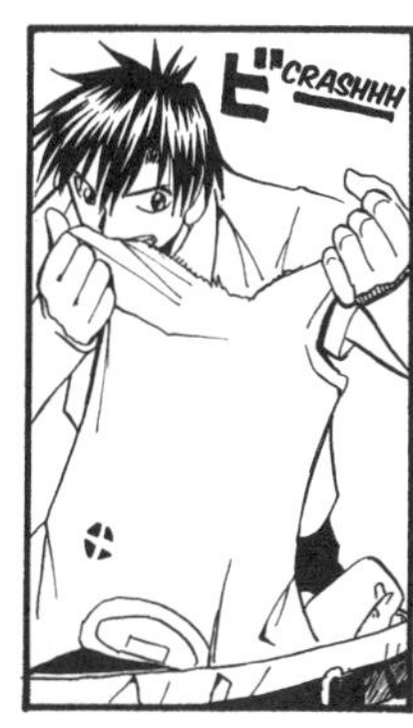
CRASHHH

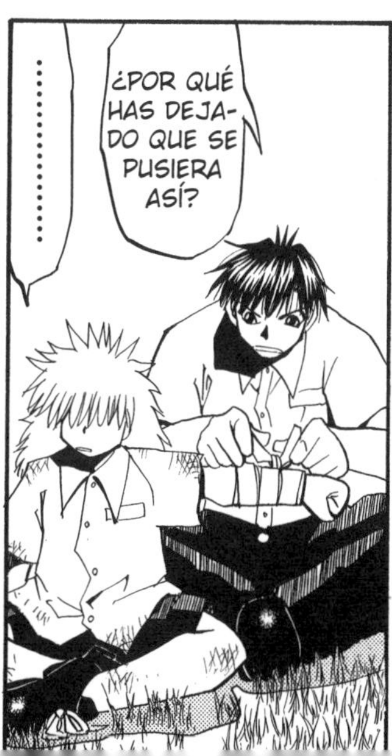
¿POR QUÉ HAS DEJADO QUE SE PUSIERA ASÍ?
....

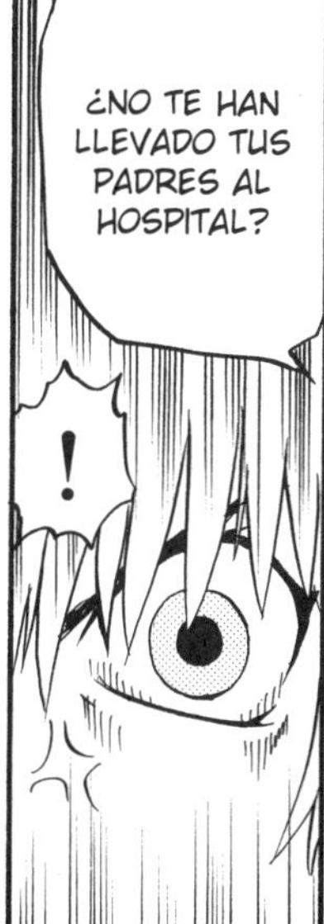
¿NO TE HAN LLEVADO TUS PADRES AL HOSPITAL?
!

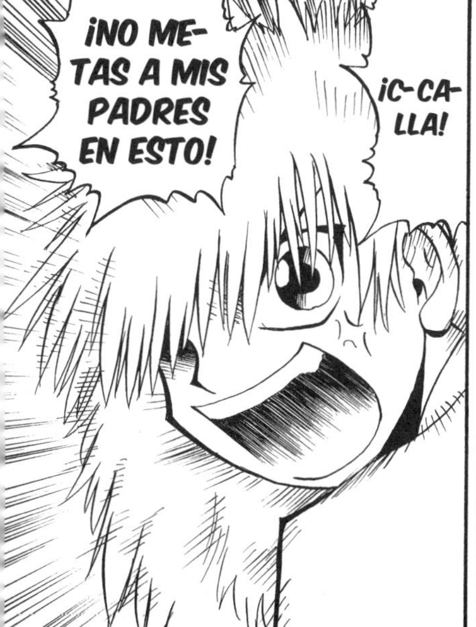
¡C-CALLA!
¡NO METAS A MIS PADRES EN ESTO!

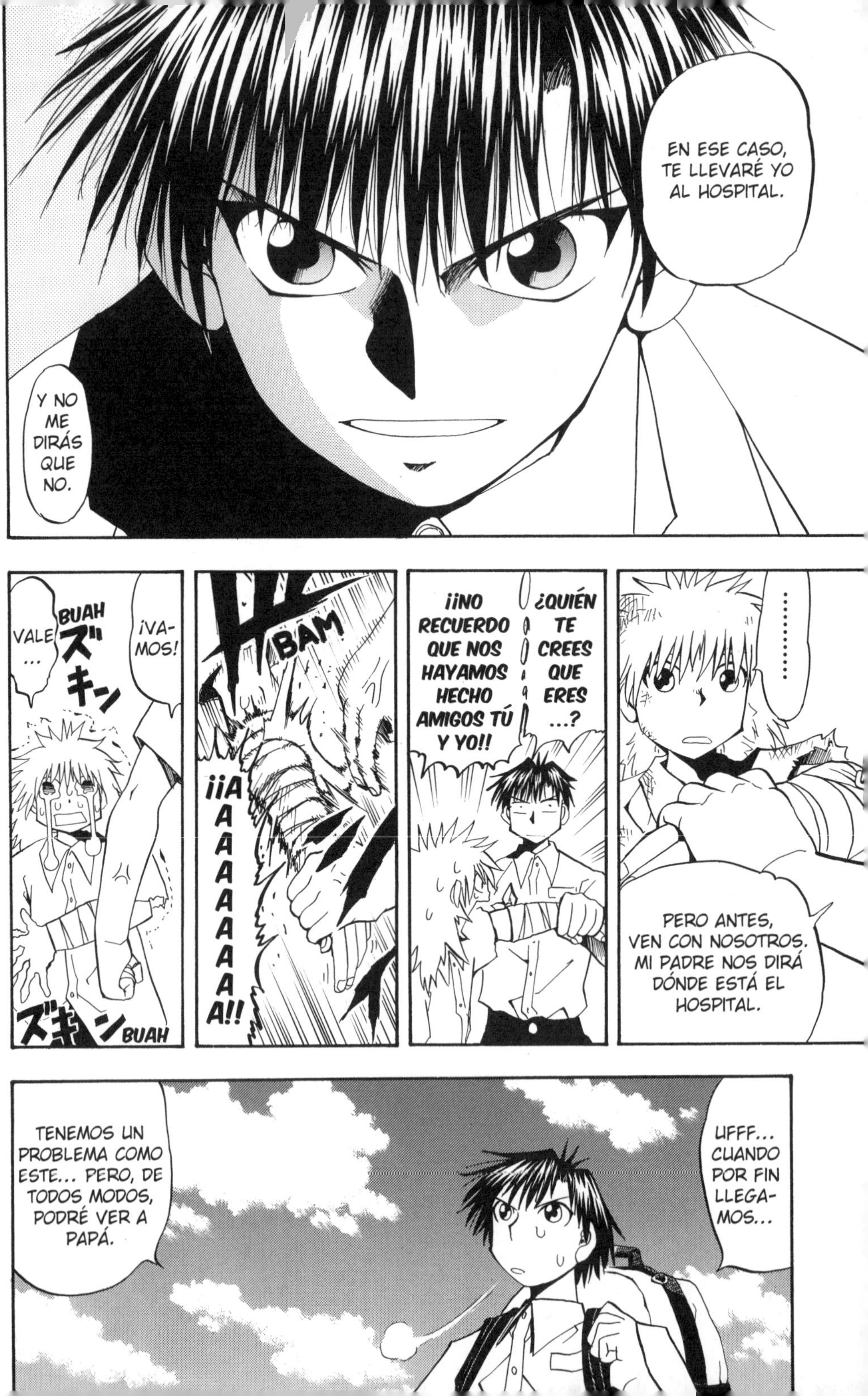

EN ESE CASO, TE LLEVARÉ YO AL HOSPITAL.
Y NO ME DIRÁS QUE NO.

......
PERO ANTES, VEN CON NOSOTROS. MI PADRE NOS DIRÁ DÓNDE ESTÁ EL HOSPITAL.

¿QUIÉN TE CREES QUE ERES ...?
¡¡NO RECUERDO QUE NOS HAYAMOS HECHO AMIGOS TÚ Y YO!!

BAM
¡¡AAAAAAAAA!!

¡VAMOS!
VALE ...
BUAH
ズキン
ズキン
BUAH

UFFF... CUANDO POR FIN LLEGAMOS...
TENEMOS UN PROBLEMA COMO ESTE... PERO, DE TODOS MODOS, PODRÉ VER A PAPÁ.

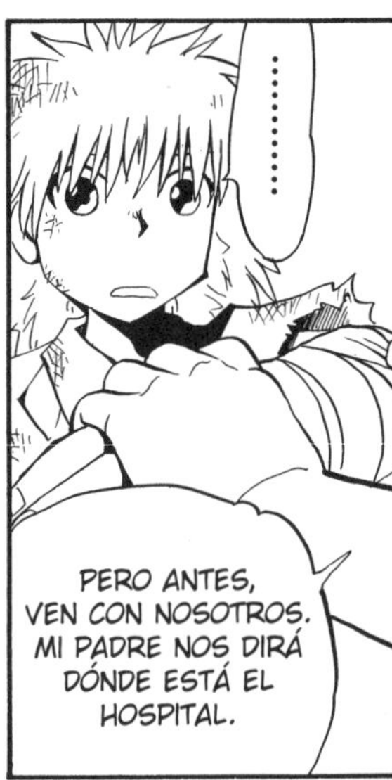

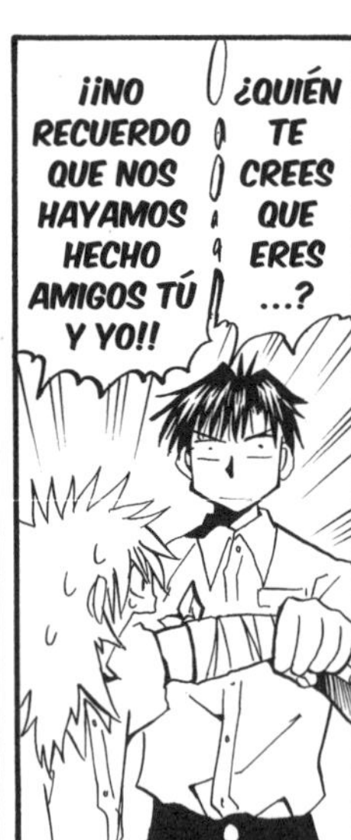

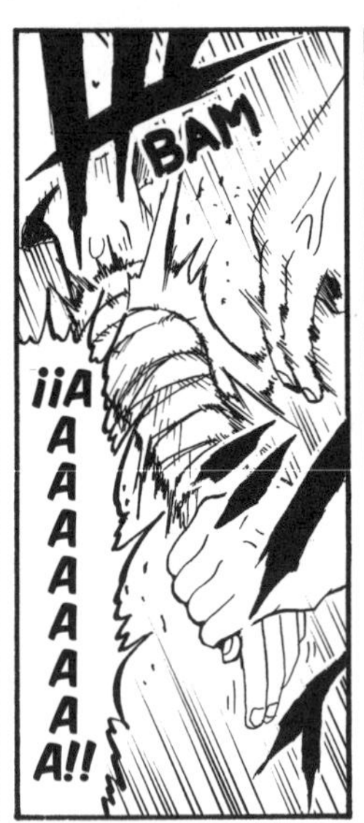

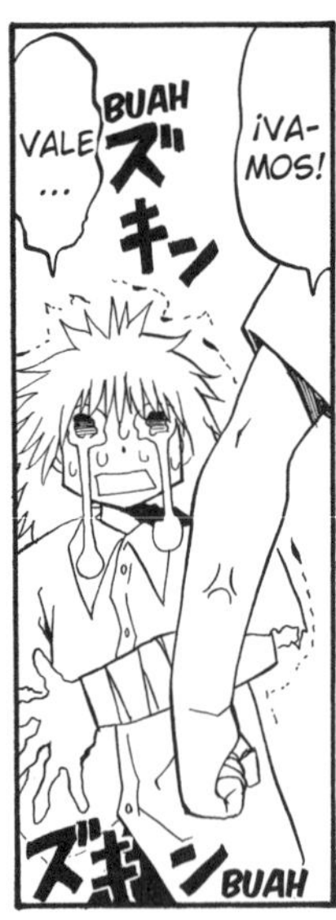

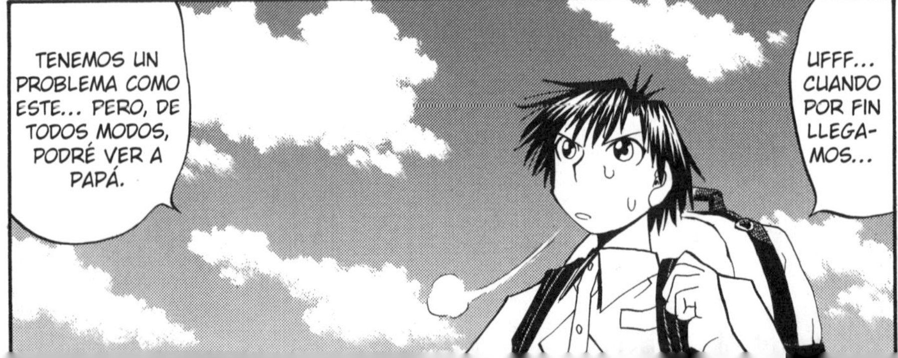

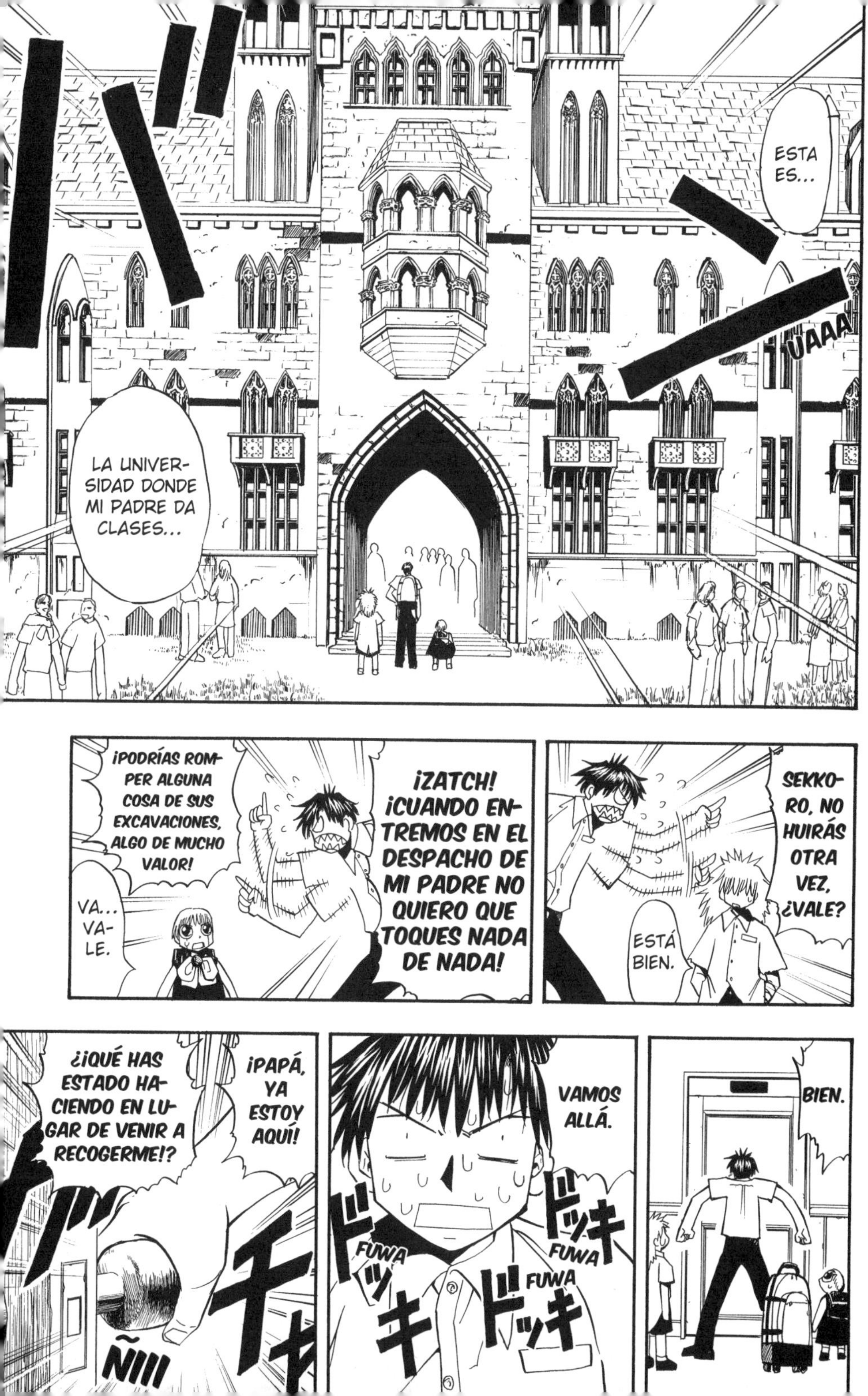

ESTA ES...
UAAA
LA UNIVERSIDAD DONDE MI PADRE DA CLASES...

SEKKORO, NO HUIRÁS OTRA VEZ, ¿VALE?
ESTÁ BIEN.
¡ZATCH! ¡CUANDO ENTREMOS EN EL DESPACHO DE MI PADRE NO QUIERO QUE TOQUES NADA DE NADA!
¡PODRÍAS ROMPER ALGUNA COSA DE SUS EXCAVACIONES, ALGO DE MUCHO VALOR!
VA... VALE.

BIEN.
VAMOS ALLÁ.
FUWA
FUWA
FUWA
¡PAPÁ, YA ESTOY AQUÍ!
¿¡QUÉ HAS ESTADO HACIENDO EN LUGAR DE VENIR A RECOGERME!?
ÑIII

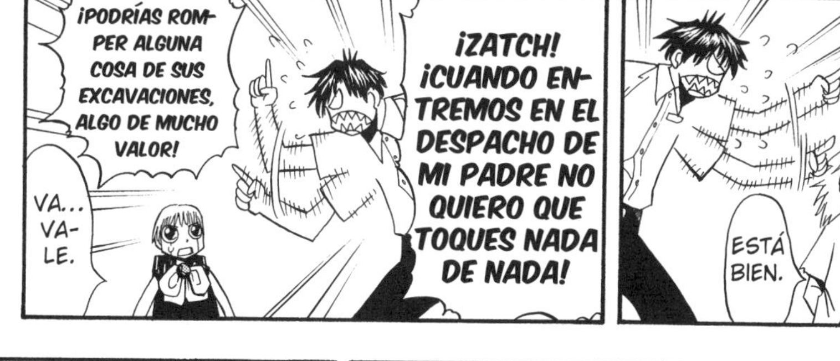

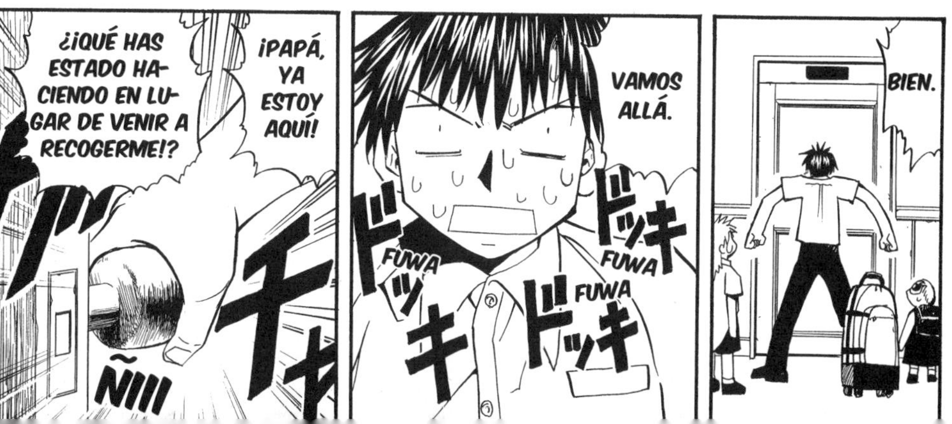

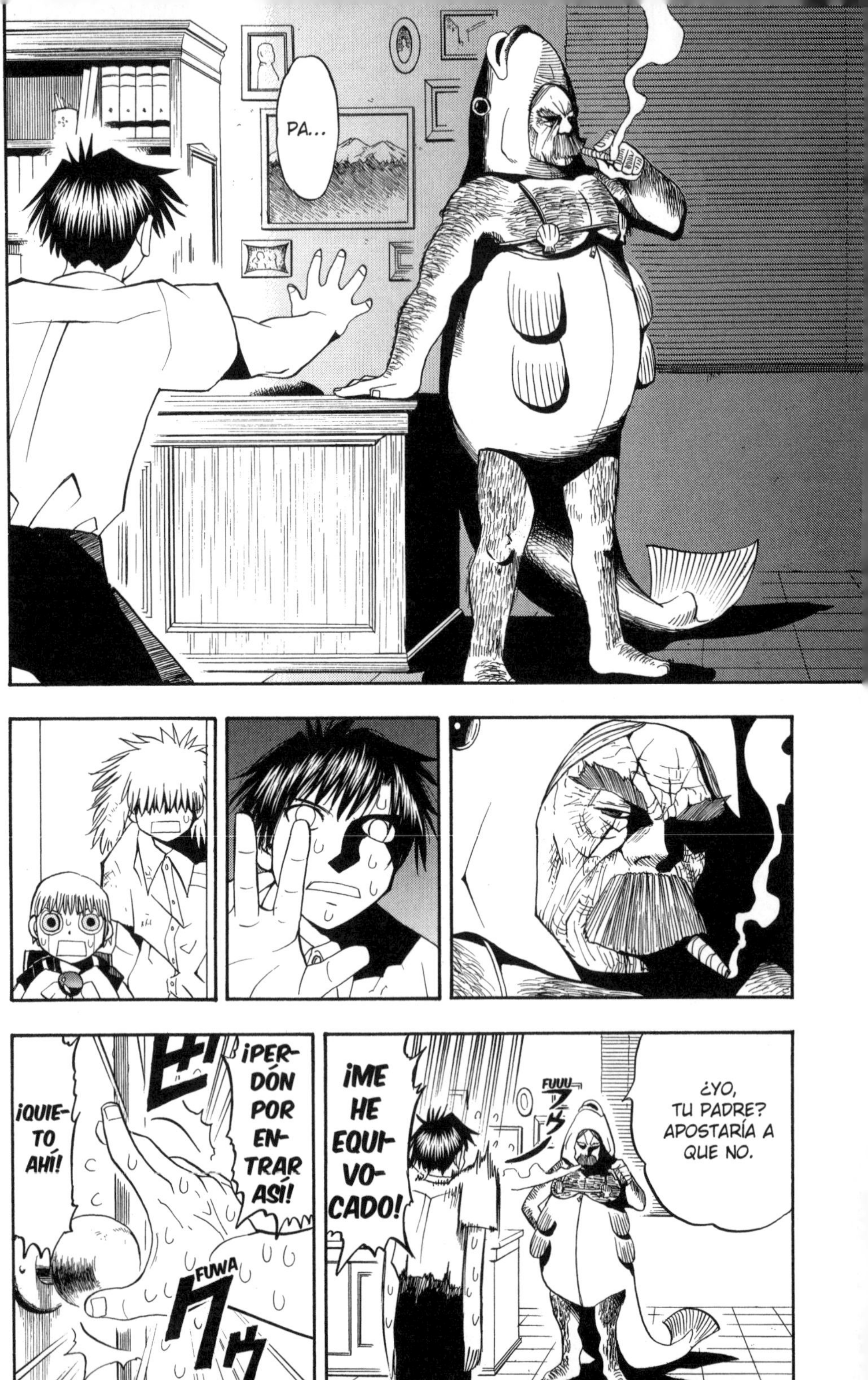

PA...

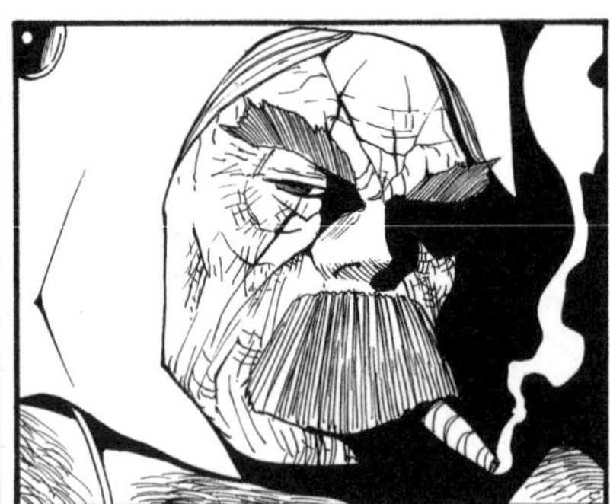

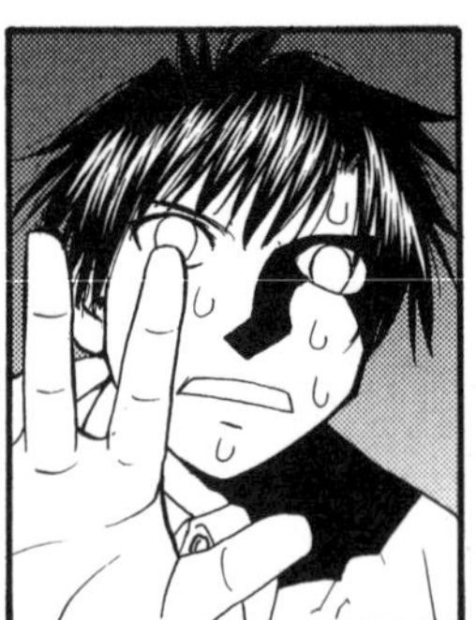

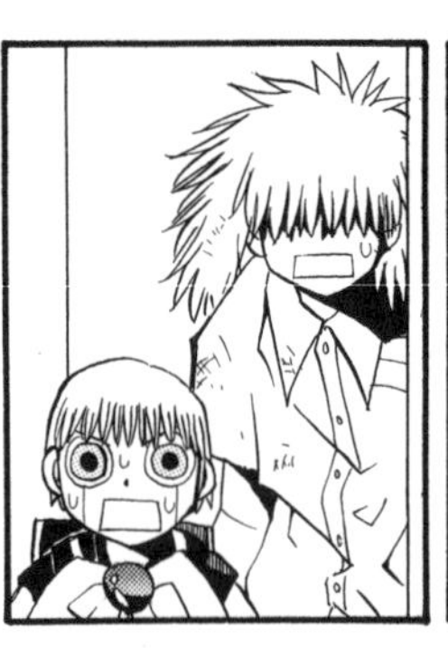

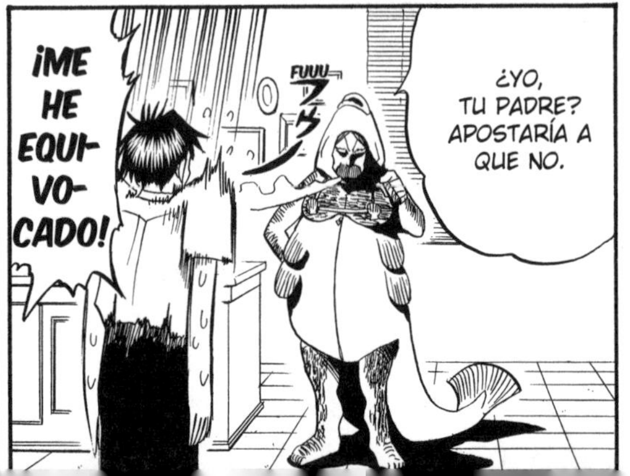
¿YO, TU PADRE? APOSTARÍA A QUE NO.
FUUU
¡ME HE EQUIVOCADO!

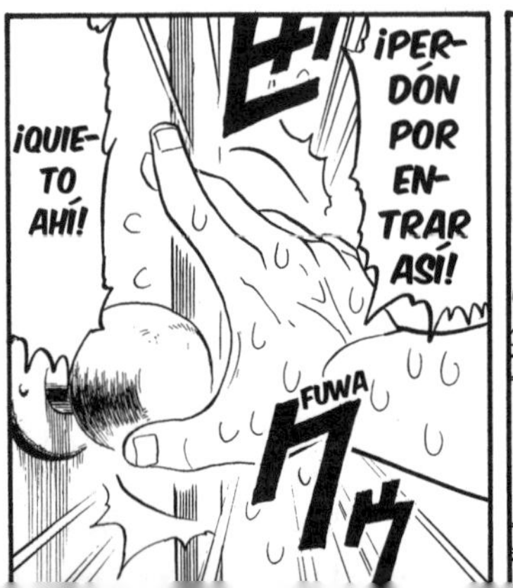
¡PERDÓN POR ENTRAR ASÍ!
¡QUIETO AHÍ!
FUWA

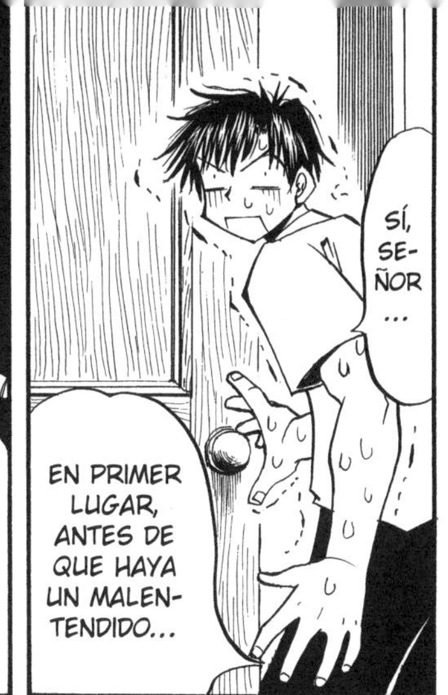
SÍ, SE- ÑOR …
EN PRIMER LUGAR, ANTES DE QUE HAYA UN MALEN- TENDIDO…

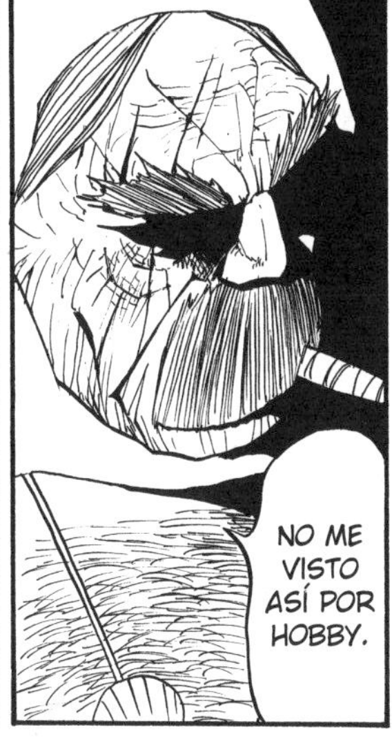
NO ME VISTO ASÍ POR HOBBY.

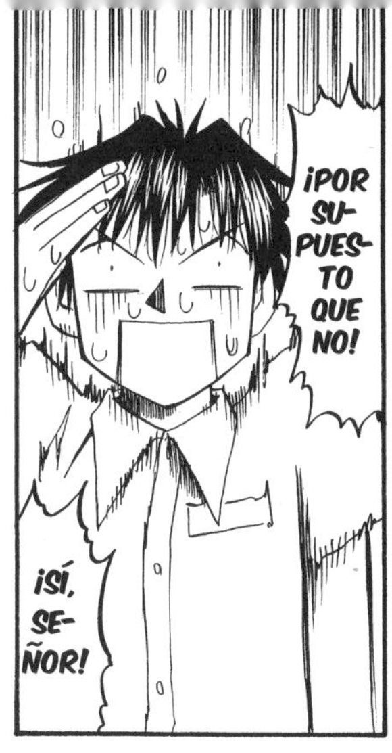
¡POR SU- PUES- TO QUE NO!
¡SÍ, SE- ÑOR!

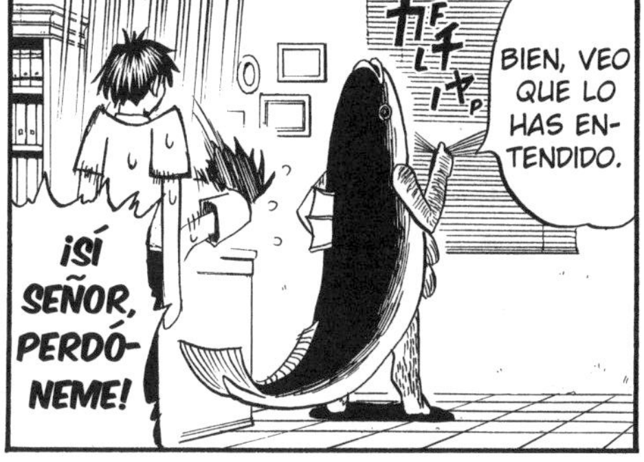
BIEN, VEO QUE LO HAS EN- TENDIDO.
¡SÍ SEÑOR, PERDÓ- NEME!

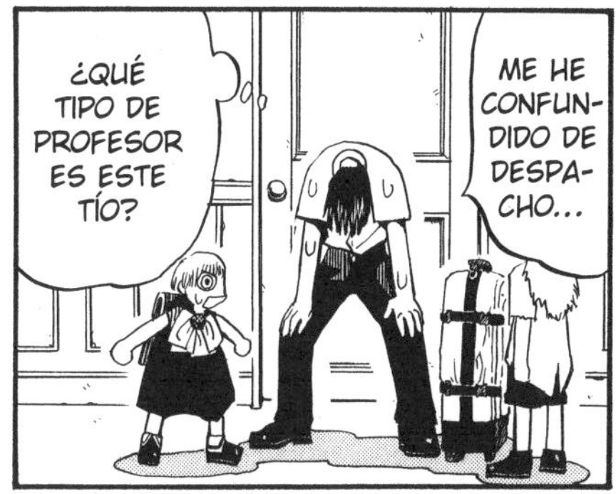
ME HE CONFUN- DIDO DE DESPA- CHO…
¿QUÉ TIPO DE PROFESOR ES ESTE TÍO?

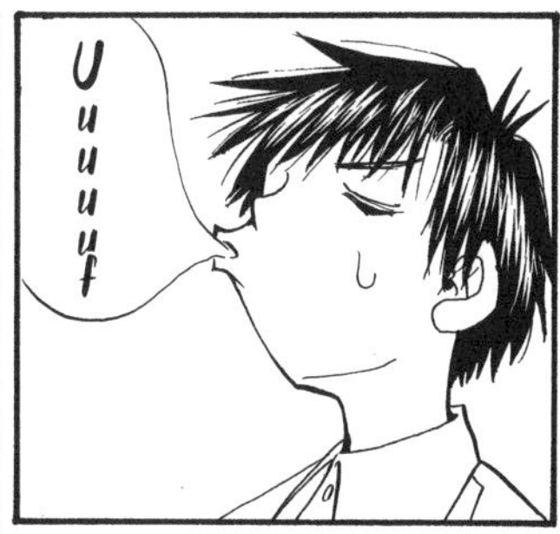
Uuuuuf

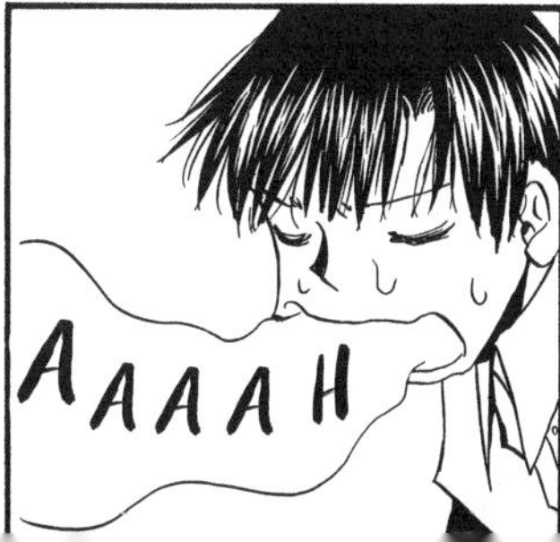
AAAAH

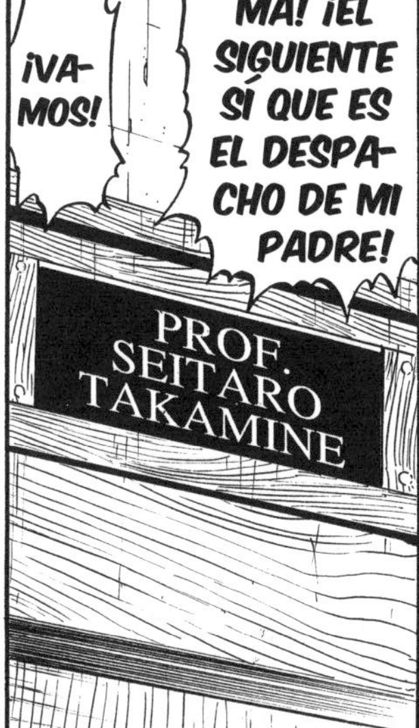
¡BIEN, CAL- MA! ¡EL SIGUIENTE SÍ QUE ES EL DESPA- CHO DE MI PADRE!
¡VA- MOS!
PROF. SEITARO TAKAMINE

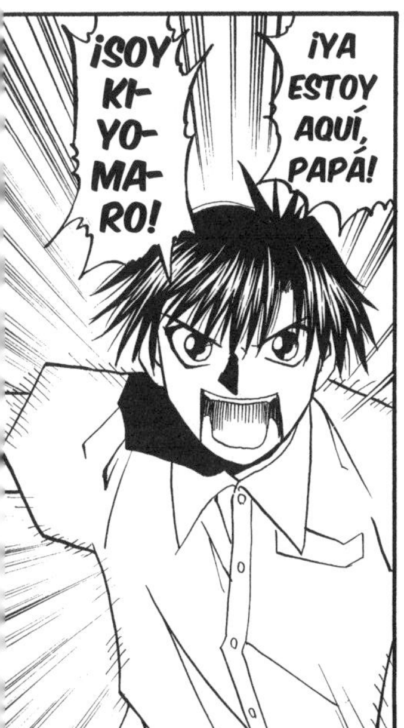
¡YA ESTOY AQUÍ, PAPÁ!
¡SOY KI- YO- MA- RO!

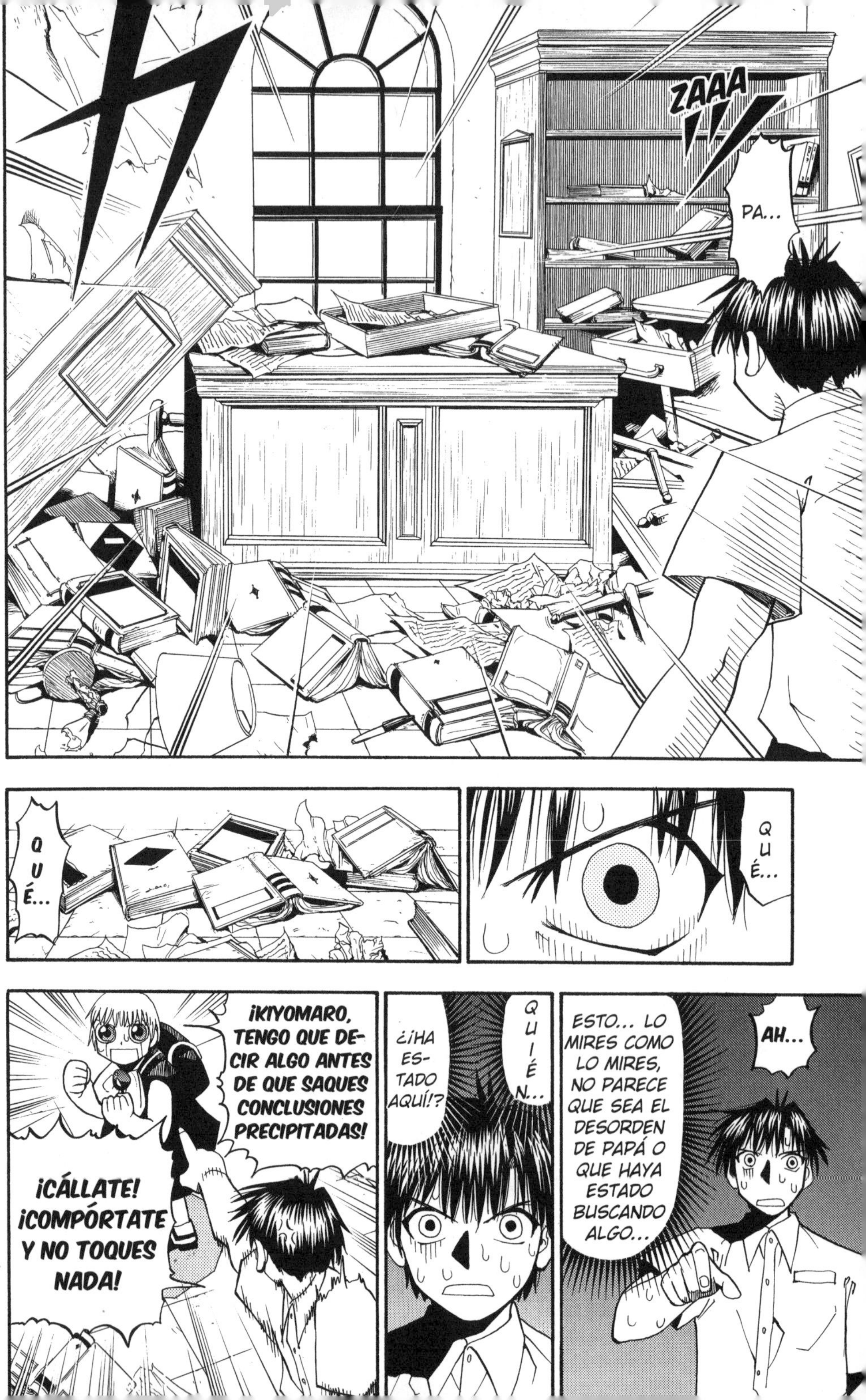

ZAAA

PA...

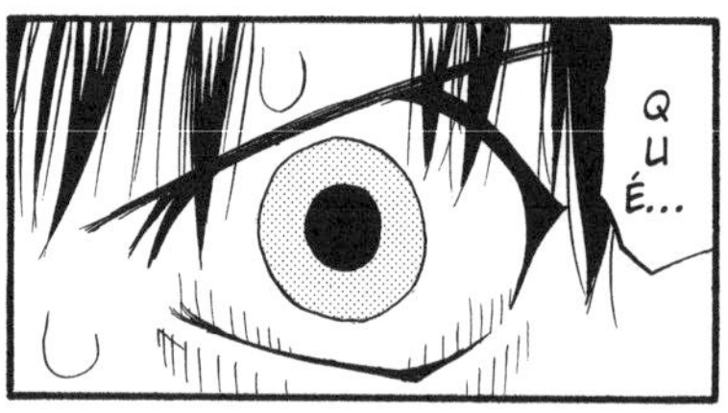
QUÉ...

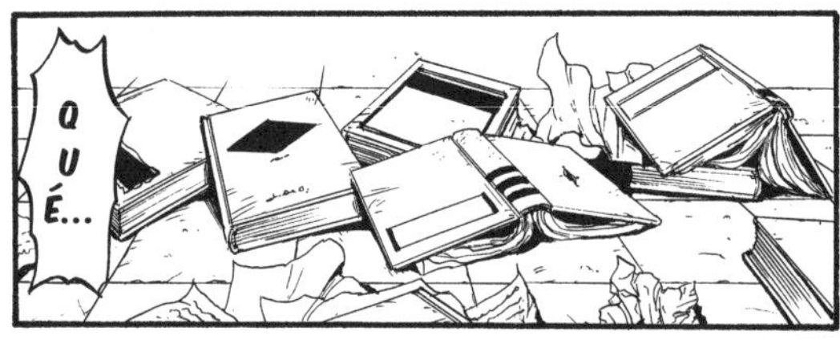
QUÉ...

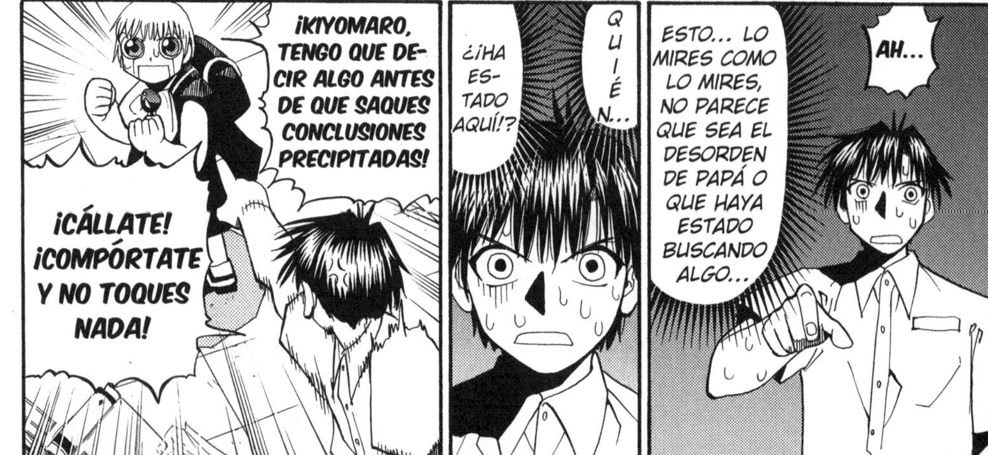
AH...
ESTO... LO MIRES COMO LO MIRES, NO PARECE QUE SEA EL DESORDEN DE PAPÁ O QUE HAYA ESTADO BUSCANDO ALGO...
QUIÉN...
¿HA ESTADO AQUÍ!?
¡KIYOMARO, TENGO QUE DECIR ALGO ANTES DE QUE SAQUES CONCLUSIONES PRECIPITADAS!
¡CÁLLATE! ¡COMPÓRTATE Y NO TOQUES NADA!

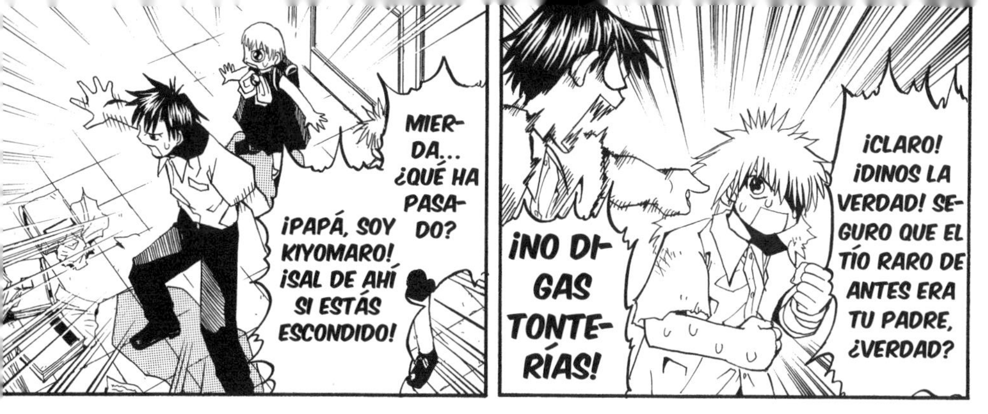
¡CLARO! ¡DINOS LA VERDAD! SEGURO QUE EL TÍO RARO DE ANTES ERA TU PADRE, ¿VERDAD?
¡NO DIGAS TONTERÍAS!
MIERDA... ¿QUÉ HA PASADO?
¡PAPÁ, SOY KIYOMARO! ¡SAL DE AHÍ SI ESTÁS ESCONDIDO!

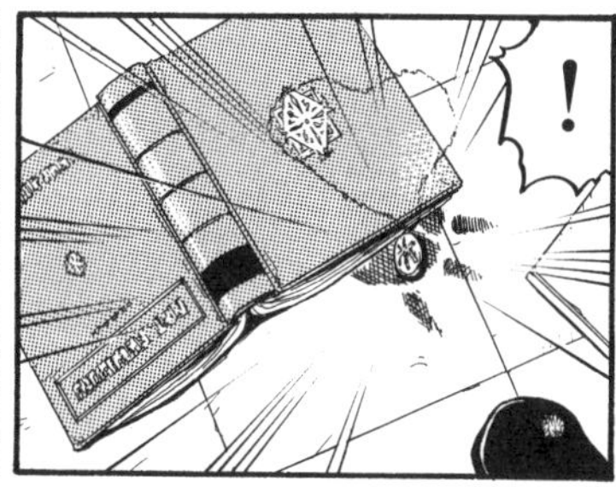
!

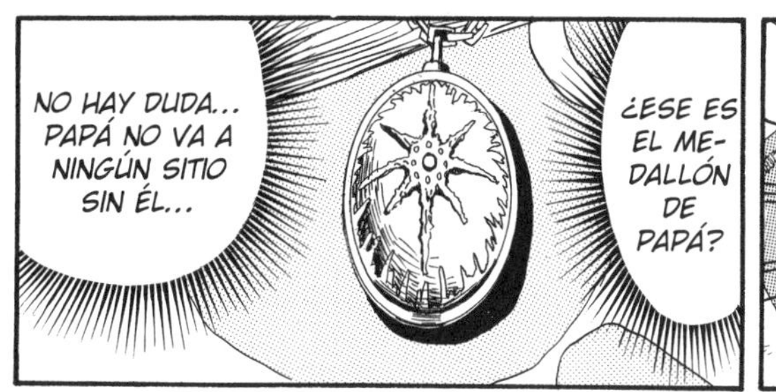
¿ESE ES EL MEDALLÓN DE PAPÁ?
NO HAY DUDA... PAPÁ NO VA A NINGÚN SITIO SIN ÉL...

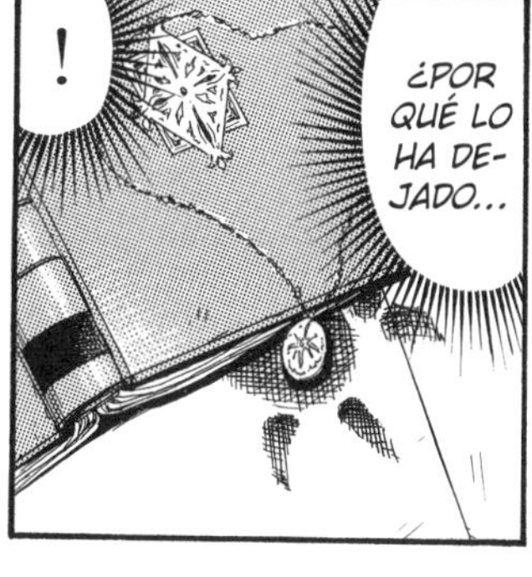
¿POR QUÉ LO HA DEJADO...
!

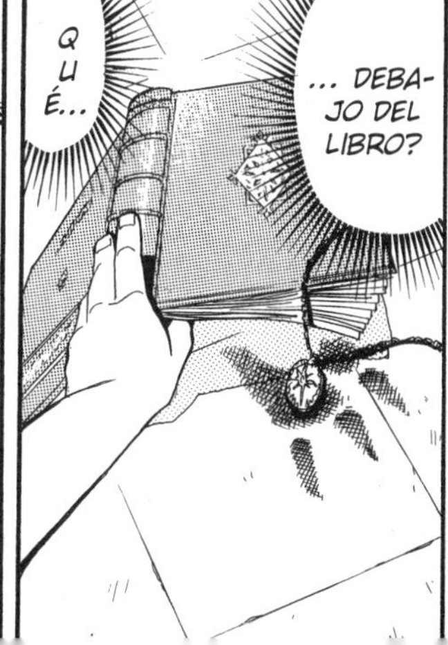
... DEBAJO DEL LIBRO?
QUÉ...

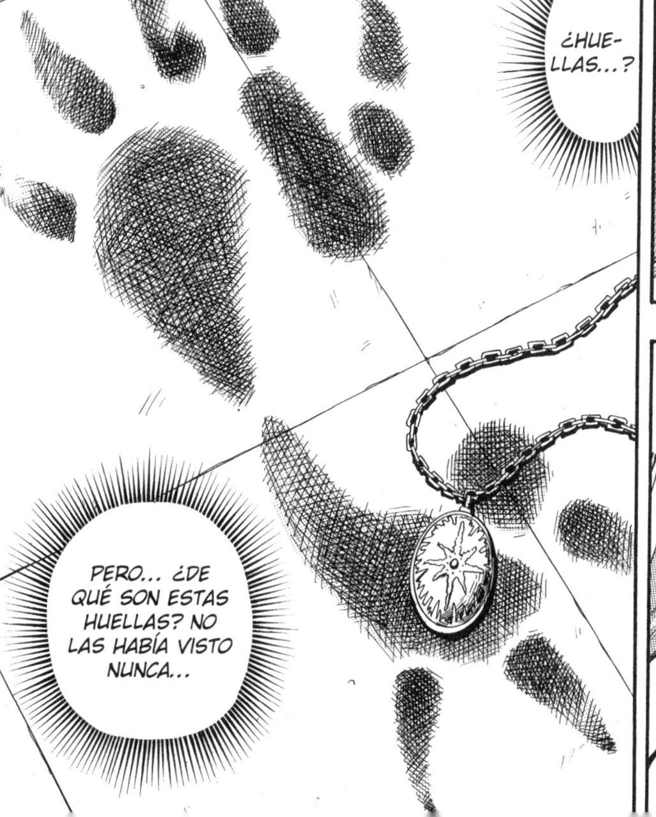
¿HUELLAS...?
PERO... ¿DE QUÉ SON ESTAS HUELLAS? NO LAS HABÍA VISTO NUNCA...

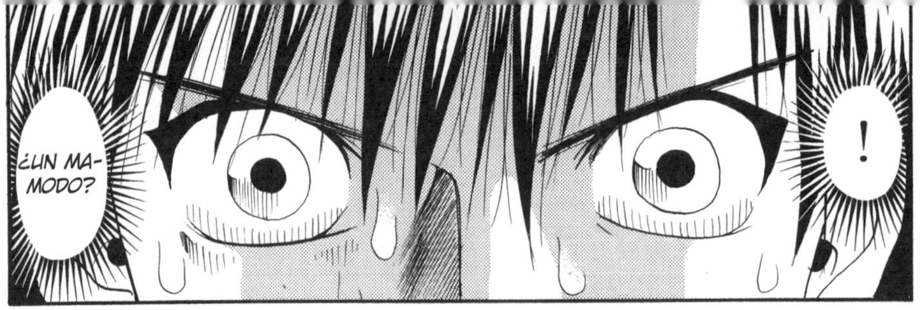
!
¿UN MA-
MODO?

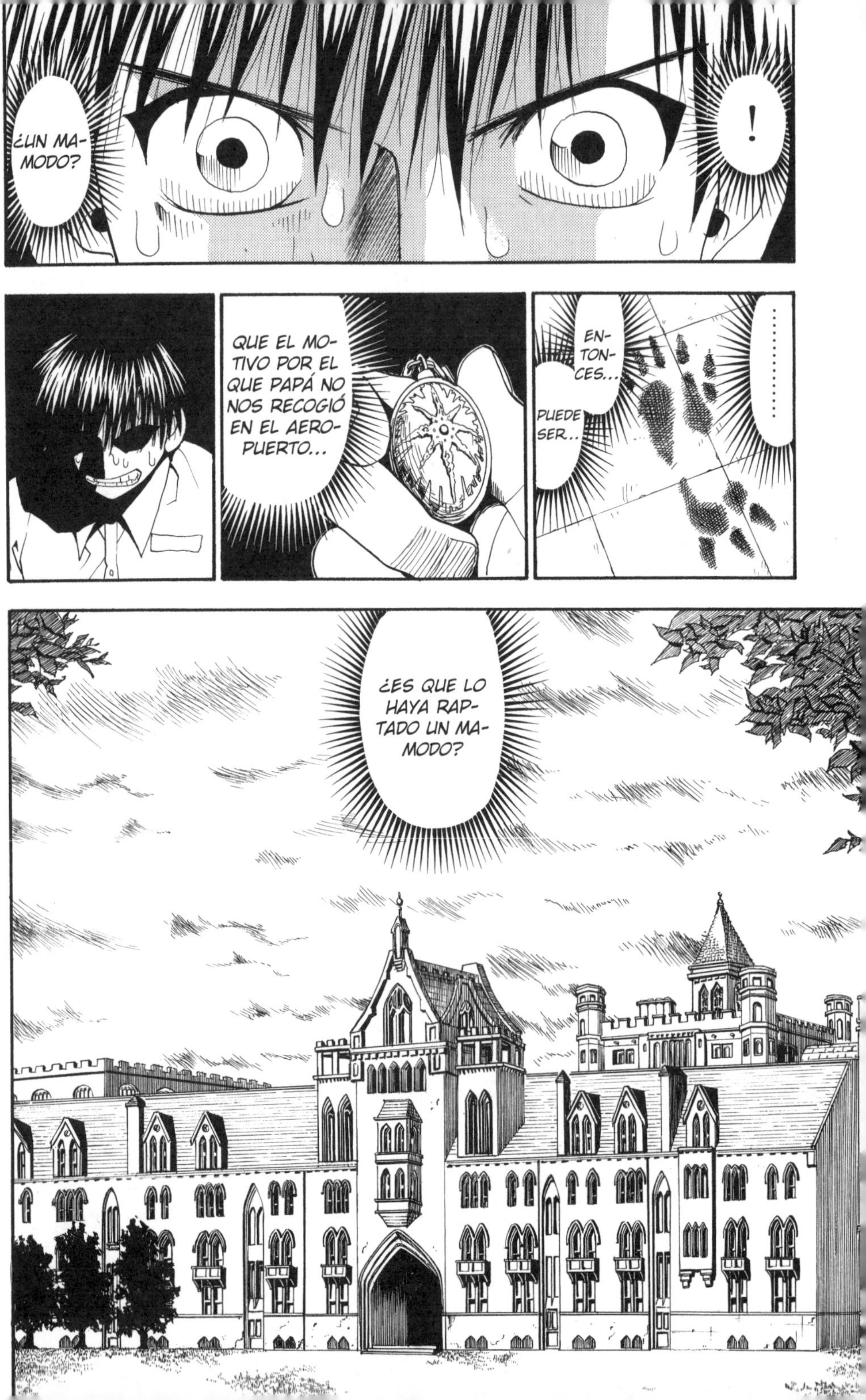

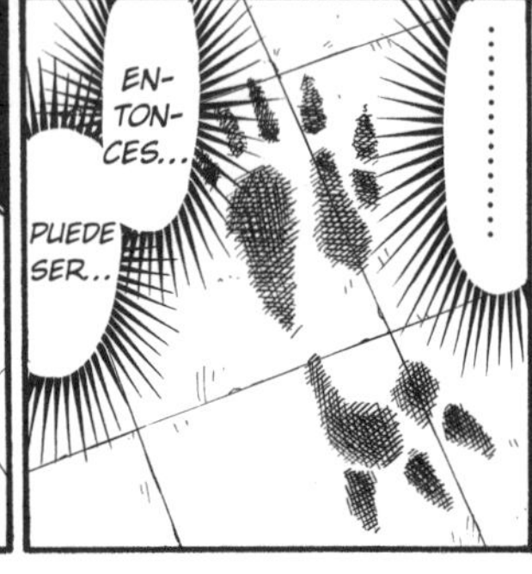
......
EN-
TON-
CES...
PUEDE
SER...

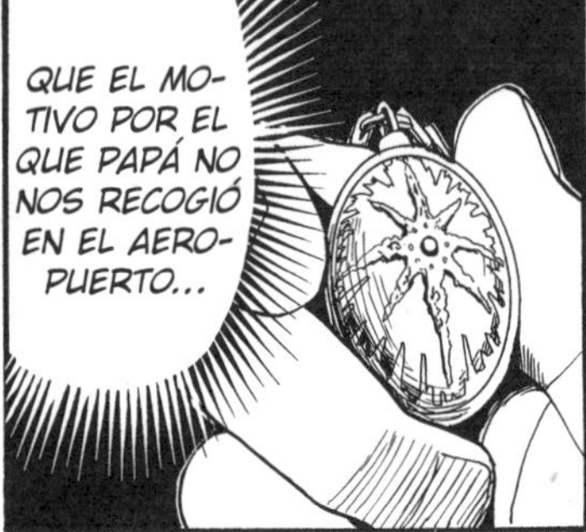
QUE EL MO-
TIVO POR EL
QUE PAPÁ NO
NOS RECOGIÓ
EN EL AERO-
PUERTO...

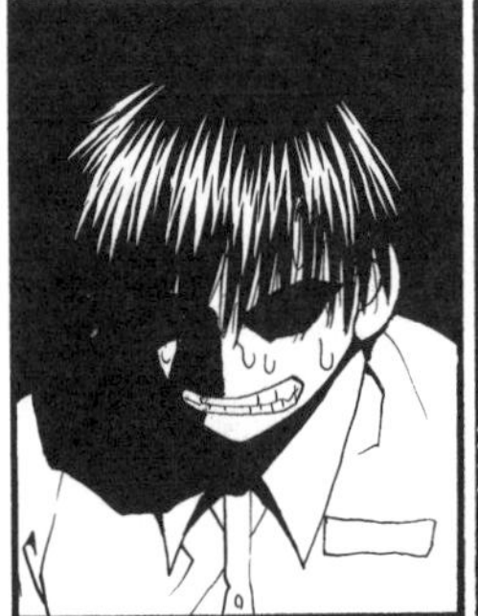

¿ES QUE LO
HAYA RAP-
TADO UN MA-
MODO?

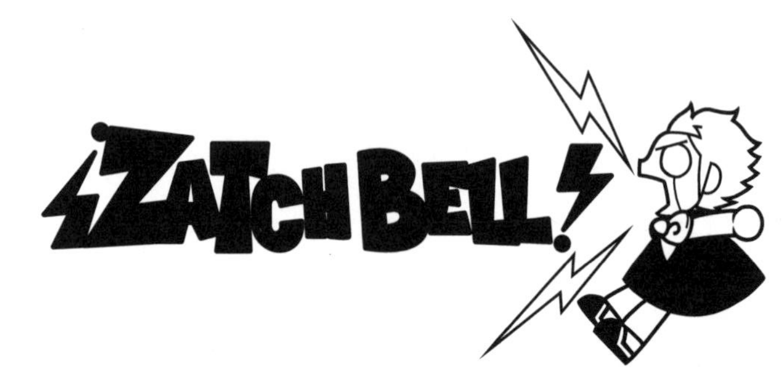
¡ZATCH BELL!

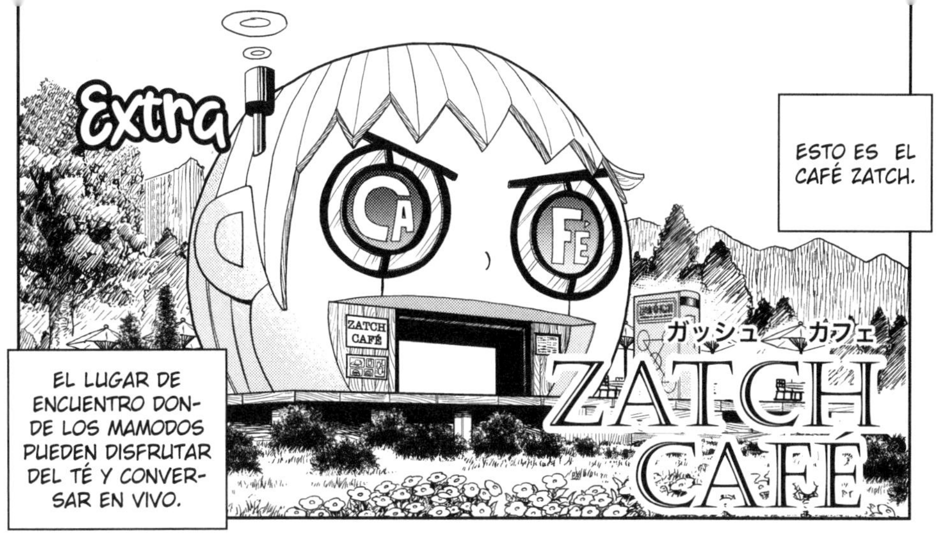
Extra
ESTO ES EL CAFÉ ZATCH.
EL LUGAR DE ENCUENTRO DONDE LOS MAMODOS PUEDEN DISFRUTAR DEL TÉ Y CONVERSAR EN VIVO.
ガッシュ カフェ
ZATCH CAFÉ

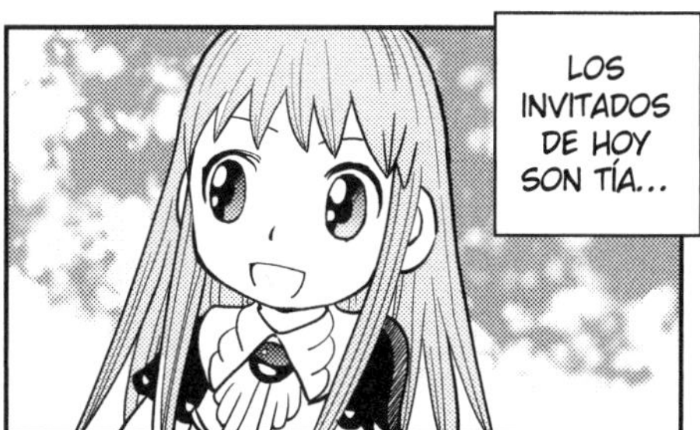
LOS INVITADOS DE HOY SON TÍA...

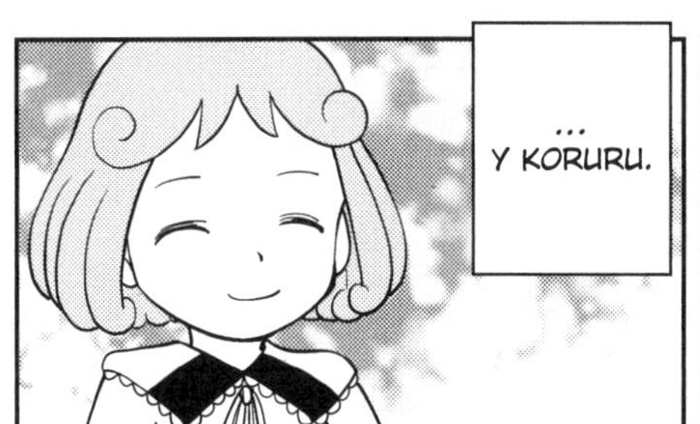
... Y KORURU.

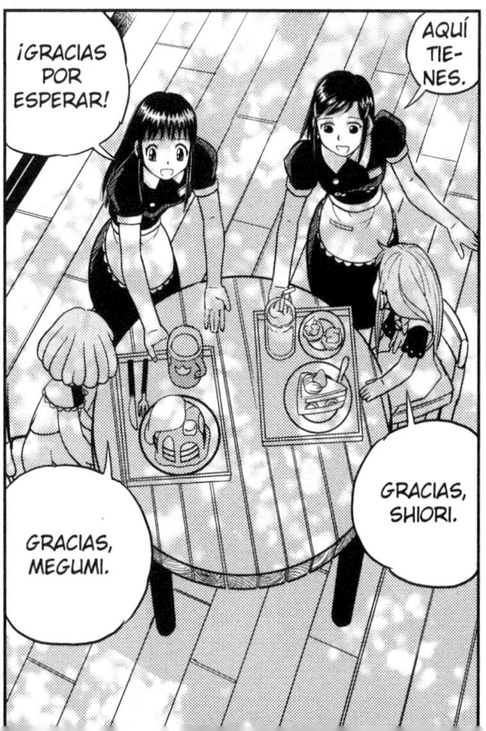
AQUÍ TIENES.
¡GRACIAS POR ESPERAR!
GRACIAS, SHIORI.
GRACIAS, MEGUMI.

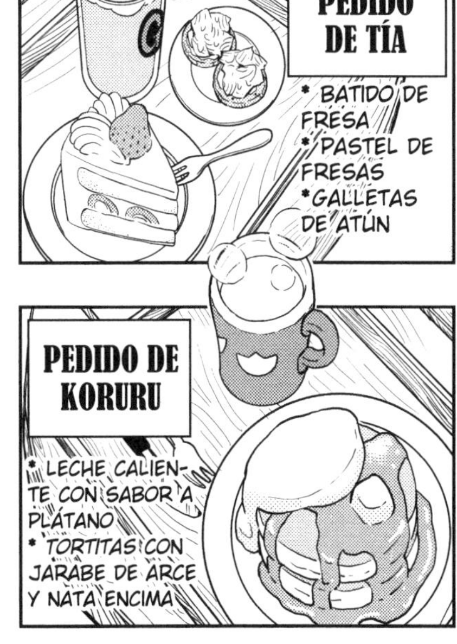
PEDIDO DE TÍA
* BATIDO DE FRESA
* PASTEL DE FRESAS
*GALLETAS DE ATÚN
PEDIDO DE KORURU
* LECHE CALIENTE CON SABOR A PLÁTANO
* TORTITAS CON JARABE DE ARCE Y NATA ENCIMA

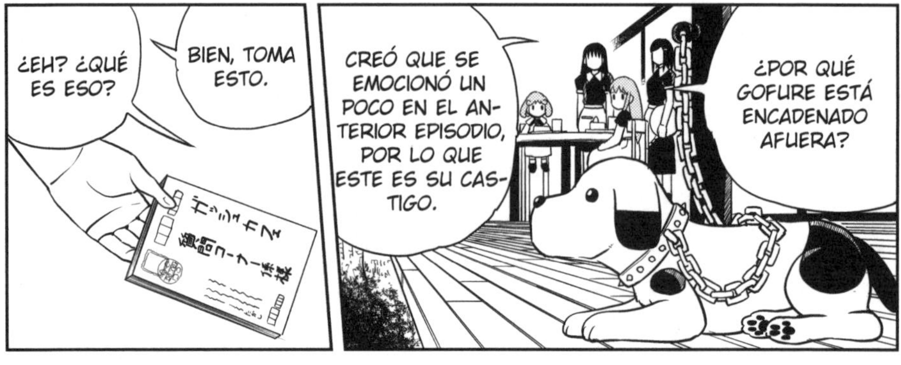
¿POR QUÉ GOFURE ESTÁ ENCADENADO AFUERA?
CREÓ QUE SE EMOCIONÓ UN POCO EN EL ANTERIOR EPISODIO, POR LO QUE ESTE ES SU CASTIGO.
BIEN, TOMA ESTO.
¿EH? ¿QUÉ ES ESO?

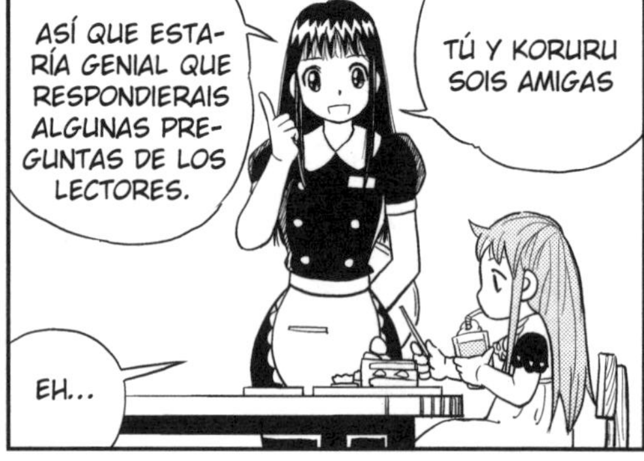
TÚ Y KORURU SOIS AMIGAS
ASÍ QUE ESTARÍA GENIAL QUE RESPONDIERAIS ALGUNAS PREGUNTAS DE LOS LECTORES.
EH...

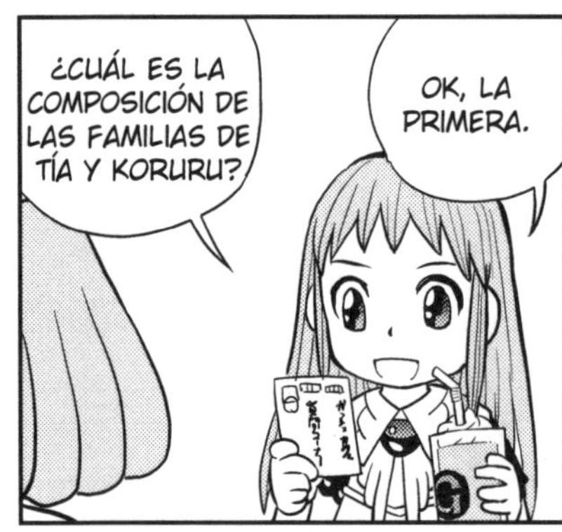
OK, LA PRIMERA.
¿CUÁL ES LA COMPOSICIÓN DE LAS FAMILIAS DE TÍA Y KORURU?

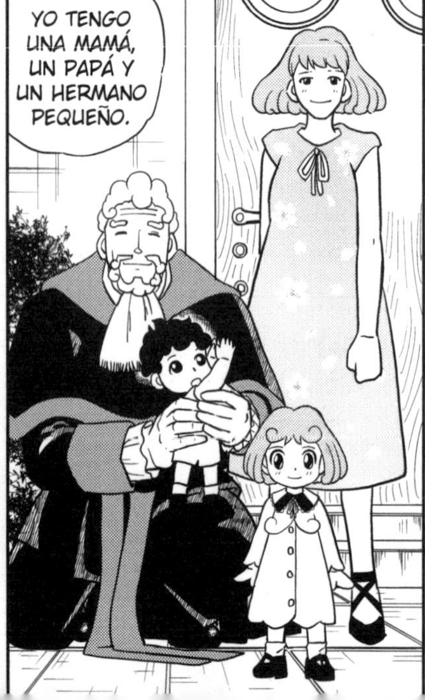
YO TENGO UNA MAMÁ, UN PAPÁ Y UN HERMANO PEQUEÑO.

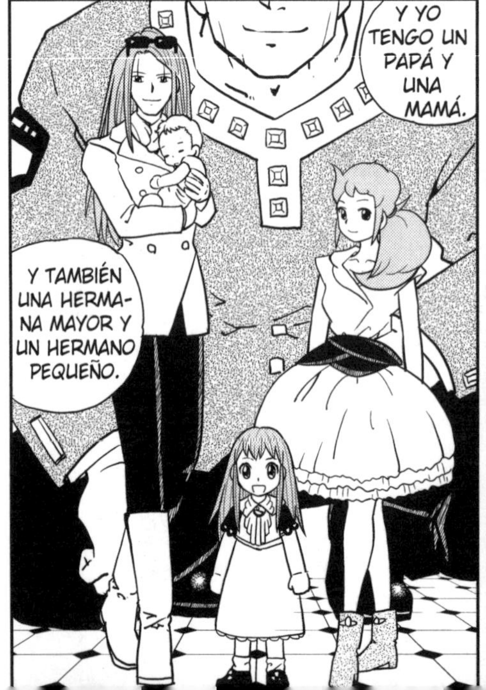
Y YO TENGO UN PAPÁ Y UNA MAMÁ.
Y TAMBIÉN UNA HERMANA MAYOR Y UN HERMANO PEQUEÑO.

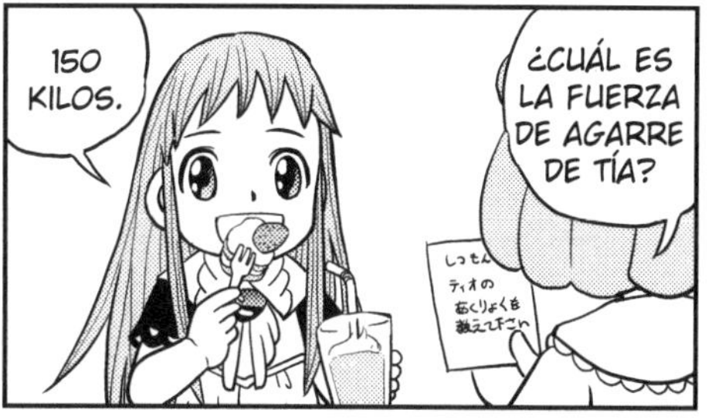
¿CUÁL ES LA FUERZA DE AGARRE DE TÍA?
150 KILOS.

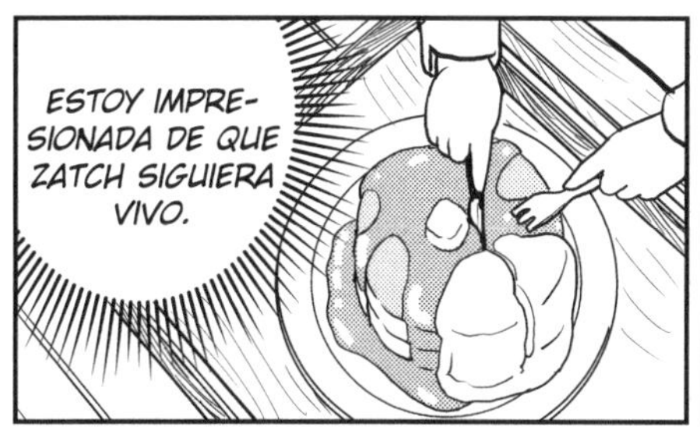
ESTOY IMPRESIONADA DE QUE ZATCH SIGUIERA VIVO.

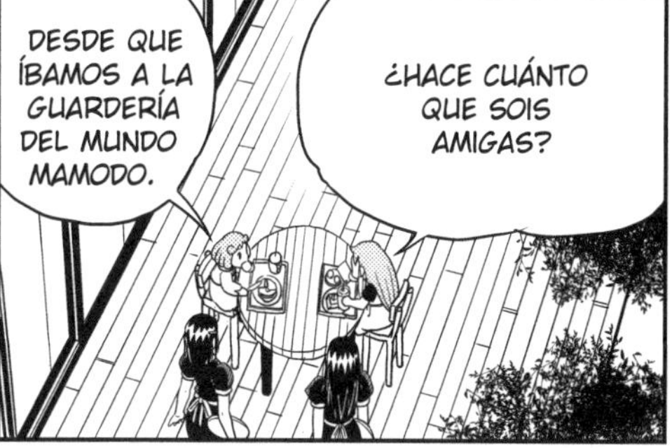
¿HACE CUÁNTO QUE SOIS AMIGAS?
DESDE QUE ÍBAMOS A LA GUARDERÍA DEL MUNDO MAMODO.

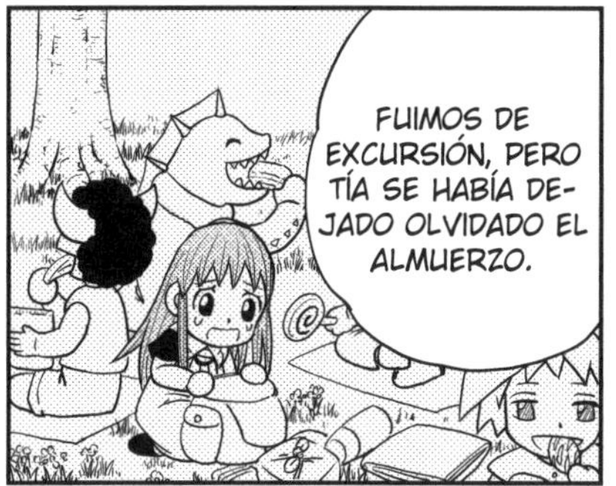
FUIMOS DE EXCURSIÓN, PERO TÍA SE HABÍA DEJADO OLVIDADO EL ALMUERZO.

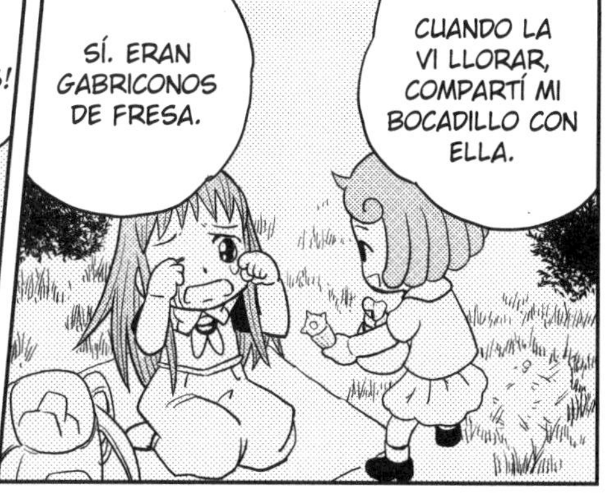
CUANDO LA VI LLORAR, COMPARTÍ MI BOCADILLO CON ELLA.
SÍ. ERAN GABRICONOS DE FRESA.

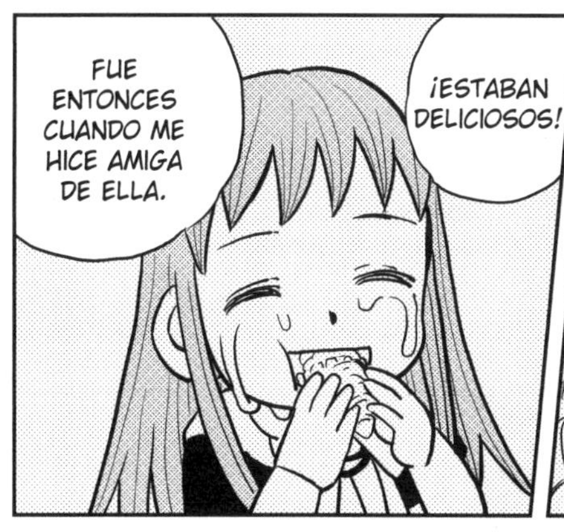
¡ESTABAN DELICIOSOS!
FUE ENTONCES CUANDO ME HICE AMIGA DE ELLA.

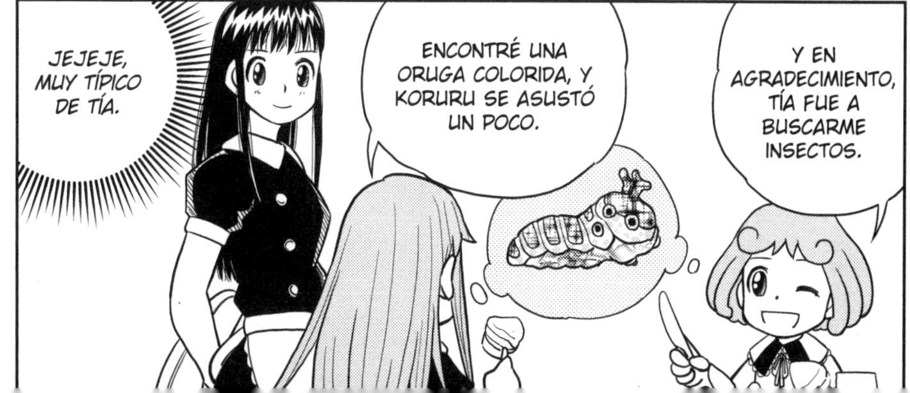
Y EN AGRADECIMIENTO, TÍA FUE A BUSCARME INSECTOS.
ENCONTRÉ UNA ORUGA COLORIDA, Y KORURU SE ASUSTÓ UN POCO.
JEJEJE, MUY TÍPICO DE TÍA.

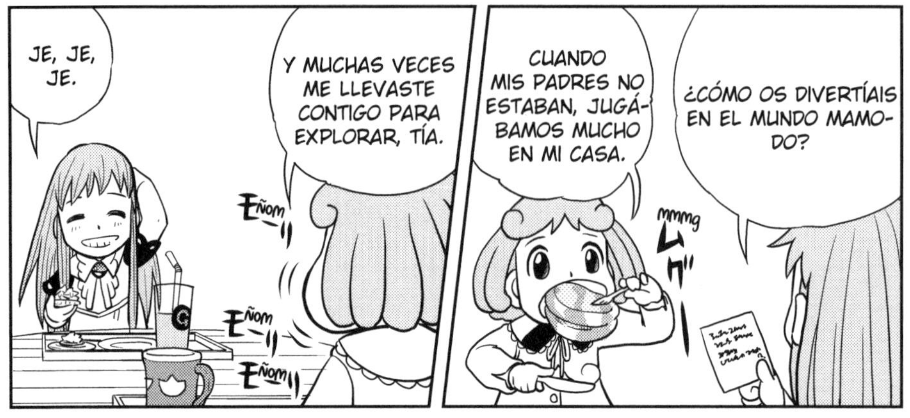
¿CÓMO OS DIVERTÍAIS EN EL MUNDO MAMODO?
CUANDO MIS PADRES NO ESTABAN, JUGÁBAMOS MUCHO EN MI CASA.
mmmg
Y MUCHAS VECES ME LLEVASTE CONTIGO PARA EXPLORAR, TÍA.
Eñom
Eñom
Eñom
JE, JE, JE.

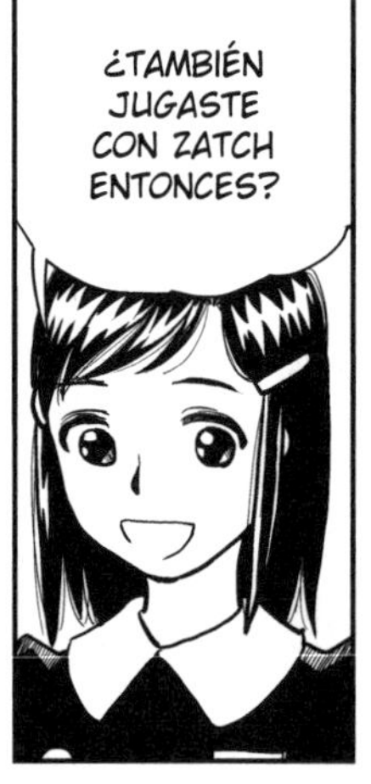
¿TAMBIÉN JUGASTE CON ZATCH ENTONCES?

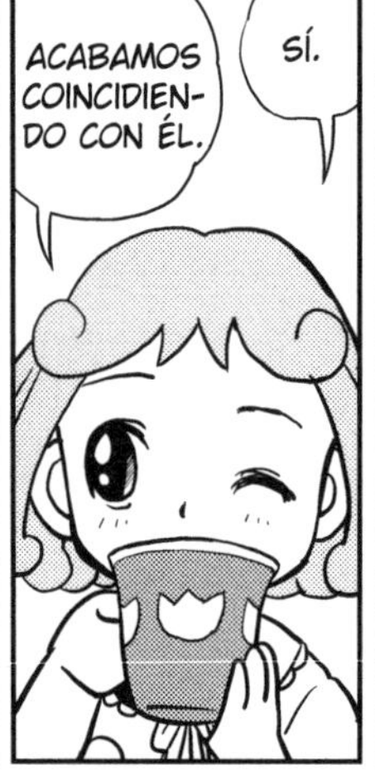
SÍ.
ACABAMOS COINCIDIENDO CON ÉL.

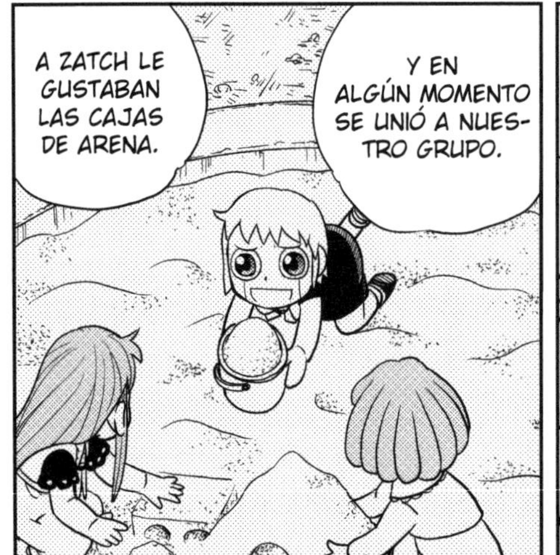
Y EN ALGÚN MOMENTO SE UNIÓ A NUESTRO GRUPO.
A ZATCH LE GUSTABAN LAS CAJAS DE ARENA.

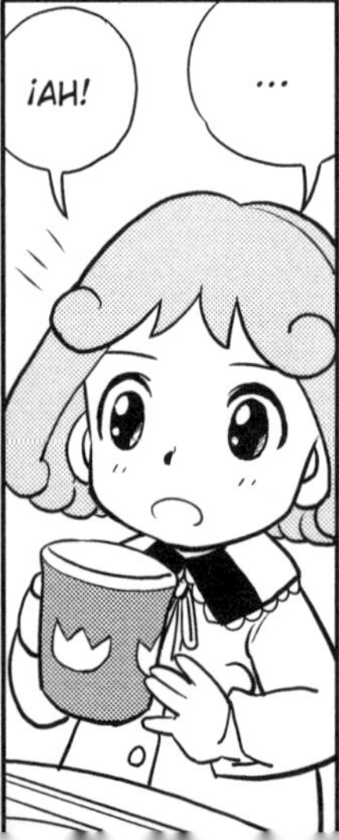
...
¡AH!

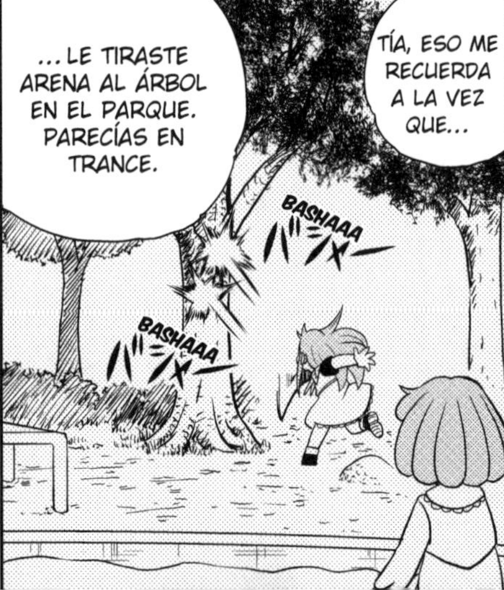
TÍA, ESO ME RECUERDA A LA VEZ QUE...
...LE TIRASTE ARENA AL ÁRBOL EN EL PARQUE. PARECÍAS EN TRANCE.
BASHAAA
BASHAAA

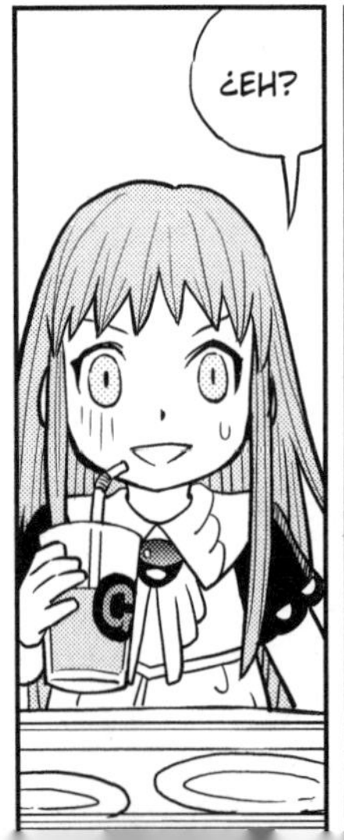
¿EH?

No entendí por qué lo hiciste: no vi ningún bicho o serpiente en el árbol.
Siempre me pregunté a qué le estabas tirando arena.
NO SÉ DE QUÉ ESTÁS HABLANDO, KORURU.
NUNCA HICE NADA ASÍ.
ドキ Badump
ドキ Badump
ドキ Badump
ドキ Badump

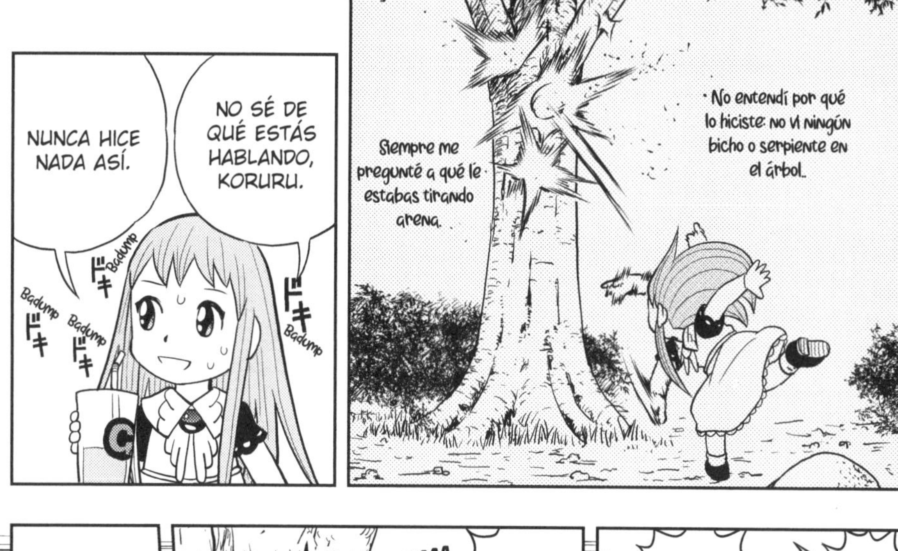

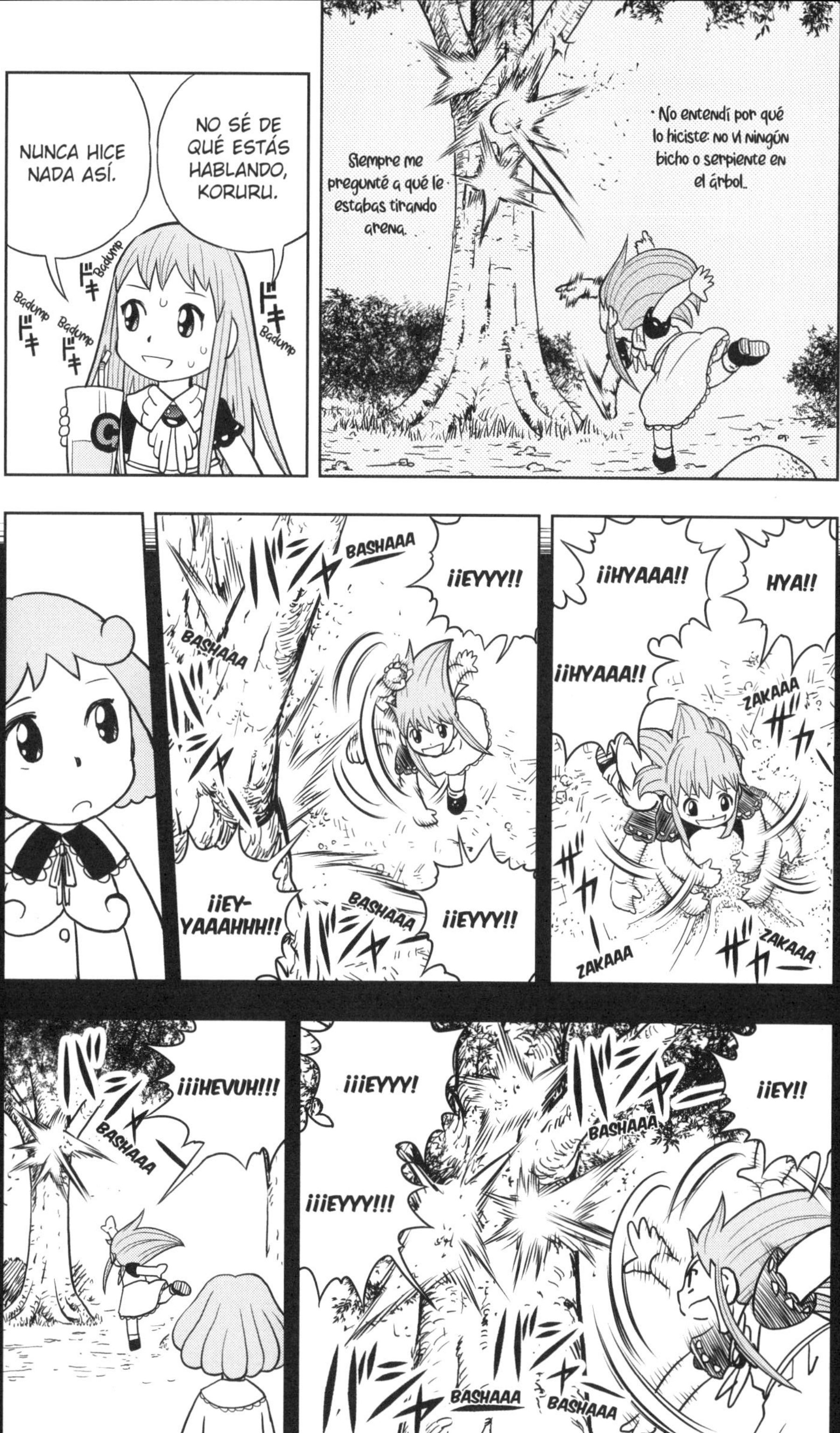

HYA!!

¡¡HYAAA!!

¡¡HYAAA!!

ZAKAAA

ZAKAAA

ZAKAAA

BASHAAA

¡¡EYYY!!

BASHAAA

BASHAAA

¡¡EYYY!!

¡¡EY-YAAAHHH!!

¡¡EY!!

¡¡¡EYYY!

BASHAAA

¡¡¡EYYY!!!

BASHAAA

BASHAAA

¡¡¡HEVUH!!!

BASHAAA

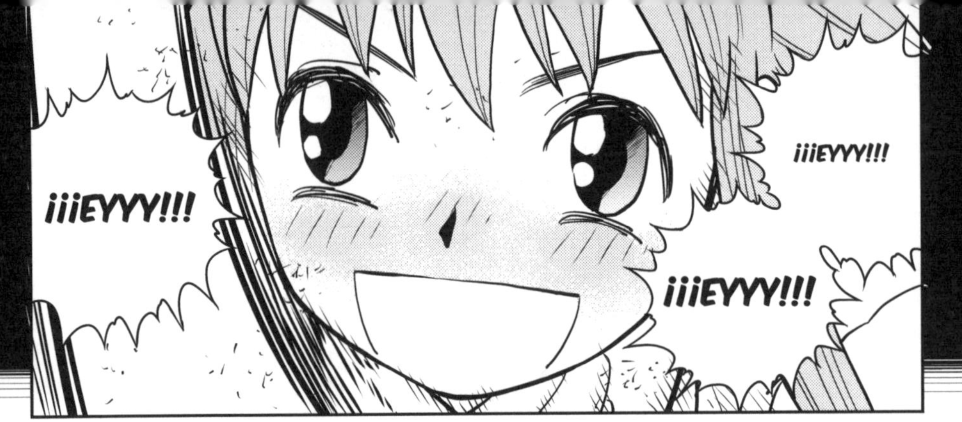
¡¡¡EYYY!!!
¡¡¡EYYY!!!
¡¡¡EYYY!!!

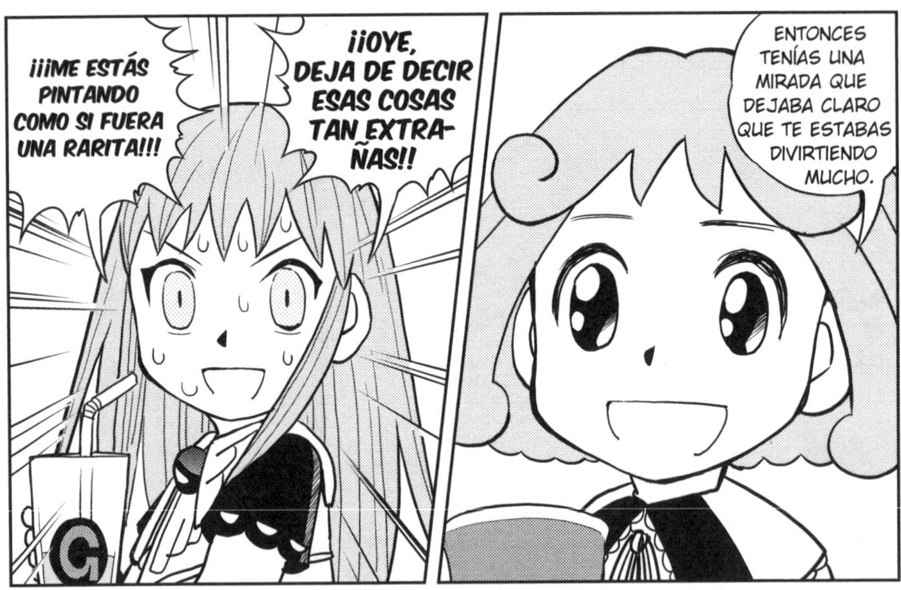
ENTONCES TENÍAS UNA MIRADA QUE DEJABA CLARO QUE TE ESTABAS DIVIRTIENDO MUCHO.
¡¡OYE, DEJA DE DECIR ESAS COSAS TAN EXTRAÑAS!!
¡¡¡ME ESTÁS PINTANDO COMO SI FUERA UNA RARITA!!!

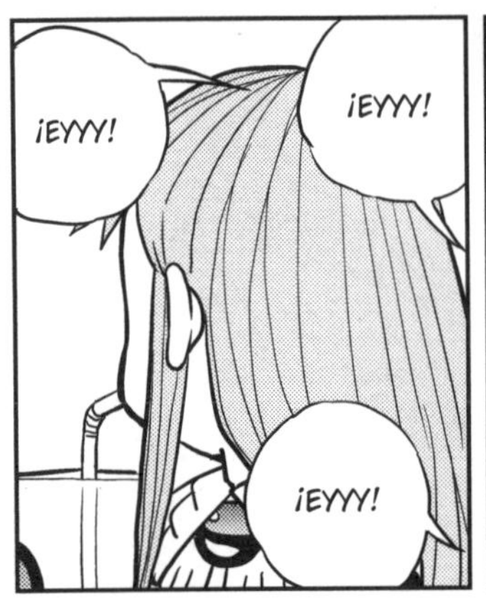
¡EYYY!
¡EYYY!
¡EYYY!

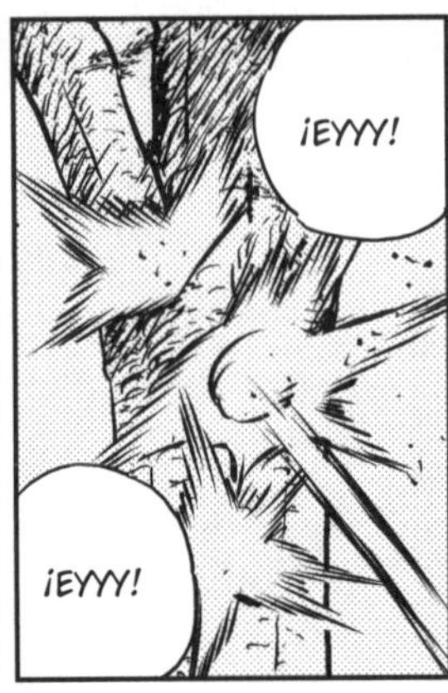
¡EYYY!
¡EYYY!

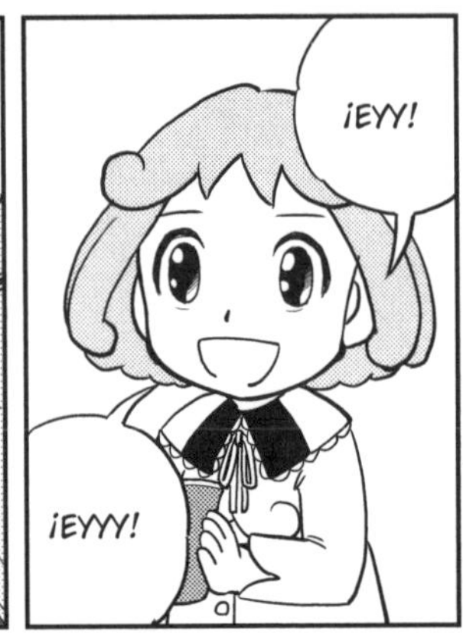
¡EYY!
¡EYYY!

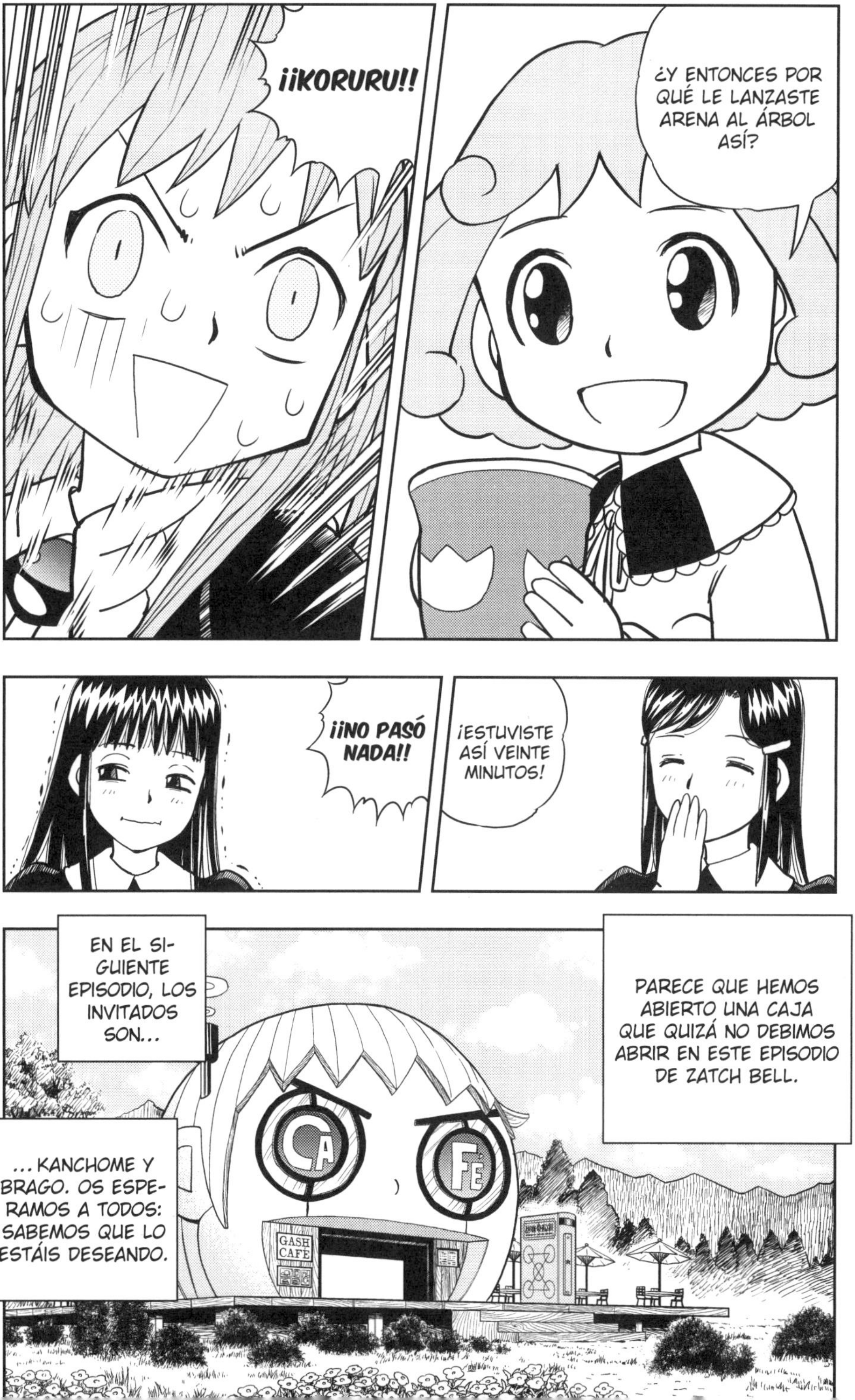

¿Y ENTONCES POR QUÉ LE LANZASTE ARENA AL ÁRBOL ASÍ?

¡¡KORURU!!

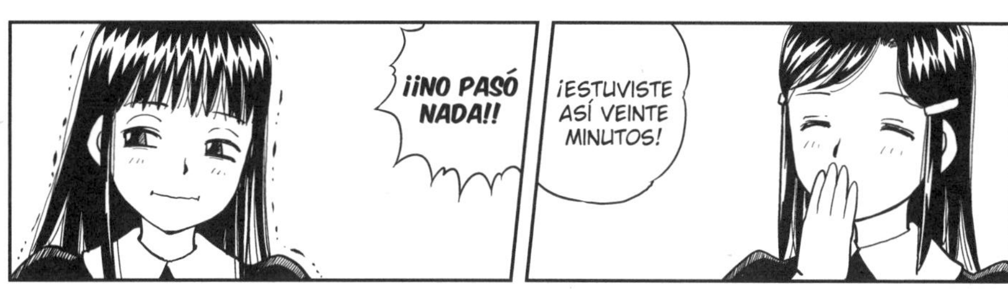

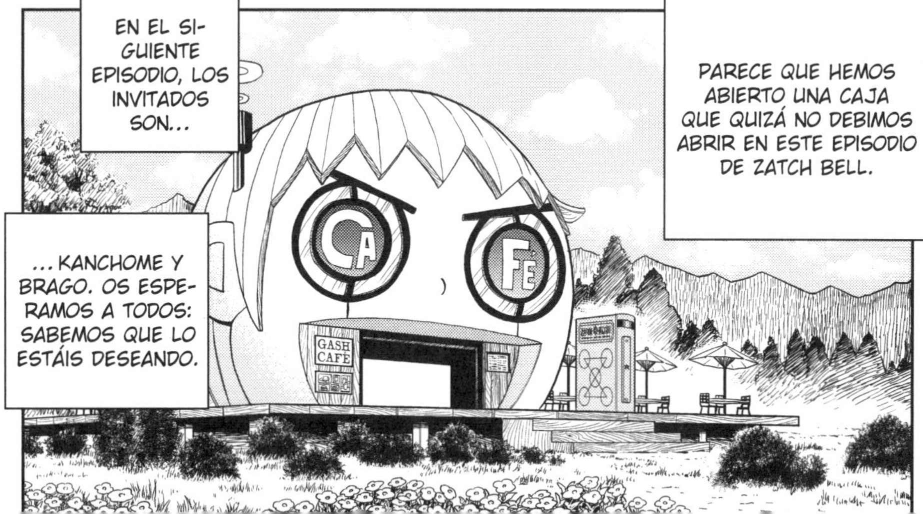

Zatch Bell, volumen 2, de Makoto Raiku

First Published in Japan in Kraken Comics
Spanish translation rights arranged with Kraken Comics through Digital Catapult Inc.

Primera edición: junio de 2023
Título original: Konjiki no GASH!! Full version.
Publicado originalmente en Japón por Kraken Comics 2019.

Los derechos de traducción al español se han gestionado con Kraken Comics mediante Digital Catapult Inc., Tokio.

Publicado por Kitsune Books
C/ Aragó, n.º 287, 2.º 1.ª
08009, Barcelona
www.kitsunemanga.com

ISBN: 978-84-18524-51-6
THEMA: XAM
Depósito legal: B 20441-2022
Preimpresión: Taller de los Libros
Impresión y encuadernación: Liberdúplex
Impreso en España – *Printed in Spain*